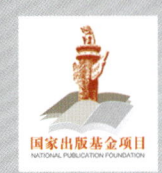

整形美容外科学全书 Vol.3

皮肤外科学

主编 赵启明 方 方

浙江出版联合集团 浙江科学技术出版社

图书在版编目(CIP)数据

皮肤外科学 / 赵启明, 方方主编. —杭州：浙江科学技术出版社, 2012.9
（整形美容外科学全书）
ISBN 978-7-5341-4899-6

Ⅰ. ①皮… Ⅱ. ①赵… ②方… Ⅲ. ①皮肤病—外科学 Ⅳ. ①R751.05

中国版本图书馆 CIP 数据核字（2012）第 207610 号

丛 书 名	整形美容外科学全书
书 名	皮肤外科学
主 编	赵启明 方 方
出版发行	浙江科学技术出版社 杭州市体育场路 347 号　邮政编码：310006 联系电话：0571-85058048 集团网址：浙江出版联合集团　http://www.zjcb.com
图文制作	杭州兴邦电子印务有限公司
印　　刷	浙江新华数码印务有限公司
经　　销	全国各地新华书店
开　　本	890×1240　1/16　　　　　　印　张　45.5
字　　数	1 100 000
版　　次	2012 年 9 月第 1 版　2012 年 9 月第 1 次印刷
书　　号	ISBN 978-7-5341-4899-6　　　　定　价　480.00 元

版权所有　翻印必究
（图书出现倒装、缺页等印装质量问题，本社负责调换）

责任编辑	宋 东　王巧玲	封面设计	孙 菁
责任校对	赵 艳	责任印务	徐忠雷

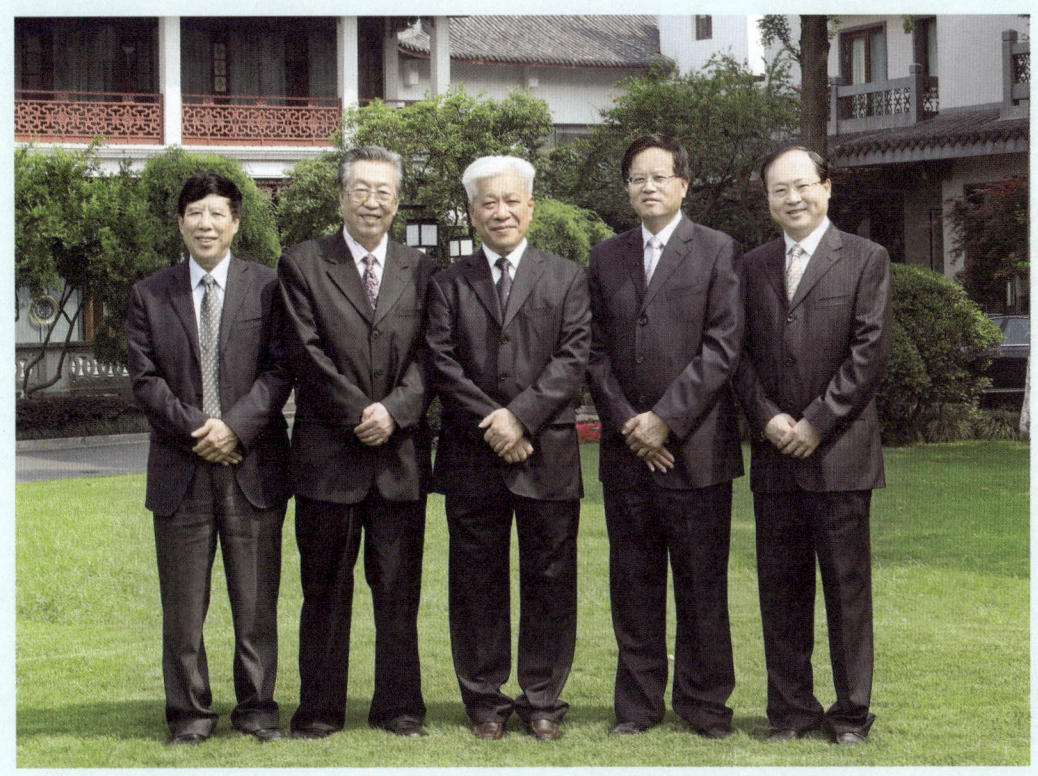

左起：艾玉峰、高景恒、王炜、张志愿、吴溯帆

《整形美容外科学全书》总主编简介

王炜（Wang Wei），1937年生。上海交通大学医学院附属第九人民医院整形外科终身教授，*Plastic and Reconstructive Surgery* 国际编委。在皮瓣移植，血管吻合，拇指、食管再造，晚期面瘫，手畸形，腹壁整形，巨乳缩小，面部轮廓整形，年轻化，眼袋整形等方面有多项发明创新。发表论文300余篇，主编、参编图书70余部；获国家发明奖等20余次。

张志愿（Zhang Zhiyuan），1951年生。上海交通大学医学院附属第九人民医院教授、博士生导师，教育部国家级重点学科——口腔颌面外科学科带头人，中国抗癌协会头颈肿瘤专业委员会主任委员。以第一或通信作者发表学术论文156篇，主编专著9部；以第一负责人承担部、委级课题18项，以第一完成人获国家科技进步二等奖2项。

高景恒（Gao Jingheng），1935年生。1985年破格晋升正高职，*Plastic and Reconstructive Surgery* 国际编委。主编专著5部，主审10余部，创刊杂志2本，现仍担任卫生部主管的《中国美容整形外科杂志》主编；在显微外科及修复重建外科临床研究中获得省部级科技进步奖3项。

艾玉峰（Ai Yufeng），1948年生。原西安第四军医大学西京医院整形外科主任医师、教授、硕士生导师、主任。现任四川华美紫馨医学美容医院院长、学科带头人。发表论文100余篇，主编、参编专著30余部。

吴溯帆（Wu Sufan），1964年生。1985年浙江大学本科毕业，2003年日本京都大学博士毕业，一直工作于浙江省人民医院整形外科。发表学术论文60余篇，其中SCI收录的英文论文11篇，参编图书8部。

《皮肤外科学》主编简介

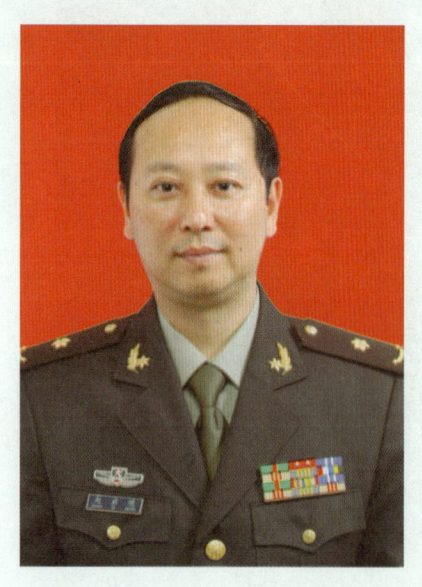

赵启明（Zhao Qiming）

中国人民解放军第117医院烧伤整形外科主任，南京军区整形外科中心主任，杭州市一类重点学科（整形外科）带头人，主任医师，教授，硕士生导师。长期从事整形美容外科的医疗、教学工作，擅长头面部美容整形，轮廓塑造，耳鼻畸形、缺失及皮肤肿瘤的诊治，尤其对皮肤外科有较深的造诣。近5年共获军队医疗成果奖、科技进步奖，浙江省自然科学学术奖等多个奖项；承担军队、浙江省科研基金项目多项；主编专著2部，副主编专著2部，参与编著4部；在中外专业杂志上发表论文近百篇。现任浙江省医学会医学美学与美容学分会主任委员、南京军区烧伤与整形外科学会主任委员、中国整形美容协会常务理事、中国医师协会美容与整形医师分会常委、全军整形外科学专业委员会常委、中华医学会医学美学与美容学分会委员、中华医学会激光医学分会委员等学术职务，被卫生部聘为"医疗美容指导专家"；并担任《中国美容整形外科杂志》、《中国美容医学杂志》、《浙江临床医学杂志》、《中华保健医学杂志》、《东南国防医药》等杂志编委。

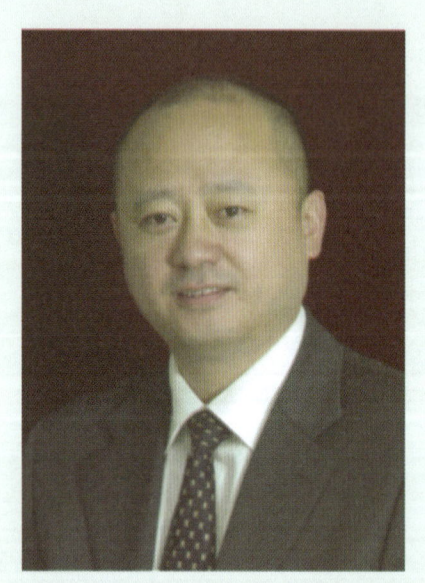

方方（Fang Fang）

中国医学科学院皮肤病医院（研究所）皮肤外科主任，主任医师，教授，硕士生导师。长期从事皮肤外科、美容皮肤外科工作，主要研究方向为皮肤肿瘤、瘢痕疙瘩病因相关因素及治疗，皮肤溃疡的病因学和对策以及皮肤恶性肿瘤的规范化治疗。在皮肤良、恶性肿瘤，瘢痕，瘢痕疙瘩，皮肤溃疡，白癜风及先天性胎记的诊治方面有较深的造诣，精通吸脂塑身、毛发移植、腋臭根治及头面部、胸部等各部位的美容外科手术。获国家专利2项、2008年中国医师协会皮肤科优秀中青年十佳医师奖、江苏省卫生厅医学新技术引进二等奖2项、中国人民解放军科技进步三等奖1项。在国内外发表学术论文50余篇（其中SCI收录5篇）；主编《协和皮肤外科学》，参编专著16部。现任中国医师协会皮肤科医师分会皮肤外科亚专业委员会主任委员、中国中西医结合学会皮肤性病专业委员会皮肤外科学组组长、中国中西医结合学会医学美容专业委员会常委、中国医师协会皮肤科分会皮肤美容专业委员会委员等学术职务；并担任《中华皮肤科杂志》、《实用皮肤病学杂志》、《中华医学美学美容杂志》编委，*Dermatologic Surgery*、《临床皮肤科杂志》、《实用老年医学》等杂志的特约审稿人。

《皮肤外科学》编委会

主　编	赵启明	中国人民解放军第117医院
	方　方	中国医学科学院皮肤病医院
副主编	张旭东	中国人民解放军第117医院
	李　航	北京大学第一医院
	陈晓栋	南通大学附属医院
主　审	马　奇	浙江大学医学院附属第二医院
	林子豪	第二军医大学长征医院

编　委（按姓氏笔画排序）

马　奇	浙江大学医学院附属第二医院
王　焱	中国医学科学院皮肤病医院
王　强	中国医学科学院皮肤病医院
王　磊	中国人民解放军第117医院
王洪生	中国医学科学院皮肤病医院
韦　高	广西医科大学第一附属医院
方　方	中国医学科学院皮肤病医院
布文博	中国医学科学院皮肤病医院
邢　新	第二军医大学长海医院
戎惠珍	中国医学科学院皮肤病医院
孙华凤	中国人民解放军第117医院
劳力民	浙江大学医学院附属第二医院
李　华	浙江大学医学院附属邵逸夫医院
李　航	北京大学第一医院
李文鹏	浙江大学医学院附属第二医院
杨顶权	北京中日友好医院
吴　华	浙江省人民医院
吴近芳	中国人民解放军第117医院
吴信峰	中国医学科学院皮肤病医院
吴晓琰	南通大学附属医院
吴溯帆	浙江省人民医院

吴慧玲	浙江大学医学院附属第一医院
何冬梅	中国人民解放军第 117 医院
汪　旸	北京大学第一医院
沈聪聪	南通大学附属医院
宋为民	杭州市第三人民医院
张旭东	中国人民解放军第 117 医院
张玲妹	中国医学科学院皮肤病医院
张菊芳	杭州市第一人民医院
陆　新	中国人民解放军第 117 医院
陈　洁	中国人民解放军第 117 医院
陈志勇	中国人民解放军第 117 医院
陈丽梅	中国人民解放军第 117 医院
陈晓栋	南通大学附属医院
邵　雁	浙江大学医学院附属邵逸夫医院
范晓莉	中国医学科学院皮肤病医院
茅东升	中国人民解放军第 117 医院
林子豪	第二军医大学长征医院
周蓉蓉	中国人民解放军第 117 医院
赵　亮	中国医学科学院皮肤病医院
赵启明	中国人民解放军第 117 医院
胡　莹	浙江大学医学院附属邵逸夫医院
胡学庆	浙江大学医学院附属第二医院
柳传霞	中国医学科学院皮肤病医院
姚建军	中国医学科学院皮肤病医院
姚晓东	南通大学附属医院
徐靖宏	浙江大学医学院附属第一医院
黄莉明	中国医学科学院皮肤病医院
景玲华	中国医学科学院皮肤病医院
翟建新	南京医科大学附属无锡第二医院
潘卫利	浙江省人民医院
薛志辉	温州和平整形医院
薛春雨	第二军医大学长海医院

序 言

《整形美容外科学全书》
PREFACE

随着中华民族的崛起，中国整形美容外科事业得到迅速发展，就诊人数、诊所、医院数以百倍地增加，成千上万的新生力量进入整形美容外科专业，但其中受过正规训练，或受益于全球化知识交流者数量，远远不能满足学科发展的现实需求，写作和出版具有先进、科学、实用、经典和全面性的整形美容外科学教材与参考书籍，是学科发展所必需。笔者等主编的《整形外科学》自1999年出版以来，受到较好的评价，10多年来已成为整形美容学界临床实践、研究、职称晋升、研究生考试的主要参考书之一。近年来的发展，需要有更新、更专业化、涵盖学科近代发展和创新性研究成果的参考书问世。笔者等得到浙江科学技术出版社支持，向全国同行发起编著《整形美容外科学全书》（以下简称《全书》）和选择翻译国外优秀整形美容书籍的倡议，国内外相关学科造诣深厚的百余位教授、学者要求参与《全书》的编著工作。根据来信和策划，已有20余部专著的主编得到认定，涵盖了整形美容外科、颌面外科、显微外科、修复重建外科和皮肤、激光等各个方面，这是本学科学术建树具有历史意义的、利在千秋的重要工程。

《全书》各个分册将陆续出版。超过千万字的编著任务，是由数百位教授、医师、技术人员共同参与完成的。虽然编著者努力写作，但错误和不足仍难以避免，笔者恳切希望得到读者的批评和指正。

《全书》总主编　王炜
2011年11月于上海

前 言 FOREWORD

皮肤外科学是一门比较年轻的临床专业学科。2003年出版的《皮肤美容外科学》、2008年出版的《协和皮肤外科学》等专著自问世以来，受到了广大皮肤外科医师的认可与好评。读者认为这些书对于开展皮肤外科与医学美容手术有指导和帮助作用。

但是，由于近年来新技术、新材料及各种治疗方法的迅猛发展，重新编写一部知识全面、内容丰富的《皮肤外科学》势在必行。恰逢2010年，笔者应王炜教授之邀，参加了《整形美容外科学全书》编撰的启动仪式，并被邀请主编《皮肤外科学》分册。此事亦和笔者自身多年的想法不谋而合，于是便欣然应允，且在最近一年中全身心地投入这项工作中。

本书为适应不同层次的皮肤外科医师，乃至对皮肤外科感兴趣的人士阅读，精心编排了各部分内容。全书分为4篇：第一篇"总论"，包含了皮肤外科的各项基本技能和理论知识，是作为合格的皮肤外科医师必须掌握的基本内容。第二篇"常见皮肤病的外科治疗"，对常见皮肤病的外科治疗方法和技能进行全面综述，具体讲解了如何针对不同疾病采取不同手段，从而获得最佳治疗效果。第三篇"美容皮肤外科"，介绍了运用医学美学与外科相结合的手段来改善和矫治皮肤的一些先天或后天病理缺陷及生理形态不足，以达到恢复功能和增进形态美感的目的。同时此篇还包括很多目前流行的各种微创美容技术和方法。第四篇"皮肤外科围手术期的处置和护理"，不但对医师的日常工作有帮助，对护士也很有使用价值。

本书要求每一位作者在编写过程中，采用图文并茂的形式，以增强读者对疾病和治疗过程的感性认识；同时力争做到内容"简练、准确、层次分明、完整、全面"，既包含治疗技术和疾病的简史，又包括最新的治疗手段，同时还要融入各专科的成熟理念和作者们丰富的临床经验，以便使读者对疾病和治疗手段有全面的认识。

本书在编写过程中依据专业特长和写作能力精心挑选作者，分配章节。最后选定的参编人员，均为在本专业工作多年的资深医师，并有很大一部分为博士。虽然我们尽量做到完美，但由于时间紧迫，内容的疏漏或错误在所难免，恳望广大读者批评指正。

本书的编写得到了马奇教授、林子豪教授的大力支持和帮助，我们在这里对他们致以崇高的敬意和深深的谢意。我们还要特别感谢浙江科学技术出版社每一位为本书付出辛勤劳动的出版工作者。

赵启明　方方

2012年5月

目录 CONTENTS

第一篇 总论

P3 第一章 皮肤外科学概论
- 第一节 皮肤外科学的定义与范畴　4
- 第二节 皮肤外科的历史和现状　6
- 第三节 皮肤的解剖与生理功能　8
- 第四节 创口愈合的生理和病理基础　16
- 第五节 皮肤外科学与心理学　23
- 第六节 摄影技术在皮肤外科的应用　28
- 第七节 皮肤外科常用麻醉技术　30

P37 第二章 皮肤组织病理活检技术

P43 第三章 皮肤外科的基本技术和原则
- 第一节 皮肤外科的基本操作原则　44
- 第二节 切口的设计　46
- 第三节 病灶切除方法和伤口的关闭　47
- 第四节 缝合材料和缝合技术　51
- 第五节 Mohs 显微切除术　54

P61　第四章　皮片移植

第一节　自体皮片的分类及应用　62
第二节　皮片移植后的存活和生长规律　67
第三节　异体皮的种类、应用及进展　70

P73　第五章　皮瓣移植

第一节　皮瓣的定义和分类　74
第二节　随意皮瓣　75
第三节　轴型皮瓣　106
第四节　带蒂皮瓣的转移和断蒂　109
第五节　皮瓣移植的并发症及其防治　110

P115　第六章　皮肤软组织扩张术

第一节　扩张器简介　116
第二节　皮肤软组织扩张术　118
第三节　扩张术在皮肤外科的应用　124
第四节　扩张术的并发症及其防治　127

P133　第七章　其他自体组织材料移植

第一节　黏膜移植　134
第二节　真皮组织移植　136
第三节　脂肪移植　137
第四节　筋膜移植　139

P141　第八章　常见的生物材料及植入技术

第一节　常见的生物材料及分类　142
第二节　皮肤外科常用生物材料及植入技术　144

P149 第九章 激光治疗技术

第一节　激光技术的发展与现状　150
第二节　激光对皮肤的治疗原理及效能　152
第三节　操作方法　156
第四节　现代激光技术在皮肤外科的应用　159
第五节　光动力疗法　166
第六节　并发症及其预防　167

P173 第十章 化学剥脱术

第一节　化学剥脱术的背景及简介　174
第二节　剥脱术的分类　175
第三节　常用皮肤剥脱药物及配制　176
第四节　不同层次剥脱术的临床应用　180

P187 第十一章 皮肤磨削术

第一节　发展与现状　188
第二节　皮肤磨削伤口的愈合及麻醉　189
第三节　所用器械和设备　190
第四节　适应证　191
第五节　禁忌证　194
第六节　操作方法及手术前后处理　195
第七节　磨削方法及时机的选择　198

P199 第十二章 理化治疗技术

第一节　电疗美容技术　200
第二节　冷冻技术　202
第三节　射频治疗技术　206
第四节　其他理化治疗技术　210

第二篇 常见皮肤病的外科治疗

P221 第一章 皮肤良性肿瘤

第一节 表皮痣 222
第二节 皮脂腺痣 223
第三节 浅表脂肪瘤样痣 225
第四节 汗管瘤 227
第五节 毛发上皮瘤 229
第六节 粟丘疹 230
第七节 皮脂腺囊肿 232
第八节 表皮囊肿 234
第九节 皮样囊肿 235
第十节 脂囊瘤 236
第十一节 脂肪瘤 238
第十二节 脂溢性角化病 239
第十三节 黄瘤病 241
第十四节 皮肤纤维瘤 244
第十五节 神经纤维瘤病 245
第十六节 神经纤维瘤 249
第十七节 硬化性纤维瘤 250
第十八节 软纤维瘤 251
第十九节 脉管畸形与血管瘤 252
第二十节 血管球瘤 258
第二十一节 血管角化瘤 260
第二十二节 疣状血管瘤 262
第二十三节 皮肤平滑肌瘤 263
第二十四节 化脓性肉芽肿 265

P267 第二章 皮肤恶性肿瘤

第一节 皮肤恶性肿瘤概述 268
第二节 基底细胞癌与鳞状细胞癌 276
第三节 恶性黑色素瘤 283

第四节　其他皮肤恶性肿瘤　295

P303　第三章　先天性和遗传性疾病

第一节　回状颅皮　304
第二节　结节性硬化症　306
第三节　汗孔角化症　310
第四节　掌跖角化病　312
第五节　代谢性皮肤病　315
第六节　原发性皮肤淀粉样变　319
第七节　皮肤钙沉着症　321
第八节　先天性瘘管　323
第九节　多乳头与多乳房畸形　328
第十节　副　耳　330

P333　第四章　皮肤附属器疾病

第一节　痤　疮　334
第二节　酒渣鼻　340
第三节　嵌甲症　344
第四节　腋　臭　346
第五节　手部多汗症　350

P355　第五章　色素性疾病

第一节　色素痣　356
第二节　雀　斑　368
第三节　黄褐斑　371
第四节　咖啡斑　375
第五节　雀斑样痣　377
第六节　白癜风　379
第七节　文身的祛除　386
第八节　爆炸粉粒沉着症　387
第九节　无色素痣　388

P391 第六章 感染性疾病

第一节 毛囊炎 392
第二节 疖与疖病 394
第三节 痈 396
第四节 蜂窝织炎 398
第五节 传染性软疣 399
第六节 皮肤分枝杆菌病 400
第七节 真菌性肉芽肿 405
第八节 疣 407
第九节 疣状表皮发育不良 411
第十节 皮肤猪囊虫病 413
第十一节 鲍温样丘疹病 415
第十二节 麻风病后遗畸形 417

P419 第七章 瘢痕

第一节 危害及病因 420
第二节 瘢痕的形成过程 421
第三节 影响瘢痕形成的因素 422
第四节 瘢痕的分类与诊断 425
第五节 瘢痕的预防和非手术治疗 427
第六节 瘢痕的手术治疗 438
第七节 瘢痕的综合疗法 443

P445 第八章 物理因素皮肤病

第一节 鸡眼和胼胝 446
第二节 褥疮 448
第三节 体表慢性溃疡 453
第四节 异物肉芽肿 458
第五节 烧伤 461
第六节 冻疮 466

P469 第九章 皮肤放射性损伤

第一节　发病机制　470
第二节　临床表现　471
第三节　防护与治疗　475

第三篇　美容皮肤外科

P485 第一章 美容皮肤外科概述

第一节　美容皮肤外科简史　486
第二节　美容皮肤外科的概念　487
第三节　美容皮肤外科的实施范围　487
第四节　皮肤外科学与美学　488

P495 第二章 文饰技术

第一节　文饰手术制剂与工具　496
第二节　文饰技术常用的手法和操作原则　498
第三节　文眼线术　499
第四节　文唇术　502
第五节　文眉术　506
第六节　医疗文饰术　509
第七节　文饰并发症及失败的修复方法　510

P515 第三章 注射美容技术

第一节　注射美容在国内外的发展现状　516
第二节　常用的注射制剂及其应用　520
第三节　并发症及其处理　540

P547 第四章 皮肤老化及外科治疗

第一节　面部皮肤的生理性老化、临床解剖及诊疗　548
第二节　面部除皱术　556

第三节 上下睑皮肤松弛　569
第四节 眉下垂　573
第五节 面部局部凹陷　574

P577　第五章　会阴部美容技术

第一节 应用解剖　578
第二节 包皮环切术　582
第三节 小阴唇肥大缩小术　585
第四节 处女膜修补术　587
第五节 阴蒂肥大　590
第六节 阴道紧缩术　591

P595　第六章　脂肪抽吸术与体形塑造

第一节 脂肪抽吸术的起源及发展　596
第二节 脂肪抽吸机的种类　597
第三节 脂肪抽吸术的应用　601
第四节 常见的抽吸部位　606
第五节 并发症及其预防处理　616
第六节 腹部皮肤松弛　618

P621　第七章　多毛症与脱毛

第一节 毛发的结构与生理　622
第二节 不同脱毛方法的回顾与评价　625
第三节 激光脱毛原理　627
第四节 激光脱毛的临床应用　631

P637　第八章　毛发移植

第一节 毛发移植概念和发展历史　638
第二节 毛发移植技术　639
第三节 毛发移植术后并发症及其防治　650
第四节 毛发移植临床应用和随访　652

第四篇 皮肤外科围手术期的处置和护理

P659 第一章 手术室的准备和护理

第一节 手术室的基本要求　660
第二节 手术室常用消毒方法　662
第三节 术后手术用品的处理　663
第四节 特殊患者手术室的准备及护理　665

P667 第二章 术前准备和护理

第一节 皮肤准备　668
第二节 常见皮肤手术患者的术前护理　669

P675 第三章 术后治疗和护理

第一节 术后的一般治疗原则和护理　676
第二节 常见并发症的防治和护理　679
第三节 特殊患者的术后治疗和护理　683

P691 第四章 理化治疗的护理

第一节 理化治疗前的护理和准备　692
第二节 理化治疗后的护理　698

P703 第五章 皮肤外科的换药

第一节 各种伤口的换药　704
第二节 特殊疾病的消毒和换药　705

第一篇 总论

第一章

皮肤外科学概论

第一节 皮肤外科学的定义与范畴

一、皮肤外科学的定义

皮肤外科学既是皮肤科学的一个分支,又是现代整形美容医学的重要组成部分。它以皮肤病学为基础,采用整形美容外科技术手段,在治疗过程中将美学、心理学、整形美容外科技术和皮肤科学有机地结合起来,对某些皮肤病及求美者进行治疗,以达到针对体表完美的治疗效果的目的。

随着科学技术的飞速发展,传统皮肤科学已向现代皮肤科学转型。传统皮肤科学以简单的形态学观察与描述、皮肤病理、皮肤真菌检查作为诊断与鉴别诊断依据,治疗主要靠药物,包括外用药物和内服药物。现代皮肤科学除了对皮肤形态、生理、病理、免疫、生化、分子生物学等进行研究外,还对皮肤美学与求美者需求进行研究;在治疗方面,传统药物治疗难以达到疗效的皮肤病,采用皮肤外科技术完全有可能使之治愈。另外,皮肤外科也可改变某些恶性皮肤病的预后。

二、皮肤外科的治疗范畴

目前国内外对皮肤外科的诊治范围还没有明确的界定,但大多数皮肤外科专家认为其治疗范围应包括整个人体皮肤、皮下组织的疾病及某些内脏疾病在人体皮肤上的表现。随着现代医学的发展,皮肤外科还包括解除人们病态心理、改善皮肤色泽及弹性、增进人体形态美感、延缓衰老等。在治疗方面,皮肤外科从治疗方法上可分为手术治疗和非手术治疗,从治疗性质上可分为疾病治疗性手术和非疾病治疗性手术的美容皮肤外科治疗,以及皮肤病的诊断性手术。因此,皮肤外科的治疗范围,不仅仅是手术外科采用的切除缝合、皮肤移植、皮瓣移植、皮肤磨削、皮肤软组织扩张、脂肪抽吸、毛发移植等手段,而且还包括某些非手术的治疗方法,如激光外科、化学外科、冷冻外科和注射外科等。

(一)手术外科

皮肤手术外科是通过皮肤外科手术来治疗皮肤病或改善皮肤形态外观的方法,可分为疾病的治疗性手术、美容皮肤外科的非疾病治疗性手术,以及疾病的诊断性手术。

1. 疾病治疗性手术

(1)体表的良性和恶性肿瘤的手术治疗:常见的皮肤良性肿瘤有:脂肪瘤、皮脂腺囊肿、皮肤纤维瘤、脂溢性角化、皮脂腺痣、疣状痣、汗管瘤、血管瘤、神经纤维瘤、毛发上皮瘤、血管球瘤、表皮样囊肿、皮样囊肿、多发性脂囊瘤等。常见的皮肤恶性肿瘤有：隆突性皮肤纤维肉瘤、乳房外 Paget 病、Kaposi 肉瘤、基底细胞癌、鳞状细胞癌、恶性黑色素瘤等。

（2）先天性畸形及遗传性疾病的手术治疗：如副乳、副耳、甲状舌骨囊肿、骨膜增生厚皮症、腋臭、汗孔角化症、掌跖角化病等的治疗性手术。

（3）皮肤附属器和代谢性疾病的手术治疗：如痤疮、酒渣鼻、粟丘疹、脱发、黄瘤、皮肤淀粉样变等的手术治疗。

（4）创伤、烧伤及感染性疾病所致的瘢痕、秃发、挛缩、面部躯干及四肢的外观形态改变、皮肤及软组织缺损等的修复性治疗；细菌、真菌、病毒及其他病原微生物感染引起皮肤组织的脓肿、溃疡、赘生物及缺损等，如各种病毒疣、梅毒、麻风引起的溃疡、组织缺损、畸形的修复。

2. 美容皮肤外科的非疾病治疗性手术　非疾病性的美容皮肤外科治疗主要是指以手术、药物（化学外科）及激光、冷冻等方法与手段纠正影响形体、容貌审美学上缺陷或不足的方法，是一种锦上添花的行为。美容皮肤外科以前主要开展的手术及治疗用于修复色素痣，先天性胎记，白癜风，局部皮下脂肪堆积，皮肤老化而产生的上睑皮肤松弛、眼袋、皱纹以及各种原因所致的瘢痕、秃发、眉脱失，不良的文刺术等，这些疾患及缺陷都可以通过各种皮肤外科的手术或物理、化学的方法进行治疗，以达到最佳的美容效果。

3. 疾病的诊断性手术　主要是为疑难复杂性皮肤病、皮肤肿瘤的病理诊断及深部真菌、病毒、分枝杆菌等的特异性感染的病原体培养提供必要的组织标本，以获得可靠的诊断，指导临床选择正确的治疗方案。对于一些较小的皮损可采用一次性全部切除，同时做必要的医学检查，有可能彻底治愈。如病理提示为皮肤恶性病变时，则仍需采取进一步的扩大手术等治疗措施。

（二）激光外科

激光外科是一门新兴学科，激光医学作为一门崭新的交叉学科，近年来已成为皮肤外科医师的重要工具。以往许多无法治疗或治疗风险较高的疾病，目前可选择不同的激光进行治疗，例如太田痣、鲜红斑痣、文身、肿瘤、多毛症和细小皱纹等。常用的激光类型包括 CO_2 激光、Nd:YAG 激光、氩离子激光、铜蒸气激光、氦氖激光、点阵激光等。随着激光医学的发展，其治疗前景将更加宽广。

（三）冷冻外科

冷冻外科是利用低温作用于病变组织，使之发生变性、坏死、脱落而治疗某些皮肤病的一种方法。冷冻的制冷剂主要有液氮（－196℃）、二氧化碳（－79℃）等。主要用于治疗各种疣类、雀斑、小范围的毛细血管瘤等。

（四）化学外科

化学外科应用化学药物腐蚀皮损表面，使病变组织发生化学性灼伤后出现凝固、变性、坏死、脱落，同时带走这部分组织表皮的色素，且愈合后不留瘢痕，从而达到治疗和美容的目的。常用苯酚、三氯醋酸、水杨酸等治疗雀斑、咖啡斑、睑黄瘤，还可用于除皱等。

（五）电外科

电外科是利用电子器械直接灼伤皮肤及其表面异常组织，依靠附件上皮的分化再生来修复上皮的一种方法。常用于治疗各种疣类病损，消除扩张的毛细血管、蜘蛛痣等。

（六）注射外科

注射外科是将注射物质作用于人体局部以达到修正或治疗皮肤缺陷、病损的一种方法。常用硬化剂、皮质激素等治疗血管瘤、瘢痕等。近年来，将肉毒素、胶原蛋白、透明质酸、自体颗粒脂肪等药物、组织材料用于面部老化症的除皱，皮肤凹陷、萎缩的充填，已成为推动注射外科发展的重要手段。

第二节 皮肤外科的历史和现状

一、世界皮肤外科的发展史

19世纪以前，在欧美国家主要是外科医师、内科医师也曾有泌尿科医师兼治皮肤病，直到19世纪后半叶，欧洲大陆的法国和奥地利才在世界上首先建立了独立的皮肤性病学专科。在此期间，美国许多早期的皮肤科医师去欧洲学习后回国开展皮肤操作，他们中的许多人一开始是作为外科医师培训的，掌握着娴熟的外科技巧，因此为皮肤外科学的发展奠定了基础。1870年，美国的Piffardyi引进了皮肤刮匙，标志着皮肤外科萌芽的产生；1876年，Wigglesworth报道使用刮匙治疗银屑病、扁平疣；1879年，Keyes改进了皮肤活检用的皮肤钻孔器和切除小块皮损的方法。19世纪末，皮肤科医师采用多种化学药物消除皱纹和治疗面部瘢痕。1899年，美国的White和Whitehouse分别开创了冷冻外科；1905年，德国的Kromayer开展了皮肤磨削术；1909年，美国Mackee报道了电灼法治疗某些皮肤病。20世纪30年代，日本皮肤科医师使用带有毛发的自体皮瓣移植治疗秃发。20世纪60年代，Mohs显微切除术治疗肿瘤在皮肤外科中得到推广。以后Lewis等多位学者明确提出皮肤外科的治疗范畴，包括手术外科、激光外科以及特殊操作外科，使皮肤外科的治疗技术得到迅速发展。1970年美国皮肤外科协会（ASDS）成立，标志着皮肤外科的正式诞生。1975年，Perry Robins博士创办了《皮肤外科和肿瘤学杂志》（1992年改名为《皮肤外科学杂志》）。1978年，世界皮肤外科学会的成立，确立了皮肤外科作为独立学科体系的地位。

二、中国皮肤外科的发展史

中国的皮肤外科起步晚于国外。1957年6月全国麻风病防治专业会议上,许多患者四肢、面部畸形及残疾发生情况甚为严重的现象得到了关注,因此,会议号召皮肤科医师学习开展麻风畸形矫治工作,并先后派出多名医师到北京积水潭医院手外科、中国医学科学院整形外科医院学习。随后,一批技术精湛的皮肤科医师成长为麻风畸形矫治队伍的领军人物。可以说麻风畸形矫治促成了中国皮肤外科雏形的诞生。

20世纪80年代,人民物质生活和精神文明水平日益提高,为皮肤外科的发展提供了良好的条件,使之迎来了新的辉煌时期。这时期有两位代表人物——上海市曙光医院皮肤科的石光海教授和上海市第二军医大学长海医院皮肤科的王高嵩教授。石光海教授首先使用三刃或五刃切割刀治疗酒渣鼻和鼻赘,该技术曾荣获1984年卫生部科技成果乙等奖。王高嵩教授根据其多年的皮肤外科经验,自己设计了一整套皮肤外科手术器械,该套器械荣获上海市卫生局技术革新三等奖。王高嵩教授为皮肤外科的发展做了大量开创性工作,他是中华医学会医学美学与美容学分会的发起人之一,1990年当选为该学会的名誉主任委员。1986年10月,在上海市召开的"全国首届皮肤外科学术会议"上,王高嵩教授首次在国内提出"皮肤外科学"的概念。随后,全国各地陆续举办会议和学习班,大批皮肤科医师开始学习美容皮肤外科技术,一些大中城市的皮肤病医院和专科都相继成立了皮肤外科,或开展皮肤外科工作。由于皮肤外科医师的卓越贡献,同时又联合整形美容、口腔颌面外科、医学美学基础等学科专家,医学美学与美容学作为一个新的边缘学科出现在东方的地平线上。1990年11月,中华医学会医学美学与美容学分会成立,由皮肤外科专家张其亮教授担任主任委员。2008年4月,中国中西医结合学会皮肤性病专业委员会皮肤外科学组成立,由方方教授担任组长;同年10月,中国医师协会皮肤科医师分会皮肤外科学组成立,由方方教授和李航教授共同担任组长,这也进一步确立了皮肤外科的地位。

在基础理论和专业教育方面,1999年9月刘辅仁教授主译了《皮肤外科学》一书;2003年8月赵启明、邹成霖主编的《皮肤美容外科学》出版;2006年4月戴耕武、潘宁主编的《皮肤外科学》出版,同年4月杨海平、杨苏主编的《实用美容皮肤外科技术》出版,同年9月谢忠主译的《皮肤外科手册》出版;2008年1月,方方、张国成主编的《协和皮肤外科学》和李航等主译的《皮肤外科手术技术与技巧》分别出版。

近年来,中国医学科学院皮肤病研究所、北京大学第一医院、中国人民解放军第117医院等单位,先后定期举办美容皮肤外科理论培训班,推广新技术,并且招收了大量的皮肤科医师进修学习皮肤外科,为皮肤科医师的培养及皮肤外科知识和技术的推广作出了贡献。

目前,尽管皮肤外科在我国尚处于发展阶段,但可以预见,随着时代的发展,皮肤外科的需求将日益高涨。特别是近年来,激光技术、光动力技术、干细胞移植技术、扩张器技术及毛发单位移植技术的发展和应用,将使皮肤外科的明天更加美好。

第三节 皮肤的解剖与生理功能

皮肤被覆于人体表面,与人体所处的外界环境直接接触,是保护人体的重要器官。皮肤也是人体最大的器官,中国成人皮肤的总面积为 1.5~2.0m²,新生儿约为 0.21m²,总重量约占体重的 16%。正常人体皮肤的厚度在 0.3~3.8mm 之间,平均厚度约 1.0mm。皮肤的厚度随年龄、性别和部位的不同而有所差异,女性皮肤比男性薄,眼睑皮肤最薄,约 0.3mm,足底皮肤最厚,其表皮层即可达 1.5mm。皮肤的厚薄通常随表皮的厚度而变化,但在大腿和背部的真皮要比表皮厚许多倍。皮肤的颜色因人而异,不同人种的肤色取决于皮肤的黑色素和胡萝卜素含量;同一人种个体肤色深浅的变化,与遗传、生活环境、营养、职业等因素有关。

在皮肤的表面,密布着走行方向不同、或深或浅的沟纹,将皮肤分为无数多角形及菱形小区,凹下的叫皮沟,高出的叫皮脊或皮丘,其间分布着毛孔和汗孔。皮肤的沟纹加深、加大即形成皱纹,可以明显影响人的容貌。皱纹出现的早晚及速度,则与皮肤保健、精神生活、健康状况及营养条件有一定的关系。

一、皮肤的解剖结构和组织学

皮肤由表皮、真皮和皮下组织构成,其中含有血管、淋巴管、神经、肌肉及各种皮肤附属器,如毛发、汗腺、皮脂腺和甲等(图 1-1-1)。

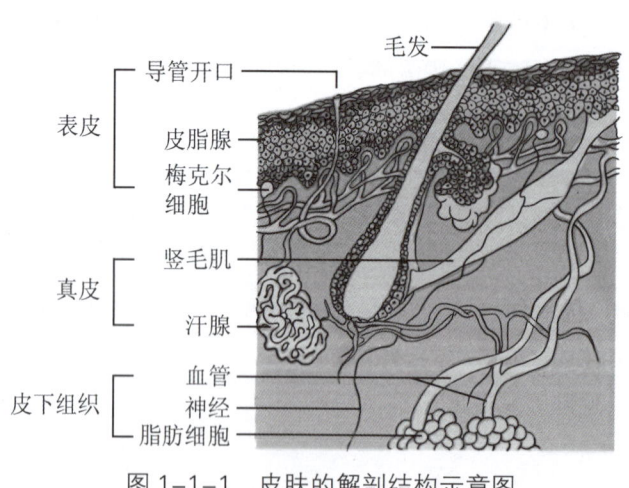

图 1-1-1 皮肤的解剖结构示意图

(一) 表皮(epidermis)

表皮来源于外胚层,属于复层鳞状上皮,由4~5层角质形成细胞和树枝状细胞(包括黑色素细胞、朗格汉斯细胞、梅克尔细胞)组成。角质形成细胞占80%以上,其主要产生角蛋白,细胞之间及与下层结构之间有细胞间桥连接,如桥粒和半桥粒。根据角质形成细胞的分化阶段和特点不同,表皮在光镜下由浅至深可依次分为5层:角质层、透明层、颗粒层、棘层、基底层(图1-1-2)。

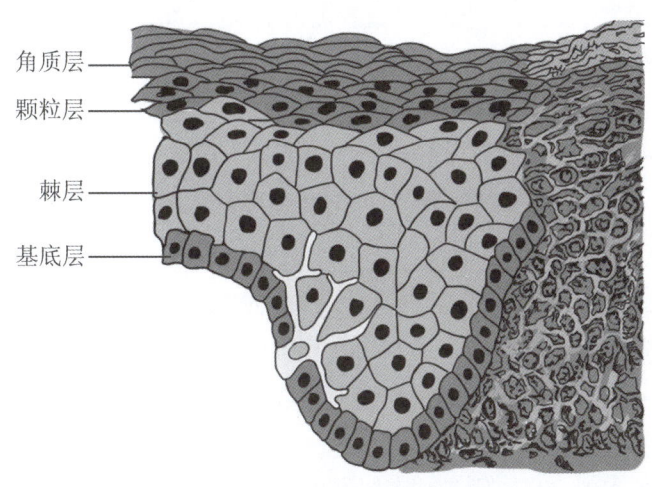

图1-1-2 表皮各层的结构示意图

1. 角质层(stratum corneum) 是表皮的最外层,由4~8层已角化的、无核无细胞器的扁平细胞组成,在显微镜下显示为一条红染带。它是一层已经死亡的细胞,其上部的桥粒消失而容易脱落,细胞内含有角蛋白,对保护皮肤免受机械、物理(如紫外线、温度、湿度)和化学(如酸、碱)等因素刺激,防止体内组织液外渗有一定的作用。该层在人体的掌跖部位最厚,在眼睑、额部、四肢屈侧、包皮部位最薄。

角质层在28天左右脱落一次,但不完全剥脱,其形成和脱落处于一种平衡状态。角质层太厚会让皮肤看起来灰暗无光,还会影响营养物质的吸收,但是频繁地去除角质也会让皮肤变薄,产生红血丝和过敏现象,因而适时地去角质对我们的皮肤至关重要。由于角质层是一层已经死亡的细胞,因此从身体内部补水对它没有作用,必须从外部补充水分才能保持表皮不干燥。

2. 透明层(stratum lucidum) 由2~3层扁平、无核、界不清、紧密相连的嗜酸性细胞构成。该层细胞内含有角质母蛋白和弹性纤维,其融合后可防止水和电解质通过,起到生理屏障的作用。透明层仅见于手掌和足跖的表皮,因此人体表皮大多是4层,只有经常摩擦的手掌、脚掌部位是5层,以增加厚度且耐磨。

3. 颗粒层(stratum granulosum) 由2~4层与皮肤平行的扁平或梭形细胞组成。它们是开始老化的细胞,其细胞器和细胞核逐渐溶解,胞浆内含有许多大小形状不一的角质透明颗粒,细胞之间有细胞间桥与张力原纤维。颗粒层是很好的防水屏障,正常黏膜缺少此层。

4. 棘层(stratum spinosum) 由4~8层多角形、有棘突的细胞组成。相邻的细胞间以桥粒连接,并留有一空隙,便于淋巴液在此层中流动,以供给细胞营养。该层中最下层的棘细胞具有分裂能力,主要参与创伤的修复过程。

5. 基底层(stratum basale) 又名生发层(stratum germinativum),位于表皮的最底层,它是由一

列排成栅状的立方形或圆柱形细胞组成。基底细胞是人体最具分裂能力和代谢活性的细胞,每天约有10%进行核分裂并有序地逐渐向表面移行,从而形成表皮的各层。由基底层移行至颗粒层的最上层大约需要14天时间,再移行至角质层表面脱落又需14天,共约28天,称为表皮通过时间或更替时间。当皮肤受损时,只要基底细胞尚在,就能够修复创面而不留瘢痕。此外,基底层还具有防紫外线损伤、吸收、代谢及免疫的作用。

在表皮中除上述角质形成细胞外,尚分布着黑色素细胞、朗格汉斯细胞及梅克尔细胞。朗格汉斯细胞属于单核-吞噬细胞系统,来源于骨髓,分布于棘细胞间。

1. 黑色素细胞(melanocyte) 起源于外胚层神经嵴,分布于基底层、毛囊和黏膜,约占基底细胞的10%。此类细胞的胞浆中含有酪氨酸酶的细胞器称为黑素小体,其数目与大小决定了皮肤颜色的种族差异,同一个人的面部、乳晕、腋下、外阴部的黑素小体较多。黑色素细胞具有遮挡和反射光线的作用,保护深部组织免受辐射损伤。

2. 朗格汉斯细胞(Langerhans cell) 来源于骨髓,为免疫活性细胞,分布于基底层以上的表皮层中,占表皮细胞的3%~5%。其特征是胞浆内含有朗格汉斯颗粒,是消化外来物质的吞噬体或抗原储存形式。朗格汉斯细胞有多种表面标记,具有吞噬、处理、传递抗原能力,故称为专职性抗原递呈细胞,具有免疫作用。

3. 梅克尔细胞(Merkel cell) 位于基底层细胞之间,以桥粒相连,含有神经内分泌颗粒。细胞基底部与脱髓鞘的神经末梢连接形成梅克尔细胞-轴索复合体,称为Merkel's触觉盘,是接触感受器。梅克尔细胞多见于掌跖和指趾等无毛皮肤、毛囊的外毛根鞘、口腔黏膜及生殖器黏膜,具有感觉作用。

表皮和真皮之间是呈波浪状界面的基底膜,把两者紧密联结起来。基底膜为一层富有微孔的半透膜,营养物质、氧气及神经末梢均可由此通过并进入表皮。

(二) **真皮**(dermis)

真皮来源于中胚层,位于表皮与皮下组织之间,不同部位其厚薄不一。从组织结构上来看,真皮可分为上部的乳头层和下部的网状层,其间含有很多弹力纤维,使皮肤具有弹性和韧性(图1-1-3)。

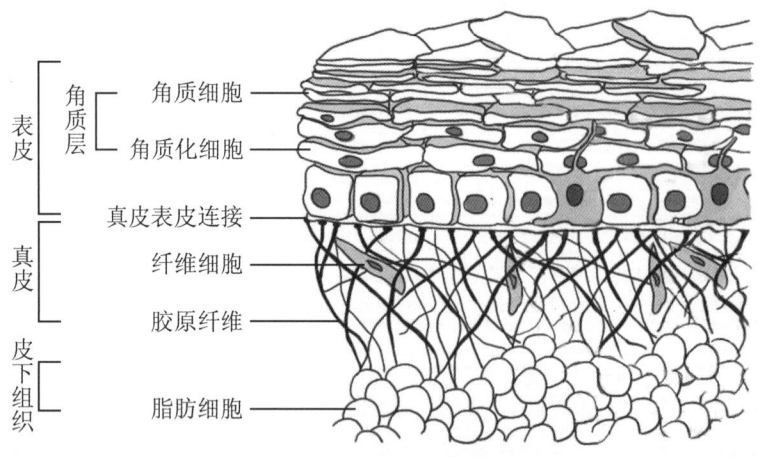

图1-1-3 皮肤组织结构示意图(电镜下)

1. 乳头层(papillary layer) 真皮向表皮内指状伸入,与下伸的表皮脚相互犬牙交错,成一形态和功能单位,即为乳头层。乳头层中胶原纤维较细且疏松,向各个方向分布。该层富含毛细血管、淋巴管和神经末梢。取皮至该层时,出血点似针尖样细小,愈合后不留或留下浅表瘢痕。

2. 网状层(reticular layer) 该层组织致密而厚,胶原纤维粗而密,且交织成网,外绕弹力纤维及网状纤维,平行于皮面排列。这些坚韧的组织结构,增强了皮肤的屏障作用。网状层内含有较大的血管、淋巴管及神经纤维、肌肉、皮肤附属器,损伤后出血点呈斑点状,愈合后遗留瘢痕。在真皮中分布着能合成胶原组织的成纤维细胞,以及具有游走吞噬作用的组织细胞、肥大细胞等。

真皮含有三种纤维成分,即胶原纤维、网状纤维和弹力纤维。这些纤维排列成具有一定方向的张力线,叫皮肤张力线、皮肤切线或 Langer's 线。在外科手术时,如沿此线方向设计皮肤切口,其张力较小,愈合后瘢痕形成不明显;相反,如切口方向与此线垂直,则切口的张力较大,伤口愈合后容易产生较明显的瘢痕。故皮肤张力线对外科手术时切口方向的选择具有重要意义。此外,真皮不仅具有支撑皮下组织和抵御外界冲击力的作用,还能储存水、电解质和血液,具备调节体温的功能。

(三)皮下组织(subcutaneous tissue)

皮下组织来源于中胚层,主要由疏松的结缔组织与脂肪组织构成。胶原纤维束形成纤维小梁,将脂肪组织分隔成小叶,纤维小梁中含有丰富的血管、淋巴管、汗腺、毛囊、纤维、神经等。

皮下脂肪的厚度随性别、年龄、部位及营养状况的差异而不同。脂肪组织的柔性和疏松的结缔组织使皮肤在此层具有滑动性,但在人体颈部、足底、手掌等部位,其纤维小梁向真皮及筋膜延伸,使得皮下组织连接紧密而滑动性较小。皮下脂肪不仅具有缓冲外力和防止热量散失的作用,又是人体储存营养所在,同时还能保持皮肤张力。当碳水化合物不足时,可由脂肪组织氧化来供应体能。

(四)皮肤附属器(cutaneous appendages)

皮肤附属器结构示意见图 1-1-4。

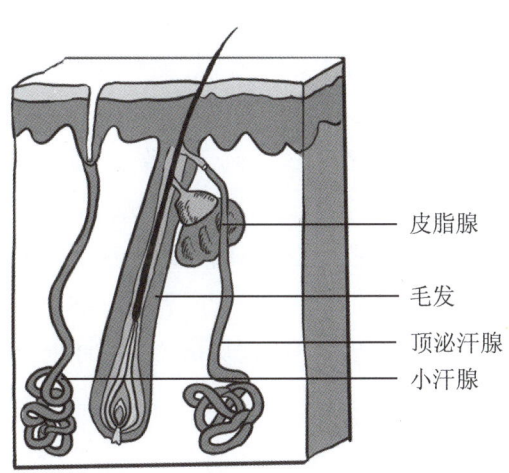

图 1-1-4 皮肤附属器结构示意图

1. 毛发和毛囊(hair and hair follicle) 毛发由毛囊长出,分布于人体 95% 的体表,但各部位毛发的长短、粗细、疏密不一。通常将毛发分为头发、腋毛和阴毛、眉睫毛和鼻毛、毳毛等 4 种,毳毛分布最广。毛囊末端呈球状扩张,称为毛球;毛球的下端有一小团间叶组织突出,称为毛乳头,内有增殖力很强的毛母细胞。

头皮、背部、四肢伸面的皮肤较厚,毛囊深达皮下层。所有毛发都有生长、脱落并被新毛所替代的周期性,即毛发生长周期,受遗传、健康、营养状况和激素水平影响。头发平均生长期约为2000天,休息期约为100天,正常人每天脱落头发一般不超过100根,同时再生70~100根。

2. 皮脂腺(sebaceous gland) 由腺泡和短导管构成,呈分叶泡状腺体。除口腔黏膜、唇红部、乳晕、包皮内侧、大小阴唇等处的皮脂腺直接开口于皮肤外,其他均开口于毛囊上、中交界处,两者构成毛囊-皮脂腺单位。头皮、面颊、鼻翼部的皮脂腺分布较密集,为每平方厘米400~900个,其皮脂分泌最旺盛,是痤疮和皮脂腺囊肿的好发部位。

皮脂腺分泌的皮脂可以润泽毛发和皮肤。皮脂腺内的寄生菌如棒状杆菌、糠秕孢子菌产生的脂酶,将皮脂中的甘油三酯分解成脂肪酸,能够抑制部分细菌和真菌。

3. 汗腺(sweat gland) 汗腺是单管状腺,有大、小汗腺之分,平均分布密度为每平方厘米100个其分泌部呈蟠管状,位于真皮下1/3或皮下层,导管开口于皮面。小汗腺分布于全身各处,以掌跖、额部、腋窝最多,分泌含有各种电解质的低渗汗液(如0.25% NaCl),可以调节体温。大汗腺又称顶泌汗腺,在人体已基本退化,主要分布于腋窝、乳晕、脐窝、会阴及肛周等部位。大汗腺主要受性激素的影响,青春期时分泌旺盛。新鲜的分泌液呈乳状,无气味,含有蛋白质、糖和脂肪酸,经皮肤表面细菌分解成饱和脂肪酸后即产生特殊臭味,称腋臭。分泌液的成分受遗传因素而定,因而部分人群可有狐臭。

4. 指(趾)甲(nail) 位于指(趾)末端,由多层紧密的角化细胞构成,从上到下依次为甲板、甲床、甲根和甲母质。甲半月是近甲根部的淡色半月状区。甲有保护指(趾)端的作用,并有精细触觉。指(趾)甲终身生长不停,平均每周增长0.5~1.2mm。甲床的血供丰富,内有调节微细血管舒缩的球体分布。正常甲板呈淡红,光滑、平整而有光泽,是观察人体微循环情况的窗口之一。

(五)血管和淋巴管

皮肤的血管具有营养皮肤组织和调节体温等作用。由于皮肤血管具有强烈的舒缩性,因此可被视为瞬息的生物结构。皮肤的动脉先在真皮下形成真皮下血管网,该血管网在肉眼或放大镜下清晰可见。此后,动脉进入真皮,在网状层中形成真皮血管网,且逐渐失去肌层,在乳头层形成乳突下毛细血管网,最后将血液引流到细静脉网。这些血管大致呈层状分布,与皮肤表面平行,在深层和浅层血管网之间有垂直走向的血管相通,形成丰富的吻合支。基底膜以上的表皮内无血管分布。

皮肤的淋巴管网与血管网平行。毛细淋巴管盲端起始于真皮乳头层的毛细淋巴管,其收集该层中的组织间淋巴液,逐渐汇合形成乳突下浅淋巴管网和真皮淋巴管网,再通到皮肤深层及皮下组织形成更大的淋巴管。四肢皮肤的淋巴管可通过从指(趾)蹼注射亚甲蓝显示路径,供穿刺造影之用。

(六)神经和肌肉

皮肤中含有丰富的神经末梢和感受器,在表皮层中有司触觉的Merkel's触觉盘,真皮内有Meissner's触觉小体、冷觉小体、热觉小体、环状小体等。

神经纤维多分布在真皮和皮下组织中。位于真皮乳头层下的神经纤维浅网和位于真皮深层的神经纤维深网,其末梢分支与邻近分支形成相互交错、重叠的结构,这样每个皮肤小点都有几种不同的神经纤维供应,使皮肤对某些感觉具有敏锐的判断力。

此外,运动神经纤维支配竖毛肌、血管、顶泌汗腺和小汗腺的肌上皮细胞收缩,以及小汗腺的分泌。竖毛肌是皮肤内最常见的肌肉类型,当精神紧张及寒冷时竖毛肌收缩引起毛发直立,即所谓的"鸡皮疙瘩"。

二、皮肤的生理功能

人体的皮肤是机体内外环境的分界,对维持机体内环境的稳定起重要作用。皮肤与其他器官和组织一样,具有相应的功能,参与全身的功能活动,以维持人体的健康。皮肤除具有屏障、吸收、感觉、分泌和排泄、体温调节、物质代谢等功能外,还是一个重要的免疫器官,有多种免疫相关细胞分泌多种免疫分子,参与机体的各种免疫反应,并发挥免疫监视作用。

（一）屏障功能

1. 物理性损伤的防护　表皮的角质层柔韧而致密,且在经常受摩擦和压迫的部位(如掌跖)可增厚,因而可增强皮肤对机械性损伤的耐受力。真皮中的胶原纤维、弹力纤维和网状纤维交织成网,使皮肤具有一定的弹性和伸展性。皮下脂肪柔软而具有缓冲作用,因此在一定程度上,皮肤能对抗外界的牵拉、挤压、冲撞等机械性损伤。

皮肤角质层的电阻较大,对低压电流有一定的阻抗作用。角质层的角化细胞有反射和吸收紫外线的作用,黑色素细胞在紫外线照射后可产生更多的黑色素颗粒并输送到角质形成细胞中,从而增强皮肤对紫外线的防护作用。

2. 化学性刺激的防护　角质层细胞具有完整的脂质膜、丰富的胞质角蛋白及细胞间的酸性糖胺聚糖,有抵抗弱酸、弱碱的作用,但这种屏障作用具有一定的相对性。此外,角质细胞排列致密,还能防止外界化学物质进入人体。

3. 微生物的防御作用　致密的角质层可以机械性地阻挡一些微生物入侵,干燥的皮肤表面和弱酸性环境不利于某些微生物的生长繁殖,真皮基质的分子筛结构能将入侵的细菌局限化,有利于将其消灭。一些寄居人体皮肤表面的微生物可产生脂酶,间接性抑制葡萄球菌、链球菌和白色念珠菌等。角质层周期性脱落也可清除一些寄居体表的微生物。

4. 防止营养物质丢失　角质层具有半透膜性质,可以阻止体内的营养物质和电解质透过而丢失;角质层表面有一层脂膜,既能防止水分过度蒸发,又能阻止外界水分渗入,从而调节和保持角质层中适当的水分含量。

（二）感觉功能

皮肤中含有极其丰富的神经纤维网及各种神经末梢,可将外界刺激引起的神经冲动,通过周围神经、脊髓神经后根神经节(或三叉神经感觉神经节)、脊髓丘脑前束(触、压觉)和脊髓丘脑侧束(痛、温度觉),传至大脑皮质中央后回而产生感觉。皮肤除了感受触、压、痛及温度等单一感觉外,还可感受许多复合感觉,如干、湿、光滑、粗糙、坚硬、柔软等,使机体能够感受外界的多种变化,以避免机械、物理及化学性损伤。

此外,皮肤还有形体觉、两点辨别觉和定位觉等。痒觉属于皮肤黏膜的一种特有感觉,其产生机制尚不清楚,一般认为与痛觉关系密切,但至今未发现特殊的痒觉感受器。

（三）体温调节功能

皮肤中含有丰富的冷热温度感受器,对保持体温恒定起重要的调节作用。体温是机体物质代谢过程中产生的热量,一般维持在37℃左右。当外界温度或某些疾病使体温发生变化时,皮肤和内脏温度感受器产生神经冲动以及血液温度变化,作用于下丘脑体温调节中枢,然后通过交感神经中枢控制血管的收缩和扩张,出现寒战或出汗等反应。即当体内外温度升高时,血管扩张,血流加快,出汗增加,散热加速;反之,当温度降低时,则血管收缩,血流减慢,出汗减少,以保存热量。

体表热量的散发,受皮肤表面热辐射、汗液蒸发以及皮肤周围空气对流和热传导的影响。汗液蒸发可带走较多热量,故对调节体温有重要作用,正常成人皮肤表面积可达1.5m^2,为体表散热以及吸收环境热量创造有利条件。

(四)吸收作用

皮肤具有吸收外界物质的能力,经皮吸收也是皮肤局部药物治疗的理论基础。皮肤主要通过角质细胞及其间隙、毛囊、皮脂腺或汗管来吸收外界物质。皮肤的吸收能力与角质层的厚度、完整性及其通透性有关,不同部位皮肤的角质层厚度不同,因而吸收能力存在差异。一般而言,角质层越薄的部位吸收作用越强,阴囊＞前额＞大腿屈侧＞上臂屈侧＞前臂＞掌跖,并且角质细胞含水多,吸收量也就大。

正常皮肤可吸收少量水分及单纯水溶性物质,如维生素C、B族维生素等,葡萄糖、蔗糖等不吸收,电解质吸收不显著,但少量阳离子如汞、钠、钾等可通过角质层细胞间隙进入人体。脂溶性物质如维生素A、维生素D、维生素K及孕酮、雌激素、皮质类固醇激素等,可经毛囊、皮脂腺吸收,汗腺的吸收作用甚微。

皮肤的吸收作用受多种因素影响:①全身及皮肤状况。婴儿和老年人吸收能力比青壮年强;角质层薄且富有毛囊、皮脂腺、真皮下血管网的部位吸收能力较强。②理化性质。与渗透物质的浓度、电解质解离程度及分子量等理化性质有关。③外界因素。皮肤温度高,皮肤血管扩张,血流加快,则透入物质的弥散速度加快。药物或化妆品剂型亦可影响皮肤的吸收作用,通常粉剂、水溶液很难吸收,霜剂中少量药物可以吸收,油膏可促进药物吸收,有机溶剂(如二甲基亚砜、乙醚等)可增加皮肤渗透性吸收。

(五)分泌和排泄作用

正常皮肤有一定的分泌和排泄功能,主要通过汗腺和皮脂腺来完成。小汗腺几乎遍布全身,其中掌跖最多,背部最少,主要是分泌和排泄汗液。排汗时水分不断蒸发,此过程可带走大量热量而达到散热降温作用。在正常情况下,汗液呈酸性,因而使皮肤表面呈弱酸性。小汗腺的分泌受到体内外温度、精神因素和饮食的影响,对维持体内电解质平衡非常重要,对于人体适应高温环境也极为重要。

顶泌汗腺的分泌和排泄功能在青春期后增强,并且在运动或情绪激动下会增加。新分泌的汗腺液是一种黏稠的奶样无味液体,细菌酵解后可产生臭味;有些人还可分泌一些有色物质,使局部皮肤或衣物染色,称为色汗症。

皮脂腺分泌皮脂,皮脂和汗液混合形成乳化的脂质膜,具有使皮肤柔软、润滑的作用,同时还能防止水分过多蒸发或渗入。皮脂腺的分泌受各种激素调节,其中雄激素可加快皮脂腺细胞分裂,使皮脂合成增加;雌激素可抑制内源性雄激素产生或直接作用于皮脂腺,减少皮脂分泌。此外,禁食或表皮损伤可使皮脂分泌减少或停止分泌。

（六）代谢作用

皮肤内含有大量的水分、脂类、蛋白质、糖、电解质、维生素等，它们均参与全身的新陈代谢过程，以维持皮肤的能量供给、细胞更新和内环境的稳定。

皮肤含水量占人体水分的 1/5，是人体重要的储水库。皮肤中的水分主要分布于真皮内，为皮肤的各种生理功能提供重要的内环境，并且对整个机体的水分调节起到一定的作用。当机体脱水时，皮肤可提供其水分的 5%～7% 以维持循环血容量的稳定。皮肤也是电解质的重要储存库之一，其中以氯化钠和氯化钾含量最多，对维持细胞间的晶状体渗透压和细胞内外的酸碱平衡起着重要的作用。

皮肤内葡萄糖含量约为血糖的 2/3，表皮中的含量高于真皮和皮下组织。在有氧条件下，表皮中 50%～75% 的葡萄糖通过糖酵解途径分解提供能量，而缺氧时则增加为 70%～80%。当血糖增高时，血液中大量的糖就进入皮肤；而当血糖降低时，皮肤中的糖就进入血液以保持血糖在正常范围。皮肤含有多种蛋白质，它们是构成细胞和组织的主要成分，表皮细胞的角化过程与蛋白质代谢过程密切相关。表皮脂质的代谢对表皮细胞分化和屏障功能起着重要作用，表皮中 7-去氢胆固醇经紫外线照射后形成维生素 D，有预防软骨病的作用。维生素 A 缺乏时可出现蟾皮病。由此可见，皮肤不光是在美容上有重要意义，它还参与全身的新陈代谢，是身体健康的一面镜子，只有身体健康皮肤才能健康。

（七）免疫作用

皮肤是人体免疫系统的重要组成部分，它既是免疫反应的效应器官，又具有启动和调节相关免疫反应的作用。皮肤的免疫系统包括免疫细胞和免疫分子两部分。表皮内角质形成细胞及朗格汉斯细胞参与外来抗原呈递，朗格汉斯细胞还可调控淋巴细胞增殖和迁移，参与免疫调节、免疫监视、免疫耐受及皮肤移植物排斥反应等。皮肤内各种细胞能够合成并分泌细胞因子，促进免疫应答与免疫自稳，还可通过激素样方式作用于全身。皮肤表面接受外界刺激后可释放某些介质和神经肽类物质，参与特异性和非特异性免疫反应。总之，皮肤的各种免疫分子和免疫细胞共同形成一个复杂的网络系统，并与体内其他免疫系统相互作用，共同维持着皮肤微循环和机体内环境的稳定。

（八）再生和愈合作用

表皮细胞常常因受到外界环境的影响而不断损伤与脱落，同时又不断通过基底细胞层的增生繁殖而得以补充。根据皮肤受创程度的不同，损伤修复的方式也不同。皮肤的表浅伤口仅仅影响表皮，由毛囊、皮脂腺的上皮细胞起始修复，通过简单的上皮形成即可愈合。该方式愈合后均能达到皮肤结构的完整性，并且完全恢复皮肤的功能。

深达真皮和皮下组织的损伤，则需要通过瘢痕修复而愈合。皮肤受创后，受损边缘被由组织细胞、血液、渗出液形成的血凝块填充，继而创口边缘出现成纤维细胞。肌成纤维细胞与血管内皮细胞增生并形成新生的毛细血管，成纤维细胞、内皮细胞、新生的毛细血管共同构成肉芽组织。皮肤修复过程后期，肉芽组织转变为含有梭形成纤维细胞、致密胶原、弹性纤维和其他细胞外基质成分的瘢痕组织，其血管随瘢痕成熟逐渐退化，最终演变为苍白、血管稀少的瘢痕，皮肤创面愈合。

第四节
创口愈合的生理和病理基础

创口愈合是机体所具有的一种修复功能,是一个复杂的生物学过程。理想的创口修复应是缺损的组织完全由相同性质的组织细胞来修复,即回复原有的结构与功能。若某种组织创口不能靠相同性质的细胞修复,而由成纤维细胞增生来代替,即为瘢痕愈合。因此,瘢痕组织是人体创口修复过程中的一种自然产物。临床上常把创口愈合分为三种类型:①一期愈合:又称原发愈合,是指组织创口由相同性质的组织细胞来修复,愈合后功能与形态良好;②二期愈合:又称瘢痕愈合,组织修复以纤维组织为主,愈合后功能与形态不良;③痂下愈合:是指创口表面的血凝块、渗出液及坏死组织形成血痂。在无感染情况下,创口愈合可表现为痂下愈合,可以是一期愈合,也可以是二期愈合。

一、创口愈合的生理过程

(一)皮肤修复的基本过程

皮肤的创口修复有两种方式:一种是皮肤的表浅创口,仅仅影响表皮,由毛囊、皮脂腺的上皮细胞起始,通过简单的上皮形成而愈合,修复后均能达到皮肤结构完整和功能的完全恢复;另一种是深达真皮和皮下组织的损伤,组织修复以纤维组织为主,通过形成瘢痕来修复,为临床上绝大多数创口的修复方式。

皮肤修复的基本过程包括急性炎症期、细胞增殖期和瘢痕形成期三个阶段。其中,细胞增殖期又包括纤维组织形成、肉芽生长、创面收缩和上皮化。

1. **急性炎症期** 皮肤一旦发生局部出血和组织损伤,修复过程即开始启动,并表现为局部炎症反应。创口的修复过程从停止出血开始,损伤的组织激活XII因子引起连锁的凝血反应,血小板发生聚集和脱颗粒作用;补体和缓激肽被激活,发生连锁的酶促反应,由此血小板释放大量的血管活性物质和化学趋化因子,促进炎症细胞浸润创口,并激活局部的成纤维细胞和内皮细胞。

局部血管先在花生四烯酸代谢物血栓素 A2 的作用下发生收缩,继而因前列腺素的作用而显著扩张,并在缓激肽和组胺的影响下,内皮细胞间隙增宽,血管的通透性增加。随后,液体和大分子物质渗入组织间隙,白细胞在趋化因子的作用下向损伤部位迁移。

中性粒细胞是最早出现于创口的细胞,其次是单核细胞和淋巴细胞。早期中性粒细胞浸润并吞噬细菌,通过细胞内氧自由基杀灭细菌,同时释放蛋白酶以分解失活的组织,清除细胞碎片和异物,从而阻止感染的发生。巨噬细胞在纤维蛋白降解产物的吸引下到达创口,是伤后2~3天损伤组织中的主要细胞(图1-1-5),也是调控愈合中最重要的细胞。它不仅继续吞噬组织和细菌残骸,而且分泌各种生长因子,激活并诱导内皮细胞、成纤维细胞和角质化细胞迁移与增殖,从而调控整个修复过程。淋巴细胞是随后在创口出现的细胞,淋巴细胞产生的淋巴因子能影响成纤维细胞的活性而影响创口愈合。

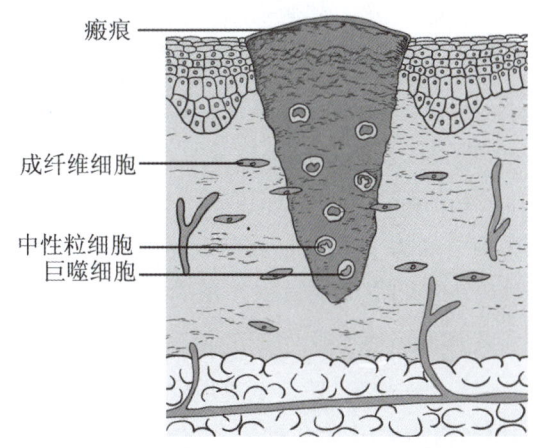

图1-1-5 损伤后2~3天以巨噬细胞为主要炎症细胞

2. 细胞增殖期　成纤维细胞和内皮细胞的增殖对创口愈合十分重要。随着成纤维细胞被激活以及胶原纤维素的形成,修复过程即开始进入细胞增殖阶段,主要包括纤维组织形成、肉芽生长、创面收缩和上皮化。

(1) 纤维组织形成:纤维组织由胶原纤维和细胞外基质组成。损伤部位起初由血小板和巨噬细胞充填于纤维-纤维蛋白原之间,随后巨噬细胞释放生长因子并激活成纤维细胞,成为损伤后3~5天的主要细胞增殖类型,并开始合成分泌细胞外基质(ECM)。创口早期形成的基质是不稳定的,它由纤维蛋白、葡糖胺聚糖(GAG)、透明质酸组成。随后成纤维细胞迁入并填满创口,它们利用玻璃酸酶消化基质中丰富的透明质酸。继之硫酸盐GAGs沉积形成支架,胶原纤维爬满支架而形成瘢痕。

胶原的合成以第1~2周最快,其沉积以第3~4周为主。随着时间的推移,胶原的沉积作用增强,创口抗张力强度也提高。Ⅰ型和Ⅲ型胶原是构成ECM的主要纤维胶原,同时它们也是受创皮肤和非受创皮肤的主要结构蛋白。在正常皮肤和创口瘢痕中,Ⅰ型胶原和Ⅲ型胶原的比例是4:1。早期的创口瘢痕中以Ⅲ型胶原为多,而在成熟瘢痕中总是以Ⅰ型胶原为主。目前已知的胶原种类至少有28种,大多数由成纤维细胞合成,但也有一些由表皮细胞合成。

(2) 肉芽生长:在损伤后2天,由于表浅组织的氧张力下降及代谢后乳酸增多,巨噬细胞分泌血管内皮生长因子(VEGF)。血管内皮细胞受VEGF和血小板衍生生长因子(PDGF)的刺激而增殖,在创面形成毛细血管芽,其产生的纤维蛋白溶酶原激活物和胶原酶使内皮细胞向创口周围无血管区生长。同时成纤维细胞分裂增殖并合成胶原纤维,沿着早期血液凝固形成的纤维蛋白支架向创口移动,与内皮细胞一起参与肉芽组织的形成。

肉芽组织含有丰富的血管、巨噬细胞和成纤维细胞,其纤维连接蛋白基质和胶原比较疏松,外观呈现肉红色。肉芽组织出现于开放性创面并且生长良好,是临床上植皮手术治疗创面的指征。在皮片移植中,创面新生的毛细血管可侵入移植皮的真皮层,并与真皮内的毛细血管吻合。一旦毛细血管和创口深层的血管相通,红细胞和血浆就开始进入这些新生的血管中,皮片因而存活。

(3) 创面收缩：是指创面周围的皮肤向中心推挤的过程，其动力主要来自成纤维细胞和肌成纤维细胞。受伤后1～2周，肌成纤维细胞出现于创口，它含有可收缩的肌动蛋白微丝。肌成纤维细胞收缩力的大小与胶原纤维合成无关，但胶原纤维能使组织收缩固定于原位，从而使创面获得进一步收缩。

创口收缩可持续数周至数月不等，常引起瘢痕挛缩。挛缩的程度与创面大小和皮肤活动度有关，在人体的躯干和会阴部位最易发生挛缩，四肢末端的发生率最低，头颈部位居两者之间。躯干和会阴部的创面80%会发生挛缩，其根本原因可能与皮肤的松弛程度差异有关。抗代谢药物、皮质类固醇、平滑肌拮抗剂和放射线可抑制创口收缩。皮片移植在一定程度上能减少创口局部的肌成纤维细胞而减轻挛缩，其创口挛缩的程度与皮片厚度成反比。

(4) 上皮化：创口的完全愈合尚需上皮形成，简称上皮化。在皮肤损伤后数小时，由于表皮细胞丧失，创缘的角质化细胞就可出现明显的形态学变化，邻近的基底细胞开始增殖，并向创面迁移形成单层细胞，此过程需要血小板和巨噬细胞释放的不同的表皮细胞生长因子的参与。单一的表皮细胞层通过有丝分裂形成多层上皮细胞，随着上皮层的重建，角质化细胞和成纤维细胞分泌层粘连蛋白和Ⅳ型胶原，形成基底膜结构。角质化细胞变成柱状并分裂增殖，表皮层逐渐重建，形成屏障防止感染和水分丢失。

3. 瘢痕形成期　瘢痕形成期是瘢痕组织修复创面到瘢痕成熟的过程，即创口改建与组织重构的过程，约开始于受伤后3周，可持续数月至数年不等，一般6个月左右趋于稳定。瘢痕形成期主要包括：①创口中丰富的毛细血管网随代谢减少，逐渐退化；②间质的黏多糖蛋白和水分逐渐减少；③胶原纤维聚合交联增加，创口的抗张力强度增加；④胶原蛋白酶分解多余的胶原纤维。

创口改建过程的调控机制尚未明确，但可以简单概括为胶原合成、沉积与分解之间的平衡。现已证实，正常情况下瘢痕覆盖创面后，其成纤维细胞数量会减少，表现为一个成纤维细胞和毛细血管内皮细胞经历程序性细胞死亡（凋亡）的过程，瘢痕将逐渐软化、变平，以适应机体的需要。如果缺乏细胞程序性凋亡或者凋亡的调节机制中断，将导致病理性瘢痕（增生性瘢痕、瘢痕疙瘩）的形成，所形成的瘢痕组织在数量和质量上都不一定能满足机体生理功能的需要。

(二) 参与创口修复的因素

过去对组织创口愈合的认识主要来自于组织学和病理学研究，随着现代细胞生物学和分子生物学的发展，人们对组织创口修复过程以及瘢痕的形成、增生、挛缩机制的认识更加丰富与深入。目前认为组织修复及瘢痕形成过程主要包括血管生成、成纤维细胞增殖和迁移、细胞外基质成分积聚和纤维组织重建，各个步骤均可涉及以下各种细胞、细胞因子和酶类的参与，均由生长因子、细胞和细胞外基质间的相互作用所调控。

1. 细胞　包括血小板、中性粒细胞、巨噬细胞、表皮细胞、成纤维细胞、内皮细胞、肥大细胞、淋巴细胞等。

2. 细胞因子　包括表皮生长因子（EGF）、成纤维细胞生长因子（aFGF/bFGF）、血小板衍生生长因子（PDGF）、转化生长因子（TGF）、白细胞介素（IL）、肿瘤坏死因子（TNF）、干扰素（IFN）等。

3. 酶类　包括羟代酶、转肽酶、胶原酶等。

除上述各因素，创口修复过程还接受细胞外基质、基质中黏附分子（整合素）、免疫因素、微循环、自由基、脂肪酸等多种环境因素的协同作用。

血管内皮生长因子（VEGF）和血管生成素在血管形成过程中发挥特殊作用（表1-1-1）。VEGF的表达可由一些细胞因子和生长因子如TGF-β、PDGF、TGF-α等诱导。值得关注的是，缺氧也是引起VEGF高表达的重要介导因子。其他一些生长因子，如bFGF、PDGF、TGF-β及其相应受体在血管发育成熟和重构中也发挥重要作用。

表1-1-1　血管内皮生长因子

蛋白	家族成员：VEGF-A、VEGF-B、VEGF-C、VEGF-D、胎盘生长因子（PGF），具有多种异构体的糖蛋白二聚体，VEGF靶突变可导致血管形成和血管新生缺陷不良
产生部位	在一些发育成熟组织低表达，而在有些部位如肾小球内的足细胞和心肌细胞高表达
介导因子	缺氧、TGF-β、PDGF、TGF-α等
受体	VEGF-R1、VEGF-R2，限制性内皮细胞、受体基因的突变可导致血管形成的数量不足或缺如
功能	促进血管新生 增加血管通透性 刺激内皮细胞迁移 刺激内皮细胞增殖 VEGF-C选择性诱导淋巴管增生 正反馈调节内皮细胞表达纤溶酶原激活剂（PLA）、纤溶酶原激活剂抑制剂、组织因子、间质胶原酶等

血管生成的关键环节是内皮细胞的运动和直接迁移，这些过程由几类蛋白调控，包括：①整合素，特别是αγβ3，它对新生血管的形成和稳定尤为重要；②基质-细胞蛋白，包括血栓黏合素1、富含半胱氨酸酸性分泌型蛋白（SPARC）和细胞黏合素C，它们可导致细胞与基质的相互作用失衡，从而促进血管新生；③蛋白水解酶，如纤溶酶原激活剂和基质金属蛋白酶，它们在内皮细胞迁移过程中发挥重要作用。

多种生长因子可启动成纤维细胞向损伤部位的迁移及随之发生的增殖，包括TGF-β、PDGF、EGF、FGF和促纤维化性细胞因子如IL-1、TGF-α。这些生长因子来源于血小板和各种炎症细胞以及活化的内皮细胞。此外，巨噬细胞、肥大细胞、嗜酸性粒细胞和淋巴细胞均可直接或间接地调节成纤维细胞的迁移和增殖。

在修复过程中，许多调节成纤维细胞增殖的生长因子同样可刺激细胞外基质的合成（表1-1-2）。如表中所述的几类因子，包括生长因子（如PDGF、FGF、TGF-β）和细胞因子（如IL-1、IL-4）均可促进胶原合成，而这些因子在创口愈合时又由白细胞和成纤维细胞所分泌。

表1-1-2　与创口愈合有关的生长因子

对单核细胞具有趋化性	PDGF、FGF、TGF-β
成纤维细胞迁移	PDGF、EGF、FGF、TGF-β、TNF
成纤维细胞增殖	PDGF、EGF、FGF、TNF
血管生成	VEGF、血管生成素（Ang）、FGF
胶原合成	TGF-β、PDGF、TNF
分泌胶原酶	PDGF、FGF、EGF、TNF、TGF-β抑制物

细胞外基质的合成与降解的最终结果导致了结缔组织的重构，其中金属蛋白酶是降解细胞外基质成分的关键酶。金属蛋白酶家族包括：①间质胶原酶，降解Ⅰ、Ⅱ、Ⅲ型纤维性胶原；②明胶酶（又称Ⅳ型胶原酶），降解明胶及纤维连接蛋白；③间质溶素，降解蛋白多糖、层粘连蛋白、纤维连接

蛋白和无定形胶原;④膜型金属蛋白酶。金属蛋白酶可由成纤维细胞、巨噬细胞、中性粒细胞、滑膜细胞和一些上皮细胞等多种细胞分泌,并由生长因子(如 PDGF、FGF)、细胞因子(如 IL-1、TNF-α)及吞噬作用和物理作用等刺激因素所诱导。TGF-β 和类固醇有抑制胶原酶降解胶原的作用,活化型金属蛋白酶可由特异性金属蛋白酶组织抑制剂(TIMP)家族快速抑制,大多数间质细胞可分泌 TIMP,从而有效地控制降解过程。

对上述这些细胞、细胞因子和酶的生物学功能及彼此间相互作用的研究,不但有助于深刻了解创口愈合的机制,还可为临床防止瘢痕提供新的方法。其中细胞生长因子对成纤维细胞增殖、分化、演变和凋亡的调控是目前研究的热点。表 1-1-3 中列出了一些目前研究较多的重要的细胞因子及其生物学效应。

表 1-1-3　细胞因子及其生物学效应

细胞因子	主要来源	生物学效应
表皮生长因子(EGF)	单核-巨噬细胞 肥大细胞	趋化表皮细胞,促分裂增生作用 促进成纤维细胞合成透明质酸盐 降低胶原合成
成纤维细胞生长因子(aFGF/bFGF)	单核-巨噬细胞 内皮细胞	刺激成纤维细胞产生胶原酶,抑制胶原合成 促进内皮细胞胶原酶、纤溶酶原激活剂释放
血小板衍生生长因子(PDGF)	血小板 内皮细胞 单核-巨噬细胞 活化 T 淋巴细胞 平滑肌细胞	刺激中性粒细胞释放中性蛋白酶和溶菌酶 刺激成纤维细胞合成纤维粘连蛋白、透明质酸 减少硫酸化氨基多糖合成
转化生长因子 β(TGF-β)	单核-巨噬细胞 淋巴细胞 血小板 内皮细胞 成纤维细胞	抑制胶原酶产生 促进成纤维细胞合成胶原、纤维粘连蛋白及氨基
肿瘤坏死因子(TNF)	单核-巨噬细胞 淋巴细胞	促进成纤维细胞合成胶原、纤维粘连蛋白、氨基聚糖 大剂量时可抑制上述物质合成,并激活胶原酶
干扰素(IFN-α、β、γ)	单核-巨噬细胞 淋巴细胞	抑制成纤维细胞增生与趋化 刺激胶原酶产生,抑制胶原合成
白细胞介素-1(IL-1)	巨噬细胞	刺激成纤维细胞增殖及胶原合成

二、创口愈合的病理基础

创口愈合的病理情况有不愈合和过度愈合两种形式。前者主要是指那些不能正常上皮化的开放性创面。由于皮肤组织缺损较大、局部血液供应不良或者细菌感染等原因,导致细胞增殖不良、细胞老化或功能减退,因而需要较长的时间进行修复,创面不能正常愈合。后者主要是指在多种因素的影响下,导致成纤维细胞大量增殖,胶原合成与沉积过多,最终形成病理性瘢痕,即临床上表现的增生性瘢痕(hyperplastic scar)或瘢痕疙瘩(keloid)。

（一）影响创口愈合的因素

1. 全身因素

（1）年龄：组织再生能力随年龄的增长而下降。一般认为，青少年处于生长发育期，组织生长旺盛，免疫反应强烈，且皮肤弹性好、张力大，创口容易形成病理性瘢痕。老年人的免疫功能和组织修复能力差，创口愈合恢复慢，一般不形成病理性瘢痕。小儿创口愈合则相对更快。

（2）营养状况：创口愈合是一个合成代谢过程，而创口本身增加了机体的代谢率和营养需求，因此临床上严重的营养不足和能量缺乏会减慢创口的愈合。例如蛋白质、维生素C、维生素A、B族维生素、微量元素（如锌、铁、铜）缺乏，可使成纤维细胞增殖缓慢，肉芽组织和胶原纤维形成不良，细胞外基质形成不足，从而减慢瘢痕的形成。

（3）全身性疾病：如糖尿病、肝功能异常、尿毒症、肿瘤等可使中性粒细胞、单核-巨噬细胞、淋巴细胞的功能减低，成纤维细胞分裂增殖受限，从而影响创口修复。严重贫血，特别是伴有低血容量，引起局部血供及养料不足，常导致创口愈合不良。

（4）激素：大剂量皮质类固醇激素能抑制创口的炎症反应，减少成纤维细胞增殖及胶原合成，降低创口张力，导致创口愈合延迟；激素还会抑制对感染的免疫反应，影响创口愈合。研究发现，糖皮质激素可以减少细胞因子在创口中的表达而减慢修复过程。此外，人体本身肾上腺皮质分泌糖皮质激素增加也会影响创口愈合，如库欣综合征。

（5）系统用药：如应用皮质激素、吲哚美辛、细胞毒性药物及抗代谢药物等，可使细胞增殖受抑制，从而延缓瘢痕形成。

2. 局部因素

（1）感染：创口感染是影响创口愈合的最常见也是最主要的原因。感染所致的组织坏死、血供栓塞、低氧状态、胶原纤维沉积障碍等都可以阻碍创口修复过程。其中，创面的坏死组织可阻碍肉芽生长和上皮再生；胶原代谢紊乱使创口内胶原成分减少，创口边缘软化，引起创口裂开。金黄色葡萄球菌、绿脓杆菌等致病菌能产生一些毒素和酶，引起组织溶解和坏死，加重损伤程度，导致创口延期愈合。

研究表明，入侵创口的细菌数目大于 $10^5/g$，才能对抗宿主导致临床上发生感染，并且创口会延迟愈合。临床上常见的易感因素有：广泛的组织损伤或坏死、创口缺氧、血肿、死腔、异物等；最常见的异物是缝线和引流管。对于闭合性创口的感染，主要取决于是否存在坏死组织或渗出液。一旦发生感染应尽早处理，预防性全身或局部应用抗生素能起到一定的保护创口的作用。

（2）血供：创口愈合需要血液运送充足的氧分及养料，并运走代谢产物。良好的血供是创口愈合良好的基础，缺血性创口愈合较差，且有很大的潜在感染风险。创口缝合过紧、组织水肿、坏死组织或异物残留、包扎等均可引起局部组织血液灌流量减少，导致创口愈合不良。创口内血肿形成会阻碍皮肤血液循环，产生毒性作用促进局部组织坏死，影响愈合过程。

（3）部位：创口愈合情况还与身体不同部位皮肤厚度、张力和活动量的差异有关。皮肤厚、张力高、活动度大的部位更易形成明显的瘢痕，如胸前、上背部、肩部等部位的创口容易形成瘢痕疙瘩。

（4）张力：人体皮肤创口的方向与张力存在一定关系。研究表明，垂直皮肤张力线（Langer's线）的创口张力较大，是平行于皮肤张力线创口张力的3倍，且张力大可刺激纤维组织形成，容易发生增生性瘢痕。当切口或创口与皮肤张力线平行,创缘所受张力最小,创口愈合后瘢痕也较小。因此临床上常根据此线方向作Z成形术,以改变瘢痕的方向及张力,图1-1-6所示为切口与皮肤张力线的关系。

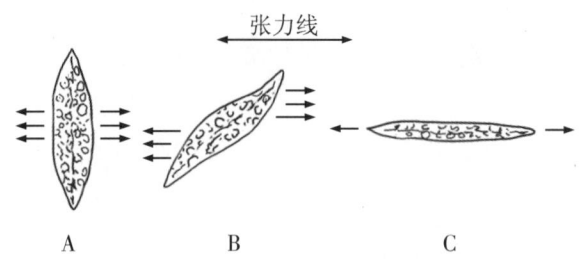

图1-1-6 切口与皮肤张力线的关系
A. 垂直于皮肤张力线 B. 与皮肤张力线成角度 C. 平行于皮肤张力线

(5)其他:如长时间接触电离辐射可造成动脉内膜炎,导致组织萎缩、纤维化,降低组织修复能力。放疗和化疗药物可影响细胞分裂增殖,从而延缓创口愈合过程。而当创口瘢痕形成未稳定时采用适当加压技术,可使瘢痕软化变平。此外,组织类别以及损伤范围在愈合过程中也存在差异。

(二)创口愈合的病理与转归

1. 延迟愈合或不愈合　是指那些不能正常上皮化的开放性创面,临床表现为创口不愈合且没有近期愈合的迹象,往往需要较长时间修复。这类创口愈合不良的原因可能为:①创面的细胞老化、功能减退;②局部组织缺血与再灌注损伤;③创面感染等。此外,任何能够影响创口愈合的因素都可能影响创口的正常修复过程,最终导致创口延迟愈合或不愈合。

2. 过度愈合　当皮肤缺损已修复、上皮形成完整时,由于创口缺乏终止信号或信号不强,使该修复过程继续进行,最终导致过度修复,创口过度愈合。产生过度修复可能与纤维化细胞因子过度表达、细胞程序性死亡(凋亡)缺乏有关,成纤维细胞不断被活化,分泌细胞外基质成分,导致胶原纤维过度沉积,形成病理性瘢痕。增生性瘢痕和瘢痕疙瘩是病理性瘢痕的两种形态。

第五节
皮肤外科学与心理学

一、与皮肤外科学相关的心理学概念

（一）体像

体像是心理学与皮肤外科学联系最紧密的概念之一，求美者的求美需要、求美动机、求美行为以及治疗全程的心理反应都与自身对体像的认知有密切的关系。了解皮肤外科学中的心理学，应当以体像为切入点，展开对求美者心理的一系列问题的探讨。

1. 体像的概念　体像又称身体意向、自像、身像，是人们对自己身体的心理感受，是对自己身体的姿态和感觉的总和。简言之，是个体对自己身体所给予的美丑、强弱等主观评价。体像几乎是来自身体的一切感觉的传入整合，与情绪和人格密不可分地结合在一起，为身体活动提供一个参考系统，也为自我评价提供稳定的基础。

2. 体像与皮肤外科学　体像是心理学和皮肤外科学发生联系的纽带，主要体现在以下三方面：①体像困扰是几乎所有皮肤外科求治者的共同特征之一，因为美与丑是主观概念，并没有确切的评价标准。可以说，正是对体像的不满意而使求治者产生求美的需要，进而产生求美行为。因此，对自身体像的不满意是几乎所有皮肤外科求治者的特征之一。②体像重塑是皮肤外科学的目的之一。皮肤外科求治者经治疗后，伴随着生理上重获健康，体像上也得到了重新塑造。体像的重塑自然会牵涉到求治者的心理重建。因此，一个成功的皮肤外科治疗过程不仅解决了求治者的生理病患，更重要的是在解决生理病患的同时促进了求治者的心理健康。③体像纠正是皮肤外科学的手段之一。皮肤外科学的目的之一是为求治者建立良好的体像，然而要达到此目的仅仅依靠传统医学手段远远不够，应结合心理学、精神医学方法配合皮肤外科学的治疗技术才能收到良好效果。

（二）需要和动机

需要与动机是两个密切相关的概念。当人产生某种需要而又未得到满足时，会产生一种不安和紧张的心理状态。在遇到能够满足需要的目标时，这种紧张的心理状态就转化为动机，推动人们从事某种活动。

1. 需要概述　需要是指个体对内外环境的客观需求在脑中的反映。它常以一种"缺乏感"体验着，以意向、愿望的形式表现出来，最终形成推动人们进行活动的动机。它总是指向某种东西、条件或活动的结果等，具有周期性，并随着需要的具体内容和满足方式的改变而不断变化和发展。

（1）需要的定义及其种类：人为了求得个体和社会的生存和发展，必须要求一定的事物，如食物、衣服、睡眠、劳动、交往等。这些需求反映在人脑中,就形成了需要。因此,需要是人脑对生理需求和社会需求的反映,是个体的一种内部状态,或是一种倾向,它反映个体对内在环境和外部生活条件的较为稳定的要求。按照对象的性质需要可分为物质需要和精神需要。一般物质性的需要大多属于生理性需要,而精神性需要基本上是社会性需要。但有时物质性需要既是生理性需要,也包括社会性需要的成分。

（2）需要层次理论：它是由美国心理学家马斯洛提出的。马斯洛将人的需要从低到高分为生理的需要、安全的需要、归属和爱的需要、尊重的需要、认知的需要、审美的需要、自我实现的需要七个层次。这些需要都是由低层次向高层次发展的。层次越低的需要强度越大,人们优先满足较低层次的需要,再依次满足较高层次的需要。人的行为是由优势需要决定的。同一时期内,个体可存在多种需要,但只有一种占支配地位。优势需要是在不断变动的；高级需要满足比低级需要满足的愿望更强烈,同时,高级需要的满足比低级需要的满足要求更多的前提条件和外部条件。人的需要满足程度与健康成正比。在其他因素不变的情况下,任何需要的真正满足都有助于健康发展。

2. 动机概述　动机是在目标或对象的引导下,激发和维持个体活动的内在心理过程或内部动力。它是一种内部心理过程,不能直接观察,但是可以通过任务选择、努力程度、活动的坚持性和言语表示等行为进行推断。动机本身不属于行为活动,它是行为的原因,不是行为的结果。

（1）动机的产生条件：需要和诱因是动机产生的两个条件。动机在需要的基础上产生而又被需要所推动,是需要的动态表现。动机产生的另一个条件诱因则被认为是动机的外在条件,它是指驱使机体产生一定行为的外部因素。在这两个基本条件的共同作用下,才能产生动机。动机的产生过程有以下四个环节：需要的产生、意识到需要的存在、将需要与目标相结合、产生行为动机。人们在实行某种行动之前,必须明确地意识到该行动的原因和预期达到的目的,将两者相结合并权衡利弊,最终产生行为动机,继而产生行为。

（2）动机的功能：激活、指向、维持和调整功能是动机的三大基本功能。动机的激活功能是指策动、驱使有机体采取某种行动的能量。动机的指向功能是指动机决定人的信息接收方向,将机体引向特定对象的功能。动机的维持和调整功能是指在动机的支配和调节下,当行为指向既定目标时,动机得以强化；而背离既定目标时,动机则会降低行动积极性或使活动完全停止。因此,个体产生什么样的行为,必定受到动机的影响。

（三）人格及其与体像的关系

在皮肤外科的临床实践中,不难发现很多时候了解求美者是什么样的人与了解求美者有什么样的求美要求同样重要。要了解求美者是什么样的人就必须了解其人格,因为人格是人类心理世界中最基础的部分,它几乎决定了求美者在求医过程中的方方面面。

1. 人格的定义及其特性　人格在心理学上的定义是指个体在遗传素质的基础上,通过与后天环境的相互作用而形成的相对稳定和独特的心理行为模式,具有独特性、稳定性、统合性、功能性四个特点。不同的遗传、生存及教育环境,形成了各自独有的特征。人格是由内在的心理特征和外在的行为方式构成的行为模式,它不是单一的心理特征或行为方式,而是由许多心理特征和行为方式相互联系形成的具有组织和结构层次的模式,这就是人格的统合性。正是由于人格具有内在统一的一致性,个体才能受自我意识的调控,才能保持健康的心理状态。人格决定一个人的行为方式、生活方式,甚至是个人命运。人在面临挫折、困难、选择时的表现,实际上正是人格的功能性表现。

2. 人格与容貌的关系　人的容貌与形体是客观的生理性的存在，他人或自我的评价对体像的形成起着关键作用。在大多数情况下，容貌、形体较好的人，形成积极体像的可能性大；相反，容貌丑陋或有缺陷的人，形成消极体像的可能性则大大超过普通人。容貌与形体正是通过体像的中介作用而影响人格形成的。

二、求美者的心理分析

（一）求美动机

马斯洛将求美动机归结为一种为了满足美、交往、被爱、尊重等高级需要而产生的高级心理动机。求美者的求美动机纷繁复杂、五花八门，有正常的，有病态的；有合理的，有不合理的。从求美动机着手了解求美者，可以筛选有潜在危险的不适宜治疗的求美者，提前做好医患沟通，建立良好的医疗关系，更好地为求美者提供医疗服务，从而降低医疗风险，提高服务质量。

（二）求美者的心理及人格特征

来皮肤外科的求美者大体可分为容貌正常和容貌缺陷的求美者。但归根结底无论容貌正常与否，他们的内心世界围绕着"是否拥有美感"而呈现出相应的特征。因为自身的外表问题，容易产生挫折、丧失感及各种心理压力。容貌缺陷者因容貌缺陷而产生各种心理反应，而容貌正常者更多地因为自身人格特征而带来诸多困扰。以下就上述几个方面加以论述：

1. 求美者的共同心理特征　其一，求美者来就诊往往是由于美的需求或伴随的其他需求无法得到满足，而产生对自身容貌的挫折感。其二，无论是容貌正常或是缺损，对于容貌的关注程度往往会造成不同的心理压力。对于求美者这种潜在的、长久的心理压力，其核心是自卑心理。其三，容貌是一种具体的丧失感，它可以直接影响到尊重与被爱的需要，也可能出现抽象的丧失感。

2. 容貌正常求美者的人格特征　容貌正常的求美者虽然拥有正常的容貌，但由于人格因素的影响，他们往往对容貌的期望值颇高。人格对于他们的影响甚至超过了容貌本身给他们带来的困扰。

3. 容貌缺陷求美者的心理特征　与容貌正常者不同，容貌缺陷者更多因为事实上存在的容貌缺陷而产生各种各样的心理反应，是在挫折、丧失、失去等一系列心理困难的激发下而产生的特殊心态，具体包括自卑感、缺乏信心、自我封闭、孤独寂寞、悲观失望、怨天尤人等心理问题。

因此，皮肤外科治疗通过改善容貌，从根本上为他们打开心结。可以说皮肤外科治疗不仅仅是一种医学治疗方法，更是比任何心理治疗更高明的"心理疗法"。

三、心理学技术在皮肤外科学中的应用

（一）求美者的心理评估与选择

1. 求美者心理评估的概念和意义　心理评估又叫心理诊断，是指运用心理学方法和技术，对个体的心理特质（认知、情感、气质、个性、能力、行为方式等）及存在的心理障碍（问题、性质、程度等）进行检查和判定，为后续的心理咨询或治疗提供有效的诊断参考资料。对于求美者在治疗前开展心理评估的意义主要在于筛选求美者并针对性开展个性化的治疗和护理。治疗前对求美者开展

心理评估,了解求美者的心理状态、人格特点、求美动机等方面的问题,从而对求美者进行初步筛选和分类,排除存在精神心理性疾病的求美者,识别求美者不正确的求美动机,了解求美者当前心理状态及人格特征,提高医患交流水平,避免不必要的手术,确定求美者的最佳治疗时期,制定个性化的心理护理及辅助心理辅导方案。

2. 求美者的选择　对于求美者特别是涉及需要手术治疗的,除了需要考虑其生理上的适应证,还应当考虑求美者的心理因素。当求美者存在以下问题时应当慎重考虑:

(1) 明确存在严重精神心理性疾病的求美者:此类求美者对自身体像无法客观、准确认识,通过美容整形治疗方法无法改善求美者对自身体像的歪曲认识,因此属于绝对禁忌。

(2) 存在明显躯体感觉异常的求美者:如求美者对于自身感觉异常的主诉过多时,也预示着在心理上存在某些方面的不适,应当通过心理测验、心理咨询等方法对求美者进行心理评估后,再慎重考虑是否治疗。

(3) 特殊人格类型的求美者:Napoleon 调查发现,某些人格类型的求美者与手术满意率有密切关系。其中偏执型人格、分裂型人格、边缘型人格的求美者更易产生纠纷,因此应当谨慎选择,不能贸然治疗。

(4) 不良情绪严重的求美者:当求美者存在抑郁、焦虑、恐惧等不良情绪且程度较重时,应当与求美者协商改变治疗时期,待情绪稳定后再治疗。

(5) 动机严重偏离正常的求美者:与求美者进行交流时,应当充分了解其求美动机。如果求美动机偏差较大、不合理时,应当建议求美者调整动机,待其考虑成熟后再治疗。

(6) 当求美者对治疗结果期望过高时:许多研究已经证明,过高的期望会使求美者对于手术结果产生不满情绪。术前沟通时应当调整求美者的期望,如果无法降低,则不应开始治疗过程。

3. 求美者心理评估方法　心理评估的方法有很多,其中适用于求美者心理评估的方法主要有会谈法及心理测验法。会谈法是指通过与求美者本人或其家属的交谈,让其叙述和回忆关于某个问题的起因、过程、结果等,从而了解其心理活动规律的方法,包括标准化访谈、非标准化访谈及半标准化访谈;心理测验法是指通过各种量表对人的心理特征进行测评的方法,求美者的心理评估主要包括人格测试、情绪评定、专业用量表等。

(二) 求美者的心理咨询

对皮肤外科求美者开展的心理咨询是指在心理咨询理论的指导下,运用心理咨询的技术方法,针对求美者对美的认识、求美动机、求美行为进行心理学上的分析,从而引导求美者发现问题,慎重考虑求美意愿的过程。与专业的心理咨询相比,求美者心理咨询更侧重于发现问题。

1. 求美者心理咨询的目的及意义　求美者心理咨询的目的在于帮助求美者发现问题,特别是有关自身体像、求美动机、不良情绪、人格类型等方面问题的探讨。此过程中咨询者应主动启发求美者进行自我剖析,在咨询者的指导下进行调整,以更好的心态接受诊疗。其意义在于:①引导求美者提高自我体像认识;②引导求美者进行自我心理调节。

2. 求美者心理咨询的内容　求美者心理咨询是使求美者确认自身容貌不足,明确求美动机,了解预期效果的可行性,建立密切的医患关系,与求美者进行高质量沟通的过程。其主要内容包括:对求美者的容貌、体态做出相应的判断,并说明治疗后的效果,在这些问题上医师与求美者的认识必须做到一致;对所要开展的治疗手段、治疗过程、恢复过程等问题予以详细说明,务必对可能出现的意外和并发症重点说明,并签订"手术或治疗同意书";了解求美者的动机、情绪状态、人格特征,必要时与求美者协商进行相关心理测试,避免有心理学禁忌者接受治疗;伴随治疗过程开展针对性的心理咨询,如减轻术前焦虑和恐惧、调整求美者不良情绪、治疗后心理重建等。

3. 求美者心理咨询的访谈技巧　访谈是求美者心理咨询最常用的方法。

访谈的成功与否决定了心理咨询的效果,这意味着访谈不是一般的谈话,需要一定的技巧。主要要求在访谈中做到以下几点:

(1) 准备充分:在访谈之前要做好周密计划,有计划的访谈才能有条不紊,否则可能毫无头绪,主次不分,丧失重点,从而影响访谈效果。

(2) 认真倾听:倾听是心理咨询的重要方面,只有听明白才能说明。认真倾听也是对求美者的尊重,只有在相互尊重、理解的基础上,求美者才能放下包袱,毫不保留地向咨询者敞开心扉。

(3) 保持中立:一般谈话时,总会出现谈话者急于表明态度的情形,但这种情况在心理咨询中是非常忌讳的。访谈中流露出赞同或否定态度,会让求美者产生附和或抵触的情绪,非常不利于求美者暴露自身想法。

(4) 适当启发:发现问题是求美者咨询中的主要目的。对于某些求美者有所顾虑的想法,应当引导求美者打消顾虑,勇敢说出内心感受。

4. 求美者心理咨询的基本流程

(1) 访谈:与求美者进行访谈,收集相关资料,全面了解求美者的身心状况和自我体像、容貌状态、自我评价等情况,以及可能会对治疗造成影响的情绪或心理问题;观察求美者的外表和行为、认知过程、思维方式、人格特征等。

(2) 专科检查:包括一般医学检查,对求美者的容貌进行医学判断。

(3) 心理测试:对于初步筛查有阳性体征的求美者进行心理测验,包括情绪、人格、体像等问题的测试,排除有严重精神病或其他心理学禁忌的求美者。

(4) 分析资料:综合以上资料,对求美者进行分类,确定是否给求美者直接治疗,或转诊,或短期咨询后再治疗。

(5) 与专业人员共同协商制定心理咨询方案:对于某些心理障碍不太严重的求美者,可以与专业心理咨询师共同商定咨询方案,经咨询后心理评估正常方可进行专科治疗。

第六节
摄影技术在皮肤外科的应用

在现代医学中,医学摄影已被越来越多的临床医务工作者重视和运用。而且皮肤外科是有关形态的学科,文字记述形象远不如照片来得一目了然,真实、清晰及对比准确的术前术后影像资料是皮肤外科临床与科研工作的基本要求,也是必不可少的基本组成部分,因而医学摄影技术应用于皮肤外科至关重要。

在皮肤外科临床工作中,医学摄影是一种极为真实、珍贵的形象化资料。每位医务人员都应该意识到资料收集的重要性及意义,特别是某些典型病例和少见病例,以及有某种创新的手术病例的摄影资料。摄影资料还可以进行术前术后照片的比较,以直观、形象化地显示手术的效果。再者,图片资料可形象真实地反映文字难以表述的就诊者形态,作为原始资料,可以客观地反映病情,起到补充病历文字描述不足的作用,增加其可信性和完整性。最后,摄影资料作为病历记录的组成部分,可以作为法律依据,在医疗纠纷中是重要的证明材料。

另外,图片资料因其生动、形象、深刻、效果显著等特点,亦可用于教学和学术交流。通过对图像资料的对比分析,可以探索提高手术效果的方法,将经验总结升华为理论知识,达到不断完善和提高的作用;也可以使手术者的设计、操作技巧日臻完美。对于失败的手术也可以总结出一定的经验和教训。目前,图片资料已经成为评价新技术、新手术方法成功与否的最直接、最可靠的依据。而对于疑难病例,也可以利用计算机远程会诊系统,将收集到的图像资料传输给国内或国际上的同行专家进行远程会诊。

医学摄影的基本要求包括:

1. 资料的完整　术前、术后(尤其是远期随访)和必要的术中照片要一应俱全。每个过程的资料都具有同等重要的意义,忽视或遗漏某一个过程的图像收集,都可能造成无法弥补的损失。

2. 资料收集的规范性　对于每一系统病例的收集,都要有规范性的要求。不同部位的体位及范围要求不尽相同(表1-1-4)。拍摄范围要求以拍摄对象为中心,突出重点,尽量减少衬托部位,并且能明确显示其所在的解剖部位以及与周围的相互影响,但也不可过于局限于畸形部位。横幅或立幅拍摄应根据情况灵活掌握选定。图1-1-7给出了面部图像资料收集的示例,可供参考。

3. 背景清晰　背景切忌杂乱和出现浓重的阴影。要求选择一个固定的场所,背景幕布以净面色布或绒面布为佳。颜色以深色为好,多选择淡蓝色或蓝色背景,可以截然分明地勾画出拍摄对象的轮廓,使主题鲜明突出。手术中的拍照必须将创口擦拭干净,不致血肉模糊,最好更换四周手术单巾,并尽量将显露范围扩大和近距离拍摄以便清楚显示。

4. 仪态端庄　最好先洗净面孔,梳理头发,不要蓬头垢面或有医用胶带的粘迹,脓汁血痂要擦

表 1-1-4　摄影体位及范围

部位	摄影体位	摄影范围
面部	正位、侧位、45°侧位	头部外边缘,下至胸锁关节,上衣不盖颈前区
眼部	正位、侧位、睁闭眼、微笑像	上至前额,下至鼻尖,左右颞区
鼻部	正位、侧位、45°后仰位	上至眉,下至下唇
耳部	正位、侧位、45°侧位、耳后位、耳局部像	上至头顶,下至胸锁关节
唇部	正位、侧位、鼻底位、张闭口位	上至眼部,下至下颏
胸部	正位、侧位、半侧位	上至锁骨,下至脐部,双臂自然下垂
腹部	正位、侧位、半侧位、后侧位	上至剑突下缘,下至膝部
手足	掌位、侧位、功能位	镜头轴线与摄影部位垂直,以病变部位为中心

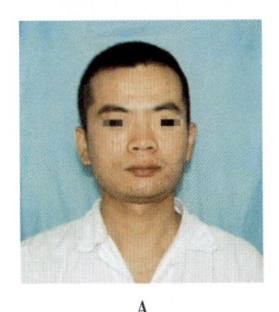
A
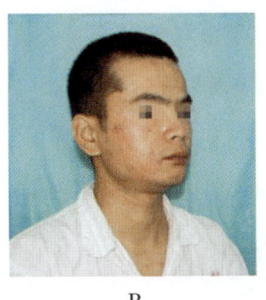
B
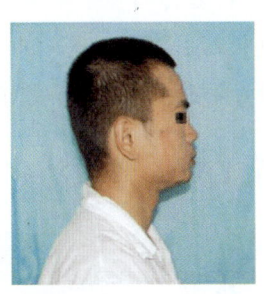
C

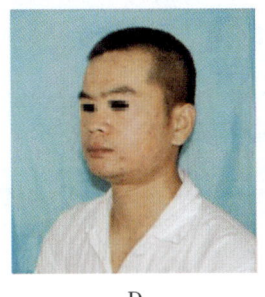
D
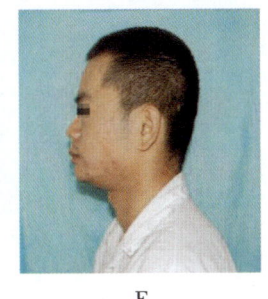
E

图 1-1-7　面部图像资料收集示例

洗干净,并除去敷料等。要给人以严肃、认真的感觉,该暴露的必须充分暴露,不要半遮半掩。不要涂脂抹粉、描眉化妆,以免失真。更不能术前化妆或术后化妆。

5. 对比鲜明　对比性包括自身对比和手术前后的对比:①自身对比:指拍摄照片包括左、右两侧,如左侧的畸形和缺损需与右侧相应部位一起拍摄,这样术前畸形和缺损的形态及功能障碍的轻重程度就一目了然,为术后疗效评价也提供了客观的凭证。②手术修复前后的对比:指手术前和手术后拍照必须在拍摄部位、范围、角度、用光、亮度和背景等各项条件一致的情况下进行。

除以上基本要求外,所有照片必须输入电脑,建立个人档案,内容包括:患者姓名、性别、年龄、诊断、联系电话、手术方式等基本信息,并定期将图片按类别整理及妥善保管。

为了保证摄影资料的高质量与完美,首先,摄影人员要提高个人美学修养及专业知识,具有熟练的摄影技术及医学专科知识是做好这项工作的基础;其次,摄影人员要掌握专科知识,熟悉病理特点和导致畸形的关键所在;再次,在拍摄皮肤外科手术的照片时,要遵照人像摄影要求注意灯光的安排,采用伦勃朗式布光法。

第七节 皮肤外科常用麻醉技术

皮肤美容外科多为体表中小手术,多在门诊可以完成,故多数手术可以在局部麻醉下进行,仅少数复杂、时间长的手术或小儿手术需在全身麻醉和复合麻醉下进行。以下重点介绍表面麻醉、局部浸润麻醉、神经阻滞麻醉、肿胀麻醉、区域麻醉等。

一、常用局麻药及其辅助药

(一)常用局麻药

局麻药均属于芳香基-中间链-胺基结构的化合物,分为酯类局麻药和酰胺类局麻药(表 1-1-5)。属于酯类局麻药的有普鲁卡因、氯普鲁卡因、丁卡因、可卡因等;属于酰胺类局麻药的有利多卡因、甲哌卡因、布比卡因、依替卡因、丙胺卡因、罗吡卡因等。

表 1-1-5 常用局麻药

药名	浓度(mg%)		最大用量(mg/kg)	维持时间(h)
	浸润	神经阻滞		
普鲁卡因	0.75	1.5~3.0	10~14	0.75~1.50
盐酸普鲁卡因	0.75	1.5~3.0	12~15	短效
利多卡因	0.50	1.0~2.0	8~11	1.5~3.0
布比卡因	0.25	0.25~0.50	2.5~3.5	3.0~10.0
丁卡因	0.05	0.15~0.20	2	长效
依替卡因	0.50	0.5~1.0	4.0~5.5	长效

局麻药注入组织,经循环吸收,通过阻断钠通道造成暂时性神经阻滞。身体吸收后,酯类被血浆假胆碱酯酶分解,但酰胺在肝脏中代谢。所有局麻药在正常临床剂量使用时对神经、皮肤和脂肪的毒性很小,对神经的毒性作用可以忽略不计。局麻药的过敏反应罕见。当然,在每个患者用药前,还是应该仔细询问病史,包括以前是否有过药物过敏史、是否有过与局麻药有关的副作用等。

为了延长麻醉作用并降低血药浓度的峰值,可以按 1:200000(或 5μg/ml)加入肾上腺素使血管的吸收延迟,从而延长麻醉时间和降低局麻药的毒副作用。肾上腺素的总量应控制在 0.25mg 以内,最大剂量不超过 1mg(肿胀麻醉除外),以避免全身反应。缺血性血管病患者不应使用肾上腺素,高血压患者慎用。

（二）麻醉辅助药

应用麻醉辅助药，特别是麻醉前用药，是麻醉的一个重要组成部分（表 1-1-6）。其目的是：①使患者安静，消除其对手术的恐惧和紧张；②抑制自主神经应激性，抑制唾液腺、气管、支气管黏液腺分泌作用，保持呼吸道通畅；③对抗麻醉及手术所引起的不良反应，预防局麻药中毒，增强麻醉效果，减少麻醉用药剂量；④提高痛阈，降低新陈代谢及氧消耗量；⑤调整自主神经功能状态，减轻和避免手术时产生的不良反射。

表 1-1-6 常用麻醉辅助药

药名	主要作用	给药剂量
地西泮（安定）	抑制大脑边缘系统，解除恐惧和焦虑心理	0.1~0.4mg/kg
盐酸哌替啶（度冷丁）	抑制中枢神经系统，产生镇痛、镇静、抗焦虑作用	一次 25~100mg，每日最多 600mg
阿托品	抑制腺体分泌，解除平滑肌的张力，兴奋呼吸中枢	0.02mg/kg
苯巴比妥钠	具有镇静、催眠和抗惊厥作用	成人 100mg；小儿剂量为 2~4mg/kg

二、局部麻醉

（一）表面麻醉

表面麻醉是将渗透力强的麻醉药物，涂擦于手术区皮肤或黏膜表面，通过皮肤或黏膜吸收而使皮肤神经末梢麻醉，达到痛觉暂时消失的麻醉方法。常用药物有利多卡因、丁卡因等胶浆、乳膏、喷雾剂等。黏膜表皮薄弱，对表面麻醉药有良好的反应。多数表面麻醉药在滴后 15~20 秒内产生麻醉效果，维持 15~20 分钟。

皮肤对大多数表面麻醉药来说是一道屏障，多数麻醉药的理化特性使之不能进入皮肤，因此表面麻醉通常只能减轻局部疼痛，而不能代替其他方法。皮肤表面麻醉配合应用一定的镇静药物，可起到一定作用。通常需反复给药达 10 分钟左右皮肤才会感觉到麻醉效果。在表面麻醉后可做针刺、表面清创等操作，不适合做切割等创伤较大的操作。

（二）局部浸润麻醉

局部浸润麻醉是将局麻药注射于手术部位的组织内，直接阻滞神经末梢的一种方法。常用局麻药为普鲁卡因或利多卡因。通常以含有 1:200000 肾上腺素的 0.5% 普鲁卡因或 0.25%~0.5% 利多卡因注入手术部位的皮下，这样的配伍同时具有麻醉和止血作用，麻醉时间可维持 45~60 分钟。如果麻醉时间较长，可以应用 0.375% 的盐酸布比卡因，总剂量一般不超过 200mg，麻醉效果可达 2 小时。

三、神经阻滞麻醉

神经阻滞麻醉是将麻醉药注射至手术区神经干或神经丛的周围，使神经传导受阻的一种方法。常用 1%~2% 普鲁卡因或 1%~2% 利多卡因。此法具有用药量少、麻醉时间长、麻醉区域较广等特点，最适用于头面、颈部、上肢等部位的皮肤美容手术。如果希望麻醉时间更长，可以在该区域注射布比卡因。

进行神经阻滞麻醉特别是肢体麻醉,当出现感觉异常时,一般退针1~2mm,缓慢注入麻醉药,不要将麻醉药直接注入神经,而是应环绕神经,以免神经受到损伤。

头面部和肢体是皮肤美容外科常用的神经阻滞部位,因此要熟悉该部位神经的体表投影和感觉神经支配的范围(表1-1-7,图1-1-8)。下面介绍部分皮肤美容外科常用的神经阻滞方法。

表1-1-7 头面部部分感觉神经体表投影及支配范围

神经	标志性的体表投影	感觉支配范围
眶上神经	出眶上孔(切迹)	额部、上睑皮肤、黏膜
眶下神经	出眶下孔	下睑皮肤、黏膜,鼻前庭、上唇及附近颊部的皮肤、黏膜
滑车上神经	在额骨的软骨滑车附近出眶	上睑皮肤、黏膜
滑车下神经	鼻睫神经的延续,在滑车下方出眶	内眦和鼻背上部
鼻旁外侧神经	鼻睫神经的分支,在鼻骨下缘近中线的凹陷部与鼻侧软骨交界处穿出至皮下	鼻尖、鼻翼及部分鼻背皮肤
颧面神经	穿颧面孔达皮下	颊部皮肤
颏神经	出颏孔	颏部及下唇皮肤、黏膜
耳颞神经	绕下颌关节突的后外侧,于外耳道软骨前方穿腮腺向上,伴行颞浅动脉后侧达颞部	咬肌前缘后方面部和颞部皮肤
枕小神经	胸锁乳突肌后缘中点穿出,并在其后缘上行	分布于上项线以下皮肤
耳大神经	胸锁乳突肌后缘中点穿出,在该肌表面进入腮腺	耳郭内外侧面、乳突表面
枕大神经	在上项线略下方枕动脉内侧到皮下	枕部及部分头顶皮肤

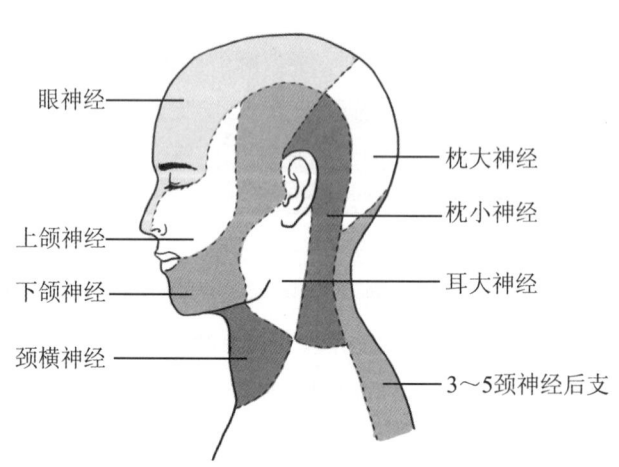

图1-1-8 部分面颈部神经支配范围

(一)眶上神经阻滞

在眼眶上缘中点靠内侧(眶缘中内1/3交界处),摸到眶上切迹或压痛点后,进针达骨质,退针少许,注入1%普鲁卡因或1%利多卡因1~2ml(图1-1-9)。

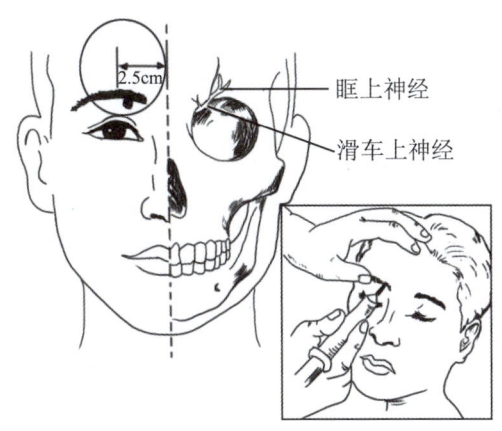

图 1-1-9　眶上神经阻滞

（二）眶下神经阻滞

在眶下缘中点下 0.5～1cm 处，或以手指摸到凹陷的眶下孔后从该点进针，针的方向向上向外斜达骨面，试探使针刺入眶下孔(有落空感)，再将针进入眶下管少许，注入 1%普鲁卡因或 1%利多卡因 1～2ml，注射后以手指压迫局部 1～3 分钟，防止发生血肿(图 1-1-10)。

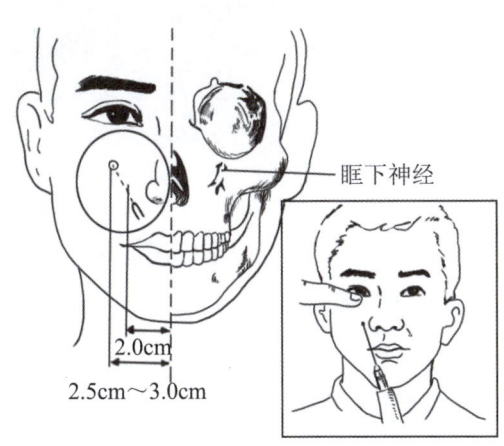

图 1-1-10　眶下神经阻滞

（三）鼻旁外侧神经阻滞

穿刺点在鼻背近中线的凹陷部及鼻骨下缘与鼻软骨交界处，注入 1%普鲁卡因或 1%利多卡因 0.5～1ml。

（四）滑车上神经阻滞

穿刺点在鼻骨上部眼眶上鼻角处，距中线 1.7cm，皮下注入 1%普鲁卡因或 1%利多卡因 1ml。

（五）滑车下神经阻滞

穿刺点在内眦部偏上的眶缘处，进针注入 1%普鲁卡因或 1%利多卡因 0.5～1ml。

（六）颧面神经阻滞

眼眶外侧角下外各 1cm 处垂直进针至骨面注药 1～1.5ml。

（七）颏神经阻滞

穿刺点在下颌中约向外 2.5cm，第二前磨牙或第一、第二前磨牙间的下方，下颌上下缘中点，多为颏孔位置,孔朝后上方。在颏孔外及上各 0.6cm 处对颏孔刺入直达骨面,有异感时注入 1%普鲁卡因或 1%利多卡因 1～2ml。

(八)耳颞神经阻滞

在耳屏以上 2～3cm 与颞浅动脉伴行,触及颞浅动脉搏动后,避开动脉进针,有异感时注入 1%普鲁卡因或 1%利多卡因 1～2ml。

(九)枕小神经阻滞

枕小神经和耳大神经均为颈丛分支,可在颈部进行麻醉。患者仰卧,头偏向对侧,从乳突后缘中点进针至深筋膜浅面注药并前行至乳突前缘注药 1.5～2ml(图 1-1-11)。

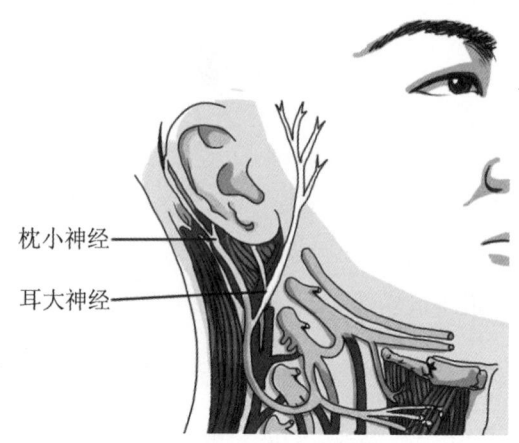

图 1-1-11　枕小神经和耳大神经的解剖与分布

(十)耳大神经阻滞

患者仰卧,头偏向对侧,在耳下 1cm 处进针至深筋膜浅面注药 0.5～1ml,再将针向耳后方前进 1cm 并注药 1～2ml,针退至皮下向前方穿刺注药 2ml。

(十一)枕大神经阻滞

患者取坐位,向胸部屈颈,在上项线水平枕后动脉周围注射局麻药 3～5ml,呈"墙状"。动脉一般可在上项线的枕外隆凸与乳突之间距离的 1/3 处被发现(图 1-1-12)。

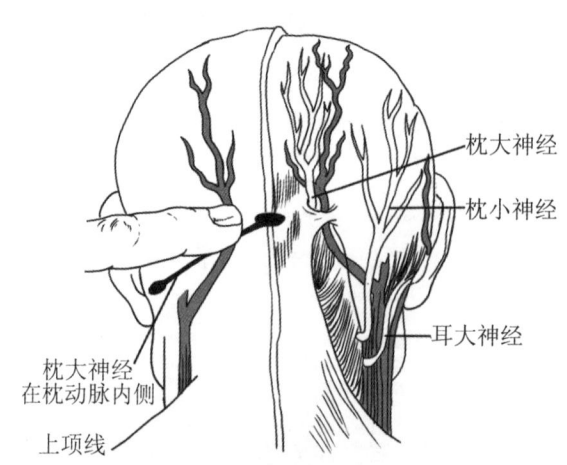

图 1-1-12　枕大神经阻滞相关解剖

（十二）头顶部环形阻滞

将眉上缘、耳根上部、乳突和枕部连接成一环状线，沿此线作皮下浸润可同时阻滞滑车上神经、眶上神经、颧颞神经、耳颞神经、枕小神经、枕大神经等。

（十三）颈浅丛神经阻滞

患者头偏向对侧，自胸锁乳头肌后缘中点垂直进针至该肌后缘，在皮下组织和颈阔肌之间略向上、中、下三个方向注入1%普鲁卡因或1%利多卡因各10ml左右。

四、肿胀麻醉

肿胀麻醉又称皮下超量灌注麻醉。该麻醉是皮肤外科医师Jeffry Klein于1986年首先提出的。肿胀技术（tumescent technique）是指在皮下脂肪层注射大量低浓度（0.05%～1%）的利多卡因，使皮下组织及其间结构产生水肿，细胞组织间隙分离，压迫微小血管使之闭锁，减少药物的吸收及出血，压迫并麻醉小的神经纤维产生麻醉作用。1993年Klein又对肿胀吸脂技术进行了大量的研究和完善，使之在世界范围内得到广泛的应用。

肿胀麻醉虽然应用的药物剂量比较大，但还是很安全的，这是由于：①肿胀压迫，血管外压力增大，吸收相对减少；②麻醉复合液注射在局部吸收相对缓慢的脂肪组织间；③较多的肾上腺素减缓了利多卡因等的吸收速度，减少了毒性，并能延长时效；④灌注液浓度低，50%～70%灌注液又在短时间被吸出；⑤残留的麻醉灌注液在局部加压包扎下吸收缓慢。

（一）灌注液配方

1. 配方 I

生理盐水	1000ml（或生理盐水500ml，蒸馏水500ml）*
1%利多卡因	50ml
1:1000肾上腺素	1ml
8.4%碳酸氢钠	12.5ml
曲安奈德	10mg
或地塞米松	5mg

*低渗混合液超量使用，使脂肪细胞高度水肿，体积增大，细胞膜稳定性降低，脂肪细胞更易破碎。

上述配方利多卡因总量500mg，其浓度为0.05%，肾上腺素浓度1:1000000，适用于大区域的吸脂麻醉。

2. 配方 II

生理盐水	1000ml
2%利多卡因	50ml
1:1000肾上腺素	1ml
8.4%碳酸氢钠	12.5ml
曲安奈德	10mg
或地塞米松	5mg

上述配方利多卡因总量1000mg,其浓度为0.1%,肾上腺素浓度1:1000000,适用于略小区域的吸脂麻醉。

3. 配方Ⅲ

生理盐水	250ml
1%利多卡因	25ml
1:1000 肾上腺素	0.25ml
8.4%碳酸氢钠	4ml

上述配方利多卡因总量250mg,其浓度为0.1%,肾上腺素浓度1:1000000,适用于小区域的吸脂麻醉。

复合麻醉液配方中加入碳酸氢钠是为了缓冲利多卡因的酸度,可减轻局麻溶液的刺痛感,增加利多卡因作用时间。加入糖皮质激素是为了增加皮肤耐受缺血的能力,降低组织基础代谢或增加代谢产物利用率,并有抗炎作用,调节中性白细胞功能状态,防止白细胞在组织中过度浸润。加入肾上腺素可使皮下小血管收缩,减少出血,减慢局麻药的吸收,延长麻醉时效,减少渗出等。

(二)肿胀麻醉灌注量

复合麻醉灌注液的注入量,相当于脂肪抽吸量的2～3倍。总量500～3000ml,不宜超过4000ml。Albin报道一次注入肿胀液5000ml以下非常安全。

(三)肿胀麻醉的优点

可避免全麻或静脉麻醉所具有的风险性,术中几乎没有失血,不需输血,麻醉效果持续时间长,患者术中基本无痛,术后感觉良好,比较安全。

(四)麻醉方法

采用3mm吸头,特别加压注射器,分区注射,深度在皮下1cm左右。注入液体使组织肿胀,达到肿胀标准是用手指难抓起吸脂部皮肤,皮肤颜色苍白,触之质硬而有冰凉感。

(五)讨论

一般来说,所用局麻药浓度愈高则毒性愈大,呈几何级数增加,注入血管内的毒性可能为注入组织内毒性的16倍。加用1:200000肾上腺素后可减少毒性,并能延长时效50%～70%。局麻利多卡因一次最大安全用量为800～1000mg。关于肿胀麻醉的利多卡因用量,Klein在1990年发表的论文中指出,皮下脂肪注射剂量35mg/kg的利多卡因非常安全。Ostact应用肿胀技术吸脂,利用利多卡因最大剂量达55mg/kg,未出现毒副作用。笔者认为利多卡因一次总量不宜超过3000mg。如果手术区域大,就可使用浓度大于0.05%而小于0.1%的利多卡因复合液;如果手术区域小,则用0.1%利多卡因复合液。因浓度低而麻醉效果不佳,可适量加用麻醉辅助药,如地西泮、氯胺酮,给患者镇静止痛并能延长麻醉时效。

(赵启明　张旭东　陈洁　王磊　孙华凤　薛志辉　吴近芳　周蓉蓉)

第二章

皮肤组织病理活检技术

皮肤病诊断的基础是临床表现及皮肤病理学检查结果的结合。此外,皮肤活检还可以对某些疾病起到治疗作用。应根据疾病的情况选择正确的活检技术、活检位置及深度。

一、活检技术的选择

皮肤活检主要有以下几种方法:环钻活检、切开活检、剪除活检、刮削活检、细胞穿刺活检。其中以环钻取材活检最为常用。

（一）环钻活检

环钻活检标本可以较深,标本中含有表皮、真皮、皮下脂肪,有时还可能含有筋膜层。环钻活检标本的大小取决于环钻器的直径,一般直径在2~6mm之间。一般遗留创面无需缝合,创面愈合较慢,多会留下瘢痕。对于可能侵及真皮层以下的皮肤肿瘤,如基底细胞癌、鳞状细胞癌、恶性黑色素瘤等,通常选择环钻活检。

（二）切开活检

切开活检是从皮损组织的中间或边缘切除一块楔形组织,创面可进行缝合,愈合较快,切口瘢痕不明显,美容效果好（图1-2-1）。此方法可以用于获取大块组织进行病理检查,也可以用于深层皮下脂肪或者筋膜的活检,故而可以用于侵袭性鳞状细胞癌、恶性黑色素瘤等肿瘤的活检。

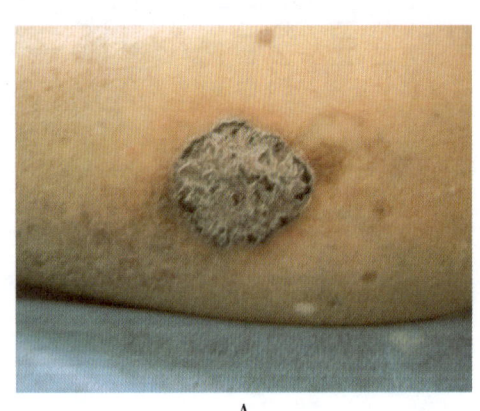
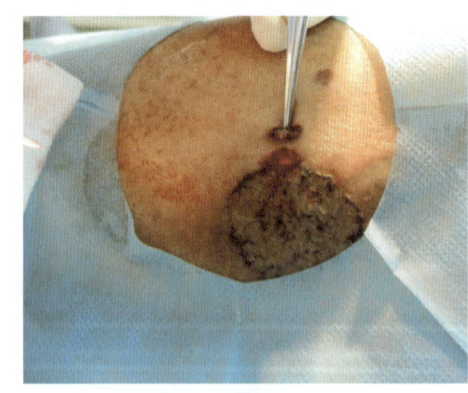

图1-2-1 手术切开活检

（三）剪除活检

本法主要用于带蒂肿物的取材,如丝状疣、软纤维瘤等的活检。

（四）刮削活检

本法通常能够获得表皮、真皮乳头以及浅层网状真皮,因此常用于表皮病变以及表浅皮肤肿瘤的活检,不会留下瘢痕,如脂溢性角化病、日光性角化病、基底细胞癌、原位鳞状细胞癌、恶性雀斑样痣等的活检。

（五）细胞穿刺活检

细针-针吸细胞学（fine-needle aspiration cytology,FNAC）是通过细针吸取、采集细胞标本,来观察人体实质性器官的肿瘤或非肿瘤组织异常变化的细胞学表现。所用针头外径小于0.9mm,相当于国产针号9号以下,国际针号20G(Gauge)以上。使用时大多配以10ml或5ml注射针筒,以形成负压。用碘酒消毒待操作部位表面皮肤后,操作者左手固定肿物,右手持针。针与皮肤角度视部位而定。体表肿物一般取斜行方向。肿物较小者吸取其中心部位；肿物大者可从周边取材，以免吸出中心坏死物质。确定针尖抵达肿物后，在保持负压的状态下，改变方向吸取2~4次，以取得不同部位的细胞标本。抽吸完成时，先将针筒取下再出针，确保针吸细胞都保存在针头内。将吸出物推到载玻片上，涂片。以95%的酒精及乙醚混合液(1:1)或95%酒精固定。

囊肿针吸时需先吸尽内容物，重新触诊，若有肿物残留再吸囊壁部分。对血供丰富的靶器官如甲状腺，需选用细针头(6~7号)，动作应轻柔。如有较多血液进入针筒，需出针后另换部位操作。不能触知的肿物需在影像引导下操作。

二、活检位置及深度的选择

皮肤活检的准确性与正确选择活检的部位及深度密切相关。皮肤肿瘤的活检应避免坏死组织，一般在肿瘤特征性的部位取样。活检时要预先估计皮损的深度。如果是浅层皮肤肿瘤，如日光性角化病及鲍温病，只需进行很浅层的皮肤组织活检，深度延伸至真皮乳头即可。相反，如果进行结节型皮肤肿瘤的病理检测，如基底细胞癌、侵袭性鳞状细胞癌、恶性黑色素瘤等，则需进行包括皮下组织的活检。此时可以根据不同的活检深度，结合周边组织的特点，如血管、神经分布及患者对美容的要求，选择不同的活检技术。

三、皮肤活检的步骤

（一）准备工作、消毒及麻醉

首先向患者简要解释活检的原因、活检部位及所使用的活检技术。同时告知患者存在的主要风险，包括流血、不适感、感染、瘢痕形成及创面的迁延不愈、溃疡形成等情况，并获得患者的知情同意书。

接下来在活检的部位做标记，用安尔碘清洁局部皮肤，并进行铺巾覆盖隔离。局部麻醉通常使用2%利多卡因为麻醉剂，在周边及深部进行麻醉注射。在对易出血部位进行麻醉时，麻醉液中可以适量添加肾上腺素，以减少出血和延长麻醉时间。但是对于有心律失常倾向的患者则应尽量避免使用。

（二）环钻活检术

环钻活检使用一次性或可重复利用的不锈钢环钻。操作时用一只手的食指与拇指在与松弛皮肤张力线垂直方向上展开皮肤，同时将环钻器顺着一个方向旋转切入皮肤。旋转至皮下脂肪层后拔出环钻，用一根4-0针头挑出标本，同时用剪刀在标本下方基底处剪断标本，及时放入盛有10%中性甲醛溶液的标本瓶中固定。如活检部位皮肤较薄，如耳垂等时，将环钻刺入较浅的深度即应拔出，以免穿通皮肤。

大于2mm的环钻活检伤口采用一期缝合。躯干或四肢使用4-0尼龙缝线进行单纯间断表皮缝合止血，面颈部使用5-0或6-0缝线进行单纯间断缝合。面部活检后5~7天拆线，躯干和四肢10~14天拆线。

（三）切开活检术

切开活检又称楔形活检。局部麻醉后手持装有15号刀片的刀柄垂直于皮肤表面切开浅层皮肤,另一只手绷紧皮肤,用手术刀划出楔形的一条长边,用同样方法划出另一条长边,接下来沿着两条边向下切开真皮及皮下组织到达需要的深度。用镊子夹住分离出的组织,用刀片将标本下方的基底离断。

切开活检标本较大时应进行皮内缝合。皮下组织和真皮用可吸收的缝线进行深层间断缝合,然后用尼龙线对表皮进行单纯间断缝合。

(四)剪除活检

剪除活检用于带蒂肿物的切除活检,过程迅速,往往无需麻醉剂。活检时用剪刀在肿物下方皮肤表面将皮损组织与基底部剪开,用齿镊夹住并取下组织。伤口可用止血剂、电干燥或压迫进行止血,无需缝合。

(五)刮削活检

刮削活检前可在皮损下方注射麻药形成局部肿胀,使皮损形成隆起。使用装有 15 号刀片的手术刀切入表皮,然后将刀片转至与皮肤表面平行线,从皮损的一边移动至另一边,从基底部削下标本。标本应包括皮损的表皮层以及浅层真皮。刮削活检的伤口可用止血剂、电干燥或压迫进行止血,一般无需缝合。

四、几种特殊情况的取材

(一)肌肉取材

一般肌肉活检的取材部位是三角肌或股四头肌。术前皮肤常规外科消毒,局部麻醉满意后,根据肌肉相应的体表范围选定切口的位置,切口一般长 2～3cm。因为此两处的皮下脂肪较厚,有的可达 3～4cm,切开皮肤、脂肪后要用皮肤拉钩向两侧牵拉,暴露肌膜、肌肉。肌膜为淡白色半透明状,隐约可见其下肉红色的肌肉组织,在肌膜上相邻处缝合两针作牵引线,用尖刀在两牵引线之间切开肌膜暴露肌肉,用血管钳钝性分离出束状肌肉并于束状肌肉远、近端两侧钳夹肌肉组织,切除钳夹之间的一块肌肉即可,肌肉两残端出血处用丝线八字缝扎一针或丝线结扎(图 1-2-2)。有时肌膜较薄可用纹氏血管钳直接钝性分离出肌肉,再切取肌肉。如果还需要皮肤组织,那么在肌肉切开相应的部位再切取一定的皮肤。切口皮下脂肪及皮肤分别给予间断缝合,术后给予抗生素口服并嘱患者减少活动。

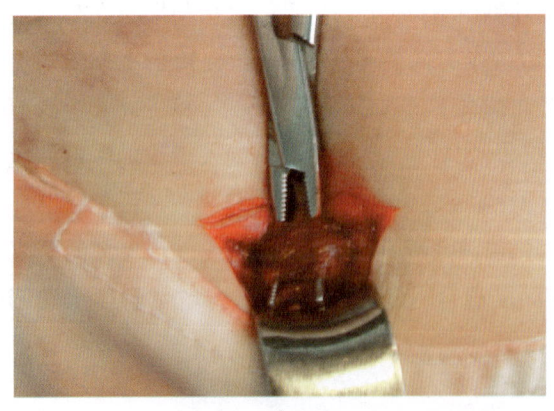 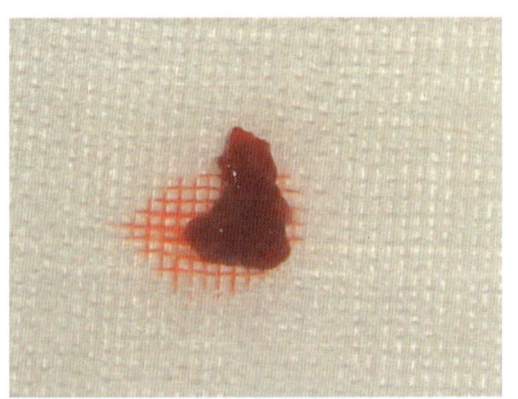

图 1-2-2　手术切取及肌肉组织

(二)淋巴结取材

淋巴结的一般分布部位有腋下、腹股沟区、锁骨上和腘窝等。取材时应严格按照无菌操作原则,局部麻醉后,切开皮肤、皮下脂肪,用血管钳钝性分离皮下脂肪,并用皮肤拉钩向两侧拉开皮肤暴露视野,逐层分离直到淋巴结的表面,剪开淋巴结表面的筋膜暴露淋巴结,见其呈肉红色结节,用巾钳钳夹淋巴结或缝线牵挂住淋巴结的一侧向上牵拉,于其基底部采用钝、锐性分离,完整地分离出淋巴结,周边组织分离时用丝线结扎,以防术后淋巴液渗漏(图 1-2-3)。逐层缝合切口,外用敷料包扎。由于淋巴结有深有浅,淋巴结取材时一定要注意尽可能使用钝性分离,在使用锐性剪切时一定要看清组织,以免损伤血管、神经以及深部组织,引起一些严重的并发症。

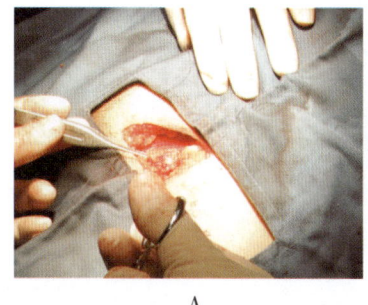
A

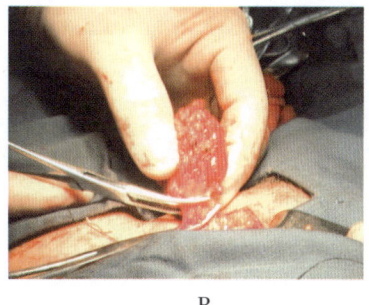
B

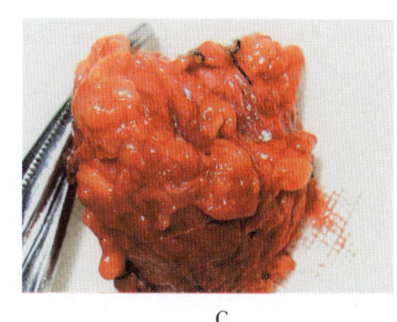
C

图 1-2-3 淋巴结取材

(三)感染或溃疡组织的取材

在进行感染或溃疡组织的取材时,为了避免感染源及可能的恶性组织细胞扩散,在进行局部麻醉时应尽可能在病灶外围进行区域性阻滞麻醉。在进行组织活检前的创面消毒时,应尽可能清除感染或溃疡表面的一些坏死腐烂组织,以免不能取到真正的活体组织,影响病理或组织块培养结果的判断。活检取病变皮损时要尽可能带些正常组织,以便参照。同时注意组织块要留足够的大小,以保证病例组织病理学检查及免疫病理学检查的需要,部分要求做微生物学检查或培养的组织块应相应再大些。取材后的创面无法缝合时,一般可用凡士林油纱布覆盖包扎,定期换药。

临床上病理组织取材都是由于疾病的需要而实施的,手术对象的皮肤组织本身就不是正常组织,因此无论用什么方法取材,伤口的愈合都可能存在延期愈合或不能愈合的可能。术后预防感染和常规的换药是必须要做的,并且这种情况要提前告知患者。

(四)穿刺活检

当恶性组织病变比较深在,特别是对内部器官进行取材时,不正确的活检往往因取材造成肿瘤对局部重要结构如血管、神经束的污染,使肿瘤无法彻底切除而导致严重的并发症甚至治疗失败。这就要求活检时对途径、方法有更严格的要求。即使是皮肤恶性肿瘤,有的病变组织也比较深在。因此穿刺活检前,应对肿瘤的性质、分期及治疗有充分的了解,进行充分的术前计划,并确保取材的针道位于手术切口范围内,以便能在手术时完整切除。大量文献均强调穿刺活检应由经验丰富的专科医师操作,且最好由主刀医师亲自进行活检操作,以提高穿刺活检准确率,减少并发症,并能保证后期更好地完成手术。

穿刺活检是利用粗套管针,取出约 0.3cm×0.3cm×1cm 的组织,送病理诊断。一般有经验的医师才能拿到肿瘤组织,所以粗套管针穿刺最好是在有大量的软组织肿瘤病例的医院进行。穿刺活检虽然操作简便,但要准确地穿刺到病变组织往往并不容易,仅仅依靠触诊或平面影像很难确立病变的准确位置,而常常需要三维立体定位,所以临床上可以在B超、CT等影像的介入下进行更准确的穿刺。

(汪旸　方方)

第三章

皮肤外科的基本技术和原则

为了获得良好的美容效果,美容皮肤外科努力使所有手术切口和伤口获得一期完美愈合,而一期完美愈合取决于周密的修复计划、完美的切口设计、详尽的缺损评估和闭合计划、精细的手术操作程度以及术后护理计划等内容。本章主要介绍皮肤外科的基本技术和原则,包括皮肤的切开、皮肤的闭合、Z成形术、Mohs显微切除术、病灶切开引流技术等,其他技术如植皮、皮瓣移植将在特定章节中详细描述。

第一节 皮肤外科的基本操作原则

对于皮肤外科来说,其治疗范围广泛,涉及全身皮肤及其附属器。尽管我们需要掌握各种疾病治疗的手术步骤,但基本原则是工作的基础,它使我们能解决罕见的问题,同时能够开拓我们的思路,激发创新灵感,不断提高自身技术,促进皮肤外科的发展。

一、全局的观念

由于皮肤外科治疗的疾病多在体表,容易发现和判断,因此会造成很多医师容易发生"只见树木,不见森林"的错误。比如对于溃疡的发生,很可能是糖尿病全身表现的一部分,也可能是下肢静脉曲张的结果,只有在全身治疗和基础疾病治疗的基础上,溃疡才能愈合。为此皮肤外科医师要树立全局的观念,对患者的全身状况和局部情况做周密的检查和评估,做出正确的诊断和治疗方案。

全身状况包括全身体格检查和各种实验室诊断,在此基础上排除和明确全身疾病,以及它们与本皮肤外科疾病的关系。在一些特定的情况下,即使全身疾患与本疾病无特殊关联,如上呼吸道感染,也可能需将治疗措施或手术推迟,以减少并发症的发生。

局部情况主要是伤口的初步评估,包括主观和客观两个方面。客观方面包括伤口的位置、宽度、长度、深度,以及伤口是否有骨骼、肌腱、神经等重要器官外露。这些指标决定了伤口闭合的方法。主观方面包括伤口渗出液性征、局部伤口受累情况、远处表现(如淋巴管炎、淋巴水肿或淋巴腺病)等。对于伤口渗出物,应仔细检查,必要时做细菌培养,以确定换药方式或抗感染措施。

二、简单的原则

特殊缺损最恰当的处理方式是以最简单的方式完成伤口的愈合。

在多种方式可选的情况下,闭合方式越简单越好。要在"重建阶梯"的基础上,充分考虑局部形态、功能和并发症等。从最简单的选择开始,到稍微复杂,按阶梯序列直到最复杂,就像金字塔形,越复杂的方案最终选择概率越小(图1-3-1)。该原则可以保证在遇到特殊情况时,一旦发生并发症,可以有备选方案。

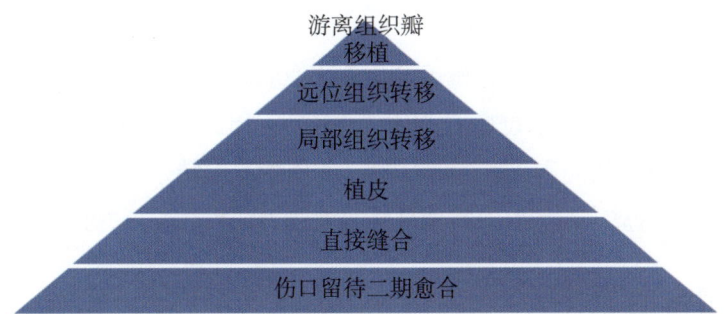

图1-3-1 重建阶梯:显示缺损闭合从最简单到复杂的基本原则

在某些情况下,虽然较简单的方法已足够,但为了获得最佳效果,可以有意选择阶梯中更好的方法,如部分眼周黑痣,可以直接缝合,但会牵拉眼睑;也可以植皮,但美容效果不佳,最终可能选择局部皮瓣修复。因此在最简单的原则上要综合考虑,不要生搬硬套。

三、损伤最小的原则

损伤最小的原则也就是微创的原则。任何外科手术对组织都有一定的损伤,但为了患者能最快恢复并获得最佳美容效果,皮肤外科应把这种损伤减少到最低程度。过度钳夹、挤压、摩擦、牵拉、扭转以及用干纱布擦伤口,均可造成细胞组织的损伤。因此术中动作要轻柔,应准确地钳夹出血点,不要钳夹表皮,减少电刀的应用。

四、严格无菌操作的原则

任何外科手术都需无菌操作。皮肤外科的操作在体表,创面外露,招致感染的机会更大,因此更需加强无菌操作。可以冲洗的部位,术前3天最好每天用含杀菌液的清水冲洗1~2次,以清除局部积垢和减少细菌含量。术中严格按外科原则消毒术野、铺无菌单、穿无菌衣。对于口鼻及肛门周围的手术,要做好附近黏膜的消毒,能用纱布遮盖时尽量遮盖,术后定期清洁、护理。

五、无死腔和避免血肿的原则

病灶切除后,往往会造成局部组织缺损,如果处理不当,创面闭合后会在皮下或深层出现死腔,这是造成血肿和感染的祸根。因此一旦局部组织缺损,就要通过转移组织瓣填充或放置负压引流管来预防死腔的形成。

血肿可导致组织坏死,在某些部位发生血肿会很危险。如皮肤除皱术后发生的颈部高张力血肿会影响呼吸;眼袋手术后发生的眼球后血肿可导致失明。因此术前要做好相关检查,如对于出凝血时间和血小板等的相关化验。术中止血要牢靠,剥离和缝合应按正常解剖层次进行,防止死腔遗留。必要时应放置引流,术后包扎固定要牢靠,发现血肿应及时处理。

六、无张力的原则

缝合后的皮肤张力过高可导致皮缘血运发生障碍、组织坏死、伤口裂开以及术后瘢痕增宽等并发症,张力过高还会使组织器官牵拉变形,导致功能障碍。因此应避免在过高的张力下关闭创面,当切口张力较大时应充分剥离周围皮肤,减缓张力,或使用皮瓣转移技术,必要时应通过植皮来覆盖创面。皮肤缝合时应进行皮下组织和真皮两层缝合使张力消灭在皮下,再缝合皮肤。

七、创面尽早闭合的原则

皮肤组织覆盖全身,是机体的第一道防御屏障。为获得最佳治疗效果和美容效果,皮肤外科的原则是尽早闭合创面。较小的创面可以直接缝合,较大的创面和缺损可以通过皮肤移植和皮瓣转移来修复。

第二节 切口的设计

对于美容皮肤外科来说,切口的选择很重要,在设计切口时要充分考虑以下原则和要点:

1. 皮肤张力线　切口的选择决定了瘢痕的最终形态,为了获得纤细的线性瘢痕,要清楚皮肤张力线。

皮肤张力线,又名 Langer's 线、松弛皮肤张力线等,此皮纹与弹性纤维的长轴一致,一般情况下皮肤皱褶等同于皮肤张力线(图 1-3-2)。此线与皮下肌肉的走向垂直。切口按皮肤张力线选择,有利于创口愈合,减少术后切口瘢痕(图 1-3-3)。

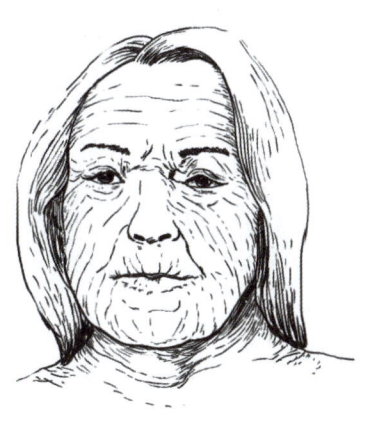
图1-3-2 面部的皮肤张力线

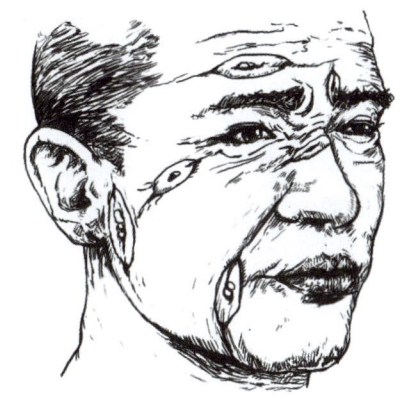
图1-3-3 按皮肤张力线设计切口，术后瘢痕较小

2. 隐蔽性的原则　除了顺皮纹、褶皱作切口外，还可沿发际、皮肤黏膜交界处、眶缘、耳前轮廓线等隐蔽部位作切口，术后瘢痕比较隐蔽，不影响面容。

3. 非直线化　为了防止愈合后瘢痕挛缩影响功能和美观，比较长的切口或功能部位如手指关节处，不要"直线化"，要尽量选用"S"曲线或"Z"字形切口。

4. 功能优先的原则　在作切口时，不能影响局部的功能。如手部手术，需要注意保护手部的感觉神经，1～4指需手术时，尽量避免在桡侧作切口，而小指则避免在尺侧作切口。

5. 易于暴露的原则　如手背部，可以顺肢体的长轴作切口（纵切口），也可以与长轴垂直作切口（横切口）。但是在同等长度下，横切口不易暴露深部组织，且易于损伤局部神经、血管、肌腱；而纵切口很容易暴露深部组织，且可有效保护它们，因此以选择纵切口为宜。

第三节　病灶切除方法和伤口的关闭

对于一些较小的病灶，可以采用单纯梭形切除、楔形切除和分次切除的方法，然后直接缝合、关闭伤口。但对于一些大的病灶需要进行圆形、菱形或病灶边缘切除，然后植皮或进行皮瓣转移修复。

一、直接切除缝合

（一）单纯梭形切除

皮肤病灶最常用的直接切除缝合方法是单纯梭形切除。为了消除"猫耳朵"，可以延长椭圆的纵轴，但这样做往往切口较长。两种方法可以切除由于梭形过短造成的"猫耳朵"（图1-3-4）。

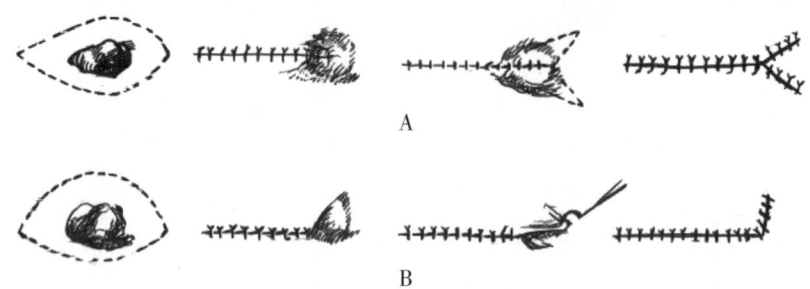

图1-3-4　消除"猫耳朵"的方法
A. 切除"猫耳朵"边缘两块小三角形组织　B. 沿"猫耳朵"的一边切开，然后拉展，切除多余的组织

（二）楔形切除

靠近或位于游离缘的病灶可用楔形切除，如上下睑缘、上下唇、耳轮（图1-3-5）。通常情况下，下唇1/3和眼睑1/4的病灶可以通过楔形切除后拉拢闭合。

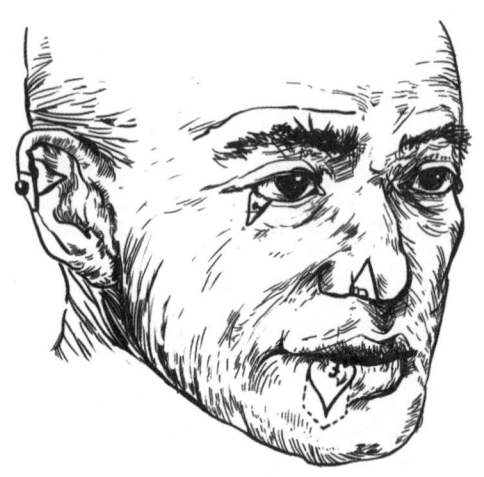

图1-3-5　楔形切除

（三）分次切除

较大的病灶，如先天性痣、血管瘤，可以利用皮肤组织的弹性扩展和生长作用，采用分次切除的方法进行切除（图1-3-6）。这样切除的病灶，相对于一期梭形切除者，可以在闭合后获得较少的瘢痕或隐蔽的瘢痕。

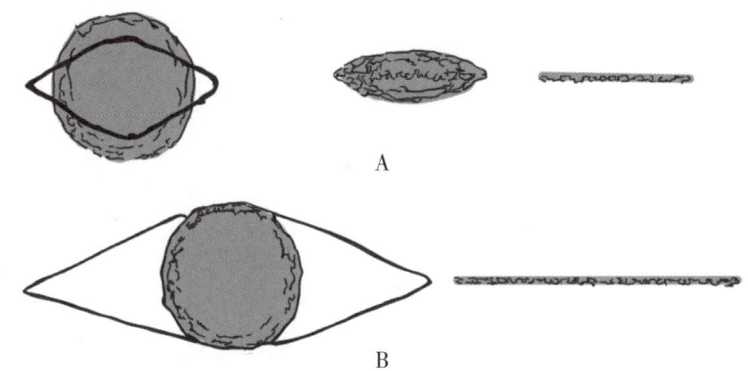

图 1-3-6　采用分次切除可以获得较小的瘢痕
A. 分次切除获得了较好的美容效果　B. 一次切除,为了消除"猫耳朵",只能延长切口

二、病灶切除皮瓣修复

通常一些比较大的病灶多需进行皮瓣转移修复,如旋转皮瓣、滑行推进皮瓣、皮下蒂皮瓣等(图1-3-7)。各种皮瓣的设计和应用详见有关章节,这里主要介绍Z成形术、V-Y成形术等。

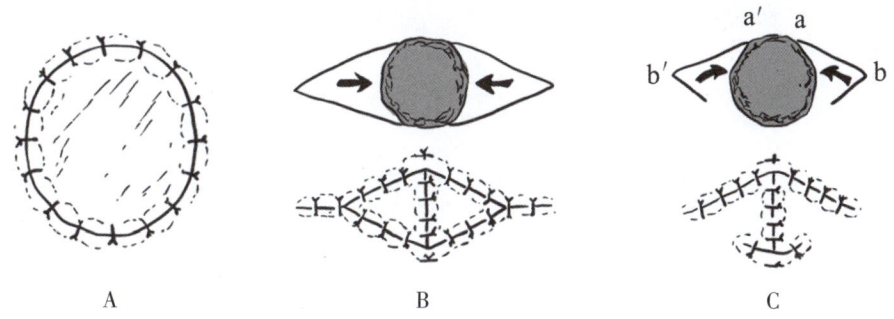

图 1-3-7　圆形切除后伤口的几种关闭方式
A. 植皮　B. 皮下蒂皮瓣　C. 旋转皮瓣

(一)"Z"形切口(Z成形术)

"Z"形切口是皮肤外科应用最多、最广泛的一个切口,主要功能是延长轴线,适用于蹼状、条状、索状等瘢痕挛缩畸形的松解、环状狭窄的扩张,如小口畸形、肛门阴道闭锁等的修复。另外,它还具有使易位的组织、器官复位的作用,达到改善功能和外形的目的。同时,它还有改变瘢痕方向的效果,使瘢痕与皮纹一致,减轻瘢痕增生。

设计原理:确定延长的轴线,在其两侧各设计两个三角形皮瓣,两个三角瓣分离后易位交换、缝合(图1-3-8)。三角瓣的角度和轴线的延长有一定关系,理论上30°角的皮瓣可以延长25%,45°角可延长50%,60°角可延长75%。

上述只是理论上的结果,由于皮肤弹性和周围组织的牵拉,实际往往达不到理论值。角度大,延长的百分比也大,但是因蒂部相对太宽,不易转移,从而影响延长效果;不同的部位又有差异,一般60°角仅能延长28%~36%。

在实际应用中,还要注意旋转角度和血运的关系。大角度血运好,但旋转困难;小角度容易旋转,但有潜在血运不良的问题。在操作中最好保守一点,以60°为宜。

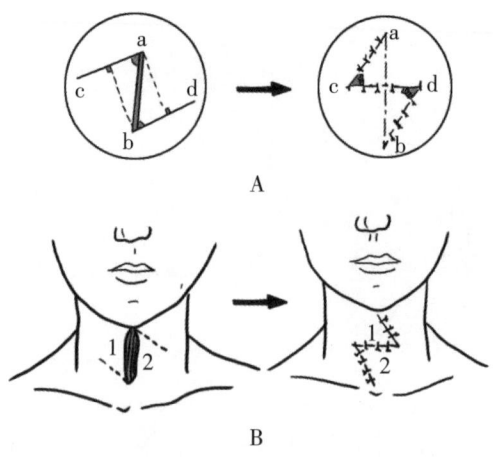

图 1-3-8　应用 Z 成形术缓解颈部瘢痕挛缩

有一个进一步增加血运和转移皮瓣的"诀窍",这就是皮瓣边缘向外侧成弧形(图 1-3-9)。另外,将轴心小皮瓣掀起时,建议包含一些皮下脂肪,虽然这不能增加血运,但可以使皮瓣更加坚实。广泛地将皮瓣游离也是明智的,如果不这样,皮瓣将得不到适当旋转。

在一些情况下,为了最大限度地增加延长效果,可以使用多个"Z"形皮瓣(图 1-3-9)。在这种情况下,要仔细设计,保证无张力缝合。

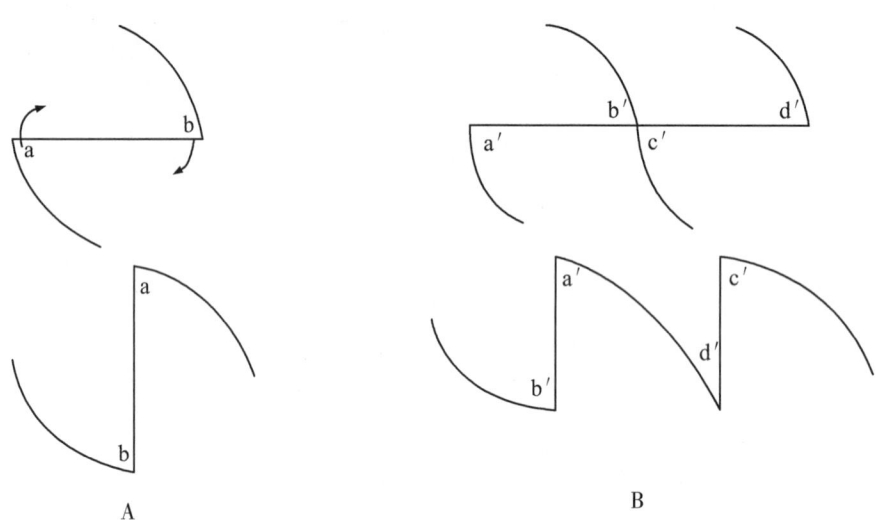

图 1-3-9　改良"Z"形皮瓣(单个和多个)

(二) V-Y 成形术和 Y-V 成形术

这两种方法常用于挛缩瘢痕的松解等。其中 V-Y 成形术为延长纵轴,Y-V 成形术为延长横轴(图 1-3-10,图 1-3-11)。

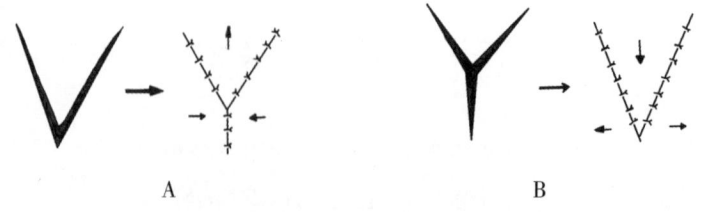

图 1-3-10　V-Y 成形术和 Y-V 成形术
A. 延长纵轴　B. 延长横轴

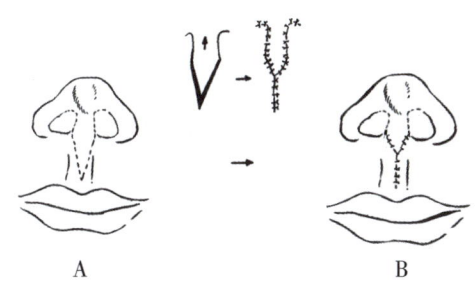

图 1-3-11　应用 V-Y 成形术延长鼻小柱

(三)"W"形切口(W 成形术)

切除组织两侧的皮肤创缘切口为"W"形,小的皮瓣交叉缝合,变直线瘢痕为曲线从而改变张力。巧妙地应用 W 成形术,还可以最大限度地保留正常组织,从而使瘢痕美容化和最小化(图 1-3-12)。

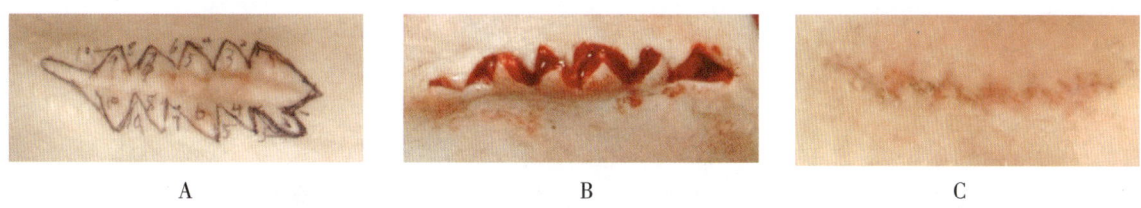

图 1-3-12　颈部瘢痕切除,利用 W 成形术切除了"蜈蚣脚",有效保留了组织,使瘢痕最小化
　　A. 切口设计　B. 皮瓣转移　C. 术后半年

第四节　缝合材料和缝合技术

皮肤外科手术效果的好坏很大程度上与手术者的皮肤缝合技术有关。皮肤的平整对合、皮下减张缝合、锐利精细的缝合针线、精确娴熟的缝合技巧等都是手术成功的重要因素。

一、缝合材料

理想的缝合材料应具有极好的张力强度、结扎安全、容易夹取、炎症反应小、能抵抗感染、强度足以对抗手术创伤及最终吸收等特点。虽然目前的缝合材料很多,但一种特殊的材料往往只能具备少数几个理想特征。因此,皮肤外科医师应当全面了解缝合材料的特性,依据不同的目的选用不同的材料。

(一)张力强度

缝线的张力强度就是拉断一根缝线的拉力除以它的横截面。目前缝线的型号与缝线抗断裂强度有关,多采用《美国药典》的 USP 等级分类。同一种材料,越粗,型号越大。不同的材料,同一个型号,直径不同。例如同样是 2-0 的缝线,钢丝的张力强度最大,丝线就要比它小得多。各种材料的相对张力强度见表 1-3-1。

表 1-3-1 缝合材料的相对张力强度

不可吸收	可吸收
不锈钢	
聚酯	聚乙醇酸
尼龙(单丝)	
尼龙(编织)	
聚丙烯	
丝、棉	
	羊肠线、胶原

(强度增加 ↑)

在一定情况下,高张力的缝合线对保证伤口愈合是理想的,但是也应考虑所选用材料的直径。粗大的缝线可能会留下一个较大、显眼的瘢痕,而一根较细的缝线很容易切割水肿组织。因此对于缝线的粗细和强度要综合考虑,皮下减张线可用较粗、抗张力强度较大的缝线;而皮肤低张力的缝合,宜选用直径较小的缝线,以确保美容效果,避免出现"蜈蚣脚"。

(二)构形

缝合材料的构形可分为单丝和多丝。多丝又可进一步分为捻搓和编织类。单丝材料表面光滑,引起的组织损伤小,也不容易被细菌附着,但不容易结扎,抗张力弱。多丝材料容易结扎,抗张力强,但细菌容易附着,易引起局部伤口感染。因此编织缝线如 polyglactin 线、聚乙醇酸线和丝线,应避免在污染严重的区域使用。

(三)结扎的安全性

一般情况下,缝线结扎的安全性与缝线的摩擦系数和缝线拉长的能力成正比。由于编织缝线比单丝或多丝缝线摩擦系数高,因此其结扎的安全性最好。不同的材料,丝线结扎的安全性最高,而尼龙和聚丙烯材料则较低,因此需要打更多的结来保证其结扎的安全性。

(四)弹性

弹性即缝线拉长后回到原来长度的趋势,这是一种理想的特性。因为有弹力的缝线在水肿的伤口会拉长,局部水肿消退后,弹力好的缝线可以恢复到原来的长度,维持伤口的张力。反之,无弹力缝线会切割水肿组织,甚至造成伤口裂开。在缝合材料中,尼龙的弹力较好,而金属最差。

(五)组织反应性

由于缝线均是异物,不同的材料,组织反应性不同。所谓的反应性,就是由于缝合材料的存在,炎症反应被激活的程度;通常出现在伤口愈合的炎症期消退后,即缝合伤口后 2~7 天。一般自然材料比合成材料的反应性要强。

(六)缝线的可吸收性和张力持续时间

缝线的选择,还要考虑皮肤恢复强度的时间和缝线吸收的时间。伤口缝合 1 周后,皮肤的强度仅能达到原有强度的 5%,4 周时接近 50%,6 周时达 80%,这也是伤口恢复后能获得的最大强度。因此在有显著张力的区域使用可吸收缝线时,应当记住这种自我修复的速率,以便选择适合的缝线,特别是可吸收缝线,还要了解它的吸收速率(表 1-3-2)。

表 1-3-2　部分可吸收线的张力持续时间和吸收性

材料	来源	张力持续时间	反应性	吸收性
羊肠线	小肠黏膜下或浆膜	5～6 天	高	12 周
polyglactin910	合成	2～3 周	低	80 天
聚乙醇酸	合成	2～3 周	低	90 天
polyglyconate	合成	4 周	低	
polydioxanone	合成	4 周	低	180 天

二、缝合技术

伤口可以用多种方式进行闭合,如缝合、钉合、使用拉力胶和伤口黏合剂等。无论哪种方式,在无张力情况下,皮缘的精密对合都是获得一期愈合和最小瘢痕的重要条件。同时伤口闭合要分层,从里到外逐步闭合,在消灭死腔的同时,使皮肤对合获得最小张力,以减少瘢痕增生。特别是真皮缝合,要牢固可靠,要最大限度地减少皮缘的张力。不论用哪一种缝合材料,所有不拆除的缝线线结必须埋置于皮下,远离皮肤。最理想的是在 5 天内拆除所有皮肤缝线,以防出现蜈蚣脚样瘢痕。

下面介绍几种常用的缝合技术(图 1-3-13)。

1. 间断缝合　是最常用的缝合方法。但为了达到最佳效果,要注意以下几点:①缝针以一定的角度进入,使之经过真皮的深部到达离进针点最远的点,这样使位于真皮基底的缝合宽度大于表皮上进、出针点的宽度,使皮缘外翻;②保证切口两侧缝合的深度相同。

2. 垂直褥式缝合　可以使皮缘容易外翻,但容易遗留明显的蜈蚣脚样瘢痕,应尽早拆线。

3. 水平褥式缝合　与垂直褥式缝合相同,可以使皮缘容易外翻。

4. 皮下缝合　可以使用间断或连续方式。连续皮下缝合时,缝针水平穿过真皮的浅层并平行于皮肤表面,使皮缘对合。还要注意必须缝合在一个层次上。这种缝合无需皮外缝合,从而避免了在皮肤上留下缝合痕迹。

5. 半埋式水平褥式缝合　当需要缝合的一侧可以有线结,而另一侧不想留缝线痕迹时,就可用这种缝合方式。例如在缝合乳晕时,可以把缝线痕迹留在颜色深、有纹理的乳晕上,而不留在乳房皮肤上。

6. 连续缝合　可以迅速完成并通过伤口边缘加压达到止血的目的,在头皮的缝合中十分有效。

7. 使用皮肤拉力胶　皮肤拉力胶可以有效地对合皮缘,但是经常需要先埋置缝合,以对合深层组织,减少张力,防止皮缘内翻。

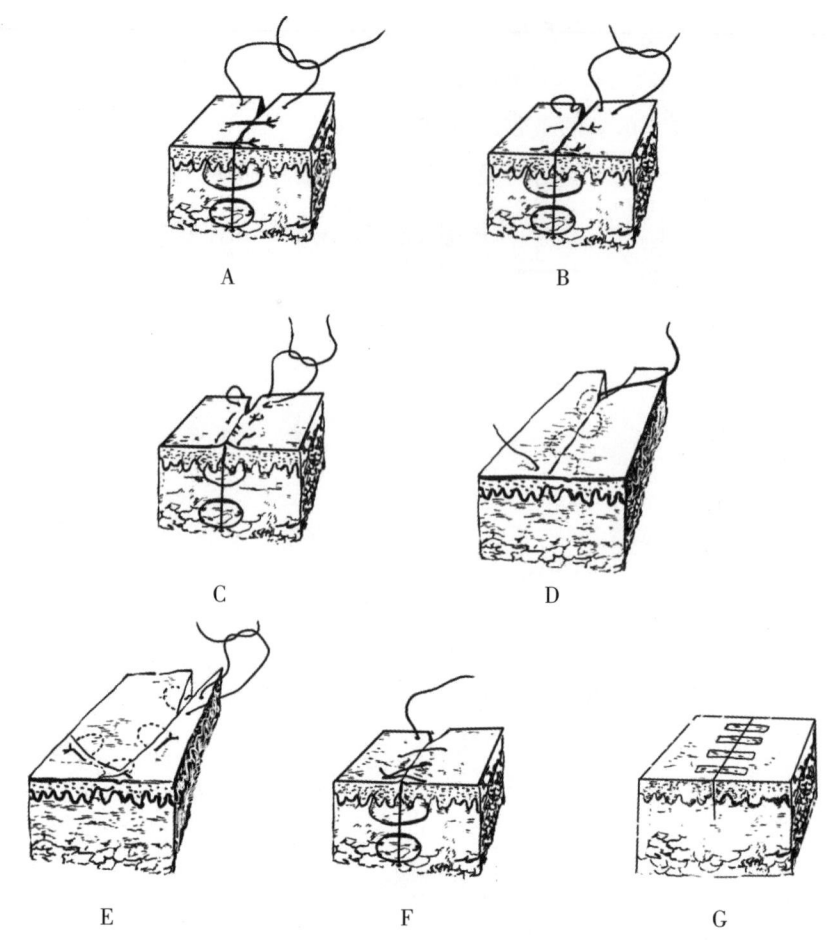

图1-3-13 几种缝合技术
A. 间断缝合 B. 垂直褥式缝合 C. 水平褥式缝合 D. 皮下缝合 E. 半埋式水平褥式缝合
F. 连续缝合 G. 使用皮肤拉力胶

第五节
Mohs 显微切除术

　　Mohs显微切除术是运用快速水平冷冻切片在显微镜下准确检测肿瘤边缘是否被切净，并将皮肤肿瘤切除的一种治疗方法。目前该方法已经成为欧美国家治疗皮肤肿瘤的常规手段。

　　治疗皮肤肿瘤的有效手段包括电灼、切除、放疗、冷冻等，但这些经典方法都无法解决部分皮肤肿瘤的高复发率，更不要说兼顾美容。从20世纪30年代重大的实验发现开始，Mohs显微切除术经历数十年的改进发展，手术技术已日趋完善，它不仅能有效判断皮肤肿瘤是否切净，而且能最大限度地保留正常皮肤组织，利于术后创面的修复，达到良好的美容效果。

近年来的文献显示中国人群中肿瘤发生率呈逐年上升趋势，可能存在多种因素，如人口老化、环境污染、生活习惯改变等。随着中国经济的飞速发展，人们生活水平和质量的提高，皮肤肿瘤患者的期望值会越来越高，如期盼高治愈率、低复发率并能最大限度地兼顾美观等。作为皮肤科医师，我们有责任和义务为患者提供最优良、最高效的治疗方法。

虽然Mohs显微切除术在中国起步较晚，但目前国内已有多家医院正在开展Mohs显微切除术，且已将其作为治疗皮肤肿瘤的一种常规手段。相信在不久的将来，Mohs显微切除术一定能够在国内得到普及和发展。

一、Mohs显微切除术发展简史

Mohs显微切除术的发展有三个重要的阶段：

第一阶段：1941年确定组织固定化学手术技术。

19世纪30年代，Frederic Mohs在美国威斯康星州大学师从于Michael Guyer教授。在实验过程中，他们偶然发现，注射氯化锌溶液可致使肿瘤组织和正常组织发生坏死，但其细胞形态及显微结构都被很好地保存下来，在显微镜下能够清楚地观察到。Mohs将这一偶然的发现应用于临床治疗肿瘤，历经数年多次改良后，1936年他终于确定了45%氯化锌糊剂的配方。这种方法用化学制剂致使肿瘤组织坏死，取得外科手术切除的效果，故Mohs采用了"化学手术"定义这种新技术。

1956年Mohs出版了第一本专著，其中有关应用"化学手术"方法治疗皮肤肿瘤的临床数据精确而完整，震动了皮肤科学界，Mohs显微切除术终于在世界范围内得到了认可。

第二阶段：1969年确定新鲜组织技术。

氯化锌糊剂外用治疗皮肤肿瘤仍存在许多不足，如耗时长，需外用24小时后才能取得肿瘤组织固定的最佳效果，手术缺损成形修复难等。1953年，在一次拍摄教学电影过程中，手术者采用了直接切除，并行水平冷冻切片和染色的方法检测残余肿瘤，其效果丝毫不逊色于传统Mohs手术。于是Mohs医师将水平冷冻切片和染色技术应用到Mohs显微切除术中，将其称为"新鲜组织技术"。这种方法不仅判断肿瘤残余效果好，而且更快捷，无需等待"化学作用"24小时，对手术周围组织刺激性小。Mohs医师很快将"新鲜组织技术"广泛应用于各种皮肤肿瘤治疗中。

1969年，在美国化学手术学院的一次会议上，Mohs教授报道了66例眼睑基底细胞癌和鳞状细胞癌应用新鲜组织技术切除后5年治愈率达到100%。1974年，Tromovitch和Stegman报道了应用新鲜组织技术后随5年的结果，皮肤肿瘤治愈率达到99%。1976年，Mohs报告了应用新鲜组织技术治疗基底细胞癌、鳞状细胞癌，5年治愈率达到99.8%。这些研究正式确立了新鲜组织技术的合法地位。

第三阶段：1986年，美国化学手术学院正式更名为美国Mohs显微外科手术和皮肤肿瘤学学院；2009年更名为Mohs学院。

二、Mohs 显微切除术基本原理

Mohs 显微切除术是一种实时检测肿瘤组织是否被切净的方法,特点是过程相对快捷,判断有无残余肿瘤准确,而且能定向切除残余肿瘤,不会导致手术切口的无谓扩大。

手术切除肿瘤组织后,传统病理检测方法是将肿瘤组织标本像切面包一样纵切成若干块,然后再截取纵切面的薄片组织,染色后在显微镜下检测。由于肿瘤多是不规则地向外延展侵袭,故这种传统的病理检测方法往往遗漏残余肿瘤,这也是一般手术切除肿瘤后复发率较高的原因。

Mohs 显微切除术改进了肿瘤标本切片取材的方法。想象一下,当我们从地里用力连根拔出一棵树苗,仍会发现有残余的树根遗留在土坑的侧壁和底面。如果能够将土坑的侧壁和底面都检测到,则能彻底检测是否仍有残余。Mohs 显微切除术保证了肿瘤标本所有侧壁和底面的检测,具体步骤如下:手术中先将肿瘤中央浅表组织刮除,然后切除肿瘤组织,将类似半球的肿瘤标本置于冷冻切片机内,下压半球顶面,使半球侧壁被压至其底面的外侧,并处于同一平面内。此时横切被压下的半球底面,就可以同时检测半球状肿瘤组织侧壁和底面了(图 1-3-14)。

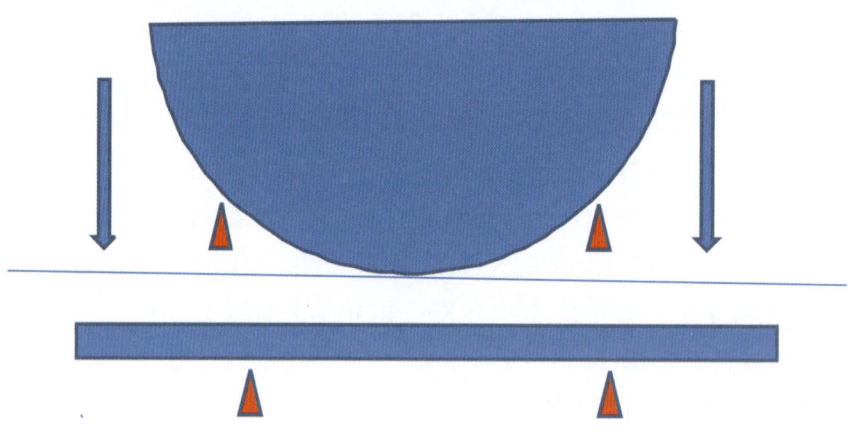

图 1-3-14 Mohs 显微切除术切片取材示意图
按照蓝色箭头方向将半球形肿物的侧壁向底面压下,最终使侧壁与底面处于同一平面
(红色箭头之间代表底面,外侧代表侧壁)

Mohs 显微切除术是皮肤外科技术与特殊冰冻组织切片制作相结合的一种手术方法。实施 Mohs 显微切除术,可以实时观察手术标本,若发现某个部位没有切除干净,只要在相应区域适量扩大切除,所以不仅能保证一次性手术完整切净肿瘤,而且能最大限度减少手术缺损面积,为第二步的缝合、成形修复打下良好基础,并能最大限度地满足患者对美观的要求。

三、Mohs 显微切除术适应证

Mohs 显微切除术适合于具有高复发风险的皮肤恶性肿瘤。一般认为,起源于单一灶性恶性细胞,并连续性生长的肿瘤是 Mohs 显微切除术的绝对适应证,包括:基底细胞癌、鳞状细胞癌、鲍温病、隆突性皮肤纤维肉瘤、角化棘皮瘤、恶性纤维组织细胞肉瘤、非典型性纤维黄色瘤、疣状癌、皮脂腺癌、乳房外 Paget's 病、平滑肌肉瘤、小汗腺腺样囊性癌、大汗腺癌等。

肿瘤发生的部位与复发风险相关。据统计，高复发、高转移风险的鳞状细胞癌和基底细胞癌易发生转移的解剖部位包括眼周、鼻周、颞部、头皮、耳前、黏膜部位、嘴唇、肢端、生殖器等。这些部位发生的鳞状细胞癌和基底细胞癌最好选择实施 Mohs 显微切除术。

总之，Mohs 显微切除术最常见的绝对适应证包括：头面部皮肤恶性肿瘤、躯干四肢直径大于 2cm 的皮肤恶性肿瘤、高复发风险部位的皮肤恶性肿瘤、临床境界不清的肿瘤、放射治疗后或瘢痕基础上出现的具有侵袭性组织学形态的肿瘤。

（一）基底细胞癌

虽然大多数低风险的基底细胞癌可以成功使用常规方法（如手术切除、放疗、冷冻、刮除、电灼）治疗，但 Mohs 显微切除术是治疗具有高复发风险的基底细胞癌的最佳方法。有统计显示，原发性基底细胞癌进行 Mohs 显微切除术后 5 年治愈率达 99%，其他方法治愈率只达 93%；复发性基底细胞癌进行 Mohs 显微切除术后 5 年治愈率能达 94.4%，而其他方法只达 80%。

虽然不具备高复发风险，但发生在特殊部位的基底细胞癌考虑到美容修复，也应实施 Mohs 显微切除术。

（二）鳞状细胞癌

鳞状细胞癌比基底细胞癌更具有侵袭性和复发性，高风险鳞状细胞癌需要实施 Mohs 显微切除术。鳞状细胞癌高风险因素包括：直径大于 2cm；浸润深度大于 4mm；组织学类型为低分化和未分化；特别解剖部位（耳、外阴、唇、眶周等）；外周神经或周围血管浸润；快速增长等。

鳞状细胞癌容易发生淋巴结转移，术前应进行相关淋巴结检查，明确有无淋巴结转移。根据有无转移及转移的具体情况决定下一步的处理。

（三）恶性黑色素瘤

运用 Mohs 显微切除术治疗黑色素瘤仍有很大争议，因为在冷冻切片上非典型性黑色素细胞与原位黑色素瘤很难辨别，尽管有学者应用 HMB-45、S-100、Mart-5、Melan-A 等免疫染色或甲醛固定染色的方法，但仍很难准确地辨别。此外，运用 Mohs 显微切除术治疗恶性黑色素瘤未能提高患者生存率。

（四）隆突性皮肤纤维肉瘤

隆突性皮肤纤维肉瘤是一种生长缓慢、具有显著局部复发率的低度恶性皮肤肿瘤，较少见，极少发生转移。尽管该病被认为来源于纤维组织，但其组织学来源仍有争议。

一项回顾性研究显示，应用 Mohs 显微切除术治疗隆突性皮肤纤维肉瘤复发率仅为 1.6%。目前认为，该方法是治疗原发性和复发性隆突性皮肤纤维肉瘤的较好选择。

四、Mohs 显微切除术步骤

实施 Mohs 显微切除术硬件环境应具备常规门诊手术条件，如手术准备间、手术间。手术准备间主要用于与患者谈话、签署知情同意书。手术间包括手术床、无影灯等基本手术设施，还应包括心电监护、双极电凝器、心脑血管疾病应急抢救设备。此外，还需要标本处理间和患者休息室。标本处理间主要进行标本的处理、冷冻切片和染色、显微镜检测切片，标本处理间也可以与大病理室或综合实验室共用。患者休息室主要让患者等待冷冻切片结果时休息，环境应温馨安静，以利于缓解患者的紧张心情,也可以使用住院病床供患者休息。

(一) 术前评估

应向患者详细交代手术方案,控制好患者的血压、血糖等,必要时给予患者镇静剂。详细询问患者病史以及疾病发展过程,特别要注意询问患者心脑血管情况、月经状况。完成手术评估后,还要详细向患者说明手术风险(如出血、感染、复发、影响美观等),让患者签署知情同意书。强调术后随访的重要性,将患者各方面的预期值调整到合理水平。术前评估时,主刀医师必须事先阅读手术患者的肿瘤病理切片。HE 染色的病理切片能够帮助医师掌握该肿瘤特性,便于控制手术的深浅和宽度,对阅读冷冻切片亦很有参考意义。

(二) Mohs 显微切除术的第一阶段

术前照相。在 Mohs 显微切除术标记图上标记肿瘤的位置、形状(图 1-3-15,图 1-3-16)。常规消毒术野 3 遍。在体表肿瘤边缘外 1～2mm 标记手术切除的边界。沿标记线做局部浸润麻醉。刮除肿瘤中央浅表部分。在垂直于手术切口标记线处划一刀痕,并将此刀痕在标记图上做相应记录,这是为了记录肿瘤与周围正常组织相应恒定的位置关系。然后沿切口标记线垂直切除肿瘤,切除深度可根据 HE 染色病理切片阅读结果掌握,一般达脂肪层。将切下来的肿瘤组织分割成合适大小的标本,并编好序号,利用染色剂在标本不同的边缘染上颜色(图 1-3-17,图 1-3-18)。将标本置于标本运输盒相应的方格内,要求标本编号与运输盒中方格的序号一致。同时,应在标记图上标记标本分割、染色和编号情况。将患者手术切口彻底止血,测量大小后包扎,送患者到休息室等候。

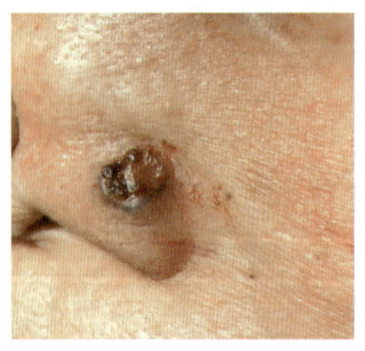

图 1-3-15　鼻翼基底细胞癌

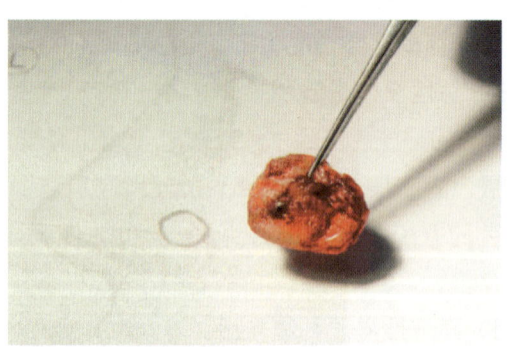

图 1-3-16　在模式图上描画肿瘤位置,形状要与切下的肿物匹配

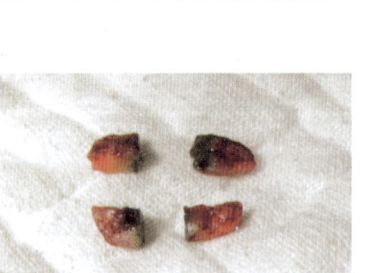

图 1-3-17　将切下的肿瘤分割成 4 部分,并用颜料标记

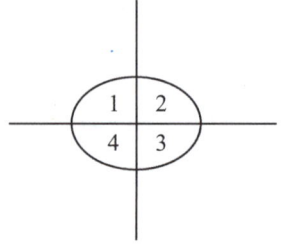

图 1-3-18　在模式图上标记 4 部分肿瘤,同时标注染色的区域

标本送标本处理间进行冷冻切片。制作冷冻切片时,先将肿瘤待切平面摊平,等组织冰冻变硬后再用OCT包埋。组织切片从组织的深部截面开始,一般为4～7μm厚,应按照固定顺序贴于载玻片上,便于医师判断阅读切面的深浅。冷冻切片时一块标本可以切数张片子,并应准确编号,如编号为A12,其含义是:A代表手术第一阶段,12代表第一块标本的第二张片子,以此类推。完成冷冻切片后进行染色(图1-3-19)。

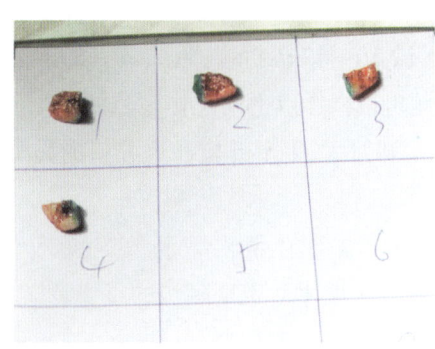 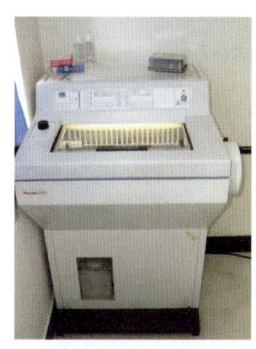

A　　　　　　　　　　B

图1-3-19　将编号的肿瘤标本进行冰冻切片制片和染色

染色封片后,在显微镜下检测。根据刀痕和染色剂颜色判断切片的方向。如果发现残余肿瘤,则在标记图相应部位标记。如发现炎症细胞浸润,或切片不完整,尤其是表皮不完整,都应视为肿瘤未切净。如果未发现残余肿瘤,则可用红笔标记。

(三)Mohs显微切除术的第二阶段

当第一阶段发现残余肿瘤,就应进行第二阶段手术。第二阶段的步骤与第一阶段相同,根据标记图在相应部位扩大切除,扩切时应带少量表皮,以便判断方向和肿瘤的完整性;将标本分割、染色、编号后送标本处理间进行冷冻切片和染色,最后在显微镜下检测。第二阶段过程中仍应在标记图中做标记,还应测量切口大小。

如果显微镜下发现仍有残余肿瘤,则需进行下一阶段,过程与第二阶段相同,直到肿瘤完全切净为止。如未发现肿瘤残余,用红笔标记。

(四)Mohs显微切除术的第三阶段

肿瘤切净后根据手术原发缺损位置、形状、大小进行成形修复。成形修复包括单纯闭合、中点缝合法、复杂成形、皮瓣成形、植皮(图1-3-20)。

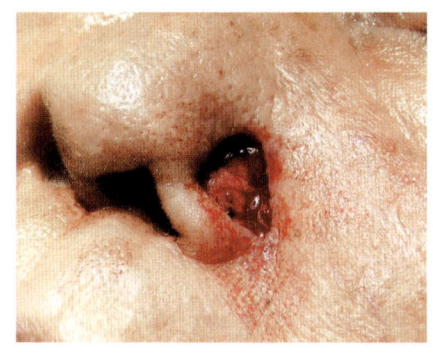 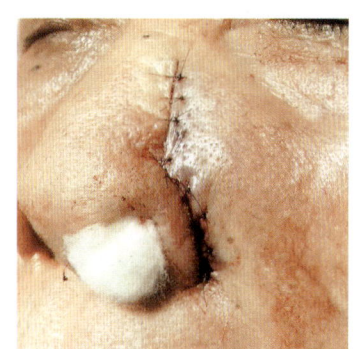

A　　　　　　　　　　B

图1-3-20　肿瘤切净后进行成形修复

五、Mohs 显微切除术后处理

1. 加压包扎　成形修复术后需要加压包扎,打开时间因不同术种而异。
2. 拆线　拆线时间应根据切口部位、局部血液供应情况、患者年龄以及有无感染等来确定。对于一般单纯切开缝合,头、面、颈部切口在术后 4～5 天拆线;下腹、会阴部在术后 6～7 天拆线;胸、上腹、背、臀部在术后 7～9 天拆线;四肢在术后 10～12 天拆线;近关节处的拆线可延迟一些。对于切除创面的缝合拆线,因手术切口张力的问题可以根据以上情况作适当的延迟。
3. 抗生素预防感染　对手术时间长、手术切口大、手术部位靠近腔口的易感染部位,可以使用抗生素预防感染。
4. 术后换药　可以使用 75%乙醇、3%过氧化氢、抗生素软膏等。
5. 术后随访　建议至少每年一次。应向患者说明术后定期随访的重要意义。

六、Mohs 显微切除术所需的特殊设备

1. 大体标本染色剂　颜色应不会在制片过程中脱失,能够在显微镜下清晰辨别标本方向。但目前国内尚无此种染色剂。
2. 标本运输盒　盒底应有分为若干小格的纸片,小格内的序号要与标本编号相符。标本被分割和标记后,应按照一定顺序放入盒中。
3. 冷冻切片机及其附属设施和药剂。
4. Mohs 显微切除术标记图　标记图上有手术部位模拟图,便于手术医师在术前、术后标记肿瘤位置、形状及每次切割、染色的具体情况。
5. Mohs 显微切除术手术记录和成形修复手术记录。

总之,经过 70 多年的不断完善发展,Mohs 显微切除术已成为当今治疗皮肤肿瘤最先进、最有效的方法。该方法的优势是高治愈率,最大限度地保护正常组织,相对低的治疗成本,并发症少,目前已得到广大欧美皮肤科医师的认可。尽管在国内实施 Mohs 显微切除术有许多困难,如需要皮肤科手术医师具有熟练的手术技巧、扎实的皮肤病理基础,需要配备专业技术设备和人员等,但相信经过广大皮肤科医师的努力和正规化培训,Mohs 显微切除术将在中国得到推广普及。

(张旭东　韦高　李航)

第四章

皮片移植

皮片移植又称游离皮肤移植或游离植皮,它是不含皮下脂肪组织的全层或部分厚度皮肤组织的游离移植。这种游离移植的皮肤常简称为皮片。应用游离植皮及时修复皮肤缺损,可加速创面愈合,预防因自然愈合发生瘢痕挛缩所造成的外观畸形和功能障碍。因此它是皮肤外科必须掌握的基本操作手段和技巧之一。

第一节 自体皮片的分类及应用

一、皮片移植的适应证

皮片移植可用于全身各个部位皮肤缺损的修复,但受区必须具备良好血供。皮片移植不适用于以下情况:①无骨膜的皮质骨面或无软骨膜的软骨面;②无腱膜的肌腱;③无神经外膜的神经;④放疗后的创面;⑤感染创面,细菌数$>10^5/g$;⑥溶血性链球菌感染创面;⑦异物残留创面。

二、自体皮片的分类及特点

自体皮片按厚度不等可分为断层皮片(刃厚皮片、中厚皮片)、全厚皮片、含真皮下血管网皮片。各种皮片的特点见表1-4-1。

表1-4-1 各种移植皮片的特点

种类	切取层次	皮片厚度(mm)	存活难易	收缩性	耐磨性	色泽改变	质地改变	皮肤来源
刃厚皮片	表皮+真皮乳头层	0.2~0.25	容易	40%	差	明显	较硬	丰富
中厚皮片	表皮+部分真皮	0.3~0.4(薄)	容易	10%~20%	较差	明显	较软	丰富
		0.5~0.6(中)	较易		较好	较明显	较软	丰富
		0.7~0.78(厚)	尚易		好	不明显	软	丰富
全厚皮片	表皮+真皮全层	不同部位厚度不一,平均1mm	尚易	几无	好	不明显	软	受限
含真皮下血管网皮片	表皮+真皮全层+真皮下血管网	不同部位厚度不一	不易	无	好	不明显	软	受限

刃厚皮片最薄，最易在各种创面上成活，但后期易收缩，色泽变深最明显，主要用于肉芽创面、大面积烧伤、撕脱伤创面的覆盖，也可选择性用于鼻腔、外耳道、口腔内衬的修复。

中厚皮片可分为薄中厚（0.3~0.4mm）、一般中厚（0.5~0.6mm）、厚中厚（0.7~0.78mm）皮片。不同人、不同身体部位皮肤厚度不同，因此上述厚度是相对值。中厚皮片较易成活，而后期收缩情况、色泽改变情况、耐磨性与全厚皮片近似，因此应用最广泛。

全厚皮片及含真皮下血管网皮片存活较难，但后期收缩、色泽改变不明显，耐磨性好。由于皮源受限，全厚皮片主要用于面部及功能部位（如关节周围、手掌、足底等）。

三、取皮、植皮术

（一）术前准备

除急诊外，取皮、植皮术通常是择期手术，要求患者一般健康状况良好，无贫血、低蛋白血症，无水、电解质、酸碱平衡紊乱及重要脏器功能紊乱。

1. 供区选择　一般供区与受区越接近，皮肤质地越相似。

耳后及乳突区的全厚皮肤常用于眼睑部的移植；一侧上睑皮肤可用于另一侧上睑皮肤缺损的修复；锁骨上区可作为面部皮肤缺损的取皮区，但遗留瘢痕不隐蔽，目前已不常用；上臂内侧及腹股沟区皮肤可用于手、足部位皮肤缺损的修复，遗留瘢痕较隐蔽，但用于面部色泽稍差；侧胸壁、腹部、大腿、臀部是最常用的取皮区，可提供的皮肤量大，但皮片存活后色泽较深，常呈棕色或棕黑色；头皮可作为多次取皮的供区，间隔5~7天可重复切取刃厚皮片，常用于烧伤患者。

耻骨上区、骨突部位应避免作为供皮区。供区术前应清洗，头皮术前应剃发。

2. 受区准备　无创口受区术前应清洁洗涤，难以洗涤的瘢痕还需用汽油或松节油清洗。

开放性创面，一般在6~8小时之内经清创术后可进行皮肤移植，头面部或经过初期处理的创面可延至12小时。肉芽创面在创面细菌数少于10^5/g、无溶血性链球菌感染时才可进行皮肤移植。

（二）取皮术

1. 徒手取皮

（1）含真皮下血管网皮片：按所需皮片面积将皮肤、皮下脂肪组织一并切取，拉拢缝合供区创面。小心剔除脂肪层，保留真皮下血管网。修剪时注意不要挤压，排空血管内的积血。

（2）全厚皮片：步骤基本同上，但不保留真皮下血管网。底面呈白色，但散布有小黄点，为伸向真皮的脂肪柱。不同部位皮肤制成的全厚皮片其脂肪柱含量不同：腹部皮肤脂肪柱含量较多，约40%；耳后、上臂含量少，占10%~20%。也可在切取皮片时直接将真皮与皮下脂肪间剥离，此时创面基底呈白色纤维结构的网格状且不带脂肪组织。在供区缝合时，需要切除皮下组织。

（3）断层皮片：可用持针器或血管钳持剃须刀片，刀片与皮肤面呈20°~30°角，拉锯式切削供区。切取的皮片宽度不大，边缘不整齐，厚度和刀刃与皮肤间的夹角及取皮时所施加的压力有关。夹角越大、压力越大，则皮片越厚。仅适用于切取小片皮片。

2. 器械取皮　目前临床上常用的有三种取皮器械：

（1）滚轴式取皮刀（humby knife）：长短不一，可分别用于头皮、躯干、四肢。厚度可调节，但不精确，与徒手取皮一样，厚度与刀刃和皮肤间的夹角及取皮时所施加的压力有关。使用方便简单，但所取皮片边缘不整齐、厚度很难均匀。使用方法正确,可取得较宽、较均匀的各种断层皮片。

(2) 鼓式取皮刀(Padgett-Hood drum dermatome):有三种型号,即 8cm×20cm 的儿童型、10cm×20cm 的标准型和 15cm×20cm 的巨大型。可通过调节盘调节取皮机刀片与鼓面的距离来调节所取皮片厚度。使用前在取皮区与鼓面上涂布胶水或使用双面胶纸,使鼓面与皮肤粘贴。操纵者一手旋转鼓面,另一手拉锯式操作刀片(图 1-4-1)。所取皮片厚度、面积精确。但如取皮时施压过大,易使所取皮片超出鼓的边缘;施压不够,易使皮肤与取皮机脱离(脱鼓),取不到预定面积。皮片切取后,应从鼓面上快速撕下,可使胶水大部分留在鼓面上。

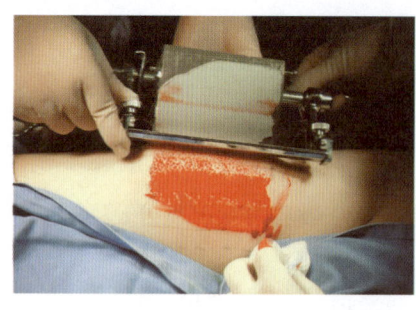 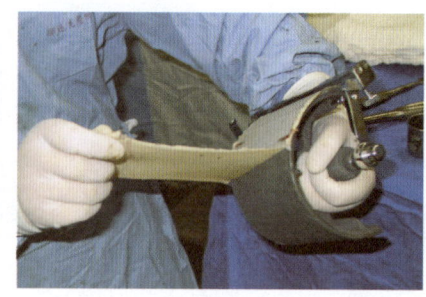

A　　　　　　　　　　　　　　B

图 1-4-1　鼓式取皮刀取皮

(3) 电动或气动取皮机(electrical or air-driven dermatome):电动取皮机用微型电动机带动刀片,气动取皮机用高压氮气带动刀片,所切取皮片宽度是 7.8～10cm,厚度可调节,长度任意,操作方便。

取皮后创面可用大网眼凡士林纱布作为内层敷料,外用多层干纱布覆盖,加压包扎。

(三) 植皮术

断层皮片与全厚皮片的植皮技术相同。

1. **创面止血**　对创面的活动性出血应尽可能地仔细止血。可采用电凝止血、结扎止血,或用温生理盐水纱布压迫渗血创面 5～10 分钟,也可加用 1:500000～1:200000 的肾上腺素纱布压迫止血。如四肢创面使用止血带,应在放松止血带、充血反应过后再彻底止血。

如无法彻底止血(常见于瘢痕切除松解、血管瘤切除、肉芽组织刮除创面,以及经切削痂的烧伤创面),可延迟植皮。将已切取的皮片冷藏保存,受区创面以凡士林纱布覆盖,加压包扎 24～48 小时,轻柔去除创面覆盖物及凝血块后,再行植皮。

渗液较多的创面如肉芽创面、象皮肿切除后的创面等,可采用筛状皮片或网状皮片覆盖,以利引流,防止皮下积液。

2. **皮片固定**　目的是使皮片紧贴创面且不易移动。如创面较深而边缘较高,应将边缘修成斜面,以利皮片和创面的贴合。或在创缘处从基底向外穿出环形缝合,使皮片与基底固定,消灭死腔。固定时应使皮片保持一定的张力。常用的皮片固定法有:

(1) 缝合:缝合是最常用的方法,分间断和连续两种。一般从皮片缘向创缘缝合,距皮片缘 3～5mm 处进针,穿过创缘皮下,从皮肤出针打结。如创缘侧是皮瓣,应将皮片与皮下组织紧密缝合,以免皮瓣下血液渗入皮片下方。

(2) 用无菌胶带:用无菌胶带放射状地将皮片粘贴在受区皮肤上,但要求创面皮肤干燥,无渗出液。

(3) 用不锈钢皮钉:在颈前、胸、腹壁、腹股沟等活动度大的部位大块植皮时,还需将皮片与受区深面缝合,外扣凡士林小纱布卷,打钉固定。

（4）模固定法:模固定法常用于腔穴处,如眼窝、鼻腔、外耳道、阴道等处,模可用硅橡胶、牙印胶、丙烯醇等制作。模的大小应与植皮的腔穴大小相适应,使所植皮片与创面紧密贴合。拆线后可换用更耐用的模(或假体)。术后应坚持使用模具3～6个月,以免所植皮片收缩影响手术效果。

3. 包扎　打包包扎最可靠,适用于整张皮片移植的受区。间断缝合固定皮片,留长线;或用皮钉固定皮片,每个皮钉上穿长线,分组备用。皮片上覆盖凡士林纱布、一定厚度的棉花或细软纱布后,交叉打包(图1-4-2)。

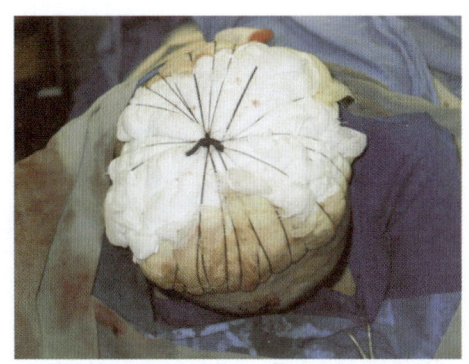

图1-4-2　交叉打包固定

单纯加压包扎可用于四肢的各种皮片移植。对整张皮片移植,可用凡士林纱布外加多层纱布及棉垫、绷带加压包扎。对筛状或网状皮片移植,可用湿纱布包扎。同时用石膏托或夹板进行邻近关节功能位固定制动。

此外,体表各部位经筛状或网状皮片移植后可用负压封闭引流的方式固定(图1-4-3)。

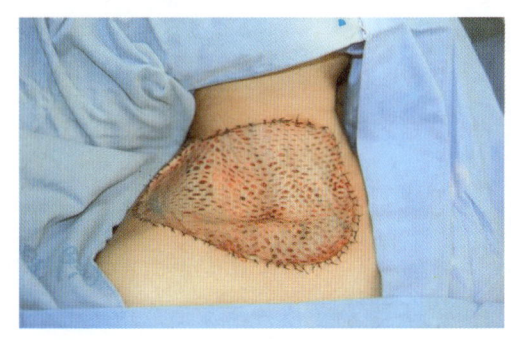
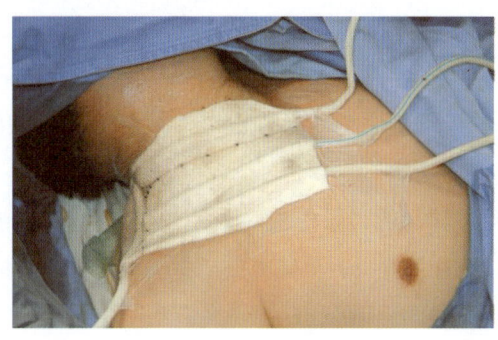

A　　　　　　　　　　　B

图1-4-3　网状皮片移植后可用负压封闭引流的方式固定

4. 自体皮片移植的方式

（1）点状植皮:适用于皮源紧缺的大面积烧伤或撕脱伤后的肉芽创面,操作简便。取刃厚皮片,修剪成0.3～0.5cm的方形小片,均匀排列于创面上,皮片间距不超过1cm。避免直行排列,以免术后挛缩明显。皮片越小、排列越紧密,则创面愈合越快、皮片利用率越高。愈合后瘢痕呈鳞片状,目前整形外科已不再应用。

（2）邮票状植皮:与点状植皮相似,将刃厚或薄中厚皮片修剪成邮票大小皮片后移植,目前已很少应用于整形外科。

（3）筛状植皮:适用于局部肉芽创面及新鲜创面。将大张中厚皮片用尖刀片戳孔,孔的大小与密度按需要而定。筛状植皮有利于局部引流,防止大张皮片下积血、积液,提高皮片存活率,增加可修复创面面积。术后远期瘢痕挛缩不明显。

(4) 网状植皮:多用于烧伤后的创面覆盖,一般不适用于暴露部位。将大张中厚皮片用网状制皮机切割成网状,拉伸后可使原皮片扩张3~11倍。愈合后瘢痕呈网格状,远期瘢痕挛缩较筛状植皮略明显,耐磨性较好(图1-4-3A)。

(5) 大张植皮:为整形外科最常用的体表缺损修复方法。根据受区面积取中厚以上皮片,整张移植,术后远期挛缩最小(图1-4-4)。

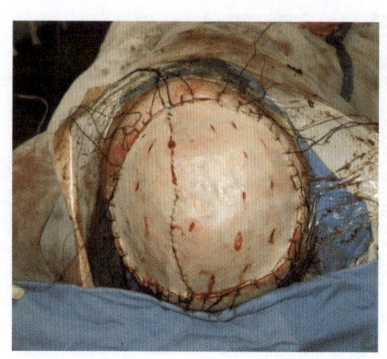

图1-4-4　大张植皮局部筛孔

(四) 术后处理

1. 受区处理　主要是观察有无血肿、血清肿或感染等影响皮片存活的并发症。

(1) 清除血肿、积液:在肉芽创面、污染严重或术中不可能彻底止血的创面上植皮,术后第2天应打开敷料观察。如皮片下有积血或积液,则应戳孔引流,每日换药至创面稳定。如发现局灶性坏死区,应去除,必要时再次植皮。

(2) 防治感染:如出现低热、局部红肿、疼痛、异味,应考虑出现局部感染。如为溶血性链球菌感染,皮片可能完全坏死。应全身应用抗生素,同时进行局部清创、抗生素湿敷等。感染控制后才可进行补充植皮。

无菌创面的大张植皮区采用单纯包扎或打包包扎的,一般可在术后7~10天更换敷料。全厚皮片一般在术后10天首次更换敷料,天气炎热地区可提前1~2天。含真皮下血管网皮片首次更换敷料的时间一般在术后14天或更晚。更换敷料动作要轻柔,避免皮片滑动造成新生毛细血管断裂,影响皮片存活。

2. 供区处理　全厚皮片及含真皮下血管网皮片的供区一般可拉拢缝合。断层皮片的供区可用凡士林纱布、多层无菌纱布加压包扎。创面由创面残留的上皮细胞增生,相互融合而愈合。一般刃厚皮片可在10天内愈合,中厚皮片在2~3周内愈合。供皮区如有感染或皮片切取过厚可致愈合延迟,必要时可用刃厚皮片植皮修复创面。受区或供区愈合后均需加压包扎,可保护创面,抑制瘢痕增生。

四、各种皮片的应用

(一) 全厚皮片的应用

对外观、功能要求高或要求耐磨性良好的无菌创面,均可采用全厚皮片移植。

1. 颜面部皮肤缺损的修复　颜面部较大面积的良、恶性病变,如色素痣、增生性瘢痕的稳定期、皮肤恶性肿瘤等,切除后无法直接拉拢缝合的,可以采用全厚皮片植皮修复。大面积植皮可按额部、眼睑、鼻、上下唇、颏及颧颊分区进行,或者进行全面部整张植皮。眉毛缺损也可取耳后头皮毛发区修复,存活后可有毛发生长。

2. 功能部位皮肤缺损的修复　颈部、四肢、手足、会阴等功能部位的创面,全厚皮片移植有利于功能恢复。关节部位创缘应修为锯齿状,预防瘢痕直线挛缩。

3. 躯体外露部位皮肤缺损的修复　全厚皮片移植外观良好。

4. 腔穴的衬里及器官再造　眼窝再造、外耳道成形、尿道及阴道再造等常采用全厚皮片移植。

5. 特殊创面的修复　颜面部新鲜创伤彻底清创后、部分Ⅲ度烧伤切痂后、上下睑肉芽创面切除后也可考虑全厚皮片植皮。

(二) 含真皮下血管网皮片的应用

含真皮下血管网皮片主要用于颜面、颈部、四肢关节及手足等部位。对创面基底血供要求比全厚皮片高,皮片包扎压力应适当,不可过高。

(三) 中厚皮片的应用

中厚皮片较易成活,而后期收缩、色泽改变、耐磨性与全厚皮片近似,因此应用最广泛。

(四) 刃厚皮片的特殊应用——治疗白癜风

常规方法难以控制的稳定的白癜风,可以用非常薄的皮肤移植进行有效的治疗。术后应加用补骨脂素和紫外线 A 疗法。成功率随受损的部位而不同,前额效果最好,但口唇、鼻部、颈部和骨突部位很难用该方法治愈。

第二节　皮片移植后的存活和生长规律

一、皮片移植后的存活与创面愈合

断层皮片和全厚皮片的存活过程类似,均需经历两个阶段,即血浆营养阶段和血管再生与血循环建立阶段。

(一)皮片存活的基本过程

皮片移植到受区创面后的最初 48 小时为皮片的血浆营养阶段。这一阶段的皮片尚未建立血循环,依靠受区创面血浆样渗出液的浸入与灌注,吸收营养物质和排除废弃物的代谢过程才得以实现。皮片在该阶段因吸收了受区创面的血浆样渗出液而重量增加(14 小时内增加 20%,48 小时内增加 30%)。接着,皮片与受区之间出现纤维网,使皮片产生内源性固定。

血管再生与血循环建立阶段发生在 48 小时后,皮片与受区创面之间出现生长活跃的血管芽,纤细的血管网也初步形成,受区与皮片移植物之间的血管完成解剖连接,有人将这一过程专门列为血管连接期。与此同时,新生的小血管由受区长入皮片,逐渐建立稳定的血循环,皮片顺利血管化并于术后 4~5 天色泽转红。在皮片血管化的同时,新的淋巴管也建立起来。

(二)皮片移植后存活及创面愈合中的变化

1. 皮片存活及创面愈合过程的总体变化　皮片自供区取下时呈白色,移植之后数日内,由于新生的小血管由受区长入而转为粉红色。移植后 14~21 天,略呈凹陷的移植皮片的表面渐渐接近周围皮肤水平。胶原的替换过程从第 7 天开始到移植后第 6 周基本完成。多核及单核细胞在真皮中可长时间维持较高水平。血管化和重塑持续数月,产生大量的较正常组织粗大的树枝状新生血管。皮片移植后 5~6 天,受区与皮片间淋巴管接通,淋巴引流建立。第 9 天,淋巴引流功能接近正常水平,皮片的水分迅速减少。

2. 皮片移植后表皮的变化　移植术后第 3 天,断层皮片的表皮有丝分裂非常活跃,而全厚皮片则较少。表皮细胞向皮片移植物的表面迁移增加了皮片的外观厚度。毛囊上皮的向上迁移引起上皮脱屑,表皮厚度也因此进一步增加。第 4~8 天,由于快速的细胞迁移,上皮的厚度可增加 7 倍。移植后 4 周左右表皮才达到正常厚度。

3. 皮片移植后真皮内细胞与纤维的变化　皮片移植后真皮内成纤维细胞的来源仍有争论,它们可能来源于血液的单核细胞或局部血管周围的间充质细胞。皮片移植后的 3 天内,纤维细胞总量减少;3 天后,在移植皮片内成纤维细胞出现,其数量和酶活性在第 7~8 天时增加,并于数周内恢复正常水平。

皮片内的胶原纤维将进行持续 21 天的替换,到第 6 周末,所有来自供区的胶原纤维将被全部替换,替换的高峰期是第 14~21 天。值得注意的是,皮片移植区胶原纤维的更新速度比未受伤组织的正常更新速度快了 3~4 倍。提供皮肤弹性的弹力纤维也有较高的更替速度,它在 3 周内持续降解,直到第 4~6 周新的弹力纤维出现。

(三)影响皮片存活的因素

皮片移植后存活的关键时期是移植后 24~48 小时,在此期间,皮片如能顺利向血管化过渡即可存活;若影响皮片血管化的各种原因使得这一过程受阻,48 小时后,在体温下大多数皮片细胞将开始自溶,皮片移植归于失败。

临床上,皮片移植失败最常见的原因是血肿,血凝块阻止了皮片与受体创面血管芽的直接接触,致使皮片的血管化不能进行。皮片移植失败的第二个原因是感染,术前充分细致的受区准备及术中严格的无菌操作能避免这种干扰因素。皮片下积液也是重要影响因素,对敷料行均匀、适宜的加压可减少积液的危险。局部的剪切力也能影响皮片存活,因此皮片应予以稳妥固定。此外,皮片本身的特性也可影响其存活,例如,血管化好的供区皮肤比血管化差的皮肤更易存活。

二、皮片生长后的特征

皮片在受区存活生长后,在收缩性、色泽、耐磨性、皮肤附属器、感觉等方面均有一系列改变,这实际上反映了皮片在受区稳定的过程,通常需要3～6个月甚至更长时间。

(一)移植皮片的收缩

1. 早期收缩 又称为皮片回缩,与皮片中所含弹力纤维的多少有关。皮片越厚,回缩性越大,如刃厚皮片回缩率为9%～10%,中厚皮片为20%,全厚皮片可达40%。这种早期收缩是非生物性的,通过对皮片的扩张,基本上可恢复到原来的面积,术中可通过对皮片进行有效的固定来实现。

2. 晚期收缩 通常是受区创面收缩而非皮片收缩,皮片仅在受皮区皱缩,并且表面积永久性缩小。晚期收缩可受下列因素影响:①皮片的厚度。皮片越厚,晚期收缩倾向越小,全厚皮片几乎无晚期收缩现象。②受区部位。受区越坚硬,皮片收缩越少,植于骨膜面的皮片收缩较软组织表面的皮片收缩要小得多。③皮片的成活率。皮片完全成活的部位创面收缩会较少,皮片部分缺失的部位则通过皮片收缩和周围皮肤的扩张而愈合。

皮片收缩开始于植皮后10天至6个月,收缩对创口产生持续的牵拉,即使有强大的肌肉力量也不能阻止其收缩。模具、夹板或弹性绷带加压包扎,是阻止收缩的较好方法。并非所有的收缩都是有害的,在某些部位如指尖,代替撕脱皮肤的皮片可收缩50%,这样能把创周正常有感觉的皮肤都牵拉至创区内。

(二)移植皮片的色泽

皮片色素沉着是由于激素或阳光中的紫外线刺激黑色素细胞分泌更多的黑色素所引起的,可维持较长时间。因此避免移植皮肤直接暴露在阳光下及定时涂抹能遮挡紫外线的防晒霜,有助于防止皮片色素沉着。磨削术亦可减轻皮片的色素沉着。对脱色的皮片,可通过一定波长的紫外线照射或文身法来改善。

(三)移植皮片的附属器结构

任何与皮片一同移植的皮肤附属器(如毛囊、皮脂腺、汗腺等)均可继续发挥功能,如果不包括或者部分包括皮肤附属器,则不可能再生。因此只有全厚皮片移植后,才能保留生长毛发、分泌皮脂和汗液的功能。

(四)移植皮片的感觉

只有当神经末梢长入受区皮片后,皮片才能稳定下来。这些神经末梢可从创缘和创面长入皮片,并随机分布。但在皮肤附属器,神经分布则更有规律,这可能是由于这些靶组织对附近神经再生有趋化作用。如果受区无致密瘢痕组织神经纤维长入皮片,则其最终的感觉与周围皮肤感觉近似,皮片成活后,痛、触、热、冷感觉与受区相一致。一般植皮后3周感觉开始出现,1.5～2年后恢复到最佳状态。可能起初会痛觉过敏,但数月后可恢复正常。获得感觉的中厚、全厚皮片一般比较耐磨,如果手掌、足底等部位在皮片与骨组织之间有足够的软组织垫,则这些皮片可发挥正常的功能。

(五)移植皮片的生长发育与对受区的影响

有学者观察到,在皮片收缩停止后,皮片的生长发育与整个机体表面积的增长率一致,但各个部位增长的程度不一样,皮片的增长率较瘢痕高。此外,张力亦是影响皮片生长发育的重要因素。皮片移植在骨膜表面时,不仅本身发育受限制,而且还会影响骨的发育。如在幼年时紧贴下颌骨表面移植中厚皮片,下颌骨将不能发育,可引起面部比例失调,严重者可产生鸟嘴畸形。

第三节 异体皮的种类、应用及进展

一、异体皮的种类

根据异体皮片的成分,可以将其分为以下几种类型:异体表皮皮片、异体真皮皮片以及异体复合皮片。

(一) 异体表皮皮片

20世纪70年代中期,Rheinwald和Green成功创建了表皮细胞培养技术,应用这种方法可以培养出1000～10000倍的可供移植的表皮膜片。

(二) 异体真皮皮片

真皮层主要由结缔组织构成,如胶原蛋白、弹性蛋白、透明质酸等,这些成分主要是由成纤维细胞分泌的,有助于维持皮肤的弹性和强度。异体真皮皮片包括脱细胞异体真皮和含细胞异体真皮(如成纤维细胞、内皮细胞等)。异体真皮皮片又可分为天然和人工合成两类。天然异体真皮皮片取材于同种异体皮或异种皮,通过化学和生化等手段,将细胞膜结构和细胞内的成分去除,仅保留真皮基质。人工合成真皮支架用其他各种高分子材料,如聚乳酸、聚羟基乙酸等作为真皮支架。

(三) 异体复合皮片

复合皮片包括表皮层和真皮层,是相对意义上较为完全的皮肤替代物,又称为活性复合皮或器官型活性皮肤替代物。

二、异体皮的应用

(一) 异体表皮皮片

异体表皮皮片可以用于移植覆盖洁净的创面,在真皮缺失的深度烧伤创面中,可以用它直接覆盖肌肉和筋膜。单纯表皮细胞移植的最终成功率较低,失败的原因除了创面条件差、感染、表皮细胞膜片培养和移植技术不成熟等外在因素之外,表皮细胞膜片的结构和功能不完善是重要的内在因素。另外,表皮细胞培养时间长,技术条件要求高,经表皮细胞移植修复的创面由于收缩率大而影响外观与功能,其机械耐磨能力差,易起水疱、破溃,目前临床上使用较少。

(二)异体真皮皮片

天然异体真皮基质胶原排列整齐有序,基底膜结构完整,移植于全层皮肤缺损创面,免疫原性弱,真皮构架稳定,是一种较理想的真皮替代物。但有时这种真皮缺乏有效的微孔结构,移植后创面基底血浆等渗液难以到达其表面,因此可对真皮进行微孔化处理,改善渗透性,有利于新生血管从孔隙中生长,重建血液循环。人工合成真皮支架的可控性以及物理性能较好,但是人工合成材料更容易引起组织的异物反应,如纤维结缔组织的沉积,加重瘢痕的形成。

胶原蛋白兼具较好的强度和弹性,是细胞外基质中含量最大的成分并且抗原性低,因此是真皮支架的最佳材料。胶原蛋白可以是人胶原,也可以从猪、牛取得。起初牛胶原使用得较多,目前猪胶原比较热门。但是猪胶原真皮的异质性比牛胶原大。经过纯化后,所有物种的透明质酸都是一样的,透明质酸既可以形成角质细胞移植的支架,也可以成为脱细胞异体真皮和含细胞异体真皮的支架。一般来说,多孔性支架更易于周围组织、细胞的长入。

Integra是牛胶原蛋白真皮中使用最广泛的,其由Yannas和Burke研制成功,在1997年被批准使用。Integra由牛胶原和鲨鱼软骨的黏多糖构建,在真皮支架的上面还有一层硅橡胶,以避免脱水和感染。由于Integra血管化的速度较慢,一般在移植2~3周后才进行Integra表面的表皮覆盖。还可以在Integra表面进行封闭负压吸引以加速血管化。牛胶原蛋白真皮产品还有日本的Pelnac和Terudermis、法国的Renoskin等。猪胶原蛋白真皮产品相对较少,目前使用稍多的是Permacol。人胶原蛋白真皮需要去除所有的免疫原性成分,包括角质细胞、成纤维细胞、血管内皮细胞以及平滑肌等,同时还要进行真皮的灭菌。人脱细胞异体真皮的主要成分也是胶原蛋白和弹性蛋白。主要产品有Alloderm、DermaMatrix、Glyaderm、Graftjacket和Surederm等。Dermgraft和Hyalograft 3D是目前使用比较广泛的含细胞异体真皮。

异体真皮的应用可以说是整形外科一个巨大的进步,大大减少了患者手术所需要付出的代价,而且手术效果得到了较好的保证。基本上,临床需要中厚或者全厚皮片移植修复的创面,除去创面严重感染的情况,均可使用脱细胞异体真皮+自体薄中厚皮片移植来替代。手术过程中需要注意:①创面应彻底止血,但是没有必要将创面较小的渗血也完全止住,有点轻微的渗血可能对脱细胞异体真皮及其表面的薄中厚皮片成活更有好处;②脱细胞异体真皮的正反面一定不能颠倒;③打包加压固定一定要确实可靠;④术后可以常规使用激素类药物,缓解排斥反应;⑤术后一般打开的时间较正常植皮时间长,大约2周,此后弹力套加压包扎,防止瘢痕增生的措施同正常植皮。

(三)异体复合皮片

产品化的异体复合皮最初出现于20世纪80年代后期,根据制作方式的不同,可以分为Bell模式和Boyce模式两种。Bell模式的异体复合皮将活体成纤维细胞融合到血清胶原蛋白中形成耐久坚硬的支架层,再将角质细胞培养在支架层的表面形成表皮层,这种模式的复合皮没有形成真正的表皮真皮结合。将这种模式的异体复合皮应用到严重的烧伤患者中,其成活率在0~70%之间。其中一种叫Apligraf的复合皮,角质细胞和成纤维细胞都取自新生儿的包皮。这种复合皮可以产生一系列的细胞因子和生长因子，与正常的人体皮肤相似。这种模式的复合皮可以进一步在其中加入黑色素细胞、皮下的脂肪前体细胞、成熟脂肪细胞以及毛囊细胞。这种模式的异体复合皮最大的缺点在于成活率低，成本高。Boyce 模式的异体复合皮用牛胶原作支架，在其上方和下方分别接种角质细胞和成纤维细胞，经培养形成三明治样夹心结构进行移植，这种模式的复合皮形成了真正的表皮真皮结合。为保证表皮细胞的营养，在真皮层完全血管化之前，需要使用培养液对表皮层进行营养。该模式的商品化异体复合皮称为 OrCel。其不足之处是创面感染发生率较高（可达 10.5%），创面收缩率比正常中厚自体皮移植高 10%～15%，胶原成分易被胶原酶消化降解。此外，异体表皮细胞可引起免疫排斥反应等问题，目前尚不能用于大面积深度烧伤创面。

三、异体皮的进展

随着组织工程化技术的进步，对于皮肤缺损的治疗已从最初的预防感染研究发展到对于异体皮肤的研究。对于异体皮肤，尽管被称为"皮肤永久替代物"，但绝大多数异体皮片在数周或数月后是会被自体的组织所取代，即使是目前应用最广的 Integra 异体皮片，其在移植 5 周后也不能被检测到了。

对于那些组织缺损比较多的情况，仅仅表皮和真皮的重建是不够的，有时还需要进行皮下组织的重建，今后有可能将脂肪细胞与异体皮片结合起来关闭较深的创面。这种情况下就需要加快血管化的速度，可以将异体的脐静脉内皮细胞、人体真皮微静脉内皮细胞进行移植。异体皮片的另一个研究方向是移植细胞的基因调控，通过基因调控，改善伤口的愈合，克服常规异体皮片解剖、生理上的缺点，使得异体皮片更接近人真实的皮肤形态和功能。

皮片移植作为整形外科的一项重要技术已经有超过 100 年的历史了，当创面难以一期关闭时，皮片移植就是一种简单而有效的方法。尤其在一些大的创面，皮片移植可以有效地重建皮肤屏障，防止感染和水分流失。然而，从美学的角度出发，在可行的程度内，目前很多医师都选择皮瓣治疗，皮片移植已不是重建治疗的首选了。虽然目前异体皮片存在着如价格较贵、质地较薄、愈合后遗留较明显瘢痕等问题，但是随着组织化技术的进步以及异体皮片的发展，异体皮片移植可能会成为广大整形科医师的首选。异体皮片是 21 世纪整形烧伤界最有希望和最有价值的应用性研究成果，但使其广泛应用于临床还有很长的路要走，如何加速异体皮片移植后血管化、增强抗感染能力、提高移植存活率是今后研究的重点和难点。

（邵雁　胡莹　何星　陈力）

第五章

皮瓣移植

第一节
皮瓣的定义和分类

众所周知,整形外科的诞生始于鼻再造术,而最早的鼻再造术是通过皮瓣移植完成的,因此可以说,皮瓣移植是整形外科的源头或起点。

据史料记载,早在公元前1000年,古印度医师就已会用额部皮瓣进行鼻再造。1757年,英国开始入侵印度。1794年,两名被派往印度的英国外科医师Thomas Gruss和James Findly看到了由当时一名印度外科医师参照古印度法所实施的鼻再造术,他们记录了手术操作步骤并以读者来信的形式在《绅士杂志》(*Gentleman's Magazine*)上介绍了印度法鼻再造术。1814年,英国军医Carpue将印度造鼻法带回英国应用,不久,德国医师Dieffenbach也开始应用。随后印度造鼻法又传入法国,以后逐渐遍及世界。

15世纪中叶,意大利医师Antonio Branca创造了上臂带蒂皮瓣法鼻再造术;16世纪,意大利著名解剖学家和外科教授Gasparo Tagliacozzi进一步完善与推广了这一术式,并在其1597年所著的《颜面成形术》一书中,用示意图详细描述了手术步骤,同时强调了皮瓣延迟步骤和延迟时限的重要性。上臂皮瓣鼻再造术,又称意大利法鼻再造术,它的问世不仅为鼻再造增加了新方法,而且开创了远位皮瓣移植的先河。

皮瓣是指自身带有血供,包含皮肤与皮下组织或更深层次组织在内的复合组织块。将这样的组织块由身体一处转移至另一处的过程称为皮瓣移植。形成皮瓣的部位称为供区,接受皮瓣的部位称为受区。若将设计的皮瓣立即掀起并转移至受区,称为即时皮瓣移植;若将设计的皮瓣先经延迟手术,使其血供更加丰富后再行移植,称为延迟皮瓣移植。皮瓣自身携带血供的方式有两种:一种是与供区不完全分离,以"蒂"相连。"蒂"可为皮瓣的全层组织,也可为部分层次的组织,如皮下组织、肌肉、筋膜等,或仅为血管束。以此方式携带血供的皮瓣称为带蒂皮瓣,将其转移至受区的过程称为带蒂皮瓣移植。另一种是将完全与供区分离的皮瓣中的知名血管与受区知名血管相吻合,使皮瓣直接从受区血管获得血供。以这种方式携带血供的皮瓣称为游离皮瓣,其转移过程称为吻合血管的游离皮瓣移植。

皮瓣移植后早期完全依赖自身携带的血供维持生存。随着愈合过程的进展,可逐渐从受区获得新的血供,同时对自身所带血供的依赖性逐渐减小,甚至可完全不需要。此时,若有必要,可将带蒂皮瓣的蒂部切断,即所谓"断蒂"。

皮瓣有多种分类方法,但较为混乱,至今尚无统一意见。常用的皮瓣分类法有以下几种(表1-5-1)。

表 1-5-1 常用皮瓣分类法

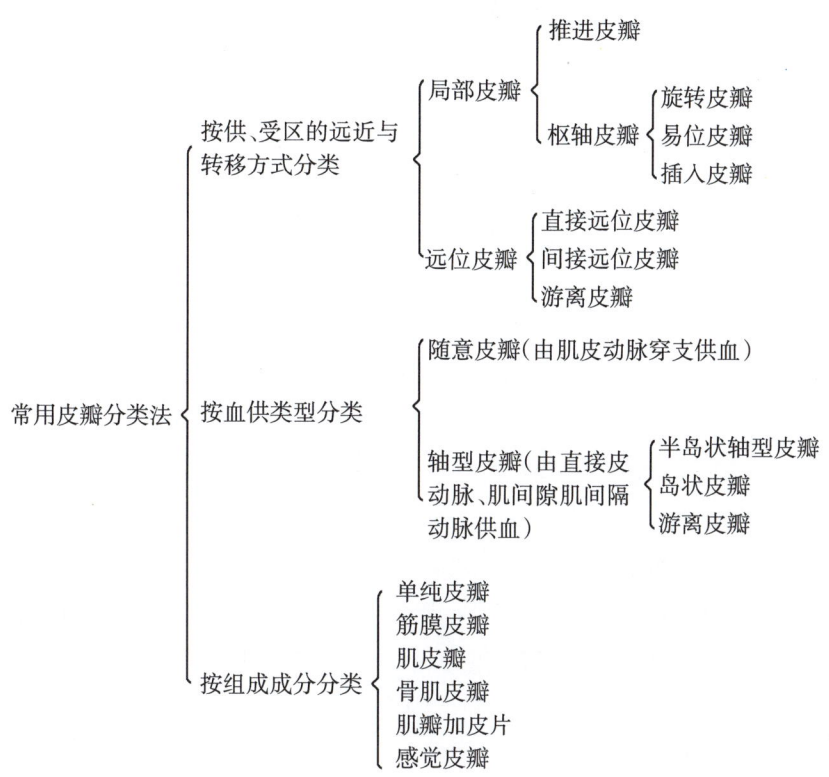

除表 1-5-1 所列的三种常用分类方法外,皮瓣尚可根据其形状分为扁平皮瓣、管形皮瓣(皮管)、菱形皮瓣、三角形皮瓣、舌状皮瓣、双叶皮瓣等;根据其蒂部情况分为单蒂皮瓣、双蒂皮瓣、皮下蒂皮瓣、肌肉蒂皮瓣、血管蒂皮瓣、血管神经蒂皮瓣等;根据创面形状和(或)皮瓣转移修复创面后的切口形状分为 H 形皮瓣、V-Y 和 Y-V 皮瓣、风筝皮瓣、A-T 或 O-T 皮瓣、O-Z 或方-Z 皮瓣等。

第二节 随意皮瓣

根据皮肤的血供类型可将皮瓣分为随意皮瓣和轴型皮瓣两类。随意皮瓣由肌皮动脉和穿支供血,可在全身各处形成。随意皮瓣的分类比较混乱,尚无统一的方法。按皮瓣的供区和受区的关系可分为局部皮瓣和远位皮瓣,按皮瓣转移方式可分为推进皮瓣和旋转皮瓣,按皮瓣形状可分为菱形皮瓣、双叶皮瓣、管形皮瓣等,按皮瓣的蒂部可分为单蒂皮瓣、双蒂皮瓣及皮下蒂皮瓣,按皮瓣所含皮下组织的层次又可分为筋膜皮瓣、真皮下血管网皮瓣等。

一、局部皮瓣

局部皮瓣是在受区邻近部位形成的皮瓣,具有皮肤色泽、质地与受区一致,皮瓣转移操作简便,一次手术即可完成转移修复等优点,是临床上最常用的一类皮瓣。按转移方式可进一步分为推进皮瓣与枢轴皮瓣两类。

局部皮瓣修复皮肤缺损有诸多的优点,但并非所有的缺损均适合用皮瓣进行修复。当准备用局部皮瓣修复某一皮肤缺损时,应当首先观察一下缺损周围皮肤的情况是否与缺损区皮肤的颜色、质地、厚度及毛发生长情况相匹配,如果按以上几个指标相比,两者有明显差别,就不宜用皮瓣修复,因为花费很多精力,以辅助切口瘢痕形成为代价,并冒发生皮瓣成形术并发症的风险去做这个皮瓣,却不会取得什么好的效果。这时应当考虑皮片移植或待其二期愈合。

如果缺损周围有相匹配的皮肤,就应进一步对这些皮肤进行评估。用手指捏起缺损周围的皮肤,检查是否有足够的量来修复缺损,用小皮钩、手指尖牵拉或用手掌推动的方法来检查局部皮肤的松动性,看其是否易于转移。在对面部缺损旁的皮肤进行评估时,可让患者取坐位或直立位,在检查的同时可以将重力的因素也考虑在内。

评估工作完成后,对于一个缺损,可能有几个部位可以作为皮瓣供区,有几种皮瓣可供选择,这时必须决定选择用哪一个供区及哪一种皮瓣来修复缺损。选择皮瓣应当以不导致功能障碍、操作简便和不引起可见部位明显瘢痕为原则。

为了对一个缺损的修复方案作出最佳选择,应当按照以下的步骤进行思考:①是否能将缺损延长,转变为梭形,使其能边对边直接缝合,并使缝合后的伤口线隐藏于自然皱纹线内,或使其位于两个美学单位的交界线处。身体中线处不易形成瘢痕增生,所以使缝合后的伤口线位于身体中线处也是很好的选择。②检查所选部位皮肤的质地、厚度、颜色、毛发生长情况是否与缺损区相匹配。检查皮肤的弹性和松动性,确定是否有足够的皮肤来形成皮瓣修复缺损。检查缺损及供区周围有哪些自然褶皱线可利用,便于隐藏辅加切口瘢痕。③选择皮瓣后应当进一步考虑皮瓣转移和继发缺损的闭合是否会引起重要解剖结构移位,是否会影响功能。还应判断为使皮瓣转移及继发缺损顺利闭合,周围区域所要潜行剥离的范围,在此范围内是否有重要的解剖结构需要保留,如果有,就要考虑设计另外的皮瓣。

经过上述的比较和权衡,即可找到修复缺损的最佳方案,然后进行皮瓣的具体设计和切取。

设计皮瓣时,皮瓣的长宽比例是一个重要的指标。在躯干和四肢处,随意皮瓣的长宽比例一般为2:1或1:1,而在血液循环丰富的头面部,其长宽比例可以是3:1,如果有知名的动脉包括在皮瓣当中,其长宽比例甚至可以是4:1。设计皮瓣时,还有两个需要共同注意的问题:①皮瓣的旋转运动会使其长度减少,旋转的角度越大,损失的长度越多,因此设计包含旋转成分的皮瓣时应适当增加其长度,用以抵消由于旋转运动而引起的缩短。为了确定皮瓣所需的合适长度,可以借助一块纱布来模拟,将纱布放在准备作皮瓣的部位,旋转它覆盖创面,用以精确估计皮瓣在旋转的过程中缩短的情况。②皮瓣的推进运动会使周围皮肤产生褶皱，推进得越多，褶皱越大，设计皮瓣时应当预计到周围皮肤产生褶皱的情况。

不同人对最佳美容效果有不同的理解，对同一个缺损的修复方式的选择也不同。例如，修复面颊中部的缺损，有人认为风筝皮瓣效果较好，因为风筝皮瓣对面颊部轮廓的影响较小，不会使两侧面部失去对称；但有人可能选择能将辅加切口瘢痕设计在隐藏部位的皮瓣，因为他更重视局部辅加切口遗留的瘢痕情况，对皮瓣转移引起的轻度面部不对称情况却并不重视，因为很多正常人面部就存在轻度的不对称。因此有时可以请患者也参与治疗方案的选择，在医师提供的几个方法中选择他认为最佳的方案。

（一）推进皮瓣

推进皮瓣是指以推进方式直接转移至受区的皮瓣。常用的有以下几种：

1. 单蒂推进皮瓣　经典的推进皮瓣用于修复方形的缺损，其原理见图1-5-1所示，沿着方形缺损两个相互平行的边向一侧延伸切口，掀起一条舌状的皮瓣，然后将其向前牵拉，覆盖缺损处。缺损的闭合依靠两个因素共同起作用：①皮肤弹性，皮瓣本身可被拉长。②周围的皮肤可被牵拉向皮瓣运动。依不同的解剖部位和个体皮肤弹性的不同，这两方面因素所起的作用大小也不尽相同。因为缺损周围的皮肤会向皮瓣运动，缺损闭合后，abcd线的位置并不在原先ab边所在的位置，而是在原先ab和cd之间的某处。

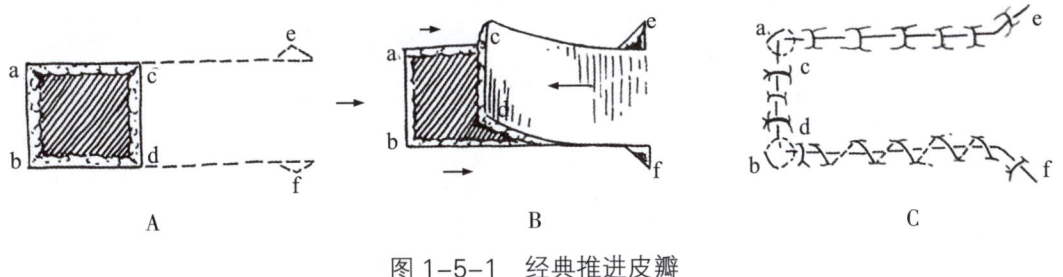

图1-5-1　经典推进皮瓣

A. 切除病损使创面成一正方形，沿着缺损两个相互平行的边向外延伸切口，形成一条舌状的皮瓣
B. 将皮瓣向前牵拉，覆盖缺损处，在e、f处切除两个Burow三角　C. 缝合时应先在ab、cd两边上缝两个定位针，使皮瓣就位，然后再仔细分层缝合其余伤口

规则的几何形状易于阐明皮瓣的原理，但是在实际工作中，大多数的原发缺损是不规则的或者是近似圆形的，有经验的医师在进行试验性的闭合之前，并不急于把它们转变为规则的几何形状，因为这样做必然会牺牲很多正常的组织。有些时候缺损周围皮肤的弹性很差，潜行剥离后也不能获得更多的移动性，这时就会庆幸没有事先修剪掉正常的组织，因为即使多保留一点点组织，对于减小闭合切口处的张力都是非常有利的。因此，当我们修复一个不甚规则的缺损时，可先将其设想成一个正方形，方便皮瓣的设计。皮瓣掀起并做试验性的闭合后，如有必要才进行适当的修剪，使皮瓣更加适合缺损修复的需要。例如闭合一个圆形的缺损时，可按图1-5-2所示步骤进行。

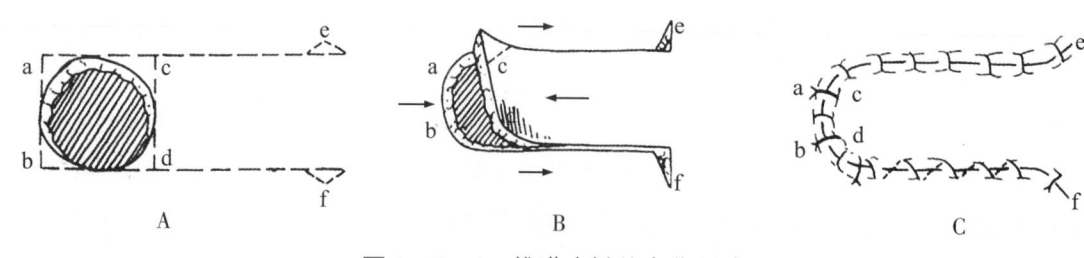

图1-5-2 推进皮瓣的变化形式

A. 沿病损边缘切除病灶,创面近似圆形,但将创面设想成一正方形进行皮瓣设计　B. 在cd边进行适当的修剪,使其更加适应圆形缺损区形状的需要　C. 皮瓣缝合后

如图1-5-1、图1-5-2所示,推进皮瓣的切取方法是先切开ce和df,然后在皮瓣下及蒂周围的皮下进行潜行分离,缺损的边ab周围也要进行皮下潜行分离,便于其向皮瓣运动。但如果ab边周围存在某些特殊的解剖结构(如发际边缘),就不宜进行该处的分离,以免这些特殊的解剖结构移位,造成畸形,这时就只能靠皮瓣的运动来覆盖缺损了。潜行剥离完成后,就可以推进皮瓣进行试验性的闭合。皮瓣不能有太大的张力,如果张力较大,应当延长皮瓣或扩大剥离范围。皮瓣向前推进后,在e和f处会形成"猫耳朵",如果比较明显,可以修去一块三角形皮肤,既可消除皮肤褶皱,又能使皮瓣远端的张力减小或消失。但要注意,只有进行试验性的闭合后,才能确定要修去的Burow三角的大小和位置,通常它们位于点e和点f处,但也有可能位于ae和bf线上的任何一处,由于两边上皮肤的弹性及可移动性不同,所形成"猫耳朵"的大小就可能不同,相应的,所需切除的Burow三角的大小也不相同,因此,在试验性闭合之前不要盲目进行切除。

当皮瓣向前推进而被拉长时,它的宽度将会减小,这通常不会造成什么问题,因为周围的皮肤可以向皮瓣移动而共同完成闭合。但是,如果皮瓣周围有重要的解剖结构(如眼睑)时,医师在设计皮瓣时就应当预见到这种由于牵拉而造成的皮瓣宽度减小,以免引起周围重要的解剖结构移位。

缝合时应先在皮瓣的引导边cd上缝合两针定位,使皮瓣定于合适的位置,便于进行其他部分的缝合。另外,先缝合Burow三角处的切口,可动员周围的皮肤向前移动,有利于减轻皮瓣所受的张力。在角ac处和bd处,应当进行半埋入式缝合,而且一定要在其他部位都缝好且局部没有张力的情况下进行,否则有可能影响皮瓣角部的血运。

推进皮瓣有很多变化形式,在这些变化形式中,皮瓣的两边可以不再平行,而是沿着某些特殊的线进行,例如修复面颊部、颞部、前额部缺损时,我们可以把辅加切口设计在顺着鼻唇沟、下睑-颊交界线、颞区发际线、鬓角线等自然解剖结构处,这样可以使切口瘢痕更加隐蔽。

在某些情况下,一个推进皮瓣不足以修复缺损,可以在缺损的两侧各做一个推进皮瓣(图1-5-3),即双侧推进皮瓣,由于缝合后切口线呈字母"H"形,也称之为H形皮瓣。由于皮肤的弹性和可移动性不同,两个皮瓣并不一定会合于缺损的中央。两个皮瓣也不一定设计成相同的大小,而是可以根据具体情况相应决定其长短。作者曾在额部、上唇、颈后部、背部等处成功使用这种皮瓣。双侧推进皮瓣的缺点是辅加切口多,剥离范围大,因此,使用它之前应当考虑是否有其他皮瓣可以代替。

推进皮瓣在不同部位的应用见图1-5-4~图1-5-10。

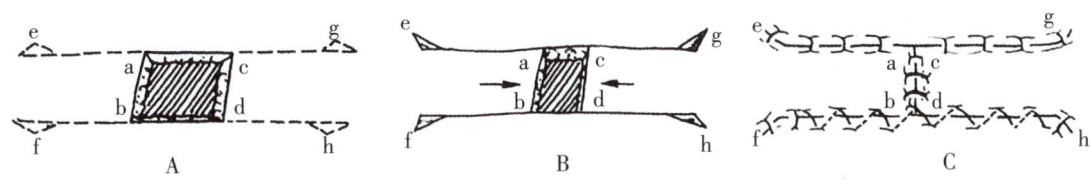

图 1-5-3 推进皮瓣的变化形式

在病灶两侧各设计一推进皮瓣,称双侧推进皮瓣,由于缝合后切口线呈字母"H"形,也称之为 H 形皮瓣

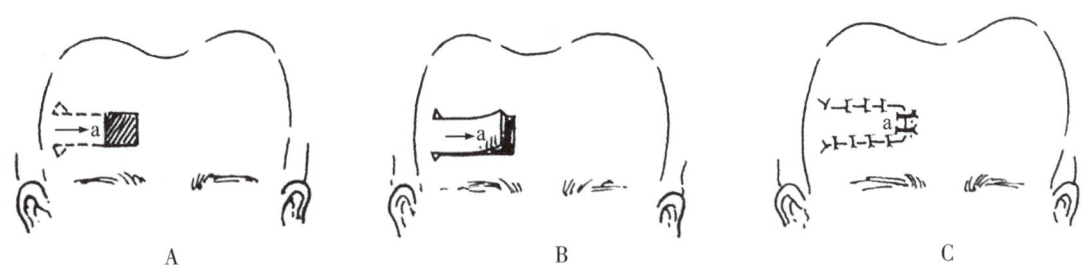

图 1-5-4 推进皮瓣用于额部方形缺损的修复

注意利用额部横行的皱纹隐藏辅加切口线

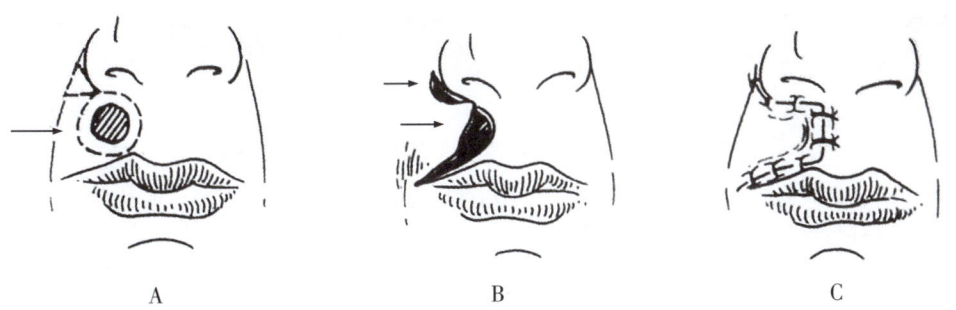

图 1-5-5 推进皮瓣的变化形式,用于上唇部缺损的修复

皮瓣的两边不再平行,而是沿着唇红缘及鼻基底线进行,辅加切口线隐藏于自然交界线中

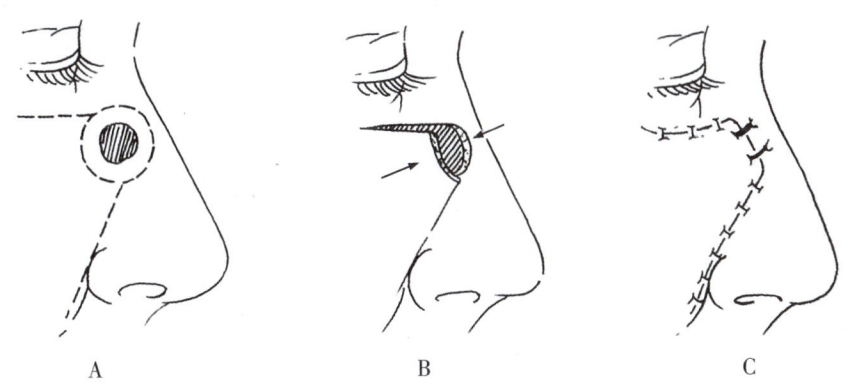

图 1-5-6 推进皮瓣的变化形式,用于鼻侧部缺损的修复

皮瓣的两边不再平行,而是沿着下睑颊交界线及鼻唇沟线进行,辅加切口线隐藏于自然交界线中

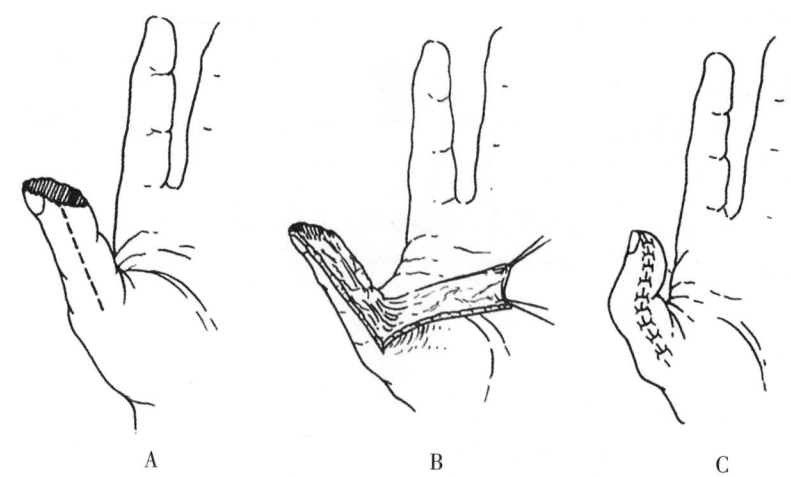

图 1-5-7　推进皮瓣用于拇指端缺损的修复

皮瓣中包含指固有动脉,血运良好,切口瘢痕位于指两侧,不影响功能

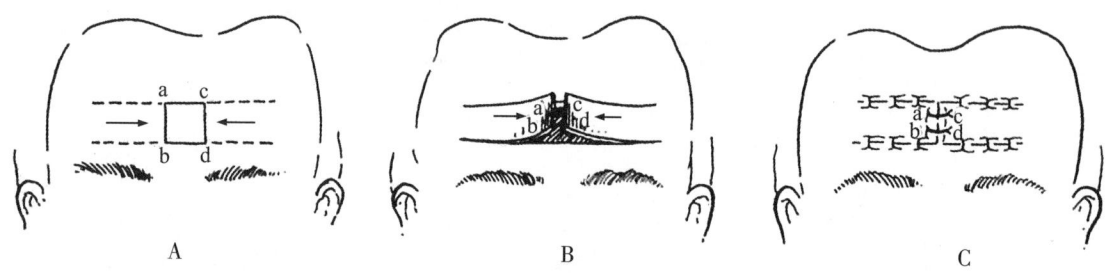

图 1-5-8　双侧推进皮瓣用于额部正中缺损的修复

因缺损闭合后,横行的辅加切口线位于额部横纹内,两纵行的切口线缝合后位于额部正中,而额部正中又是不易形成瘢痕的特殊部位,有很好的美容效果

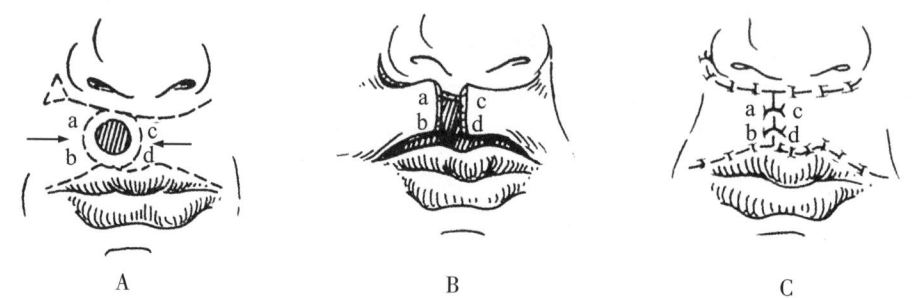

图 1-5-9　双侧推进皮瓣的变化形式,用于上唇部缺损的修复

两皮瓣的大小不必相同,皮瓣的两边不再平行,而是沿着唇红缘及鼻基底线进行,辅加切口线隐藏于自然交界线中

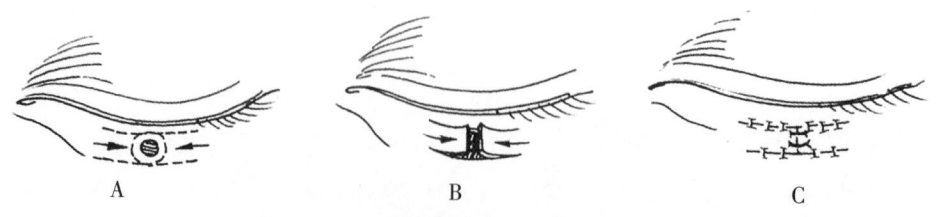

图 1-5-10　双侧推进皮瓣用于下睑部缺损的修复

2. 双蒂推进皮瓣　双蒂推进皮瓣覆盖缺损的原理与前述之单蒂及双侧推进皮瓣不同,如图 1-5-11 所示,它是利用创缘一侧或两侧的正常皮肤组织作双蒂的条形皮瓣,然后向侧方推进覆盖缺损区。适用于头皮、面颈部及小腿的梭形缺损创面。因皮瓣为双蒂,故其长宽比例可以增大一倍,设计时应使皮瓣长度尽量超过缺损的纵向长度,以利于皮瓣向侧面推进覆盖创面。皮瓣推进后会产生继发缺损区,可另设计皮瓣修复,但最好采用游离植皮的方法修复并打包包扎,这样既可避免张力,又有利于皮瓣的贴附与成活。

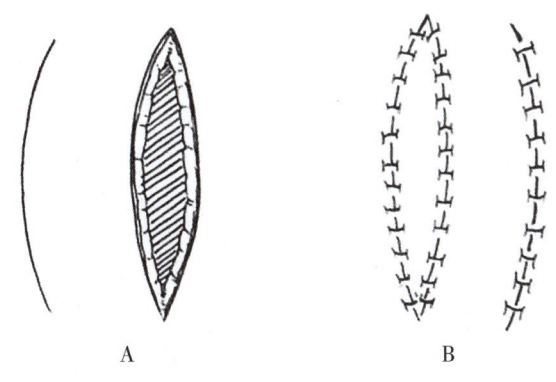

图 1-5-11　双蒂推进皮瓣

双蒂推进皮瓣在不同部位的应用见图 1-5-12～图 1-5-15。

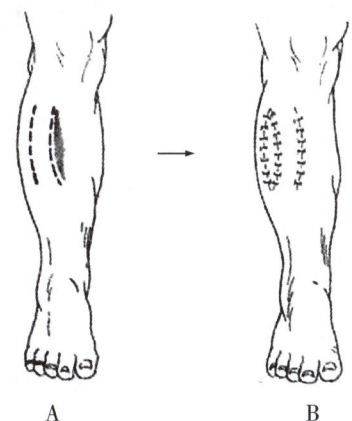

图 1-5-12　单侧双蒂推进皮瓣修复小腿前面有骨暴露的创面
注意皮瓣的长度超过缺损的纵向长度,以利于皮瓣向侧面推进覆盖创面

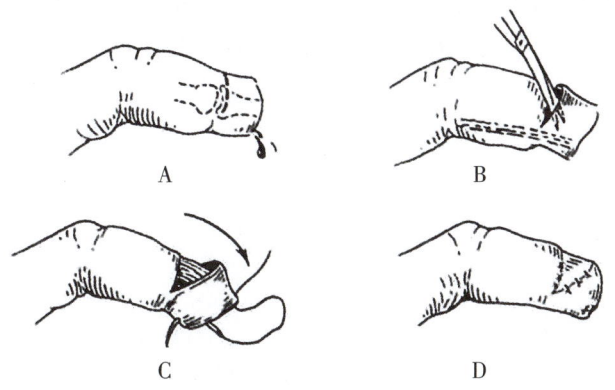

图 1-5-13　双蒂推进皮瓣用于指端缺损修复,外形较好,且有感觉

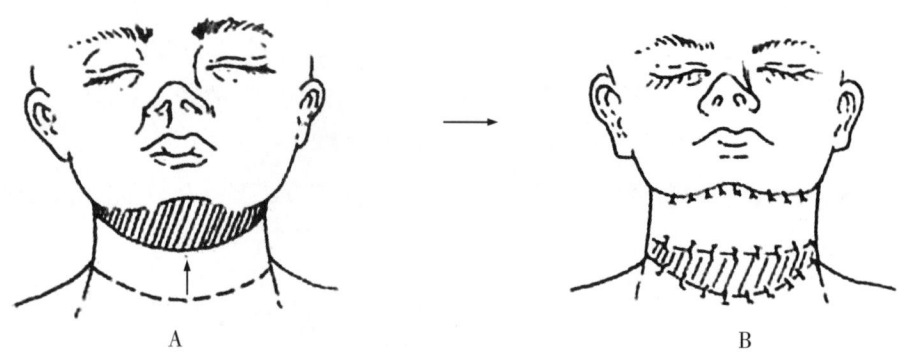

图 1-5-14 颈部双蒂推进皮瓣修复下颌缘缺损

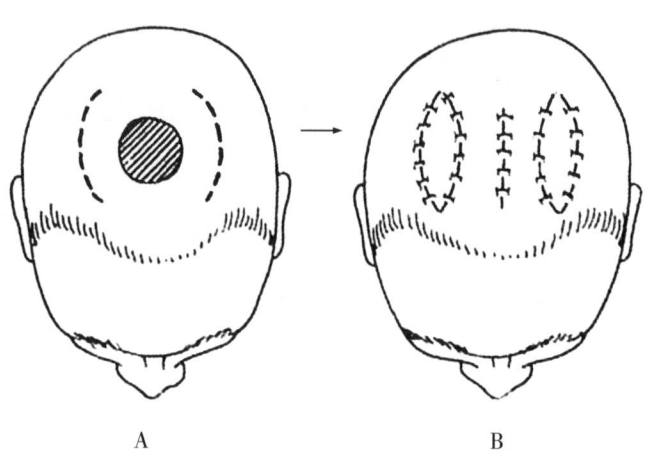

图 1-5-15 双侧双蒂推进皮瓣用于修复头顶部较大缺损

3. Burow 楔形皮瓣　Burow 楔形皮瓣是推进皮瓣的一种常用变化形式,它闭合创面主要是靠皮瓣的推进运动,几乎不包含旋转成分,故将其划归为推进皮瓣。基本的 Burow 楔形皮瓣的设计如图 1-5-16 所示,向一侧延长三角形缺损的边 bc 至 d 点,在 cd 边另一侧切除一块三角形的皮肤 def,def 的面积相当于原发缺损大小的一半,然后按图中所示的范围进行潜行剥离,形成皮瓣,闭合缺损时点 c 向点 b 运动,点 d 向点 f 运动,继发和原发缺损同时闭合。在这个过程中,只有皮瓣 acd 发生了运动。Burow 楔形皮瓣充分利用缺损一侧的皮肤,而不会对另一侧造成过分牵拉,因此它特别适合用于一侧有重要解剖结构的缺损的修复,例如用 Burow 楔形皮瓣修复上唇和眉侧的缺损是非常理想的,因为这两部位的特点均是一侧有重要解剖结构,而另一侧却有充分的皮肤。Burow 楔形皮瓣的另一优点是辅加切口少。

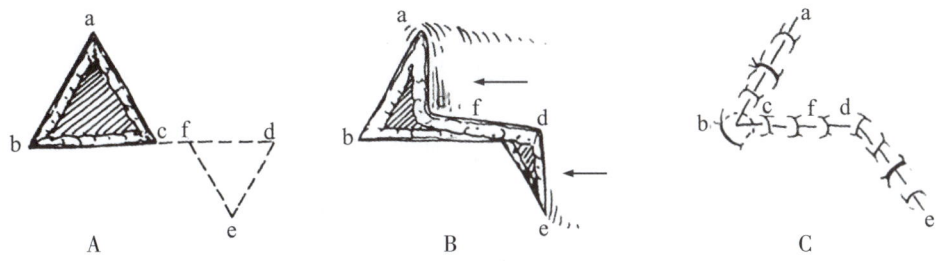

图 1-5-16　Burow 楔形瓣,推进皮瓣的变化形式

A. 切除病损使创面成一三角形,def 面积约为原发缺损的一半　B. 皮瓣推进闭合原发缺损的同时,继发缺损也被闭合　C. 缝合后

设计 Burow 楔形皮瓣时,辅助切口 cd 的长短可以根据缺损具体的解剖位置以及皮瓣本身和周围皮肤弹性的大小来决定。三角形 def 的位置和大小在设计皮瓣时不易确定,最好的办法是先切开 cd 边并潜行剥离皮瓣,然后将皮瓣拉向缺损做试验性的闭合,如果皮瓣处张力很大,就应当延长 cd 切口或进行更广泛的潜行剥离,直到皮瓣能轻松覆盖创面。这时在点 c 和 d 之间会产生猫耳畸形,根据"猫耳朵"的大小在该处切除相应大小的三角形 def,完成皮瓣。另一种方法是切开 cd 后,同时也切开 de,然后进行相应区域的潜行剥离,剥离后进行闭合试验,由于 de 已被切开,故皮瓣向前推进后会重叠在角 cde 处,这时可以精确切除被遮盖的三角形皮肤,不会浪费正常的组织。皮瓣缝合时应当先缝合 de、ef 两边,三角形 def 的闭合可以很大程度地减轻皮瓣的引导边 ac 所承受的张力。如果仍然存在张力,缝合 ab、ac 两边时,应当加用皮下缝合,最后才进行皮瓣角部的缝合。Burow 楔形皮瓣用于闭合一个圆形或不规则的缺损时(图 1-5-17),先不把它们转变为规则三角形,而是将其设想成一个三角形进行皮瓣的设计,在皮瓣掀起并作试验性的闭合后,再作适当的修剪。

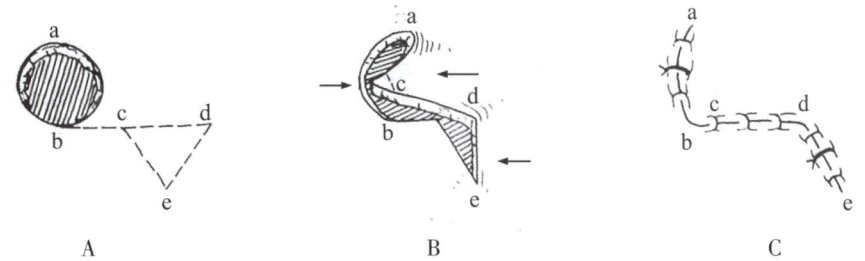

图 1-5-17　Burow 楔形皮瓣用于闭合圆形的缺损

A. cde 面积与原发缺损相同或较小　B. 皮瓣推进闭合原发缺损时尖端需作适当的修剪　C. 缝合后

Burow 楔形皮瓣在不同部位的应用见图 1-5-18～图 1-5-21。

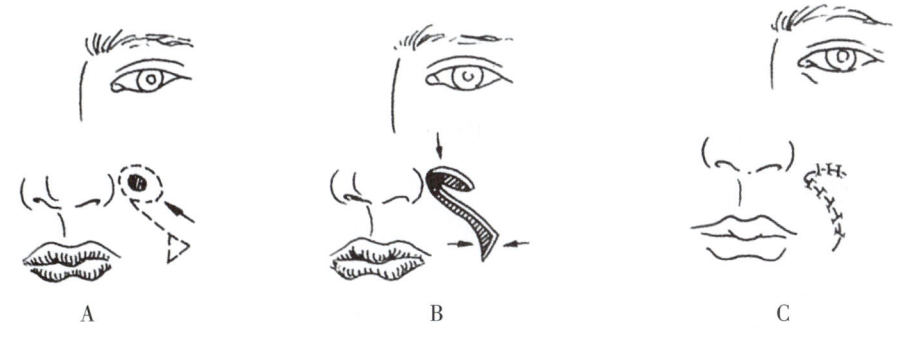

图 1-5-18　Burow 楔形皮瓣用于鼻侧部缺损的修复(一)

沿着鼻唇沟线设计皮瓣,辅加切口线隐藏于自然交界线中

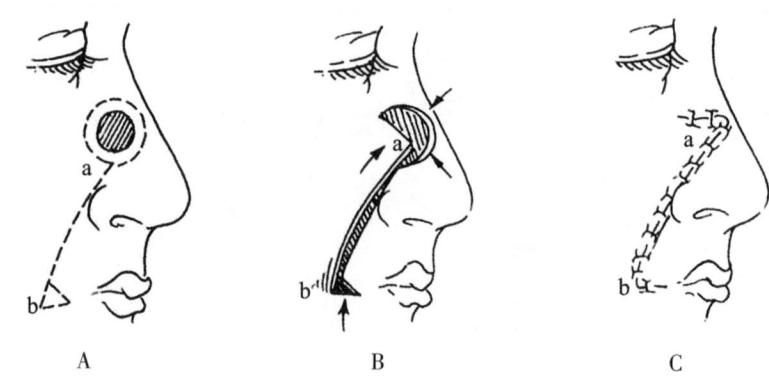

图 1-5-19　Burow 楔形皮瓣用于鼻侧部缺损的修复（二）
沿着鼻唇沟线设计皮瓣，辅加切口线隐藏于自然交界线中

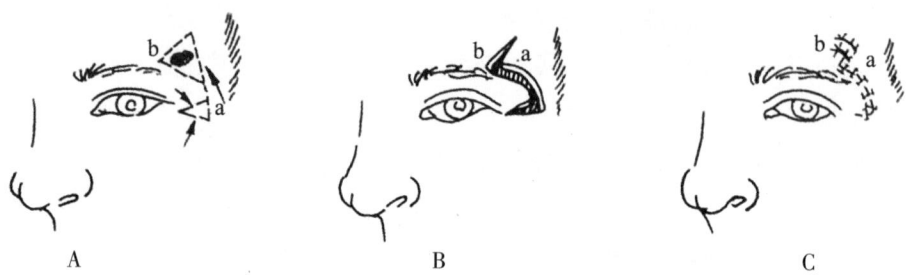

图 1-5-20　Burow 楔形皮瓣用于眉部缺损的修复
充分利用缺损一侧的皮肤，而不会对另一侧造成过分牵拉

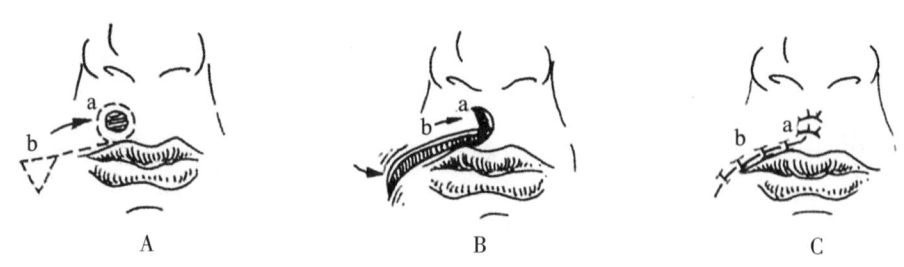

图 1-5-21　Burow 楔形皮瓣用于上唇部缺损的修复
沿着唇红缘线设计皮瓣，辅加切口线隐藏于自然交界线中

4. 皮下组织蒂推进皮瓣（风筝皮瓣）　皮下组织蒂推进皮瓣由一块岛状皮肤及与之相连的皮下组织构成，皮肤的血运由皮下组织蒂供应。皮下组织蒂中不含知名动脉，故其不属于岛状皮瓣，推进距离也有限。基本的皮下组织蒂皮瓣修复缺损后，遗留的切口瘢痕线像一个三角形风筝拖着一个尾巴（图 1-5-22），故又名风筝皮瓣。皮下组织蒂有两种形式（图 1-5-23），一种是以皮瓣正下方的皮下组织为蒂，另一种是以皮瓣两侧的皮下组织为蒂。在大多数情况下，皮下组织蒂由皮下脂肪组织构成，但在面部常以表情肌作为皮下蒂。皮瓣的移动能力由皮下组织蒂的牵伸能力决定，在身体有些部位，皮下组织的牵伸能力要比其表面皮肤大得多，故在这些部位，皮下蒂皮瓣将很有用处。皮下蒂皮瓣很适合用于闭合眼睑、鼻侧部及面颊中部的缺损。

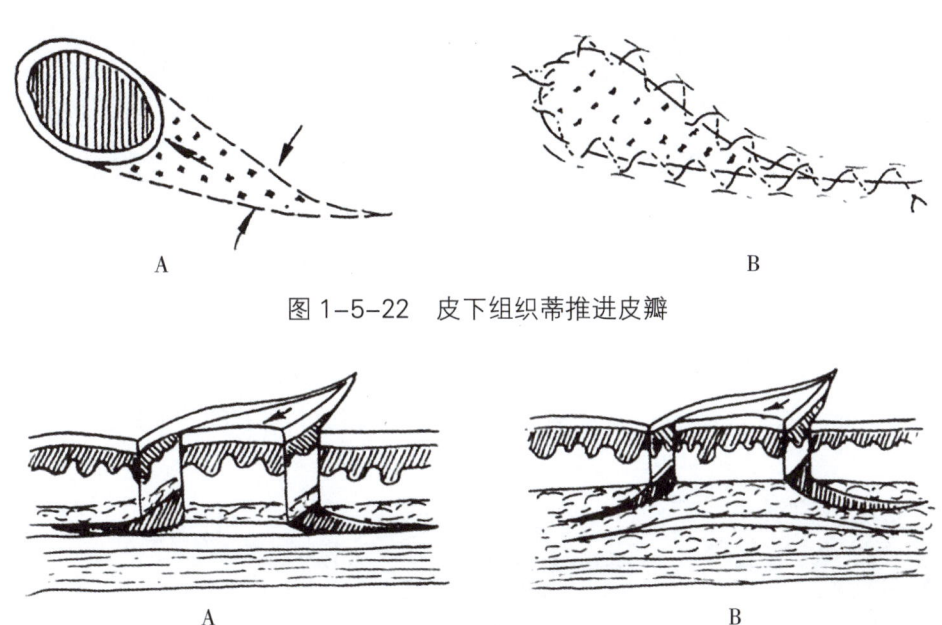

图 1-5-22　皮下组织蒂推进皮瓣

图 1-5-23　皮下组织蒂的两种形式

基本的皮下组织蒂皮瓣是在皮肤缺损的旁边设计等边或等腰三角形皮瓣,沿设计线切开皮肤皮下组织直达深筋膜表面(在某些部位,重要的运动神经位置表浅,切口就不能太深),这样就形成了一块下方连于皮下组织柱而四周游离的三角形皮肤(图 1-5-24),皮瓣向前推进闭合缺损,继发缺损区直接边对边缝合。由于切口线像从字母 V 变为 Y,因此也称为 V-Y 推进皮瓣。皮瓣设计应选择在皮肤松弛的部位,皮瓣推进必须在无张力下进行,还应注意切口方向尽量与皮纹方向一致。因为皮瓣是通过推进皮下蒂的方式覆盖创面,表面皮肤没有旋转和扭曲,因此转移后局部平整,无猫耳等畸形产生,可取得很好的美容效果,特别适用于眼睑及鼻唇沟处缺损的修复。风筝皮瓣的难点在于既要充分游离皮瓣便于其无张力闭合创面,同时又不能损害其血液供应。

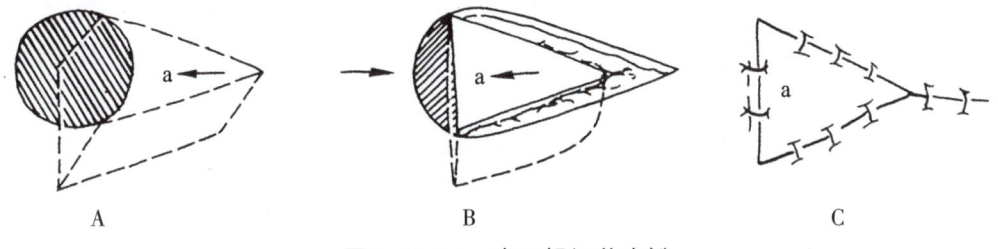

图 1-5-24　皮下组织蒂皮瓣
由一块岛状皮肤及与之相连的皮下组织构成,皮肤的血运由皮下组织蒂供应,皮瓣的移动能力由皮下组织蒂的牵伸能力决定

皮下组织蒂皮瓣的继发缺损区可以边对边直接缝合,如有困难,可在供区周围的皮下进行潜行分离,以利于继发创面的闭合。根据原发缺损的形状,皮瓣也可设计为其他的几何形状,以便更适应缺损区形状的需要,缝合后会取得更加平整的效果,但继发缺损区就不能很好地边对边直接缝合。

如果缺损较大,可以从缺损的两侧设计两个皮下组织蒂皮瓣(图 1-5-25),然后相向运动,共同闭合缺损。这样的设计会产生较多的切口瘢痕,但对于一些年龄较大的患者,由于他们不易产生严重的瘢痕,这种方法还是一种可取的设计。

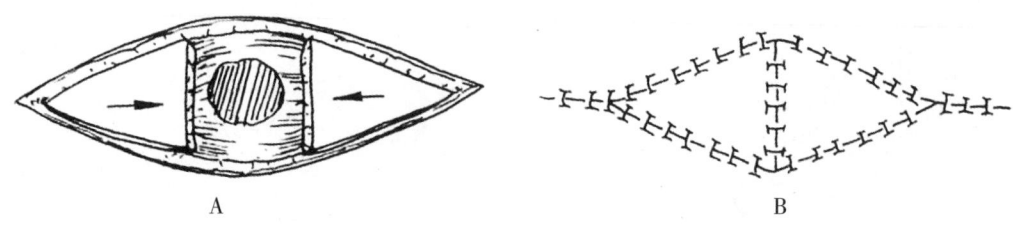

图 1-5-25 在缺损两侧设计两个皮下组织蒂皮瓣,然后相向运动,共同闭合缺损

皮下组织蒂皮瓣的一种变化形式是增加皮下蒂的宽度(图 1-5-26),因为穿过皮下组织到达皮肤的血管分布不规则,而且比较稀疏,所以增加皮下蒂的宽度,就会在蒂中包含更多的血管,使表面的皮肤获得更充分的血液供应,而皮瓣的血供越充分,转移后其皮肤的外观就越接近正常。

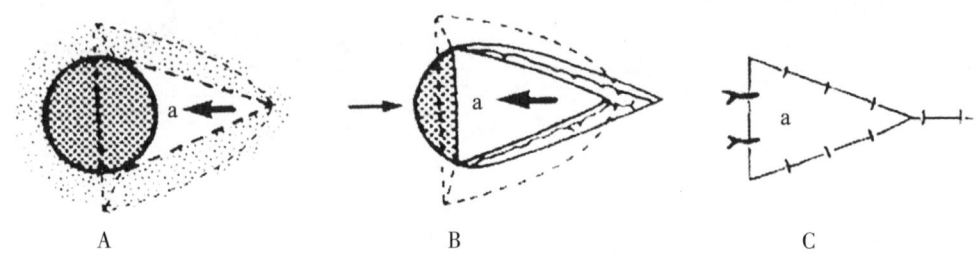

图 1-5-26 皮下组织蒂皮瓣的变化形式
皮下蒂的宽度大于其表面的皮肤的宽度,这样可以在蒂中包含更多的血管

有两种方法可以增加皮瓣的活动性。一种方法是将皮下蒂部分游离(图 1-5-27),可以用蚊钳或钝头剪刀钝性分离,这样可以避免穿支血管的损伤。另一种方法是将部分皮肤从皮下蒂上游离,通常是游离引导的一边,这样使皮肤更多地向前移动,有利于闭合缺损。

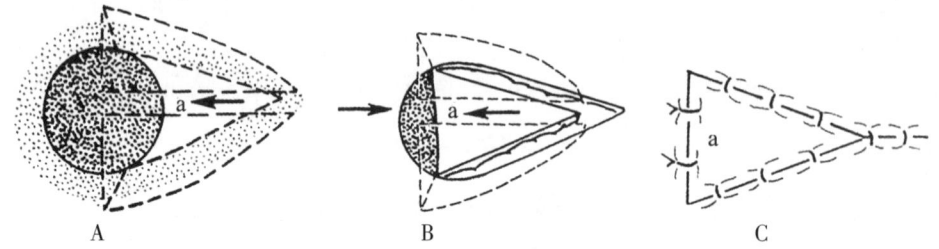

图 1-5-27 皮下组织蒂皮瓣的变化形式——双皮下蒂皮瓣
先作一宽蒂皮下组织蒂皮瓣,然后将皮下组织蒂的中央部分分离,而保留两侧部分,形成双蒂,这样可使皮瓣的可移动性增加

风筝皮瓣在不同部位的应用见图 1-5-28～图 1-5-33。

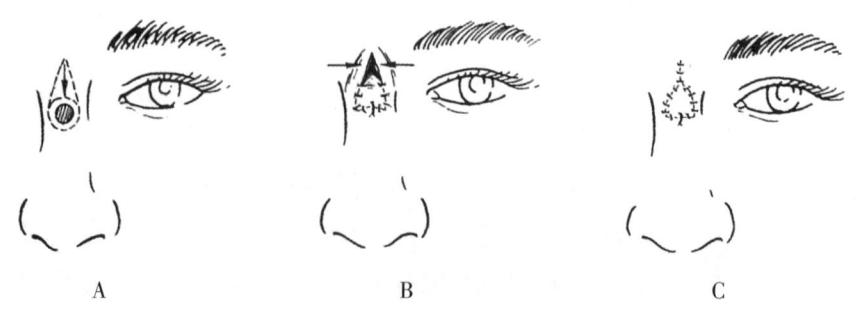

图 1-5-28 皮下组织蒂皮瓣用于修复鼻根部组织缺损

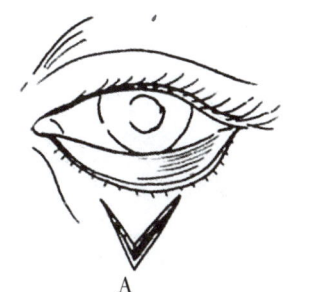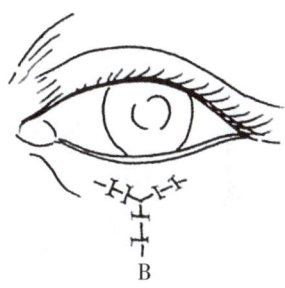

图 1-5-29 皮下组织蒂皮瓣用于松解下睑部瘢痕挛缩外翻
A. 切口线及剥离范围 B. 缝合后切口线像从字母 V 变为 Y,因此也称为 V-Y 推进皮瓣

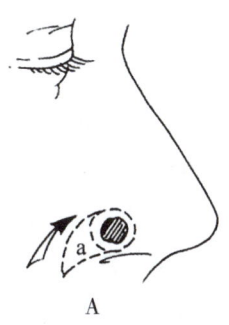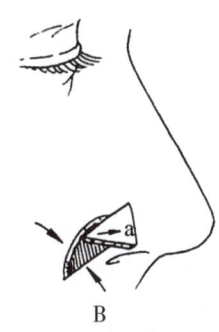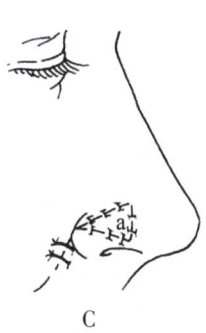

图 1-5-30 皮下组织蒂皮瓣用于修复鼻翼部组织缺损
辅加切口线隐藏于鼻唇沟内

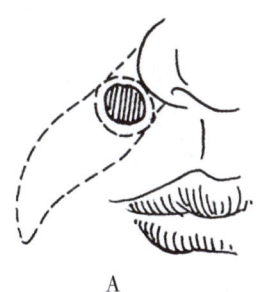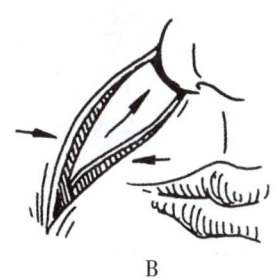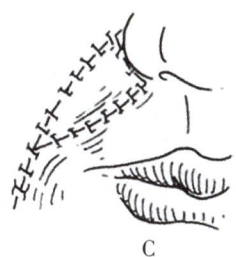

图 1-5-31 皮下组织蒂皮瓣用于修复鼻翼旁组织缺损
辅加切口线隐藏于鼻唇沟内

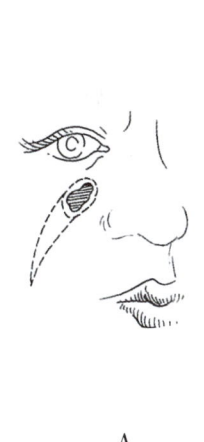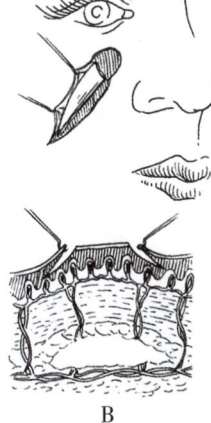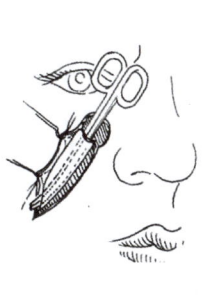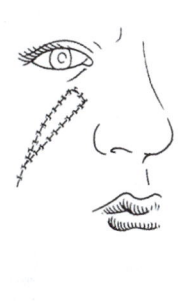

图 1-5-32 皮下组织蒂皮瓣的变化形式
双皮下蒂皮瓣,用于修复面颊部组织缺损。先做一宽蒂皮下组织蒂皮瓣,然后将皮下组织蒂的中央部分用蚊钳或钝头剪刀分离,而保留两侧部分,形成双蒂,这样可使皮瓣的可移动性增加。辅加切口线隐藏于面部皱纹线内

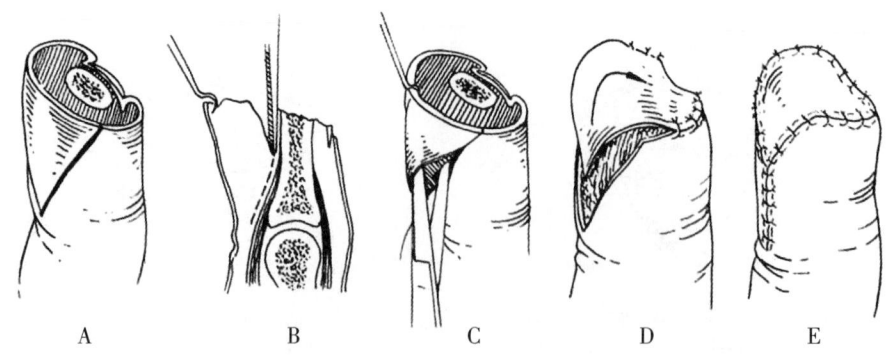

图 1-5-33 皮下组织蒂皮瓣用于修复指端组织缺损

5. A-T 皮瓣　A-T 皮瓣是一种双侧推进皮瓣,常用于修复三角形的皮肤缺损。基本的 A-T 皮瓣的设计如图 1-5-34 所示,向两侧延长三角形缺损的边 bc,然后按图中所示的范围进行潜行剥离,形成皮瓣 abd 和 ace,两皮瓣相向运动闭合缺损。同其他的推进皮瓣一样,A-T 皮瓣几乎不含旋转成分。两皮瓣推进后,在点 d 和点 e 处可各切除一个 Burow 三角,以纠正由于皮瓣推进而引起的切口两边不等长。由于缺损两侧皮肤的可移动性及弹性大小不同,在 d 和 e 点需切除的 Burow 三角的大小也会不同,应根据情况而定。缺损的顶点 a 处常会形成"猫耳朵",修复的方法是沿顶角的平分线作一切口,于切口的两侧去除多余皮肤,直至局部平整。图 1-5-34 绘出了 A-T 皮瓣需潜行剥离的最小范围,是否需要进一步的剥离可根据试验性闭合的情况来决定。

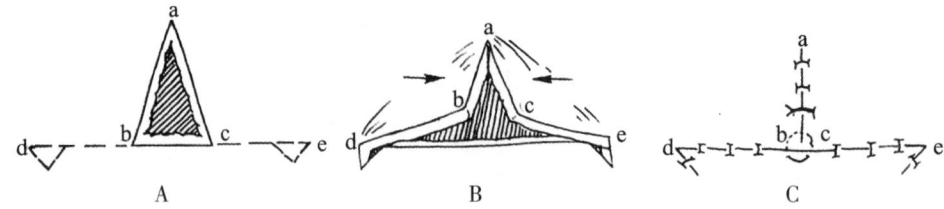

图 1-5-34　A-T 皮瓣

A. 切除病损使创面成一三角形,将 bc 边向两侧延长至 d、e,在 d 及 e 处切除两个 Burow 三角
B. 按示意图所示的范围进行潜行剥离后,将两侧皮瓣向中间推进以闭合缺损　C. 缝合后

如果缺损是圆形或者椭圆形的,可将其设想成一个规则的三角形缺损,然后用标准的 A-T 皮瓣修复它,最后在皮瓣的尖角 b 和 c 及顶角 a 处进行适当的修剪使局部平整(图 1-5-35)。如果缺损形状不甚规则,或者只有改变 A-T 皮瓣的设计才能取得更好的美容效果,就应考虑使用 A-T 皮瓣的各种变化形式,这些变化包括:根据缺损周围的具体情况改变 bd、ce 两边的长度或方向,或把它们设计成曲线。

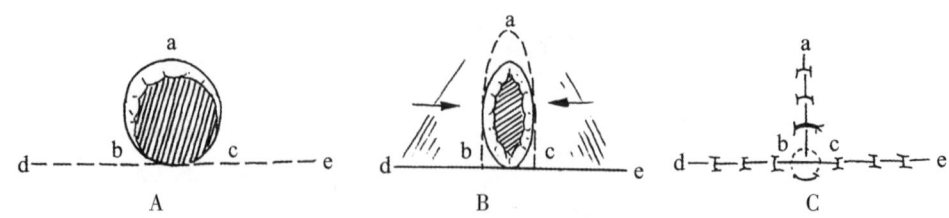

图 1-5-35　A-T 皮瓣

A. A-T 皮瓣修复圆形缺损　B. 点 a、b、c 处常需作适当的修剪　C. 如周围皮肤弹性很好,点 e、d 处不一定需要切除 Burow 三角,缝合后也会有平整的效果

A-T 皮瓣最难缝合的部位是 b、c 相会合处,这里最容易产生明显的瘢痕,在每一个角上进针时保持厚度一致并注意无张力缝合是要点,可先在此处缝几个临时定位针,然后缝合其他部位,最后拆除临时定位针,用细线在无张力情况下精确缝合此三点会合处。

A-T 皮瓣和它的各种变化形式特别适合用于发际、鼻翼沟及唇红缘处缺损的修复,因为可以把"T"的底边设计在这些交界线处,瘢痕不明显,可取得很好的美容效果。

A-T 皮瓣的缺点是:①遗留 T 字形的瘢痕,这两个相互垂直的瘢痕很难做到都与皮纹一致,不易隐藏。②皮瓣中央有一个三点会合处,此处易产生瘢痕。因此从后面的实例可以看出,只有在特殊的解剖部位,才适合使用 A-T 皮瓣。

A-T 皮瓣在不同部位的应用见图 1-5-36～图 1-5-42。

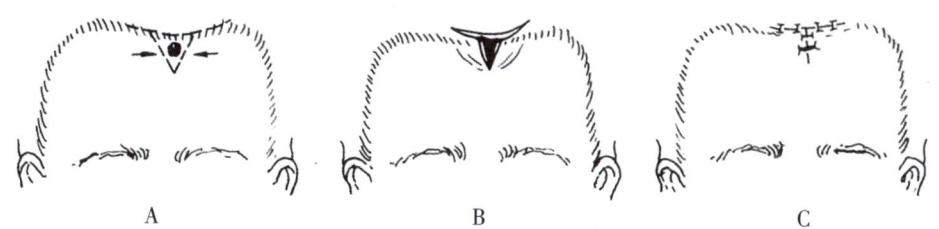

图 1-5-36　A-T 皮瓣用于修复发际边缘的缺损
切除病损使创面成一三角形,将 A-T 皮瓣的底边设计在发际边缘,沿发际边缘的弧度相应弯曲,两条切口瘢痕中的一条隐藏于发际线处

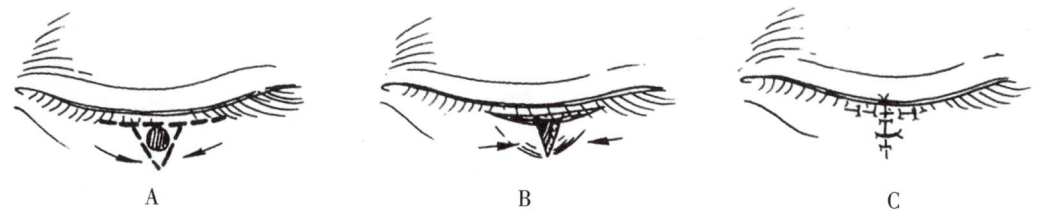

图 1-5-37　A-T 皮瓣用于修复下睑部缺损
切除病损使创面成一三角形,将 A-T 皮瓣的底边设计在下睑边缘,沿下睑边缘的弧度相应弯曲,两条切口瘢痕中的一条隐藏于下睑缘处

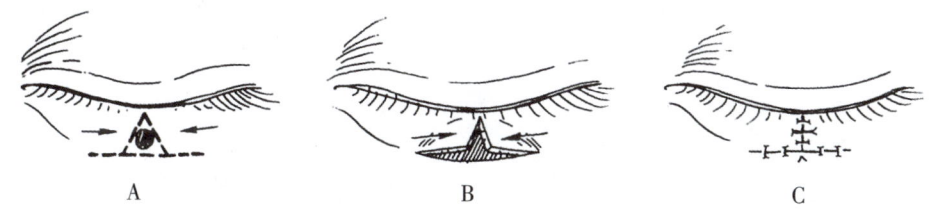

图 1-5-38　A-T 皮瓣用于修复下睑部缺损的另一种方法
切除病损使创面成一三角形,按示意图所示的范围进行潜行剥离后,将两侧皮瓣向中间推进以闭合缺损

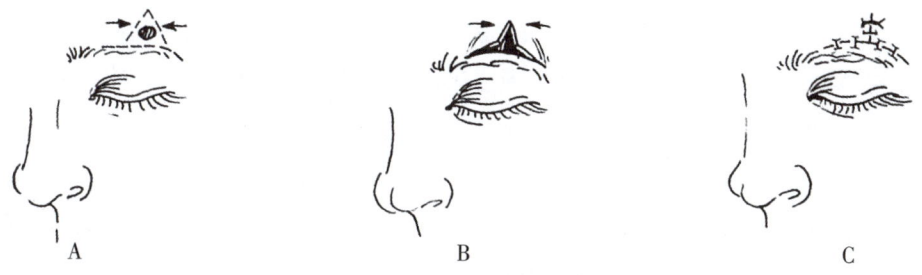

图 1-5-39　A-T 皮瓣用于修复眉上部缺损
切除病损使创面成一三角形,将 A-T 皮瓣的底边设计在眉上缘,沿眉的弧度相应弯曲,两条切口瘢痕中的一条隐藏于眉上缘处

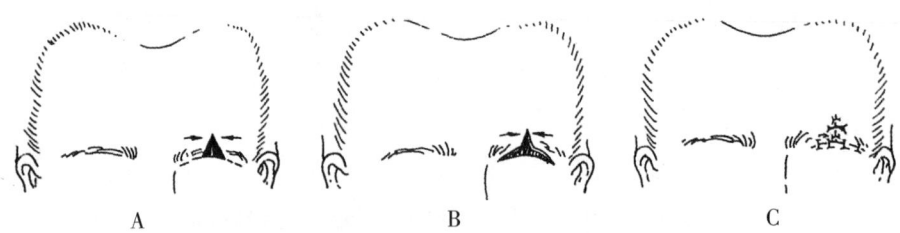

图 1-5-40　A-T 皮瓣用于修复眉部缺损

切除病损使创面成一三角形,将 A-T 皮瓣的底边设计在眉下缘。按示意图所示的范围进行潜行剥离后,将两侧皮瓣向中间推进以闭合缺损

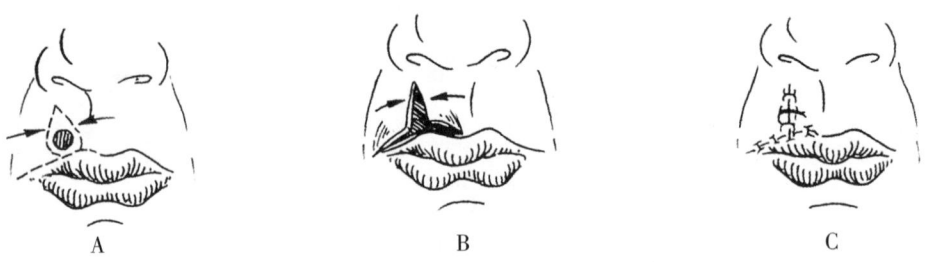

图 1-5-41　A-T 皮瓣用于修复上唇部缺损

切除病损使创面成一三角形,将 A-T 皮瓣的底边设计在唇红缘,切口闭合后,一条切口线隐藏于唇红缘,另一条切口线隐藏于唇部纵行皱纹中

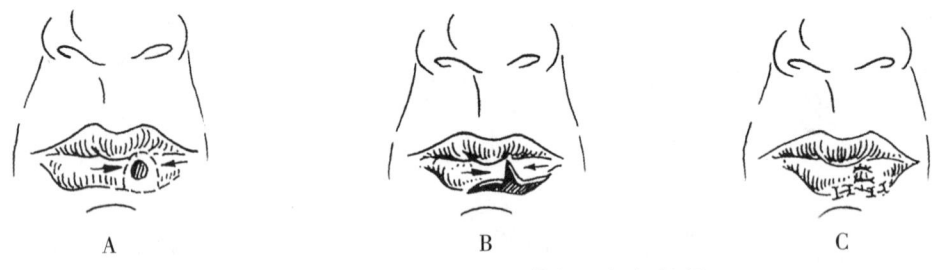

图 1-5-42　A-T 皮瓣用于修复唇红部缺损

切除病损使创面成一三角形,将 A-T 皮瓣的底边设计在唇红缘,切口闭合后,一条切口线隐藏于唇红缘,另一条切口线隐藏于唇红部纵行皱纹中

(二)枢轴皮瓣

枢轴皮瓣是指围绕某一轴心点通过旋转方式转移至受区的一类皮瓣,其旋转弧的半径为皮瓣的最大张力线。旋转皮瓣、易位皮瓣及插入皮瓣等均属枢轴皮瓣。

1. **旋转皮瓣**　主要适用于三角形、椭圆形或圆形创面的修复。

(1) 经典旋转皮瓣:经典的旋转皮瓣通过旋转三角形皮肤缺损一侧的皮肤来覆盖创面,其设计如图 1-5-43 所示,弧 bd 的半径要长于缺损边缘 bc,弧 bd 的长度取决于局部皮肤的弹性和可移动性,在皮肤弹性很小的部位(如头皮),弧 bd 的长度就应当较长,否则形成的皮瓣不足以覆盖创面,而在皮肤弹性和可移动性大的部位(如面部),弧 bd 的长度就可以短一些。设计旋转皮瓣的一个重要原则是:由弧 bd 所形成的皮瓣的面积应当是原发缺损面积的 3~4 倍,也就是说皮瓣的范围内应该放得下 3~4 个三角形的皮肤缺损区。

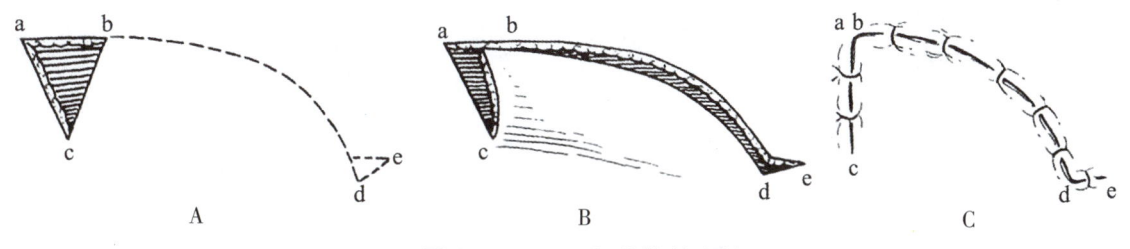

图 1-5-43 经典旋转皮瓣

A. 皮瓣面积为缺损面积的 3~4 倍　B. 皮瓣的剥离范围与转移方向　C. 皮瓣旋转后原发缺损区与 Burow 三角区同时闭合

皮瓣的旋转会引起 bc 边的缩短,皮瓣旋转的角度越大,缩短就越多,这是因为皮瓣的一部分变成了点 c 处的"猫耳朵"。通常由于皮肤具有弹性,我们可以通过牵拉使 bc 与 ac 两边再次等长,但在头皮等皮肤弹性较差的部位设计旋转皮瓣时,应当适当延长 cb 至 b′处(图 1-5-44),用以抵消由于旋转而引起的缩短,如此旋转后,cb′与 ac 两边的长短就能恰好合适了。

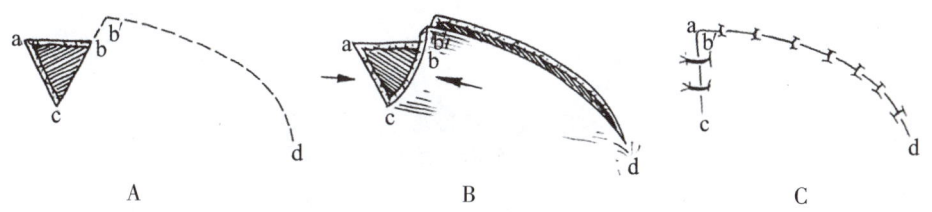

图 1-5-44 旋转皮瓣的变化形式

A. 为补偿 bc 边由于旋转而引起的缩短,cb 被延长至 b′　B. 由于延长 cb 而在 abb′处形成的角需要进行修剪,以适应需要　C. 缝合后

旋转皮瓣覆盖创面的运动不单纯是旋转,也包含一些推进成分,点 c 处以及沿弧 abd 处形成"猫耳朵"的大小就取决于包含旋转及推进成分的多少。如果皮瓣皮肤的弹性很好,皮瓣主要是靠旋转来覆盖创面,点 c 处以及沿弧 abd 处形成"猫耳朵"就较小;如果皮瓣皮肤的弹性很差,皮瓣覆盖创面的运动中包含的推进成分就多一些,在两处形成的"猫耳朵"就较大。

皮瓣下需进行潜行剥离的范围如图 1-5-43 所示,ac 边周围的皮肤也可进行潜行剥离,在闭合创面时,ac 边向缺损区移动,从而分担了皮瓣覆盖创面的需要。

皮瓣旋转覆盖创面后,在弧 abd 处会产生一个两边不等长的梭形继发缺损区,如果皮瓣的弹性和厚度足以承受轻度的张力,这个两边不等长的梭形继发缺损区就可以采用等分技术来闭合,即采用中点缝合的方式,把不等长的部分平均分配到整个切口,从而形成最小的褶皱。另一种闭合继发缺损的技术是在较长的一边上切除一个 Burow 三角,以纠正两边不等长的情况,Burow 三角可以根据需要设计在弧 abd 上的任何一处,但我们通常把它设计在点 d 处。切除 Burow 三角除了可以纠正两边不等长情况外,还有利于动员周围的皮肤,特别是与皮瓣运动垂直方向上的皮肤。

若皮瓣旋转至受区后张力过大,可延长弧 abd 或进行更广泛的潜行剥离,也可自 d 点向内,将皮瓣的蒂部切断一小部分,即所谓的"逆切"(图 1-5-45),由于皮瓣蒂部宽度减小,皮瓣的旋转能力和推进能力均得到了加强,但由于蒂部变窄,皮瓣的血供减少,同时也更容易受到扭曲、牵拉,皮瓣发生血供障碍的风险就相应地增加。旋转皮瓣选择做逆切时,如果在皮瓣轴向上有一条知名动脉,将对保证皮瓣血运很有帮助。在面部使用该皮瓣时,由于皮肤的血供丰富,很少会发生皮瓣缺血。

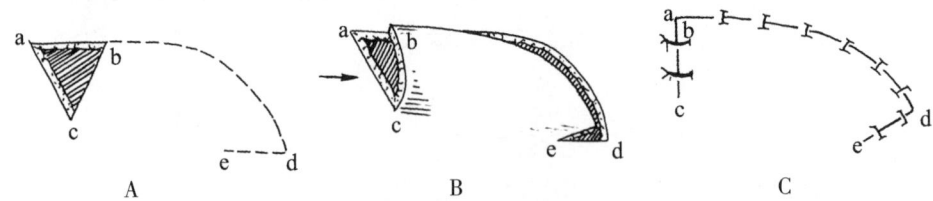

图 1-5-45　旋转皮瓣的变化形式——蒂部逆切
逆切时既要使皮瓣的旋转能力加强,又不能使蒂部过窄,影响皮瓣血运

旋转皮瓣也常用于闭合圆形的缺损,如图 1-5-46 所示,其原理与经典的旋转皮瓣相同,不同之处在于皮瓣的引导边上需作适当的修剪,使皮瓣形状更加符合缺损修复的需要。

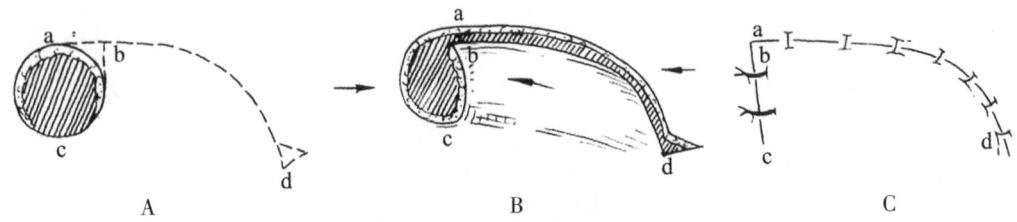

图 1-5-46　旋转皮瓣覆盖圆形缺损区
皮瓣原理与前者相同,但引导边需作适当的修剪

如果缺损区面积较大或局部皮肤弹性较差,一侧的旋转皮瓣不足以覆盖缺损,可在缺损两旁各作一个旋转皮瓣。如图 1-5-47 所示,从 ac、bc 两边分别向外侧形成皮瓣,向中间旋转来闭合创面。由于两侧皮肤的弹性及张力可能有明显不同,ac、bc 两边不一定会合在缺损的中央。由于两侧皮瓣旋转的角度不一定相同,两侧形成的继发缺损的形状与大小可能会不一样,有时需要用不同的方法来闭合。例如一侧采用中点缝合的方式即可顺利闭合继发创面,而另一侧则需要进行更广泛的皮下分离才能使继发创面闭合。双侧旋转皮瓣用于修复较大的缺损是一种可取的设计,缺点是遗留较多的辅加切口瘢痕,故多用于一些易于隐藏切口线的特定部位。

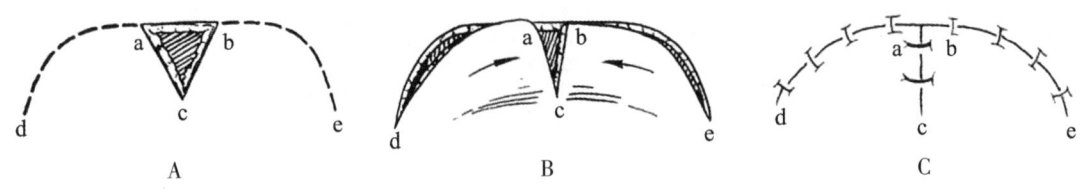

图 1-5-47　双侧旋转皮瓣
由于用两个皮瓣共同闭合缺损,因此两个皮瓣均可比经典的单侧旋转皮瓣小,形成的猫耳畸形也比较小,一般不需修剪 Burow 三角

2)O-Z 皮瓣:O-Z 皮瓣是旋转皮瓣的一种变化形式,通常用于修复圆形或椭圆形的创面。经典的 O-Z 皮瓣的设计如图 1-5-48 所示,两个旋转皮瓣分别设计在创面两侧,方向相反。因为创面呈"O"形,创面闭合后切口线呈"Z"形,故有 O-Z 皮瓣之称。从本质上讲,O-Z 皮瓣即是两个旋转皮瓣的组合,它与前述的双侧旋转皮瓣的不同之处在于,O-Z 皮瓣两个瓣的蒂位于缺损的两侧,而后者两个瓣的蒂位于缺损的同侧。

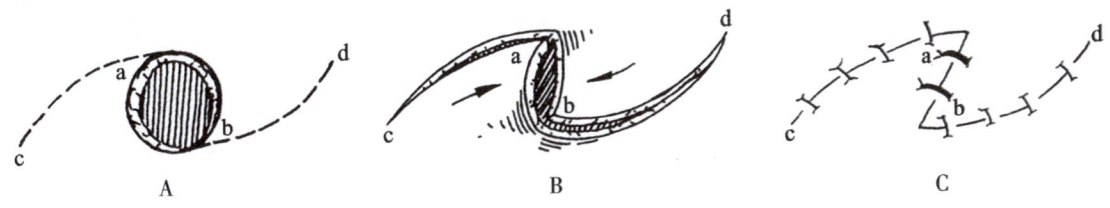

图 1-5-48　O-Z 皮瓣

是旋转皮瓣的一种变化形式,两个瓣叶分别设计在创面两侧,方向相反。创面呈"O"形,创面闭合后切口线呈"Z"形,故名

类似双侧旋转皮瓣,由于两侧皮肤组织的条件差异,O-Z 皮瓣两个瓣转移的幅度不一定相同,闭合后线 ab 也不一定处于原来缺损的中央,两侧形成的继发缺损的大小也会不同,常需要不同的技术来闭合。

皮瓣的旋转运动常会使皮瓣缩短,O-Z 皮瓣也不例外。在经典的 O-Z 皮瓣设计中,闭合缺损时皮瓣的尖端常需承受一定的张力。为了减少张力,可以改进 O-Z 皮瓣的设计(图 1-5-49),a、b 两皮瓣均比经典设计中的两皮瓣向前延伸,不但使皮瓣延长,同时也增加了皮瓣尖端的宽度。这种设计使皮瓣运动中纯旋转的成分增加,而推进的成分减少,但皮瓣的尖端常需要作必要的修剪,切口缝合后,Z 字的中间臂更趋于水平。

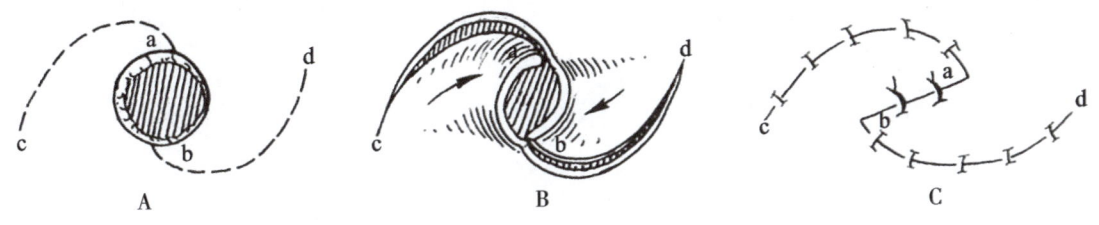

图 1-5-49　O-Z 皮瓣的变化形式

皮瓣设计好后,沿设计线切开,按示意图所示的范围进行潜行剥离,掀起皮瓣,将皮瓣的引导边拉拢进行试验性闭合,无明显张力后,先在引导边上缝合几针定位,使皮瓣转移至合适位置,有时皮瓣的尖端需要进行适当的修剪,使其更加适应缺损区形状的需要。在最易于隐藏的位置修去一个 Burow 三角,用以纠正皮瓣转移造成的梭形继发缺损两边的不等长。最后采用整形外科的技术细致缝合其余伤口。

有时皮瓣尖端承受一定的张力是不可避免的,但同样的张力在不同部位会有不同结果,如在眼睑等皮肤薄而柔韧的部位,虽有张力但皮瓣成活得很好,而在四肢等部位,同样的张力却可导致皮瓣坏死。在头皮或前额部,皮瓣承受很大的张力也能存活得很好,但 6 个月后局部会产生明显瘢痕。皮瓣不能承受任何张力的想法或皮瓣可以任意牵拉的观点都是错误的,但究竟一个皮瓣可以承受多大的张力却没有一个定量的指标,只能依靠经验来判断。

旋转皮瓣及其各种变化形式的优点是它可以借用距伤口较远部位的皮肤来修复缺损,当没有足够松弛的皮肤来做推进或易位皮瓣时,常常选用旋转皮瓣。其辅加切口可以隐藏在发际线、表情线或皱纹线之中。Burow 三角也可藏于某些解剖结构之中或之后。头皮的弹性小,因此头皮的缺损常选用旋转皮瓣来修复,如缺损较大,O-Z 皮瓣或双旋转皮瓣也常被采用。颞区和额侧部缺损也适于用旋转皮瓣来修复,可以把辅加切口设计在发际线处。面颊中部的缺损用旋转皮瓣修复时,切口线可沿鼻唇沟或下睑-颊交界线设计,沿鼻唇沟设计时,Burow 三角可隐藏于鼻翼基部或唇红缘处;

沿下睑-颊交界线设计时,Burow 三角可隐藏于外眦鱼尾纹中或鬓角处。上唇部的皮肤缺损也适合使用旋转皮瓣,辅加切口可沿鼻唇沟设计,Burow 三角可置于唇红缘处。

旋转皮瓣在不同部位的应用见图 1-5-50～图 1-5-64。

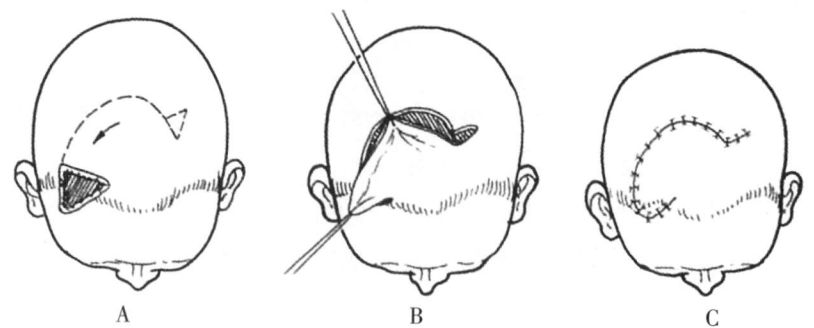

图 1-5-50　经典旋转皮瓣用于修复头皮三角形皮肤缺损
皮瓣面积为缺损面积的 3～4 倍,皮瓣旋转后可同时闭合原发缺损区与 Burow 三角区

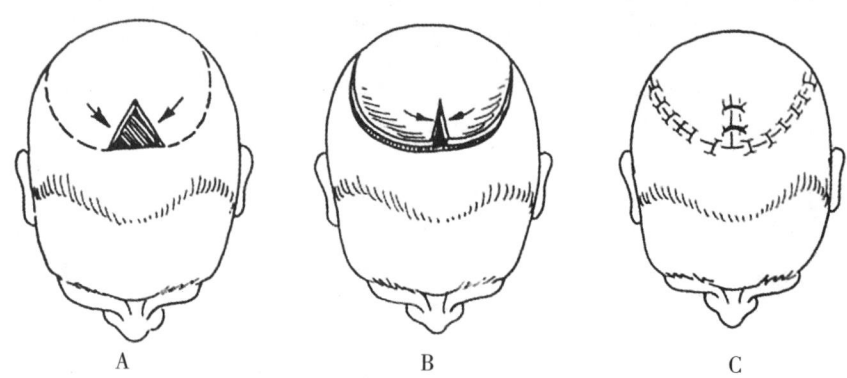

图 1-5-51　双侧旋转皮瓣用于修复头皮三角形缺损
两个皮瓣共同闭合缺损,因此两个皮瓣均可比经典的单侧旋转皮瓣小,形成的猫耳畸形也比较小,一般不需修剪 Burow 三角

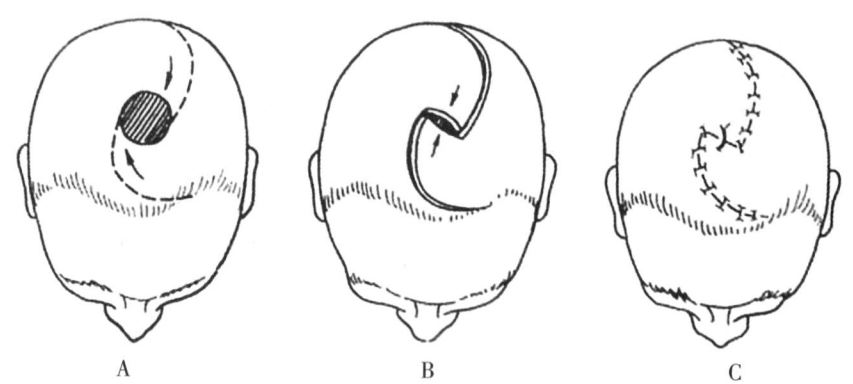

图 1-5-52　O-Z 皮瓣用于修复头皮缺损
创面呈"O"形,创面闭合后切口线呈"Z"形,故名

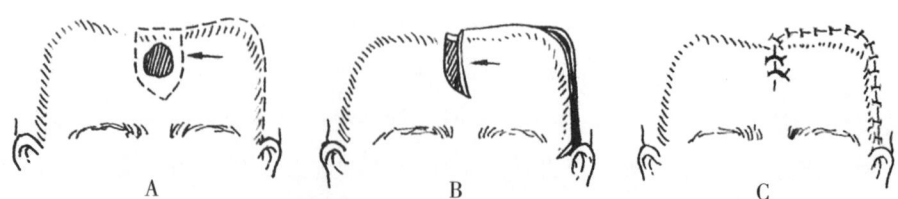

图 1-5-53　经典旋转皮瓣用于修复额部三角形皮肤缺损
辅加切口线沿发际线设计

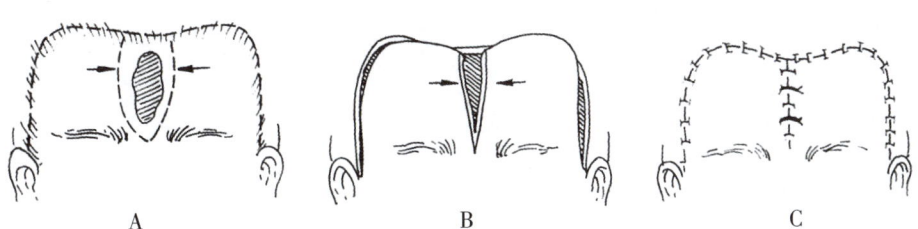

图 1-5-54　双侧旋转皮瓣用于修复额部三角形缺损
辅加切口线沿发际线设计,两个皮瓣共同闭合缺损

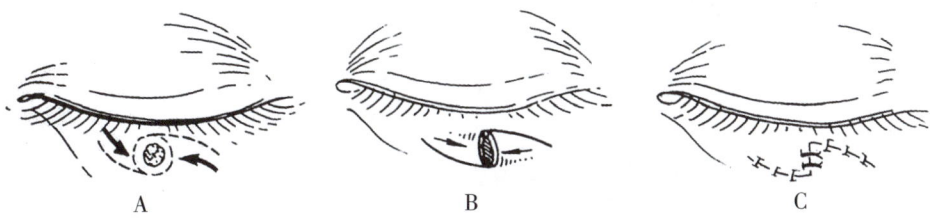

图 1-5-55　O-Z 皮瓣用于修复下睑缺损

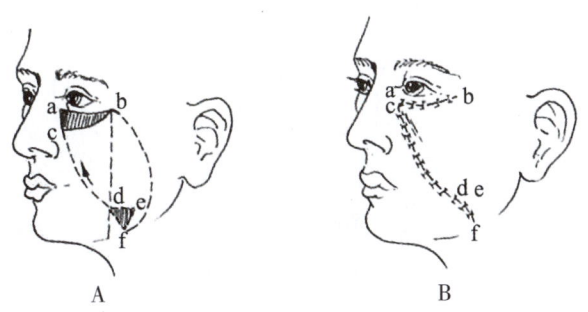

图 1-5-56　经典旋转皮瓣用于修复下睑部三角形皮肤缺损
辅加切口线沿鼻唇沟线设计

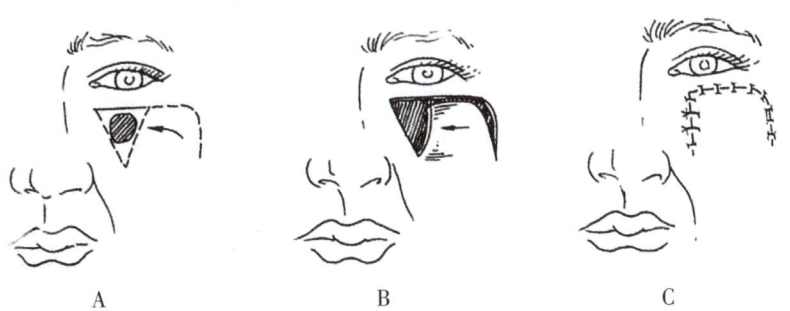

图 1-5-57　经典旋转皮瓣用于修复颊部三角形皮肤缺损
辅加切口线沿下睑-颊交界线及面部自然皱纹线设计

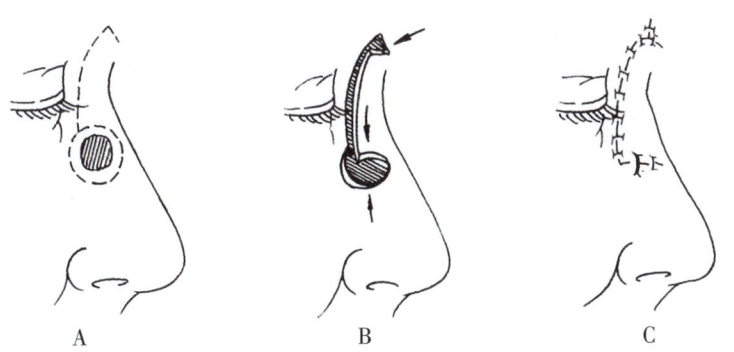

图 1-5-58　旋转皮瓣用于修复鼻侧部皮肤缺损
采取逆切加强了皮瓣的旋转能力和推进能力

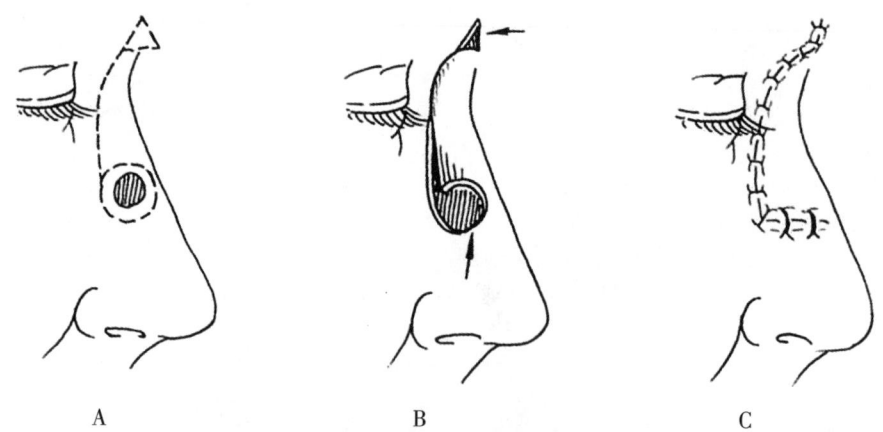

图 1-5-59 旋转皮瓣用于修复鼻侧部皮肤缺损
Burow 三角修剪在眉间,缝合后切口线隐藏于眉间纵行皱纹中

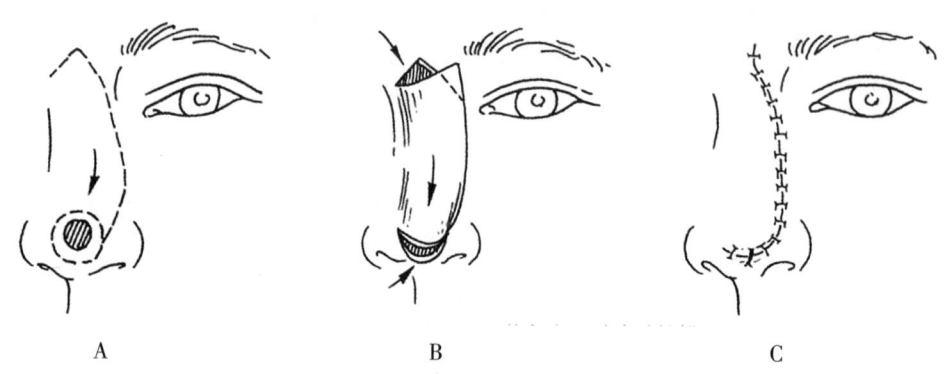

图 1-5-60 旋转皮瓣用于修复鼻下端皮肤缺损

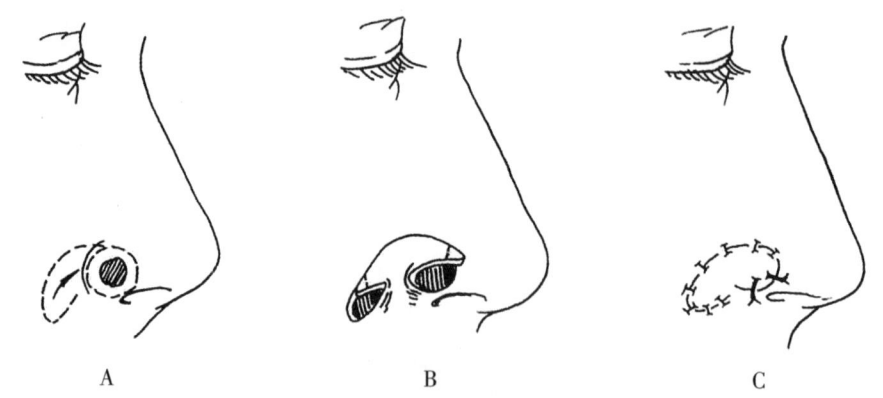

图 1-5-61 旋转皮瓣用于修复鼻翼处皮肤缺损
由于面部皮肤血运丰富,故逆切后,虽蒂部较窄,皮瓣仍可存活良好

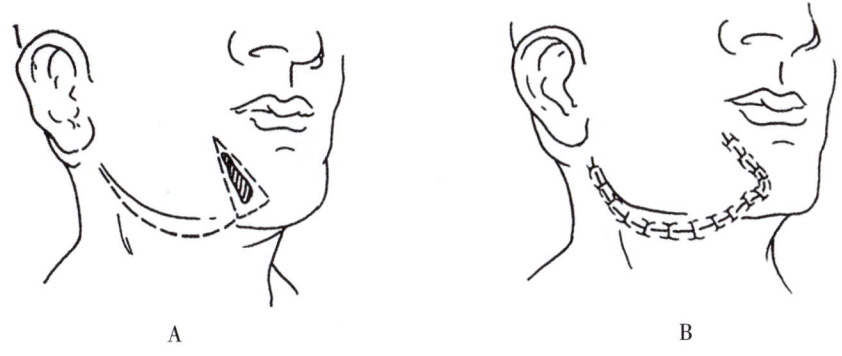

图 1-5-62　旋转皮瓣用于修复颏部皮肤缺损
辅加切口线设计在下颌下方不显著位置

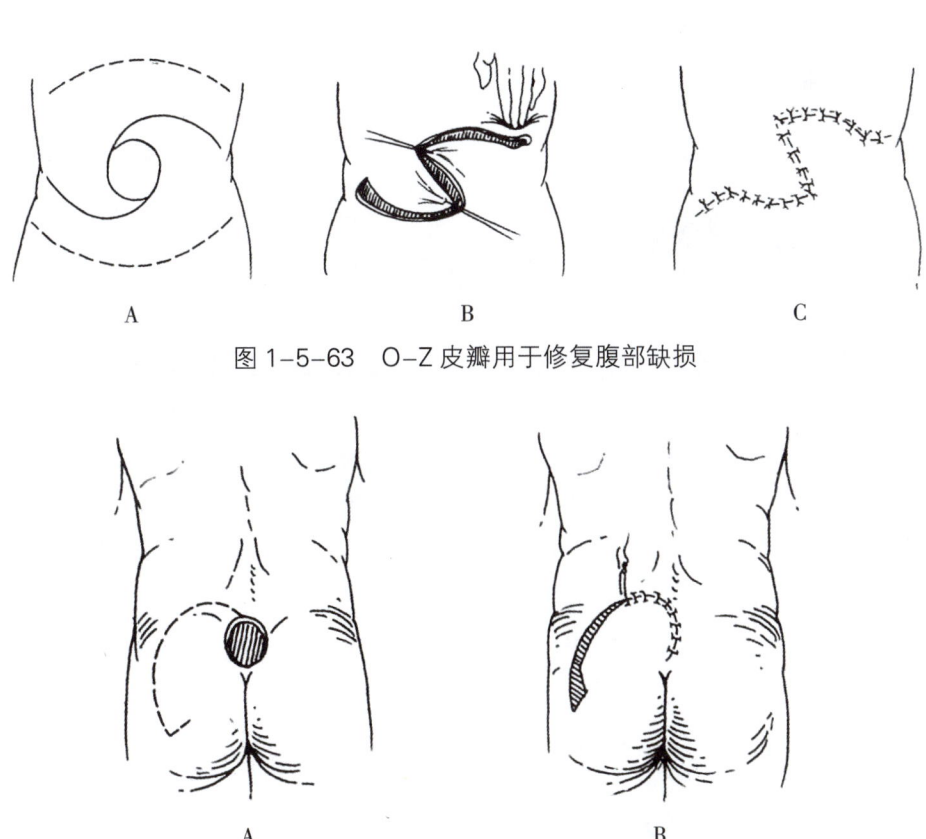

图 1-5-63　O-Z 皮瓣用于修复腹部缺损

图 1-5-64　旋转皮瓣用于修复臀部皮肤缺损

2. 易位皮瓣

（1）经典的易位皮瓣：经典的易位皮瓣是矩形或方形的，设计如图 1-5-65 所示，通过向侧方旋转的方式修复邻近的创面，皮瓣转移后的继发创面通常需用皮片移植封闭。皮瓣的远端应超过缺损远端。皮瓣转移后，若张力过大，亦可用"逆切"法缓解张力。

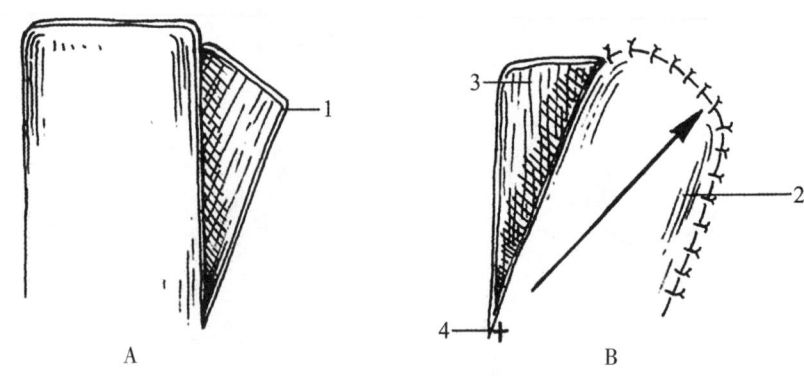

图 1-5-65 易位皮瓣
皮瓣向侧方旋转修复邻近的创面,皮瓣转移后的继发创面,通常需用皮片移植封闭
1. 原发缺损 2. 最大张力线 3. 继发缺损 4. 枢轴点

经典易位皮瓣的临床应用见图 1-5-66。

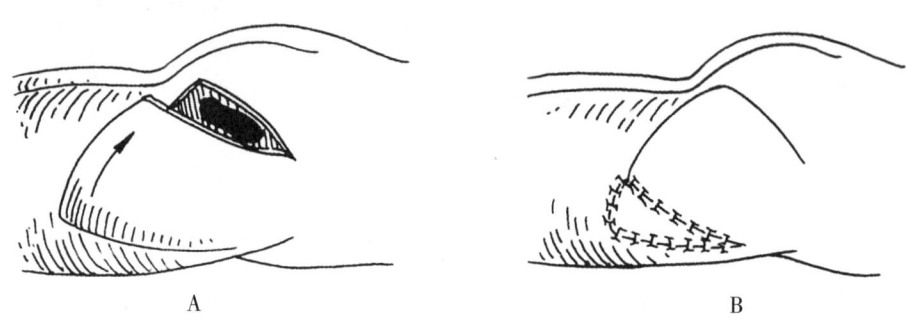

图 1-5-66 易位皮瓣用于臀部缺损的修复
皮瓣转移后的继发创面,通常需用皮片移植封闭

（2）菱形皮瓣:菱形皮瓣是根据它所覆盖的缺损的形状而命名的。皮瓣利用缺损临近处的皮肤,采取旋转和推进相结合的方式直接覆盖缺损区,属于一种易位皮瓣,可用于身体各部位,常用于面部外侧缘、前额部、颊部以及颏下区缺损的修复,有时用于鼻侧部也有很好的效果。

1）Limberg 皮瓣:图 1-5-67 所示为 Limberg 所设计的菱形皮瓣,皮瓣的大小与原发缺损相同,线 de 是线 bd 的延长线,de 长度等于 ba,ef 与 dc 平行,ef 长度等于 ad。

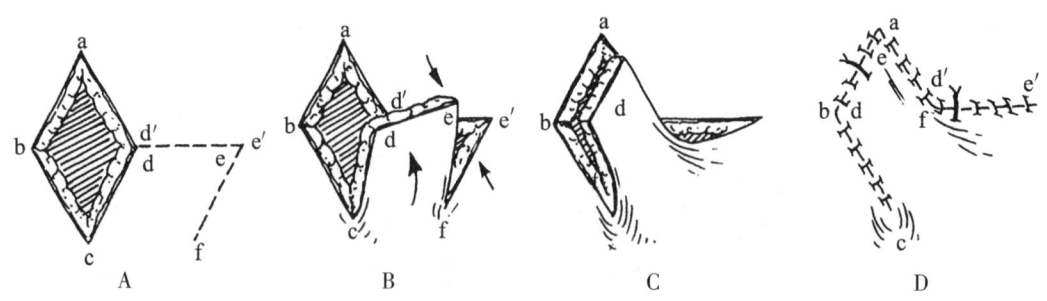

图 1-5-67 Limberg 皮瓣
A. 经典的菱形皮瓣由 Limberg 设计,皮瓣的大小与原发缺损相同,线 de 是线 bd 的延长线,de 长度等于 ba,ef 与 dc 平行,ef 长度等于 ad B. 皮瓣的运动方向 C. 皮瓣已转移到受区 D. 缝合后

将皮瓣 cdef 掀起并按图中所示的范围潜行剥离后向缺损区旋转推进,闭合缺损区。Limberg 皮瓣是利用缺损一侧 ad 方向上松弛的皮肤,采取旋转和推进相结合的方式覆盖缺损区的,继发缺损通过 d′点和 f 点相向运动会合而闭合。如果原发缺损采取边对边直接缝合的方式,所承受的张力在 bd 方向上,而采用菱形皮瓣闭合缺损时,所受的张力的方向大部分转移到与原发缺损区短轴垂直的方向,这一点是理解菱形皮瓣的关键所在。因此在选择菱形皮瓣修复缺损前,应当用手捏起缺损旁切线方向上的皮肤,检查该方向上皮肤的松动性,估计是否有足够的皮肤用于转移修复缺损以及继发缺损的闭合是否困难,观察该方向上是否有重要结构会被牵拉,也可有意识地通过菱形皮瓣来改变缺损直接缝合时所承受张力的方向。

2)Dufourmentel 皮瓣:Dufourmentel 皮瓣是菱形皮瓣的一种变化形式。如图 1-5-68 所示,延长 bd 和 cd 两线得到一个交角,de 为此交角的角平分线,de 的长度等于 ab,然后作线 ef,ef 的长度等于 ad,角 def 等于60°。对于皮肤的弹性和松动性不同的患者,角 def 的大小还可以有不同的设计。然后将皮瓣 def 向缺损区旋转推进,闭合缺损区。Dufourmentel 皮瓣与 Limberg 皮瓣的原理是相同的,都是利用与缺损短轴垂直方向上松弛的皮肤来闭合缺损的。另一种理解该皮瓣的方法是把它看成一个大的 Z 成形术,即角 ade 与角 def 交换位置,牺牲了 af 方向上的宽度而增加了 de 方向上的长度,同时达到了闭合缺损的目的。由于 Dufourmentel 皮瓣较 Limberg 皮瓣旋转的角度小,而且角 def 的大小可以根据局部皮肤的弹性和松动性而相应变化,故在实际操作中有更多应用。

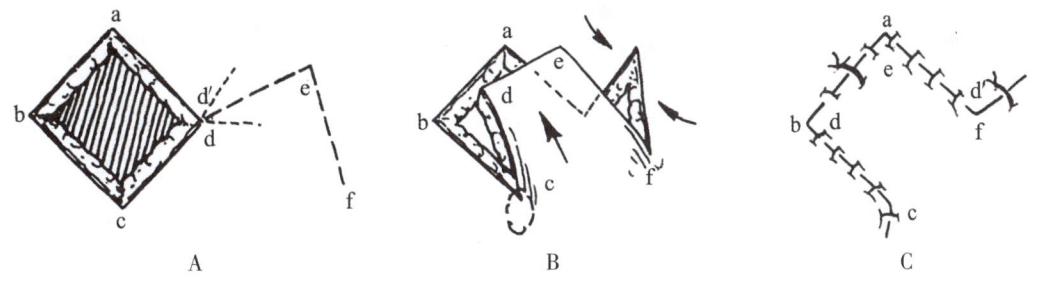

图 1-5-68 Dufourmentel 皮瓣

瓣 e 覆盖缺损所需旋转的角度比 Limberg 皮瓣所需的角度要小,这样的设计使供区更容易闭合,同所有的菱形皮瓣一样,c 处会形成一个"猫耳朵",可以予以适当的修剪,缝合后见图 C

皮瓣缝合时应当先闭合继发缺损,继发缺损的闭合有利于皮瓣向原发缺损区移动,并分担了皮瓣大部分张力。还要注意的是皮瓣引导边 de 与原发缺损 ab 边的缝合,因为此处往往会有张力存在,要进行细致的皮下缝合以减少皮肤所受张力。

菱形皮瓣转移后,在点 c 处常会形成一个"猫耳朵",其大小是由皮肤的弹性以及皮瓣和原发缺损周围潜行剥离后皮肤的可移动性决定的。可在皮瓣进行试验性的闭合后予以适当的修剪。

菱形皮瓣也可用于圆形缺损的修复,我们通常不把它修剪成一个菱形,而是用如图 1-5-69 所示的方法进行处理。

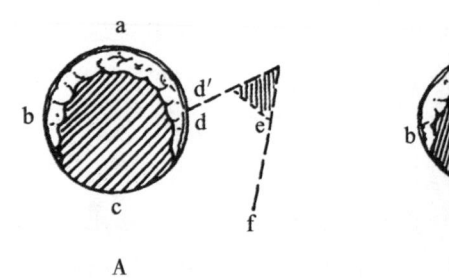
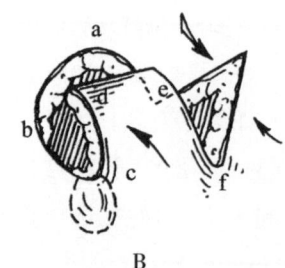
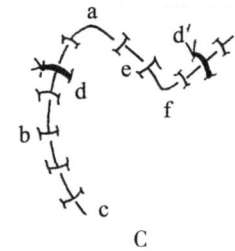

图 1-5-69　菱形皮瓣修复圆形缺损

需要修去皮瓣的尖端以适应原发缺损的弧形边缘,皮瓣旋转后点 c 处常会形成一个猫耳朵,可予以适当的修剪。皮瓣缝合时第一针闭合继发缺损可减小皮瓣承受的张力,第二针缝于引导边上使皮瓣就位。然后仔细缝合其余部分

菱形皮瓣在不同部位的应用见图 1-5-70～图 1-5-74。

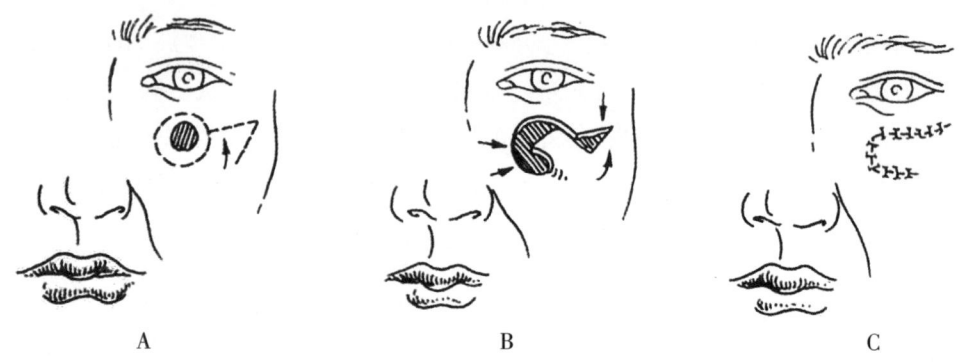

图 1-5-70　菱形皮瓣修复面部圆形缺损

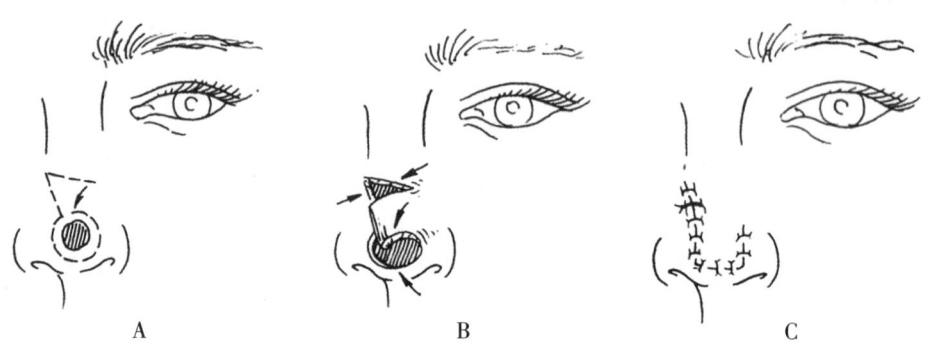

图 1-5-71　菱形皮瓣修复鼻下端圆形缺损

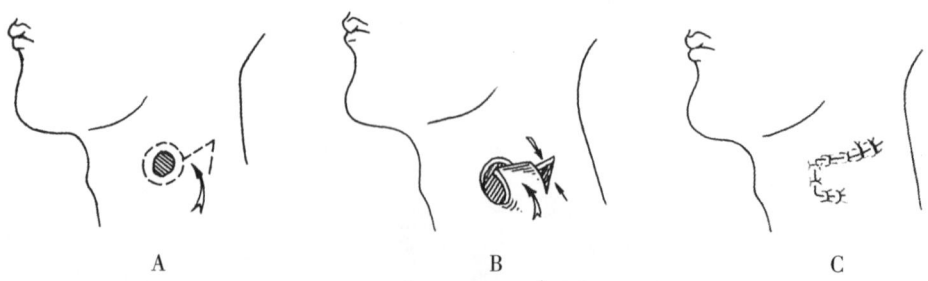

图 1-5-72　菱形皮瓣修复颈部圆形缺损

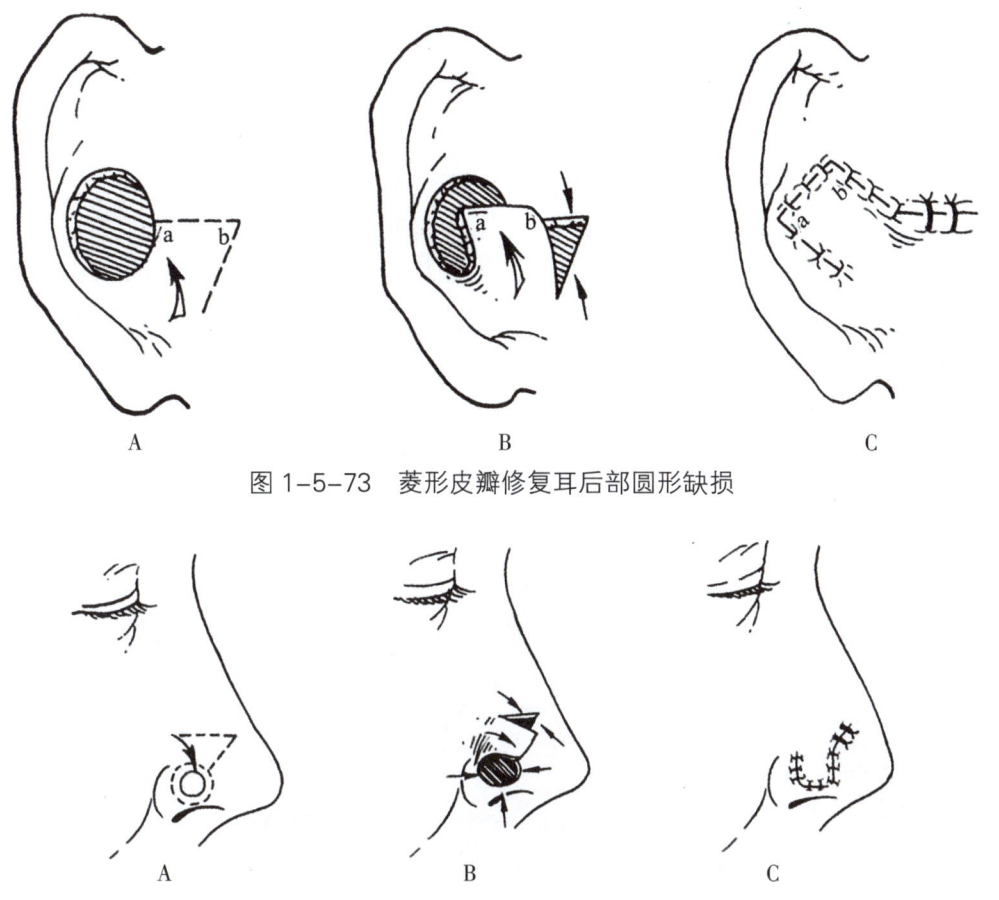

图 1-5-73　菱形皮瓣修复耳后部圆形缺损

图 1-5-74　菱形皮瓣修复鼻翼部圆形缺损

（3）双叶易位皮瓣：标准双叶易位皮瓣的设计思路见图 1-5-75。皮瓣分为两叶，第一个瓣叶 b 在圆形缺损的切线位上，第二个瓣叶 c 与第一个瓣叶垂直，瓣叶 c 的大小约为瓣叶 b 的一半。两瓣叶均旋转了 90°，瓣叶 b 用于修复原发缺损，瓣叶 c 修复继发缺损，瓣叶 c 转移后遗留的缺损直接边对边缝合。因皮瓣的两个瓣叶共用一蒂，故蒂部应当有良好的血运，皮瓣下潜行分离时应注意层次，勿使其受损伤。因蒂部相对狭窄，皮瓣旋转时易造成蒂部过度扭曲，应当注意避免。选择皮瓣供区时，应使皮瓣的两叶各自与它们将覆盖的区域在颜色和质地上相接近。

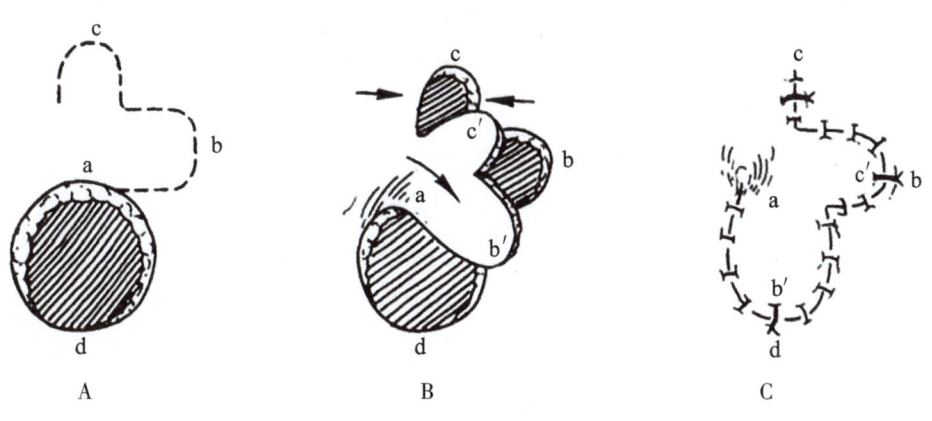

图 1-5-75　经典双叶易位皮瓣

在实际工作中,可根据缺损周围具体情况选用双叶瓣的各种变化形式。如果皮肤的弹性和活动性很好,两个瓣叶均可比它们将要覆盖的缺损的面积小一些。如果皮肤缺乏弹性,第一个瓣叶的宽度应当与原发缺损的宽度相等,而其设计长度应当比原发缺损长 1/3 左右,这是因为皮瓣在旋转的过程中将损失部分长度。因为可以动员周围的组织来共同闭合继发缺损,第二个瓣叶的设计可比第一个瓣叶小一些。第二个瓣叶的前端应设计成 30°的尖角,以利于边对边直接闭合其转移后遗留的继发缺损。该尖角在转移修复缺损时可以修去,以更好地适应缺损形状的需要。

双叶易位皮瓣的另一种变化形式是改变瓣叶之间以及瓣叶与原发缺损间的角度。标准双叶易位皮瓣的两个角度均为 90°,而在实际工作中,我们经常改变这两个角度,改变角度的目的是为了使继发缺损闭合后所形成的切口线尽量与皮纹方向一致,或避免将切口延伸到影响美观的部位。另外,如两个角度都设计得较小,还可以使所有瘢痕都局限在一个较小的区域内(图 1-5-76)。两个角度的大小可以相同,也可不同。

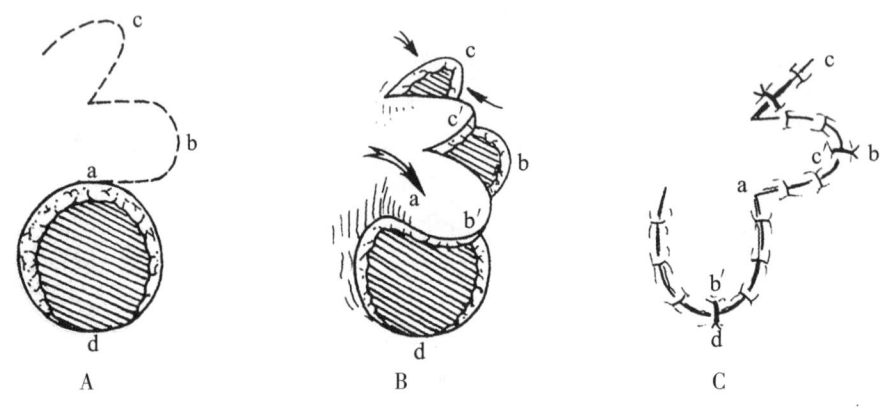

图 1-5-76　变化的双叶易位皮瓣
如果局部有足够的松弛皮肤,两个瓣叶可不必互相垂直,这样的设计可以使所有瘢痕均
位于较小的范围内,缝合后见图 C

皮瓣设计好后,切开、分离、止血,然后转移皮瓣进行试验性的闭合,双叶皮瓣一旦形成后可调整的余地不大,唯一能够进一步调整的区域就是蒂部,可以进行更广泛的潜行剥离,便于皮瓣的运动和旋转。在继发缺损区与第二继发缺损区周围进行皮下的潜行剥离,有利于这些继发缺损的闭合,但并不能增加皮瓣覆盖原发缺损的能力。

皮瓣缝合时的技巧是先闭合第二继发缺损区,这有利于双叶瓣的旋转推进。在皮瓣两个瓣叶的引导边上,先各缝一个定位针,使皮瓣固定于合适的位置,然后再进行其他处的仔细缝合。如果需要,可进行小的调整,注意在皮瓣旋转过程中勿使蒂部过紧或过度扭曲,以免干扰皮瓣的血供。

这个皮瓣在文献中常有描述,但在实际工作中却不常使用,因为该皮瓣有以下缺点:①产生两个继发缺损。②皮瓣相对较大而蒂部相对较小,血运障碍发生的可能性增加。③两个继发缺损闭合后,切口线在两个相互垂直的方向,不易隐蔽。因此双叶皮瓣常被用于一些特定的部位。例如:如果眉间与鼻侧面、鼻侧面与鼻尖处的皮肤相匹配,我们选用这种皮瓣动员眉间与鼻侧面的皮肤,修复鼻尖或鼻下 1/3 部分的缺损,效果非常理想。颧突下部的缺损也适合用这种皮瓣修复,皮瓣的第一个瓣叶可以设计在耳前或颞部,第二个瓣叶可以设计在耳后,术后切口瘢痕隐蔽,只要患者的鬓角毛发不是很重,都可取得良好效果。

双叶易位皮瓣在鼻部的应用见图 1-5-77~图 1-5-80。

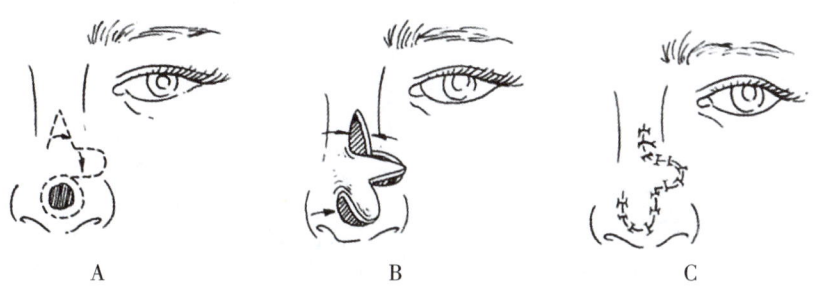

图 1-5-77 经典双叶易位皮瓣用于鼻尖部缺损的修复

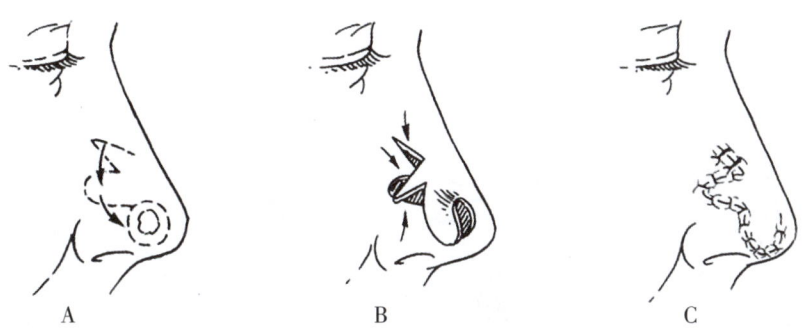

图 1-5-78 双叶易位皮瓣的变化形式

两瓣叶间的角度小于 90°,使所有切口瘢痕均位于鼻的一侧

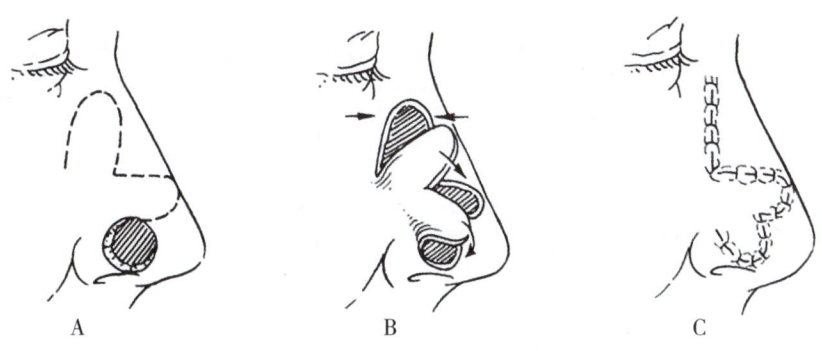

图 1-5-79 双叶易位皮瓣用于鼻翼部缺损的修复

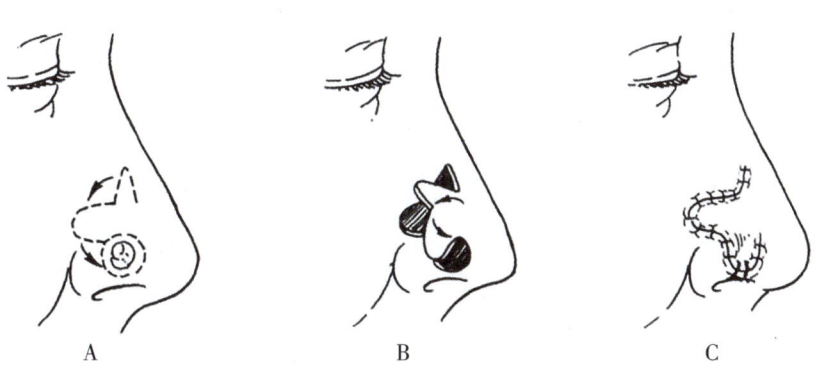

图 1-5-80 双叶易位皮瓣用于鼻侧部缺损的修复

(三) 插入皮瓣

插入皮瓣不像旋转与易位皮瓣那样密切接近缺损区,它与缺损区之间有正常组织,转移时必须跨越相间组织的上方或通过其下方的皮下隧道才能到达缺损区。根据皮瓣蒂的组成成分不同,插入皮瓣可分为带蒂插入皮瓣、皮下蒂插入皮瓣、血管蒂插入皮瓣等(图 1-5-81)。

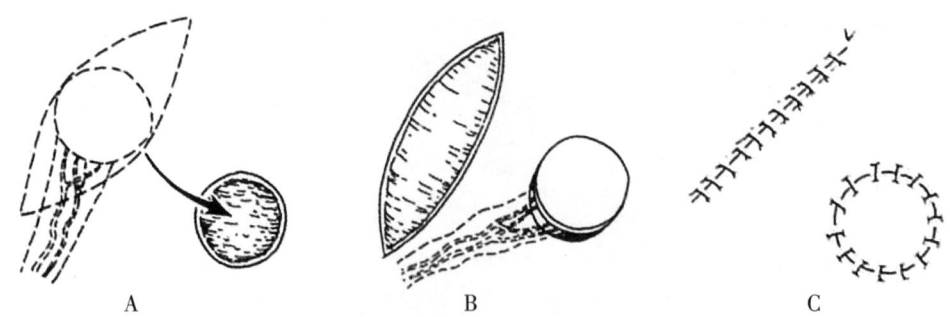

图 1-5-81 皮下蒂插入皮瓣的设计示意图

各种插入皮瓣的设计和临床应用举例见图 1-5-82～图 1-5-86。

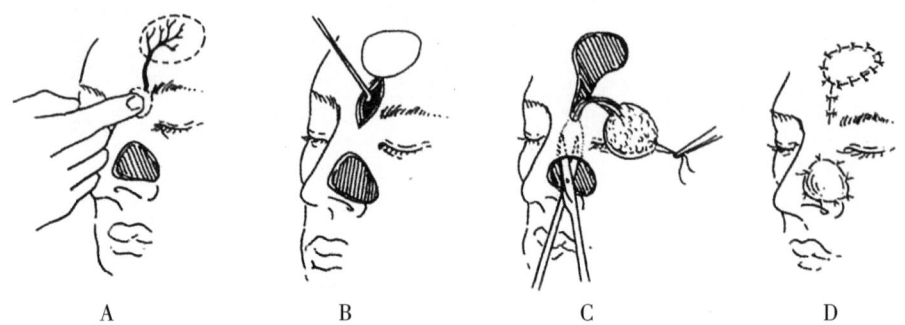

图 1-5-82 额部血管蒂插入皮瓣用于鼻部缺损的修复

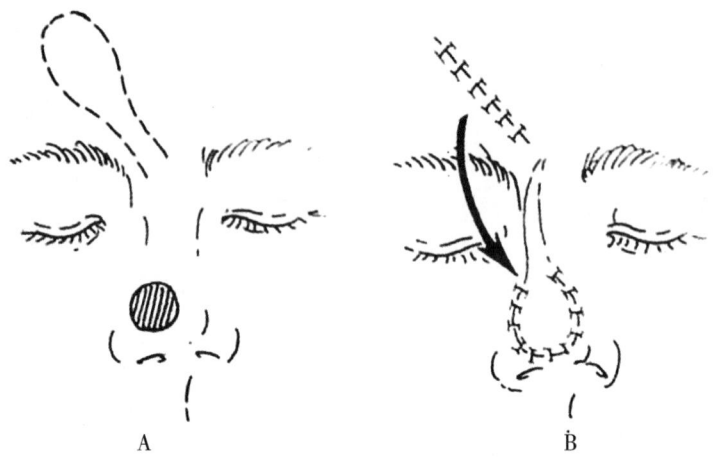

图 1-5-83 额部带蒂插入皮瓣修复鼻部缺损

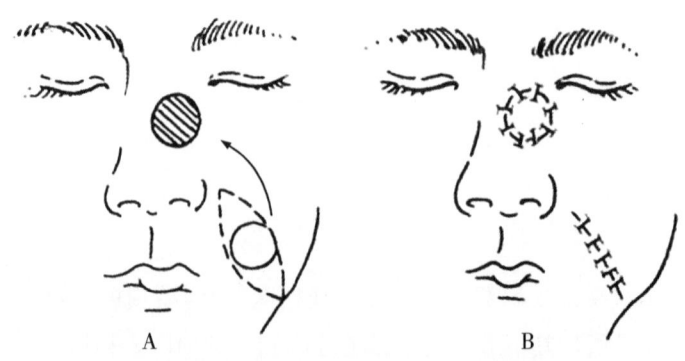

图 1-5-84 皮下蒂插入皮瓣用于修复鼻根部缺损
供区选择在鼻唇沟处,切口缝合后瘢痕线隐藏于鼻唇沟自然皱纹线内

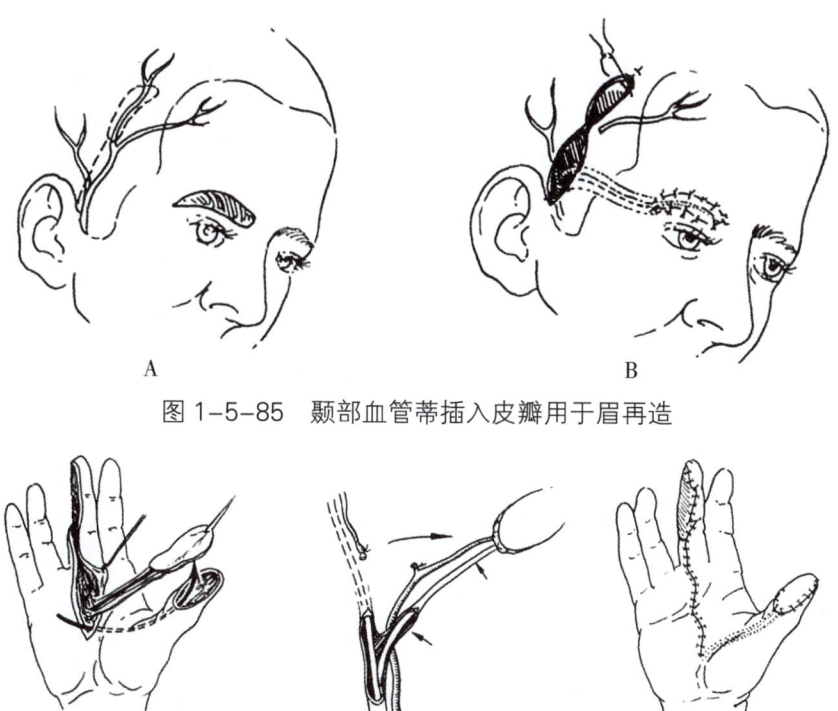

图 1-5-85　颞部血管蒂插入皮瓣用于眉再造

图 1-5-86　中指尺侧血管蒂插入皮瓣用于拇指端皮肤缺损修复

二、远位皮瓣

远位皮瓣是在距受区较远部位形成的皮瓣。这类皮瓣可以用直接、间接或吻合血管的方式转移至受区。直接转移者称直接远位皮瓣，如移植至手背的腹部带蒂皮瓣、交腿皮瓣和邻指皮瓣；间接转移者称间接远位皮瓣，如通过腕部携带法转移至面颈部的腹部管形皮瓣；经吻合血管方式转移者称游离皮瓣，如移植至手背的足背皮瓣等（图1-5-87）。远位皮瓣除以吻合血管方式转移者外，一般均需两次以上手术方可完成移植的全过程。

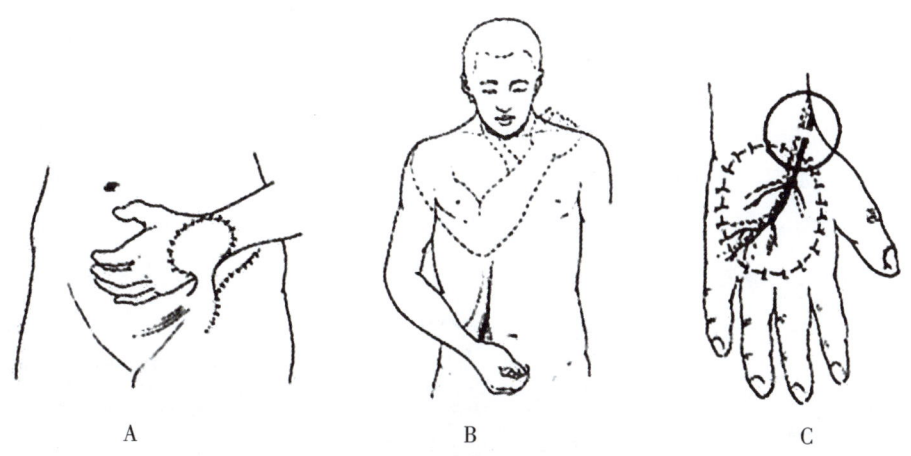

图 1-5-87　远位皮瓣示意图
A. 直接远位皮瓣　B. 间接远位皮瓣　C. 吻合血管的游离皮瓣

吻合血管的游离皮瓣移植是随着显微外科的兴起而出现的一项重大技术革新,是皮瓣移植发展史上的一次飞跃。它突破了传统带蒂皮瓣远位移植需多次手术的限制,使远位皮瓣移植只需一次手术即可完成,不仅大大缩短了疗程,提高了疗效,而且也为许多用传统方法难以或无法治愈的病例提供了新的治疗方法。在游离皮瓣移植技术的创立与发展中,我国学者作出了重要贡献,有不少发明创造,取得了举世公认的成就。例如上海第九人民医院张涤生首先在1965年成功地进行了狗小血管吻合游离腹壁皮瓣原位再植和左右交错移植。1973年美国的Daniel与我国上海华山医院的杨东岳先后分别介绍了腹股沟游离皮瓣移植在临床的成功应用,开创了吻合血管游离皮瓣移植临床应用的先河。1979年,我国的杨果凡在解剖学研究的基础上首次将前臂皮瓣应用于临床获得成功。因该皮瓣具有许多独特的优点,故成为最广泛采用的游离皮瓣之一,被国外专家誉为"中国皮瓣"。游离皮瓣移植的成功促进了显微外科的迅速发展及其在整形外科的广泛应用,使显微外科技术成为现代整形外科必须掌握的技术之一。

第三节 轴型皮瓣

一、轴型皮瓣

轴型皮瓣由直接皮动脉、肌间隙或肌间隔动脉供血,只能在一些特定部位形成(图1-5-88)。根据转移方式,轴型皮瓣又可进一步分为半岛状轴型皮瓣、岛状皮瓣和游离皮瓣三种(图1-5-89)。半岛状轴型皮瓣又称带蒂轴型皮瓣,在移植过程中其蒂部除轴心血管外,尚有皮肤和皮下组织与供区相连,其移植方式同一般的随意皮瓣。岛状皮瓣仅有皮瓣的轴心血管束及其周围少量疏松组织与供区相连,通常需通过皮下隧道或切开供、受区之间的正常皮肤将其转移至受区。游离皮瓣因其轴心血管也被切断,只能通过吻合血管的方式将其移植至受区。

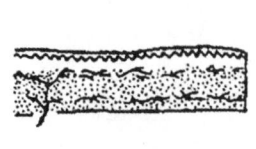 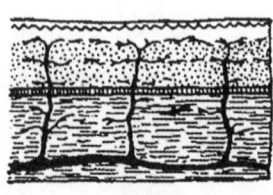 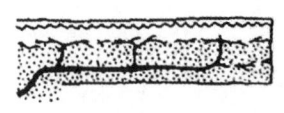

图1-5-88 皮瓣按皮肤的血供类型分类
A. 随意皮瓣　B. 肌皮瓣　C. 轴型皮瓣

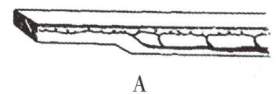 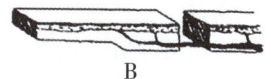 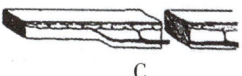

图 1-5-89　轴型皮瓣根据转移方式分类
A. 半岛状轴型皮瓣　B. 岛状皮瓣　C. 游离皮瓣

二、穿支皮瓣

(一) 概述

自 1595 年皮瓣移植术被成功应用于临床以来,经过数代人的经验总结,特别是由于对皮瓣血液供应及血管分布研究的深入、显微外科技术的发展,皮瓣移植技术发展迅速。近年来,根据缺多少补多少、缺什么补什么的原则,按照解剖层次切取,使皮瓣移植朝着薄型化、微创化方向发展。因而,一种新型的皮瓣即穿支皮瓣日益成为研究重点。

穿支皮瓣是由皮肤和皮下组织构成,有独立的穿支血管供血,这些穿支血管从所属主干发出后,从深部组织(主要是肌肉)中或之间穿出并供应浅表的轴型皮瓣。从解剖学的角度看,穿支动脉按起源可分为两种:肌肉血管的皮肤穿支动脉和肌间隙筋膜皮肤穿支动脉。目前以肌间隙筋膜皮肤穿支动脉营养的皮瓣又称为筋膜皮瓣,和以肌肉血管的皮肤穿支动脉营养的皮瓣合称穿支皮瓣。

1. 肌间隔(间隙)穿支皮瓣　营养血管是由肌肉深层的主干血管发出的,经由肌间隔走向浅层滋养浅筋膜、脂肪和皮肤。由此类血管供血的皮瓣称肌间隔穿支皮瓣,多见于四肢,存在于细长肌肉之间的间隔(间隙)内。代表性的皮瓣有:桡动脉穿支皮瓣、内收肌穿支皮瓣、股前内侧穿支皮瓣和股前外侧穿支皮瓣等。

2. 肌皮穿支皮瓣　营养血管由肌肉深层的主干血管发出,穿行于肌肉内分支营养肌肉组织,并分支穿出肌肉营养皮肤、脂肪及浅筋膜。临床应用的肌皮瓣多属于这种结构形式。将肌皮瓣内连接肌肉和皮肤的穿支血管沿血管蒂向肌肉内游离,剔除肌肉组织而形成的轴型血管皮瓣就是肌皮穿支皮瓣。它既不因携带肌肉组织而加重供区的损伤,也不因组织量太多而影响受区的外形,是一种较理想的皮瓣。肌皮穿支皮瓣多见于躯干和四肢近端的扁平肌上覆的皮肤组织。代表性的皮瓣有:腹壁下动脉穿支皮瓣、胸背动脉穿支皮瓣、肋间动脉穿支皮瓣、股薄肌穿支皮瓣、阔筋膜张肌穿支皮瓣等。

与传统的肌皮瓣和皮瓣相比,穿支皮瓣克服了传统皮瓣体积过大、皮瓣臃肿、影响修复部位的功能和美观等缺点,在供区损伤最小化的同时又能获得最佳的修复效果,具有以下几项优点:①保留了供区的肌肉、筋膜和神经,对供区损伤小,对机体的运动功能影响小;②将供区的并发症降到最低;③皮瓣设计更加灵活,顺应性好;④符合"相似组织替代"原则,修复更加完美;⑤患者术后疼痛减轻,恢复快,住院时间缩短。但穿支皮瓣也有其不足之处:①血管变异多,口径大多细小,因而追踪血管解剖难度大,对显微外科技术的要求高。②穿支血管口径较小,受牵拉刺激后影响血供,影响皮瓣的成活。

穿支皮瓣的临床应用形式有两种:局部带蒂转移和游离移植。由于穿支血管管径细小、变异较多,术前一定要进行超声探查,有条件的可以考虑应用多层次 CT 造影技术(MDCT),通过影像方式确定穿支出现的部位、穿支数目多少、管径大小、走行方向等。

(二) 股前外侧穿支皮瓣的临床应用

绝大多数的股前外侧皮瓣由旋股外侧动脉及其伴行静脉的降支分出的小穿支供血(图 1-5-90),少数情况下这些穿支是由旋股外侧动脉横支或旋股外侧动脉干,甚至是股深动脉发出,直接营养皮肤。绝大多数穿支血管是肌皮穿支,少数穿支血管于腹外侧肌与腹直肌之间穿出。旋股外侧动脉的降支在股直肌与股外侧肌之间行向外下方,体表投影为髂前上棘与髌骨外上缘连线中点与腹股韧带中点作一连线,该连线的下 2/3 段即为降支的体表投影。降支下行于髂髌线中点稍上方,于股直肌与股外侧肌之间分为内侧支和外侧支。外侧支行向外下分支供养股外侧肌及股前外侧皮肤。降支在肌间隙中可以作为皮瓣血管蒂的长度为 8~12cm,降支发出第一个穿支的上方约 10cm 处是血管截断和吻合的常用部位,此处外径约为 2.1mm。

1. 皮瓣设计 患者取平卧位,自髂前上棘至髌骨外上缘作一直线(髂髌线)。从腹股沟韧带中点向髂髌线中点引直线,此直线的远侧 2/3 段为旋股外侧动脉降支的体表投影。以髂髌线中点为圆心,半径为 3.0cm 画一小圆,此为第 1 穿动脉浅出点范围,外下象限居多。将第 1 穿动脉浅出点置于需要切取皮瓣上部中央附近,再以髂髌线为轴画出所需切取皮瓣的大小和形状,皮瓣面积可切取到 15cm×25cm 甚至更大,其上界可达阔筋膜张肌的远端,下界至髌骨上 7cm,内侧达股直肌内侧缘,外侧至股外侧肌间隔或略大(图 1-5-91)。

2. 皮瓣切取 先由皮瓣内侧缘及上内侧缘切开皮肤、皮下组织及阔筋膜至肌膜层,将阔筋膜与皮肤缝合数针固定以防撕脱,于股直肌肌膜表面向外侧分离皮瓣,至股直肌与股外侧肌间隙处向深面分离,将股直肌向内侧牵开,显露旋股外侧动脉降支血管神经束,向上分离旋股外侧血管降支并注意观察追踪穿支。将皮瓣上、内、下缘完全切开,在阔筋膜下分离皮瓣,在皮瓣上部仔细分离出第 1 肌皮动脉穿支,分离时结扎切断至肌肉的分支,亦可保留血管周围一部分肌纤维以保护血管。如皮瓣较大,沿降支血管全程继续分离出第 2 穿支、肌间隙动脉或直接皮动脉。切开皮瓣外缘,完全游离皮瓣。进行游离移植时,则可在上缘延长切口,游离旋股外侧动脉至所需长度;同时在皮瓣上端可在深浅筋膜之间找到股外侧皮神经并游离至所需长度。至此,皮瓣全部游离,待受区准备就绪后,即可切断血管蒂。供区多需植皮,面积小者可直接缝合或采用腹部皮瓣修复(图 1-5-92)。

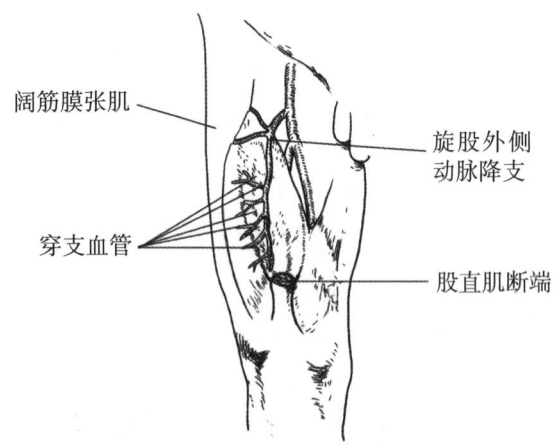
图 1-5-90 股前外侧皮瓣血供示意图

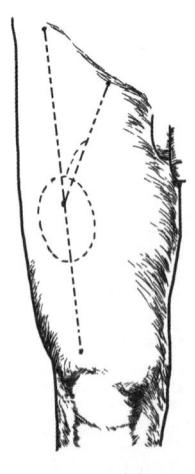
图 1-5-91 股前外侧皮瓣设计示意图

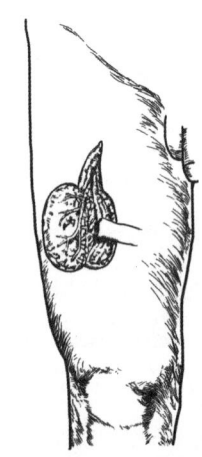
图 1-5-92 股前外侧皮瓣切取示意图

第四节 带蒂皮瓣的转移和断蒂

设计带血管蒂皮瓣时,尽量应用超声多普勒确定皮瓣血管蒂位置,以此作为轴心点;按皮瓣轴心血管走行的体表投影或肌皮瓣肌内部分的纵轴线标明皮瓣的轴心线;根据创面的大小与形状在轴心线两侧设计皮瓣,画出皮瓣轮廓,明确皮瓣旋转半径。切取肌皮瓣时,应注意保护肌皮穿支,可将皮瓣边缘与肌肉边缘暂时缝合,以免皮肤与肌肉分离,影响皮瓣血运。皮瓣经皮下隧道转移时,隧道应宽敞,以免血管蒂受压、过度扭曲或遭受牵拉。肌皮瓣转移至受区后,肌肉应与受区缝合固定以免肌肉因重力作用或回缩发生移位而影响皮瓣血运。皮瓣移植后一般不宜采用加压包扎方式,防止皮瓣下积血或积液。尤其是在蒂部,宜采取皮瓣下放置引流的方法。直接或间接转移的远位皮瓣,如交腿皮瓣移植等,术后固定应牢固可靠,以免皮瓣撕脱。皮瓣移植后早期,尤其是在24小时之内,应密切观察皮瓣血运,一旦发现问题,应分析原因,及时处理。带蒂皮瓣移植后,如需断蒂,在无血供障碍、感染、血肿等发生的情况下,一般可在术后3周左右实施。但在临床实际工作中,何时断蒂需根据皮瓣与受区创面接触面的大小、受区血供状况、皮瓣的厚薄等因素综合考虑决定。如接触面大、受区血运丰富、皮瓣薄,断蒂时间可适当提前(如真皮下血管网薄皮瓣一般可在术后10天左右安全断蒂),否则应推迟断蒂。为安全起见,在断蒂前,最好行血流阻断试验。常用的方法是用橡皮条或套有橡皮管的肠钳勒紧或夹住皮瓣蒂部,若1小时后皮瓣无血运障碍发生,即可安全断蒂。皮瓣移植至受区成活后,往往存在着一些问题,如皮瓣臃肿、不平整、蒂部轴心点处有皮肤褶皱等。因此皮瓣移植后晚期常需做一些修整手术,一般应在2~3个月后施行。

第五节
皮瓣移植的并发症及其防治

皮瓣移植后的常见并发症主要有以下几种：

一、血供障碍

皮瓣移植术后能否成活，关键是其微循环能否维持生理功能。在正常情况下，调节微循环的各种因子处于相对平衡的生理状态，一旦形成皮瓣，其平衡状态即被打破，引起一系列变化。手术时交感神经纤维被切断，皮瓣血管失去神经支配，失去张力，血管扩张，血液停滞。有实验证明，皮瓣移植术后早期蒂部血流为术前的100%，但在远端部分则降到18%，术后6小时内营养性血流量与非营养性血流量均降低。由于血流量减少，皮瓣局部代谢障碍，氧、葡萄糖、ATP均显著下降，二氧化碳、乳酸等增加。这些变化的强度与缺血的程度和手术操作对组织的创伤程度有关。12~24小时后，皮瓣血流量逐渐增加，代谢紊乱状态亦随之逐渐趋于正常。术后4~6天受区血管逐渐向皮瓣长入而建立血供，皮瓣得以成活。术后1周，皮瓣血流已回升到术前的65%，其后日趋正常。术后4~8周交感神经纤维支配得以修复。如果皮瓣设计正确、手术创伤不大，患者术前一般情况良好，供区皮肤组织正常，皮瓣术后早期虽然远端血供降到正常的18%，但由于每100g正常皮肤组织每分钟血流量为20ml，其中绝大部分为调节体温等功能，仅7%~10%用于维持代谢，因而绝大多数皮瓣能度过术后的代谢紊乱反应而成活。但如果皮瓣设计错误、手术操作失误以及术后处理不当，便可发生血供障碍，导致皮瓣坏死。

（一）血供障碍的发生原因

引起皮瓣血供障碍的原因有全身性和皮瓣局部性两类。吸烟及糖尿病即为常见的全身性因素。局部原因主要有以下三类：

1. 皮瓣设计错误　设计皮瓣未遵守原则，如长宽比例过大、旋转皮瓣的旋转轴心点选定不当；间接转移皮瓣未采用逆行设计法设计，以致转移过程中蒂部过度扭曲；误选有病变部位为供区等。

2. 手术操作失误　如手术操作粗暴，导致组织创伤反应剧烈；剥离层次不当，以致血供受损；缝合过紧，特别是在皮管形成术中缝合过紧，术后组织反应性水肿，影响静脉回流；止血不仔细，术后发生血肿，压迫血管和诱发血管痉挛；未按层次缝合，遗留死腔；岛状皮瓣移植时，血管蒂过度扭曲或受压；游离皮瓣移植时，血管吻合质量差，致吻合口血栓形成等。

3. 术后处理不当　如包扎过紧或过松，前者影响动脉供血，后者则不利静脉回流，且易发生皮瓣下血肿或积液；固定不确实，特别是在皮管转移过程中，易发生蒂部撕脱、扭曲；术后疼痛导致血管痉挛以及血容量降低，且未予及时处理；游离皮瓣移植后，因室温过低而诱发血管痉挛等。

（二）血供障碍的症状

当动脉血供障碍时，临床表现为皮瓣苍白、发凉，最后发生干性坏死。静脉回流障碍时，临床表现是术后早期皮瓣充血、潮红、肿胀、皮温增高，继之皮色发绀，出现水疱，若仍未得到及时有效处理，皮瓣颜色转呈紫黑色，皮温下降，静脉血栓，皮瓣内动脉亦随之发生栓塞，最终导致湿性坏死。

（三）血供障碍的处理

在皮瓣移植的全过程中，任何一次手术均有可能发生血供障碍。一旦发生，轻者可导致皮瓣瘢痕组织增生，影响修复质量，重则引起皮瓣部分或全部坏死。因而应预防血供障碍的发生。预防措施包括：术前必须重视对患者的全身检查，及时发现和处理全身性因素；设计皮瓣务必遵守原则，对任何远位皮瓣，均应采用逆行设计法进行设计；手术要注意无创技术，尽量减轻对组织的创伤，皮瓣伤口缝合后适当放置引流；游离皮瓣移植后，应常规应用扩血管、抗凝血和疏通微循环药物；正确包扎和固定等。一旦发现血供障碍，要及时果断处理，切忌犹豫不决，延误时机。

1. 静脉血供障碍的处理 皮瓣术后血供障碍，以静脉回流障碍为多见。若及时发现，积极处理，多能挽救皮瓣；若皮瓣已呈深紫色，即使大力抢救，仍难免部分甚至整个皮瓣坏死。因此皮瓣移植术后24小时内，要定时检视皮瓣血供情况，以便早期发现，及时治疗。

（1）皮瓣术后如皮色潮红显著，肿胀明显，提示已有静脉回流障碍，应立即检查蒂部位置是否高于瓣部，是否张力过大，有无扭曲或压迫。如蒂部位于肢体，应检查该肢体是否受压，有无绑带束缚等，并予处理。同时宜静脉滴注低分子右旋糖酐500ml，每日1~2次，有助于防止红细胞、血小板聚集，减缓血栓形成，使皮瓣术后血流得以恢复正常。

（2）经上述处理2小时后，皮瓣颜色和肿胀如有减轻，应密切观察，并继续上述处理，直至完全正常。如无减轻迹象，则应拆除部分缝线，减轻皮瓣张力，并在蒂部及其四周的皮下注射玻璃酸酶利多卡因液5ml（玻璃酸酶3000单位稀释于1%利多卡因5ml溶液中）。用药2小时后，如皮瓣颜色没有加深，可每6~8小时重复皮下注射，直至皮瓣颜色恢复正常，肿胀明显减退。在局部应用玻璃酸酶期间，仍需静脉滴注低分子右旋糖酐。

（3）如果经前述处理，皮瓣颜色、肿胀仍无减轻迹象，或术后首次检查即发现皮瓣发绀，出现水疱。随意皮瓣应行皮瓣中轴皮肤切开减压术。即在皮瓣中线，自蒂部至瓣部远端，纵行将皮肤全层切开，创口用含抗生素的等渗盐水纱布湿敷，每日换药2次，直至创口愈合。皮瓣中轴皮肤切开减压术应在呈紫红色时施行，过晚则效果不良。游离皮瓣则应行血管探查术，如发现吻合口有血栓形成，应切除吻合口，再作吻合；如发现血管有损伤或虽无损伤但长时间顽固性痉挛者，应切除痉挛段，重新吻合。术后继续应用抗凝、解痉和活血药物，必要时加用溶栓药物。

2. 动脉血供障碍的处理 动脉血供障碍多在下列情况下发生：①随意皮瓣长宽比例设计过大；②手术操作粗暴，损伤皮瓣血供；③远位皮瓣断蒂过早；④岛状皮瓣血管蒂过度扭曲或受压；⑤游离皮瓣血管吻合质量差，致吻合口血栓形成等。因此，术前应遵守皮瓣设计原则，术中防止损伤血管，断蒂前先做血流阻断试验，避免血管蒂扭曲或受压，吻合血管时力求精确无误，一般可以避免其发生。在皮瓣形成过程中，应随时检视皮瓣血运情况，一旦皮瓣创缘渗血不活跃或皮瓣苍白，应停止手术，将皮瓣缝回原处，2~3周后再行手术。随意皮瓣转移术后发生动脉血供障碍，可试用血管扩张剂及高压氧舱治疗。如仍不能获得改善,可将皮瓣缝线拆除,剪除脂肪,形成皮片移植。文献中报道有关用于增加实验性皮瓣血供的药物多达百余种,包括交感神经阻滞剂(如利舍平、多巴胺、胍乙啶)、受体阻滞剂(如酚苄明、酚妥拉明、氯丙嗪)、平滑肌松弛剂(如硝酸甘油、肼屈嗪、二甲基亚砜)、前列腺素以及改变红细胞流变性药物(如己酮可可碱等)、提高组织细胞缺氧耐受性(如激素)和超氧化物阻滞剂(如SOD、别嘌醇)等,但重复实验结果并不完全相同,尚未达到临床应用的阶段。岛状皮瓣转移术后发生动脉血供障碍,多系血管蒂受压或过度扭曲所致,应及时予以解除。游离皮瓣移植后发生动脉血供障碍,应行血管探查术,并按前述处理静脉血运障碍的方法进行处理。

二、血肿

皮瓣下发生血肿,可以妨碍皮瓣与受区血循环的建立,对皮瓣组织产生压迫作用和刺激血管诱发痉挛,导致皮瓣血供障碍。血肿还是极好的细菌培养基,血循环中的抗生素无法渗入血肿内,因而容易继发感染。如不及时发现和处理,可能引起皮瓣坏死,即使皮瓣成活,由于血肿机化后形成瘢痕,也将影响皮瓣修复效果。

(一)发生原因

1. 术中止血不彻底。包括止血不仔细,忽略出血点;止血技术不正确,术后结扎线松脱;局部浸润麻醉液内加入肾上腺素较多,术中血管收缩,未发现出血点,术后血管扩张,引起出血,形成血肿;或为电凝止血,术后因血管内压增高而出血。

2. 患者有出血倾向,术前未查出。

(二)预防

应重视预防措施。有出血倾向的患者,应术前予以纠正。女患者应避免在经期施行手术。术中止血要彻底,较粗血管出血时应用结扎法止血。缝合时注意解剖层次,防止遗留死腔。适当放置引流,以防血液或血清潴留。

(三)处理

术后皮瓣部位有剧烈疼痛、局限性肿胀及皮下淤血,即应考虑到有血肿形成,应在无菌条件下,拆除部分缝线,掀起皮瓣仔细检查。如有血肿应仔细清除,用等渗盐水冲洗,缝合结扎出血点。放置引流后,缝合伤口。术后全身应用抗生素,防止继发感染。

三、感染

(一)发生原因

1. 手术未遵守无创技术,操作不精细以致组织创伤剧烈,炎症反应严重,组织抵抗力降低,或未严格遵守无菌技术。

2. 皮瓣血供障碍或血肿、血清肿形成后,又未重视采取抗感染措施。

3. 局部有潜在感染灶存在,且术后皮瓣下遗留有死腔。

4. 患者一般情况差,或有糖尿病等全身性疾病存在。

（二）预防

1. 术前注意改善全身情况，控制全身性疾病，以提高抵抗力。
2. 严格遵守无菌技术和无创操作，爱护组织，止血彻底，伤口内正确放置引流，防止遗留死腔。
3. 术后正确包扎和适当使用抗生素。

（三）处理

一般术后体温均有增高，如系正常的手术创伤反应，术后48小时内即开始下降。如48小时后体温仍继续升高，应警惕伤口感染。若同时还发现皮瓣与受区间缝合的创口潮红范围超过缝合线区域，疼痛增剧，血常规检验白细胞计数增多，即可诊断为创口感染。应加强全身抗生素的应用，加强换药，密切观察皮瓣局部，必要时拆除部分缝线以利引流。如有脓肿形成需及时切开排脓。

四、皮瓣撕脱

皮瓣偶见于远位皮瓣移植术中，特别易发生于采用间接转移法的扁平皮瓣和皮管，一般都是由于固定不确实而肢体活动过剧所致。一旦发生应立即清创缝合。

（薛春雨　邢新）

第六章

皮肤软组织扩张术

第一节
扩张器简介

皮肤软组织扩张术是利用有活力的组织在机械力作用下可增殖、扩展这一特性,把扩张器植入正常皮肤软组织下,定期注液、体积不断增长的扩张器对表面皮肤软组织产生压力,刺激表面的组织增生,通过产生的新的"额外"的皮肤软组织来修复缺损的一项技术。

一、扩张术简史

皮肤软组织扩张术始于20世纪70年代,美国波士顿的一个年轻整形外科医师Austard在1975年把一个含有高浓度氯化钠的半透膜性质的硅橡胶囊放入皮下,由于渗透压的作用,组织内水分被吸入硅橡胶囊内,硅橡胶囊逐渐膨胀,刺激表面的皮肤扩张。1976年,美国年轻的整形外科医师Radovan受到夫人怀孕时表现出来的腹部组织生理性扩张现象的启发,与生物医学工程师Rudy Schulte合作研制了第一个真正意义的皮肤软组织扩张器,并随后对其不断改进,成为目前的扩张器。1982年其首先在美国整形外科杂志上发表了应用软组织扩张器进行乳腺切除后乳房再造58例的临床报告,同年Austard也首次公开发表了皮肤软组织扩张术在全身各个部位应用130余例的论文,他们以大量的照片显示了临床应用皮肤软组织扩张术取得的良好效果,展示了皮肤软组织扩张术临床应用的广阔前景。

在我国,张涤生教授首先于20世纪80年代初报道应用进口皮肤软组织扩张器治愈10例烧伤畸形患者。而后,1985年第四军医大学西京医院整形外科中心与化工部西北橡胶研究所合作,率先在国内成功研制皮肤软组织扩张器,并广泛供应全国各地医院。随后成都、重庆、上海、天津、北京等地的厂家也研制出了不同型号的扩张器。扩张器的成功国产化使皮肤软组织扩张术在我国得到了广泛的应用。

由于应用皮肤软组织扩张器得到的皮肤软组织与缺损区的色泽、质地及厚度相似,且不再需要转移远位皮肤和软组织即可以达到美容修复效果,故其受到了整形外科及美容外科医师的广泛重视,目前我国很多皮肤外科医师都在应用。

二、扩张器的类型和结构

扩张器是医用硅橡胶通过模压或浸蘸工艺再经高温硫化而成,由注射阀门(亦称注射壶)、连接导管和扩张囊三部分组成(图1-6-1)。盐水和药物注射进入阀门,通过导管进入囊内,使其逐渐扩张。在扩张囊的作用下，其表面的皮肤软组织开始细胞分裂或动员临近组织，使皮肤软组织增加。

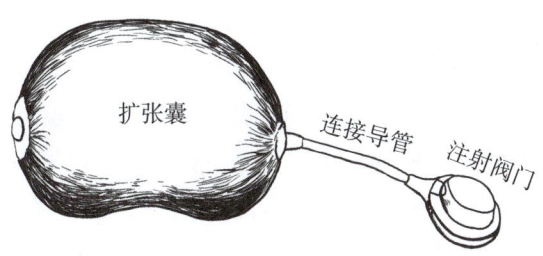

图 1-6-1　皮肤软组织扩张器

皮肤软组织扩张器依据其扩张的原理不同，分为可控型和自行膨胀型两大类。

（一）可控型皮肤软组织扩张器

1. 扩张囊　是扩张器的主体部分，其形态根据临床需要修复的部位、修复的范围面积以及需要修复区的形态而设计。可分为圆形、方形、圆柱形、肾形、新月形等不同形态和规格，其功能和应用部位各有不同，临床上可根据需要选择不同形态、不同容量的扩张器（图1-6-2）。

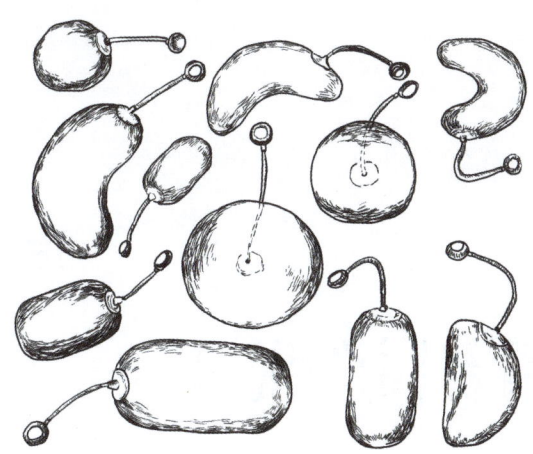

图 1-6-2　各种不同类型的皮肤软组织扩张器

2. 注射阀门（注射壶）　是接受穿刺并由此向扩张囊内注射扩张溶液的主要部件。其形态大小不一，有半球状、乳头状、圆盘状等；直径不等，一般为1~2cm，高0.7~1.7cm，结构主要为顶盖、底盘、防刺穿不锈钢片尼龙以及防渗漏装置。可埋植于体内，亦可留置于体外（称阀门外置）。

3. 连接导管　为连接注射阀门及扩张囊之间的硅橡胶管，长度为5~15cm不等，直径亦因扩张囊大小而异，一般为2~3.5cm。导管不宜过短或太长。过长则容易引起导管折叠，不利于注水或穿破表面组织；过短则容易在穿刺过程中误扎扩张囊，造成扩张囊破裂。

（二）自行膨胀型扩张器（self-inflating tissue expander）

最初由 Austad 设计，其原理是使用具有半渗透膜性能的硅橡胶膜，利用囊壁内外的渗透压差使扩张囊自行扩张。该型扩张器没有注射阀门，囊内含有一定容量的氯化钠饱和溶液，囊外的组织液慢慢地渗透入囊内。然而由于扩张速度和时间不易控制，一旦扩张囊密闭性遭到破坏，囊内的高渗盐水渗漏到组织间则可招致局部组织坏死，故目前临床应用较少。

三、扩张器扩张的机制

关于扩张后的皮肤增加,目前公认的原因主要有三种:①生物性增生:细胞有丝分裂造成数量的增加;②弹性伸展:在囊内压不断增加的牵拉作用下,细胞间隙增宽,形态被拉长,细胞间质增生;③机械蠕变:表面张力的增加也使邻近组织受到牵拉,产生"蠕变"而向扩张区移动。三种来源的新增皮肤所占的比例依据扩张快慢、部位而不同。快速扩张所产生的额外组织多由周围组织"蠕变"而来,普通扩张和慢速扩张所产生的额外组织以生物性增生为主;四肢等皮肤容易牵拉的部位,产生的额外皮肤以蠕变为主,而头面部以增生为主。

皮肤软组织扩张后会发生组织学变化,其概括性表现如下:表皮因细胞增殖或细胞间隙变窄而增厚;基底层细胞有丝分裂增加;真皮纤维化增加,胶原沉着增多,但真皮厚度变薄,弹力纤维断裂;皮肤附件相互分离,没有明显的形态学改变;肌肉变薄;脂肪细胞萎缩,部分永久消失;血管分布显著增加,特别是在正常组织和包膜的接合部;毛细血管的管径及数量增加;过快或过猛的扩张可造成组织不可逆的损伤,甚至不可回复性死亡。

第二节 皮肤软组织扩张术

皮肤软组织扩张术大致可分为三个阶段实施,即扩张器的植入(或埋入)、注水扩张、扩张器取出及扩张皮瓣的转移修复等三个过程。

一、扩张器的植入(一期手术)

(一)扩张器形态和大小的选择

扩张器形态的选择要根据修复的部位、形态及病变范围和可供扩张区的正常皮肤的大小、形态来决定,同时要考虑到二期修复时皮瓣的转移情况。圆形扩张器适用于做易位皮瓣,长方形扩张器适用于推进皮瓣。对于一些特殊部位,则可选择一些特殊类型的扩张器,如并指畸形需要将细长型扩张器植入指缝间隙。

扩张器大小的选择多依据需要修复的面积来计算,可参考表1-6-1。但是依据我们的经验,扩张的皮肤软组织应宁多勿少。特别是治疗颈部瘢痕时,从来没有扩张皮肤软组织过多的时候,每次用量都很紧张。这可能有两个原因:①颈部的活动范围大,俯仰时颈部的皮肤松紧差别较大;②颈部组织活动度大,发生瘢痕时,对周围组织的牵拉严重。因此计算颈部组织缺损时,一定要考虑到颈部松解、后仰时所需要的量。

表 1-6-1　修复缺损 1cm² 所需要的扩张器容量

扩张部位	需要的扩张器容量
头部	3.5～4.0ml
面部	6～8ml
颈部	12～14ml
躯干	4～6ml
四肢	6～8ml

(二)扩张器埋植术

1. 扩张部位和切口的选择　切口一般选择在正常组织和需要修复区交界处,且与扩张器边缘平行。如果同时埋植几个扩张器,两个扩张器可共用一个入路切口(图1-6-3)。对于头部、躯干和四肢,手术切口不宜太长,能埋入扩张器即可。但是对于面颈部来说,为了预防术中周围神经和血管的损伤及术后血肿的发生,手术切口要适当延长,以便在直视下操作,但是有内镜协助者可以在小切口下植入扩张器。有时也可选择与扩张器边缘垂直的切口,该切口术后早期即可开始扩张,且扩张器不易从切口外露。

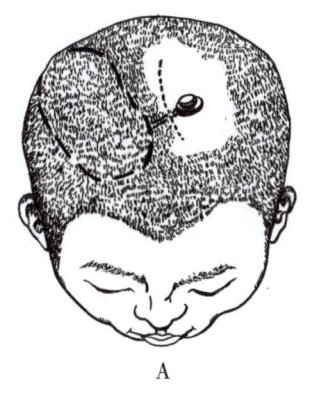 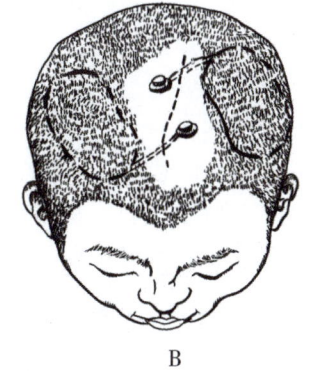

图 1-6-3　切口设计

A. 埋植切口设计在交界处上瘢痕缘　B. 同时有两个埋植区可共用一个切口

2. 扩张器腔隙和剥离　扩张器植入的层次依部位和需要而不同。在头皮,为了预防再扩张过程中引起秃发等并发症,一般需要放在帽状腱膜下。在面部,为了防止面神经的损伤,一般放置在皮下。在颈部,依据个人的经验可以放置在不同的层次。放置在皮下,要预防过浅致扩张器外露;放置在颈阔肌下,在剥离过程中要在直视下操作,防止损伤颈外动静脉及表浅的神经。在躯干和四肢,一般放置在皮下即可。

埋植注射壶的腔道不宜过大,以注射壶恰好通过即可,以防术后注射壶向扩张囊方向移位,影响日后注水扩张。

3. 扩张器的植入　在检查无活动性出血后,将扩张器平整地植入,连接导管放在扩张器下面,以免刺破皮肤致扩张器外露。如果疑有出血可能,可在扩张器下放置负压引流。

4. 切口的缝合　缝合切口时,最好在离切口0.5~1cm处把皮瓣固定于深部组织上(图1-6-4),这样一方面可减少注水扩张后切口的张力,预防扩张器切口外露;另一方面可以早期足量注水,既有利于压迫止血,又有利于缩短治疗时机。在如此处理后,面部100ml的扩张器术中我们可以注入约30ml的量,而无切口外露的发生。

术后一般不需要加压包扎,如果出血较多,可以适当地加压包扎。

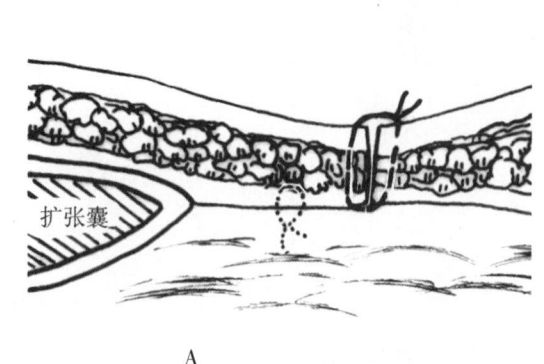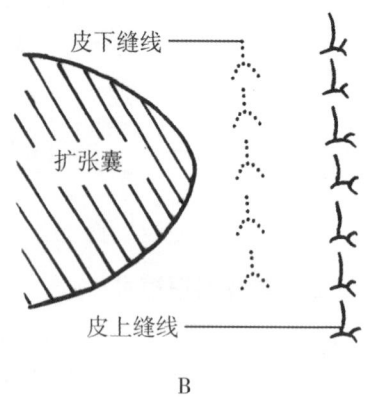

图1-6-4　切口关闭技巧
A. 切口边缘皮瓣与深部组织缝合(断面观)　B. 皮下缝线和皮上缝线

二、扩张器的注液扩张

(一)常规扩张方法

在术中注水后,一般在术后5~7天开始第二次注水,以后每隔3~7天注射1次,每次注入量视扩张囊大小或扩张部位而定,皮肤张力过大或深部有重要器官(如颈部)时一次注入量不可过多。一般每次注入扩张器额定量的10%~15%。扩张液可选等渗盐水或加有抗生素的等渗溶液。为预防感染、缓解扩张时产生的胀痛不适、减轻扩张囊壁周围瘢痕的增生,可参考文献记载的方法,例如每250ml等渗盐水内加入有效浓度抗生素、地塞米松5mg、2%利多卡因或2%奴夫卡因20ml。

注水时应注意:一次注入量不可太多,皮肤张力不能过大。实验结果显示,注射后内压以不超过5.3kPa(40mmHg)为宜。如注液后局部皮肤张力过大,苍白,无充血反应,停止注射5分钟左右仍不恢复者,一定要经过阀门抽出适量溶液减压。

(二)其他扩张方式

目前,扩张方式有很多种,有即时扩张(术中扩张)、快速扩张(急性扩张)、亚速扩张(亚急性扩张)、常速扩张(常规扩张)、慢速扩张(慢性扩张)等多种类型。我们一般采用常规扩张法,4~5天注水1次,6~8周完成扩张。

也有人用容量输液泵或微量给药泵作持续扩张,持续灌注在术后8~10天开始,压力一般维持在5.3~8.0kPa恒压下,平均灌注速度为1~2ml/h,10天左右完成扩张。他们认为这种扩张技术速度快,痛苦小,并发症少。但笔者认为,过快的扩张获得的"额外"组织不是通过组织增生获得的,而是通过弹性扩张和周围组织蠕变得到的,术后回缩比较严重,后期效果不佳;另外,过快的扩张容易导致皮瓣出现"妊娠纹"样改变，外观不佳。因此我们多采用常规扩张。

但是在一些急性创伤患者中，为了早期关闭创面，应用快速扩张法可能会获得良好的效果。

（三）最终需要修复的扩张量

虽然在植入扩张器时已计算过需要扩张的容量，但在终止扩张、最后修复时，仍要估算需要修复缺损的组织扩张量，必须充分考虑组织回缩率。一般认为扩张组织转移前，其面积应为缺损面积的 2 倍以上，这样可无张力地闭合供、受区创面，便于组织瓣的转移。动物实验表明，圆形扩张器扩张后的轴型皮瓣转移时回缩率在 50%以上。已有的许多研究也提示扩张皮瓣仅比不扩张皮瓣增加实际面积的 23%~46%。不同的部位回缩率不同，如头皮回缩少，面颈部回缩多；慢性扩张回缩少，快速扩张回缩多。在面颈部修复时，一定要考虑回缩，以免术后皮瓣回缩牵拉周围器官，造成各种继发畸形。

精确计算法可依据扩张器形态的数学公式计算出扩张面积。但由于应用计算机计算扩张面积需要较高的设备条件和技术，在临床应用有相当大的局限性，难以真正普及。

三、扩张完成后的皮瓣转移方法（二期手术）

（一）扩张皮瓣的转移方式

皮瓣扩张后依据不同的部位和缺损采用不同的方法，常规的方法有推进皮瓣、旋转皮瓣和交错皮瓣（易位皮瓣）。切口的设计既要考虑扩张皮瓣的充分延展，又要考虑转移后切口的掩蔽性（特别是面颈部），以便获得良好的美容效果。为了获得最佳效果，我们一般采用逆行设计方法，依据缺损和扩张皮瓣的情况设计切口，然后应用一张透明塑料，剪成转移皮瓣的样式，以蒂部为中心旋转，看是否与想象中的一致，是否可以获得最佳的效果。千万不可盲目做切口，否则既不能有效地利用皮瓣又不能获得理想的效果。另外，如果经验不足，不要先处理受区，应待皮瓣切取、试转移后再依据皮瓣的修复面积切除病灶和瘢痕。

1. 滑行推进皮瓣　以顺血运一端为蒂，皮瓣远端与受区接壤，设计推进皮瓣。手术要点详见"皮瓣移植"章节。为增加皮肤的修复面积，皮瓣远端两侧可以携带部分未扩张的远端宽度，扩大覆盖面积。但应注意，对远端血运较差者不可携带过多的未扩张皮肤，以每侧宽度不超过 3cm 为宜（图 1-6-5）。

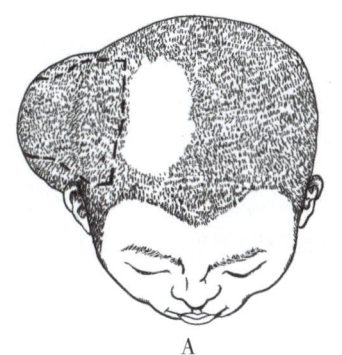 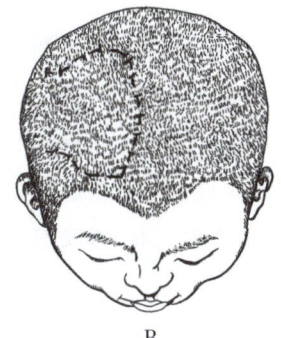

A　　　　　　　　　　　　　B

图 1-6-5　滑行推进皮瓣示意图

A. 皮瓣设计　B. 术后

滑行推进皮瓣在设计与实施时既可以设计成直线形、弧形切口线,也可以设计成一个或数个三角形,这样皮瓣形成后在前进中可与受区边缘相互交错,不仅延长了长度,还可避免直线瘢痕挛缩。

2. 旋转皮瓣　皮瓣设计以邻近修复区的一侧为蒂,形成一个依一定轴线旋转的皮瓣(图 1-6-6,图 1-6-7)。皮瓣长宽大小依受区所需面积和皮瓣血运允许范围而定。旋转角度以不大于 120°为好,以便减少转移后形成的"猫耳朵"。设计时皮瓣远端较蒂部可略宽一些,以利于旋转。同时蒂部最好选择在血流进入的一端,即皮瓣的设计应顺血运方向。

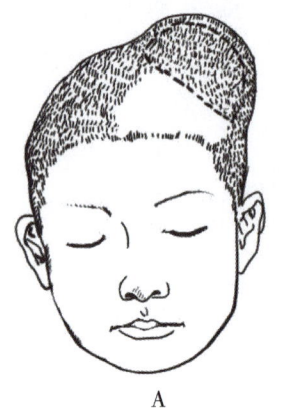
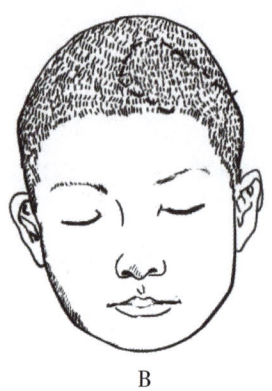

图 1-6-6　旋转皮瓣示意图
A. 皮瓣设计　B. 术后

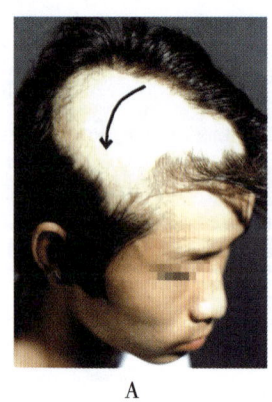
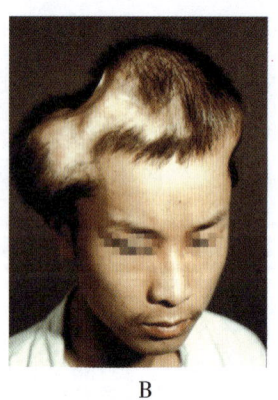
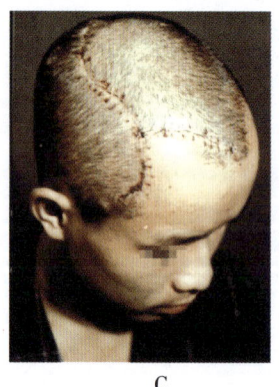

图 1-6-7　旋转皮瓣修复实例

在临床实践中我们认为旋转皮瓣应用较简便,辅助切口少,并可以与滑行推进皮瓣同时应用,相互弥补不足。主要缺点是扩张形成的半球形皮瓣很难完全舒平。

3. 易位皮瓣(交错皮瓣)　以顺血供的一侧为蒂,形成一个较长的三角皮瓣(或舌形或长方形皮瓣)。其蒂部一侧靠近受区,皮瓣远端位于远离受区的部位。所形成的皮瓣与受区之间相隔有一部分扩张与未扩张的正常皮肤,形成的皮瓣插入受区,这样扩张后的皮瓣可获得充分利用(图 1-6-8,图 1-6-9)。

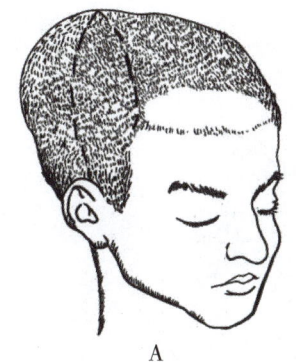
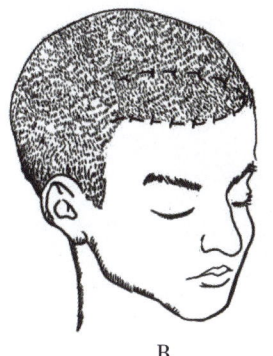

图 1-6-8 易位皮瓣示意图
A. 皮瓣设计 B. 术后

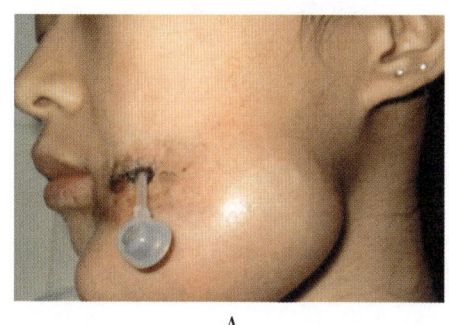
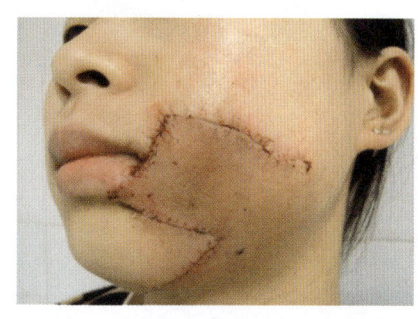

图 1-6-9 易位皮瓣修复实例

4. 其他　除了上述三种形式的局部皮瓣外，还有皮下血管蒂岛状皮瓣，这种皮瓣可用于邻近处转移或远位转移，如额部扩张后的皮瓣转移至鼻尖、鼻翼部修复缺损或全鼻再造，胸三角区皮肤扩张后转移至面颊部或口底部修复缺损等（图 1-6-10）。此外，这种扩张后的岛状皮瓣还可以通过血管神经吻合的方法作游离皮瓣修复受区缺损。

最后需要阐明的是，在实际操作中，多种局部皮瓣的应用方式不是截然分开的，往往是两种或三种方式的综合。特别在缺损较大、埋植多个扩张器时，在实际操作中往往既有滑行推进皮瓣，又有旋转皮瓣，还有易位交错皮瓣。总的目的是将扩张后的皮瓣加以最充分的利用，尽量减少切口，避免浪费，达到完美的创面覆盖效果。

（二）囊壁的处理

囊壁上纤维包膜的去留，要视具体情况而定。如果纤维包膜影响皮瓣的舒展，则应将其仔细剥除或多处切开，否则可留于原位待其自行吸收。如果扩张囊基底部周边形成的横断面为三角形的比较厚的纤维环，对皮瓣的舒展有影响，则应将其切除。

（三）术后注意事项

考虑到扩张过程中皮肤软组织需持续保持一定的张力，皮瓣转移后亦应保持一定的张力，如果皮瓣太松而回缩率过高，有可能导致皮瓣中的静脉迂曲而影响血液循环。扩张皮瓣下应放置负压引流管，术后适当加压包扎。

伤口愈合后，应采取预防瘢痕增生、对抗皮瓣挛缩的措施，如应用弹力外套、颈托、支架等。术后早期扩张皮瓣较硬，并有回缩的趋势，一般术后 6 个月左右能够软化并恢复自然弹性。

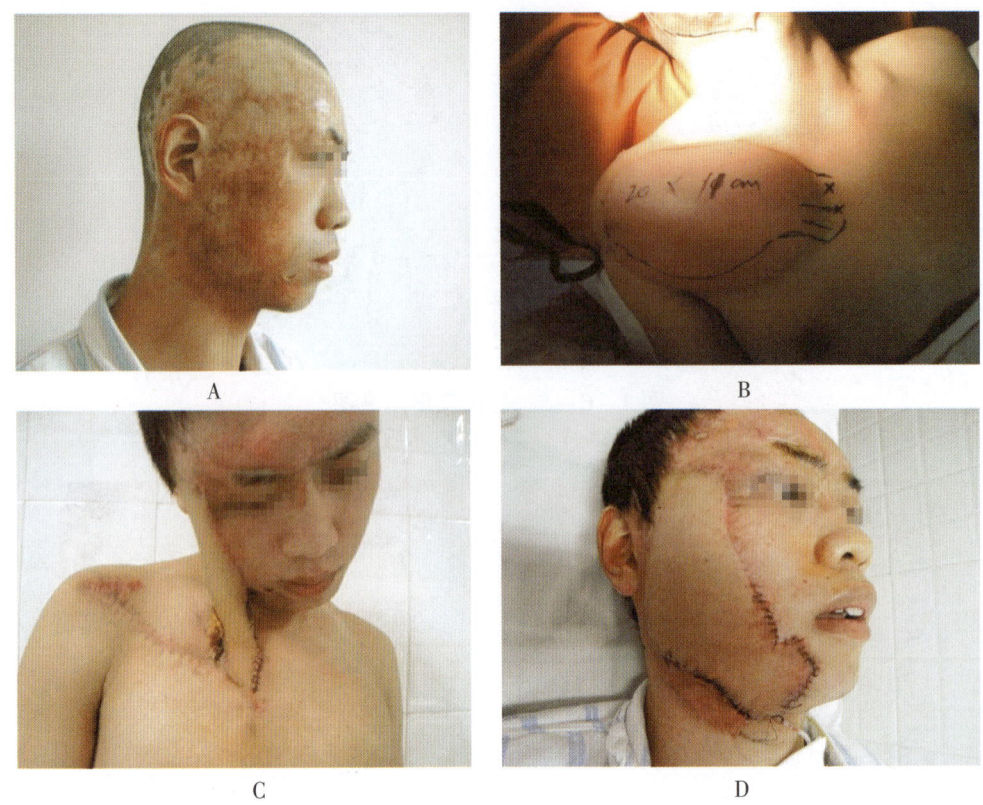

图1-6-10 利用胸三角皮瓣(轴型皮瓣)修复面部瘢痕
A. 面部萎缩性瘢痕　B. 胸三角区植入一600ml的扩张器　C. 胸三角皮瓣带蒂转移　D. 胸三角皮瓣断蒂术后

第三节 扩张术在皮肤外科的应用

一、瘢痕性秃发

皮肤软组织扩张术是目前公认的治疗瘢痕性秃发的首选方法(图1-6-11),对于秃发或缺损面积不超过全头皮1/2的病例均能达到完全修复。但这种病例需要经过2次及以上连续"接力"扩张后,才能达到满意的修复疗效。对于部分较严重的男性脱发患者,在行自体毛发移植术前,亦可在双颞部和枕部行头皮扩张术以缩小秃发区面积。

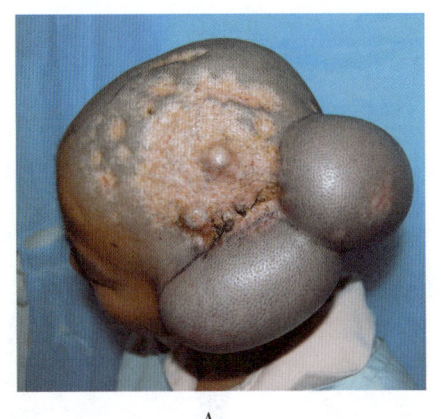
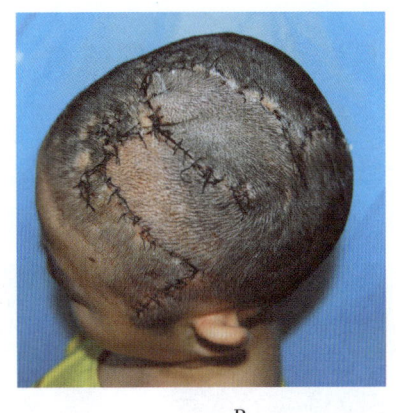

图 1-6-11 瘢痕性秃发的修复
A. 秃发周围植入 2 个扩张器 B. 通过旋转皮瓣（颞区的扩张皮瓣）或推进皮瓣（枕区的扩张皮瓣）进行修复

二、瘢痕、文身、血管瘤、巨痣切除后创面的修复

面部、颈部较大范围的瘢痕、文身、血管瘤、巨痣修复仍是临床治疗中的难点。传统的皮片移植或远位皮瓣（含吻合血管的游离皮瓣）修复后，皮肤的色泽、质地、薄厚往往不能达到满意的效果。在局部有可利用的扩张组织时，利用扩张术修复可以获得良好的效果（图 1-6-12）。

对于一些特殊的病例，也可以采用非常规方法植入扩张器，以获得更好的效果。如果瘢痕直接缝合困难，可在发际内做切口，瘢痕下植入扩张器，将瘢痕周围组织扩张后直接缝合，可达到良好的美容效果。如图 1-6-13 所示为在瘢痕下植入扩张器。

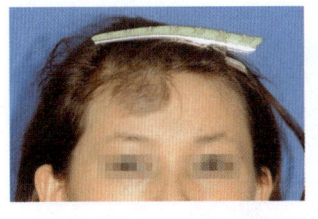
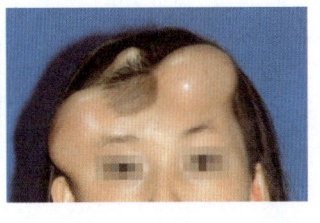
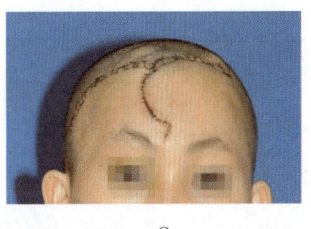

图 1-6-12 额部黑毛痣应用扩张器修复后，仅遗留下线性瘢痕

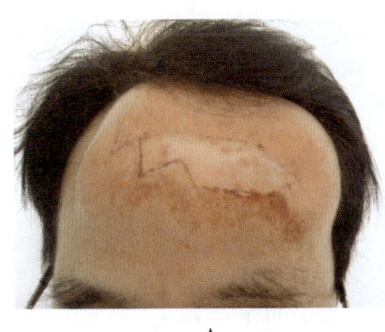
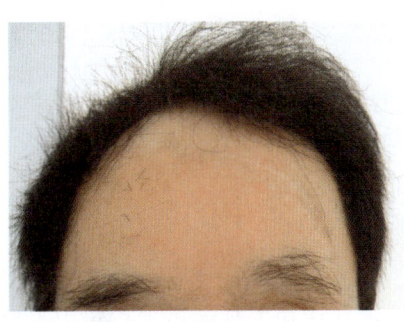

图 1-6-13 额部萎缩性瘢痕的修复
A. 扩张器植入后 B. 扩张术术后

三、外伤后缺损、骨质外露修复

对于一些部位的外伤后缺损或骨外露,如果局部无有效的组织瓣修复或为了获得最佳美容效果,也可以一期植入扩张器,扩张完成后,利用扩张皮瓣修复创面(图1-6-14)。

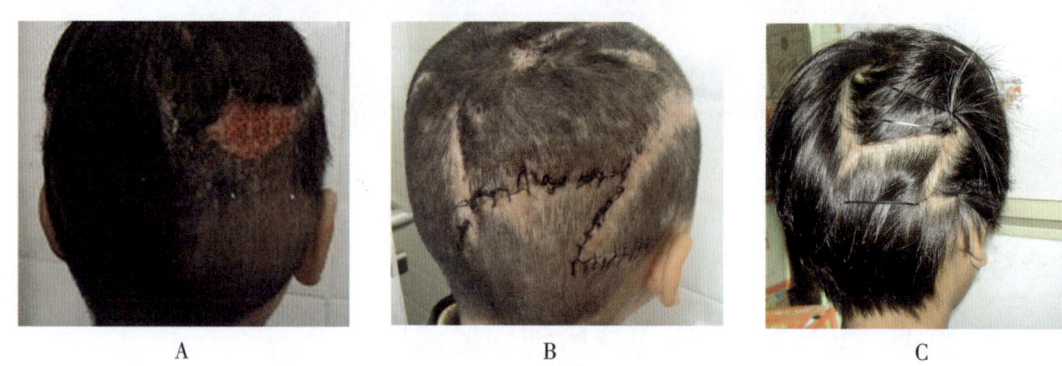

图1-6-14 扩张术修复头部外伤后瘢痕
A. 外伤后即刻植入扩张器 B. 1个月后行易位扩张皮瓣修复 C. 1年后患者头发生长良好,无明显局部秃发表现

四、耳鼻再造术

经过20多年的临床实践,用扩张后的额部皮瓣或前臂皮瓣进行的鼻再造术、将耳后皮肤扩张后进行的耳郭再造术均获得了良好的效果(图1-6-15)。

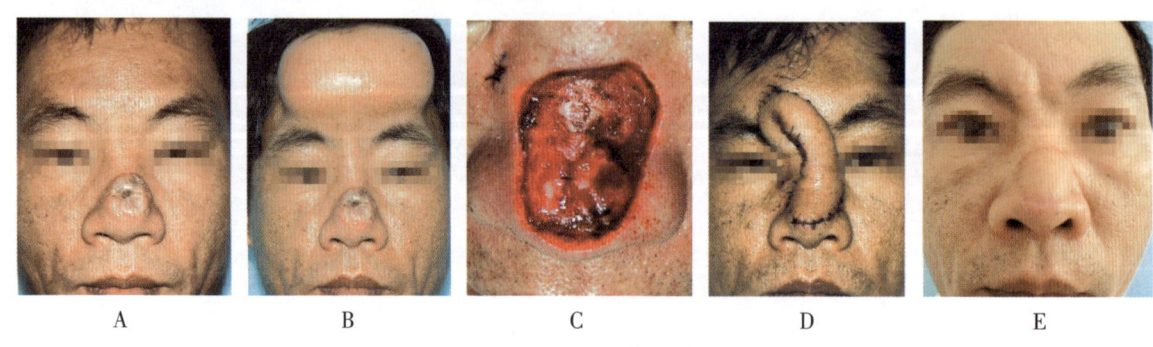

图1-6-15 鼻再造
1例微囊性附属器癌,病灶切除后,利用额部扩张皮瓣再造鼻翼
A. 鼻部病灶(微囊性附属器癌) B. 额部皮瓣区植入扩张器 C. 病灶切除后的创面 D. 额部皮瓣带蒂转移修复创面 E. 断蒂术后1年

五、扩张术在隆乳术中的应用

对于先天性小乳症和无乳的患者,可以在乳腺后或胸大肌下先植入一约400ml的圆形扩张器。在扩张完成后,取出扩张器,植入硅橡胶假体或者应用自体肌瓣或真皮脂肪瓣填充,形成一仿真乳房。对于乳腺癌改良根治术后有良好的皮肤者,也可以应用此法进行乳房再造。

六、其他

近年来有实验及临床实验证明，周围神经缓慢扩张（每日 1mm），不会造成神经损伤。同时血管、输尿管经扩张后也能延长，这些也为临床治疗提供了又一途径。

第四节 扩张术的并发症及其防治

各种并发症的发生率在不同的单位报告的数据不同，范围在 3.6%～60%，这可能与手术的熟练程度及统计方法有关。比如头部扩张器注射后一过性的疼痛，有些单位也将其包含在了扩张器并发症里，但这种并发症往往在注射后 6 小时缓解，我们觉得不应将其列为扩张器并发症。大体上来说，扩张器的并发症以扩张器（含导管或阀门）外露为最多，其他依次为出血、血肿、感染、皮瓣坏死及扩张囊未扩张等。中国人民解放军第 117 医院烧伤整形科从 1986 年开始行扩张器植入术，患者 821 例，扩张过程中出现并发症 52 例，发生率为 6.58%。其中扩张器外露 6 例，感染 8 例，不扩张 5 例，血肿 14 例，渗漏 4 例，切口裂开 8 例，扩张器折叠 4 例，皮肤坏死（皮瓣血运障碍）2 例，窒息 1 例。由于并发症而导致手术失败者 18 例。对于手术成功者，术后随访 450 例，随访时间 3～12 个月，随访率 51%，对手术效果非常满意者 339 例，满意者 87 例，不满意者 24 例，满意率达 94.7%。

尽管皮肤软组织扩张术的并发症发生率较高，但只要注重每一个细节，如扩张器置入方法、切口设计和缝合、二期皮瓣转移技巧、内镜使用等，即可有效地降低并发症的发生率。即使发生并发症，只要积极处理，完全失败的病例也只占少数。现将各种并发症发生原因及防治方法分述如下。

一、血肿

血肿是皮肤扩张术早期最危险的并发症。血肿多数发生于扩张器埋植后 24 小时以内，少数患者发生在术后 14 天以内。造成血肿的主要原因有：①与局部的解剖特点有关。如面颊部和颈部血管密集，循环丰富，分离埋置扩张器的腔隙时许多血管被切断，术后断端扩张出血。②由于很多时候植入切口比较小，盲视下操作时出血点不易发现，不易止血或止血不彻底。③引流不通畅，术后未采取有效的引流措施或引流管堵塞。④有全身出血倾向，或者少数患者虽然术前检查出凝血时间正常,但埋置扩张器后由于表面光滑的扩张器作为异物存于体内,组织间不能很快地形成粘连,如果凝血机制不好,也易形成血肿。

血肿处理是否成功关系到整个治疗程序能否继续进行。预防血肿的关键是彻底止血和充分引流,必要时给予一定的压力压迫止血。同时根据患者的体质和扩张部位的情况,在围手术期应合理使用止血药。

处理方法:①保持持续负压引流通畅,观察局部变化,一般多能控制与预防血肿。②估计血肿较大时,可作皮下间隙注水冲洗,局部按摩,引出积存血,保持负压引流通畅。③血肿处理无效且进行性加重时,应进手术室打开伤口处理血肿及止血。

二、感染

扩张器作为异物置入人体,在任何一个环节的不严格无菌操作,以及机体的免疫力低下均易引发感染。感染可以原发,但也可由于血肿、扩张器外露和皮瓣坏死而继发。

造成感染的原因,主要有以下几点:①切口附近有感染灶(如术区毛囊炎),术前未及时发现处理;②扩张器消毒不彻底;③术中无菌操作不严格;④扩张器外露;⑤血肿未及时处理;⑥扩张器表面或周围感染灶如疖肿等向扩张囊周围扩散;⑦术后引流管拔除不及时,引发逆行感染;⑧向扩张囊内注水和更换负压引流瓶无菌操作不严格;⑨全身抵抗力低下所致的血源性感染。

一旦扩张器周围出现红、肿、热、痛等局部表现,引流液混浊,有的患者甚至发热,淋巴结肿大,血常规分析白细胞及中性粒细胞比例升高,应考虑扩张器感染。此时应积极采取措施,包括:①全身大剂量应用敏感有效的抗生素;②可向扩张囊内注入抗生素;③引流管未拔除时,可通过引流管对扩张囊周围进行冲洗,若放有两根引流管,可采用抗生素液体滴注引流的方法控制感染;④加快扩张速度,尽快使扩张器展平,减少细菌隐藏之地。

任何部位皮肤扩张器的感染并发症都应积极处理,但初期不宜轻易取出扩张器并终止治疗。如果感染控制困难,可经小切口取出扩张器,反复清洗皮下间隙后,重新置入新扩张器,持续负压引流,定期冲洗,一般能将感染控制。如感染在2~3天后仍不能有效控制,可提前取出扩张囊进行二期手术,取出扩张器后感染一般可得到控制。

三、扩张器外露

扩张器外露是皮肤扩张术中最多见的并发症,对治疗效果的影响较大(图1-6-16)。导致扩张器外露的原因主要有以下几点:①切口位置选择不当:扩张器位于切口下或距切口太近、切口过长、切口在瘢痕处愈合不良等。②注水扩张因素:注水过早或过快导致切口裂开;一次注水过多引起皮肤张力过大、缺血,继而形成水疱,如处理不当,水疱区真皮发生坏死致扩张器外露。③感染性因素:伤口感染、皮下间隙感染、注射壶部感染可导致切口裂开或皮肤薄弱区破溃,诱发扩张器外露。④手术操作因素:皮下间隙内出血点止血不良形成术后血肿,血肿引起切口裂开和扩张器外露;手术剥离厚薄不均,致潜行皮瓣某部位操作损伤形成薄皮区,扩张至一定时间易出现扩张器外露。⑤扩张器因素:扩张器质硬,形成折叠尖角顶破皮肤,致局部皮肤破损,扩张器外露。

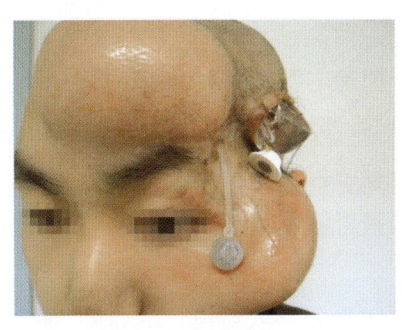

图 1-6-16 头部扩张器外露

对于扩张器外露的预防,关键是注意手术操作的每一个细节,从切口选择到扩张器的注水扩张,均应仔细进行操作。

如果扩张器从切口部外露,应积极处理诱因(如血肿、感染、张力过大、皮缘坏死等),局部条件允许时,在最小张力下重新缝合切口。如切口从伤口露出且有皮下间隙窄小的情况,则应作进一步剥离后将扩张器向深部埋植。如果扩张器表面皮肤破损导致扩张器外露,则应终止扩张,尽早手术,作病变部分切除修复。如继续扩张会引起皮肤破损伤口越来越大,导致扩张器脱出,达不到预期的治疗目标,则应暂时终止治疗,改用其他方法或等待数月后再重新埋植扩张器。

四、扩张器不扩张

扩张器埋入皮下间隙后可以出现多种故障,导致注水扩张困难或扩张器不扩张。一般多由于扩张器本身质量、手术操作致其破裂或注水导管折叠所致。如果及时排除故障或更换扩张器,基本不影响治疗效果。

五、皮瓣坏死

扩张皮瓣坏死可能是扩张器并发症中最棘手的问题,患者及家属多难以接受。幸运的是,在掌握了扩张器基本操作后这样的并发症基本可以避免。其主要由皮瓣血液循环障碍所引起,包括一期扩张过程中出现的皮瓣坏死及二期转移后出现的皮瓣坏死。

(一) 皮瓣坏死的原因

1. 扩张过程中出现皮瓣坏死的主要原因 ①剥离层次过浅或对扩张皮瓣损伤过大,特别是电凝对皮瓣的损伤;②扩张器折叠成角,造成表面皮肤血运障碍;③包扎过紧从而导致表面皮肤坏死;④扩张器与皮瓣间血肿;⑤注液超量或过快,压力过大导致表面张力过大致血流中断。

2. 二期转移术中及术后皮瓣坏死的主要原因 ①皮瓣设计不合理,长宽比例过大,或蒂部过窄、过紧、受压或血管损伤造成缺血;②皮瓣转移后张力过大或过于松弛,引起血供受阻或静脉血回流不畅;③皮瓣远端携带的未扩张组织过多,皮瓣下形成血肿,过分扩张引起皮瓣局部皮肤过薄及皮下血管栓塞等,均可导致皮瓣形成后远端得不到血液供应。④皮下间隙有感染或扩张区皮肤软组织有深在的瘢痕或损伤存在。

（二）预防措施

1. 在一期扩张过程中　①合理确定剥离层次，不宜过浅；②止血时电凝器输出功率不宜过大；③剥离腔隙应大于扩张器范围，扩张器埋置时，应避免折叠成角；④慎用加压包扎，加压力度应适当；⑤注意防止血肿的发生；⑦合理掌握注水频率及注水量，避免扩张皮肤表面张力过大（二期手术后要了解扩张形成的额外皮肤是否够用，若不够应继续注水，暂缓二期手术。皮瓣扩张应充分，宁多勿少）。

2. 二期手术时　①严格遵守整形外科皮瓣设计的原则，确定安全的长宽比例。如果要设计制作大型扩张后皮瓣或制作特殊形状皮瓣，皮瓣转移5～7天应做皮瓣延迟术，以提高皮瓣移植的安全性。②皮瓣远端尽可能不要超过扩张区。③剥离纤维囊壁时要十分仔细，勿伤及主要供血血管。正确处理纤维包膜，如皮瓣长宽比例小、皮瓣较厚时可切除部分或全部纤维囊，但若皮瓣较薄、长宽比例大，则不宜将纤维包膜去除，以免在去除纤维囊壁时损伤血管、破坏血供。一般情况下，将扩张区周边形成的纤维包膜环去除即可，主要目的是利于皮瓣展开，并降低皮瓣周边部厚度。④扩张皮瓣要充分展开并保持一定的张力。⑤包扎时蒂部勿过度受压。⑥如果皮瓣远端出现青紫等回流不畅的表现时，可在皮瓣远端打包轻微加压包扎以利回流，并及时应用地塞米松（全身及局部均可应用）。

如果出现皮瓣远端血运障碍，则应按病因积极处理。可全身应用扩血管药（山莨菪碱、妥拉唑啉、丹参、小剂量阿司匹林），注意术区保温。血运障碍区用凡士林油纱保护，防止表皮干结、破溃，术区适当加压包扎以利于血液回流。

如果出现皮瓣坏死，则应待周围伤口良好愈合后作清创治疗，彻底清除坏死组织。如果局部条件好，可采用皮片移植修复坏死区。

六、疼痛

向扩张器内注水扩张可引起疼痛，多见于成人，头皮、额部和四肢等部位较易发生。常发生于一次注水量过大时，可采用少量多次注射的方法注水。

七、骨质吸收

扩张器埋植于骨质表面，由于压迫可造成骨质吸收。最常见于头皮和额部扩张时，由于扩张囊底部环形加厚的区域或阀门形成的局部压迫。一般二期手术取出扩张器后可自行恢复，不需任何处理。

八、肢体水肿

发生于前臂和小腿皮肤扩张病例，为少见并发症。扩张器埋置术后早期的肢体远端肿胀为正常的手术后反应，7～10天后可自动消退。注水扩张期水肿的主要原因是由于扩张器注水过多或过快造成压迫，可导致静脉和淋巴回流障碍，引起肢体远端肿胀，暂缓注水并减慢注水扩张速度可缓解。二期手术取出扩张器后肢体远端水肿可自行消退。

九、局部凹陷

多见于面颊部,由于扩张器局部压迫,组织吸收、变薄,形成凹陷。可以在 3 个月后行自体脂肪注射或真皮脂肪瓣移植术。

十、头发脱落

此并发症见于头皮扩张患者。预防措施包括:埋植的层次在帽状腱膜下,勿损伤毛囊,如采用快速扩张不能过急。头皮区埋置扩张器要严格消毒备皮,防止感染发生。头皮扩张后皮瓣设计要注意保持皮瓣良好血运。可逆性脱发患者主要是及时发现,不要再造成缺血损伤,必要时使用生发药物或理疗。

十一、颈部压迫症状

此并发症见于颈部扩张患者,包括颈动脉窦受压引起的恶心、呕吐、面色苍白、血压下降等症状和体征,很少见,多发生在注水扩张时,回抽部分液体后可恢复。

十二、妊娠纹样变

为少见并发症。多见于胸三角区皮肤扩张和大腿前外侧皮肤扩张,与扩张快慢关系不大,具体原因不太了解,可能与体质有关,像孕妇的腹部妊娠纹(图 1-6-17)。

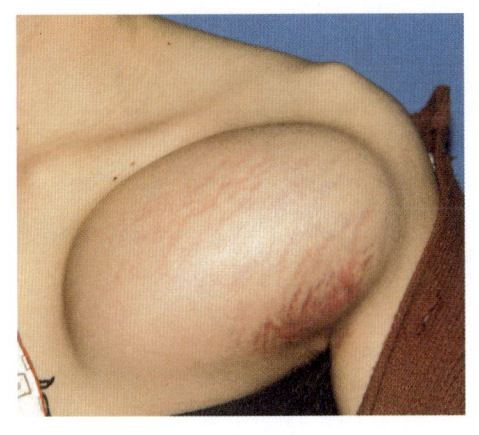
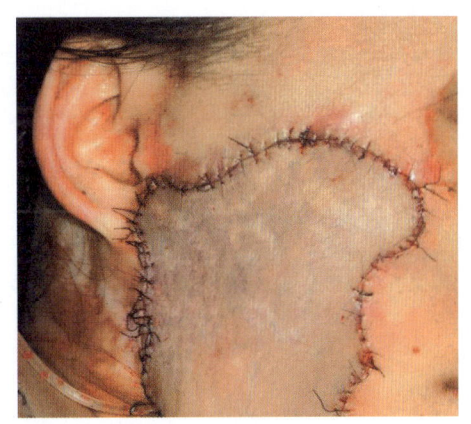

A B

图 1-6-17 妊娠纹
A. 在扩张期的妊娠纹　B. 皮瓣转移后妊娠纹仍然可见

十三、其他

包括骨质增生、皮肤水疱形成、扩张囊内药物吸收反应、冻伤与烫伤、皮肤摩擦伤等。

（张旭东　赵克峰）

第七章

其他自体组织材料移植

组织缺损是皮肤外科最常遇到的问题,较小的缺损可利用周围组织的伸展性直接缝合或组织瓣转移来修复,较大的缺损则只能通过组织移植来修复。

组织移植就是将供体组织切取后移植到受区的一种手术方式。按供体的来源,组织移植可分为自体组织移植、同种异体组织移植和异种组织移植。按组织来源分,临床上常用的包括皮肤移植、黏膜移植、脂肪移植、筋膜移植、软骨移植、肌肉移植和复合组织移植等。本章主要介绍黏膜、真皮、脂肪、筋膜等组织移植的相关基础知识、移植后的生物学变化和临床应用。

第一节 黏膜移植

一、相关基础

口腔、阴道壁黏膜为无角化的复层扁平上皮,其具有较强的机械保护作用,耐摩擦,无毛发,弹性好,对各种刺激耐受性强。由于其基层的细胞有较强的分裂增殖能力,所以受损后的修复能力也非常强,但来源相对有限。

膀胱黏膜为移行上皮。移行上皮的细胞可以随着膀胱容积的变化而产生形状和层数的变化。

黏膜像皮肤一样,可以进行自体移植,移植方式有游离移植、带蒂移植和复合组织移植;移植后的成活过程分为血浆营养期和血管营养期。断层移植黏膜片比全厚移植黏膜片容易存活。

二、移植后生存特点

黏膜移植后,早期主要由创面组织液将移植物附着在受区以汲取营养,随后以两种形式形成新生血管:一是黏膜移植物所带的毛细血管与受区的血管直接吻合;二是受区毛细血管以血管芽的方式长入移植物中。

自体黏膜移植后较易存活,多数能保持其原有结构。其存活方式基本与自体皮片移植相同。

三、临床应用

（一）适应证和禁忌证

自体黏膜组织移植的适应证主要有唇红缺损、睑球粘连分离后缺损创面的修复、尿道下裂整复中的尿道重建、泪囊再造、结膜囊重建。

受区有感染、严重瘢痕、不能保证移植物血运建立的创面均为自体黏膜移植的禁忌证。

（二）供区选择和疗效评价

近年来，自体黏膜移植取材供区根据不同的受区多选用颊黏膜、唇黏膜、硬腭黏膜、膀胱黏膜等，阴道黏膜基本不用。

颊黏膜、唇黏膜主要用于唇红的缺损、睑球粘连分离后的缺损，也常被眼科用于泪囊再造术以及结膜囊再造术。另外，轻中度的尿道成形也常用颊黏膜作为移植材料，效果比较肯定。

硬腭黏膜由于在组织学上与睑板结膜复合体的结构相似，近年来常被用于睑板缺损的重建材料。硬腭黏膜上皮下具有致密的排列整齐的胶原纤维，与睑板相似。因此，当睑板结膜复合体缺损时，以硬腭黏膜自体移植既修复了结膜衬里，同时又修复了眼睑的支架。与此同时，硬腭黏膜因柔韧度适中，移植后与眼球的贴合顺应性很好。它还有一大优点，就是存活后很少发生收缩。

由于膀胱黏膜组织薄，伸展性大，形成的尿道随阴茎的发育而变宽、增长，近年来被泌尿外科所重视。尤其是对严重的、反复手术后严重瘢痕的尿道下裂推荐使用膀胱黏膜重建尿道。临床研究表明，自体膀胱黏膜具有组织薄、伸展性大、来源丰富、成活率高等优点。随访结果还发现，膀胱黏膜移植尿道成形术后，其原有的移行上皮逐渐向复层扁平上皮分化，使成形后的尿道黏膜更符合生理特性。

四、进展

由于膀胱黏膜无血管，在自体移植过程中如何保护游离的膀胱黏膜，吕方启等做了一个实验。将切取的自体膀胱黏膜用林格氏液和氧合稀释血液分别保存，并于0分钟、30分钟、60分钟分别制成标本，应用透射电镜观察黏膜的超微结构变化。保存60分钟的结果提示：氧合血液保存组膀胱黏膜的细胞结构（内质网、线粒体、核基质）电子密度基本正常，而林格氏液保存组则出现不可逆的损伤。由此可见，保护好离体的组织或缩短游离移植组织的离体时间，对组织移植后的存活质量至关重要。

第二节 真皮组织移植

一、相关基础

真皮位于表皮下，包含有乳头层和网织层结构，可因所在的部位不同而厚薄不一。

真皮乳头层较薄，形成许多乳头状结构突向表皮基底部，并富含毛细血管和神经末梢。真皮的网织层富含胶原纤维和弹力纤维，致密而富有韧性，是用于自体移植的主要部分。真皮网织层还包含许多血管、淋巴管、神经以及皮肤的附属器。

另外，真皮还担负着皮肤免疫应答的诱导、炎症损伤和创伤修复等重要功能。

真皮移植是指将去除表皮后的真皮组织瓣进行移植，它包含真皮乳头层深层部分、全部网状层以及毛囊、皮脂腺、汗腺，也可带少量脂肪柱。真皮移植始于1913年，Loewe报道用真皮片修复腹壁疝和修复断离的肌腱。以后真皮移植被临床用作组织加强、替代和填充的良好材料。

二、移植后生存特点

真皮组织移植后2~3天，无血管再形成，通过受区的血清或组织液汲取营养。以后，真皮移植物内的血管通过和受区血管直接吻合再通，或受区的血管以血管芽的方式长入移植物内而完成血管再形成，使移植物原有的细胞存活，并保持原有的结构。

真皮组织富含纤维、弹性好，且致密坚韧，移植后易成活、吸收少，但张力过大，可引起过多吸收和退行性变。

三、临床应用

（一）适应证和禁忌证

自体真皮游离移植适应证主要是针对皮肤软组织的凹陷，如深刻、粗大的皱纹和各种原因导致的面部局限性凹陷等。另外，还可用于疝的修补。

受区有炎症感染时严禁移植物的植入。受区因放疗等原因引起血管损伤而不能提供移植物所需血供的也是禁忌证之一。

（二）供区选择和疗效评估

自体真皮的供区范围极为丰富，可以根据所需真皮的厚薄来选择供区部位。

真皮组织可以用来充填体表的凹陷，恢复外形；还可以用来修补复发性疝口，以及下睑退缩的治疗。由于真皮移植后可有轻度吸收，故应作过度的矫正。

四、进展

早在 1913 年，Loewe 等首次应用自体真皮组织移植并取得了成功。1985 年，Heck 等首次应用异体真皮作为载体，其表面覆盖自体表皮，动物实验和临床应用均取得了满意的效果。由于细胞的抗原性会导致异体真皮的排斥反应，为了解决这个问题，1995 年 Wainwright 等将异体真皮去细胞后应用于切痂创面，然后再覆盖自体薄层皮片，结果显示皮肤愈合后弹性好且光滑。

异体或异种脱细胞真皮组织应该具有完整的外观形态和组织结构，无明显的抗原性，移植后不会被排斥，基质成分可长期存活，能快速血管化，并且能快速与自体移植的皮片结合。存活后能保持表皮和真皮均生长良好，色泽正常，弹性良好，表面光滑，挛缩率低。

真皮组织所包含的细胞成分比较少，而脱细胞的真皮支架可以去除移植物的免疫原性，这便是近年来脱细胞真皮产品成功用于临床的基础。

第三节 脂肪移植

一、相关基础

脂肪组织由脂肪细胞构成，并由疏松结缔组织将其分成许多小叶。根据细胞结构、分布和功能的不同，脂肪组织可分为白色脂肪组织和棕色脂肪组织。

白色脂肪细胞内为单一大脂滴，胞核位于一侧，呈新月形。皮下脂肪及大网膜均为白色脂肪，其主要功能是维持体温、保护和支撑皮肤和器官等。而棕色脂肪为多个小脂滴，胞核位于中央，线粒体大而丰富。所以，在寒冷的环境中，棕色脂肪细胞能分解氧化脂质而产热御寒。

用于移植的脂肪组织系白色脂肪组织。

自体游离脂肪移植由 Van de Meulen 在 1889 年首先报道,随后在各个领域广泛应用。脂肪移植分为颗粒脂肪移植和吻合血管的脂肪瓣移植两种。颗粒脂肪移植目前在皮肤外科广泛应用于组织填充、除皱等。

二、移植后生存特点

颗粒脂肪游离移植后主要是靠周围组织液的营养而存活。研究表明,移植后第 4 天便开始建立血运。在之后的 10 天内,移植物逐渐发生纤维变性,包膜逐渐变厚,移植物中心的脂肪细胞开始坏死,约 60% 的脂肪细胞存活。此时,血运重建也达到高峰。随着纤维变性的加剧,存活细胞进一步减少,直至移植后第 60 天,可以见到前脂肪细胞功能开始活跃,并逐渐向成熟脂肪细胞分化。移植后半年,移植物的结构基本与正常的脂肪组织相同。

三、临床应用

(一)适应证和禁忌证

近年来自体脂肪移植较多应用于由各种原因导致的面部皮下脂肪及软组织缺失,如轻中度半面萎缩症、衰老性局部凹陷等;应用于小乳症的治疗效果也不错,但要做 2~3 次脂肪移植才能达到满意的效果。

从脂肪移植后的存活机制来看,感染创面严禁做自体脂肪移植。移植物受区环境血供不丰富的部位也不适合做自体脂肪移植。

(二)供区选择和疗效评价

自体脂肪移植供区范围比较大且部位比较多,如腹部、臀部、股外侧区等。

对于自体颗粒脂肪移植究竟应该取哪些部位作为供区的问题,经临床观察,有学者认为股外侧及臀部脂肪组织移植后脂肪细胞的存活率较其他部位高。获取移植物的方法也有多种,多数人认为在肿胀技术下以注射器获取的脂肪破坏比较少,脂肪细胞彼此分开,机械损伤小,易于移植后存活;以电动负压获取的脂肪细胞因机械损伤导致大部分坏死,仅有少数存活。

获取的脂肪组织在移植前还需有一个静置、离心、纯化的程序。该程序可以去除其中的大多数非细胞成分,如飘浮在上的油脂、其下层的细胞碎片及血液等成分,以净化移植物的纯度。为提高移植后的成活率,建议将离心的转速调整在 1200~1500 转/分。低于 1200 转/分时离心不彻底,纯化度不够,移植物中包含一定量的油脂和血液;高于 1500 转/分可能造成脂肪细胞的损伤,不利于移植后的存活。

脂肪干细胞移植近年来一直是人们关注的重点。脂肪来源干细胞(adipose-derived stem cells, ASCs)首先由 Zuk 等从自体脂肪组织中分离获得。研究表明,ASCs 是一种脂肪细胞和血管细胞的双重祖细胞。由于血管化程度的影响,单纯颗粒脂肪注射术后可能出现高比例吸收、液化囊肿、硬结钙化等问题。2006 年,Yoshimura 等报道了将 ASCs 与颗粒脂肪混合后联合注射移植。其结果是通过脂肪来源干细胞分泌多种促血管化的细胞因子,提高组织的血管化程度,改善移植物的质地,从而提高了脂肪移植的存活率。

四、进展

自体颗粒脂肪移植后成活率低,一直是临床应用未能解决的问题。临床研究证明术中减少对脂肪细胞的损伤以及受区有良好的血供是提高自体颗粒脂肪移植成活率的有效保证。近年来作了许多有关促进自体颗粒脂肪移植血管化药物实验研究,如重组人 VEGF 和前列腺素 E1 对移植脂肪早期血管生成的作用,应用碱性成纤维细胞生长因子以促进血管内皮细胞分裂和血管生成的作用等。目前很多的促血管化药物研究还处于实验阶段,随着研究的深入及临床应用的开展,以及转基因技术在颗粒脂肪移植中的应用,自体颗粒脂肪移植会有更加美好的前景。

第四节 筋膜移植

一、相关基础

自体筋膜组织可分为疏松和致密两种。疏松筋膜组织富含细胞及血管等成分;而致密筋膜组织多为纤维组织,较为致密,与跟腱组织特性相近,稳定性好。

在皮肤外科领域中,筋膜移植主要用于功能重建和填充。可取自体的,也可用保存的同种异体筋膜。自体筋膜一般采用大腿外侧阔筋膜。大部分移植片能保持原来的外观、组织形态、进展程度及部分或全部张力程度。

二、移植后生存特点

自体筋膜组织游离移植与真皮、脂肪组织等移植后的存活方式基本相同。在无血管形成期内,通过受区的组织液获取营养,然后通过与受区血供的再通或受区血管芽的长入建立血运,并保持原有的结构。

三、临床应用

(一) 适应证和禁忌证

颞浅筋膜瓣作为耳郭再造时耳支架的包被,提供较为丰富的血液供应;软组织的凹陷畸形可以用筋膜组织作为充填;另外,自体筋膜也可以用于上睑下垂、面瘫等组织下垂的静态悬吊。

受区感染或血供不良等情况禁忌做自体筋膜组织移植。

(二) 供区选择和疗效评价

临床上最为常用的自体筋膜游离移植组织为阔筋膜。阔筋膜的优点是取材量大,位置表浅,取材操作容易,手术创伤小。自体阔筋膜有致密、成形、强度好、取材面积不受限制等特点,移植后可以迅速获取受区的营养物质,组织融合快,伸缩力大大增强。阔筋膜被切取后供区的生理功能影响较小,因此,自体阔筋膜是理想的移植材料。

利用筋膜移植包埋肌腱缝接处,可防止缝接处与周围组织的粘连,与腱鞘反转包埋法有同样的机制和防止粘连的作用。

(李华)

第八章

常见的生物材料及植入技术

第一节
常见的生物材料及分类

一、概述

生物医学材料简称生物材料(biomaterial),是应用于人体体内或者间接与人体接触的材料。它是体内植入材料、医疗用材料和假肢用材料的总称,在临床医学上是非药物性的。国际标准化组织(ISO)1987年将生物材料定义为:以医疗为目的,用于和活组织接触以重建功能的无生命的材料,包括具有生物相容性或生物降解性的材料。

生物材料应用于医学临床,需具备下列条件:

1. 生物学方面 具备良好的人体相容性,不引起毒性反应、炎症反应、异物反应及变态反应,无抗原性、致癌性,具备人体组织生物亲和性及抗血栓性等人体安全性。

2. 生物力学方面 机体不同部位的材料,生物力学要求不同。常需具备一定的强度,耐受一定的拉力和压力,承受一定的负荷,弹性模量要接近于骨,有很高的耐磨损度并耐老化等。

3. 化学方面 有稳定的化学性能,长期植入不发生构造改变,有良好的耐蚀性,不产生有毒溶出物。

4. 其他方面 为非磁性,便于加工、塑形,易于消毒、灭菌等。

上述条件是从临床医学和生物学角度对生物材料的一些基本要求。机体对材料的反应,与材料的种类、特性、表面结构、形态、植入方法、植入部位和功能状态等关系密切。

二、生物材料的分类

生物材料种类繁多,在医学临床上广泛应用的就有几十种。根据分类标准不同,可分为以下几种类型:

(一)按属性分类

1. 高分子材料 是目前使用最广泛的组织生物材料。该材料具有很多有利于人体应用的性能,如在水溶液中的稳定性、在周围环境中的耐化学腐蚀性、易于加工成形、基本无毒等。但其在生物相容性和物理性能方面使用效果不够理想,在生理环境中有不同程度的降解。长期植入的稳定性、组织毒性反应、致癌性等问题,迄今尚有争议。该材料包括硅橡胶、聚甲基丙烯酸甲酯、聚四氟乙烯、高密度聚乙烯、聚乳酸、聚羟基乙酸、聚酯(涤纶)和聚酰胺(尼龙)、聚氯乙烯、聚丙烯腈等。

2. 金属材料　指用于生物医学的金属或合金,属于生物惰性材料。该材料机械强度大,耐腐蚀性强,生物相容性好,稳定不变形。缺点是加工、塑形较难,生物活性弱,无法诱导新骨再生等。金属材料有不锈钢、钴基合金、钛基合金等。

3. 无机非金属材料　包括人工合成的陶瓷类材料和天然形成的珊瑚、蚕丝等。生物陶瓷可分三类:①生物活性或表面活性陶瓷(羟基磷灰石及其含磷、钙和钠的硅基玻璃);②可吸收陶瓷(磷酸三钙);③非反应或接近惰性陶瓷(致密氧化铝、微晶玻璃陶瓷和碳)。该材料尤其是生物活性材料的生物相容性很好,但曲强度小、抗张强度低、缺乏机械强度、易折断,因此多用于骨窝洞类缺损的填充性治疗。

4. 复合材料　由两种或以上不同材料复合而成。主要用于修复或替换人体组织、器官或增强其功能及人工器官。除具有预期的理化性质外,还需满足生物相容性要求。常用的复合材料包括钴钛合金材料、铍钛合成材料等。

5. 衍生材料　由经过特殊处理的天然生物组织形成,又称"生物再生材料",可取自同种或异种动物体组织。无生物活性,但具有类似天然组织的构型和功能,在维持人体修复和替换中有重要作用。如异种(猪)真皮支架、血液透析膜等。

(二)按生物性能分类

1. 生物惰性材料　该材料在生物环境中保持稳定,不发生或发生微弱化学反应。包括生物陶瓷类和医用合金类材料。

2. 生物活性材料　该材料能诱生或调解生物活性,常有利于人体组织康复,已成为生物材料研究、发展的重要领域。包括羟基磷灰石、磷酸钙生物活性材料、磁性材料、生物玻璃等。

3. 生物可降解性材料　该材料植入人体后,会不断分解,其分解产物能被生物体吸收或排出。如生物可降解陶瓷、可吸收缝线、胶原蛋白、透明质酸等。

4. 生物复合材料　该材料由两种或以上不同材料复合而成。与单体相比,复合材料性能有较大程度提高。人和动物绝大多数组织可视为复合材料,生物医用复合材料的发展为获得真正仿生材料开辟了广阔前景。

(三)按应用部位分类

1. 体表修复材料　又称"赝复体",指装载于机体表面,替代体表器官缺损、修复形体、改善功能的生物材料。包括人工皮肤、义眼、义耳、假发、假睫毛、假指甲等。

2. 体内植入材料　指放于机体内部,用来替代软组织或骨组织的材料。包括充填材料、人工骨、人工软骨、人工关节、种植体及固定材料等。

(四)按来源分类

分天然材料和合成材料两类。天然材料如羊肠线、牛猪胶原蛋白等;合成材料包括各类化学合成的人造材料,如高分子类化合物、陶瓷材料、金属等。

以上分类各有其优缺点及特性,需从不同的角度去认识和归纳生物医学材料。

第二节 皮肤外科常用生物材料及植入技术

一、体内植入材料

(一) 硅橡胶

硅橡胶(silicone rubber)是硅、氧及有机根组成的单体经聚合而成的一族有机聚硅氧烷，亦为聚硅酮(silicone)的一种。硅橡胶具有良好的理化稳定性和生理惰性，长期埋植于体内，能耐组织液腐蚀，不被机体代谢、吸收或降解，具备良好的疏水性、透气性、耐热性以及血液、组织相容性和工艺性能。从20世纪40年代起，硅橡胶已在医学领域获得迅速发展。

液态硅橡胶曾被用于隆鼻、隆胸及凹陷填充等。但因其固化不全，易渗透至周围组织，引起炎症反应、肉芽肿、组织坏死，目前已被淘汰。

固体硅橡胶(弹性块状、膜状、海绵状等)主要用于隆鼻，隆颏，丰颞，软、硬组织凹陷畸形充填；也可制成乳房假体硅橡胶囊、皮肤软组织扩张器、瘢痕软化贴膜、体表修复材料(硅橡胶乳罩、义乳)(图1-8-1)等。

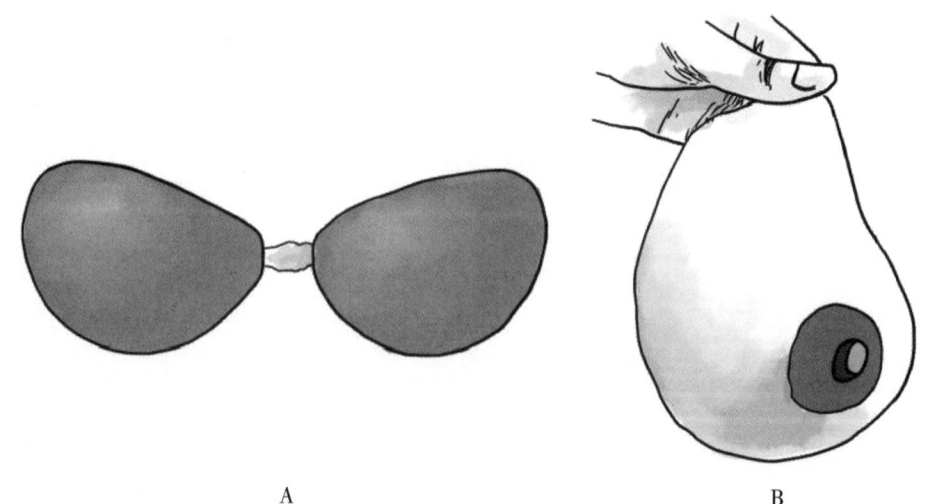

图1-8-1 硅橡胶乳罩、义乳
A. 硅橡胶乳罩　B. 义乳

临床应用及注意事项如下：

1. 隆鼻　硅橡胶隆鼻术目前应用最多，效果颇好。市售假体形状和型号较多，常见的有柳叶形和"L"形。该术常见的并发症有假体移动、歪斜、阶梯感、排异、外露、感染等。

2. 隆乳　硅凝胶假体已成为目前应用最为广泛的隆乳材料。盐水充注式乳房假体的手感没有硅凝胶假体好，剧烈活动时可闻及水撞击声。因其注入的是生理盐水，安全性较高。对乳房假体的改革，不仅限于对硅橡胶囊注入成分的改革，还应包括渗漏、包膜挛缩、材料老化等问题。

3. 隆颏　下颌后缩、拒绝正畸正颌治疗的上颌前突患者，可行隆颏术。注意假体背面与颏部骨面须贴合牢靠。隧道分离于骨膜下，深浅一致，左右对称。假体雕刻大小应合适，假体与两侧下颌体过渡要自然。

4. 颞部、颧部、额部、颅骨等充填与再造　需注意颞部、颧部植入假体，层次不可过浅，否则包膜收缩，易出现"阶梯感"。

（二）聚四氟乙烯

聚四氟乙烯（polytetrafluoroethylene, PTFE）是一种有机氟化物四氟乙烯的多聚体。商品名为 Teflon®、Gore-Tex® 和 Proplast®。理化性能稳定、无毒、耐高低温（-200～250℃）、耐化学腐蚀。材料特点：光滑不黏、摩擦系数极小、易塑形、有低弹性和一定的柔韧性、不易撕折。由于上述特点，该材料已备受青睐。

PTFE 具有良好的生物相容性，未见致癌报道。聚四氟乙烯植入组织后，异物及炎症反应较硅橡胶明显，最终纤维包膜将其包围。Gore-Tex® 因组织可长入其微孔内，无纤维包膜形成。

在美容外科领域，PTFE 作为充填或悬吊材料应用较多。作为隆鼻等充填材料，具有如下特点：①可术中塑型，质地比硅橡胶软，术后外观更自然；②无硅橡胶的透明感；③组织可长入材料内，假体远期固定较好；④因张力过大造成的穿出率较低；⑤硬度欠佳，用于支撑鼻小柱、鼻尖略显不足；⑥感染的风险较硅橡胶高。PTFE 亦可填充于鼻唇沟、唇周、额部以修复凹陷缺陷或减少皱纹。

（三）高密度聚乙烯

高密度聚乙烯（high density polyethylene, HDPE），商品名为 Medpor®。HDPE 材料呈白色，表面粗涩，是一种孔性沉淀的合成聚合物，有良好的弹性、耐久性和多孔特性，用刀便可雕刻成形。因材料多孔，易匿藏细菌，需严格消毒。HDPE 材料具有良好的生物相容性，植入后，纤维、骨组织、血管均可长入小孔内，故血供良好，异物反应轻，亦不会发生像硅橡胶的纤维包膜内活动或畸形。

目前，Medpor 材料最常用于颅面骨性轮廓的修复与充填，如眶下缘、鼻基底、颧部、下颌角等重建或隆颏、隆鼻等美容外科手术，也可用于耳再造的支架。用于耳再造手术时，材料表面需覆盖血供良好的颞筋膜瓣，防止皮瓣坏死发生。Medpor 的并发症较少，但有外露和感染的可能。纤维组织长入使 Medpor 具有不易移动的优点，但给被迫取出假体造成困难。

（四）羟基磷灰石

羟基磷灰石（hydroxyapatite, HAp）属表面活性材料。因生物体硬组织（牙齿、骨）的主要成分是羟基磷灰石，故亦将羟基磷灰石陶瓷称为"人工骨"。HAp 有良好的生物活性和生物相容性，无毒，无排斥反应，不致癌，可降解，可与骨直接结合。缺点是力学性能差、强度低、脆性大，用于应力集中部位易破折。

HAp 具有良好的骨传导性，在有骨细胞存在的地方可引导出新骨。HAp 植入骨后，与骨之间没有纤维长入,结合牢固。HAp植入软组织,周围会有很薄的纤维包膜,无炎性细胞浸润。

临床应用包括:

1. 用于骨窝洞缺损的充填　颗粒状HAp、多孔型HAp均可。颗粒状HAp需术前用盐水或树脂等调和,需注意HAp颗粒的移动和游走性。现已较少应用。多孔型HAp术前需根据缺损进行修整,尽量贴合牢靠,避免尖锐棱角,防止戳破皮肤。

2. 人工骨的应用　用于不负重部位的骨缺损修复,如上下颌骨、眶底、颧骨等,也可用于隆颏、隆鼻等美容手术。多孔型HAp需术前预制成所需形状,术中略作修整。因材料质硬、脆、韧性差,雕刻及固定均较难。

3. HAp复合材料　HAp与不同材料复合,可兼备其他材料特性。如HAp与骨诱导剂复合,可促进其与骨、软组织的愈合速度;与具有黏附力的蛋白或化学物质复合,可减少或避免HAp颗粒的移位游走;作为涂层与金属复合,可用于负重部位的骨缺损、固定用螺丝等。HAp复合材料的应用能弥补各种材料的不足,应用前景非常广阔。

(五) 生物可降解注射材料

包括胶原蛋白、透明质酸、欧特莱 & 伊维兰®(OUTLINE&EVOLUTION®)等,具体详见第三篇第三章"注射美容技术"。

(六) 医用生物敷料

生物敷料也称"生物保湿敷料"、"保湿敷料"或"生物活性敷料",是在生物工程、新材料、现代医学与纺织科学技术发展的基础上产生的一种高科技医用产品,已逐步取代传统医用敷料。

1. 生物敷料的优点　生物敷料具有以下优点和功能:①加速创面愈合;②降低感染,提高创面愈合质量;③减轻患者的痛苦;④避免创面粘连;⑤方便医护人员操作使用。

2. 生物敷料的分类　生物敷料分为胶原类敷料和非胶原类敷料。

(1) 胶原类敷料:①动物皮敷料:包括同种自体皮、同种异体皮、异种皮等。覆盖创面最理想的是移植自体皮,可避免排斥反应发生。同种异体皮主要是尸体皮,主要是作为一种对比实验材料,临床应用较少。异种皮有猪皮、青蛙皮、鱼皮、羊膜等。猪皮来源广泛、价格低廉,故被广泛应用。青蛙皮是一种活性物质,可抗菌和促进结痂,多用于烧伤创面,但需低温保存。②纯胶原敷料:包括胶原膜敷料和胶原海绵两类。胶原膜敷料由天然胶原经加工提纯、压制为膜而成,能有效缓解疼痛,对未感染、干燥的烧伤、供皮区创面有疗效。胶原海绵是由胶原蛋白制成的具有海绵状多孔结构生物敷料,优点是有良好的止血性能,亲水、吸水、黏附性好,可较长时间用于创面覆盖。纯胶原敷料的缺点是具有一定抗原性,胶原膜易干裂,降解速率过快,机械强度小等。③复合型胶原生物敷料:将胶原与壳聚糖、透明质酸、纤维结合素等物质复合来改建胶原纤维结构,可改善纯胶原蛋白性能,促进创面愈合。代表产品有Integra®和Pelnac®等。

(2) 非胶原类敷料:①海藻酸盐敷料:该敷料质地柔韧、顺应性好、易折叠、易粘贴。代表性商品有Sorbalgon®、Comfeel®等。该敷料可用于保护和修复创面,治疗烧烫伤。但海藻酸盐敷料不宜用于干燥或有硬痂的创面。②壳聚糖敷料:壳聚糖制成的创面敷料具有良好的生物相容性、可降解性和透气性,对于大面积烧烫伤具有保护创面、吸收创面渗液、消炎杀菌、止血镇痛、促进伤口愈合及皮肤再生等作用。③丝素敷料:由丝素加工而成的丝素蛋白膜,有良好的透气性、透水性、柔韧性及亲和性。亦可作为药物缓释载体,将丝素膜中复合的药物从膜中先快后慢释放出来,起到抑菌杀菌作用。

二、体表人工修复体

体表人工修复体（以下称为"体表修复体"）也称"赝复体"，是指对体表或其附近的缺损、畸形，通过装载用生物材料制作的假体来覆盖缺陷、恢复外观、改善功能，使患者重返社会的一种治疗手段。

（一）体表修复体的材料要求

1. 外观　自然、不显眼、质地柔软。性状、颜色、表面沟纹及透明感与邻近及对侧组织一致，可以假乱真。
2. 物理性质稳定　耐水、耐热、耐寒、耐摩擦，具有良好的柔韧性和不易疲劳性。
3. 化学性质稳定　耐腐蚀，无组织刺激性，不易变色。

（二）适应证

1. 不能或不适合外科手术的患者　如缺损范围大且复杂，整形外科方法难以修复，或恶性肿瘤不适合外科手术者。
2. 不能耐受手术的患者　如年龄过小、过大或全身情况差，做手术有较大风险者。
3. 不愿意手术治疗的患者　如患者拒绝外科手术，或因手术次数多、治疗时间长、经济负担重等因素不愿手术者。

（三）常用的体表修复体

1. 假发　秃发者、头发稀疏者、头型不美者均可戴假发。假发分头套与块发两种。块发用于局部脱发，头套用于脱发面积较大者。假发的原料原先多采用人发编制，工艺复杂，难度大，式样美观性差，价格高，较难推广。20世纪50年代，国内外相继研制成功合成纤维（又称人造头发丝），其质量可替代人的头发，现已得到广泛使用。
2. 义耳　为耳郭缺损者制作的佩戴式美容用品，适用于全外耳缺损，在不能或患者不愿意手术治疗时使用（图1-8-2）。原料为软塑料或硬塑料。固定义耳的方法为插入外耳道或借助眼镜固定，也有做成横皮管后胶粘着固定。

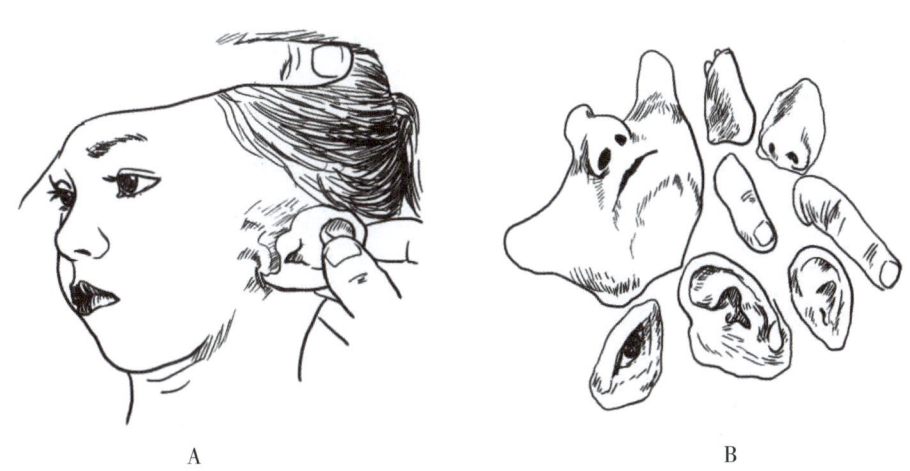

图1-8-2　义耳及其他体表修复体

3. 义乳　用于乳房发育不良或因疾病摘除乳房的女性。由硅橡胶制成，佩戴方便、仿真性强，易于被多数人接受。

三、生物材料的应用展望

生物材料是近年来发展起来的生命科学和材料科学的交叉学科，其研究内容涉及材料医学、生物学、力学、工程学等诸多领域。当前生物材料已从20世纪的第一代、第二代生物材料进入具有激发、促进人体组织自身修复和再生作用的第三代生物材料时代。未来研究将集中在以下几方面：

1. 组织工程材料　指利用组织工程技术、生物降解材料制成的三维结构细胞培养载体。最终可形成有特定功能和形态的新组织和器官，达到修复和再造的目的。

2. 纳米生物材料　由纳米技术和生物材料结合而成。如模仿天然细胞外基质（胶原）结构制成含自组装纳米纤维的生物可降解材料已应用于组织工程的体外及动物实验，并具有良好的应用前景。

3. 复合材料　指将生物材料复合，可兼备各种材料特性，扬长避短。如将高强度的金属与亲和力较好的陶瓷相结合，可形成活性陶瓷涂层复合材料。

4. 杂合材料　指将生物材料与活体组织、细胞或生长因子混合的材料。可改善其生物学性能，或具有药物治疗功能。目前，杂合材料已成为生物医学材料的重要的发展方向。

5. 智能材料　指可模拟人类智能的生物材料，可诊断自己的异常，并自行调节、自我修复。如幼儿期植入的能随年龄增长的人工骨或关节等。

6. 生物材料的表征和性能评价　生物材料的可靠性和重复使用性至关重要，这与起始原料的性质和质量有密切关系。因而生物材料的表征和性能评价研究已越来越受到人们的重视。

排除材料本身特性及制造质量，植入操作非常关键。若操作不当，亦会导致临床失败。另外，术后的随访观察也很重要。

（周蓉蓉　赵启明）

第九章

激光治疗技术

第一节
激光技术的发展与现状

一、激光技术的原理和发展

激光(laser)一词是"受激辐射释放并放大的光"(light amplification by stimulated emission of radiation)各词首字母的缩写,在台湾和香港地区也翻译成"镭射"。尽管激光的原理早在20世纪初期就由著名物理学家爱因斯坦发现并预言,但直到1960年第一台激光器即红宝石激光才被美国工程师Maiman首次成功制造。随后,陆续出现了氦氖激光器、掺钕:钇铝石榴石激光器(以下简称Nd:YAG激光)、氩离子激光器、CO_2激光器(以下简称CO_2激光)等。各种气体、染料、固体以及半导体激光器的相继问世,标志着一门新兴学科——激光技术的诞生。50多年来,激光技术与应用发展迅猛,激光技术已与多个学科相结合并形成了多个新的技术领域,比如激光医疗、激光检测与计量技术、激光光谱分析技术等,大大推动了传统产业和新兴产业的发展。

图1-9-1与图1-9-2是激光释放原理图。

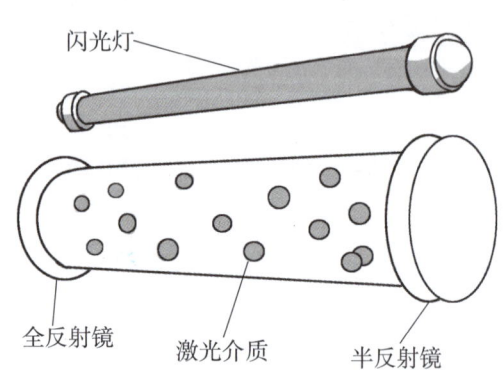
图1-9-1 激发前
谐振腔内是激光介质(原子、分子、离子、化合物等状态),两端有全反射镜和半反射镜,上方有一个闪光灯

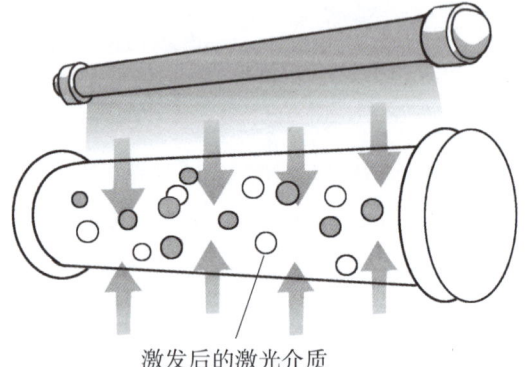
图1-9-2 激发后
激光介质中的原子在闪光灯的激发下发生离子数反转,吸收能量后转变为受激态

激光释放的原理和普通白光不同,由此看到激光的三大基本特性,这三大基本特性也决定了其在各个领域的应用。

1. 单色性 激光与普通光不同,激光的波长是单一的,呈单一颜色。激光的波长是由激光介质所决定的。

2. 相干性　激光的光波表现为时间和空间的高度统一性。

3. 平行性　激光在传播的过程中很少发生弥散，基本是平行地传播。

二、激光美容医学发展概述

激光美容医学是激光医学中最为引人注目的一个分支，20世纪80年代初Anderson和Parrish提出了著名的"选择性光热作用"（selective photothermolysis）理论，极大地促进了激光美容医学的发展，是激光医学特别是激光美容医学发展史上的里程碑。

自1960年第一台激光器问世后，激光医学领域的开拓者、著名皮肤病学专家、美国辛辛那提大学的Leon Goldman教授（激光医学奠基人）就开始在皮肤上研究激光与生物组织的相互作用，并在1963年成功将红宝石激光引入良性皮肤损害的治疗和文身的去除，由此开创了激光美容医学临床应用的时代。随着氩离子激光、CO_2激光、Nd:YAG激光的相继研制成功，激光医学又迎来了一个高峰。Nd:YAG激光比氩离子激光有更广泛的应用前景，因为前者更容易被耦合进入光纤，同时输出功率高，易于控制；CO_2激光首先是作为光学手术刀出现的，早期的实验由Polanyi和Kaplan分别在1965年和1967年实现。

20世纪70年代中后期氩离子激光和铜蒸气激光开始用于治疗皮肤血管性疾病，如鲜红斑痣。这种方法虽然有效，但是容易造成周围正常皮肤组织的损伤，术后皮肤瘢痕、色素沉着和色素减退等副作用的发生率高，这些都限制了其的使用。CO_2激光器的烧灼和切割性能良好，被广泛用于整形外科、皮肤科、五官科等学科，并取得了较满意的疗效。1960年血卟啉及其衍生物被发现，随后Diamond在1972年首先将这种物质用于光动力学治疗。

1983年Anderson和Parrish提出了"选择性光热作用"这一理论，使人们能更好地掌握激光对组织的作用机制，给皮肤激光外科的发展带来了巨大的影响，极大地促进了激光美容医学的发展。这时的激光美容已不单纯是一种治疗手段，而正演变为一个独立的学科。

"选择性光热作用"理论的主要内容是：利用色基（如血红蛋白、黑色素、文刺染料等）选择性吸收光脉冲；当应用脉冲激光治疗时，靶组织中色基吸收的光能是间断性的，转化的热能也是间断性的；如果脉冲时间短于靶组织的热释放时间，即可使热能局限作用于靶组织，而不致引起相邻组织的损伤。该理论的提出极大地提高了激光治疗的选择作用。因此根据不同组织的生物学特性，选择合适的波长、能量和脉冲持续时间，在保证对病变组织进行有效治疗的同时，可尽量避免对周围正常组织造成损伤。

20世纪90年代以后，科技的飞速发展带动了激光技术的日益成熟，医用激光器变得越来越小型化、智能化和专业化。超脉冲CO_2激光、铒激光、半导体激光等一系列新型激光器的涌现，在皮肤色素性疾病、血管性疾病、激光脱毛、皮肤年轻化、文刺等"不治之症"上取得了辉煌的成就。

Q开关激光治疗色素性疾病如治疗太田痣、颧部褐青色痣、文身、雀斑等取得了令人满意的效果；长脉冲翠绿宝石激光、Nd:YAG激光及半导体激光的出现，使激光脱毛达到完美；可调脉宽倍频激光及染料激光治疗鲜红斑痣、蜘蛛痣、草莓状血管瘤、化脓性肉芽肿等血管性疾病有很好的疗效。90年代末，美国Bitter发明的强脉冲光（intensive pulsed light, IPL）技术，使得无创治疗光老化皮肤获得突破，并赢得"光子嫩肤"的美誉。

进入21世纪,点阵激光技术、射频紧肤技术、激光溶脂技术等一系列新技术也不断被开发并应用于临床。激光美容医学的发展不仅提高了人们的生活质量,而且创造了大量的就业机会和巨大的财富。明天的激光美容医学还将大踏步前进,创造更多令人难以置信的奇迹。

第二节 激光对皮肤的治疗原理及效能

一、激光-组织相互作用

光可以分为紫外光(200～400nm)、可见光(400～700nm)、近红外光(700～1400nm)、中红外光(1.4～3μm)和远红外光(≥3μm)。这些都是激光皮肤病学的重要波段。

激光与物质所有的相互作用均由两个基本的过程支配:吸收和散射。除了散射和吸收,光子还可在组织-空气界面发生全反射,或从组织中逸出,这部分光和组织中的光对组织是没有任何作用的。对于所有的光生物学效应和激光-组织的相互作用而言,吸收和激发是必需的。

根据Grothus-Draper定律,只有组织吸收光能后才会发生作用。光是通过以下途径影响组织的:

(一) 光热作用

当激光照射生物组织时,激光能量被组织吸收后转化为热能而使组织温度升高,根据温度升高的程度不同,生物组织会发生不同的光热作用反应,这就是激光对生物组织的热效应,很多激光医疗都是通过热效应来达到临床效果的。

依据组织所达到的温度的峰值和持续时间,热作用可以分为过热、凝固、汽化、碳化等不同效应。各种热效应所对应的温度范围大致为:37～42℃,组织基本不会产生热损伤;42～50℃,组织内将产生化学键的破坏和膜的改变,称为过热效应;超过50℃时,酶活性明显减弱,导致细胞内能量传输过程减弱,细胞被固定;高于60℃时,蛋白质和胶原蛋白就会发生变性,导致组织被凝固;高于80℃时,细胞膜的通透性急剧增强,细胞内外的化学平衡被打破;高于100℃时,大多数组织中所含的水分开始汽化;约150℃时,碳析出使组织变黑并且冒烟,产生碳化现象;高于500℃后,组织可能被烧蚀。

(二) 光机械效应

当加热更迅速时,组织没有足够的时间释放压力。在这种情况下,组织将出现分解和微裂隙。

另一方面,当能量集聚较缓慢时,组织压力将不会增加。机械性损伤在采用高能亚微秒激光去除文身和色素性疾病的光热作用中起到重要作用。

(三) 光化学效应

光化学效应是用光敏剂氨基-γ-酮戊酸(ALA)和光产生治疗效果。适宜的光源可诱发两种反应:光氧化反应和即刻细胞毒素反应。在光化学反应中,光敏剂受到某一波长光的激发,在氧存在的条件下,氧从其正常情况下的基态——三重态转变为受激发的单态氧。受激发的单态氧与生物分子反应,常攻击胞浆和细胞内膜。

(四) 生物刺激效应

生物刺激效应被认为属于光化学反应一类。但是,"生物刺激"一词并没有得到很好的合乎科学的定义。大多数生物刺激研究涉及的是低功率的激光,有一些实验证据表明低能量激光,尤其是低能量密度的激光,可加速伤口愈合,其机制不清楚,可能是通过改善血循环或是通过刺激胶原合成来实现的。

(五) 等离子诱导的消融

等离子是气体处于离子化的一种状态,有新型的皮肤重建系统采用物质的这种第四态(等离子态)来治疗皮肤表面。当参数选择合适时,通过等离子诱导的消融,可非常干净、界限清楚地去除组织,而不引起机械或热力学的损伤。激光去除文身有时可产生等离子,此时可观察到火花。

二、皮肤的光学

当物体吸收光能后,光子的能量便进入到原子或分子中,这些原子或分子称为色基。皮肤中主要色基有水、血红蛋白和黑色素等。这些色基的吸收光谱决定了激光与组织的相互作用。吸收系数是指组织内单位长度上一个特定波长的光子被吸收的概率,其值为1/距离,单位为 cm^{-1}。吸收系数取决于所存在色基的浓度,皮肤组织含有不同吸收光谱的色素和独特显微结构(图1-9-3)。这些光特性上的差别使我们有可能使用选择性光热原理进行合理的治疗。

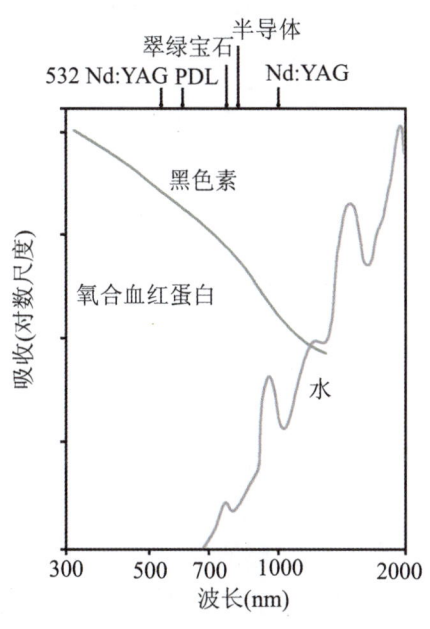

图1-9-3 皮肤三种主要色基的吸收光谱

（一）水

65%的真皮和下层表皮由水组成。在紫外波段水有部分吸收，400~800nm 波段水的吸收相当少（跟我们现实生活中光可极容易地穿过一杯水的经验相符合）。800nm 以上，在 980nm 有小的吸收峰，接着在 1480nm 和 1060nm 处有较大的吸收峰，水的最大吸收峰在 2940nm（Er:YAG）。

（二）血红蛋白

氧合血红蛋白在 415nm 处有大的吸收峰，接着在 540nm 和 577nm 处有小的吸收峰，在 940nm 处有更小的吸收峰。脱氧血红蛋白的吸收峰在 430nm 和 555nm 处。由于血红蛋白的吸收峰是离散独立的，激光医师可选择性地加热血管组织并极好地保护周围的结构。

（三）黑色素

正常情况下黑色素主要在表皮和毛囊中，对光线的吸收光谱很宽，对紫外线至可见光以及近红外线均能吸收，在这一光谱范围内，光线对于皮肤的穿透深度随波长的增加而不断加深。因此 800nm 以下的任何波长均可优先地加热表皮中的黑色素。短波长更易于引起非常高的表皮温度；而长波长（如 1064nm）可绕过表皮黑色素，主要针对真皮的黑色素。

三、选择性光热作用原理

（一）热弛豫和热弛豫时间（thermal relaxation time, TRT）

当组织靶组织吸收激光能量后，温度一定会升高，也必定会向周围邻近组织发生热的传导。那么靶组织的"热"向周围组织发生这种热的传导的过程就是热弛豫，而衡量热弛豫速度的快慢就是 TRT。TRT 就是指显微靶目标显著地冷却（温度降低一半时）所需的时间。当激光照射的时间短于靶目标的 TRT 后，可发生最大的热限制。对这一现象的了解，在选择合适的脉冲时间或照射时间以取得靶目标的选择性光热作用的过程中是很重要的。针对大多数靶组织，可采用简单的经验法则：TRT（单位为秒）约等于靶组织尺寸的平方（单位为毫米）。表 1-9-1 显示皮肤中常见靶组织的 TRT。

表 1-9-1　一些组织的热弛豫时间

靶组织	热弛豫时间
红细胞	2μs
200μm 毛囊	40ms
0.5μm 黑色素小体	0.25μs
10μm 痣细胞	0.1ms
0.1mm 直径血管	10ms
0.4mm 直径血管	80ms
0.8mm 直径血管	300ms

（二）选择性光热作用

Anderson 阐述了"选择性光热作用"这个概念。这是迄今为止在医学中"热能"的最为精确的应用。要取得选择性的光热效应，必须具备：①波长能达到靶结构的深度并优先为之吸收；②作用时间少于或等于靶结构冷却所需的时间；③足够的能量以破坏靶组织。皮肤的异质性允许在数以千计的微观靶物质中有极高选择性的损伤。与全部热损伤不同，选择性光热作用（有独立的靶结构如黑色素和血红蛋白）允许局灶性的加热，而色基之间的大量皮肤不受损伤。这种局灶性加热的特性降低了灾难性的全皮肤热损伤的可能性。由于只有局部的温度升高，这种加热方式通常比那些以组织水为靶的仪器引起更少的疼痛。

（三）扩展的选择性光热作用理论

虽然在色素增加性皮肤病的治疗中，选择性光热作用原理得到了最为成功的实践，但是对于脱毛治疗和血管性皮肤病的治疗，这一原理似乎显得不够。因此，Anderson 等又提出了另一理论——扩展的选择性光热作用原理，即使激光的脉冲宽度与靶组织的热损伤时间相适应。所谓热损伤时间就是指导致靶组织出现损伤的时间，即整个靶组织包括基本色素（黑色素）和周围的靶组织（毛囊）冷却63%的时间。事实上在临床上似乎也印证了这一理论的正确性。同样，激光治疗皮肤血管性疾病的情况与此类似：色基是血管内的血红蛋白，而治疗靶位是血管内皮细胞，同样需要一个较长的脉宽以便使激光的能量有足够的时间从血管内释放到血管内皮中去。

四、局灶性光热作用原理

皮肤具有强大的修复能力，当皮肤受到伤害的时候，会自动启动天然的创伤愈合程序。利用这一机制，可以使皮肤获得重建和重塑，达到治疗的目的。启动这种修复程序可以是创伤性的，也可以是非创伤性的。点阵激光是一种利用局灶性光热作用原理进行治疗的激光，其安全性和疗效均介于上述两种治疗技术之间。

当激光光束直径调节到数百微米后，在一定的能量密度下，激光光束能经过表皮穿透进入真皮。由于该类激光对水的吸收性比较好，这种柱状的热能会导致该部位发生柱状的热变性区，或者激光穿透皮肤形成真正的孔径。无论是热变性还是真正的孔径形成，这种损伤均会启动机体的程序化的创伤修复过程。如果将这些光束排列成点阵状，那么这种点阵状热刺激会均匀地启动皮肤的修复程序，最终导致包括表皮和真皮在内的全层皮肤发生重塑和重建，达到治疗目的，这就是所谓的局灶性光热作用原理。之所以称为点阵激光，可能是因为在治疗时激光光束排列成点阵状，如Fraxel点阵激光在每平方厘米的面积上能"打"1600～2400个孔，如此密集而且细小的孔，治疗后如果不使用放大镜，有时很难发现。

第三节 操作方法

一、术前评估

完整的术前评估是治疗过程的主要组成部分。这通常需要 2 周的时间进行,包括完整的病史采集,真实地拍摄患者的正面、侧面和斜侧面的照片等。某些患者甚至需要服用预防性药物或停用某些药物如阿司匹林、布洛芬等。同时应检查受术者皮肤类型、毛发情况及了解患者的治疗目的,以期能更好地提高治疗效果。

二、手术过程

(一) 准备

清洁皮肤,去除化妆品或其他可能干扰或吸收激光能量的物质。如果采用激光脱毛,治疗前应剃净毛发。根据激光种类和患者自身情况,采用局部麻醉(外用局麻制剂如 EMLA 局部浸润麻醉)或全身麻醉,必要时可用镇痛剂和(或)抗焦虑药。对于脱毛等治疗,深肤色者近期还应避免日光照射。

治疗室内所有人员应佩戴深色镜片的防护眼镜。由助手用纱布或眼罩遮挡患者眼部。使用 IPL 或半导体 800nm 等激光时,还应在皮肤表面涂一层凉的耦合胶。手具应与皮肤均匀接触。

(二) 激光参数选择和设置

1. 激光种类和波长的选择　主要由色基和患者的治疗目的决定。使光波长与色基相适应能得到理想的治疗作用,但是实际在临床上调整到两者相一致有时是非常困难的。不同激光器的治疗范围具体见表 1-9-2。

表 1-9-2　激光器及皮肤美容治疗范围

激光器类型	媒质	波长	颜色	吸收色团	脉冲连续	治疗范围
氩	气体	488.514nm	蓝绿色	血红蛋白,黑色素	连续	血管,色素
红宝石	固体	694nm	红色	黑色素,文身	Q 开关(脉冲)	色素,文身(黑,蓝,棕,绿)
翠绿宝石	固体	755nm	红色	黑色素,文身	Q 开关(脉冲)	色素,文身(黑,蓝,棕,绿)
Nd:YAG	固体	1064nm		黑色素,文身	Q 开关(脉冲)	色素,文身(黑,蓝)
倍频 Nd:YAG	固体	532nm	绿色	黑色素,文身	Q 开关(脉冲)	色素,文身(红,橙,黄)

续表

激光器类型	媒质	波长	颜色	吸收色团	脉冲连续	治疗范围
倍频 Nd:YAG	固体	532nm	绿色	血红蛋白	长脉冲 2~50ms	血管疾病（鲜红斑痣，毛细血管扩张）
CO_2	气体	10600nm		水	连续	组织消融
高能 CO_2，超脉冲	气体	10600nm		水	脉冲	磨皮术（面部微小皱纹，萎缩性瘢痕）
闪光灯泵浦	液体	585nm 或 595nm	黄色	氧合血红蛋白	脉冲	血管，文身
脉冲染料		510nm	绿色	黑色素，文身	脉冲	色素，文身（红，橙，黄）
铜蒸气	气体	578nm	黄色	氧合血红蛋白	准连续	血管

2. 脉宽的选择　根据选择性光热作用理论，当激光照射的时间少于或等于热弛豫时间后，可发生最大的热限制，达到只有靶目标受损伤，而周围色基之间的大量正常皮肤不受损伤的目的。当然，靶目标的大小也是重要的，因为热传导的热弛豫时间与物体大小的平方成正比。

3. 能量密度的选择　一般认为能量密度的高低与疗效是成正比关系的，能量密度越高，疗效越好。但是，过高的能量密度会增加治疗的风险，导致皮肤的灼伤。能量过低，又可能没有治疗效果。近年来有学者提出"亚细胞选择性光热解作用"，他们认为这种亚剂量的能量密度，多次治疗后可只针对靶目标进行选择性光爆破，远期疗效并不比高能量疗法差，而且最大限度地避免或减少了对正常皮肤组织和基底膜的损害，但其具体疗效有待于进一步证实。

4. 光斑大小的选择　由于大光斑减少了边缘的散射，因此在相同的能量密度下，光斑越大，穿透性越强。小光斑散射快，随深度增加强度很快衰减（图 1-9-4）。但是，大光斑由于加热的体积大，降低了治疗的安全性。因此，为获得最佳效果，建议采用大光斑和可耐受的最高剂量，以最大限度地降低周围组织吸收能量后引起的不良反应。

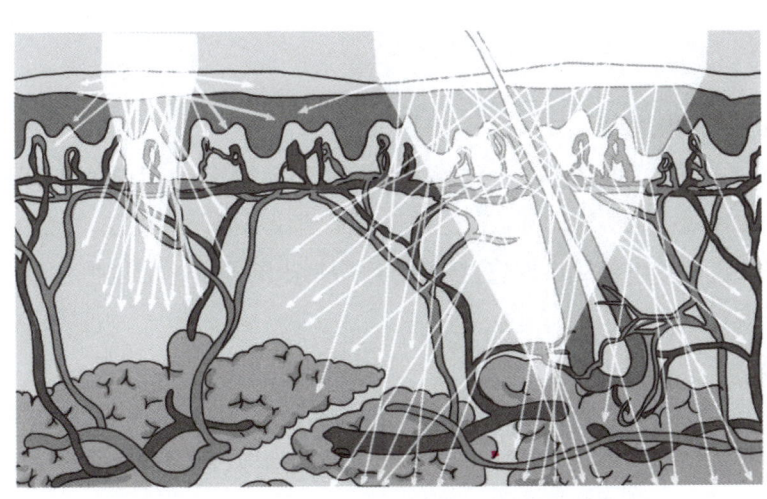

图 1-9-4　光斑大小的改变对穿透深度的影响

5. 冷却方法的选择技巧　临床应根据安全性和有效性选择合适的冷却方法。对血管而言，冷凝剂喷雾冷却法（DCD）比接触法好，而后者比冷风好。对表皮色素而言，接触凝胶或蓝宝石能使表皮色素受热比较温和。冷风法和接触法对大面积的冷却更好，DCD 法对小面积的冷却更好。激光治疗时还应注意随时发生的变化。此外,对深肤色的患者冷却应加强。

6. 手法压力的选择　可通过对治疗区域施加压力来减少与靶目标的距离。这种方法可将毛球和隆突到表皮的相对深度减少30%。缺点是压力大小上的变异性,导致邻近的治疗区可能接受了不同的表面下能量密度照射。同样,压紧真皮是否会改变其散射特性也不清楚。理论上压迫能减少水分含量和改善真皮的传输。Goldman等提出压迫色素性病变,挤走作为色基的血液,使得黑色素相对于血管的加热比率增加。这种手法在用脉冲染料激光(pulse dye laser, PDL)来治疗时不会出现紫癜。

7. 了解和掌握治疗终点　比如,判断有效减少血管的两个代表性的治疗终点是血管收缩或持续性发蓝,整个病变治疗区均匀发黑并确保不发生表皮发白;激光脱毛的即刻治疗终点为毛囊周围水肿;CO_2激光和Er:YAG激光去痣理想的治疗终点是皮损的肉眼去除以及切面光滑平坦;Q开关Nd:YAG激光治疗太田痣以出现点状出血点或者紫癜为治疗终点;IPL的主要治疗终点是轻微的红斑。但是,在实践中仍要结合临床观察到的即刻反应和操作者的临床经验来判断。

(三)手术操作

根据皮肤类型及治疗部位设置激光初始治疗参数后,应进行试验治疗,根据患者反应再重新调整到理想的治疗参数。每种设备都有手具连接装置,手具应与皮肤保持一定距离,以保持适当的焦距,避免皮肤损伤;或根据治疗需要加用耦合剂使手具治疗头贴紧皮肤。发射脉冲时手具应与皮肤表面垂直,且要均匀发射。全面部治疗时脉冲不能重叠或仅少量重叠。一般激光能量密度应从小剂量开始,这一点面部治疗尤为重要,否则易发生副作用。有时候还需做重复治疗,这时候能量密度应降低。在一些特殊部位如眼睛、紧靠骨头处、皮肤色素密度高的部位也应减低能量密度。整个手术过程中应密切观察患者的反应,和患者亲切交谈,询问患者治疗的感觉,及时调整激光参数,以获得最佳的治疗效果。

三、术后护理

(一)减轻红肿、水肿、渗出

激光术后,根据皮肤的即刻表现进行冷敷,一般为15~30分钟,冷敷的时间取决于治疗的强度、医师的个人经验和患者的需求。但是在冷敷过程中建议不要摩擦皮肤。冷敷的温度不能太低,以4℃左右比较合适。冷敷可避免热损伤,缓解治疗所带来的不适。如红肿、水肿、渗出明显,可用3%的硼酸溶液湿敷。

(二)恢复皮肤生理功能

由于激光术不同程度伤及了皮肤的角质层、皮脂膜、砖墙结构、水通道蛋白、基底层,故应采取措施促进皮肤的再生和修复。在治疗后3个月至半年的时间内,运用合适的医学护肤品,如法国雅漾、理肤泉等进行有效的皮肤护理是非常必要的。

(三)预防感染、减轻炎症反应、促进创面愈合

可用抗生素溶液或莫匹罗星软膏等抗生素外用制剂薄薄外涂于创面。如激光治疗面积大,炎症反应重,可短期口服激素;如有表皮破损,可外用成纤维细胞生长因子。

(四)避免日晒

由于激光术后容易引起色素沉着,因此,一定要选用安全性高且防晒效果好的防晒产品(SPF大于等于30,PA指数为+++)。此外,戴太阳帽、穿长袖上衣长裤、打遮阳伞、避免长时间暴露于日光下都是不错的选择。

第四节 现代激光技术在皮肤外科的应用

现代激光技术在皮肤外科临床上的应用已日臻成熟,治疗效果日益令人满意。借助"选择性光热作用"原理,激光器具有了"智慧",通过发射不同波长的激光作用于特定靶组织,作用于黑色素、血红蛋白或组织中的水分,产生不同的生物学效应,达到去除疾病的目的。现代激光技术能治疗皮肤血管畸形、各种色素沉着、文身、痤疮、多毛、瘢痕等。

一、色素性皮肤疾病的激光治疗

色素性皮肤疾病在20年前仍是很棘手的问题,尤其是太田痣、颧部褐青色痣等还是"不治之症"。随着"选择性光热作用"理论的提出,现代激光器能够在不损害周围组织或轻微损伤组织的前提下对色素颗粒(黑色素、文身颜料等)进行破坏,使之瞬间破裂为小碎屑而被吞噬细胞吞噬代谢。

皮肤色素增加性疾病的激光治疗主要包括表皮和真皮的色素增加性疾病。

治疗表皮色素增加性疾病,如雀斑、牛奶咖啡斑、日光性黑子、脂溢性角化等,多采用Q开关激光(图1-9-5,图1-9-6,图1-9-7),包括Q开关694nm的红宝石激光、Q开关755nm的翠绿宝石激光和Q开关532nm的倍频Nd:YAG激光。以雀斑为例,黄懿等用Q开关红宝石激光治疗雀斑206例,能量密度为$3.6\sim8.0J/cm^2$,光斑大小为3.5~5.0mm,结果一次治疗痊愈170例,治愈率82.5%,二次治愈36例,总治愈率达100%。

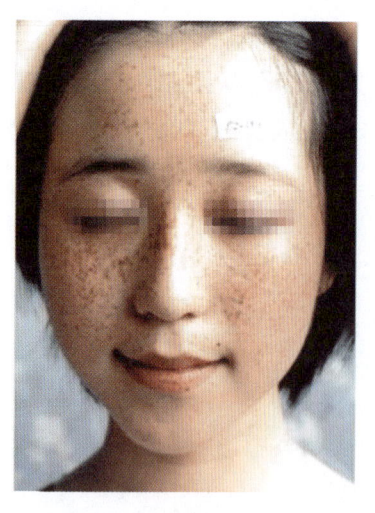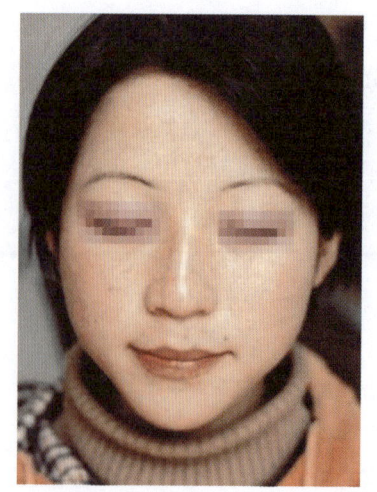

图1-9-5 雀斑治疗前后
A. 治疗前　B. Q-755nm激光治疗2次后

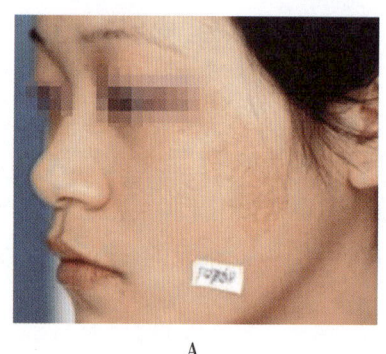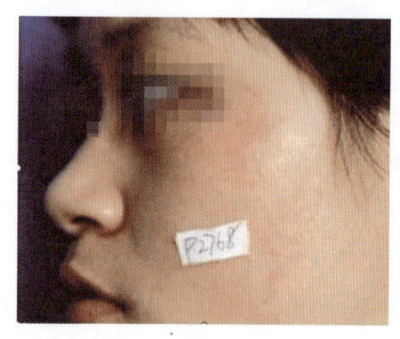

图1-9-6 雀斑样痣治疗前后
A. 治疗前　B. Q-532nm激光治疗1次后

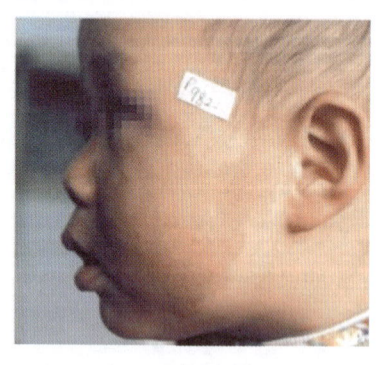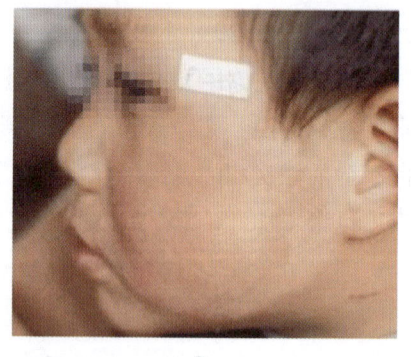

图1-9-7 牛奶咖啡斑治疗前后
A. 治疗前　B. 510nm染料激光治疗2次后

治疗真皮色素增加性疾病,包括太田痣、颧部褐青色痣、异物文身等,必须选择波长较长的激光,这样才有足够的穿透深度(图1-9-8,图1-9-9,图1-9-10)。可以选择Q开关1064nm的Nd:YAG激光和Q开关755nm的翠绿宝石激光,穿透达到真皮浅层和深层。真皮的黑色细胞属于失禁脱落到真皮发育的黑色素细胞,一旦破坏很少复发,因此,Q开关激光治疗太田痣效果满意且副作用小。激光治疗太田痣等真皮部位的色素性疾病,一次治疗往往没有效果,随着治疗次数的增加,效果越来越明显。此外,激光治疗后皮损处被破坏的黑色颗粒并不能立刻被清除,需要一段时间代谢,间隔过短会影响治疗效果,通常5~6个月的治疗间隔对大多数患者而言是最佳的时间。文身的治疗则需要选用与文身颜色形成互补色的激光,如红色文身就需要发射绿色波长(532nm)的激光,绿色文身用红色(694nm)激光效果最佳,蓝黑和黑色文身用近红外(755nm或1064nm)激光效果最好。值得注意的是,在亚洲黄种人中,接受不同波长的Q开关激光治疗后出现炎症后色素沉着的概率为10%~25%。

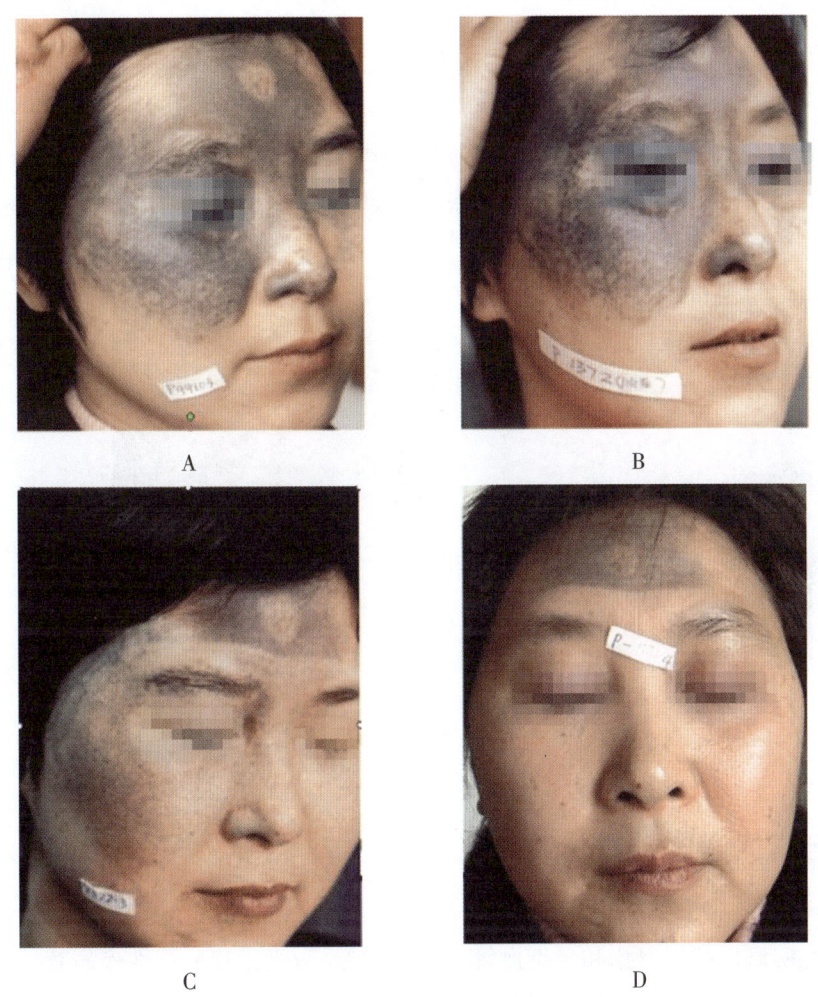

图1-9-8 太田痣治疗前后

A. 治疗前　B. Q-755nm激光治疗1次后　C. Q-755nm激光治疗3次后　D. Q-755nm激光治疗4次后

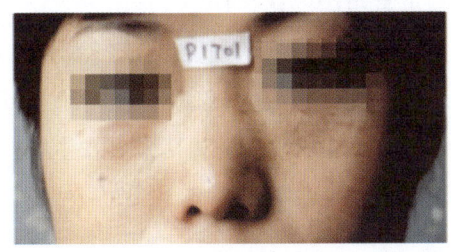 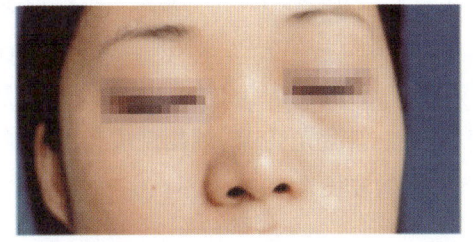

图1-9-9 颧部褐青色痣治疗前后

A. 治疗前　B. Q-755nm激光治疗4次后

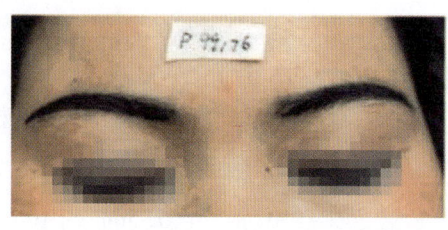
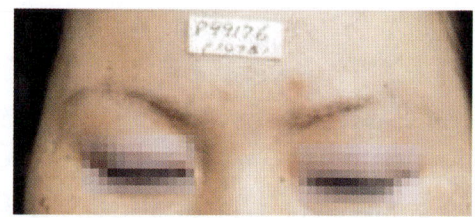

图 1-9-10 错误文眉治疗前后
A. 治疗前　B. Q-755nm 激光治疗 1 次后

黄褐斑是亚洲女性常见的损容性疾病,由于发病机制复杂,目前仍缺乏较为理想的治疗方法。近来国内外很多医师临床上采用低能量密度(一般为 2~3 MJ/cm²)的 Q 开关 1064nm 的 Nd:YAG 激光进行多次治疗,可以每周 1 次治疗,临床上的确显示出明显的疗效,但是停止治疗后,皮损容易很快复发,而且部分患者出现色素沉着或点状色素减退斑,长期的安全性有待进一步观察。激光治疗黄褐斑的具体实例见图 1-9-11。

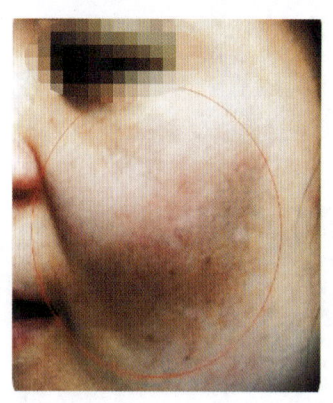
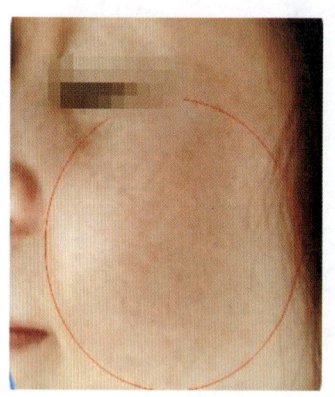

图 1-9-11 黄褐斑治疗前后
A. 治疗前　B. 大光斑低能量 Q 开关 Nd:YAG 激光治疗 16 次后

二、血管性疾病的激光治疗

皮肤的血管性疾病以鲜红斑痣和毛细血管扩张最常见。激光治疗血管性疾病其靶组织是血管中红细胞内的氧合血红蛋白,从而导致血管组织的高选择性破坏。氧合血红蛋白吸收峰值有 3 个,分别为 415nm、540nm 和 577nm(图 1-9-12)。除了激光波长的要求外,激光的热作用时间即脉宽必须小于或等于靶组织的 TRT,才能最大限度地减少周围正常组织的热损伤。

最初治疗皮肤血管性病变使用的是红宝石激光,随后应用氩离子激光和铜蒸气激光治疗鲜红斑痣有效,但由于脉宽太长易导致正常组织的热损伤,术后发生瘢痕的概率相当高。20 世纪 80 年代中期,脉冲染料激光(PDL)的出现成为激光治疗血管性疾病的重大突破,其瘢痕发生率仅为 1% 左右。PDL 最初波长是 577nm,不久调整为 585nm 和 595nm,使得激光的穿透性更好。

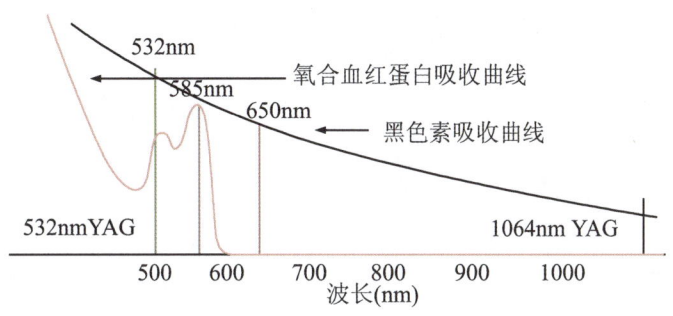

图 1-9-12　氧合血红蛋白吸收曲线
吸收峰值分布为 415nm、540nm、577nm

目前常用的治疗血管性疾病的激光除 PDL 外，还常用可变脉宽倍频 Nd:YAG 激光，它发出 532nm 的绿光，可被血红蛋白很好地吸收，其适应证主要有鲜红斑痣、草莓状血管瘤、毛细血管扩张、蜘蛛痣等。对于鲜红斑痣的治疗以颜色转变为灰白色为宜，并且术后无水疱或厚痂出现，术后的冰袋冷却也是非常重要的。Ruiz 等报道激光对于直径小于 0.2mm 的血管疗效较好，对于直径大于 0.4mm 的血管疗效较差。因此面部的毛细血管扩张非常适合用激光治疗。应用多个低能量密度的重复脉冲可使血管清除率提高，面部的红斑减轻，避免治疗后紫癜形成。

血管性疾病的激光治疗实例见图 1-9-13、图 1-9-14、图 1-9-15。

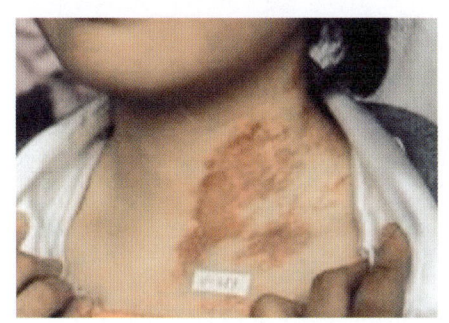
A

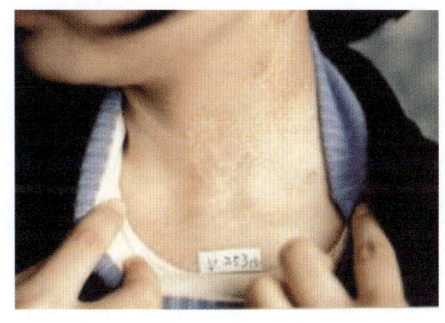
B

图 1-9-13　鲜红斑痣治疗前后
A. 治疗前　B. VPW532nm 激光治疗 2 次后

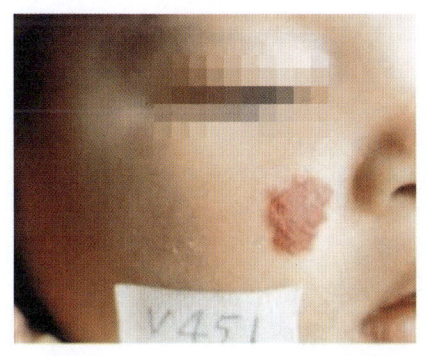
A

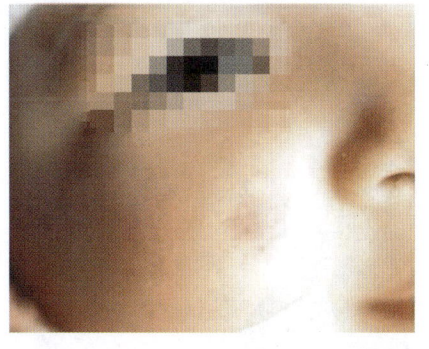
B

图 1-9-14　草莓状血管瘤治疗前后
A. 治疗前　B. V-beam 595nm 激光治疗 2 次后

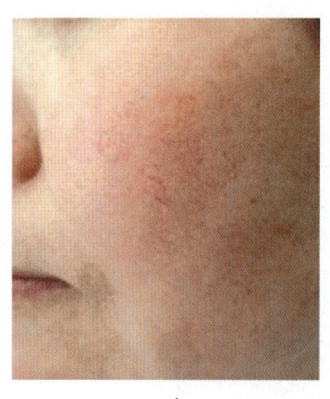
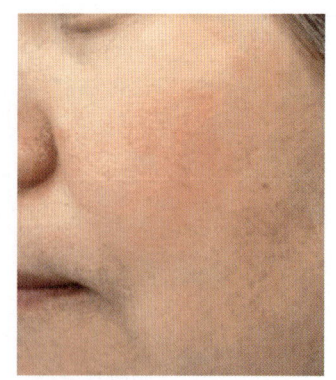

图 1-9-15 毛细血管扩张治疗前后
A. 治疗前　B. IPL 治疗 4 次后

三、皮肤年轻化的激光治疗

激光重建皮肤可以分为剥脱性激光皮肤重建和非剥脱性激光皮肤重建两类。剥脱性激光皮肤重建主要使用的是 CO_2 激光和铒激光。CO_2 激光是第一个在皮肤年轻化上使用的激光仪器,因其疗效显著,很快取代了化学剥脱术和机械磨削术。但是 CO_2 激光的不良反应也不容忽视,包括红斑、水肿、术后疼痛、色素沉着、感染、瘢痕以及延迟愈合等,一般不适合亚洲黄种人的皮肤重建。铒激光是另一种剥脱性皮肤重建激光器,因其精准性和安全性优于 CO_2 激光,对正常组织伤害更小,术后的色素沉着等副作用发生率低,比较适合东方人皮肤年轻化的治疗。随后,非剥脱性激光皮肤重建术开始出现,主要为点阵激光系统。当皮肤组织水分吸收激光能量后,形成了多个柱状的微治疗区,从而引起一连串的皮肤生化反应,达到紧肤除皱、嫩肤等美容效果。点阵激光有创伤小、愈合快、并发症少等优点,很少出现永久性的皮肤并发症。

近年来其他无损激光年轻化技术陆续出现,如 Cooltouch 1320nm 激光。激光作用于真皮组织中的水分,产生的热效应刺激真皮层的成纤维细胞,使胶原纤维再生,新的胶原数量增多,并呈有序排列,从而增加皮肤弹性,皱纹得以舒展平整,凹陷瘢痕得到填平和改善。但对于中重度皱纹的改善不如点阵 CO_2 激光和铒激光,并且治疗的次数也较多。其他非剥脱性年轻化技术还有红外线激光技术,如长脉宽 1064nm Nd:YAG、等离子体技术、强脉冲光等。

皮肤年轻化激光治疗的实例见图 1-9-16、图 1-9-17。

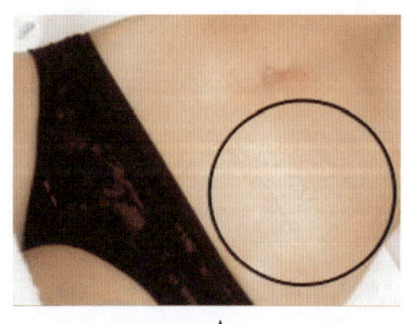
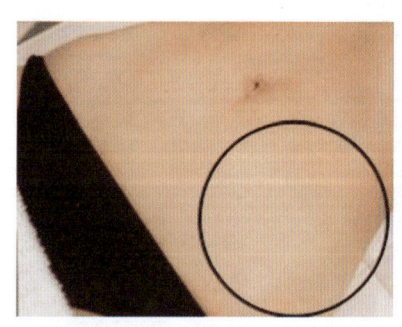

图 1-9-16 妊娠纹治疗前后
A. 治疗前　B. Cooltouch 1320 激光治疗 9 次后

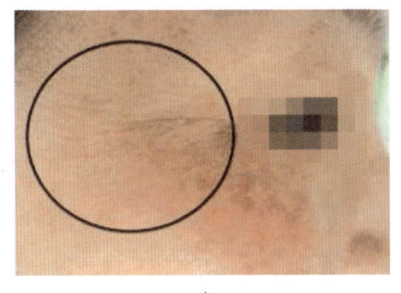 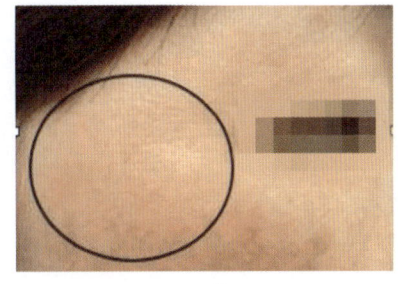

图 1-9-17 IPL 鱼尾纹治疗前后

A. 治疗前　B. IPL 治疗 6 次后

四、激光脱毛治疗

详见第三篇第七章"多毛症与脱毛"。

五、其他疾病的激光治疗

美容激光的适应证还有很多,如脂溢性角化斑、痤疮、汗管瘤、睑黄瘤、扁平疣、色素痣、文身等,临床疗效令人满意(图 1-9-18,图 1-9-19)。Cooltouch 1320nm 激光治疗痤疮,不仅对炎症性痤疮效果明显,同时能改善痤疮瘢痕;694nm 红宝石激光治疗脂溢性角化疗效确切;超脉冲 CO_2 激光适合皮肤各种赘生物的治疗。可以预见,美容激光凭借其特有的优势,治病范围必然会继续地扩大。

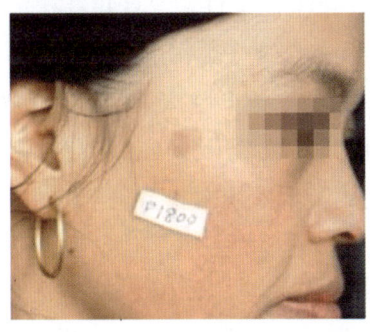 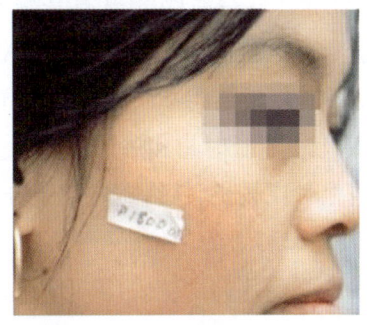

图 1-9-18 脂溢性角化治疗前后

A. 治疗前　B. Q-532nm 激光治疗 1 次后

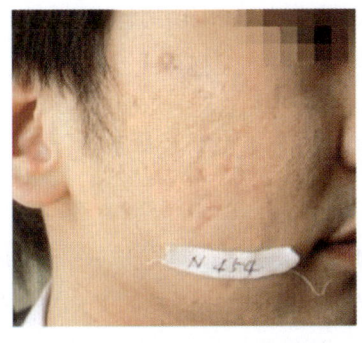 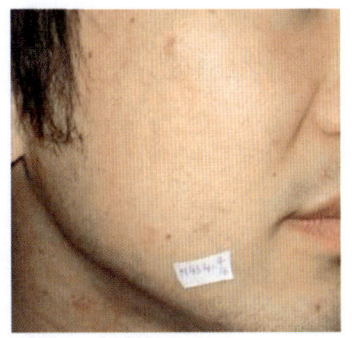

图 1-9-19 痤疮瘢痕治疗前后

A. 治疗前　B. Cooltouch1320nm 激光治疗 4 次后

第五节 光动力疗法

一、概述

利用光动力学治疗疾病已有几千年的历史，最初在1984年，美国现代光动力的开创者Thomas Dougherty 提出运用血卟啉衍生物为光敏剂结合红光照射，对大鼠乳腺癌进行治疗。1990年，加拿大学者Kennedy等首先使用光动力疗法（photodynamic therapy, PDT）来治疗肿瘤。

血卟啉衍生物和卟吩姆钠是被应用于PDT临床研究的第一代光敏剂，其在628nm有个小的吸收峰值，在这个波长下PDT的治疗深度可达(6.3 ± 1.2)mm。但其光敏活性较小，对光吸收差，治疗效果不好。有机合成技术的不断进步产生了第二代光敏剂，分为二氢卟酚类、酞菁类和原卟啉的衍生物。与第一代相比，第二代光敏剂都是纯化学合成物，成分固定。目前，实验和临床广泛应用的光敏剂是5-氨基酮戊酸（5-ALA）和甲基氨基酮戊酸盐（MAL）。5-ALA本身并没有光敏作用，它在细胞内通过血红素生物合成途径代谢为原卟啉Ⅸ（Pp Ⅸ）以实现光敏作用。

光敏药物由于其化学结构不同而具有不同的吸收谱线，因此临床采用的激励光源的波长也有差别，在临床应用上也有长时相和短时相之分。在皮肤科领域常用PDT来治疗血管病变和皮肤癌，运用的光照时间相对比较长，往往需要数十分钟；而用于治疗视网膜黄斑增龄性病变时激光作用的时相就非常短，是以秒级为单位进行的。在临床上，光敏药物可通过口服、静脉滴注或推注、局部给药的方式进入需要治疗的部位。目前可用的光敏药物其本身副作用非常轻微，但具有在皮肤部位滞留后发生皮肤光毒反应的危害，尤其是全身性使用的光敏药物会引起皮肤等相关部位不同程度的损害。因此，患者必须在室内较暗的光照条件下生活，这是光动力疗法一个最大的缺点。而局部途径给药的光敏药物只分布在需要治疗的部位，从而克服了"避光"的缺点。

综上所述，光动力疗法的关键是将光敏药物特定地分布在靶组织上，然后选择最佳的激励激光波长和模式，来达到选择性地破坏靶组织细胞并使周围正常细胞不受到损害的目的。

二、临床应用

近年来，ALA-PDT已在皮肤科得到了广泛的临床应用。目前除了治疗各种皮肤肿瘤和癌前病变之外，也广泛用于治疗病毒性皮肤病等。另外，将ALA生物转化得到的Pp Ⅸ作为一种荧光标记物，可用于各种恶性肿瘤、癌前病变及某些良性病灶的激光激发荧光的诊断。

1. 皮肤癌前病变、肿瘤　PDT用来治疗皮肤肿瘤已有许多年的历史。局部应用ALA光动力疗法治疗皮肤癌，在正常上皮和真皮内几乎不产生荧光，ALA诱发而产生的血卟啉选择性地在基底细胞癌组织内合成并积聚，而在病变邻近的正常组织内几乎不产生血卟啉，从而达到治疗基底细胞癌的目的。Salim等使用5-ALA和氟尿嘧啶对比治疗了40例鲍温病患者，结果显示两组有效率分别为88%和67%，随访1年后临床完全清除率分别为82%和42%。Dragieva等发现MAL光动力治疗对移植患者的光线性角化病是安全有效的，而且可以降低光线性角化病向鳞状上皮细胞癌的转换率。

2. 病毒性皮肤病　近几年来，大量的临床资料表明，5-ALA光动力疗法治疗尖锐湿疣是一种高效、安全、低复发率的方法。王宏伟等报道光动力疗法治疗外阴尖锐湿疣患者的痊愈率达到63.3%，复发率仅为15.8%。Fabbrocini等对67例患者的121个跖疣进行治疗，术前先用10%的尿素软膏和10%的水杨酸去除过度角化的表皮，然后进行PDT治疗（每周1次，共3次），治愈率高达75%，治疗后随访22个月未复发。

3. 寻常痤疮、酒渣鼻　PDT治疗寻常痤疮的机制是通过外源性给予ALA，在特定波长光源照射下产生光动力反应，使组织细胞受损，达到杀灭痤疮丙酸杆菌、抑制皮脂腺分泌和破坏皮脂腺结构的目的。杨雯等用PDT治疗18例中重度痤疮患者，3天后全部病例炎症基本消退，创面处理时疼痛明显减轻。2周后复诊，12例治愈，4例显效，2例有效；2次治疗后15天随访，除1例患者有效外其余全部治愈。Horfelt等用PDT对15例轻到重度痤疮患者进行光照治疗，波长为635nm，平均能量密度从30~70J/cm^2，结果显示85%的患者皮损均有改善，而其效果在治疗8周后最显著。

4. 鲜红斑痣　目前国内外多选择以脉冲染料激光为代表的选择性光热作用治疗鲜红斑痣，但只对浅表病灶效果较好。顾瑛等报道应用PDT治疗鲜红斑痣取得了较脉冲染料激光更加满意的疗效。Gu等利用3~7mg/kg HMME-PDT治疗1385例鲜红斑痣患者，共1949个皮损，结果99.7%的患者有效，痊愈皮损128个，随访2个月至9年无一例复发，疗效相当显著。

第六节　并发症及其预防

近半个世纪以来，医学的不断发展进步使激光的应用变得非常广泛，尤其是在皮肤美容领域，其发展非常迅猛，从最初的连续性激光到依据选择性光热作用设计出的激光系统，激光治疗现已更具有选择性和安全性。然而，尽管现代激光比较安全可靠，但它还是会对人体造成一定的伤害，引起潜在的风险和各种并发症。因此,了解这些新技术的缺陷和不足,并在使用过程中对可能发生的不良反应进行预防显得非常重要。本节主要讨论目前常见激光并发症的一般情况。

一、常见并发症

(一) 连续波和半连续波激光

1. 氩激光　氩激光能释放 488~514nm 波长的激光,主要用来治疗血管性疾病。由于在治疗时热的弥散会引起治疗区的组织损伤,故常见的并发症是瘢痕的形成,尤其是儿童患者,这种并发症更普遍。此外,也可引起永久性的色素减退或沉着。

2. 连续 CO_2 激光　连续 CO_2 激光常被用来作为切割的工具和治疗各种肿瘤、增生物、瘢痕疙瘩和疣等。在临床应用中,常会发生瘢痕、色素改变、脓疱等并发症。

(二) 脉冲染料激光和 Q 开关激光

1. 脉冲染料激光(585nm、595nm)　脉冲染料激光(PDL)主要用来治疗鲜红斑痣、浅表血管瘤、蜘蛛痣以及毛细血管扩张等浅部皮肤血管性疾病,其最常见的不良反应是色素的改变和紫癜,而瘢痕的发生相对罕见。PDL 也被用来治疗面部萎缩性毛发角化病,但紫癜的发生率比较高。其他暂时性的不良反应有红斑、水肿、结痂等,通常 7 天左右即可消失。

2. 钛氧磷酸钾激光(KTP 激光,532nm)　KTP 激光能释放 532nm 波长的光,常被用来治疗血管性疾病,如鲜红斑痣、面部毛细血管扩张和浅表血管瘤等。在治疗时出现结痂、色素减退是最常见的副作用。

3. Q 开关红宝石激光(694nm)　目前 Q 开关红宝石激光被广泛用来治疗表皮和真皮的色素病,常可引起组织飞溅、点状出血、紫癜、色素改变特别是色素减退等。也有利用 Q 开关红宝石激光治疗色素性疾病引起瘢痕形成的报道,但并不多见。

4. Q 开关翠绿宝石激光(755nm)　Q 开关翠绿宝石激光也被用来治疗色素性疾病,可引起组织飞溅、点状出血、紫癜、色素改变等,但不如红宝石激光那样常见。肤色较深的患者其发生色素减退的趋势更常见。

5. Q 开关 Nd:YAG 激光(1064nm)　Q 开关 Nd:YAG 激光主要用来治疗深部的色素增加性疾病。其治疗后即刻可发生皮肤的变白、水肿,其他常见的副作用包括治疗时组织的飞溅、皮肤结构变化、色素改变以及强烈的疼痛感等,瘢痕形成十分罕见。Q 开关 Nd:YAG 激光也用来治疗顽固性黄褐斑,但有少数患者可出现斑点状色素减退,部分易复发。

6. 半导体激光　半导体激光常用来进行脱毛治疗,有发生疼痛、红斑、水肿、表皮损伤的风险,此外常见的不良反应有色素改变、毛囊炎、瘢痕形成等。

7. 点阵激光　目前常被用来治疗面部皱纹、痤疮瘢痕、手术瘢痕和光老化等,可发生疼痛、红斑、瘢痕、色素改变、感染等副作用。点阵激光又分超脉冲 CO_2 点阵激光(10600nm)和 Er:YAG 激光(2940nm)。Khatri 等比较两者治疗面部皱纹的疗效和副作用,观察了 21 例皮肤类型为 Ⅰ~Ⅲ 型的患者,治疗后红斑和色素减退发生的概率分别为:Er:YAG 激光组为 14 例(67%)和 1 例(5%),超脉冲 CO_2 点阵激光组为 20 例(95%)和 9 例(43%)。这可能是因为超脉冲 CO_2 点阵激光比 Er:YAG 激光组织穿透深,造成的局部热损伤强。

8. 铜蒸气激光和溴化铜激光　此激光是一种半连续激光,常被用来治疗色素性和血管性疾病。在治疗时可产生热损伤,造成瘢痕、色素改变,治疗即刻可出现疼痛、红斑、水肿等不良反应。

相关并发症的实例见图 1-9-20～图 1-9-25。

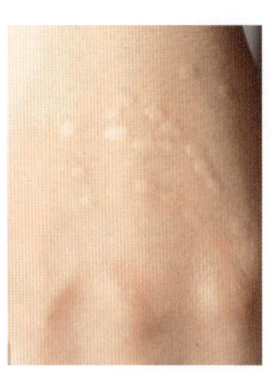

图 1-9-20　扁平疣 CO_2 激光治疗后瘢痕

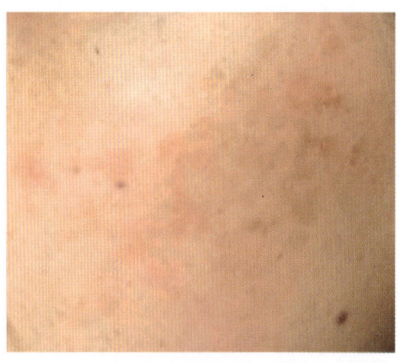

图 1-9-21　雀斑 Q-532 治疗后色素沉着

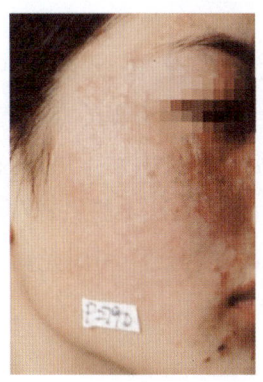

图 1-9-22　雀斑 Q-532 治疗即刻出现红斑、水肿

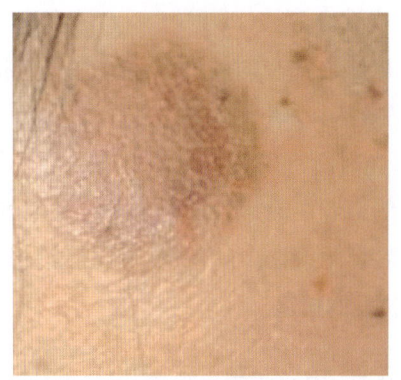

图 1-9-23　脂溢性角化 Q-694 治疗后 28 天"反弹"

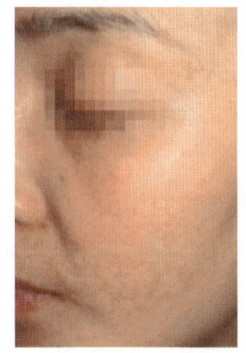

图 1-9-24　黄褐斑 Q-1064 治疗后点状色素减退斑

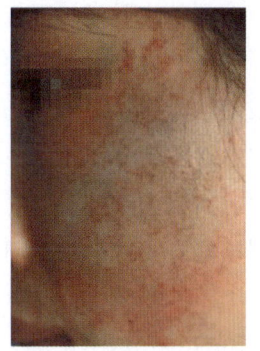

图 1-9-25　太田痣 Q-1064 治疗后即刻出现渗血、紫癜

(三) 强脉冲光(IPL)

IPL 目前被广泛用来去除面部色素斑、毛细血管扩张、细小皱纹和改善粗大毛孔等,但其不良反应的发生率也是相当高的,在使用时应谨慎(图 1-9-26)。Dong 等用 IPL 治疗 30 例中国鲜红斑痣患者,有 2 例产生水疱,9 例发生水肿,持续时间均超过 24 小时;1 例患者发生轻微的色素减退。

Li 等用 IPL 治疗 72 例鲜红斑痣患者，20 例治疗后发生水疱和紫癜，均在 1~2 周内消失；10 例发生轻微的色素沉着，12 例发生轻微的色素减退，1 例发生萎缩性瘢痕。其发生瘢痕的原因可能与患者本身的体质有关。IPL 也被用来治疗色素增加性疾病，但有发生白癜风的风险。

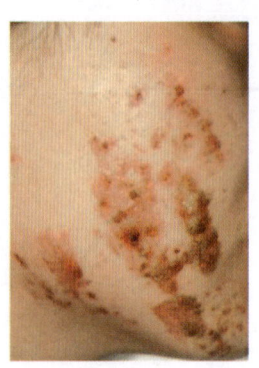

图 1-9-26　IPL 治疗后的"斑马纹"及结痂

（四）光动力疗法（PDT）

ALA-PDT 在治疗时的不良反应主要包括疼痛、烧灼感，此外还有红斑、水肿、结痂、糜烂、色素改变等并发症。少数患者在避光期内日晒后会出现皮肤光毒性反应。樊昕等治疗 21 例中重度痤疮患者，在照光时所有患者 1 分钟内均出现局部灼热感，在照光后 3 分钟内发生瘙痒，在 5 分钟内发生刺痛，2 例患者在治疗后 1 天出现红肿性红斑，4 例患者出现少量渗出，1 例患者在治疗后出现密集分布小脓疱，外用抗生素软膏 1 周后消退，未见瘢痕及色素改变。此外，利用光动力疗法也有发生永久性脱发的报道。

二、并发症的预防

2007 年美国 AAD 会议认为激光治疗发生并发症最常见的原因有：对激光-组织间相互作用不了解、治疗技术欠佳、不注意治疗中的各种细节、粗心大意、缺乏控制、不注意皮肤的晒黑反应等。因此，要避免这些并发症的发生，临床医师应熟悉各种激光设备，提高自身的技术水平，注意适应证和禁忌证患者的筛选，以提高治疗后效果。

首先在治疗前应与患者进行充分的沟通，了解患者的疾病史和期望值，向患者解释疾病的机制以及治疗的方法，严格筛选治疗的适应证和禁忌证。有以下任何一项者均为激光和光子治疗的禁忌：

1. 对治疗结果期望值过高、不愿意签署知情同意书者。
2. 肿瘤患者或有肿瘤史的患者。
3. 有活动性感染者，如细菌、真菌、病毒感染等。
4. 服用可引起光毒性反应的药物者。
5. 免疫缺陷病患者。
6. 有凝血功能障碍或使用抗凝药物者。
7. 瘢痕体质者。

8. 有糖尿病、高血压、严重心脏病、压力性荨麻疹、接受过皮肤移植手术、精神异常者。

9. 孕妇、哺乳期妇女。

10. 肤色太深或近期有日晒史者。

11. 有人工植入物或安装心脏起搏器者。

其次，在治疗过程中应谨慎小心，根据患者的治疗反应来适当调整治疗参数，不应一律使用相同的参数。要做到治疗个体化。有些疾病在治疗过程中应给予适当的冷却措施，以防止表皮被灼伤。此外，治疗过程中要对患者的眼睛给予防护。

治疗后，要及时给予冷敷，保持治疗部位清洁，必要时给予抗感染药膏外用，以防止创面感染。避免治疗部位搔抓和任何外伤，严格注意防晒以防止色素沉着的发生。

（宋为民）

第十章

化学剥脱术

第一节
化学剥脱术的背景及简介

化学剥脱术(chemical peeling)又称为化学换肤术、化学削皮术、皮肤化学提紧术,是一项控制性地去除皮肤表皮和部分真皮,通过表皮和真皮的再生,达到去除面部色素斑,改变皮肤色泽、光滑度与张力,减少面部细小皱纹等美容目的的一种治疗方法。这一疗法利用某些具有腐蚀性化学药物的细胞毒性以及蛋白质凝固融解作用,将其涂覆于皮肤表面后使皮肤角质层分离和蛋白凝固变性、坏死、干涸、结痂、脱落或剥脱,从而达到治疗或美容的效果。

化学剥脱术起始于19世纪后期。1882年,德国皮肤病学家Unna首先发表了使用酚脱皮的报道;同期,Fox、Hebra等皮肤科医师也采用酚、升华泥敷剂及间苯二酚、水杨酸和三氯醋酸行化学剥脱。20世纪前期,化学剥脱术的应用范围有了一定发展。1903年,皮肤病学家Mackee利用酚对痤疮后瘢痕进行化学剥脱治疗。到30~40年代,美国的一些学者将化学剥脱术用于治疗皱纹;50年代,纽约大学研制出了Jessner液;60年代,Baker和Gordon又研制出了内含苯酚的Baker-Gordon液,有效应用于临床,此后苯酚脱皮术才被医学家接受,并广泛应用于临床。1986~1994年,Brody、Monheit、Coleman等人在学术期刊上最早描述了三种中等深度的化学剥脱方案,由此也表明化学剥脱技术开始走入渐进成熟阶段。

化学剥脱术对白色人种的疗效明显,且并发症少。由于黄色人种的皮肤对日光照射的色素反应较强,剥脱术后容易出现色素沉着等不良反应,因而限制了化学剥脱术在亚洲各国的广泛开展。随着人们对皮肤美容的关注和重返青春容颜的追求的日益高涨,日本、韩国等国家分别寻找到了适应本国人皮肤的化学剥脱剂,使得化学剥脱术在整形外科和皮肤科临床得到了比较广泛的推广和应用。同期,我国学者也纷纷报道了该技术的应用成果。1992年赵启明首先报道了采用酚剥脱治疗700多例面部雀斑,并对患者的尿酚进行检测及安全性研究。1996年桑海霞报道了应用不同浓度的苯酚制剂对2000例面部皮肤病进行治疗,均获得满意疗效。化学剥脱术的应用逐步得到开展,其病理组织学的研究也得到进一步深入。2001年赵启明等对苯酚化学剥脱术后雀斑皮肤组织的病理变化进行了研究,表明酚剥脱不仅使皮肤表皮层内黑色素颗粒明显减少,而且使皮肤真皮层增厚,从病理学上证实了化学剥脱术可以使皮肤年轻化,同时找到了治疗雀斑的病理学依据。2002年,陈智勇等报道了采用苯酚化学剥脱术治疗6805例雀斑患者的远期疗效,90%以上获得满意效果。

除了传统的酚剥脱以外,近年来比较流行作用力温和的果酸剥脱。1974年美国皮肤科学家Scott教授和Yu博士从水果中发现了一系列α位有羟基的羟酸,统称为果酸。1983年美国的HERALD大药厂成为第一家授权合法生产果酸系列产品的厂家,给美容外科医师提供作浅层换肤美容的果酸产品，并受到广泛的欢迎。1991年不需要处方的美容专业护理全系列产品问世，1993年后该产品在全世界流行。目前在我国的整形美容外科及皮肤科，化学剥脱术得到了广泛应用，不仅成为换肤美容的方法之一，而且也是皮肤病的治疗方法之一。

化学剥脱术可使皮肤表面重新塑形，呈现更加均匀一致的外观，这是一般外科手术难以达到的。然而，该技术也受到化学剥脱制剂的种类、浓度、皮肤解剖厚度、治疗前后用药及术后护理等因素影响，可能产生一些并发症。因此，必须详细了解剥脱术的治疗方法及其注意事项，术前严格掌握适应证，术中操作规范，术后严密观察并随访受术者，及时对症处理以减少并发症的发生。尽管化学剥脱术存在一定的风险，但它具有其他药物和手术不能替代的优势，目前仍然是皮肤美容外科的新热点，2010年美国的ASPS和ASAPS统计显示，化学剥脱术的治疗例数占非手术治疗的第3和第5位，此方法同时也赢得了广大爱美者的青睐。

第二节 剥脱术的分类

根据化学剥脱剂对组织的损伤深度，大多数学者从组织学上将化学剥脱术的深度分成三种：浅层剥脱，最深达到真皮乳头层；中层剥脱，可达真皮网状层上部；深层剥脱，达到真皮网状层中部。一般认为，浅层换肤的安全性较高，恢复时间短，但是临床上能达到的效果也较为有限；越深层的剥脱，其引起的副作用越大，恢复期越长，效果也越明显。

化学剥脱术的原理就是有控制的损伤、去除与再生重建。为了达到这一目的，必须正确掌握使用剥脱剂的种类、浓度、用量、pH、皮肤厚度与穿透皮肤时间等，否则可引起色素沉着时间延长或瘢痕形成等不良反应。

第三节
常用皮肤剥脱药物及配制

目前通常将皮肤剥脱药按剥脱损伤的程度分为三类,即浅层、中层和深层剥脱药。浅层剥脱药主要有果酸(主要是 α 羟基酸)、10%～30%三氯乙酸(TCA)、杰森氏液(Jessner)等;中层剥脱药有30%～50%三氯乙酸(TCA)、20%～50%苯酚;深层剥脱药有 50%～60%三氯乙酸(TCA)、50%～88%苯酚。除以上几种常用剥脱药外,近来实验室研究结果表明,中药剥脱剂(斑蝥、鸦胆子、硼砂、儿茶、蒲公英、芦荟、大黄、生石炭、安息香、枇杷叶、巴豆油、丁香油)是较新的剥脱制剂,并且有良好的研究和应用前景。

目前,国内外大多数学者建议浅层剥脱使用果酸,中层和深层剥脱主要使用苯酚。

一、常用剥脱药物与机理

(一)果酸

果酸是指一系列 α 位有羟基的羟酸的统称,简称 AHAs,是一类自然界存在的无毒物质和相关的化合物,主要来源于各种水果,故俗称果酸。它是最温和的浅层剥脱剂,也是目前应用最广泛的换肤试剂,由于其有保湿和抗角化作用,因此很多护肤品中也含有低浓度的果酸。

1. 果酸的种类　果酸共有 37 种,分子结构简单,分子量小,水溶性好,无臭无毒,具有强渗透性,能透过角质层被皮肤吸收。按其分子结构的不同,分子量由小到大依次是甘醇酸(又称甘蔗酸、羟基乙酸)、乳酸、苹果酸、酒石酸、枸橼酸、杏仁酸等。甘醇酸分子量最小,对皮肤的渗透力最快,乳酸其次;但浓度高时,酒石酸却是最快能使皮肤松解脱皮的,其次是甘醇酸和乳酸。在促进细胞更新方面,则以乳酸效果最好,其次是甘醇酸。在医学美容界中最常被用到的成分主要是甘醇酸和乳酸。常用不同分子结构的果酸见表 1-10-1。

表 1-10-1　常用不同分子结构的果酸

果酸种类	来源	功能特点
甘醇酸	甘蔗	去角质,促进肌肤再生
乳酸	酸奶	滋润保湿,修复舒缓,去角质
苹果酸	苹果、葡萄	去角质,保湿,抗自由基,美白
酒石酸	葡萄酒、覆盆子	去角质,保湿,抗自由基
柠檬酸	柠檬、柑橘	较温和地去角质,促进细胞更新
杏仁酸	杏仁	较温和地去角质,促进细胞更新

果酸对皮肤的作用,除了受果酸不同种类影响之外,浓度及 pH 也起到重要作用。一般认为,极低浓度的果酸对皮肤只有保湿效果;浓度稍微提高时才可以破坏角质层细胞间的连接,促进皮肤新陈代谢,起到去角质作用;在更高浓度下可使表皮层从真皮完全剥脱,起到化学剥脱作用,但此时发生的副作用也会随之增加。

2. 果酸的作用机理

（1）使角质形成细胞间的粘连性减弱:许多研究表明,皮肤老化是因为角质层粘连性增加的结果。皮肤干燥、毛囊角化是由于角质层粘连性增加,角质形成细胞脱落减慢而致细胞堆积,使皮肤失去光泽而粗糙。5%～20%浓度的果酸可使皮肤质地和外观得到明显改善。如果毛囊颈部角化物堆积,可造成毛孔堵塞,致使皮脂腺不能通畅排泄,进而发生粉刺、炎性丘疹、脓疱、囊肿等,果酸的这一作用可将毛囊颈部堵塞打通,使其通畅,治疗痤疮。

（2）增强角质层的解离性:果酸能引起角质层松解。当浓度为 5%～20%时,可使角质层细胞松解;当浓度为 70%时,可使表皮松解、脱落。这是因为果酸能干扰细胞表面的结合力,从而减弱角质细胞的相互粘连性。果酸对真皮也有作用,高浓度果酸可使表皮与真皮分离,这就是化学剥脱术。由于果酸是一种天然的有机酸和皮肤营养剂,在剥脱的同时对皮肤还有滋润、养护作用,促进角质层细胞重新排列,使皮肤光洁,淡化色素沉着,改变皮肤外观,以达到年轻化的效果。因此,一般不会出现色素沉着和瘢痕。

（3）改善皮肤色泽:果酸进入真皮深层后,可使真皮内的肥大细胞颗粒释放多种炎性介质,使毛细血管扩张充血,皮肤色泽得到明显改善。

（4）良好的保湿作用:果酸作用于真皮浅层,可使真皮内保湿因子、透明质酸（HA）增加,从而使皮肤含水量增加,使皮肤润泽富有弹性。

（5）消除皮肤老化:皮肤老化是因为表皮层变薄,真皮内胶原纤维断裂、变性,而果酸可使表皮层厚度恢复正常,真皮内胶原增多,弹力纤维恢复正常,真皮内黏多糖含量增加,皮肤皱纹变浅,色素斑减退。

（6）防止皮肤细菌滋生:果酸能保持皮肤的正常微酸性,可防止细菌滋生,加强皮肤屏障作用。

（7）刺激作用:果酸可刺激角质形成细胞有丝分裂,代谢增强,细胞数增加,使皮肤更具有活力。

（二）苯酚

苯酚是一种酸性比较弱的有机酸,其芳香族化合物有一个直接连接到苯环上的 OH 键。苯酚是所有化学剥脱制剂中临床使用最多、治疗效果最好的一种。

1. 作用机制　苯酚对组织蛋白有凝固作用,是一种凝固蛋白的原生毒剂。皮肤使用苯酚后,角蛋白和细胞蛋白结构的硫黄键被破坏,蛋白质发生变性。苯酚和角蛋白化合后形成大分子物质,可改变脂类溶解度,限制了苯酚的穿透力,使其穿透深度仅为 0.3～0.4mm,即破坏的层次位于表皮层和真皮浅层。虽然苯酚可穿透至真皮乳头层,但完整地保留了深层的网状层。苯酚接触皮肤后引起组织蛋白凝固而形成厚痂,能防止药液继续向深部组织侵蚀,皮肤表面则产生继发性炎症反应。痂皮待炎症反应消退后脱落,病损也随之消失,此病理过程类似于浅Ⅱ度烧伤。另外,苯酚对黑色素细胞有选择性的破坏作用,且苯酚在空气中被氧化成苯醌,可增加脱色活性。

2. 组织病理　化学剥脱剂接触皮肤后,使表皮和部分真皮乳突最上层发生坏死,损害不超过基底细胞层,术后第2天新的表皮细胞开始再生,4天后表皮再生基本完成(面部需5~7天,颈部需10天或更久)。真皮的中上层胶原纤维重新排列,弹力纤维和胶原纤维再生;再生是来自真皮乳头层的纤维细胞、毛囊和表皮附件。再生的情况因人而异,健康状况越好、年龄越小,则再生能力越强,再生速度越快。

赵启明等对酚剥脱术术前以及术后15天、90天、5年、10年患者的皮肤分别进行了皮肤活组织检查以观察皮肤组织形态的变化。发现:①术后的真皮层胶原结构发生均质变,增厚。②术后在表皮基底层细胞内的黑色素颗粒数量明显减少。③用弹性纤维特殊染色后,术后可看到真皮层中被染色的弹性纤维量明显增加。④电子显微镜观察到术后表皮基底层细胞内黑色素颗粒体积明显减小,数量明显减少;真皮层胶原纤维、弹性纤维增多。⑤免疫组化显示,术后成纤维细胞增生活跃,可以说明这种组织学变化是永久性的。

3. 体内代谢 皮肤对酚的吸收速度较快,在30分钟之内可吸收70%的酚,24小时内的吸收量达到99%,其吸收率取决于接触面积与接触时间。在体内,部分苯酚被氧化为焦二苯醇及对苯乙醇,部分与硫酸盐葡萄糖醛酸结合;血液中也可存在游离酚,它以原形或代谢产物形式经肾排出。研究表明,酚治疗后6小时以内尿酚的含量达到最高,以后逐渐下降,24小时以后基本接近正常。体内小量苯酚(0.05~0.06g/kg)在2天内可经尿液排泄。因此,人体接触酚后0.5~6小时内其毒性反应达高峰,为关键预防期,术前或术后30分钟内大量输液等可以促进其从尿液中大量排泄。

4. 毒性反应 苯酚是一种毒性制剂,成人如果口服苯酚8.5~15g,在24小时内即会丧命。当大面积外用苯酚溶液时,对心肝肾功能有影响,少数患者可出现窦性心动过速、房性早搏、室性早搏,甚至心脏骤停。赵启明对面部皮肤作化学剥脱术已达上万例,观察200例手术前后肝肾功能均无变化,心电监护发现部分患者心动过速或减慢,个别特异质的患者出现频繁室性早搏,经治疗后恢复。因此,在用酚实施剥脱术时,剥脱面积不宜过大,全面部剥脱宜分2次进行,操作不宜过快,同时应监测心电图、血压、脉搏以及血氧饱和度,以防止意外发生。

二、常用剥脱药物的配制

(一) 复方酚液

1. 药物组成 晶状酚500g,达可罗宁10g,樟脑1g,无水酒精50ml,甘油50ml(含酚浓度81.83%)。配制后摇匀,避光保存备用。

无水乙醇加强蛋白的凝固作用,甘油减轻对皮肤的刺激,达克罗宁可以止痛,樟脑有兴奋皮肤的作用。

2. 苯酚浓度 苯酚配方浓度国内外各有不同,有20%、25%、30%、58.9%或81.83%。常用有效浓度应为60%~80%,浓度升高会增加并发症的发生率,浓度过低则会降低疗效或提高复发率。也有人提出酚液的浓度应根据年龄、肤色、病损深浅而加以选用,一般临床所选浓度多凭个人应用经验。

(二) 三氯醋酸

三氯醋酸为一卤代酸,具有很强的酸性和腐蚀性。常用浓度为30%~50%,较安全,且用药后色素沉着较轻,但疗效不显著;60%~70%浓度时效果显著,但风险增加。该方法的主要优点是对肝、肾、心脏无不良反应。

1. 复方三氯醋酸溶液的配方

甲液：三氯醋酸 70g（加少量水溶解），醋酸泼尼松龙 0.05g（溶于甘油），甘油 10ml，水加至 100ml。

乙液：丙二醇（化学试剂）。

2. 用法　方法之一，涂甲液后即涂乙液，能迅速止痛。方法之二，待甲液稍干后涂用 5% 氢氧化钾（KOH）水溶液，以便中和三氯醋酸，以免药物腐蚀太深。

上述两种化学剥脱剂中属复方酚液最常用，其愈后不留瘢痕。三氯醋酸的腐蚀性较强，使用不当易产生瘢痕，不宜大面积应用。复方酚液可单独使用，亦可与其他药物混合，如添加巴豆油和肥皂液等可增强其剥脱效果。酚作为一种剥皮溶液活性剂，是非常有效的蛋白凝固剂；巴豆油是一种刺激剂，可促进表皮和真皮起疱和糜烂，还可改善增殖上皮的质量；经肥皂液皂化乳化作用后，酚溶液更易穿入角化的表皮细胞，达到更好的剥脱效果。

（三）果酸

在果酸配方设计时，要根据果酸成分活性要求，搭配合适的原料，以达到促进果酸成分在皮肤吸收的效果，主要依据果酸的种类、浓度、酸碱度及适当使用添加剂进行配制。

1. 低浓度果酸　1%～4% 果酸有滋润、保湿作用；5%～7% 果酸有轻微剥脱作用；8%～9% 果酸可剥脱角质，加速新陈代谢，促进细胞再生。

2. 中浓度果酸　10%～30% 果酸可渗透到真皮组织，对于消除青春痘、淡化黑斑及改善皱纹有良好效果。

3. 高浓度果酸　30%～70% 果酸具有相当强的渗透力，可将老化角质一次性剥脱，加速祛斑除皱效果。

酸性环境下有利于果酸保存，在偏碱性环境下，果酸会被解离而失去作用，例如浓度 15% 的果酸，在 pH 大于 5 的溶液中，大多数的果酸分子都已经解离，失去活性。pH 在 2.5～3.0 的酸性范围，果酸的效果最佳，但刺激性也增大。目前市场上销售的保养品，果酸的浓度在 5% 以下，pH 都在 3.0 以上，主要起去角质及保湿作用，对于除皱、美白没有明显疗效。

第四节
不同层次剥脱术的临床应用

一、浅层剥脱术

目前临床上主要应用的浅层剥脱剂为果酸,下面就以果酸类剥脱剂为代表讲述浅层剥脱的临床应用。

（一）适应证

1. 皮肤皱纹　深部皱纹可连续使用高浓度果酸数月,每周1次,使角质细胞核分裂增加,表皮角质重新排列组合,同时能增加真皮内黏多糖,促进真皮乳头层的胶原形成,使真皮变厚,皱纹消退。

2. 痤疮　低浓度果酸对治疗轻度痤疮有明显的效果,高浓度果酸可治疗脓疱型痤疮。

3. 黄褐斑　果酸能有效治疗色素沉着皮损,现已广泛用于治疗黄褐斑,其机制可能为表皮重塑、脱落加速和抑制黑色素形成。

4. 脂溢性角化　这是利用果酸对表皮角质的分解作用,低浓度治疗时间长,高浓度治疗时间短,但刺激性大。

5. 其他　对各种类型鱼鳞病和毛发苔藓有很好的疗效,使皮肤恢复正常。

（二）禁忌证

1. 对果酸治疗过敏者。
2. 治疗部位有过敏性皮炎的患者。
3. 面部有细菌或病毒感染性皮肤病（单纯疱疹、寻常疣）者。
4. 有免疫缺陷性疾病的患者。
5. 在6个月内口服或外用过维A酸类药物者。
6. 正在服用抗凝药或吸烟者。
7. 近期接受过手术（有正在愈合的伤口）者。
8. 近期接受过放射治疗的患者。
9. 对光防护不够或有日光晒伤者。
10. 在6个月内局部做过冷冻治疗者。
11. 妊娠期妇女。
12. 有炎症后色素沉着或色素减退病史者。

(三) 操作方法

1. 技术操作　①给受术者介绍换肤术的疗效、安全性及操作时的感受。②治疗前、中、后均应拍照,以便判定疗效。③准备材料与器械,包括20%、35%、50%、70%的果酸换肤液;2%~4%的碳酸氢钠溶液,凡士林纱布、秒表、冷喷机。④操作:给受术者常规洁面、铺巾、戴帽子;将凡士林抹于眼睑、鼻孔和口唇周围以作保护。用美容刷蘸取果酸换肤液,以额部—鼻背—脸颊—下巴的顺序涂抹,停留1.5~3分钟,当患者出现红斑、白霜或刺痛时,以4%碳酸氢钠溶液中和,然后冷喷20分钟,接着涂上营养霜保护。⑤治疗周期:每两周进行1次,4~5次为一疗程,逐渐延长果酸在皮肤上的停留时间,或提高换肤液的浓度。

2. 副作用　①灼伤性损害:直接的灼伤表现为皮肤发红、水肿、刺痛、紧绷、脱屑等;间接灼伤主要是指日光对治疗区皮肤的刺激(使用含果酸的护肤品,会增加皮肤对紫外线的吸收);②过敏反应:以红斑、水肿、渗出、溃烂或发痒等局部反应为表现。但也有少数可有全身性反应,如哮喘、喷嚏、会阴水肿等。

3. 注意事项　①不得外出吹风、日晒、雨淋,外出时使用日光防护系数(SPF)值大于15的防晒霜;②不得用毛巾、纸巾擦脸,更不能用肥皂、洗涤剂,可涂抹营养霜;③不能同时用对皮肤有刺激性的外用药,如维A酸类药物等;④治疗部位应避免搔抓,不可自行剥除结痂或脱屑;⑤出现严重过敏反应者应及时停用果酸并对症治疗。

二、中、深层剥脱术

目前临床上主要应用的中、深层剥脱剂为苯酚,下面就以苯酚剥脱剂为代表讲述中、深层剥脱的临床应用。

(一) 适应证

1. 雀斑　对于广泛密集的面部雀斑,可行全面部化学剥脱术;对于局限性或散在性者,可行点状剥脱,疗效好,且复发率低。

2. 咖啡斑　剥脱后咖啡斑可完全消退,易复发,但黑色素变淡。

3. 表浅性痤疮瘢痕　剥脱后瘢痕有改善。

4. 面部细小皱纹　可单独用于除皱,尤其适用于上下唇部的纵形皱纹及鼻唇沟、颌部、颊部、额、眼周等处的细小皱纹;也可与面部皮肤提紧术联合应用,但绝对不能在做皮肤提紧术的同时行化学剥脱术,而必须在手术除皱后3~6个月才能施行,否则会引起严重的并发症,导致全层皮肤坏死。

5. 放射性皮肤色素沉着　用剥脱术治疗放射性皮肤色素沉着,远期效果较好。

6. 面部泛发性白癜风　将面部白癜风仅存的正常皮肤岛剥脱后变白,使其面部白癜风肤色一致。

7. 皮肤移植后的表面分界线:剥脱后肤色可以接近。

8. 脂溢性角化、睑黄疣等。

(二) 禁忌证

1. 全身状况　患者有严重的肝肾疾病或免疫缺陷性疾病。

2. 病变性质 ①皮肤恶性肿瘤,如皮肤原位癌、基底细胞癌患者;对于有恶变可疑的色素痣要采用手术切除,以防化学试剂刺激引起恶性变。②皮肤感染性病变,如单纯疱疹、寻常疣等。③皮肤免疫性病变,包括湿疹、接触性皮炎、异位性皮炎等。

3. 过敏 对于化学剥脱制剂过敏者,或敏感体质者。

4. 药物 服用维A酸类药物超过6个月者,应先停用一段时间后再施行剥脱术。

5. 治疗史 近6个月内治疗区曾行手术或局部冷冻治疗者。

6. 妊娠、哺乳期妇女。

7. 精神失常、情绪紊乱及神经质者。

8. 有大面积瘢痕组织或瘢痕体质者。

9. 不能坚持避光者。

10. 黄褐斑非绝对禁忌,但应慎重。因其远期效果不好,且容易遗留长期色素沉着。

11. 其他 如色素痣、太田痣、毛细血管扩张症。

(三)操作过程

1. 术前准备 治疗前应与患者充分沟通与交流,为了增加医师和患者之间的信任感以及避免术后纠纷,术前患者本人必须签署手术知情同意书。化学剥脱术后,皮肤存在一个炎症恢复期,因此一定要让患者了解该治疗的适应证和风险,对于治疗效果也要有一个合理的期望值。另外,术前还要详细询问患者的既往病史和用药史,对于过敏体质、皮肤敏感者,不宜进行化学剥脱术。

在使用酚面部化学剥脱术时,为减少患者术中疼痛等不适症状,可于术前半小时肌注哌替啶(度冷丁)50mg和异丙嗪(非那根)25mg,同时开通静脉输液,准备监测心电图、血压、脉搏以及血氧饱和度。

2. 操作过程

(1)清洁面部:首先以洁面乳、中性肥皂清洗面部,去除皮肤表面的油腻、分泌物及化妆品。

(2)消毒和麻醉:用75%酒精消毒清洁面部。为减轻患者术中疼痛感,必要时可以采用利多卡因及654-2混合液纱布覆盖面部,并用塑料薄膜封闭包裹30分钟。

(3)药物涂抹:根据病损面积大小,选择合适的操作工具。全面部剥脱术者,可选用消毒棉签蘸上剥脱剂,均匀地滚涂于病损及施术区域;点状病损,如数颗雀斑的处理,可以用牙签尖蘸上少许药液,均匀小心地涂布于皮损处,切勿超出皮损范围,以免导致正常皮肤损伤而加重患者的痛苦。必要时可反复涂布1~2次,待皮肤变为霜白色时,以消毒干棉球吸附掉残余的药液。约半小时后,皮肤变为淡褐色、局部红肿,于10天后消退。以全面部苯酚剥脱治疗雀斑为例,用棉棒蘸取少许酚液涂抹整个面部。范围上至发际,两侧至耳前,下颌到下颌缘下1cm。涂药速度缓慢均匀,反复涂抹至面部皮肤呈现霜白色即可停止。如图1-10-1A~G所示为化学剥脱操作过程。

(4)结痂与脱痂:涂药后第2天结痂,7~10天痂皮逐渐脱落,皮损随之消失,创面光洁(图1-10-1H)。皮损初期呈肉红色,约20天时部分患者于皮肤脱痂处逐渐出现继发性色素沉着,一般2~6个月可逐渐恢复正常肤色(图1-10-2)。

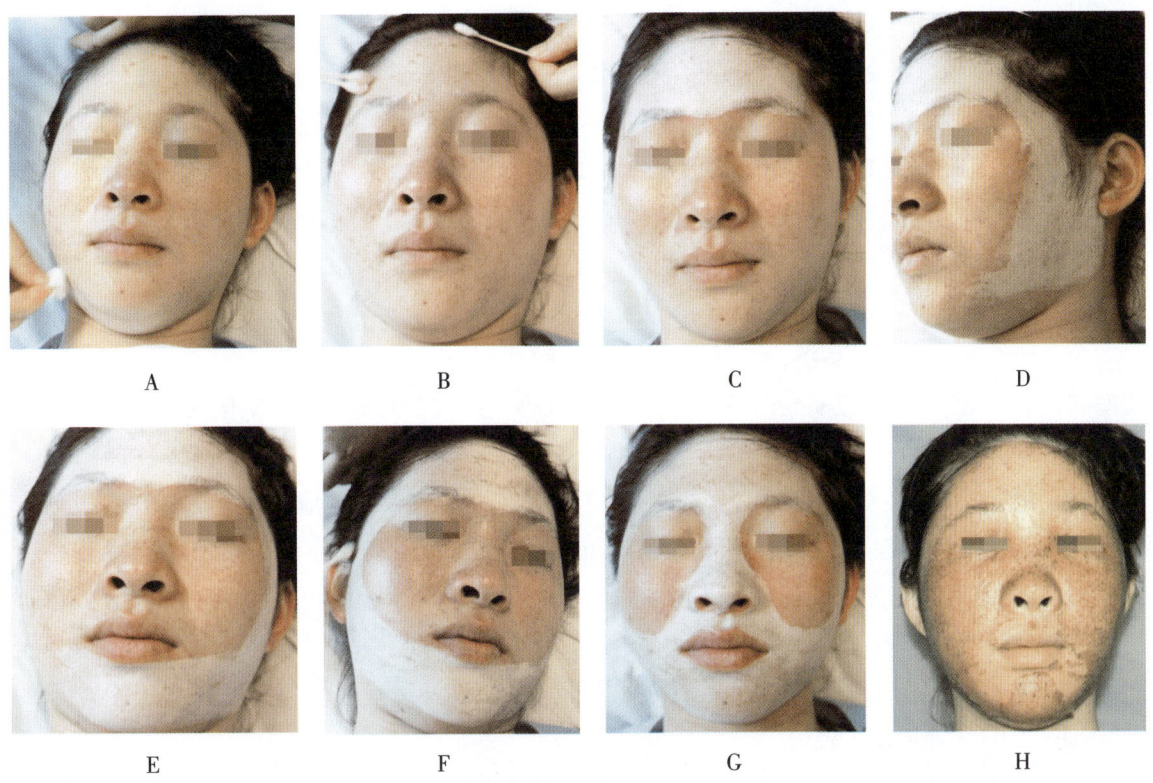

图 1-10-1 面部化学剥脱

A. 全面部消毒 B. 额部涂抹 C. 呈现霜白色 D. 左侧面颊部涂抹 E. 颏部涂抹 F. 右侧面颊部涂抹 G. 鼻部涂抹 H. 术后第 6 天,痂皮开始脱落

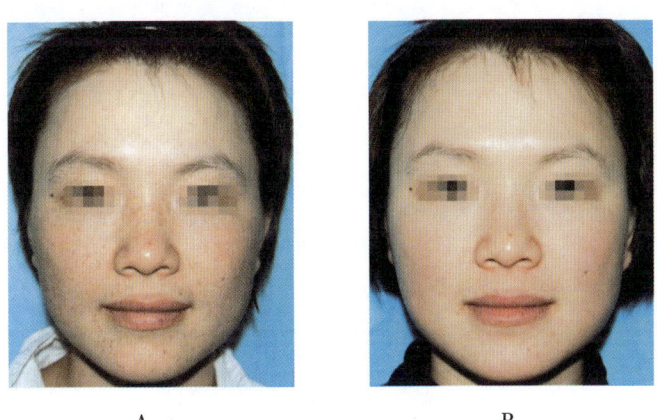

图 1-10-2 雀斑术前与术后比较

A. 术前 B. 术后 4 个月

3. 操作注意事项　化学剥脱术操作时,应根据具体皮损特征掌握治疗深度和面积,遵循"宁浅勿深"、"酌情分次"的治疗原则,并且操作速度宜缓慢。

(1) 涂于皮肤表面的剥脱剂可被部分吸收,有时会产生毒副作用。当大面积使用剥脱制剂时,药物对心、肝、肾功能可能有影响,严重者可致心律失常。因此,对于大面积皮肤病损患者可采取分次剥脱治疗,如全面部剥脱患者可分 2 次操作,且操作时可口服泼尼松片剂等药物以减轻组织肿胀等不良反应。苯酚制剂剥脱时应采取心电监测措施。

（2）用棉签或牙签蘸药液时量要适中，不可过多。涂药时应准确无误，勿将药液溢出或涂到正常皮肤上，以免损坏正常皮肤。对于深度剥脱，涂药时注意避开毛发区，如头发、眉毛等，以免损伤毛囊。在邻近唇红缘部位的皮肤病损涂药时，勿将药液涂到唇红部。涂眼周和下颌部皮肤时，切勿反复涂布，以免剥脱层次过深。如果在治疗过程中，药液不慎接触了病损范围以外的组织，应立即用酒精或水冲洗，以减轻药液的腐蚀作用。

（3）操作时嘱患者闭眼，以免药液流入眼内。一旦不慎药液进入眼内，或眼泪流出将药液引入眼内，应立即用生理盐水冲洗角膜和结膜。

（4）对于凸出皮面的病损，如汗管瘤、睑黄疣，可采用60%的三氯醋酸点涂；而对于平覆于皮肤的病损，则不能使用三氯醋酸溶液，以免出现表浅性瘢痕，此时选用苯酚溶液外涂治疗，一般不会留下瘢痕。

（5）化学剥脱术在功效和作用上与磨削术极其相似，甚至在某些适应证的选择上都是一致的，因此，在实际治疗中两者可以联合应用、互相补充以达到更好效果。磨削术磨削的深浅掌握全凭术者经验，化学剥脱术的深浅度则根据药液的浓度和剂量来控制。对于面部某些磨削深度不易掌握的部位，如眼睑部、口周、发际处等，由于皮肤较薄或处于交界线，则采用化学剥脱术安全。在行全面部的磨削或冷冻术后，往往在唇红缘、发际等部位出现肤色反差区，此时可联合应用化学剥脱术，以使反差区色泽趋于一致。

（6）不良反应及对策：化学剥脱剂是一种具有腐蚀性的化学药物，患者涂覆后往往出现一些不良反应。据临床观察，剥脱过程中可能出现刺痛、灼热、瘙痒、浮肿、红斑、水疱、糜烂、结痂、干裂、鳞屑、色素变化、瘢痕形成、诱发感染、一时性痤疮加重等不同程度的皮损与不适。为预防这些不良反应发生，涂药后即应给予抗感染、抗过敏、抑制色素沉着等对症处理，术后口服维生素C、维生素E及氨甲环酸持续一个月。

4. 术后护理　化学剥脱术后的护理非常重要，与术后恢复及并发症的发生关系密切。护理过程中的主要注意事项如下：

（1）术区结痂后让痂皮自行脱落，切忌强行撕脱或以粗质毛巾擦脱，否则易出现色素沉着或加重色素沉着；若损伤新生皮肤，可能遗留瘢痕。在临床治疗中为了缩短疗程，可作高压氧治疗使痂皮提前脱落，且可以减轻术后色素沉着。

（2）施行片状剥脱的区域，在痂皮完全脱落之前应保持清洁干燥。若术区结痂后出现干裂疼痛等不适，可外涂一薄层软化剂，如红霉素软膏、凡士林或新霉素软膏以缓解局部症状。

（3）施行点状剥脱者，术后24小时内应保持脸部清洁干燥，24小时以后可正常洗脸，但应动作轻柔，勿用粗糙毛巾擦拭。

（4）术后24~48小时内尽量避免食用海产品、刺激性食物。

（5）忌服避孕药、含雌激素药物和光敏性药物，如磺胺类、四环素类、避孕药、补骨脂、白芷及利尿剂等。

（6）术后坚持对皮肤进行保湿，且至少半年以内（潮红皮肤未退色之前）避免强烈日晒，外出时应配用具有强效日光防护作用的化妆品。

（四）术后并发症

1. 色素沉着　化学剥脱术后出现色素沉着反应与剥脱深度、皮肤质地、术后护理等因素密切相关。临床观察显示,色素沉着在东方人群更多见。因此,有人提出黄色人种皮肤宜施行浅层化学剥脱术。青年人比中年人的色素反应重,但恢复快;而经常日晒及皮肤黝黑者反应较重,且恢复慢;肤色白及室内工作者则反应轻。色素沉着的程度还与病变本身的性质有关,如表皮基底层遭受破坏的疾病(扁平疣、老年斑),术后常发生色素过度沉着。

为防止色素沉着反应,剥脱术后的护理非常重要,必须坚持避免日光照射。因皮肤表浅层结痂脱落后,新生皮肤处于粉红色的愈合阶段,在此期间如果接触日光照射就容易产生色素反应,其颜色接近于深棕色。

据统计,术后 6 个月内一过性色素沉着的发生率达 30%～60%,但由于剥脱术后表皮基底层细胞内的黑色素颗粒数量明显减少,当皮肤完全愈合后将不再呈现棕色。

2. 粟丘疹　上皮再生时,上皮和皮肤附件形成的小颗粒状的上皮囊肿即称为粟丘疹,常发生于剥脱术后 1 个月,其发生率不高。如有发生,可用软而多孔的湿海绵轻轻擦洗,每天 2～3 次,如果无效,可用针或 11 号解剖刀尖挑除。

3. 瘢痕　轻、中度化学剥脱损伤仅限于表皮及真皮浅层,一般不留瘢痕。但如果操作不当而损伤真皮深处,或局部皮肤结缔组织增生能力异常,术后常遗留萎缩性或增生性瘢痕。

文献报道,化学剥脱术后增生性瘢痕的发生率为 1%～2%,一般发生于术后 3～4 个月。瘢痕好发于上唇和颊部。笔者采用苯酚化学剥脱术治疗雀斑 1 万余例,未发现瘢痕现象,可能与药物配方的选择与调制或操作方法有关。

为防止瘢痕产生,应严格掌握适应证并选择合适的剥脱剂,操作应规范且仔细。受术者在脱痂阶段均不可强行撕痂,应待局部组织修复后痂皮自行脱落。如果产生增生性瘢痕,可局部外用皮质类固醇激素软膏、抗瘢痕凝胶或局部注射激素治疗,使瘢痕消失或减少到最低程度。

4. 复发　化学剥脱术后的复发率较削皮术、冷冻术、电灼术、激光术等方法低,雀斑等易复发。术后复发可能与室外工作或在施行化学剥脱术的操作中涂布不均匀、药液渗透不到位等因素有关。术后复发时间 90% 为 2 年后,且数量少、程度轻。

5. 其他　术后皮肤潮红,皮肤对风、紫外线和温度变化敏感性增加,可达数周至数月之久。

(吴近芳　赵启明)

第十一章

皮肤磨削术

皮肤磨削术是医学美容换肤技术在临床上最为常用的一种方法,磨削术是对表皮和真皮浅层进行可控制的机械性磨削方法。磨削后,当创面愈合时,可改变皮肤表面的组织结构,使真皮的胶原纤维和弹性纤维重新排布,残存的皮肤附属器(毛囊、皮脂腺、汗腺)会迅速形成新的表皮,创面几乎不留有瘢痕。

第一节 发展与现状

皮肤磨削术是一项既古老又年轻的皮肤外科技术。早在公元前1553年古埃及人就开始利用浮石和雪花膏去除面部瑕疵,使皮肤变得光滑。而真正揭开皮肤磨削术序幕、被后人称为"现代磨削之父"的是德国皮肤病学家Kromayer,他于1905年用圆柱刀锉平擦皮的方法治疗瘢痕、去除文身及色素。1928年,Stein使用牙钻去除文身。1935年,Janson采用钢丝刷消除文身。1947年,Iverson使用粗细两种普通的木工水磨砂纸去除爆粉症及其瘢痕,开创了现代磨削术的新时代,使手术更为安全。1953年,Kurtin发明了电动线刷磨削法,与Robbins一道完善和改进了磨削工具并使用皮肤冷冻麻醉技术。20世纪80年代,CO_2激光成功地用于磨削术。90年代早期,脉冲CO_2激光及计算机模型发生器与Flash Scanner的发展,使磨削术有了肯定的、可预见性的治疗效果。近年来,随着美容医学的形成与快速发展,磨削术的研究与应用得到新的认识,如磨削术用于白癜风表皮移植术的受皮区去除表皮,应用十分广泛,且被认为是最为行之有效的;同时,更为安全的微晶磨削术和钻石微雕磨削术也被开发和广泛应用,从而使医师和就医者广泛接受了皮肤磨削这一先进技术。

第二节 皮肤磨削伤口的愈合及麻醉

皮肤磨削术是除去表皮和真皮乳头层的手术,其愈合过程与切取薄层皮片的供皮区及浅度烧伤创面的愈合过程极为相似。皮肤表层被磨去后,伤口被血液及渗出液所覆盖,继而凝固、结痂,这些痂皮中含有大量血细胞,还有被剥脱的细胞碎片。术后 48 小时,磨削创面的表层细胞可发生部分坏死,而大部分将开始再生过程,痂皮下开始愈合,可见初步的纤维组织形成和毛细血管增殖。术后第 3 天,创面的表皮细胞及残存毛囊、皮脂腺及汗腺的表皮细胞开始增殖,上皮化开始。5 天后,创面表皮再生非常迅速,大部分被表皮所覆盖,但这种再生表皮很薄,且无表皮突起,所以极易发生损伤。大多数患者到第 8 天时创面的完全上皮化才可完成,一般面部需 5~7 天,背部需要 10 天。真皮再生比表皮再生要晚些,约从术后第 5 天开始。所以,再生表皮和真皮的融合相接在术后第 7~8 天才形成。因此,为防止剥离再生表皮,应避免过早地去除敷料。真皮的再生从第 5 天开始出现,首先是从成纤维母细胞的增殖开始,再生部位有许多增生的毛细血管。2 周后产生胶原纤维。新产生的胶原纤维在很长时间内其组织学特性方面与陈旧的真皮纤维有所区别。皮肤张力的增强、新生胶原纤维及真皮内水肿可增加再生皮肤的紧张度。磨削术后皮肤张力的增强,主要是由于皮岛之间产生收缩的缘故,即由于再生皮肤细胞间的收缩,而使皮肤外观平滑且有弹性。术后 60 天左右所取的标本显示,此时皮肤结构已接近其原来的形态学特征。术后 6 个月,被磨削的皮肤厚度恢复正常,但表皮突起仍很小,表皮色素沉着也开始减少,但少数情况下皮肤色素沉着可增加。皮肤附属器的功能变为正常,真皮厚度减小,其减少程度与磨削厚度相似,这是磨削术的效果。术后,因皮肤的厚度、皮肤附属器的量、受术者年龄、瘢痕的好发部位、人种病变状态及种类的不同而有较大的个体差异,故应根据医师的经验与常识对之加以判断。不管使用哪种磨削方法,创面愈合总是以同一种方式完成。愈合时间的延迟多是因为不恰当的伤口护理或诸如感染、刺激性接触性皮炎等并发症所导致。红斑时间延长、色素脱失、瘢痕、伤口愈合延长直接与磨削深度超出正常范围有关。

目前,对于磨皮的麻醉和创面的愈合方面的研究也得到了一定的发展。从冷冻麻醉、局部麻醉到肿胀麻醉,这些研究不仅提高了麻醉效果,而且使磨削皮肤肿胀紧绷,更加便于磨削操作。磨削后生物敷料及促表皮生长因子等的使用也促进了创面的愈合。

第三节 所用器械和设备

1. 砂纸　皮肤磨削术使用各种规格的(如40号、60号)碳化硅砂纸。先将其灭菌,然后将砂纸裹在直径为3cm的纱布卷外周成硬质圆筒,即可在术区进行磨削。

2. Kurtin金属刷　Kurtin装刷磨削机由电动机机身及固定金属刷的手柄组成,使用时金属刷通过固定的手柄而快速旋转,以1000～5000rpm(每分钟转速)的速度进行皮肤磨削。

3. Sehumen高速旋转磨削机　丝刷在超过20000rpm时不能有效使用,因为刷杆可能弯曲,但钻石磨头能在60000rpm以上速度使用。Schaman发明的磨削机,可提供从15000～60000rpm的速度。这一机器要求有较粗速杆的特殊的高速钻石磨头来承受高转速,因而比低转速的电机产生更大的破坏力(图1-11-1)。

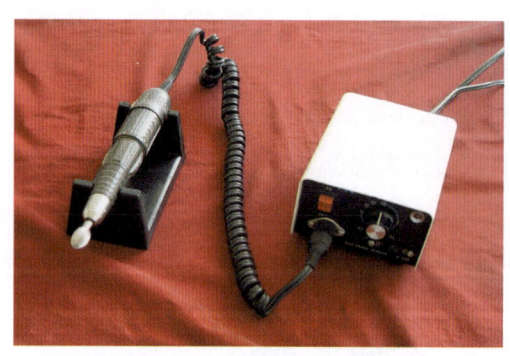

图1-11-1　高速旋转磨削机

4. 微晶磨削机　最初由意大利的Lmottion Engineering设计,Harver微晶磨削机的作用原理是利用经过真空密闭的机内系统引导,一方面经正压出口喷出微晶砂(三氧化二铝多棱晶状体),另一方面又经过负压吸口将微晶砂及组织细胞碎片吸走。两个开口均在同一磨头手柄的顶端,喷出的微晶砂撞击凹凸不平的瘢痕皮肤,达到磨削皮肤的作用,微晶砂的砂流量及负压均可调控,使用十分方便(图1-11-2)。

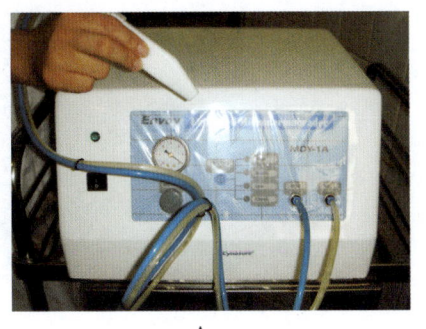
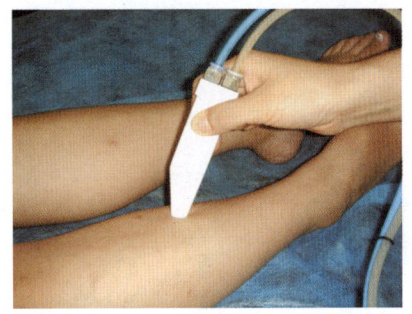

图 1-11-2　微晶磨削机及操作示意图

5. 激光机　有 CO_2 激光仪(高能超脉冲或扫描式 CO_2 激光)、铒激光仪。

激光磨削的治疗机制为:①汽化消除不平整的表皮层或部分真皮,可去除凹陷或非真增生性瘢痕及位于真皮浅层以上的皮损;②真皮胶原再生、重塑:激光产生的热对真皮的作用,使Ⅰ型胶原纤维在 55~62℃时能迅速收缩,长度可缩小 60%。这可使创面在愈合过程中,新生胶原以缩短的胶原纤维为支架,形成新的提紧的组织结构,达到光老化皮肤和皱纹修复的目的。

铒激光穿透组织深度较浅,对周围组织的热损伤小,这一特点使其对皮肤组织的汽化较 CO_2 激光更加精确,但对于较深的皱纹的疗效可能不及 CO_2 激光。铒激光磨削患者术后炎症反应和色素沉着较 CO_2 激光更轻,恢复更快,因此较适合于黄种人的皮肤。

第四节　适应证

一、瘢痕

1. 手术、外伤留下的线状、浅表性、凹凸不平的瘢痕(图 1-11-3)。
2. 痤疮遗留的凹陷性瘢痕(图 1-11-4)。
3. 面部粗大的毛孔或细小的皱纹(图 1-11-5)。
4. 水痘、疱疹等其他疾病后遗瘢痕。

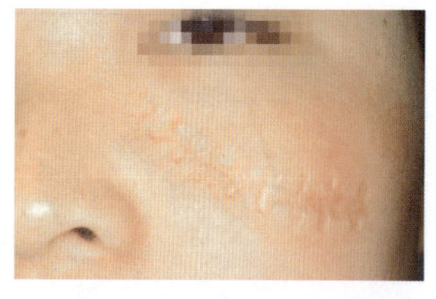 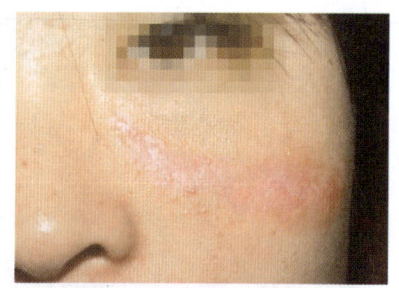

图 1-11-3 手术留下的线状、浅表性瘢痕磨削治疗
A. 治疗前　B. 治疗后

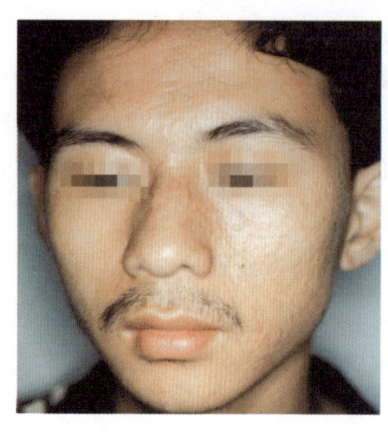 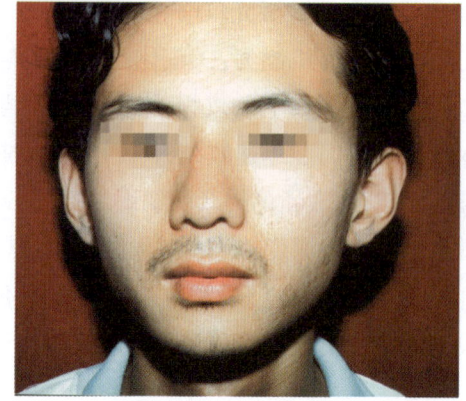

图 1-11-4 痤疮凹陷性瘢痕磨削治疗
A. 治疗前　B. 治疗后

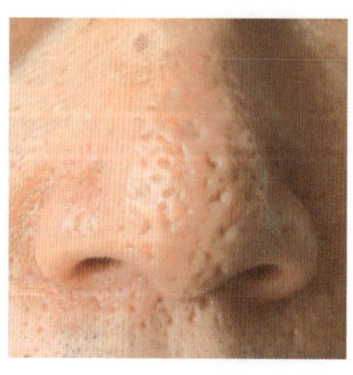 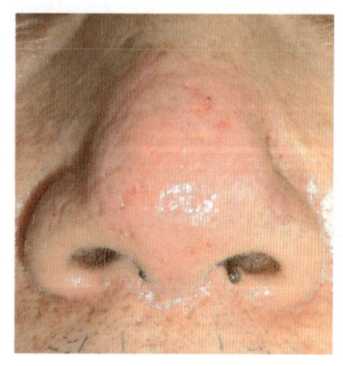

图 1-11-5 粗大的毛孔磨削治疗
A. 治疗前　B. 治疗后

二、色素性皮肤病

1. 雀斑　磨削可以取得满意的效果，但有复发可能。术后避光非常重要，可减少复发。
2. 白癜风　对稳定期、局限性皮损结合药物，采用单纯皮肤磨削（面积小于 2cm²）或磨削结合自身表皮移植（面积较大）治疗（图 1-11-6）。

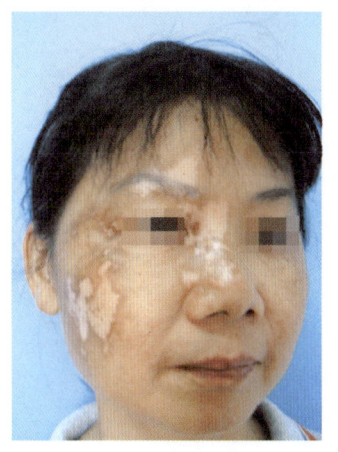 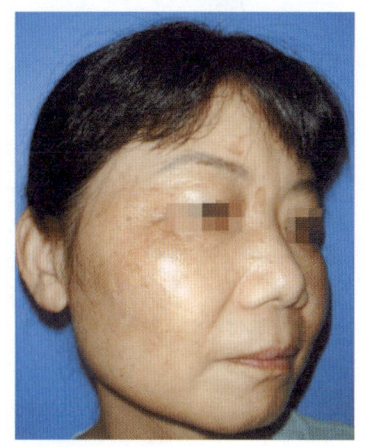

A B

图 1-11-6　白癜风磨削表皮移植术
A. 治疗前　B. 治疗后

3. 咖啡斑　大多数可取得良好效果。

4. 太田痣　磨削可使其褐色变淡，磨削结合皮肤冷冻可提高疗效。

5. 文身　人工文身或是外伤性色素异常沉着，只要色素颗粒在皮肤内比较浅表的位置，采用磨削术均可有良好的效果。

三、其他皮肤病

酒渣鼻、脂溢性角化、毛发上皮瘤、表皮痣、汗孔角化症、汗管瘤、毛囊角化病等疾病以及酒渣鼻和毛细血管扩张等，除单纯采用磨削外，磨削结合切割治疗也有较好的效果（图1-11-7，图1-11-8）。

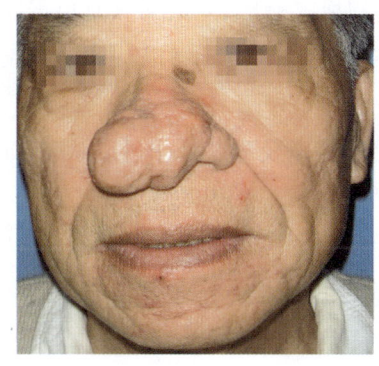 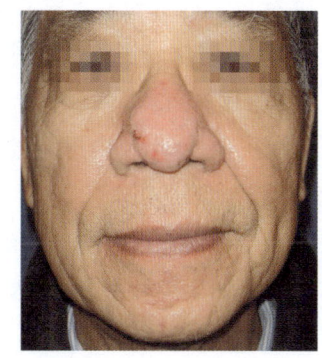

A B

图 1-11-7　酒渣鼻磨削结合多锋刀切割整形
A. 治疗前　B. 治疗后

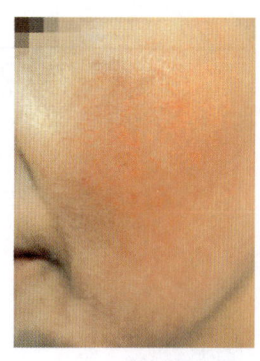
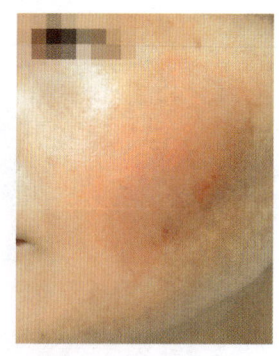

图 1-11-8 毛细血管扩张磨削结合多锋刀切割治疗
A. 治疗前 B. 治疗后

第五节 禁忌证

1. 患有血友病或出血异常倾向者,术中可能出血较多,止血困难,不适合进行皮肤磨削术。
2. 术前检查肝炎病毒、艾滋病病毒阳性者应禁忌,以免交叉感染。
3. 有复发性单纯疱疹病史者,术后可能引起单纯疱疹复发;患有脓皮病及术野或其周围有细菌感染者,应避免行皮肤磨削术,以免继发感染导致手术失败。
4. 术后色素沉着是受术者和手术者对磨削术的最大顾虑,因此对具有色素沉着倾向者,如深色皮肤者以及有黄褐斑、化妆品性色素病和其他炎症后色素沉着者进行磨削术应慎重,术后发生色素沉着的机会大且程度严重。
5. 面部有放射线皮炎,或半年内进行过放射治疗者以及皮肤处于过敏状态(如急性湿疹、化妆品皮炎等)的患者不宜进行皮肤磨削。
6. 进展期白癜风患者不宜进行皮肤磨削,以免术后发生同形反应。
7. 瘢痕性体质或有增生性瘢痕者,以及下颌缘、颈部、前胸上部"V"区、肩部、上肢屈侧和上臂外侧、背部、耳部、口腔周围、男性外生殖器、股内侧、小腿、踝和足部等部位应慎施磨削术。这些部位不仅术后效果差,且易发生创面延迟愈合和瘢痕形成。
8. 皮肤磨削后主要靠皮肤附件上皮细胞分裂增殖来修复创面,故在缺乏皮肤附件处如深度烧伤后瘢痕或者放射性皮炎、着色性干皮病等的患处不适合进行磨削术。
9. 萎缩性瘢痕不宜进行皮肤磨削术。
10. 皮肤损害疑有恶变的或已确诊为皮肤恶性肿瘤的患者不宜进行皮肤磨削术。
11. 就医者情绪不稳定,要求过高,术后多半不满意,不宜进行皮肤磨削术。

第六节 操作方法及手术前后处理

一、磨削术的术前准备

1. 主要器械的准备　磨削机各种磨头、手柄及辅助器械(如角膜保护板等)的调试和消毒准备。

2. 皮肤准备　术前清洁剃毛，有化脓性感染者应先行治疗，术前皮损区要照相，以便术后效果对比，并作为病案资料保存备查。

3. 消毒　面部可以用硫柳汞酊或新苯扎氯铵溶液、酒精消毒，铺手术巾，暴露手术野。

4. 麻醉　多采用局部麻醉，全身麻醉主要用于针对全颜面磨削患者，在行局麻注射时可在麻醉药中添加少许肾上腺素。也可采用皮肤表面麻醉制剂局部麻醉。

二、操作方法

1. 砂纸磨削　采用各种规格的碳化硅砂纸，经消毒灭菌后，裹以纱布成卷，进行皮肤摩擦。该方法的优点是操作技术简单，使用安全，与动力靶驱动磨削相比更易于控制，特别是磨到眼周部位，甚至是睑板缘和口唇的结合部时，采用砂纸磨削可使磨削边缘易于处理，而且能使其柔和。

2. 金属刷磨削术　使用电动设备，金属刷通过固定的手柄而快速旋转。金属刷除去组织的破坏性小于锯齿轮，但比砂石钻的破坏性强。电动机金属刷磨皮，手术者省力，但产生的转力矩需要医师牢固地控制。操作时提高设备末端使之与皮肤成一个角度，很像电动表面抛光机。

3. 磨头磨皮术　主要器械现多采用高速旋转磨削机(或用高速牙钻代替)，磨头的合理选择和搭配是磨削术成败的关键之一，以钻石磨头替代金属刷，可以是"梨形"或"子弹头形"磨头。不同形状和粗细的磨头，可满足磨削术中的推磨、斜磨、圈磨、点磨、松解和抛光等各种需要。如深瘢痕的底部及皮肤皱折沟处应选用细小的磨头。使用磨头磨皮时，手术的压力要比使用金属刷稍大一些。目前该法在临床上使用较广泛，磨削速度快，操作简便，可用于大面积治疗。

4. 微晶磨削术　微晶磨削术是一种微型皮肤磨削方法。微晶磨削器，从原理上讲是一种古老的喷砂技术配以现代电子调节控制装置，可根据需要将磨削深度限定于皮肤的角质层、基底层或真皮层。目前临床上使用较广泛，可单独使用，也可与磨头磨皮相结合使用，用于磨头磨皮后期的精细磨削。

微晶磨削机的作用原理是利用经过真空密闭的机内系统引导，一方面经正压出口喷出微晶砂

（三氧化二铝多棱晶状体），另一方面又经过负压吸口将微晶砂及组织细胞碎片吸走。两个开口均在同一磨头手柄的顶端，主要是利用微晶的多棱性棱角的锋利性，喷出的微晶砂撞击凹凸不平的瘢痕皮肤，形成对皮肤研磨、切削、抛光和按摩的多重效应，达到磨削皮肤的作用。同时通过刺激皮肤生长层，促进真皮增殖、胶原纤维和弹力纤维合成增加，使皮肤增厚，变得细腻、富有弹性和光泽，达到美容治疗的目的。微晶砂的砂流量及负压均可调控，使用十分方便。一般无需麻醉，由于此法磨削的深度较浅，常需要更多次磨削，但术中无明显出血，不影响正常工作。

5. 激光磨削术　激光磨削的治疗机制为：①汽化消除不平整的表皮层或部分真皮，可去除凹陷或非真增生性瘢痕及位于真皮浅层以上的皮损；②真皮胶原再生、重塑：激光产生的热对真皮的作用，使Ⅰ型胶原纤维在55~62℃时能迅速收缩，长度可缩小60%。这可使创面在愈合过程中，新生胶原以缩短的胶原纤维为支架，形成新的提紧的组织结构，达到光老化皮肤和皱纹修复的目的。目前常用的是单纯超脉冲CO_2激光磨削、铒激光、点阵激光等。

高能超脉冲(Ultrapulse)CO_2激光：行皮肤表面激光扫描一遍，细胞间的水汽化后形成了由表皮组织蛋白组成的白色、干燥的碎屑。这些白色碎屑可用湿生理盐水纱布擦除。再用上述方法扫描第二遍，可见到真皮层。一般来讲，对较明显的瘢痕和皱纹可以再扫描第三遍，通过汽化将较高的创面整平。在做磨削过程中应注意创面边缘与正常皮肤必须有过渡区。

扫描式CO_2激光(Silktouch激光)和铒激光(Er: YAG激光)的治疗基本与高能超脉冲CO_2激光相似。Er:YAG激光可产生更为均匀、精密的剥脱效果，但需要多次的扫描才能达到CO_2激光器的效果。通常用CO_2激光3次扫描相当于铒激光的7次扫描。

三、磨削的深度

Burks将磨削的深度分为4级：①Ⅰ级磨除表皮和真皮乳头层，术中表现为弥漫性渗血。②Ⅱ级为磨除表皮和真皮上1/3，术中表现为针尖样出血。③Ⅲ级磨除表皮和真皮中上1/2，表现为颗粒状的出血。④Ⅳ级为磨除表皮及真皮2/3厚度，表现为有广泛的较大出血点。一般磨削只限于Ⅰ~Ⅱ级，Ⅲ~Ⅳ级仅适合于局限性点磨，否则有可能出现瘢痕。

磨削的具体方式有平磨、斜磨、点磨、圈磨。磨削时从边缘开始向内移动，往返磨削，力度均匀，磨削深度以达到真皮乳头层为止，若达到网状层深度，术后多留有瘢痕。在眼、口周围磨削时，轮轴应与眼裂、口裂垂直，同时必须轻磨。

四、术后处理

1. 术后创面以庆大霉素生理盐水冲洗，涂以表皮生长因子液或直接敷以消毒的凡士林油纱布，外层采用7~8层的无菌细纱布加压包扎。微晶磨削创面处理，仅涂以抗生素凝胶或软膏即可。

2. 术后1~3天由于创面的血清渗出，外层纱布可能被浸湿，可更换外层纱布，但内层凡士林纱布不需处理。

3. 术后可使用抗生素3~5天，预防感染。

4. 术后5天左右去除外层敷料，内层凡士林纱布一般于10~14天自行脱落。

5. 3～6个月后可行第二次手术。

6. 若留有瘢痕,应及早按瘢痕治疗原则处理。

7. 术后创面愈合后,皮面平滑,潮红 2 周后逐渐出现褐色色素沉着,一般在 2～6 个月后可恢复正常色泽。为了预防面部出现色素沉着,术后可服用大剂量维生素 C,每日 1.5～2.0g,同时外用氢醌霜,避免日晒,外出时可使用防晒霜。

五、并发症及注意事项

1. 疼痛　多数患者术后无疼痛或仅有轻微疼痛,可给予一般的止痛剂。

2. 水肿　磨削后,有时会发生轻度水肿现象,一般 3～6 周可消失。

3. 皮肤发红　这是磨削后最先出现的并发症,其存在时间的长短因人而异,通常可在 1～3 个月内消失。

4. 粟丘疹　为被磨削术所切断的毛囊皮脂腺、汗腺管的表皮细胞及磨削的表皮细胞的碎片所产生的囊肿,常在术后 2～6 周发生,术后第 6 个月开始减少。可用消毒的注射针头将其刺破,挤出内容物即可。

5. 切割伤　术中若不慎用磨头将皮肤切割损伤,应立即缝合,一般不留瘢痕。

6. 瘢痕化　磨削较深达真皮深层时,可能会产生瘢痕,术中应严格掌握磨削深度。

7. 感染　发生率较低,主要是创面污染过重及术后处理不当引起。

8. 色素沉着　发生率在 90% 以上,因人而异,是暂时性的,色素沉着发生机制十分复杂,影响因素很多,未知因素更多,可能是正常的皮肤中的巯基抑制酪氨酸酶氧化为黑色素。在磨削时,皮肤中的大量巯基被除去,导致酪氨酸酶上升,局部形成黑色素;磨削术的强烈刺激,使酪氨酸酶进一步激活,从而使色素生成增加。此外,黄体酮及雌激素、紫外线可增强酪氨酸酶的活性。还有一种原因是铁、汞、砷、银等对巯基的亲和力大于铜离子,而与巯基结合释放铜离子,使酪氨酸酶的活力增加而色素沉着加重。

磨削后 1 个月开始,在表皮的毛孔周围出现色素沉着现象,并不断扩大,互相融合,最后形成色素沉着。有色人种的色素沉着更为严重。一般在术后 3～6 个月即可慢慢消退。少晒太阳和服用维生素 C 有减轻色素沉着的作用。

9. 色素脱失　色素脱失也是皮肤磨削术后的常见问题,任何换肤术都可能出现色素减退。一般来说,伤口越深越容易发生色素脱失。浅肤色、深磨削时更容易发生。

第七节 磨削方法及时机的选择

一、磨削方法的选择

面部磨削根据损害的部位、形态大小、范围及要求选用不同的磨削方法，目前主要选择磨头磨削和微晶磨削。砂纸磨削和金属刷磨削只偶尔在某种特定的情况下选择，如眼睑、口唇缘等，必要时可采用砂纸磨削，既准确又避免了磨头磨皮对周边器官的损伤。对于磨头的选择是先选用磨削较强的钢齿轮将皮肤表皮磨削，削平高起的组织，再以砂齿轮细磨。以后根据前期治疗效果情况，可于半年后进行第二次磨削。对于只需要细磨的可采用微晶磨削。

磨削的具体方式有平磨、斜磨、点磨、圈磨，磨削时从边缘开始向内移动，往返磨削，力度均匀，磨削深度以达到真皮乳头层为止，若达到网状层深度，术后多留有瘢痕。在眼、口周围磨削时，轮轴应与眼裂、口裂垂直，同时必须轻磨。

二、磨削时机的选择

在实施皮肤磨削术时，应避免留有瘢痕，术后患部发红及色素沉着会给受术者较大的思想负担，为解决这一问题，可试验性地先磨削病变的一部分，观察3～6个月后再作较大范围的磨削。

由于磨削术后95%以上的人都要遗留暂时性的色素沉着，这种色素沉着通常要半年左右才能自行减退，没有什么特效药物可以避免这种色素沉着的产生。而且在遇阳光，特别是较强阳光的照射时，这种暂时性的色素沉着将明显加重，消退时间也随之延长。

因此，应选择秋冬季做磨削术，术后不会有强烈阳光照射，待到夏日，色素沉着已基本消退，即便有强光照射也不会加重。另外，选择秋冬季做磨削术，由于天气不热，细菌不易繁殖，也可减少感染的可能性，这样就增大了手术的成功性，最大限度地避免和减少了并发症的发生。

磨削重复手术的一般时间间隔为6个月至1年，最短不得少于3个月，如操之过急，皮肤磨削的深度难以掌握，势必影响治疗效果。

（方方　赵亮　布文博）

第十二章

理化治疗技术

第一节 电疗美容技术

电疗美容技术是指利用电子器械进行皮肤美容的方法,可分为电解术、直流电及电离子导入疗法、高频及音频电疗法、微波及射频治疗技术、电化学疗法等。

医学上将频率在100kHz以上的电流称为高频电流。高频电外科治疗是利用高频电流产生的电火花或电场快速改变引起组织内分子快速振荡产生高热,以去除病变组织的一种治疗方法。皮肤外科临床所用的电流振荡频率一般为(1000~3000kHz),可为等幅振荡或为减幅振荡。等幅振荡虽有良好的组织切割作用,但止血效果差;而减幅振荡不仅有较大的组织破坏作用,而且有良好的止血作用。

一、高频电流的特点与分类

1. 高频电流的特点　①对神经肌肉无兴奋作用:电流对机体的刺激兴奋作用随其频率升高而减弱。当频率>100kHz时,正弦交流电每个周期时间<0.01ms,刺激时间达不到兴奋神经和肌肉阈值(0.03~1ms),故对神经肌肉无兴奋作用。②产热明显:电流通过物体产热主要依据焦耳-楞次定律($Q=I^2Rt$)。当高频电流频率上升时,组织容抗急剧下降,通过组织的电流急剧增加,因而产热明显,特别是在高频电凝设备上,由于工作电极与组织接触面积很小,电流密度很高,故在触点处产生的高温可达到使组织瞬间碳化或汽化。③治疗时电极可以离开皮肤。④无电解作用:高频电场中只有位移电流,而无传导电流,所以高频电无电解作用。

2. 高频电流的分类　一般按其振幅频率、电压、电流的强度和高低,可分以下五类(表1-12-1)。

表1-12-1　高频电流的波长分类

种类	共鸣火花	中波	短波	超短波	微波
波长(m)	2000~300	300~100	100~10	10~1	1~10^{-3}
频率(kHz)	150~1000	1000~3000	3000~30000	$(3~30)\times10^4$	$(30~30000)\times10^4$

二、治疗原理

无论何种高频电流,其对人体所起作用均可归纳为热效应和非热效应。

1. 热效应　在高频电场中,人体组织的电解质、离子、带电胶体的快速振荡、氨基酸型偶极子的急剧旋转、神经鞘磷脂型极性分子的摆动等均可相互摩擦并与周围媒介发生摩擦,到足够强度时,即产生热效应。热效应随高频电应用的振荡频率、电压强度、电流强度和治疗方式的不同可起到组织修复和组织破坏作用。

2. 非热效应　在不引起产热的电场强度中,人体的乳脂、红细胞等带电颗粒沿电场力线排列,这种状态可改变物质的理化特征,从而影响机体生理功能,此称为非热效应。非热效应主要起组织修复作用。

三、治疗方法与适应证

治疗方法分二大类,组织修复性治疗和组织破坏性治疗。

(一)组织修复性治疗

高频电对组织的热效应和非热效应均可产生组织修复的作用,主要机制是扩张小血管,改善微循环;促进局部组织的营养代谢及酶的活性,加速致痛、致炎症的介质以及渗出物、代谢产物等的排泄;降低肌张力和感觉神经的兴奋性,干扰痛冲动的传导,起镇痛作用;增加抗体及补体,增强吞噬细胞的吞噬作用及单核-吞噬细胞系统的功能,提高机体防御能力。主要用于治疗脱发、冻疮、溃疡、硬皮病、慢性丹毒、酒渣鼻、痤疮等。但不宜用于肿瘤、结核、出血等疾病的治疗。主要方法有中波、短波、超短波、分米波及微波电疗。

(二)组织破坏性治疗方法

长波、中波、短波、分米波、微波等均可适用。目前应用较多的仪器有高频电刀、多功能电离子治疗仪、微波治疗仪等。

治疗方法包括电灼法、电干燥法、电凝固法和电切法等四种。通常在局麻下进行。适合于去除如各类疣、血管痣、痤疮瘢痕、腋臭、化脓性肉芽肿、光线性角化病、小的血管瘤等表皮层皮损或用于脱毛。

1. 电灼法　也即共鸣火花。其原理是应用高频、高压(>2000V)、小电流量(100～1000mA)的长波减幅或等幅振荡电流做火花放电,电极不直接与皮肤接触,通过电热作用使组织脱水干燥及浅表的、小的病变破坏,达到治疗目的。所用的电极为针形或小球状。治疗时患者必须与地绝缘。电极与需要破坏的组织相距1～3mm,然后开启电流,调节电流旋钮使所产生的火花达到治疗所需强度,将皮损除去。

2. 电干燥法　同电灼法,使用的电压较高,为2000～3000V,而电流较小。治疗时多采用单极针状电极,并将电极插入病变组织中。通电后局部组织迅速变白而被破坏,干燥程度较强。根据损害大小、深浅通以适当的电流。局部组织变白、干燥、皱缩后即可关闭电流。过深的损害可在去除治疗后干燥的组织以后再酌情考虑是否继续治疗。适用于较深在的或较大病变的治疗。

3. 电凝固治疗　是应用高频、高压(<2000V)、大电流量(2500～4000mA)的中、短波的减幅或等幅振荡电流对组织加热,即利用高频电在组织产生的热量使组织蛋白发生凝固,但不产生碳化来破坏病变组织达到治疗目的。与电火花治疗相比,其治疗电压低,而电流强度大。根据皮损范围大小不同,可选择单极或双极治疗。单极治疗时,仅为电极周边组织凝固,故只适用于小范围皮损的治疗。而双极治疗时,在两极间的组织均因高热而致凝固,适合于稍大范围病灶的处理。

4. 电刀法　工作原理与电凝法相同,有较好的止血作用,但由于其对切开处皮缘的损害较大,因此主要用于普通的外科手术。

四、注意事项

1. 术前准备时,注意说明治疗方法、注意事项、治疗效果、可能的不良反应和并发症等。
2. 遵守操作规程,注意用电安全,对应的电极应与患者接触充分并接地,不用乙醇消毒,以免高热或电火花引起乙醇燃烧,灼伤周围正常组织,甚至导致电休克、烧伤等事故。
3. 使用心脏起搏器的患者,禁忌进行高频电外科治疗。瘢痕体质的患者不适于接受治疗。
4. 高频电热损伤的程度与电流大小、电极与组织接触的面积等多种因素有关。治疗时,电流应从小到大逐渐提升,并尽量选用最小的电能水平,以免导致过度损伤,致组织坏死或愈合延迟,并由此产生瘢痕,影响美容效果。
5. 电外科治疗时,由于其强大的热效应,可使作用处组织的组织学特征变得模糊不清,影响组织病理学检查的准确性。故电外科不宜用于组织活检术。
6. 注意污染和感染。一般情况下,所使用的电极是不消毒的。由于高频电极末端并不产生高热,感染仍有可能通过这种电极传播,而且电笔和电线也有可能在手术中污染创面,引起感染,因此应注意消毒。此外,治疗时病毒可附着于电外科的烟尘颗粒中,因此操作时要戴口罩、帽子和护眼镜,并安装排烟装置。
7. 任何超过真皮乳头中层的损害,都容易引起局部瘢痕增生。另外,创面的感染或者大电流量操作等,都是产生瘢痕的原因。因此,除了注意无菌操作和控制电流量外,手术中还应时刻注意控制创面的深度及大小,但又要彻底清除病变,以免术后残留病变或复发。

第二节　冷冻技术

冷冻外科是通过低温作用于病变区域,使该区域组织被破坏或诱发生物效应,以达到治疗目的。用于冷冻治疗的制冷剂包括液氮、干冰、一氧化二氮等,其中液氮价格便宜、制冷温度低($-196℃$)、疗效好,是我国目前使用最广的制冷剂,本节主要介绍液氮冷冻疗法。

一、冷冻的治疗作用

冷冻引起组织坏死的机制大致如下：

（一）病变组织坏死

1. 组织遇到低温后，其中的水分可结冰形成冰晶，尤其是细胞内的冰晶可引起细胞机械性损伤；除此之外，冰冻溶解过程中细胞间冰晶因首先融解而吸收大量的热能，致使细胞内剩余水分继续结冰或使原冰晶再次晶化，从而进一步损伤细胞。
2. 细胞内外冰晶形成导致细胞脱水、电解质浓度增高和酸碱度发生变化，导致细胞中毒死亡。
3. 局部血循环障碍，如低温致血管收缩，血流减慢，形成血栓；低温致血管内皮细胞水肿、坏死，引起组织缺血、死亡。
4. 细胞膜脂质蛋白复合物变性，导致细胞破裂。
5. 局部温度骤然下降，使细胞发生温度性休克，进一步导致细胞死亡。

（二）诱导免疫反应

临床用冷冻治疗原发恶性肿瘤时常可发现远处的转移性肿瘤消退，其可能机制如下：局部冷冻引起广泛组织损伤，促使 IFN、IL-2、TNF 等多种细胞因子的产生，从而促使细胞毒 T 细胞增殖分化，并可增加主要组织相容性复合物和细胞间黏附分子在肿瘤细胞表面的表达。除此以外，冷冻还可促使抗原呈递细胞吞噬大量的肿瘤细胞碎片，在其表面表达 MHC Ⅱ 类抗原。以上多种因素均有利于细胞毒 T 细胞识别并消灭肿瘤细胞。

（三）麻醉作用

低温可降低疼痛末梢神经的敏感性。用 CO_2 激光或高频电火花治疗小而分散的皮损前，可用冷冻麻醉。

二、液氮冷冻治疗的方法

（一）棉签法

是最简单的方法，即用棉签浸蘸液氮后，立即放于皮损处冷冻。该法适用于表浅性损害。缺点是缺乏对冷冻控制，会出现继发性扩散及冷冻制剂滴落问题。

（二）接触法

1. 浸冷式冷刀　冷刀由金属制成。治疗时将其浸入液氮中，数分钟后，液氮停止沸腾，表明冷刀温度与液氮相同，套上保护套后，将冷刀的治疗头与皮损紧密接触。治疗过程中冷刀温度会回升，应反复浸泡。此法用于治疗表浅的小范围深在性皮损。
2. 封闭式接触治疗　需用特殊的治疗机，液氮经导管喷于冷冻头，冷却后放置于皮损处治疗。此法中液氮可连续不断地喷于冷冻头，使之保持低温，适用于较深在皮损治疗。

（三）喷雾法

液氮在治疗器中蒸发产生压力，从喷嘴中喷出，喷于皮损处而达到治疗目的。喷雾法可形成快速冷冻，制冷作用强，可用于面积较大、表面不平及肿瘤等深在性皮损，也可用于口腔损害的治疗。

治疗时皮损周围应放置保护圈,以防液氮溢出,损伤正常皮肤。

在选用恰当冷冻外科方法用于某特定的皮损时,应考虑皮损性质、治疗时间、靶组织厚度或深度、探头或喷头的选择、冻融周期的次数及温差电偶的使用。临床上常通过冻结的时间、皮损融解的时间、皮损周围冻结的情况以及冰球的边缘来判断冷冻的深度。当制冷剂作用于组织时,低温向深部及周围扩散,使冰球扩大。如用接触法,从冷冻头边缘向周围扩展的宽度,与冷冻中心处向下扩展的深度相似。如用喷雾法不断将液氮喷于损害中心,则表面结冰范围的半径约是中心处结冰范围的 2 倍。

三、适应证

(一)良性皮肤病

1. **各种疣类**　寻常疣的治愈率达 95% 以上,掌跖疣的治愈率为 50%～60%。治疗前尽量削去皮损表面角质层,接触法每次冻 30～90 秒,2 次冻融。一般每 2 周左右治疗一次,经 1～3 次即可脱落。扁平疣、尖锐湿疣、传染性软疣经冷冻治疗也可取得良好疗效。但仍存在复发的可能。

2. **增生性瘢痕和瘢痕疙瘩**　对于皮损较小、散发、多发的患者可选冷冻疗法,以喷雾法最方便,常需数日即治疗一次,连续治疗直至变平为止。反复多疗程的冷冻疗法可预防皮损复发。Hirshavitz 等联合运用冷冻及皮损内局部注射去炎松治疗 159 例患者,结果 75% 好转。对比较大的瘢痕,手术切除后单独采用冷冻疗法或联合皮损内局部注射皮质类固醇激素可以减少术后复发。

3. **脂溢性角化**　用加压接触法,每次冻 60～120 秒,一次冻融,治愈率可达 90%。

4. **环状肉芽肿**　常采用接触法,每次持续 20 秒,儿童每次 10～15 秒。有报道 31 例顽固性环状肉芽肿经冷冻治疗后完全消退,其中 90% 的人达到很好的美容效果。随访 2 年余,11 例中仅有 1 例复发。

5. **化脓性肉芽肿**　喷雾法每次冻 30～60 秒,一次冻融,一般 1～3 次即可治愈,治愈率达 92.2%。

6. **色素性疾病**　浸冷式冷刀治疗雀斑有良效。冷冻 1～2 秒,局部产生水肿性红斑即可。部分患者治疗后可产生色素沉着。治疗脱痂后局部外用皮质类固醇制剂可减少色素沉着的发生。

7. **其他**　冷冻治疗慢性盘状红斑狼疮皮损、结节性痒疹、表皮痣、斑秃、囊肿性痤疮等均有一定的疗效。

(二)癌前病变

治疗癌前病变需将组织破坏,因此,与治疗良性病变相比,每次冷冻的时间可适当延长,部分皮损需多次冻融。对于头面部的皮损同时又应考虑美容效果。

1. **光线性角化**　皮损数目少的病例适合冷冻治疗,而散在性、多发性皮损也可冷冻治疗。直接接触法及喷射法均可采用,一般只需治疗一次,应用 8～12 秒的冷冻时间,治愈率可达 99%,但易复发。

2. **其他**　冷冻疗法对鲍温样丘疹病、黏膜白斑、光线性唇炎等癌前病变均有一定的作用,但需密切随访。

（三）恶性皮肤肿瘤

冷冻治疗非色素性皮肤癌（基底细胞癌及鳞状细胞癌）常可取得满意疗效。有研究报道冷冻治疗鳞状细胞癌随访6个月至5.5年，缓解率为95.5%～99.2%。位于颜面部而手术切除影响美容的恶性肿瘤，或不宜化学治疗、放射治疗的恶性肿瘤均可采用冷冻疗法。一般不推荐用冷冻治疗恶性雀斑样痣和恶性黑色素瘤，但对于大的不能手术的恶性雀斑及不能手术的老年患者可选用冷冻疗法。冷冻治疗恶性黑色素瘤只是用于治疗多发性皮肤转移瘤的一种姑息疗法。

冷冻治疗恶性皮肤肿瘤应正确估计累积的深度和范围。一般要使瘤体的基部和距瘤体边缘0.5～1.0cm的温度达到－50～－40℃，才能将癌细胞完全杀灭，避免复发。治疗的深度需监测，以增加治疗的安全性。

常用喷雾法或封闭式接触冷冻治疗。对准备进行冷冻治疗的损害，用剃须刀表浅地刮去表层以暴露损害。对增殖明显的肿瘤，可先用高频电刀、CO_2激光或刮除术将增殖的癌组织去除后再行冷冻。冷冻时间为30～60秒或更久，冻融2～3次，边缘冻结区域应离皮损5.0mm（基底细胞癌）至10mm（鳞状细胞癌），温差电偶极温度到－55～－50℃可停止冷冻治疗。对于直径大于10mm的肿瘤，可分次逐步冷冻。皮损中部冻结可致肿瘤缩小；如果需要可反复冷冻，直至皮损直径小于10mm。

四、禁忌证

寒冷性荨麻疹、冷球蛋白血症、冷纤维蛋白原血症、冷凝集素血症、雷诺氏病是冷冻治疗的绝对禁忌证。胶原病、老年人四肢皮损以及黑色皮肤是冷冻治疗的相对禁忌证。

五、副反应、并发症及处理

常见的副反应、并发症包括疼痛、局部水肿、水疱、继发感染、色素脱失、色素沉着、瘢痕形成。少见的副反应、并发症包括皮下气肿、系统性反应、出血、慢性溃疡及神经损伤等。

一般冷冻产生的疼痛均能忍受，剧烈时可给予止痛剂。冷冻后发生水肿是不可避免的，组织松弛部位尤其严重，水肿一般在数日后逐渐消退，无需处理。较深皮损治疗后均有水疱，甚至有血疱。小水疱可待其自行吸收，大水疱常疼痛明显。如局部出现较大的水疱，可在无菌操作下抽去疱液，并保护创面，避免感染。

六、注意事项

治疗中及治疗后应注意下列事项：年老体弱者治疗时应采取卧位，以防虚脱；为防止交叉感染，治疗后的剩余液氮应废弃，治疗用具用后应严格消毒；治疗后的创面结痂不要强行剥掉，应让其自行脱落；病情需要反复治疗时，应在痂皮脱落后进行第二次治疗。

第三节 射频治疗技术

射频(radiofrequency,RF)治疗技术是采用调制的射频电波,通过选择性电热作用对组织进行切割、切除、电灼、消融及电凝等过程,从而达到去除病灶、治疗疾病的目的,近年已广泛用于临床各个学科和专业。

一、治疗原理及其影响疗效的因素

射频是介于调幅无线电波和调频无线电波之间的电磁波,其能量可以电或磁的形式(波)在空间存在并传播;频率范围很高,可以在数百千赫兹到数百兆赫兹的范围内。射频在各个领域都得到了广泛应用,如收音机、手机等。日常生活中的微波炉也是典型的射频技术,其加热效应显示了电磁辐射对水作用良好,这也是高能量RF照射人体有害的主要原因。

由于射频电波的频率很高,极性交换快,在通过组织时,组织对射频电波的阻力使组织内的水分子瞬间产生快速振荡,从而在电极之间产生一种急剧沿电力线方向的来回移动或振动,因各种离子的大小、质量、电荷和移动速度均不尽相同,在振动过程中互相摩擦或与周围的媒质相摩擦、产热,从而破坏细胞或使细胞汽化,或使组织收缩。

治疗系统由控制主机和电极两大部分组成。控制主机产生高频无线电波,为发射极(刀头)提供能量,并可调制波形从而控制其功能;发射极为一个细小的金属丝或其他形状的金属,一个小型金属板作为接收辐射器,或称接受极。被切割、止血或消融的组织位于发射极和接受极之间,共同形成一个小的无线电波场。射频的治疗作用主要是通过感应电作用、电解作用以及热效应等对组织产生的生物学效应。

射频治疗仪主要分为两种:单极射频和双极射频。单极射频治疗时需另接一个导电板作为接受极,射频治疗手柄本身充当发射极,手柄与导电板之间构成射频电流的通路。双极射频治疗时无需导电板,治疗手柄本身具有两个电极,这两个电极之间构成射频电流的通路。

在实现切割功能时,射频电波在微丝形状发射极的导引下通过组织,可以在没有压力的情况下,对组织产生光滑细小的切口,而仅留下一道微小的细胞破坏痕迹。在实现止血功能时,射频电波通过球形、刀形等不同形状的发射极使血管断端迅速收缩、闭塞,电极与组织没有粘连。在实现消融功能时,射频电波通过可调节与组织接触面积的针形发射极使组织细胞汽化,消除或破坏病变组织。

与激光或传统电外科器械比较,射频电波有如下特点:①选择性电热作用:与普通电刀产热机制不同,射频转化的热能产生于组织内部,发射极本身不发热,所以局部作用温度低而热效应高,减轻了对周围组织的损伤和细胞的破坏,特别是皮下脂肪液化少,即所谓的"选择性电热作用"。②微创:透射电子显微镜观察发现,射频电波刀对组织侧面的热损伤仅为15μm,而普通电刀热损伤＞65μm,CO_2激光和钬激光热损伤均＞50μm,手术刀对组织没有热效应,但有机械损伤。③安全:由于其对组织细胞的损伤极其轻微,术后恢复快,瘢痕不明显,无色素沉着。此外,对组织进行的是无压力切割,产生的切口光滑精细,止血良好,对病变组织汽化完全,无碳化,温度可调,视野清晰。对神经、免疫和内分泌系统等结构也不产生损伤,因此临床应用很安全。④操作方便:由于电极种类多,且可制成各种形状,工作面可以任意控制,灵巧精确,在身体任何部位均可方便操作。此外,多数电极可重复使用,大大降低了成本。

根据射频治疗的工作原理及其相关物理学知识,已知影响其治疗效果的因素主要包括如下几个方面:①射频机的输出功率:组织破坏程度与其功率成正比。②发射极与局部组织接触的时间:组织破坏程度与作用时间成正比。③发射极与组织的接触面积:组织破坏范围与发射极接触面积成正比。④组织内水分含量:作用效果与组织内水分含量成正比。⑤外界环境:水可以消耗能量。⑥操作者的经验与技术。

二、适应证

射频主要有5种波形供临床选用,实现对组织的切割、切除、电灼、消融及电凝等功能。

1. 全过滤波形 电极不发热,切口侧面热损伤宽度＜15μm,可直接切割皮肤,进行精细平滑切割,无碳化和热损伤,常用于皮瓣切取及睑缘和黏膜部位的手术,更适合于组织活检,是理想的组织活检工具,可达到最佳的手术美容效果和最快的愈合速度。

2. 全校正波形 侧面热损伤为200～380μm,有切割、止血功能,特别适合于切割血供丰富的组织,如用于头皮、黏膜肿瘤的摘除以及脂溢性角化、日光性角化的治疗或瘢痕切除等。

3. 部分校正波形 具有理想的切凝混合功能,侧面热损伤为500～700μm,多用于表面止血和组织收缩,更适合于治疗毛细血管扩张症、脱毛和治疗鼻出血等。

4. 电灼、消融波形 有最大的穿透力和止血功能,是精确破坏内部组织的理想办法,主要用于牙科和深部血管内手术。

5. 双极电凝 类似于普通的双极电凝,但止血作用更加精细,组织与刀头不粘连,没有组织碳化和损伤,适合于重要组织结构的切割与止血。

可见,射频技术在美容皮肤科特别是在软组织切割方面有突出的优点,几乎使用手术刀的操作均可由射频替代,而且更为精细、微创、安全,改变了人们关于手术的概念。射频可用于治疗多种皮肤表浅病损如寻常疣、扁平疣、传染性软疣、尖锐湿疣、痣细胞痣、疣状痣、脂溢性角化、汗管瘤、粟丘疹以及瘢痕整复等,更适合于血管瘤的切除及整形。此外,射频是一种理想的皮肤组织活检工具,当组织标本很小时,运用射频技术可以提供完整的无碳化的组织标本。近年来,许多学者利用射频高效、微创的选择性电热作用原理将其广泛用于面部换肤和去皱,取得良好疗效。目前,多种射频专用电极与各种电子监测系统、光学腔镜等已组合起来,形成多种治疗系统,如强光与射频组合的光电同步技术——E光技术。射频技术实用范围广,但不能用于装有心脏起搏器的患者,也不宜用于正在使用阿司匹林或其他抗凝药者以及糖尿病患者。

三、操作方法与注意事项

1. 操作方法　多数部位的治疗可以在局部麻醉下进行，但局麻药中不宜加肾上腺素，以免增加术后渗出。选择正确的波形（功能），一般不用部分整流波形（消融功能）进行组织切割。接受极应尽量接近手术部位，且要使治疗局部保持湿润。操作时，先启动开关，然后再接触组织。切割时不需使用压力，如术中感到有阻力，或有拖拉感，或有组织粘连，表示能量设置太低。如出现火花，则提示能量设置太高。

2. 不良反应及其注意事项　最主要的不良反应和并发症是由于不正确的能量和波形选择可能使组织损伤过多或不足，有可能导致止血效果不满意或切除过深导致瘢痕形成。操作前应仔细检查能量设置是否合适，防止过大或不足。此外，术前应让受术者摘掉所有首饰，特别是靠近手术部位的首饰。取舒适体位以保证他们在治疗时不会突然活动而致意外损伤。操作中，由于能量设置的原因，可能会在发射极刀头上附着一些组织，从而降低其功能，并引起阻力。采用机器自身的蒸汽清洗功能是除掉附着物、对发射极进行消毒和保护的一个非常简单、有效的办法。此外，治疗区内应避免存有氧化氮、氧气、氯化乙醛、乙醚、乙醇或其他可燃性气体，腔口部位操作时也应警惕胃肠道内可燃性气体，以免引起燃烧和爆炸。

四、临床应用

1. 换肤和面部提紧术　近年来不少学者对射频用于换肤和面部提紧的临床疗效及其安全性进行了多中心的前瞻性评价研究，结果提示，射频可用于治疗包括光老化、皱纹、瘢痕等多种面部病变，且疗效好，恢复快。Acland 等对扫描 CO_2 激光和射频擦皮术进行了临床和组织学的对比研究，结果发现，激光治疗术后的临床疗效仅略好于射频治疗，但红斑计分明显高于射频治疗。Narins 等报道 17 例患者进行了 20 个部位的射频面部提紧治疗，术后患者对提眉和提下颌的效果非常满意，暂未发现任何不良反应与并发症。多数学者认为，对于不愿意或反对手术治疗的皮肤松弛者，射频是理想的治疗方法。射频对皮下组织的持续加热使得松弛的皮肤产生收缩，刺激新的胶原产生，可产生即刻和逐渐发生的美容效果。

2. 去眼袋与重睑术　Ruiz-Esparza 等报道在局部麻醉下进行射频去眼袋手术，手术时间仅10 分钟，术后所有受术者均获得明显美容效果，对治疗非常满意，未见任何并发症。近来越来越多的学者将射频技术用于去眼袋与重睑术。

3. 瘢痕整复　Ruiz-Esparza 等报道射频产生的热量可使瘢痕组织重塑，局麻下用 $80\sim115J/cm^2$ 的能量密度治疗，40 名痤疮瘢痕患者有一半对治疗有反应，其中平均 20% 有明显改善，与 CO_2 激光磨削治疗的结果相近。特别对冰屑状和隆起的瘢痕效果更好。Sadick 等还报道射频联合咪喹莫特可用于治疗凹陷萎缩性瘢痕。

4. 血管病变治疗　治疗时向血管中插入一根细探针传递射频能量到血管壁，导致血管壁被加热破坏，从而塌陷和封闭。Weiss 比较了 810nm 极管激光与射频对动物大静脉的作用，结果发现射频治疗的局部温度仅85℃,可使血管管腔缩小77%,不致血管穿孔、出血;而二极管激光的治疗局部温度达729℃,100%的血管出现穿孔和出血,但血管闭塞率仅为29%。近年来有多篇报道指出射频技术可用于治疗血管瘤、毛细血管扩张和静脉曲张等疾病。

5. 痤疮 Ruiz-Esparza等报道利用射频治疗严重痤疮,能量设置为72J/cm^2,以患者问卷调查和活动性皮损计数评价疗效,随访1~8个月后,22名患者中18例有明显好转,2例略有好转,2例没有反应。作者认为射频是一种新的、安全有效的严重性痤疮的替代治疗方法。

6. 酒渣鼻 Rex等报道采用射频技术治疗8例中、重度肥大性酒渣鼻,结果所有患者都取得了可接受的美容效果,术后14天创面上皮化,4~8周后红斑消退,未见增生性瘢痕及皮肤色素改变等并发症。

7. 脱毛 Sadick等报道将射频和强脉冲光技术组合成新的脱毛系统,可适合于各种肤色特别是深色皮肤、铜色和白色毛发的脱毛,而这正是激光或强脉冲光脱毛的困难之处,他们设射频能量为24~30J/cm^2,脱上唇和颊部毛发的有效率达48%。此外,对于激光或强光脱毛后残留毛发的去除,单独使用射频治疗也是一个很好的弥补方法。

8. 毛发移植 射频有很好的切割、凝固和止血作用,因此很多学者将其用于切取移植物和移植床的打孔。

9. 甲手术 射频对甲周围组织极小的热损伤作用,加上其良好的止血功能,非常适合各种甲的手术。特别是甲活检术、甲母破坏术和治疗甲沟炎等。

10. 皮肤肿瘤 临床和动物实验均证实射频适合于多种皮肤恶性肿瘤的切除,射频无压力切割功能和良好的凝固止血作用,还有利于防止切割时致肿瘤转移。此外,射频热疗可致肿瘤营养血管闭塞,使肿瘤缩小或消除,并能提高维A酸等药物的治疗作用,更适合于多发性或巨大肿瘤的治疗。

11. 其他 射频技术可用于乳房缩小、腹部去脂以及软骨切除等手术。射频技术与激光重塑、颈部去脂或肉毒毒素注射等其他方法相结合,可取得更好的美容效果。

第四节 其他理化治疗技术

一、光疗

（一）光的基本特性

光是一种有着电磁波和粒子流二重性的物质，其具有波长、频率、反射、折射、干涉等电磁波的特性，又有能量、吸收、光电效应、光压等量子的特性。光谱是电磁波谱中的一部分，位于无线电波和X线之间，波长为180nm～1000μm。

当光波照射至人体时，皮肤表面可引起反射和折射，同时也可被组织所吸收，并转化为热能、化学能和生物能而引起一系列的理化反应和生物学反应；光吸收能力与其穿透力呈反比，吸收越多，穿透越浅；波长越短（频率越高），穿透越浅。

（二）红外线疗法

红外线主要由热光源产生，为非可见光，用红外线治疗疾病的方法称为红外线疗法。红外线波长范围为760nm～1000μm，其中760nm～1.5μm为短波红外线，对组织有较强的穿透性，可达2～3cm；1.5～1000μm为长波红外线，对组织穿透力较弱，仅为0.5cm。

1. 适应证

（1）各种炎症感染，如疖、毛囊炎、汗腺、甲周炎等，应配合抗生素治疗。

（2）各种慢性溃疡，如淤积性溃疡、发射性溃疡以及糖尿病性溃疡等。

（3）冻疮、急性外伤。

（4）带状疱疹及后遗神经痛等。

2. 注意事项与不良反应

（1）治疗时应避免烫伤，特别对有感觉障碍者。

（2）红外线可致眼睛损伤，因此治疗时应注意保护眼睛，避免直接照射眼部，在治疗颜面部或眼周围皮损时，应用湿纱布遮盖眼部。

（3）长期红外线照射，可引起皮肤发生火激红斑。

（三）紫外线疗法和光化学疗法

紫外线是波长短于紫光的非可见光，其波长为180～400nm，用紫外线治疗皮肤疾患的方法称为紫外线疗法。根据生物学特性不同分为长波紫外线（UVA），波长320～400nm；中波紫外线（UVB），波长290～320nm；短波紫外线（UVC），波长180～290nm。近年来，国际照明学会和世界卫生组织等将长波与中波紫外线的分界定在315nm。另外,根据皮肤红斑和黑色素形成作用的不同,UVA又可分为:UVA1(340~400nm)和UVA2(320~340nm)。

1. 紫外线疗法

(1) 治疗方法:临床上多用"最小红斑量"(MED)或"生物剂量"(BD)作为紫外线治疗时的剂量单位,其定义为:特定光源在一定距离照射后,皮肤产生刚可察觉红斑所需紫外线照射的剂量。由于患者间对UVB的敏感性不同,或同一个体对不同治疗仪(各种灯管所辐射的UVB含量不同)的反应存在差异,故理论上每个患者在紫外线治疗前应测定MED。如因故不能测定MED,可结合所用光源及患者的肤色、既往的治疗情况等,确定初次照射剂量,并根据照射过程中皮肤出现红斑的情况而调整照射剂量。常用照射剂量分为:亚红斑量(<1MED)、红斑量(1~3MED)、超红斑量(>3MED),亚红斑量照射不引起皮肤产生红斑,红斑量照射则引起轻到中度红斑反应,超红斑量照射则引起明显的红斑反应。

(2) 适应证:包括疖、痈、毛囊炎、甲沟炎、丹毒、带状疱疹、玫瑰糠疹、特应性皮炎、银屑病、白癜风、湿疹、慢性苔藓样糠疹、斑秃、皮肤慢性溃疡、光敏性皮炎(硬化疗法)、冻疮等。

(3) 禁忌证:对紫外线可加重疾病的患者不采用该疗法,如着色性干皮病、卟啉病、皮肌炎、红斑狼疮、Bloom综合征、恶性黑色素瘤、牛痘样水疱病等;对年幼者(<10岁)、妊娠、甲状腺功能亢进、活动性肺结核等患者也不主张使用紫外线照射。

(4) 不良反应:UVB治疗后可引起皮肤干燥、瘙痒、红斑、疼痛和色素沉着等近期反应,过度治疗有引起白内障、皮肤光老化甚至皮肤肿瘤的危险性。

(5) 注意事项

①局部照射时应注意保护非照射区。②治疗期间应避免食用有光敏的药物、食物等。③治疗当日避免过度日晒,必要时使用防晒霜。④治疗时患者和医务人员应戴防光眼镜。⑤应定期检查治疗仪,测定光辐射强度。

2. 窄谱中波紫外线(NB-UVB)疗法 1981年Parrish和Jaenike研究发现311~313nm波长的UVB治疗银屑病等,疗效优于宽谱UVB,而与PUVA相当,且起效快,副作用小。该疗法已成为治疗银屑病和特应性皮炎等的最主要方法之一。

(1) 作用机制:NB-UVB除有宽谱UVB的作用外,尚能够直接诱导T细胞凋亡,使表皮、真皮中$CD3^+$细胞计数均减少;可诱导角质形成细胞产生具有抗炎或免疫调节作用的介质,如白细胞介素(IL-1、IL-6)和TNF-α等;抑制表皮朗格汉斯细胞的数量和功能,降低其活性,抑制免疫反应;抑制淋巴细胞的增殖,降低IL-2、IL-10、IFN-γ的产生;使反式尿刊酸转变为顺式尿刊酸,降低NK细胞的活性,从而达到治疗目的。

(2) 治疗方法:与宽谱UVB相同,初始照射剂量为0.5~0.7MED;或根据患者的皮肤类型及治疗经验决定初始剂量,每周治疗3次。根据患者照射后的红斑反应,递增10%~20%或固定剂量(0.05J/cm²或0.1J/cm²)。

(3) 适应证:目前临床主要用于银屑病、特应性皮炎和白癜风的治疗,也可用于治疗角层下脓疱病、蕈样肉芽肿、急慢性移植物抗宿主病、环状肉芽肿、带状疱疹、掌跖脓疱病、毛发红糠疹、色素性荨麻疹等。

3. 光化学疗法 光化学疗法是应用光敏剂加紫外线照射引起光化学反应来治疗疾病的一种方

法。PUVA是补骨脂素(psoralen)与长波紫外线(UVA)相结合的一种疗法,是目前应用最广泛的光化学疗法。

(1) 作用机制:PUVA的作用机制至今为止尚未完全明了,可能为:补骨脂素吸收紫外线光能后,与表皮细胞中DNA双螺旋结构上的胸腺嘧啶发生光化学反应,形成光加合物,因细胞需对其进行切割、修复,从而使DNA复制延缓,核分裂活动减少,表皮转换周期减慢。另外,PUVA可促使皮肤色素加深,角质层增厚;对皮肤接触过敏反应和迟发型超敏反应具有明显抑制作用;可改变组织中和血液中淋巴细胞的组成、分布和功能;减少中性粒细胞的趋化性和抑制肥大细胞脱颗粒;补骨脂素还可以通过能量传递产生活性氧(单态氧、氧过氧化离子),引起细胞膜、细胞质的损伤等。

(2) 治疗方法

1) 光敏剂:常用的光敏剂为8-甲氧基补骨脂素(8-MOP)、三甲基补骨脂素(TMP)和5-甲氧基补骨脂素(5-MOP),其中5-MOP引起的光毒反应相对较轻。目前我国以使用8-MOP为主。

2) 给药方法:光敏剂的给药方法有以下三种:①口服:对于全身PUVA治疗的患者可采用此法,于照光前2小时按0.5~0.6mg/kg服用8-MOP。②外涂:于照光前1小时局部外涂0.1%~0.2%8-MOP酒精溶液。适用于局部PUVA治疗者。但应注意用药范围不可过大,以免形成超出皮损范围的色素沉着。③浸泡:按0.5~1mg/L用药,盆浴浸泡20分钟后行光疗,适用于全身PUVA疗法或手足部位治疗。虽然该方法需要有一定的水疗设备,但其避免了药物所致的胃肠道不良反应。

3) UVA照射:最小光毒量(minimal phototoxicity dose, MPD)测定:由于个体间对PUVA的反应存在差异,因此理论上每个患者在治疗前应测定MPD,方法为:按0.5mg/kg口服8-MOP,2小时后于腹部或背部用与治疗相同的光源测定生物剂量,48小时后观察结果,以观察到最弱红斑所需的照射时间为一个MPD,或以J/cm^2计量。

UVA照射:首次照射量用80%MPD,以后根据照射后皮肤反应情况,每次增加前次照射剂量的20%(或1/4~1/2MPD,或$0.5J/cm^2$),每周治疗5次,或隔日1次,最大剂量不应超过$5J/cm^2$。

治疗过程中,如皮肤出现轻度红斑,应维持前次照射剂量;如红斑较为明显,则应减量或停止治疗,并给药适当处理。如两次治疗间隔达1周,应维持前次治疗剂量,达2周时应减去原剂量的50%,如达3周则应重新开始治疗。

(3) 适应证

1) 银屑病:寻常性银屑病患者皮损完全消退率可达90%,优于宽谱UVB治疗;对红皮病型、脓疱型银屑也有一定疗效,但照射剂量应小,加量应缓慢。PUVA与口服维A酸联合应用(Re-PUVA)是近十多年来临床用于治疗银屑病的有效方法之一,此法疗效优于PUVA,且可缩短疗程,减少UVA照射的累积量。

2) 特应性皮炎:PUVA是可选择的治疗方法之一,尤其是对糖皮质激素依赖的患者,应用光疗可使用药量减少。

3) 白癜风:PUVA适用于局限性皮损者的治疗,对皮损泛发及手足部皮损疗效欠佳。

4) 掌跖脓疱病和手部湿疹:选用PUVA可取得较好疗效。光敏剂采用浸泡给药。由于掌跖部角质较厚,UVA照射量应加大,一般由$2\sim3J/cm^2$开始,每次增加$0.5 J/cm^2$,治疗20~30次后,皮损可基本消退。复发后治疗仍有效。

5) 蕈样肉芽肿(MF):对红斑期或浸润较浅的浸润期MF,可首选PUVA治疗,联合治疗(氮芥外擦、干扰素、维 A 酸等)常可提高疗效,促进皮损消退。

6)其他:PUVA 亦可用于光敏性皮炎的硬化治疗和毛发红糠疹、斑秃、慢性移植物抗宿主病等的治疗。

(4)不良反应

1)胃肠道反应:口服 8-MOP 可有胃肠反应,部分患者可因症状严重而无法坚持治疗,饭后服用或分次服药有利减轻症状,盆浴浸泡可避免此反应。

2)白内障:PUVA 治疗有致白内障的可能,因此对于口服给药的患者应于治疗中及治疗后 18~24 小时内日间外出佩戴防光目镜,以防白内障的发生。

3)光毒反应:照射过量或治疗后即进行户外活动,可能发生光毒性反应,故治疗当日应避免日晒或尽量减少户外活动,或使用宽谱防晒霜。

4)皮肤干燥和瘙痒:接受 PUVA 治疗者(特别是全身治疗者)大多可发生,故在治疗后应使用润肤剂。

5)皮肤癌:反复接受 PUVA 治疗者有发生皮肤癌的风险,特别是曾接受砷剂治疗或放疗的患者,多为基底细胞癌或鳞状细胞癌。有报道 Re-PUVA 疗法不仅可以提高疗效,而且可减少皮肤癌的发生。

4. UVA1 光疗法 近年来,UVA1(波长为 340~400 nm)光疗法在皮肤科临床的应用逐渐增多,其具有较深的穿透性,且无光敏剂所致的副反应和光毒反应等特性。

(1)作用机制:关于 UVA1 治疗的作用机制尚未完全明了,研究证实 UVA1 照射可以诱导细胞凋亡、抑制真皮成纤维细胞的胶原合成,并可抑制淋巴细胞向表皮的迁移,减少真皮内与 IgE 相结合淋巴细胞和巨噬细胞数目等。

(2)治疗方法:由于该疗法在临床应用不久,因此其初次照射剂量和单次照射剂量尚无公认的标准,报道的单次照射剂量分别为 20、30、60、100 和 130J/cm² 不等。但是,作为正规治疗前仍主张测定患者的 MED,如 MED 低于上述单次照射剂量者,则采用 MED 为初次照射剂量,如 MED 值高于上述的单次照射剂量,应根据患者的情况而选用相应的照射剂量。每周连续治疗 5 天,共 2~6 周。当病情被控制后,改为小剂量 UVA1 或 NB-UVB 照射,以维持疗效,避免病情复发。

(3)适应证:有研究证实,UVA1 治疗特应性皮炎、硬皮病和蕈样肉芽肿等有较好的疗效。亦有用 UVA1 治疗瘢痕疙瘩和肥厚性瘢痕、斑块状副银屑病、泛发性肥大细胞增多症、慢性硬化性移植物抗宿主病等疾病取得一定疗效的报道。

(4)注意事项:由于该疗法仍处于临床探索阶段,故仅适用于 PUVA 和 UVB 等治疗无效或不耐受的患者,且禁用于 18 岁以下的青少年、对 UVA 和 UVB 高度敏感者、HIV 感染者、服用光敏药物者、皮肤肿瘤患者、孕妇和哺乳期妇女等。

二、放射疗法

皮肤科放射疗法包括 X 线、电子束与放射性核素等治疗。随着激光和皮肤美容外科的不断发展,以及对放射性治疗副作用(特别是远期副作用)的认识,该疗法在皮肤科的应用范围已日渐缩小,尤其是对良性皮肤病疾患的治疗控制更加严格。但对有些皮肤病,如血管瘤、瘢痕疙瘩、蕈样肉芽肿的肿瘤期等,放射线治疗仍是可选择的疗法之一。

(一) X 线治疗

1. X 线的特性　在皮肤病的 X 线治疗中,常用"组织半价层"来表示 X 线的质。所谓"组织半价层"是指吸收 X 线表面量 50%所需皮肤组织的厚度。如组织半价层与病变组织厚度相当,则照射的 X 线大部分为病变组织所吸收,而皮损下的正常组织受到的照射量最小,这样既能达到治疗效果,又最大程度地避免了对周围正常组织的不必要照射。因此,治疗时用组织半价层来表示 X 线的质,具有实践上的指导意义。影响 X 线的质有以下几个因素:

(1) 管电压:即加于 X 线管两极间的千伏数值(kV)。管电压的数值越大,X 线质越硬,穿透越深;反之,数值越低,质越软,穿透也较表浅。临床上根据电压的不同可分为:超软 X 线(境界线)、低电压近距离 X 线、软 X 线、表层 X 线。

(2) 滤过板:作为混合光谱的 X 线,当其穿过一定厚度的金属滤过板后,滤去了作用较为表浅的软 X 线,使剩余射线穿透力增加,作用加深。在皮肤病的 X 线治疗中,常根据病变的深浅,采用不同厚度的铝板作为过滤板。

(3) 照射距离:增大焦点皮肤距离后,可增加深部组织的照射量,加深 X 线的作用。

2. 照射剂量　目前国际上对放疗照射剂量已统一用组织吸收量表示,单位为格雷(gray,缩写为 Gy),1Gy 为 1kg 组织吸收 1J 的 X 线量。治疗时应根据疾病的种类、病情、发病部位和面积大小来确定单次和总照射剂量。同时也要考虑到"二次射线"的影响。照射面积越大,产生的二次射线也相应增多,组织接受的放射量也相应增大。因此,对面积较大的损害进行 X 线治疗时,应减少照射的总剂量。在治疗良性病变时,为使组织得到恢复的机会,两次治疗间应有适当的间隔时间。

由于 X 线对组织的作用是长期的,因此对某一部位的皮肤而言,一生中只能接受一定剂量的 X 线照射,超过此限度,即可出现放射性损害。其发生率与患者的年龄、部位及个体差异有关。有作者认为,对于皮肤良性病变的治疗,境界线照射总量宜控制在 60 Gy 以内,而其他管电压高的 X 线照射总量在 12Gy 以下为安全剂量。因此,在临床应用中,对良性皮肤病 X 线照射总量多在 10Gy 之内,治疗常采用小剂量分次照射的方法,以使组织有恢复的机会,从而减少损伤。如单次照射剂量偏大,则间隔时间应延长。对于恶性皮肤肿瘤照射总量可至 40~60Gy,以足够的剂量达到杀灭肿瘤细胞的目的。

3. 作用机制　X 线对皮肤组织的作用有以下几个方面:①抑制和破坏增生的或分化程度低的组织或细胞;②抑制角质形成细胞的分化和增殖;③抑制或破坏皮肤附属器细胞的增生,从而影响分泌及毛发生长;④使血管内皮细胞肿胀、变性、坏死,致使管腔狭窄、血栓形成;⑤降低皮肤反应性,调节神经末梢兴奋性。

X 线对生物组织的作用随着照射剂量的不同而发生相应的变化,而不同的组织以及细胞分化程度对 X 线的敏感度也存在差异。增生快、分化程度低的组织或细胞对 X 线的敏感性高,而大多正常组织的敏感性相对较低。但是腺体组织则例外,如胸腺、性腺、甲状腺、腮腺等对放射线较为敏感,因此临床治疗时应尽量避免照射上述组织。

4. 适应证

(1) 良性皮肤疾病

1) 皮肤血管瘤:X 线适用于治疗进展期单纯性毛细血管瘤、海绵状血管瘤和混合性血管瘤,对于无扩大趋势的皮损不应再予治疗。每次1~2Gy,每周1~2次,照射至总量6~8Gy后,进行随访观察,如皮损仍继续扩大,可追加小剂量照射。2岁以前接受治疗者疗效更好,皮损消退时间最短1个月,最长35个月,平均9.25个月。随访1~20年,所有病例未发现放射性损害。

2)瘢痕疙瘩和增生性瘢痕:对早期发展中的瘢痕疙瘩和增生性瘢痕,X线照射有一定疗效,可阻止皮损发展,减轻瘙痒和疼痛等主观症状;但对陈旧性损害,单用X线治疗无效。目前临床常联合外科手术切除或冷冻治疗,在切口缝线拆除后立即开始X线照射,一般选用表层X线或低电压X线治疗,中小剂量分次照射,联合疗法的治愈率在50%~70%。

3)其他:对一些常规治疗无效或疗效较差的患者,可考虑选择X线治疗,如湿疹、神经性皮炎、扁平苔藓、化脓性汗腺炎、须疮、连续性肢端皮炎、掌跖脓疱病、慢性脓皮病、复发性单纯疱疹、寻常疣和掌跖疣等。

(2)恶性皮肤疾病

1)基底细胞癌和鳞状细胞癌:对发生在眼睑、鼻翼、口唇等特殊部位的损害,不易手术,或年龄较大、身体衰弱、不能耐受手术治疗的患者,可采用X线治疗。其优点是疗效好,无痛苦,对组织的破坏少而不影响功能,且基本保持容貌;缺点是治疗后形成萎缩性瘢痕,而且随着时间的延长,有可能在放射性瘢痕的基础上会再次发生恶性肿瘤。因此,对于年龄小于60岁的患者,尽量不用X线治疗。

2)蕈样肉芽肿(MF):对较为深在的浸润性斑块和肿瘤性损害,可采用放射治疗。由于MF对X线的敏感性较高,故治疗时所需的剂量也较小。根据病情选用不同条件的X线和单次照射剂量进行治疗,一般选用表层X线照射,每次1~2Gy,隔日1次,总量10~20Gy,可使肿瘤迅速消退。但是,该病常为多部位反复发作,因此,治疗过程中应严格表明每次的治疗部位,以免以后过多的重复照射。

3)其他:如红斑增生病、乳房外湿疹样癌、角化棘皮瘤和鲍温病等,如果对冷冻、CO_2激光和手术切除等治疗不能耐受或不适合时,才考虑X线治疗。

5. 注意事项

1)严格掌握适应证,根据病情制定放疗方案,遵守操作规程,以免发生不必要的副作用。对曾用放射性核素等其他放射疗法的患者,原则上不考虑再行X线治疗。

2)对特殊部位(如眼、睾丸、胸腺、甲状腺、乳腺等部位的周边)的皮肤病,应予严格保护,并尽可能减少放射量,以免引起放射性损伤。

3)由于骨骺对放射线的敏感性很高,因此该部位应避免较大剂量照射。耳郭、手部等部位的皮损需要两侧照射时,应考虑到X线穿透组织时所致的重叠照射而适当减少单次及总照射量。

4)对范围较大或不在同一平面上的皮损,需进行分野照射,同时还应注意避免重叠照射。

5)治疗期间和治疗结束后的一段时间内,应避免各种物理因子和化学因子的刺激,如日晒、热水烫洗,或使用煤焦油、水杨酸、碘酊等。

6)告知患者或家属,X线治疗后皮损消退的速度相对较缓慢,不要因此而急于改用或加用其他疗法。

7)从事X线治疗的工作人员,应严格遵守操作规程,并作好自身安全防护。

(二) 放射性核素疗法

放射性核素在皮肤科的应用已日趋淘汰，多被激光、新型有效的药物等其他疗法所替代。但是，在一些受条件限制且又能很好掌握放射性核素治疗适应证，并能按要求规程操作的医疗单位，其仍可作为可选择的疗法之一。在皮肤病的放射性核素治疗中，一般采取 ^{32}磷和 ^{90}锶的体外照射，两者均释放单纯的 β 射线，不仅对皮肤组织有一定的穿透性，而且半衰期相对较长，是较为理想的放射源。

由于 β 射线的作用较为表浅，故临床上仅用于一些表浅性皮肤病的治疗，如鲜红斑痣、慢性湿疹、神经性皮炎、酒渣鼻，以及浅表的恶性皮肤肿瘤（如表皮内鳞癌）等，常有一定的疗效。治疗前应充分估计皮损累及的深度是否在射线的有效作用范围，以免深部损害照射剂量不够，而致皮损继续发展或复发。在治疗剂量和方法上，各家报道不一，但总体原则是除皮肤恶性肿瘤外，尽可能采用小剂量、长间隔的方案，以免引起放射性损伤。

如同 X 线治疗，放射性核素治疗必须严格掌握适应证，根据不同性质的皮损选择恰当的照射剂量，严格按照相关规程操作，并对放射源作妥善保管。

(三) 医用电子直线加速器

医用电子直线加速器是一种应用于肿瘤治疗的大型放疗设备，其作用机理是利用输出的高能电子束、高能 X 射线照射病灶部位，消灭病变细胞。

医用电子直线加速器自 20 世纪 70 年代产生至今已被广泛应用于全身各部位肿瘤的放射治疗，它是利用微波电磁场把电子沿直线轨道加速到较高速度的装置，其优点是电子束和 X 线均有足够的输出量，射野较大，缺点是机器复杂、成本较高、维护要求高。

现代医用直线加速器功能齐全、全数字化，可以开展三维适形放疗、调强适形放疗、X 刀（也有称光子刀）治疗。通常含有两档或以上的高能 X 线和多档电子线，便于临床医师根据肿瘤部位选择射线的种类。

与钴-60 机相比，直线加速器的皮肤保护更好、深度剂量高。钴-60 机使用的是永久性放射源，钴源的半衰期 5～10 年需要更换一次，核废料处理比较困难，维修工程师和操作技术员会不可避免地接受核辐射。直线加速器只有在通电情况下才产生高能 X 射线及电子束，在使用和维修过程中，没有钴-60 机产生的 γ 射线。根据放疗防护的 ALARA（as low as reasonably achievable）原则，γ 射线将让位于 X 射线，即直线加速器将逐步取代钴-60 治疗机。

电子回旋加速器既有电子感应加速器的经济性，又具有直线加速器的高输出量特点，而且结构简单，体积小，成本低，是直线加速器的发展方向。

（翟建新　赵亮）

[1] Ira D P. 面部整形与重建外科[M]. 曹谊林,译. 济南:山东科学技术出版社,2004:92-103.

[2] 郑东学. 现代韩国鼻整形术[M]. 尹卫民,译. 沈阳:辽宁科学技术出版社,2005:26-27.

[3] Gregory R D E. 整形外科手术学[M]. 戚可名,译. 北京:人民卫生出版社,2001:16-28.

[4] 赵启明. 皮肤美容外科学[M]. 杭州:浙江科学技术出版社,2001:8-17.

[5] Charles H T. 格-斯整形外科学[M]. 郭树忠,译. 西安:世界图书出版公司,2002:92-100.

[6] Tajirian A L, Goldberg D J. A review of sutures and other skin closure materials [J]. J Cosmet Laser Ther, 2010, 12(6):296-302.

[7] Benedetto P X, Poblete-Lopez C. Mohs micrographic surgery technique [J]. Dermatol Clin, 2011, 29(2):141-151.

[8] Weinzweig J. Plastic surgery secrets[M]. [S.l.]:Mosby,1999: 644-654.

[9] 赵启明,张旭东,夏东胜,等. 中国皮肤软组织扩张术20年应用回顾[J]. 浙江医学杂志,2009,31(8):1113-1115.

[10] 汪良能. 整形外科学[M]. 北京:人民卫生出版社,1989:1049-1052.

[11] 艾玉峰,鲁开化,汪良能,等. 国产皮肤软组织扩张器的研制及临床应用[J]. 中华外科杂志,1988,26(10):610.

[12] 李青峰. 自体脂肪颗粒移植临床应用回顾与分析[J]. 中国美容医学杂志, 2005, 2(1):17.

[13] 张文君,柴殿波,于建农. 肌腱组织工程的研究进展[J]. 医学综述,2008,14(10):1452-1454.

[14] 王炜. 整形外科学[M]. 杭州:浙江科学技术出版社,1999:115-120.

[15] 方方,张国成. 协和皮肤外科学[M]. 北京:中国协和医科大学出版社,2008:75-83.

[16] 高景恒. 美容外科学[M]. 北京:北京科学技术出版社,2003:173-176.

[17] 周展超. 皮肤美容激光与光子治疗[M]. 北京:人民卫生出版社,2009:308.

[18] Mun J Y, Jeong S Y, Kim J H, et al. A low fluence Q-switched Nd:YAG laser modifies the 3D structure of melanocyte and ultrastructure of melanosome by subcellular-selective photothermolysis [J]. J Electron Microsc, 2011,60(1):11-18.

[19] Fabbrocini G, Di Costanzo M P, Riccardo A M, etal. Photodynamic therapy with topical delta-aminolaevulinic acid for the treatment of plantarwarts [J]. J Photochem Photobiol B, 2001,61(122):30-34.

[20] Dong X, Yu Q, Ding J, et al. Treatment of facial port-wine stains with a new intense pulsed light source in Chinese patients [J]. J Cosmet Laser Ther, 2010,12(4):183-187.

[21] 王积恩. 美容手术图解[M]. 北京:新时代出版社,1991:37.

[22] Eu1 Sik Yoon, Duck Sun Ahn. Report of phenol peel for Asians [J]. Plast Reconstr Surg,1999,103(1):207-214.

[23] 赵启明,陈志勇,张承驹,等.苯酚化学剥脱术后雀斑皮肤组织的病理变化[J].中华医学美学美容杂志,2001,7(3):120-123.

[24] Kempiak S J, Uebelhoer N. Superficial chemical peels and microderm abrasion for acne vulgaris [J]. Semin Cutan Med Surg,2008,27(3):212-220.

第二篇
常见皮肤病的外科治疗

第一章

皮肤良性肿瘤

第一节 表皮痣

表皮痣（epidermal nevus）因形态有多样而名称繁多，又名线状表皮痣、疣状表皮痣、疣状线状痣等，依据其临床形态不同而分为局限型、系统性和炎症性表皮痣，但此病在病理变化上大同小异。

一、临床表现

表皮痣是一种发育缺陷性疾病，一般分布于躯干或肢体一侧，或形成束带状、带状、斑块状，有的呈双侧或泛发于全身，甚至于腋窝、腹股沟皮肤褶皱处也可见到，色呈淡黄色至棕黑色或灰褐色，表皮角化，呈乳头瘤样增生，形态大小各异（图2-1-1），长期存在。幼年发病且随年龄的增加逐渐增多，自觉症状少或少数有轻微的痒感。

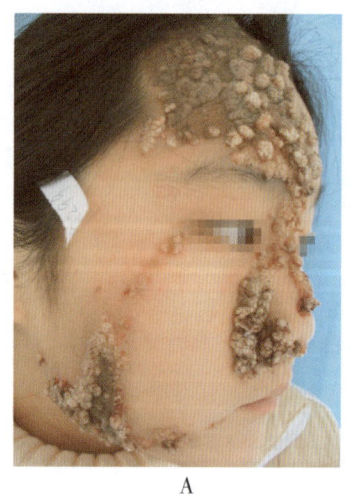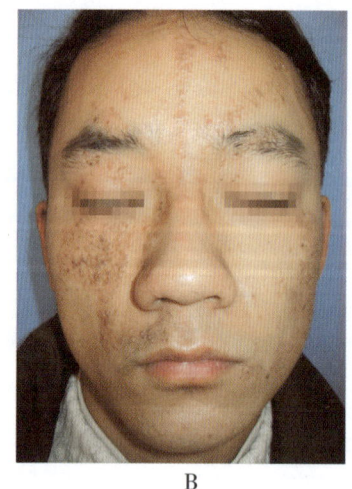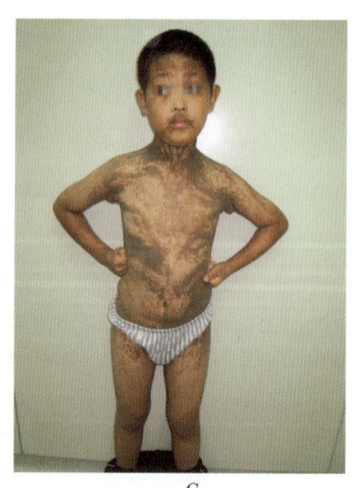

A　　　　　　　　　　B　　　　　　　　　　C

图 2-1-1　表皮痣的临床表现

通常在出生时或幼儿期发病，偶尔至成人后出现，男女皆可发病。躯干的任何部位（如头、颈、躯干、四肢、腋窝、腹股沟等区域）皆可被侵犯。位于四肢的线状损害常沿肢体的长轴分布，部分呈不连续性，有的可延续至肢端叫线状痣。躯干部则多呈横向分布，有的呈漩涡状分布，呈多发性或泛发性，如泛发于全身时，称系统性表皮痣。有的如同湿疹样改变，局部潮红结痂伴有渗出，呈线状分布，痒剧，称炎性表皮痣，多分布于四肢，此病偶可合并基底细胞癌或鳞状细胞癌。

二、病理变化

各型表皮痣的病理变化大同小异,均有乳头瘤状改变。表现为角化过度,棘层肥厚,表皮突向下延伸,乳头瘤样增生,并可见颗粒层增厚及柱状角化不全,基底层黑素增多,无痣细胞增生。头面部病变少数可伴发皮脂腺痣或乳头状汗管囊腺瘤等。炎症性尚有灶状角化不全及轻度棘层水肿,真皮内轻度慢性炎症细胞浸润。

三、诊断及鉴别诊断

本病的发病时间较早,加上特殊的临床表现、呈疣状表皮增生的病理特点,较易诊断,但应和以下几种疾病区别:①局限型线状表皮痣需与脂溢性角化、日光性角化、黑棘皮病相区别,头部皮损需与皮脂腺痣相鉴别。②系统性表皮痣应与先天性鱼鳞病样红皮病、孤立性表皮松解性棘皮病相区别。③炎症性表皮痣需与线状苔藓、线状扁平苔藓及线状银屑病等相区别。

四、治疗

对本病尚无特效的方法,较有效的方法是外科手术治疗,但也有局限性。选择的手术方法依皮损的分布范围、位置、大小的不同而采用的不同术式,如分布于四肢、躯干线状分布的表皮痣,如宽度在 2.0~3.0cm 以内的可手术切除后直接缝合。颈、四肢近关节部位的表皮痣可借助局部皮瓣加以修复。切除时应切至皮下脂肪层,否则易复发。

第二节 皮脂腺痣

皮脂腺痣(nevus sebaceus)由表皮、真皮及皮肤附属器所构成,其主要成分为皮脂腺,又称器官样痣(organoid nevus)、先天性皮脂腺增生(congenital sebaceus gland hyperplasia)、皮脂腺错构瘤(sebaceus gland harmatoma)、毛发汗管皮脂腺痣(pilo-syringo-sebaceus nevus)。

一、临床表现

本病较少见,是一种先天性发育异常,出生时或童年早期就存在,大多数皮损为单个,好发于头面部位,少数病例呈斑块或结节、带状、线条状、圆形或不规则形。其上无毛发生长(图 2-1-2)。不同年龄的皮脂腺痣表现不一,儿童期因体内雄性激素量较少,皮损表现为轻度隆起、淡黄色、表面光滑、柔软的斑块。至青春期皮脂腺发育成熟时,形成乳头瘤状或线状涡群样的斑块。而老年的皮损呈疣状,质地坚韧并可呈棕褐色,可在皮脂腺的基础上发生肿瘤样增生(10%~14%)。最常见的为基底细胞癌,其次为乳头状汗管囊腺瘤,其余也可发生皮脂腺上皮瘤、透明细胞汗腺瘤、汗管瘤、大汗腺囊腺瘤、鳞状细胞癌或毛囊漏斗瘤等。此外,极少数患者可伴发眼畸形和动眼神经功能障碍。

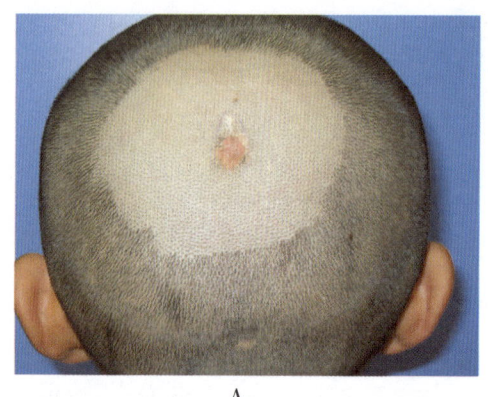 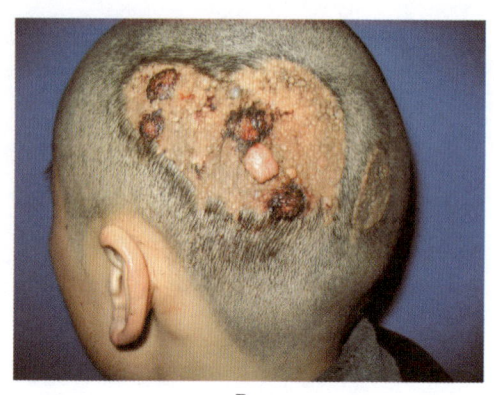

图 2-1-2 皮脂腺痣幼年期及其成年期的临床表现
A. 幼年期 B. 成年期

二、病理变化

本病的组织病理变化因年龄而异。在婴儿期和儿童期,损害内的皮脂腺不明显,也不能辨认出大汗腺,主要是小的毛囊或胚叶上皮索。到青春期时,皮脂腺的小叶增生结构成熟或近于成熟,皮脂腺异常而直接与毛囊的腔管相连。表皮下棘层肥厚,并有似外毛根鞘的特征,真皮乳头瘤样增生。

三、诊断及鉴别诊断

幼年时即出现头皮部的黄色或棕褐色的斑块状损害,结合病理则可诊断,本病需与疣状表皮痣、皮脂腺上皮瘤、皮脂腺增生、皮脂腺癌、幼年性黄色肉芽肿、幼年性黑色素瘤等病相区别。

四、治疗

一般于青春期前进行,因青春期后本病的恶性程度升高。

外科手术治疗是首选(图 2-1-3)。皮脂腺痣较小者,可以直接切除缝合或利用局部皮瓣的方法修复。因本病好发于头皮和面部,从美容的角度讲,利用头面部周围组织修复是最好的选择,如皮脂腺的范围较大则可采用皮肤软组织扩张器的方法修复缺损区。也可用电干燥或刮除术,但疗效不肯定。

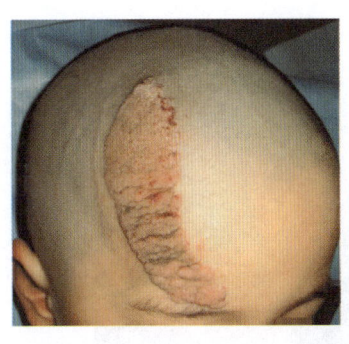
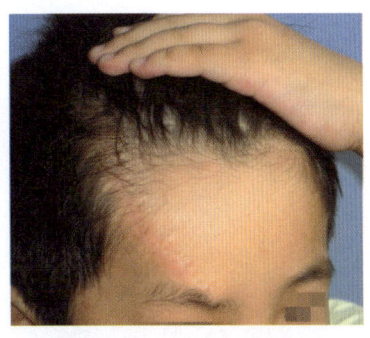

图 2-1-3　头皮皮脂腺痣术前及术后 18 个月随访
A. 手术前　B. 术后 18 个月

第三节 浅表脂肪瘤样痣

一、病因

浅表脂肪瘤样痣(nevus lipomatosus superficialis)发病原因尚未明确,有多种学说,一般认为是源于真皮内血管周围间质组织的脂肪细胞异位到真皮内所致。

二、临床表现

本病少见。多发生于出生时或儿童期，常于 30 岁之前发病，无性别间差异，一般无自觉症状。临床上可分为单个型和多发型 2 个亚型。单个型又称为有蒂脂肪纤维瘤，表现为单个有蒂的肤色结节，可发生在体表的任何部位（图 2-1-4A）；多发型多表现为群集的柔软扁平丘疹结节（图 2-1-4B），常常合并有皮内痣，有时伴有血管瘤，常发于单侧臀部及骨盆部位，也可见于腹部、胸部、大腿部、头部及面部，部分多发型患者可同时并发有皮下损害。

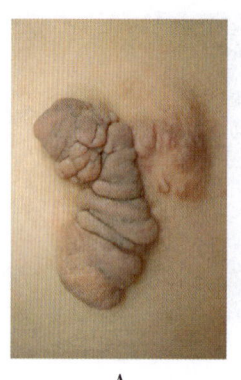 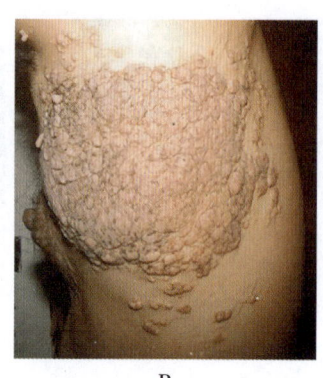

图 2-1-4　多发型浅表脂肪瘤样痣的临床表现

三、病理变化

组织病理上 2 个型均可表现为真皮内成熟的脂肪细胞呈群或呈索状分布，而表皮基本无异常。Bernard Ackerman 认为浅表脂肪瘤样痣组织病理可表现为真皮内脂肪细胞一般与皮下组织中的脂肪细胞并不相连续，但当真皮内有多数脂肪细胞时则真皮与皮下组织间无明确的界限。除有上述病理改变外，也可在毛囊周围有增生肥大的毛囊皮脂腺结构。电镜下病损的真皮乳头层、网状层及表皮无异常，其下脂肪组织由看似正常的成熟脂肪细胞组成，未见异常表现。

四、诊断及鉴别诊断

主要靠病理检查来确诊。浅表脂肪瘤样痣临床表现特异，但初发或数量较少时不易与神经纤维瘤、皮肤纤维瘤、色素痣、结缔组织痣、表皮痣、脂肪瘤等增生性疾病相区别，必要时可通过活检确立诊断。在灶性真皮发育不良的病灶中，脂肪细胞也见于真皮，甚至接近表皮，但与脂肪瘤样痣不同，其真皮胶原纤维极为稀少，故可以鉴别。

五、治疗

浅表脂肪瘤样痣属皮肤良性肿瘤，预后良好，一般不需治疗。但皮损影响到患者生活质量时，可采取多种形式的治疗措施,如手术、激光、电离子等。单个型及较小的多发型浅表脂肪瘤样痣皮损一般较浅表,体积较小,简单的治疗往往效果明显,患者痛苦也较轻。但对于多发型浅表脂肪瘤样痣中皮损面积较大的患者,治疗上宜首选手术,必要时可行皮瓣转移修复。对面积巨大的皮损宜选择在临近正常皮肤区域埋置皮肤扩张器,定期扩张,以"额外"的正常皮肤来修复病损切除后创面,这样既去除了病损,又达到美观的目的;也可采取多次手术,分次切除病损,尽可能地不采用皮肤移植方式。手术时,应注意皮损可同时合并有较多、较深的皮下损害,治疗时应一并妥善处理,以免治疗得不彻底。

第四节 汗管瘤

汗管瘤(syringoma)是小汗腺的一种错构瘤,并不少见,患者以青年女性居多。

一、临床表现

表现为小圆形或类圆形的丘疹,损害的直径为 1.0～5.0mm,可为多个,大多数为多发,有时可达数百个,肤色可为正常肤色、淡黄色或红褐色,形态扁平且表面有蜡样光泽。本病通常分为三型:①眼睑型:最为常见,多发生于女性,在发育期或其后出现,多见于下眼睑,眼睑周围也较常见,甚至达眉弓上缘(图 2-1-5)。②发疹型:多见于青年男性,成批出现于胸部及上臂内侧部位。③局限型:多发生于生殖部位,又叫生殖器汗管瘤,如外阴、阴茎或阴蒂等位置。如发生于外阴等部位时,可伴有剧烈瘙痒,局部可见抓痕破溃。一般情况下无明显症状。本病可发生于任何年龄,以 20～30 岁青年人多见,约占 50%,但部分患者有家族发病倾向。

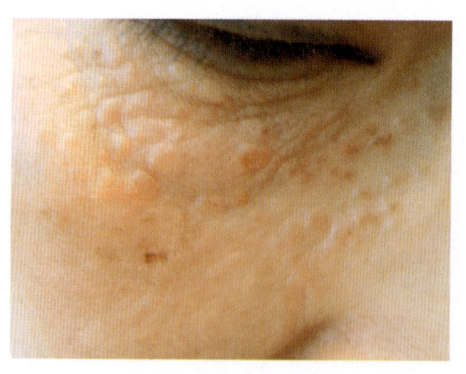

图 2-1-5　汗管瘤的临床表现

二、病理改变

汗管瘤的三种类型的组织象大致相同。肿瘤位于真皮内,可见多数嗜碱性上皮细胞索和囊状导管嵌于纤维性或透明性的间质内,间质内的肥大细胞增多,导管衬以 PAS 阳性淀粉嗜伊红无定形物质或淡蓝灰色的变性物质。电镜下示导管和束状导管腔缘衬以具有很短的腔绒毛的典型导管上皮,这些腔细胞大都呈不完全角化。

三、诊断与鉴别诊断

本病临床上为扁平丘疹,好发于眼睑周围及面颊、颈部等部位,多见于女性,易诊断,但需与下列疾病区别:①睑黄瘤:侵犯眼睑内侧,易相融合,皮损色黄,大多对称分布。②扁平疣:多侵犯额、颊、手背、前臂等部位,可见同形反应,有时皮疹呈典型的"串珠状"。③毛发上皮瘤:多有家庭史,色浅、半透明,鼻周多见。④局限性的汗管瘤应与外阴部的鲍温样丘疹病相鉴别。

四、治疗

汗管瘤是一种良性肿瘤,一般不会恶化,可以不治疗,但从美容的角度来看,可以用局部切除、药物治疗等方法,一般效果不好。除此以外,可以使用皮肤磨削、激光、多功能电子治疗仪治疗,如果掌握好可以不遗留明显瘢痕,效果较好。

第五节 毛发上皮瘤

毛发上皮瘤（trichoepithelioma）又名多发性丘疹性毛发上皮瘤（multiple papular trichoepithelioma）、囊性腺样上皮瘤（epithelioma adenoid cysticum），可分单发型和多发型两种。多发型与遗传有关，多为常染色体显性遗传，单发型者则未见家族史。目前普遍认为毛发上皮瘤可能起源于多潜能的基底细胞，并有向毛发分化的趋势。

一、临床表现

病变多发于面部，损害为针头至豌豆大的坚实丘疹，圆形或卵圆形，肤色或粉红色，表面光滑呈半透明状。

（一）多发型

沿鼻唇沟对称分布的多数小丘疹，直径在 2.0～5.0mm 之间，皮疹为正常肤色，质硬，并可见毛细血管扩张（图 2-1-6），此病常发生于 20 岁以前的女性，除了出现于鼻唇沟外，还可见于额部、眼睑、上唇、颈部、头皮或后背部。一般无自觉症状，但有时有轻度的烧灼感或痒感，不能自行消退。

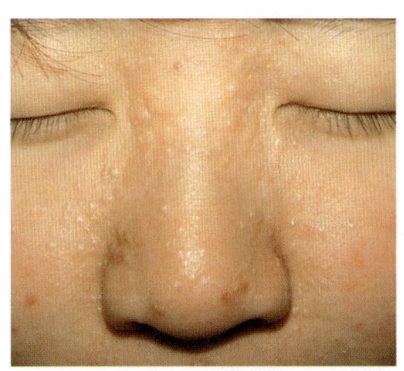

图 2-1-6　多发型毛发上皮瘤

（二）单发型

此型较少见，无遗传性，大多出现于成年期，表现为单发性正常肤色的丘疹，质软，直径在 5.0mm 左右。皮疹生长缓慢，一般无自觉症状，80% 以上患者发生于面部，头皮、颈、背、上臂及大腿等部位也可见到。

二、病理改变

多发型毛发上皮瘤大多位于真皮内,约 1/3 的病例与表皮相连,病变边界清楚,周围有结缔组织围绕。典型病变中可见许多角质囊肿和肿瘤团块。肿瘤团块由类基底样细胞组成,在 HE 染色中细胞核嗜碱性。单发型毛发上皮瘤含有许多角质囊肿和不成熟的毛乳头,只见少数的基底样细胞团块。

三、诊断与鉴别诊断

多发型在临床上有一定特点,多发于面部,皮损呈正常肤色,小结节状,对称分布。另外本病有遗传性的特性,比较容易诊断。但应与结节性硬化病(Pringle 病)、汗管瘤、基底细胞痣综合征等鉴别。本病单发型者临床无特征,多数患者需作病理检查才能确诊,本病病理上尚需与角化性基底细胞癌、结节性基底细胞癌、毛发腺瘤及毛囊瘤等相区别。

四、治疗

单发型可手术切除,多发型目前无满意的治疗。可试用电凝、电干燥、CO_2 激光、冷冻、磨削等治疗,但部分患者仍可复发。

第六节 粟丘疹

粟丘疹(milia)是一种良性肿物或潴留性囊肿,起源于表皮或其附属器,可发生于任何年龄,分为原发和继发两型。原发型病因不明,自行发生可能与类脂质代谢障碍及遗传有关,是由于皮脂腺分泌不畅、闭塞引起。继发型可与大疱性疾病或皮肤炎症性疾病等相伴发,也可发生于带状疱疹之水疱后。外伤、搔抓部位及皮肤磨削手术后也可以引发该病。

一、临床表现

粟丘疹多发于女性,皮疹常为多发性,表现为白色或淡黄色圆形小丘疹,直径 1.0~2.0mm,无自觉症状(图 2-1-7)。用针挑破后可挤出少量白色角质物。原发型好发于眼睑、面颊、颧部等。成年人也可发生于生殖器,婴儿通常限于眼睑及颊部。单个损害表面为乳白色或黄色,针头至粟粒大小,顶部尖圆,上覆以极薄的表皮,类似米粒埋入皮内。个别损害可有钙盐沉积,硬如软骨,损害增大时呈暗黄色。一般无自觉症状,以针刺破可挤出皮脂样物。

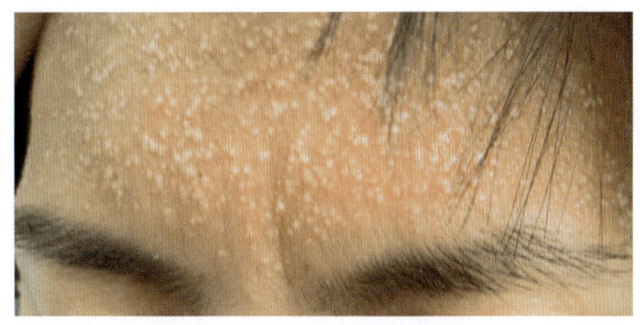

图 2-1-7　面部粟丘疹

二、病理改变

原发型粟丘疹起源于皮脂腺导管口水平近毛囊漏斗的最下部,呈小的囊肿,组织结构与表皮囊肿相似,但形态较小,继发型粟丘疹可从任何上皮结构发生,如毛囊、汗腺导管、皮脂腺导管或表皮,而水痘后继发的粟丘疹大多起源于小汗腺导管。

三、诊断与鉴别诊断

本病为白色粟粒大小的丘疹,好发于面部,针刺后可挤出皮脂样物,依此可确诊,需与结节性硬化病的皮脂腺瘤相鉴别。

四、治疗

本病为良性小囊肿,可以不治疗,若患者有要求,可以用针或尖刀片挑破或切开囊肿,去除内容物,亦可用激光或多功能电子治疗仪电灼去除。

第七节 皮脂腺囊肿

皮脂腺囊肿(sebaceus cyst)又叫毛根鞘囊肿,俗称"粉瘤",因皮脂腺导管发生阻塞,分泌物淤积滞留,腺体逐渐膨大而形成。囊内容物为白色粉膏状的皮脂和破碎的皮脂细胞,如豆腐渣样物,是体表最常见的囊肿之一。

一、临床表现

皮脂腺囊肿可发生于任何年龄,男女皆可发病,体积大小不等,小的如米粒,大的如鸡蛋,生长缓慢。可见于身体的任何部位,以头面部皮脂腺分泌旺盛的部位多见,可单发也可多发(图2-1-8)。位于皮肤的浅层,半球形,部分膨出皮面,表面的皮肤平滑,中央部位常有凹入的黑色小点,瘤体质软光滑稍有张力,有的与表皮粘连,一般基底活动佳。可开口于皮肤而继发感染,局部红肿热痛,有时有脓性或灰褐色的臭豆腐渣样物流出,愈合后仍可复发。

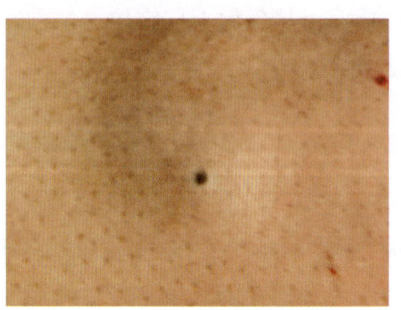

图 2-1-8　皮脂腺囊肿

二、病理改变

囊肿位于真皮内,囊壁由毛囊峡部的上皮组织构成,周围细胞呈栅状排列,在基底层上方的棘细胞的胞质染色很淡,无颗粒层,表面呈乳头状。囊内见均质性嗜伊红物质,当囊壁破裂时,也可见异物反应,这时囊肿可部分或全部崩碎。

三、诊断及鉴别诊断

皮脂腺囊肿的诊断一般不难,但有时应与表皮囊肿、皮样囊肿、脂肪瘤相鉴别。表皮囊肿多因外部皮肤的表皮组织植入皮下而形成,有时做岛状皮瓣移植时,其蒂部去表皮不完整时遗有皮脂可形成皮脂腺囊肿。皮样囊肿为先天性疾病,多见于眼眶、枕隆突等部位,且位置较深,与皮肤粘连,质韧且有较大张力。而脂肪瘤位于皮下,呈分叶状,与皮肤无粘连,基底活动佳。

四、治疗

皮脂腺囊肿以手术完整摘除为佳,若囊肿继发感染,可以先抗感染治疗,待其炎症消退后,再行手术治疗。

(一)常规手术方法

在囊肿中央表面沿皮纹方向划一梭形切口,切开皮肤至囊壁,用血管钳牵拉切开的皮肤,用小纹式血管钳或小剪刀钝锐性结合分离,将囊肿与皮下组织完整分离,尽量不使囊肿破裂(图2-1-9)。若囊肿破裂,则先用过氧化氢溶液冲洗创面,后用庆大霉素生理盐水将腔内的内容物擦洗干净,把残留的囊壁去除干净,以防术后复发。皮下间断缝合消除死腔,皮肤切口给予间断缝合,必要时放置引流条一根。

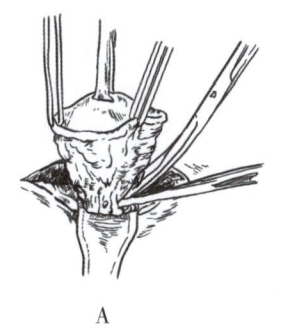
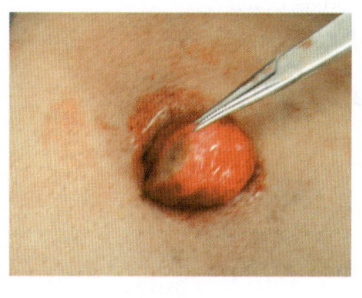

A   B

图 2-1-9 皮脂腺囊肿手术摘除

(二)小切口方法

于囊肿中间作0.5cm的小切口,刺破囊壁挤出囊内容物,同时用纹氏血管钳撑开囊腔,用眼科剪把囊壁清除干净,生理盐水冲洗后缝合一针即可。

第八节 表皮囊肿

表皮囊肿(epidermal cyst)又名角质囊肿，是皮肤最常见囊肿之一，是由异位的上皮细胞所产生的囊肿，可以是先天原发的。继发的多由于外伤将表皮植入皮下而形成，故又称植入性或外伤性表皮囊肿。其囊壁为上皮结构，囊内充满角质物，质地较硬而有囊性感。

一、临床表现

好发于青年，常单发，很少有多发者。可发生于任何部位，如面颈、臀部等，生长缓慢，皮损呈半球形隆起，皮肤颜色正常，质地坚硬可移动，一般大小在 1.0～5.0mm，无自觉症状。若囊肿时间较长，体积日渐增大，囊壁可较薄，囊肿外层由纤维组织构成。囊内容物为灰白干酪样分层角化物质并混杂有脱落的破碎表皮细胞。

继发性表皮囊肿多因外部皮肤的表皮组织植入皮下而形成，有时做岛状皮瓣移植时，其蒂部去表皮不完整时遗有上皮结构而形成表皮囊肿，可称为外伤性表皮囊肿。

二、病理改变

囊肿位于真皮内，周围有致密的结缔组织环绕。囊腔壁上皮与毛漏斗部的上皮相似，囊内充满角质，有时可见一些角化不全细胞，若囊壁破裂内容物进入真皮内，可引起异物反应，出现多核巨细胞。

三、诊断及鉴别诊断

依据病史、临床表现，表皮囊肿诊断不难，但应与皮样囊肿相鉴别，皮样囊肿一般呈先天性，无外伤史，较早发病，活动度差，囊内容物为皮脂和毛发。还需与脂囊瘤、神经纤维瘤相鉴别，此时需作组织病理检查。

四、治疗

以手术完整摘除为佳，囊壁残留易复发。

第九节 皮样囊肿

皮样囊肿（dermoid cyst）属于错构瘤，它起源于外胚叶，主要沿胚胎闭合线生长，是由偏离原位的皮肤细胞原基所形成的先天性囊肿，常位于皮下，偶尔位于黏膜或体内器官。眼眶、枕隆突等部位多见，且位置较深，与皮肤粘连，质韧且有较大张力。

一、临床表现

发病年龄较早，好发于儿童，曾有人统计，出生时即已存在者占37.2%，5岁以前发现者为62.7%。一般生长缓慢，损害常单发，直径在0.5~5.0cm之间，形态呈圆形或卵圆形，光滑而结实，位于皮下，与皮肤毛囊相连，但不易活动，质较软，有波动或面团感，囊腔大多为单房，壁较软，类似完整或不完整的皮肤结构（图2-1-10）。皮样囊肿所在部位较深，不与表层的皮肤相粘连，有较大张力，其基底部常和深部组织如筋膜或骨膜等粘连而不可移动，并可因其长期压迫，在局部骨面上形成压迹。皮样囊肿可继发感染，倘若与颅内相连则易引起严重的并发症。眼周与颅内不通，而前额、颞、顶和枕部皮样囊肿有与颅内相通的可能。皮样囊肿一般无自觉症状，极少数发生恶变。

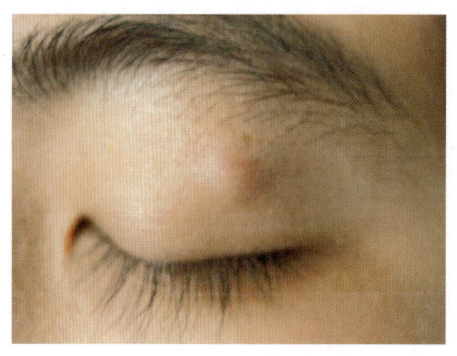

图2-1-10 皮样囊肿

二、病理改变

本病位于真皮内，典型者囊肿外包一层结缔组织囊膜，表皮组织面向囊腔，两者之间含有发育不全的皮肤附属器，如毛囊、汗腺、皮脂腺、血管等，有时混有软骨、肌肉、神经。囊腔内有皮脂腺样物质、角化物质、胆固醇、毛发、坏死细胞等，可有钙化。临床上和表皮囊肿不易区别，但在病理组织上两者截然不同,表皮囊肿的囊壁没有皮肤附件,其囊腔内仅有角化物质及脂肪物质,不含毛发。

三、诊断与鉴别诊断

依据病史、临床表现,一般可确立诊断,但需与畸胎瘤、表皮囊肿、舌下囊肿相鉴别。

四、治疗

以外科手术摘除为佳,若摘除不彻底,易复发。囊肿的基底若与骨面紧贴,宜连同该部骨膜一并切除。囊肿切除后,如有骨组织凹陷、缺损或变形等畸形,可根据创口有无沾污和无菌条件,即时或后期行组织移植,以恢复正常外貌。

手术摘除,囊肿较深者有时与脑膜粘连,因而手术剪除时,应小心谨慎,勿伤及脑膜。

第十节 脂囊瘤

脂囊瘤(steatocystoma)一般为多发,大多呈常染色体显性遗传,少数为单发。可能为表皮囊肿的一种类型。

一、临床表现

可发生于各种年龄、不同性别,但大多数病例见于十多岁的男孩或青年,也可见于初生或生后不久,损害一般呈多发性,大小从直径数毫米至20mm或更大,呈正常肤色、淡黄色或淡蓝色,表面光滑质软,活动度佳,可移动(图2-1-11)。好发于颈、胸、腰、腹、上臂、阴囊等处,也可遍及全身各部,有时囊壁破溃后可挤出油脂物质,一般无自觉症状。在阴囊,皮损可发生钙化。病变发展缓慢,多年保持不变。偶尔可自行吸收或消退。

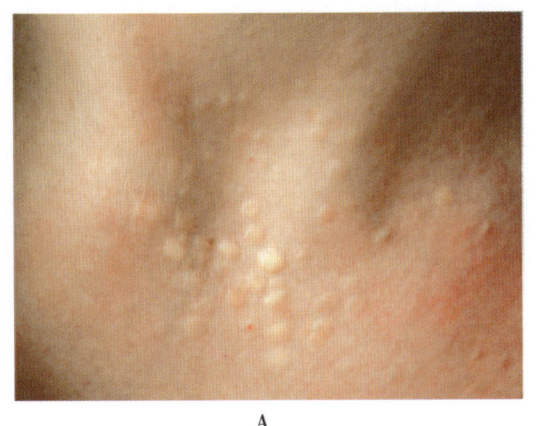 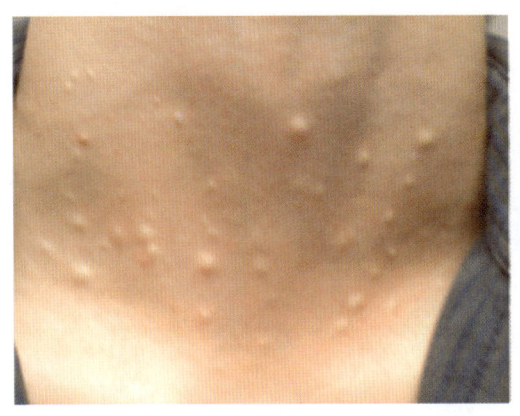

图 2-1-11　颈部多发性脂囊瘤

二、病理改变

囊肿位于真皮内,囊壁由数层复层鳞状上皮组成,厚薄不一,呈皱褶状。类似皮脂腺导管上皮或毛囊上皮,但无细胞间桥。大多数囊壁或其邻近出现扁平皮脂腺小叶,此为本病特征性组织象。有时可见毛根或汗腺与囊肿相邻。囊肿内可见皮脂腺物质,呈糊状油性,偶见毳毛。

三、诊断及鉴别诊断

结合临床及病理可确诊,但本病应与粟丘疹、皮样囊肿、表皮囊肿、寻常痤疮等相鉴别。若囊肿小而硬则需与多发性平滑肌瘤相鉴别。

四、治疗

一般无需治疗,药物治疗无效,若瘤体较大或影响外观且有要求的患者,可手术切除。手术时应将脂囊瘤完整切除。亦可表面切小口,或用激光在囊壁表面穿孔后,挤出内容物,可能时牵引出囊壁。囊壁未切除者,常见复发。

第十一节 脂肪瘤

脂肪瘤(lipoma)是由增生的成熟脂肪组织形成的良性肿瘤。

一、临床表现

脂肪瘤单发或多发,损害大多为柔软的皮下结节或肿块,隆起如球形,直径常在 2.0～10cm 之间,可呈分叶状,表面皮肤正常,触之柔软可以被推动,与皮肤无粘连,有的可有假性波动感,一般无自觉症状。肿瘤好发 40～50 岁的中年人,女性多于男性,男女比例约为 1:2.5。主要分布于颈、肩背、腹部、乳房、臀部等,其次可分布于头皮、面部、生殖器等部位,少数有家族史的脂肪瘤患者,其数量可达数十个之多,且大多位于上肢和腰腹部。

脂肪瘤的生长有自限性,生长缓慢,至一定时期后,趋于稳定,大多对机体无严重不良影响,恶性变者甚少。脂肪瘤可为 Gardner 综合征之一,此病可伴发纤维瘤、纤维肉瘤、平滑肌瘤、多发性血管瘤、多发性结肠息肉等。

脂肪瘤可能混有多少不等的间质成分或其他成分,因此可能出现一些其他特殊类型的脂肪瘤,如血管脂肪瘤、肌肉脂肪瘤、纤维脂肪瘤。

少数脂肪瘤发生于额肌下、乳房后间隙、腹膜后等深在部位,称为异位脂肪瘤。

二、病理改变

病变组织由成熟的脂肪细胞组成,有包膜,周围有多少不等的结缔组织间质及毛细血管包裹。脂肪瘤的成熟细胞与皮下组织的正常脂肪细胞相同,均具有空泡胞浆,薄的细胞膜,核在周边。单个脂肪细胞和正常脂肪细胞无法区别,与正常脂肪组织唯一不同点是脂肪瘤周围有完整的包膜。

三、诊断与鉴别诊断

根据肿瘤位于皮下、表层光滑柔软、有分叶、可移位、无自觉症状的特点可确诊,但乳房部的脂肪瘤应与纤维瘤相区别,后者质硬活动度差。同时也应与皮脂腺囊肿、海绵状血管瘤、神经纤维瘤等相区别。

四、治疗

较小多发的脂肪瘤,一般不需处理。脂肪瘤较大且影响功能、劳动和美观者,可考虑手术。手术切除是治疗脂肪瘤的较好方法,手术时应把脂肪瘤完整无残留地切除,以防复发(图2-1-12)。目前也可在瘤体的远处作一小切口,用脂肪抽吸针对脂肪瘤进行抽吸。此法特别适合多发性脂肪瘤且瘤体相距较近者,术后留下的瘢痕较小,易被年轻女性所接受,但应在病理确诊的前提下进行。

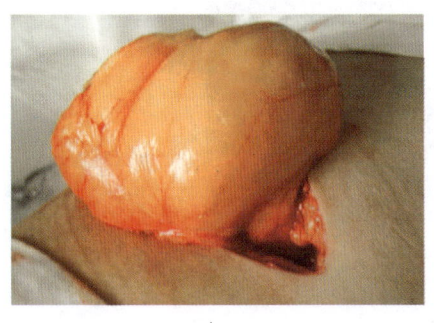
A

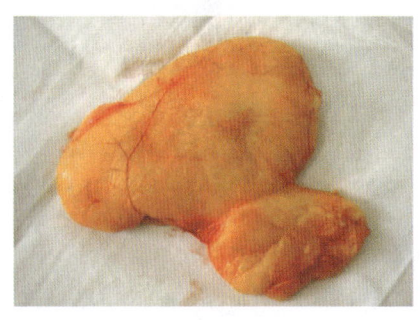
B

图 2-1-12　上肢脂肪瘤及手术切除

第十二节　脂溢性角化病

脂溢性角化病(seborrheic keratosis)又叫老年疣、脂溢性疣、基底细胞乳头瘤。此病较常见,病因不明,有人认为是一种迟发性上皮痣,也有人报告本病与常染色体显性遗传有关,还有人认为是角化细胞局部成熟受阻或是老年皮肤变化及感染性病变。可能与日晒、慢性炎症刺激有关。

一、临床表现

本病多见于老年人,青年人少见,发病年龄为30～40岁,男性多于女性,早期损害为小而扁平的斑疹、丘疹,以后形成斑块,为圆形或椭圆形,边界不规则,呈淡黄、褐色或茶褐色,直径一般不超过3.0cm,表面有脂溢性的鳞屑,毛囊角栓是其重要的特征之一,贴附于皮面或隆起于皮面,因部位而异,呈息肉状、脑回状,或是乳头瘤样形状,偶有蒂(图 2-1-13)。除黏膜外,身体的任何部位皆可发生,常好发于面、手、颈、前臂、小腹、头皮、胸和背部。

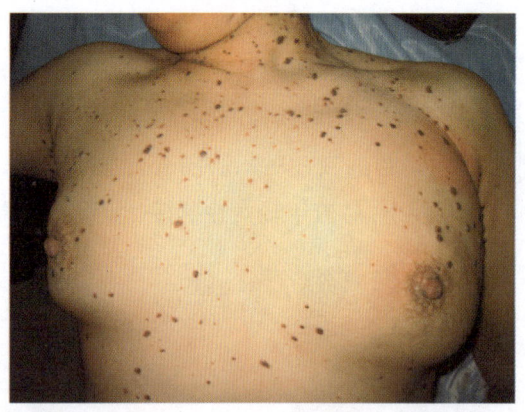

图 2-1-13　脂溢性角化多发性皮损

皮损随年龄增加而逐渐增多,形态大小各异,长期存在,一般无自觉症状,偶有痒感,反复搔抓可引起皮肤的炎症反应。此病可以单发,但大多数患者呈多发性,甚至多达数百个。病程缓慢,极少恶变,常不需治疗。

二、病理改变

本病的组织形态多样,可分为 6 型:角化型、棘层肥厚型、巢状型、腺样型、刺激型及黑素棘皮瘤。所有类型均以表皮角化过度、棘层肥厚、瘤样增生为特征,病变界线清楚并无向下生长倾向,如贴附于皮肤上一样。增生表皮中均可见棘细胞、鳞状细胞或基底样细胞。

三、诊断与鉴别诊断

根据本病的典型临床表现结合病理,诊断不难,但需与以下几种疾病相鉴别:①日光性角化病:主要侵犯日光照射部位,干燥,与皮肤黏附较紧、不易剥离。②老年性雀斑样痣:早期稳定,与脂溢性角化相似,为大小多个,浅褐或深褐色斑,不高出皮面。③色素性基底细胞癌:基底细胞癌初为小结节,有蜡样色泽边缘隆起,内卷,如卷心菜样,中央可破溃,常有毛细血管扩张,组织病理可鉴别。④黑色素瘤:黑色素瘤表面平滑并有轻度浸润,病理变化可鉴别。

四、治疗

本病一般无需治疗,若从美容角度出发可采用药物、冷冻、激光、手术或电凝治疗,其性质不明确时宜手术切除,病理检查。

第十三节 黄瘤病

黄瘤病（xanthomatosis）是一种良性肿瘤，是由于含有脂质的组织细胞和巨噬细胞局限性聚集于皮肤或肌腱，形成黄色斑片、丘疹或结节的一种皮肤病，常伴有脂质代谢紊乱。

人体正常情况下大部分血脂与血浆蛋白结合形成血浆脂蛋白而转运全身，当血浆脂蛋白浓度高于正常值上限时，脂蛋白代谢发生障碍或含量增高或结构异常，可导致脂蛋白在组织中沉积，如沉积于皮肤或肌腱中则被称为黄瘤病。

本组疾病可分为原发性黄瘤病和继发性黄瘤病，前者又可分为家族性和非家族性两类，家族性者常有不同程度的血脂代谢障碍及系统表现，非家族性者常为散发，一般无血脂代谢障碍及系统表现。继发性黄瘤病指由其他疾病引起血脂代谢障碍和血脂增高所致的黄瘤病，如糖尿病、骨髓瘤和淋巴瘤等。

一、临床表现

本病主要发生于有高脂蛋白血症的患者，但也有部分患者血浆脂蛋白正常。黄色瘤可发生于皮肤、肌腱或腱鞘。其皮肤可表现为黄色的丘疹、斑丘疹和结节，常多发，无自觉症状，可长期存在，且有扩大的趋势。黄瘤病通常分为以下几个类型：

（一）结节性黄瘤（xanthoma tuberosum）

始发于任何年龄，多见于四肢的伸侧或易受摩擦的部位，如膝部、肘关节、指关节、臀部、足踝部等；皮损呈深褐色、黄色丘疹，扁平或隆起的结节（图 2-1-14）。结节的大小不等，小的若有炎症称为结节性发疹性黄瘤，常与掌黄色瘤、腱黄色瘤伴发。本型主要发生于血脂、血糖高的患者，有的可合并冠心病、动脉粥样硬化等疾病。

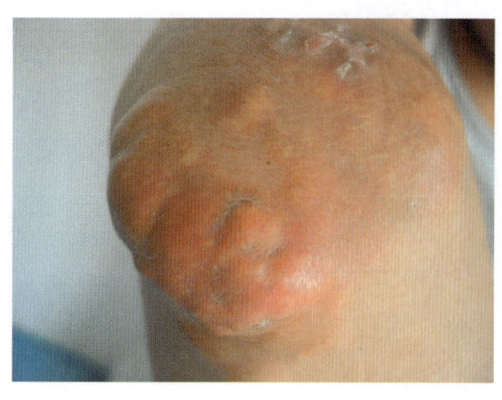
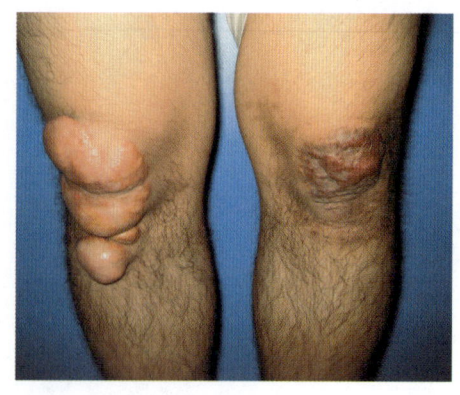

图 2-1-14 结节性黄瘤
A. 肩部皮损　B. 膝部皮损

（二）扁平黄瘤（xanthoma planum）

为扁平或稍隆起的柔软的淡黄或深褐色的斑块（图 2-1-15），可局限或泛发，直径最大的可达5.0cm 以上，可发生于眼睑、头颈、躯干、四肢等部位。又可分为：①间擦性黄瘤；②掌纹性黄瘤；③胆汁淤积性黄瘤；④弥漫性扁平黄瘤。

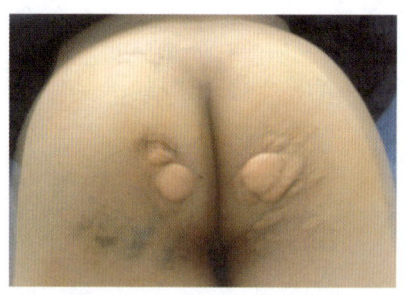

图 2-1-15　扁平黄瘤

（三）睑黄瘤（xanthelasma palpebrarum）

又叫睑黄疣，好发于眼睑，一般两侧对称，特别是眼睑内侧近内眦部位，它是黄色瘤中最常见的皮疹，柔软稍高于皮肤，边界清楚，常有 2.0～30mm（图 2-1-16），皮损也可互相融合，约 25% 的患者血中的胆固醇增高。

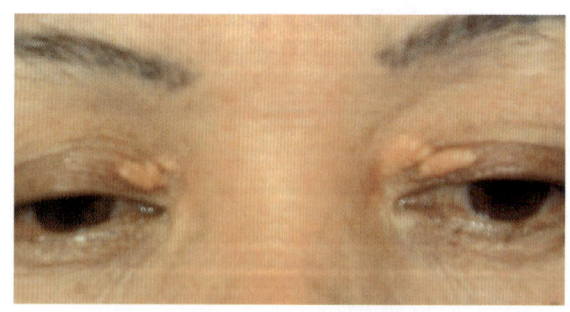

图 2-1-16　睑黄瘤

（四）腱黄瘤（xanthoma tendinosum）

好发于肌腱，腱黄瘤的大小为 2.0～25mm，位于皮下，表面的皮肤颜色正常，但常可累及踝、胫骨前及肘部骨膜等。腱黄瘤多见Ⅱ型和Ⅲ型高脂血症的患者,常可伴发动脉粥样硬化,即使血脂降到正常,腱黄瘤也不能消退。

(五)发疹性黄色瘤(eruptive xanthoma)

皮疹呈痤疮样外观,迅速分批出现或者骤然发生(图2-1-17)。直径有1.0～4.0mm,呈黄色丘疹。好发于手、臂及臂的伸侧,也可发生于肘窝、腘窝、唇部和耳郭等部位。好发于Ⅰ、Ⅲ、Ⅳ和Ⅴ型的高脂血症患者,血清中脂质降到正常时,皮损消退,部分遗留色素性瘢痕。

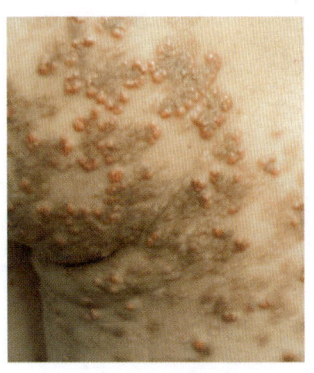

图2-1-17 发疹性黄色瘤

二、病理改变

除发疹性黄瘤外,各型组织形态学相近似,主要为真皮或肌腱内可见散在或成团的黄瘤细胞或泡沫细胞呈群集浸润或结节状排列在胶原束间,表皮正常或压迫性变薄。常见Touton多核巨细胞,淋巴细胞、中性粒细胞、嗜酸性粒细胞很少或无。发疹性黄瘤的炎症较明显,浸润细胞中有较多淋巴细胞、中性粒细胞和组织细胞,特征性的黄瘤细胞较少。除发疹性黄瘤外,各型特殊染色泡沫细胞内显胆固醇和胆固醇脂,偏振光显微镜下呈双折光性。而发疹性黄瘤中含甘油三酯多,胆固醇较少,偏振光显微镜下无双折光性。在陈旧性皮疹中,多数泡沫细胞被纤维组织替代,但在睑黄瘤和扁平黄瘤中不发生纤维化。

三、诊断与鉴别诊断

根据临床表现,结合病理特点诊断不难。重要的是明确是否伴有高脂蛋白血症、肝胆疾病及其他全身性疾病,同时测定血清甘油三酯、胆固醇、血糖等作出判断。

四、治疗

1. 饮食治疗　针对病因控制饮食是治疗本病的基本措施。对合并高脂蛋白血症者,可根据不同类型,分别给予低脂、低糖、低胆固醇饮食。

2. 药物治疗　氯贝丁酯(安妥明)2g/天,主要降低甘油三酯。考来烯胺(胆胺)12～24g/天,主要降低胆固醇。烟酸3～4.5g/天,同时降低甘油三酯和胆固醇。亦可服用活血化淤中药。

3. 局部治疗 对局限性数目较少的损害,可用液氮冷冻疗法、电离子手术、激光等物理治疗。

4. 手术治疗 大的损害可行外科手术切除,手术是治疗黄色瘤的常用方法,面积较小者可切除后直接缝合,面积较大者,可分次切除或切除后进行局部皮瓣转移或中厚、全厚植皮术。

第十四节 皮肤纤维瘤

皮肤纤维瘤(dermatofibroma)是成纤维细胞或组织细胞灶性增生引起的一种真皮内的良性肿瘤,故又称组织细胞瘤(histiocytoma)、结节性表皮下纤维化(nodular subepidermal fibrosis)或硬化性血管瘤(sclerosing hemangioma)。本病可能是由于微小皮肤损伤所引起的成纤维细胞反应性增生,而非真正的肿瘤。

一、临床表现

本病较常见,成年人多见,好发年龄为20～50岁,男女皆可发病,女性多于男性,儿童有时也可发病。可发生于外伤、蚊虫叮咬之后,也可"自然发生"。典型的皮损为缓慢生长的圆形或卵圆形坚硬结节,直径达1.0～26mm不等,质地坚硬。损害以单发多见,呈褐色、红色或黄色,与表皮粘连,部分皮损表面粗糙,基底可移动,界限分明,无自觉症状,病程缓慢(图2-1-18)。本病全身均可发生,但以四肢部位多见。皮损持久存在,少数可自行消退。

泛发性皮肤纤维瘤是一种好发于成人的少见类型,损害与单发者相同,但无成群聚集倾向,成批发生,可自行消退。

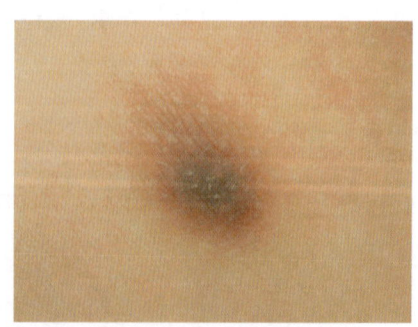

图2-1-18 皮肤纤维瘤

二、病理改变

本病是一种纤维组织瘤样反应性增生,病变处有成纤维细胞、幼稚的或成熟的胶原。按肿瘤由何种成分占优势,本病可分为"纤维型"和"细胞型",一般早期成纤维细胞和血管增生较多,而胶原纤维较少,晚期成纤维组织逐渐减少,而胶原纤维增多。"纤维型"包膜与周围组织分界不清楚,位于真皮中下部,与表皮之间隔以正常胶原带,表面有表皮增生,基底层内黑色素细胞增多。"细胞型"中成纤维细胞占主要成分,胶原纤维仅有少量。

无论是"纤维型"还是"细胞型",80%以上患者病程中有表皮明显增生现象,此点有诊断意义。

三、诊断与鉴别诊断

依据临床和病理特征,本病诊断不难。但需与以下疾病鉴别:①瘢痕疙瘩:此病生长缓慢,呈蟹足样,皮损具有浸润生长的特点,损害超过原损伤部位。②隆突性皮肤纤维肉瘤:临床上瘤体大,常由多个结节组成。外观是半球形,硬结,局部充血,表面如同瘢痕,基底部与皮下组织粘连,并且基底部向周围浸润性生长,触之质硬不易推动。组织学上瘤体细胞呈梭形,大小一致,轻度不典型,瘤细胞周围胶原纤维呈漩涡状或车轮状排列。③结节性黄色瘤:临床上呈多发性,色黄、质硬,好发于四肢,病理上是不典型多核巨细胞,巨细胞内不含含铁血黄素。

四、治疗

本病是一种良性肿瘤,一般无需治疗。单发者手术切除治疗,多发者也可用激光、多功能电子治疗仪治疗,瘤内也可给予皮质类固醇激素局部注射治疗。

第十五节 神经纤维瘤病

神经纤维瘤病(neurofibromatosis)是神经皮肤性疾病,以皮损伴周围或中枢神经系统肿瘤为特征,为常染色体显性遗传病,具有较高的外显率。Riccardi 提出了神经纤维瘤病的亚型。NF1 型:von

Recklinghausen 病;NF2 型:听神经鞘瘤;NF3 型:混合型;NF4 型:变异型;NF5 型:节段型咖啡牛奶斑或神经纤维瘤分布在多个皮节区;NF6 型:仅有咖啡牛奶斑;NF7 型:迟发型;NF-NOS:无特殊的 NF。这里主要介绍 NF1 型。

NF1 型:von Recklinghausen 病。又称 1 型神经纤维瘤病。

NF1 是常染色体显性遗传病,并且外显率接近 100%,但在不同家系中其基因的表现度差异很大,并且在一个家系内的不同患者的临床表现和并发症的差异之大尤如来自不同家系的患者。

NF1 的临床表现非常多样,几乎可以累及各种器官系统。其皮肤表现更具有临床特征和诊断价值。

一、眼和皮肤表现

咖啡牛奶斑(cafe-au-lait macules,CALMs)一般为黄褐色至深棕色、颜色分布均匀的斑点和斑片,散在分布于身体各处(头皮及掌跖除外)。皮疹境界清楚,通常为椭圆形,直径从几毫米至超过 4cm 不等(图 2-1-19)。咖啡牛奶斑在出生时可不明显,常在 1 岁内逐渐清楚。当咖啡牛奶斑出现在真皮黑色素细胞增多的区域时,皮损周边常常环绕正常肤色。Crowe 等报道 10%的正常人可有 1～5 个咖啡牛奶斑。在 NF1 的诊断标准中,至少要有 6 个咖啡牛奶斑。青春期前的个体咖啡牛奶斑直径必须大于 5mm,青春期后必须大于 15mm 才可诊断。

NF1 患者最多可出现数以千计的神经纤维瘤,因此 NF1 也称为多发性神经纤维瘤病。在 NF1 患者中可见到许多神经纤维瘤的异型,最常见的是在真皮层内出现梭形细胞增生,表现为皮肤神经纤维瘤(cutaneous neurofibromas,CNFs)。CNFs 为皮色、粉色、黄褐色或棕色,呈息肉状或带蒂的结节,柔软或略呈橡胶样韧性,直径可从几毫米至几厘米(图 2-1-20)。轻微按压即可套叠于皮肤内,因而呈现特征性的"扣眼"表现。虽然这些小的软结节通常无症状(除了外观),但它可能会变得瘙痒,偶尔出现刺痛。

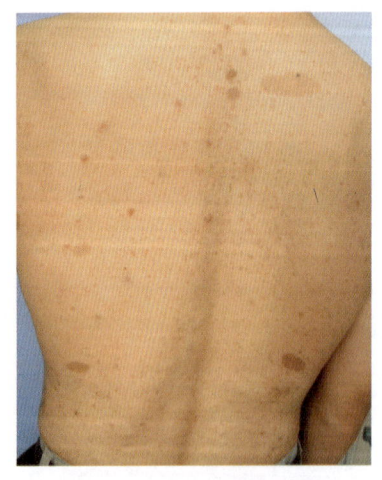

图 2-1-19 咖啡牛奶斑

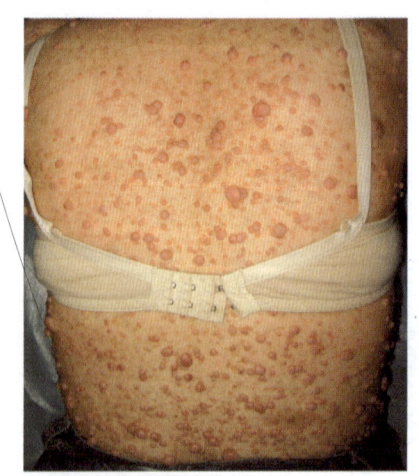

图 2-1-20 神经纤维瘤病

皮下神经纤维瘤(subcutaneous neurofibromas,SNF)发生在更深的真皮层,因此没有 CNFs 局限,且更坚硬。将近 1/5 的 NF1 患者至少有一个 SNF,这其中 1/4 会出现肿瘤局部并发症。丛状神经纤维瘤（plexiform neurofibromas，PNFs）可在皮下组织中产生沿神经分布的有触痛、坚实的结节或肿块，并且可以广泛地侵入皮肤各层组织、筋膜、肌肉甚至更深层的组织结构。大约 25% 的 NF1 患者会发生 PNFs，并且经常导致软组织增生及肥大，导致头、颈、四肢末端扭曲变形。侵犯神经时会导致神经系统功能紊乱。在 PNFs 皮损上可同时出现色素沉着与毛发增多，导致有时误诊为先天性黑色素细胞痣。3%～15%NF1 患者的 PNFs 可进展为恶性周围神经鞘瘤（malignant peripheral nerve sheath tumors，MPNSTs）。PNFs 迅速增大，出现疼痛预示恶变。MPNSTs 极具侵袭性，常常导致患者死亡。

Crowe 首先记载了腋窝及腹股沟的雀斑样皮损，因此称为 Crowe's 征。其为数个 1～3mm 的棕色斑片，多分布于间擦部位、颈部，偶尔会累及大部分皮肤表面。这些皱褶部位的皮损通常在 4～5 岁出现，晚于咖啡牛奶斑但早于皮肤神经纤维瘤的发生。80% 的 NF1 患者有腋窝雀斑样皮损，较腹股沟部位更常见。

很多病例报道 NF1 患者同时患有幼年粒单核细胞白血病（juvenile myelomonocytic leukemia，JML）和幼年黄色肉芽肿（juvenile xanthogranulomas，JXG）。据估计大约有 1% 的 NF1 儿童患者发展为 JXGs。NF1、JML 和 JXG 三联症出现的概率比预期的高 30～40 倍。已发生 JXGs 的 NF1 患儿罹患 JML 的概率比正常人群高出 20～32 倍。

尚未公认的 NF1 皮肤表现包括：①蓝红斑疹，是由于皮肤神经纤维瘤组织加上真皮乳头层的厚壁血管所致；②假萎缩性斑疹，因真皮网状层胶原纤维减少并被神经纤维瘤组织广泛取代而形成。

虹膜色素错构瘤，或称 Lisch 结节，大概在 3 岁时开始出现，有 90% 的 NF1 患者在 20 岁或者更年长时出现。这些结节为 1～2mm 圆顶的黄棕色丘疹，在裂隙灯下更容易被观察到。虽然 Lisch 结节对于诊断 NF1 很有帮助，但很少引起症状或并发症。

节段型 NF1(NF5)，可见皮肤神经纤维瘤与咖啡牛奶斑同时或分别分布在一个或多个皮区内。最具代表性的是多发性神经纤维瘤，需要仔细检查才能发现。

二、神经系统表现

大约有 15% 的 NF1 患儿会发生视神经胶质瘤，这些中枢神经系统肿瘤的表现是多种多样的，可以从无症状性增大到进行性视力损害，甚至因瘤体增大致眼球突出。3% 的受累患儿可以发生性早熟，其大多数伴发视神经胶质瘤。NF1 患者发生非视神经中枢系统肿瘤的概率大约为 5%，发生嗜铬细胞瘤的概率大约为 1%。30%～50% 的患儿有学习障碍，5% 的患儿可有癫痫发生。

三、骨骼表现

巨颅畸形和脊柱侧弯是 NF1 患者最常见的骨骼系统异常。长骨的假性关节病是一个很具特征性但并不常见的表现，常常以弓形突出为第一表现，尤其是胫骨。最终侵蚀骨皮质，引起病理性骨折和假关节形成，或假性关节病。蝶骨翼发育不良是另一种出现在眶后壁单发的典型先天性骨损害，常伴有搏动性眼球突出。

四、心血管系统表现

NF1 患者常伴有高血压，虽然常源于原发性高血压，但在某些患者中可能的病因为肾血管狭窄和嗜铬细胞瘤。

1 型神经纤维瘤病的诊断至少需要符合两个或两个以上标准：

1. 6 个或以上的咖啡牛奶斑，青春期前直径大于 5mm，青春期后直径大于 15mm。
2. 2 个或 2 个以上任何类型的神经纤维瘤，或一个丛状神经纤维瘤。
3. 腋窝或腹股沟部位的雀斑。
4. 视神经胶质瘤。
5. 2 个或 2 个以上的 Lisch 结节（虹膜错构瘤）。
6. 骨损害，例如蝶骨翼发育不良、长骨皮质细线化、有或无假关节。
7. 一级亲属关系（父母、同胞或后代）患有符合以上标准的 NF1。

五、治疗

NF1 患者的治疗需要多学科的综合治疗，如有可能最好在具有多专科的医院进行治疗。除非有美容需要，幼年时期就出现的典型的咖啡牛奶斑不需要治疗。应排除损害是否有发展为丛状神经纤维瘤病的可能，特别是伴有多毛症时。胫骨发育不良可以经矫形外科医师处理，将病理性骨折的发生率降到最低。学龄前期，腋窝雀斑、Lisch 结节和视神经胶质瘤即可开始出现。先天性丛状神经纤维瘤可以持续增长成巨大的瘤体，需进行手术切除深在弥漫的瘤体。对伴有视野缺损的小部分患者，可以采用一系列的检查和综合治疗方案对视神经系统肿瘤进行治疗。由于很多 NF1 患儿有学习障碍，早期检查和及早干预对于避免儿童长期行为能力障碍十分重要。应严密监测血压以及早发现是否有肾动脉狭窄。

儿童后期和青春期，皮肤神经纤维瘤的数量可大量增加。出于功能或者美观要求，可以采取外科手术切除神经纤维瘤或激光烧灼去除皮肤神经纤维瘤的方法。如果发生脊柱侧弯，就需要采取包括针对严重营养不良的脊柱融合术等整形外科手术。

NF1 患者需要终身监护、训练和对症治疗。除非美容需要，咖啡牛奶斑、腋窝色素斑和大多数皮肤神经纤维瘤不必进行治疗。但必须坚持长期随访，以及早发现一小部分患者的丛状神经纤维瘤发展为恶性外周神经鞘瘤以及其他软组织肉瘤。一旦患者出现皮损增长迅速或疼痛加剧，就应立即对丛状神经纤维瘤进行检查。NF1 女性患者发生乳腺癌风险增加，应及早检查。

第十六节 神经纤维瘤

神经纤维瘤（neurofibroma）是良性肿瘤，主要成分为过度增生的间叶组织（Schwann 细胞、神经束膜细胞、成纤维细胞和肥大细胞），可见残存的神经纤维。神经纤维瘤，尤其是单发孤立的神经纤维瘤较常见。多发的神经纤维瘤则高度提示某些神经纤维瘤病的可能性。丛状神经纤维瘤可见于 1 型神经纤维瘤病患者。

一、临床表现

神经纤维瘤通常单发，呈肤色的柔软或橡皮样硬度的丘疹、结节，大小 0.2～2.0cm 不等，可形成蒂状。生长缓慢，无明显自觉症状。"钮孔"征（即肿瘤容易内陷）多见。大约 10% 的患者有多发皮损，其中一些患者可能为神经纤维瘤病的某种亚型。神经纤维瘤有许多临床和病理亚型，如弥漫型、色素型以及丛状神经纤维瘤。弥漫型和色素型表现为隆起、柔软或坚硬的结节和斑块，伴或不伴色素沉着。除丛状神经纤维瘤（详见"神经纤维瘤病"）外，其他亚型极少出现恶变。

二、病理学

神经纤维瘤的边界可清晰也可不清晰，通常无包膜，呈结节状或椭圆形，可见于真皮和皮下组织的任何部位。常见的单发型神经纤维瘤位于真皮浅层，在皮肤表面形成椭圆形或息肉样突起。肿瘤内细长的梭形细胞散乱排列成纤细的格状结构。间质内有血管生成、纤维化、水肿或黏蛋白沉积。除了 Schwann 细胞和神经束膜细胞外，还可见丰满的成纤维细胞和肥大细胞。细胞核呈栅栏样排列，Verocay 小体罕见，核有丝分裂象罕见或无。弥漫型神经纤维瘤具有相似的细胞形态学表现，但边界不清，向邻近组织呈浸润性生长。

与浅表型、单发型、弥漫型不同，位于真皮深部、皮下组织和其他深部软组织的神经纤维瘤通常由神经束膜或神经外膜包绕，形成丛状生长模式。同时表现出弥漫型和丛状生长模式的神经纤维瘤经常出现在 1 型神经纤维瘤病中。通过特殊染色，在浅表型及深在型神经纤维瘤中可见到稀疏散在的轴突。

三、鉴别诊断

单发型神经纤维瘤主要与色素痣、神经瘤、软纤维瘤、皮肤纤维瘤相鉴别。大部分单发型或散发型神经纤维瘤无论在临床或病理上都与1型神经纤维瘤病的多发性丘疹性神经纤维瘤相类似。伴有色素沉着和多毛症的丛状神经纤维瘤需要与先天性色素痣相鉴别。丛状神经纤维瘤在病理上需要与各类丛状肿瘤相鉴别,包括丛状神经鞘瘤。

四、治疗

神经纤维瘤一般通过简单的皮肤外科手术即可切除。

第十七节 硬化性纤维瘤

硬化性纤维瘤(desmoma)又称席纹状胶原瘤(storiform collagenoma)。

一、临床表现

肿瘤好发于中青年人,男女发病率大致相同,常表现为头部、颈部、上肢生长缓慢的孤立结节,直径常小于1cm,呈肤色。

二、组织病理

真皮内可见一边界清楚的结节,病变呈均匀、局限、无包膜,由细胞较少的透明变性的胶原束组成,透明胶原之间有许多裂隙,排列成席纹状。巨细胞胶原瘤可能是席纹状胶原瘤的一个亚型,可见散在的多核巨细胞,部分细胞异型。

三、鉴别诊断

主要与皮肤纤维瘤、肌纤维瘤和瘢痕疙瘩相鉴别。

四、治疗

主要是手术切除,切除时标本应送病理,以确诊并同时排除其他肿瘤。

第十八节 软纤维瘤

软纤维瘤(soft fibroma)又称纤维上皮性息肉(fibroepithelial polyp)、皮赘(cutaneous tag)、软瘊(achondroin),是一种有蒂的良性肿瘤,常见于中年或老年人。

一、临床表现

通常分三型:①多发性皱纹状小丘疹:多见于颈部,质软,直径 1～2mm;②单个或多发性丝状软纤维瘤,呈丝状增生的柔软突起,宽约 2mm,长约 5mm;③单发性有蒂软纤维瘤,可发生于面部、胸背乃至腋窝,多见于躯干下部、腹股沟等。一般为单个有蒂呈息肉样突起,质软,表面光滑,直径约 1cm,常呈肤色或色素增多。

二、组织病理

肿物由疏松结缔组织、纤维细胞、胶原纤维等组成。小丘疹型可见表皮乳头瘤样增生,角化过度,棘层规则肥厚,可见角质囊肿。丝状型可见表皮乳头瘤样增生,棘层中度肥厚,真皮内还见扩张的毛细血管或充血。部分皮损内可有痣细胞。单发有蒂型显示表皮变薄,基底细胞较平而且色素增加,真皮内常有成熟脂肪细胞。

三、治疗

皮损较小者用电凝烧灼其基底部,或者从其基底部手术削除。较大者则完整切除。

第十九节 脉管畸形与血管瘤

一、脉管畸形(lymphovascular malformations)

根据国际脉管异常研究学会(ISSVA)的分类体系,脉管异常分为两型:血管瘤(最常见者为婴幼儿血管瘤)与脉管畸形(表2-1-1)。脉管畸形是局限性脉管形态发生缺陷,可能和调节胚胎与脉管发生的通路功能失常有关。由于脉管畸形不是真正意义上的具有细胞异常增殖的病灶,因此有别于血管瘤。脉管畸形的分类依赖于主要异常的脉管与血流特点:即慢流速或快流速。前者包括毛细血管(葡萄酒样痣)、静脉(海绵状血管瘤或者深在的婴幼儿血管瘤)、淋巴管(局限性淋巴管瘤或者囊性水囊瘤)。后者则综合了动脉异常与动静脉分流两种结构特征,形成动静脉畸形。脉管畸形可发生于身体任何部位与任何器官系统。位于皮肤与黏膜的脉管畸形较易辨认,有些则深达肌肉、骨骼、关节,其中有一些发生于内脏。脉管畸形可表现为局限性不同大小的单纯性脉管畸形,也可为节段性分布病灶或散在的多发病灶。脉管畸形也可是合并其他缺陷的复杂综合征的一部分,如Klippel-Trenaunay综合征。脉管畸形不会自行消退。如不经治疗,会持续存在或随时间加重。

表2-1-1 脉管畸形与血管瘤的鉴别要点

	脉管畸形	血管瘤
出生时出现	全部,部分不明显	通常出生后才有,30%新生儿,很少完全生长
男:女比例	1:1	1:3~1:5
发病率	鲜红斑痣0.3%~0.5%	出生时1%~12.6%,1岁时10%~12%
自然史	成比例增长,可扩展	阶段:增殖期、退行期和消退期
组织病理	正常的内皮细胞转换	内皮细胞增生
骨骼改变	缓流型:畸形、高度肥大或增生 快流型:骨质破坏、畸形或高度肥大	偶尔团块影响到邻近的骨骼,很少发生高度肥大

(一)毛细血管畸形(capillary malformations)

存在两种毛细血管畸形：葡萄酒样痣(port-wine stain,PWS)与毛细血管扩张症(telangiectasia)。两者可能是某种复杂综合征最明显的皮肤黏膜体征，如 Sturge-Weber 综合征。

葡萄酒样痣，也称鲜红斑痣，是一种形状不规则、红色或者紫色、真皮血管的斑状毛细血管畸形，出生时即有，不会自行消退。皮损表现为粉红色至紫色的斑疹。85%的病例单侧分布。最常见的部位在面部三叉神经上支和中支支配区域，可累及结膜和口腔。随着患者年龄的增长，丘疹或者结节常常发展致严重毁容。有一部分鲜红斑痣(颧咬红斑、鲑肉色斑)在部分婴儿的颈项部，有自行消退的趋势。类似的皮损可发生在眼睑和眉间。这类皮损是暂时性毛细血管扩张，而不是真正的毛细血管扩张。

组织病理学表现为真皮乳头层毛细血管的扩张，血管内皮细胞扁平、无增殖。受累面部皮肤增厚是由于毛细血管扩张、真皮及皮下组织增生、真皮纤维化以及某些患者皮下静脉受累。PWS是不会自行消退的。毛细血管受累部位有随着患儿生长而成比例增大的趋势。在成人阶段，PWS通常隆起成丘疹和结节疣状增生。

毛细血管扩张症是毛细血管的扩张，表现为小的、斑点状的、星状的或者线性的红色病灶。其分布可以是广泛的、单侧的、线性的，在一些遗传性疾病中它可倾向于分布在某些解剖位置。在匐行性血管瘤中，可见成簇的小毛细血管，表现为环状或匐行状，好发于四肢。单侧痣样毛细血管扩张症有先天性与获得性两型。主要见于妇女，毛细血管扩张通常发生于面颈、胸和上肢。最小的毛细血管扩张常常伴有血管收缩形成的晕。遗传性良性毛细血管扩张症的病灶与遗传性出血性毛细血管扩张症相似，但不会有鼻出血或者内脏出血；该病进展缓慢，早年发病。

(二)静脉畸形(venous malformation)

静脉畸形由一组未了解清楚的脉管畸形组成，常与之混淆的情况是儿童深部血管瘤或累及整个肢体时的 Klippel-Trenaunay 综合征。由于有蓝色或紫蓝色晕斑，静脉畸形在临床上容易辨认。皮损柔软可挤压。静脉畸形通常呈节段分布，但是一些患者也会出现皮肤黏膜多发静脉畸形的情况，这常见于常染色体显性遗传的家系。散发的病例较遗传性的更为多见。使用 T2 加权的磁共振检测可很好评估静脉畸形。

头部静脉畸形多发生于面颈部皮肤、唇与口腔黏膜，可以侵犯较深的结构，偏头时可使病灶肿胀与增大。肿胀可伴有轻度疼痛，随着时间推移，面部特征性的扭曲变得明显。广泛头部静脉畸形的患者可以有脑脉管异常。25%的患者有发育性静脉异常，不会增加脑出血的风险，但可引发头痛。广泛头部静脉畸形的患者也可有骨骼缺陷，主要见于头颅、前额与眼眶区域的脉管畸形。在做血管硬化治疗之前，应当探查清楚，避免栓子通过病理性骨骼发生转移造成危险。躯干与肢体静脉畸形影响美容，当其侵犯较深组织时，如肌肉与关节，该部位静脉畸形也会影响功能。肢体静脉畸形可引起骨骼进行性改变，如骨质疏松、骨干变细、病灶溶解或骨骼变形。肌肉受累导致运动后或清晨疼痛发作，与低流速管腔内血栓形成有关。躯干静脉畸形常侵犯腹壁肌层，也可通过肋间隙累及胸膜。脊柱旁肌肉的静脉畸形常因为疼痛而被发现。

静脉畸形的组织病理可见大量迂曲回旋的及相互连通的异常静脉分布于正常的结缔组织中，环绕着正常静脉及神经，穿行于正常机体组织结构间。血栓机化、静脉石(圆形钙化)及 Masson's 毛细血管内皮下增生常可见。静脉畸形的异常静脉有连续的扁平内皮和一薄层基底膜，其血管壁中层由于平滑肌细胞灶性相对或绝对缺乏而呈非连续性。

（三）淋巴管畸形（lymphatic malformation）

淋巴系统异常例如淋巴水肿及淋巴管畸形起因于异常的淋巴网络。淋巴水肿由淋巴管或淋巴结发育不全或未发育所致，而淋巴管畸形则由淋巴网络过度增生造成。淋巴异常可表现为微囊肿、大囊肿或混合囊肿。病变可位于浅部（皮肤、黏膜）或深部以及内脏（图2-1-21）。

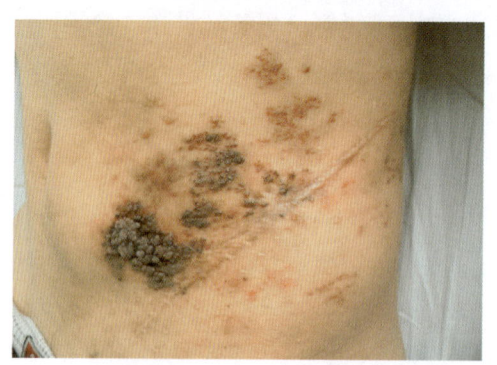

图 2-1-21 淋巴管畸形

淋巴水肿（lymphedema）患者的淋巴液在受累肢体末端积聚，极少病例累及头部。这些患者有细菌感染及败血症危险。广泛的淋巴水肿常见于肠淋巴管扩张、渗出性肠病或胸腔积液。

大囊肿性淋巴管畸形表现为相互连接的、由一薄层内皮相互间隔的大淋巴管囊集合体，亦称水囊瘤。最常见于颈、腋下、侧胸壁。表现为正常皮肤下大的半透明的柔软包块。直接穿刺作穿刺液细胞学检查可证实。

微囊肿性淋巴管畸形表现为边界不清、异常的镜下可见的淋巴管集合体。最常见的表现为斑块，斑块表面分批出现透明或出血性小水疱，可位于任何部位。常被误诊为传染性软疣或疣。病变通常比临床所见小水疱范围要广泛，常可累及颊部、舌及口腔底部黏膜表面的大片区域。

组织病理上，微囊肿性淋巴管畸形表现为扩大、迂曲的不规则淋巴管，管壁有数量不等的平滑肌细胞和一层非常薄的内皮，内皮有时几乎看不见。一些较大的多角形淋巴管可有瓣膜，由纤维束间隔。淋巴管将整个结缔组织分隔开来。真皮淋巴管束的上方可见表皮角化过度。大囊肿性淋巴管畸形由大的淋巴池组成，通过细淋巴管道相互联结。淋巴管畸形的小水疱和大囊泡中常含有黄色或粉红色的水样物质，还有淋巴细胞和巨噬细胞，有时有出血现象。

（四）动静脉畸形（arteriovenous malformation）

动静脉畸形是动静脉直接连通（动静脉短路）造成动静脉瘘的一种血管畸形。这种血管畸形很少见，但却是最危险的一种。根据其临床严重程度，ISSVA采用Schobinger分期标准：

1期（静止期）：病变为斑疹或有轻度浸润，红色且温暖，似葡萄酒样痣或恢复期/恢复期后的血管瘤。

2期（进展期）：病变为温暖的团块，血液流经扩张的回流静脉可有颤动和杂音，超声检查很容易证实存在动静脉瘘。

3期（破坏期）：除了有2期的症状及体征外，此阶段还可发生坏死、溃疡、出血，偶有骨质溶解。

4期：2、3期临床症状合并心功能失代偿。

临床怀疑的动静脉畸形可由超声确诊。为全面评估病变情况，MRI、CT（骨损伤）以及动脉造影是必要的。

组织病理上,动静脉畸形的血管壁不规则增厚,随机分布于真皮及其他受累组织中。可见静脉与其他弹性成分间的直接交通支,即动静脉瘘。毛细血管成分很明显,可呈小叶状结构,或分散于周围肌肉中。在动静脉畸形上方的真皮乳头层中,常可见多数分支状毛细血管。

(五)治疗

血管畸形是一组异质性疾病,没有单一治疗方法。

1. 毛细血管畸形　目前葡萄酒样痣和毛细血管扩张最好用脉冲染料激光(PDL)治疗。1岁之内的患者治疗效果佳,尤其是病变较小时($<20cm^2$)。对小于1岁的婴儿,使用改良的PDL包括长波长、宽脉冲、高能量($11\sim12J/cm^2$)及动态冷喷进行早干预,能更好地减轻或清除葡萄酒样痣,同时将副作用风险降至最低。葡萄酒样痣及肤色较深的患者在治疗后可留有色素减退、色素沉着及瘢痕等,而上述副作用在肤色较浅的患者发生率相对较低。但这并不说明PDL不能用于这两类患者,因为其中部分患者确实有很好的疗效。早期开始激光治疗,尤其是学龄期前即开始,可以减轻面部葡萄酒样痣患儿父母的心理压力,也有助于患儿心理健康发展。

2. 静脉畸形　从美容与功能角度出发,头部静脉畸形的满意治疗需要经过多个阶段,持续数年直到青春期后。经皮硬化治疗可以使用纯乙醇与Ethibloc®(玉米醇蛋白、泛影酸钠、罂粟发烟硫酸、丙二醇与乙醇的混合物),或其他常用于曲张静脉的硬化剂,对深在的病灶常联合外科手术切除。外科手术多用于口腔处皮损,包括唇部协调、鼻唇部皮肤肌肉手术、口角成形术,以及牙正畸术和正颌术。肢体静脉畸形可用硬化治疗及手术,但费用昂贵,所以应用弹力袜预防患处肿胀与疼痛是唯一的推荐疗法。

3. 淋巴管畸形　如果囊肿不是很大,则可直接切除缝合。较大病灶需要游离植皮或者皮瓣以修复缺损。大囊肿性淋巴管畸形先给予经皮硬化治疗。多种硬化剂可供选用(Ethibloc®、纯乙醇、灭活细菌OK-432®)。必要时可多次重复治疗。如果硬化剂治疗失败或未达到完全效果,外科手术可作为二线疗法。

4. 动静脉畸形　术前行谨慎的栓塞(单独经动脉或经动脉同时联合直接穿刺的方法),防止术中出血过多后,可对2期与3期头颈静脉畸形广泛切除。多数患者不能作直接切除缝合,而是需要皮瓣或者组织移植。运用游离带血管蒂皮瓣与显微吻合的游离皮瓣可用于修复缺损。这种术式对功能与美容修复的效果均佳。为了防止病情加重,这些早期病灶建议切除。四肢远端动静脉畸形很少能通过栓塞治疗与病灶切除来控制;伴剧痛、坏死、溃疡与出血的复杂病灶可能需要截肢治疗。发生在肢体的复杂脉管畸形需要根据位置与症状制订特殊的治疗计划。长期的矫形外科评价与随访是生长发育期患者下肢病灶支持计划的主要组成部分。

二、血管瘤(hemangioma)

血管瘤是一种血管组织构成的先天性肿瘤,多见于婴幼儿,女性多于男性,有时出生即可发生,少数患者在儿童或成年期发病,发病率为0.3%~1%。临床上可分为:鲜红斑痣、毛细血管瘤、海绵状血管瘤、蔓状血管瘤和混合型血管瘤。

(一)临床表现

血管瘤多见于婴幼儿,好发于头、面、颈部,其次为躯干、四肢等部位。除发生于皮肤和皮下组织外,还可发生于黏膜、肌肉、骨骼及内脏等深部组织。血管瘤的特点:表面皮肤平滑,或有结节隆起,有时呈均匀或色彩斑驳的淡红色、淡紫色块,其皮下或深部组织内有可压缩性或者有波动性肿物,有时可触及血管。海绵状血管瘤可听到皮下的血管杂音。因其所在的部位、性质不同,病损有可能影响器官的功能。如病变区发生在易摩擦的部位,有时可伴有破溃、出血和感染等并发症。

1. 毛细血管瘤(capillary hemangioma) 是最常见的血管瘤,又名草莓状血管瘤(strawberry hemangioma),好发于面颈部,表面高低不平,往往出生时即有,或在出生后3~5周内发生,形似草莓,界限清楚,呈鲜红或紫红,可发生在除掌、跖以外的任何部位。数月内增大,生长迅速,直径可达数厘米,大多数在1岁以内长到最大限度。但以后开始消退,75%~95%的患者在5~7岁时可完全或不完全自行消退。

2. 海绵状血管瘤(cavernous hemangioma) 由充满血液的血窦和薄壁静脉所构成的皮下暗红、蓝色或紫色病灶,有的表浅,有的深,可发生于四肢、躯干及面、颈部,范围广泛的常可累及骨骼及肌肉,甚至是内脏器官。瘤体内可形成血栓或静脉石,瘤体上可听到隆隆的血管杂音。海绵状血管瘤受刺激时可红肿热痛,也可破溃出血。海绵状血管瘤是局限性的,少数可向周围蔓延具有浸润性,如四肢的海绵状血管瘤(图2-1-22)。

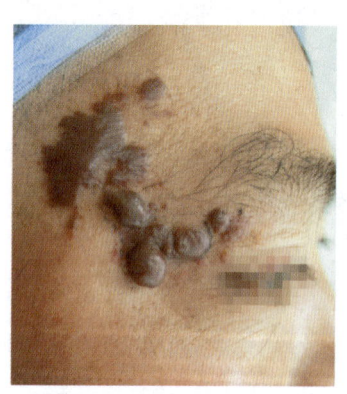

图 2-1-22 海绵状血管瘤

3. 蔓状血管瘤(hemangioma racemosum) 由于小动脉和小静脉相互吻合,形成迂回弯曲的有波动性的血管团。其内部有动静脉瘘,是一种先天性的血管畸形。血管瘤及周围区域内可见念珠状或索状弯曲迂回的粗大而带波动的血管,局部可触及震颤,听及连续性吹风样杂音。广泛的动静脉瘘可造成大量的血液回流心脏,心脏负担加重,有心功能不全及心衰的潜在危险。

4. 混合型血管瘤(mixed hemangioma) 混合型血管瘤是指两种或两种以上的血管瘤混合在一起同时出现的肿瘤,如毛细血管瘤与海绵状血管瘤、蔓状血管瘤与海绵状血管瘤同时出现的血管瘤等。

(二)病理改变

毛细血管瘤可见增生的毛细血管,内皮细胞肥大,大多聚集成实体性条索和团块,其中仅有少数小的毛细血管腔,以后可发生纤维化。海绵状血管瘤的特点是瘤体的位置深,位于真皮深层和皮下组织内,瘤体是由壁薄、大而不规则的血管腔构成,甚似静脉窦,腔内含有红细胞和纤维蛋白,腔内壁衬以单层内皮细胞,内皮细胞很少增生,但外膜肥厚,结果形成纤维性厚壁。

（三）诊断与鉴别诊断

根据各类血管瘤的临床表现，结合病理诊断不难，有时需与以下疾病相鉴别。海绵状血管瘤需与脂肪瘤、淋巴管瘤、淋巴水囊肿、神经纤维瘤等鉴别。诊断不明时，可行诊断性穿刺，若抽出新鲜血液则可确诊为血管瘤，有的血管瘤常是其他综合征的并发症，需作系统检查而确诊。

（四）治疗

血管瘤的治疗分为手术治疗和非手术治疗，可依据临床发病部位，分别选择不同的治疗方案。

1. 非手术治疗

（1）激光治疗：激光治疗适合浅表的血管性疾病，如对鲜红斑痣、草莓状血管瘤效果较好，但对部位比较深的血管瘤如海绵状血管瘤、混合型血管瘤等效果较差。鲜红斑痣的激光治疗种类有很多，包括连续激光、脉冲激光，还有较少用的铜蒸气激光等。近年来480～630nm波长的染料脉冲激光已被用于治疗浅表的血管性疾病，其原理是依赖选择性光热作用，利用毛细血管内血红蛋白在580nm波长存在吸收高峰，而周围组织吸收较少热量的特性以及脉冲间期散热的原理，实现对血红蛋白较高选择性的热凝固作用，最终导致血管闭塞。

（2）放射治疗：利用浅层X线、放射性核素 ^{90}Sr 敷贴、放射性核素胶体注射等方法，对许多增生期的血管有明显的抑制作用，能缩短进入消退期的时间，因此对不少病例能缩短病程。增生期的血管内皮细胞处于幼稚的增殖状态，对放射治疗有较高的敏感性，经治疗后血管的增殖停止，毛细血管闭塞、变性，瘤体基本消失。

（3）激素治疗：口服皮质类固醇激素可以控制毛细血管内皮细胞的异常增殖，使其血管闭合达到治疗目的，治疗的闭合时间因人而异，短的10多天，长的数月，即可抑制血管瘤的生长。目前对难治性、多发性、危害性的婴幼儿血管瘤，口服激素是加速其自然消退的首选方案。

（4）注射治疗：适合部位比较深的血管瘤，如海绵状血管瘤、混合性血管瘤等。瘤体内可给予平阳霉素、无水乙醇、5%鱼肝油酸钠溶液注射等，注射时应注射到瘤体内及基底部，每周或隔周一次，每次注射0.1～0.5ml，数次注射后效果满意。

2. 手术治疗

（1）切除缝合术：适合面颊部及其他部位较小的血管瘤，如较小者可一次切除缝合，缝合时采用微创缝合，皮内使用可吸收缝线，减少瘢痕的形成。对5～7岁后仍然没有消退的、较大的毛细血管瘤可分次切除，此法适合于鲜红斑痣或草莓状血管瘤，间隔时间为3～6个月。

（2）切除加植皮术：对较大的皮肤及皮下组织的血管瘤，切除病灶皮损较大，不能一次缝合者，切除后给予游离植皮术。

（3）切除加皮瓣转移术：对于瘤体范围较大而相对较局限的海绵状血管瘤、蔓状血管瘤在切除肿瘤的同时为防止局部畸形的发生，需作局部皮瓣修复创面。

（4）血管瘤的摘除术：对于位于皮下范围局限、体积较小者，或者有完整包膜的海绵状血管瘤、蔓状血管瘤可以给予切除。术前B超定位确定瘤体大小，决定切除范围；术中由瘤体的周围向中央逐层分离结扎进入瘤体的血管，完整摘除。

（5）血管结扎术：对较大范围的海绵状血管瘤、蔓状血管瘤，为防止出血较多而采取分层结扎的方法。对瘤体广泛、部位较深、切除比较困难的海绵状血管瘤或蔓状血管瘤，采用边分离边结扎的方法，以达到缩小瘤体、减少出血的效果。

第二十节 血管球瘤

血管球瘤(glomus tumor)是起源于正常血管的良性肿瘤,又叫做微球状血管瘤。常见为单发性血管球瘤,多发性血管球瘤较少见。病因不明,可能与外伤有关;多发性的血管球瘤常呈染色体显性遗传。

一、临床表现

血管球瘤单发者多见于男性,而甲下的血管球瘤则多发于女性。26.3%发生在15岁以前。其好发部位多见于上肢,特别是手指及甲下,偶可发生于头颈部或龟头部。发生于甲下患者,透过指甲可见蓝色区或压之有疼感(图2-1-23),X线检查在手指末端可见弧形凹陷。血管球瘤最重要的特征是局部疼痛,包括自觉性痛或触痛,在气温下降时表现更为明显,严重者可向近端放射。疼痛持续时间数分钟或数天,表现肢体苍白。严重者寝食不安,影响患者的日常生活。多发性血管球瘤体积一般较大,位于真皮深处,往往呈深蓝色,可被压缩,多伴有疼痛而且广泛分布,不局限,有明显的遗传倾向。通常可分为局限型和泛发型:①局限型发生于上肢,其次下肢,少数发生于面部及躯干。伴有皮温升高和骨骼发育障碍。②泛发型血管球瘤则广泛发于全身,无疼痛,可伴有血小板的减少。

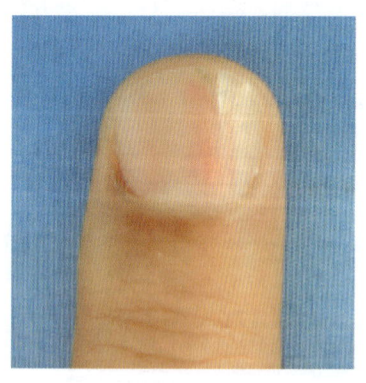

A

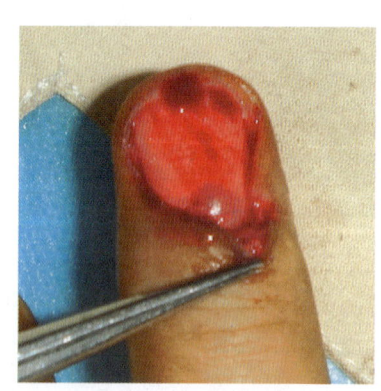

B

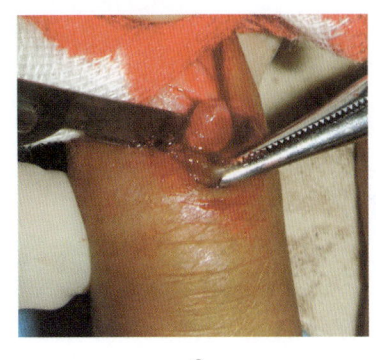 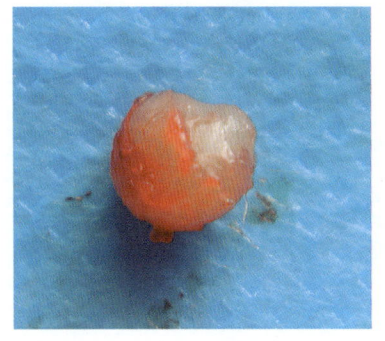

C　　　　　　　　　　　D

图 2-1-23　甲下血管球瘤及手术治疗

二、病理改变

单发性血管球瘤通常伴有界限清楚的纤维囊包绕,瘤内含有数量不等的狭窄的血管腔。血管瘤有一层扁平狭长的内皮细胞,周围绕以多层血管球细胞。多发性血管球瘤中局限型大多同单发性血管球瘤,泛发型的血管球瘤位于真皮深层或皮下组织,无结缔组织包膜,血管丰富,血管腔有单层扁平内皮细胞,但周围仅有 1～3 层血管球细胞,基底部位血管壁周围无血管球细胞,肿瘤间质少见神经纤维。

三、诊断及鉴别诊断

本病的典型临床不难诊断,须和以下疾病鉴别:血管球瘤单发者需要与黑色素瘤、蓝痣、皮肤纤维瘤相区别。多发者需与平滑肌瘤、神经纤维瘤相区别。

四、治疗

手术切除是治疗血管球瘤较好的方法,若肿瘤位于甲下者,则应拔甲后切除,切除时尽量保留甲床,分离后连包膜一同切除,并尽可能修复残留甲床,也可行双极电凝、单极电凝、冷冻、激光等治疗。

第二十一节 血管角化瘤

一、临床特征

血管角化瘤分五型：①肢端血管角化瘤（Mibell）；②阴囊血管角化瘤（Fordyce）；③丘疹型血管角化瘤；④局限性血管角化瘤；⑤泛发性系统性-弥漫性躯体血管角化瘤。局限性血管角化瘤为真性血管瘤，其余四型都不是真性血管瘤，而第五型是一种类脂质疾病。

（一）肢端血管角化瘤

又叫疣状毛细血管扩张，1889年Mibelli做了进一步的描述，故又叫Mibelli血管角化瘤。此病幼年和青春期发病，女性多见；好发于肢、趾的背侧以及膝和肘部，对称分布。皮损表现为针头大小的斑丘疹，色暗红或呈暗紫色，表面角化过度粗糙，有的呈疣状增生，外伤后易出血，一般无临床症状（图2-1-24）。

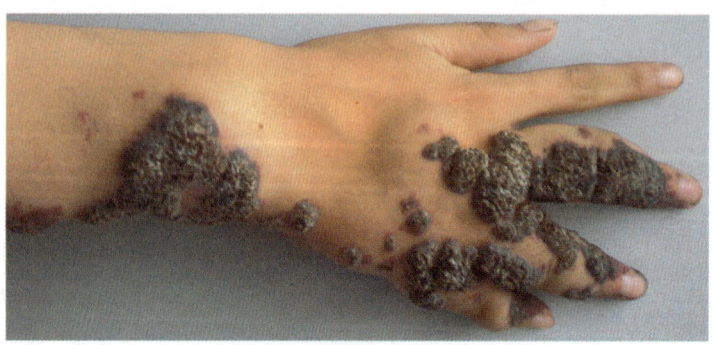

图2-1-24　肢端血管角化瘤

（二）外阴血管角化瘤

1896年由Fordyce首先描述此病，故又叫Fordyce血管角化瘤。它好发于中老年的阴囊或阴唇（图2-1-25），皮损开始时色呈鲜红，随病程的进展逐渐呈暗红或暗紫色，皮损的大小在1~4mm之间，质稍硬，有轻度的角化，一般无临床症状，偶有轻微的瘙痒。

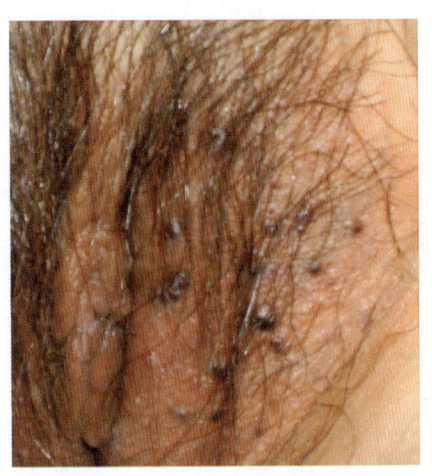

图 2-1-25 外阴血管角化瘤

（三）丘疹型血管角化瘤

好发于青年，常单发，也可多发，呈结节状，质硬角化过度，开始色呈鲜红而后呈蓝色或黑色，有时被误认为恶性黑色素瘤。

（四）局限性血管角化瘤

又叫角化性血管瘤，一般出生时即有，也可至儿童和青春期发病。好发于小腿和足部，皮损可相互融合成不规则形或线形斑块，表面角化过度增生，呈疣状（图 2-1-26）。皮损可随年龄而不断地增多新生，并不断地向外扩大。

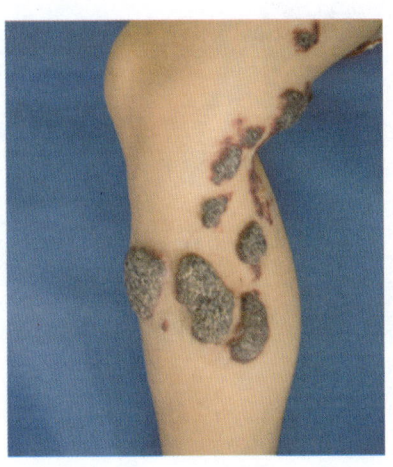

图 2-1-26 局限性血管角化瘤

（五）泛发性系统性-弥漫性躯体血管角化瘤

这是一种罕见的家族性的疾病，因葡萄糖脂积聚在体内的许多组织中而引起脂质代谢障碍，可表现为躯干部弥漫性的血管角化过度，可伴有角膜混浊。

二、治疗

血管角化瘤的治疗可采用手术、激光、冷冻、电灼等治疗。

第二十二节 疣状血管瘤

疣状血管瘤（verrucous hemangioma）是血管瘤的变异，伴有继发性的表皮角化不良。本病播散缓慢，有时形成卫星状结节，不会自行消退。

一、临床特点

在出生时即有或于儿童期发生，开始为软的蓝红色的血管瘤损害，但在增大的同时，随身体发育而增大，好发于肢体末端（图2-1-27），尤其是远侧为甚，外观为角化过度血管瘤样皮损，早期损害为红蓝色、界限清楚、柔软有弹性的丘疹，随后可逐渐增大，有卫星结节，最后形成过度角化，排列密集的皮损趋于融合，有时呈线状或匐行性外观，宜尽早切除。

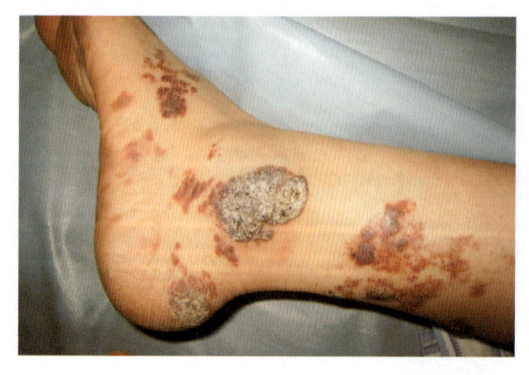
A

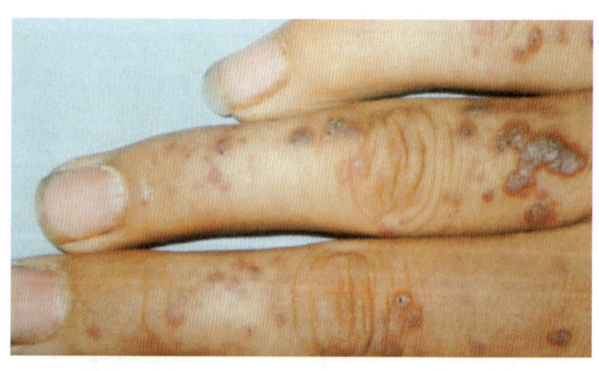
B

图 2-1-27　疣状血管瘤

二、病理改变

毛细血管如海绵状血管瘤样增生，真皮全部及皮下组织均可受累，可侵入邻近外表正常的皮肤，反应性棘层肥厚，乳头瘤样增生及角化过度，真皮可表现为纤维化、含铁血黄素沉积及炎症反应。

三、治疗

原则是手术治疗,依部位大小决定手术方案,小的可直接切除缝合或皮瓣转移修复;较大的可采用切除后植皮。

第二十三节 皮肤平滑肌瘤

一、病因及发病机制

皮肤平滑肌瘤(leiomyoma cutis)以中青年为多见,女性高于男性,可能与雌激素水平变化有关。病程长短不一,全身各处皮肤均可发生,常见于头面部、颈部、躯干、四肢及生殖器,以下肢最多见。疼痛或压痛向四周放散是本病的主要症状。有人认为疼痛是平滑肌纤维蠕动样收缩所致,或与肿瘤间富含神经纤维有关,也可能肿瘤与神经有关。另外,肿瘤部位浅表,皮肤末梢感觉神经丰富且敏感等原因也与疼痛有关。

二、临床表现

皮肤平滑肌瘤可分为附属器的平滑肌瘤,如毛发平滑肌瘤;血管的平滑肌瘤,如血管平滑肌瘤;肉膜状平滑肌瘤;肌乳头平滑肌瘤;网状平滑肌瘤,如生殖器平滑肌瘤等。

(一)毛发平滑肌瘤(pilo-leiomyoma)

毛发平滑肌瘤在所有的皮肤平滑肌瘤中所占的比例不到10%。常多发,主要发生于年轻人。女性发病率通常比男性高2倍,常继发于早期的子宫平滑肌瘤以及多发的内分泌腺瘤。在痣样损害中,常常表现为成簇的小于5mm的疼痛性淡红色或淡蓝色的丘疹至0.5~2cm的结节,主要发生于下肢的伸肌表面皮肤(图2-1-28)。该类型患者疼痛很难控制,而且常年受累。

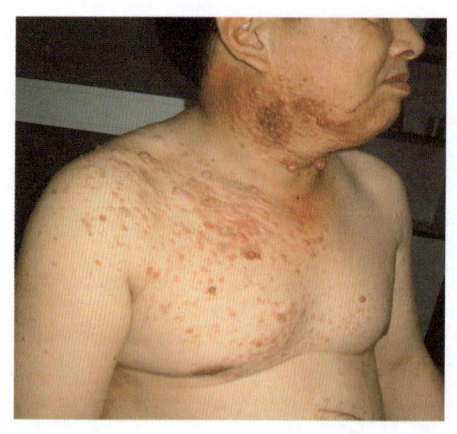

图 2-1-28　皮肤平滑肌瘤的临床表现

(二) 血管平滑肌瘤 (vascular leiomyoma)

在皮肤继发性肿瘤中血管平滑肌瘤占 0.1%，它是目前最常见的皮肤肌源性肿瘤。它的特征是发生于 40~60 岁的女性，好发于踝周。直径 1~2cm 的血管平滑肌瘤常被误认为神经节或囊肿。血管平滑肌瘤为单发、疼痛性损害，受压后疼痛或呈自发性疼痛。同样的，温度变化、怀孕或月经期都可导致疼痛的发生。

(三) 生殖器平滑肌瘤 (genital leiomyoma)

生殖器平滑肌瘤和毛发平滑肌瘤类似，但通常是单发，没有疼痛，界限清楚而且高度细胞异型。此外，黏液性和上皮样改变更常见。

三、病理表现

平滑肌细胞的共同特征为平滑肌细胞的细胞核两端钝圆呈雪茄样，细胞浆透亮呈嗜酸性。当平滑肌细胞以适当的角度呈束状和簇状排列时核孔外观似蜂窝(图 2-1-29)。免疫组化结果显示，损害区域内结合蛋白(desmin)和平滑肌特异性肌动蛋白(actin)阳性；超微结构上可看到肌丝、胞饮活动以及显著增厚的基底层。

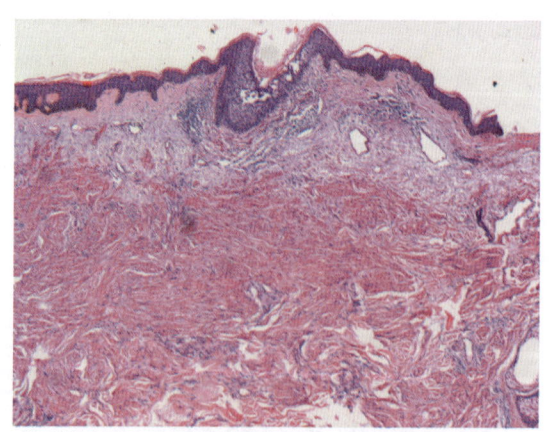

图 2-1-29　皮肤平滑肌瘤组织病理

四、诊断与鉴别诊断

临床上如出现单发或成簇的疼痛性丘疹或结节,需要考虑平滑肌瘤。可用冰块置于病变处数秒钟,平滑肌收缩,瘤表面可出现皱缩,此为诊断特点之一。

临床上需与其他疼痛性的皮肤肿瘤进行鉴别,包括神经鞘瘤、血管球瘤及属外分泌腺的汗腺腺瘤等。

本病由于无特殊临床表现,加上临床医师对该病认识不足,故临床正确诊断率很低。该病最易误诊为皮肤的神经鞘瘤、血管球瘤和脂肪瘤,其鉴别要点是:神经鞘瘤多沿神经干分布生长,肉眼观察常呈水肿半透明状,镜下瘤细胞呈双排栅状的特征性结构;血管球瘤者多痒痛明显,患者拒绝触压,组织学上血管丰富,瘤细胞圆或椭圆形,每个瘤细胞周围均有网状纤维围绕,网纤染色可显示;脂肪瘤者质地较软,无疼痛感,镜下见瘤细胞由增生的脂肪细胞构成。同时上述诸病也可通过特殊组织化学染色及免疫组化标记来加以鉴别。

五、治疗

对疼痛明显或影响外貌的皮损首选外科切除。但因为损伤通常分散,彻底切除通常比较困难。本病放射治疗无效。

第二十四节 化脓性肉芽肿

化脓性肉芽肿(pyogenic granuloma)是在皮肤损伤部位发生的由新生血管和丰富肉芽组织组成的良性新生物。与感染无关,多发生于成人及青少年,可迅速长大,但长到一定大小即止。

一、临床表现

皮损一般单发,好发于容易受伤的暴露部位,新生儿则易发生于脐部。初发损害为鲜红或棕红色丘疹,缓慢或迅速增大,形成有蒂或无蒂新生物,表面有血痂或脓性分泌物(图2-1-30)。无自觉疼痛或压痛,轻度外伤即易出血且不易止住。一般直径在 5.0~10mm,但也可达数厘米。开始生长迅速,数周后停止发展,一般不会自行消退。

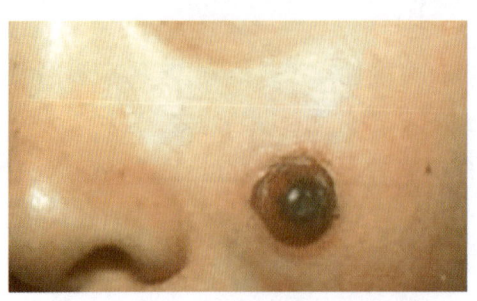

图 2-1-30　面部化脓性肉芽肿

二、病理变化

隆起肿瘤周围的正常组织有一收缩带。皮损表面的表皮变薄,有些部位则破溃。真皮内可见疏松的结缔组织间质围绕着许多内皮结构,其中可以有腔隙形成,也可无腔。周围可有炎症浸润,其中包括多少不等的中性白细胞,但有时并无炎症。肿瘤与下方组织分界清楚。

三、诊断及鉴别诊断

临床上外伤后发生的新生物即应考虑本病,但有时诊断困难。通过组织学检查发现临床上约有40%患者被误诊。因此临床上见不典型者最好作病理检查。本病应与疣、软疣、黑色素瘤、基底细胞癌及鳞癌等区别。临床上境界清楚,而周围有正常组织的收缩带是本病的特征,可供鉴别诊断参考,但往往要作病理检查加以确定。

四、治疗

手术治疗是最好的选择,临床表现不典型者,最好切除后作病理检查。临床表现典型者,也可用 CO_2 激光、电灼及冷冻治疗。如治疗不彻底,常会复发。

(方方　王焱　布文博)

第二章

皮肤恶性肿瘤

第一节
皮肤恶性肿瘤概述

一、流行病学

恶性肿瘤目前是危害人类健康最主要的疾病之一。从皮肤恶性肿瘤的发病情况来看,其对人类健康乃至生命的影响不容忽视。国外学者报道,皮肤恶性肿瘤在所有恶性肿瘤中最为常见。根据 Ridky 等的统计,在高加索人群中皮肤癌的发病占到所有肿瘤的 35%~45%。另据 Halder 和 Gloster 的统计,西班牙人群当中皮肤恶性肿瘤的发病占到所有肿瘤的 4%~5%,亚洲人以及黑色人种分别为 2%~4% 和 1%~2%。有色人种皮肤恶性肿瘤的发病率较低,这与其皮肤色素提供更多的保护有关,较大而色深的黑素小体能够过滤掉更多的紫外线和其他致癌因素。有色人种的皮肤恶性肿瘤在就医的时候往往已经处于进展期了,因此其预后相对不佳。另外,某些特定的皮肤恶性肿瘤,比如隆突性皮肤纤维肉瘤主要发生在有色人种。由此可见,我国皮肤恶性肿瘤的早期诊断和规范化治疗工作非常重要而有意义。

在皮肤癌当中,基底细胞癌的发病率最高,在高加索人群、西班牙人群和亚洲人群中位列第一,而在黑人中排名第二。西班牙人群中诊断为基底细胞癌的比鳞癌高出 6 倍,而且多发性基底细胞癌较为常见。基底细胞癌的危险因素主要为紫外线暴露,因此在黑人中发病率相对较低。另外,瘢痕、皮肤溃疡、慢性感染、免疫抑制、放射治疗、创伤(烧伤)以及某些遗传缺陷等也是基底细胞癌的危险因素。鳞癌总体来说占所有皮肤癌的大约 20%,除去恶性黑色素瘤,皮肤癌中因鳞癌致死的大致占 75%。鳞癌在黑人皮肤癌当中占据首位,而在其他人种当中排列第二。烧伤后瘢痕、慢性下肢溃疡以及放射治疗等是鳞癌的主要危险因素。另外,免疫抑制状态,包括器官移植后和人类乳头状瘤病毒感染以及其他慢性感染等也是危险因素之一。皮肤恶性黑色素瘤在所有人种当中均位列皮肤癌的第三位,其恶性程度则为最高。据统计,恶性黑色素瘤的发病率在 20 世纪 70 年代每年上升 6%,1981 年至 2000 年间每年上升 3%,之后到 2009 年保持不变。2005 年美国出生人口中发生恶性黑色素瘤的概率预计为 1/55。2008 年美国推算的新增病例数为 64280 例,死亡例数为 8420 例。白种人恶性黑色素瘤的发病明显与紫外线暴露有关。而在有色人种,紫外线暴露也许并非主要原因,因为其好发部位主要是非暴露部位,包括手掌、足部、甲下甚至黏膜等部位,其高危因素包括明确的家族史、恶性黑色素瘤病史、多发非典型痣或发育不良痣和先天基因突变等,下肢恶性黑色素瘤病例常常伴有外伤后长期不愈合的病史。

我国 1999 年皮肤软组织恶性肿瘤年发病率约为 2.37/100000,且约占全身恶性肿瘤发病的第十位。鳞癌为我国皮肤恶性肿瘤中最常见者,鳞癌与基底细胞癌的发生比例为 5:1~10:1。其次为基底细胞癌、恶性黑色素瘤以及淋巴网状系统肿瘤。1988 年上海市统计皮肤恶性黑色素瘤发病率为 0.37/100000。近年来,我国皮肤恶性肿瘤的发病率和死亡率有增多趋势,其原因分析如下:①人们的寿命延长,故肿瘤出现增多;②生活方式的改变、环境污染及职业因素;③就诊率以及诊断水平提高,有更多病例获得确诊。

二、皮肤肿瘤的临床分类

皮肤肿瘤的临床分类主要根据肿瘤的组织来源、形态特点和生长特征等来确定,具体如下:

(一)按肿瘤生长特性和对人的危害程度分类

可分为良性肿瘤和恶性肿瘤两大类。良性肿瘤常生长缓慢,境界清楚,包膜完整,表面较光滑,不发生转移,完整手术切除后不易复发,预后良好,对健康和生命的危害小。恶性肿瘤生长常较快,呈侵袭性生长,包膜不完整,境界不清晰,常表面破溃或形成溃疡,手术切除后容易局部复发或远处转移,预后较差,晚期常形成恶病质,危及生命。组织病理学上,恶性肿瘤的组织分化差,可看到大量细胞有丝分裂象以及异常核分裂象。实际上,有些肿瘤的良性和恶性是相对的,特别是有一些良性肿瘤可转变为恶性病变,而有些则介于良性、恶性之间,故又称癌前病变和交界性肿瘤。

(二)按组织来源分类

1. 上皮组织来源肿瘤　包括鳞状上皮及腺上皮等来源,常称为"癌",如鳞状上皮癌。
2. 间叶组织来源肿瘤　包括纤维组织、肌肉组织及脂肪组织等来源,常称为"肉瘤",如隆突性皮肤纤维肉瘤。
3. 淋巴网状组织来源肿瘤　如淋巴瘤与白血病等。
4. 神经组织来源肿瘤　如神经瘤、神经纤维瘤等。
5. 脉管组织肿瘤　如血管瘤、淋巴管瘤等。
6. 组织来源未定的肿瘤。

(三)TNM 恶性肿瘤分类法

这是 AJCC 提出的一种分类方法,比较简单明了。T 代表肿瘤,N 代表局部淋巴结,M 代表远处转移,三个字母上附加数字如 T_1、T_2……,N_0、N_1……,M_0、M_1,利用简化的标记,表明某一具体肿瘤恶化范围的不同程度。此种分类方法如下:

1. T 代表原发肿瘤。

(1)皮肤肿瘤(不包括恶性黑色素瘤)

T_x:原发肿瘤无法评价;

T_0:无原发肿瘤证据;

T_{is}:原位癌;

T_1:肿瘤最大直径 2cm 或小于 2cm;

T_2:肿瘤最大直径大于 2cm,但小于 5cm;

T_3:肿瘤最大直径 5cm 或大于 5cm;

T_4:肿瘤侵犯深部组织如软骨、肌肉或骨骼。

(2）皮肤恶性黑色素瘤

Tx：原发肿瘤无法评价；

T0：无原发肿瘤证据；

Tis：原位癌；

T1：肿瘤厚度≤1.0mm 伴或不伴溃疡；

T2：肿瘤厚度 1.01～2.0mm 伴或不伴溃疡；

T3：肿瘤厚度 2.01～4.0mm 伴或不伴溃疡；

T4：肿瘤厚度≥4.0mm 伴或不伴溃疡。

2. N 代表局部淋巴结，对摸到的淋巴结按下列方法记录，并估计是否有转移。

Nx：区域淋巴结无法评价；

N0：无淋巴结转移；

N1：有淋巴结转移。

3. M 代表远处转移。

Mx：远处转移无法评价；

M0：无远处转移；

M1：有远处转移。

三、皮肤恶性肿瘤的临床表现

皮肤肿瘤的大小、形状、硬度、颜色及其与周围组织的界线等表现均根据肿瘤的种类、性质、病期以及有无继发变化等而有所不同。

（一）大小

早期肿瘤体积较小，以后不断增大。恶性肿瘤生长虽快，但很少生长到很大程度，因未待长大，即已转移而危及生命。而良性肿瘤生长较慢，如发生于非重要部位可以生长至很大的体积，并不影响健康，例如神经纤维瘤及脂肪瘤等。

（二）形状

与肿瘤的发生部位、生长方式和周围组织的性质等均有关：①皮肤肿瘤发生于体表，多向外生长，故多呈乳头状、蕈状、菜花状，甚至有蒂，表面可发生坏死或溃疡。②良性肿瘤呈单纯膨胀生长，故限于局部，肿瘤长大时，只是将周围组织推向四周，而不侵犯周围组织，因而肿瘤呈球形，周围往往有纤维包裹，故肿瘤境界清楚；恶性肿瘤除膨胀性生长外，尚有侵袭性生长，故常侵入周围正常组织，周围没有纤维包膜，因此其形态不规则，境界不清。③肿瘤细胞的增生限于表皮内或黏膜上皮内，而未侵犯到下方的结缔组织时，称为原位癌，当其上皮增厚尚不明显时，表面可以不隆起。如肿瘤细胞向下增生侵袭，则形成不规则肿块，故称为侵袭性癌。如表面破溃，则形成溃疡。

（三）硬度

如肿瘤实质多而间质少则质地较软；如肿瘤间质富有纤维成分时则质地较硬；如肿瘤发生变性坏死时则质地较脆。在皮肤肿瘤中，脂肪瘤质地较软，骨瘤质地最硬。

(四)颜色

通常肿瘤呈灰白色,而富有血管者则呈红色,如有出血则呈紫红色,发生坏死处呈灰黄色。脂肪瘤呈黄色。色素性肿瘤及黑色素瘤呈黑色。含有黏液者,如黏液瘤,往往呈半透明状。

(五)转移

皮肤肿瘤的局部侵袭和转移能力与其发病率和死亡率相关。转移性皮肤肿瘤的肿瘤细胞可脱离主要病变区域,呈横向或纵向侵袭,并通过周围的间质迁移,侵入血管和淋巴管形成肿瘤播散灶。研究表明,这一过程与肿瘤细胞间黏附功能的降低有关。E-钙黏蛋白(E-cadherin)是重要的上皮细胞黏附分子,其胞内域可与β-连环蛋白(β-catenin)相连接构成E-钙黏蛋白-连环蛋白复合体(E-cadherin/catenin),发挥细胞间黏附作用,在抑制皮肤肿瘤的侵袭转移过程中发挥重要作用。对E-钙黏蛋白复合体调控机制的进一步深入研究,对阐明皮肤肿瘤的侵袭转移机制有着重要的意义。而通过纠正E-钙黏蛋白和β-连环蛋白的表达和分布异常以增强细胞之间的黏附作用,从而降低肿瘤细胞的侵袭转移潜能,也为皮肤肿瘤的靶向治疗提供了一个新的思路。

四、癌前病变和原位癌

(一)癌前病变

皮肤恶性肿瘤的发生是一个逐渐演变的过程,人体皮肤的一些良性病容易出现细胞异常增生,具有恶性变化倾向,这些异常增生且具有癌变倾向的病变称为癌前病变,例如小腿的慢性溃疡、烧伤瘢痕的角化增生或溃疡、日光性角化病等均易演变为鳞癌,可以被认为是癌前病变。另外,Gorline's综合征、硬皮病、着色性干皮病、巨痣以及银屑病等均易发生恶变,也被认为是癌前病变。

日光性角化病(actinic keratosis,solar keratosis)主要发生在面部、手背、前臂等暴露部位,其发病与日光照射有关。由于本病通常发生于老年人,因此以前被称为老年性角化病,现在认为系过度日晒所致,尤其是白皮肤的中、老年人。本病也可发生于日晒严重地区20~30岁的年轻人,他们皮肤白皙且不采取防晒措施。日光性损害如日光性雀斑样痣、面部毛细血管扩张、颈部皮肤异色病是发生皮肤癌和日光性角化病的高危因素。

日光性角化病是最常见的上皮癌前病变,多见于白种人。人们普遍认为这些损害有发展成非黑色素瘤性皮肤恶性肿瘤的倾向,发生率为0.25%~20%。据报道,白种人手背、腕部和前臂的直径小于1cm的日光性过度角化斑块的恶变率高达50%。已有证据表明本病存在p53基因突变,该现象出现在90%以上的人皮肤鳞癌,也常见于日光性角化病中。这是由长时间的日光辐射、人工紫外线照射如热炕、X线照射和多环芳香烃引起的。

本病通常表现为多发性、散在、扁平或隆起、疣状或角化性、伴或不伴红色及其他色素沉着的皮损,表面常附有鳞屑,有时表面光滑有光泽(图2-2-1)。皮损常较小,为0.3~1cm大小。在播散性肥大性色素沉着性日光性角化病中,皮损直径可达1~2cm,呈皮角样外观,多出现在前臂伸侧及手背等部位。组织病理学显示表皮棘层肥厚,角化不良和细胞异形性,角质形成细胞在大小、形态、染色方面均有改变。

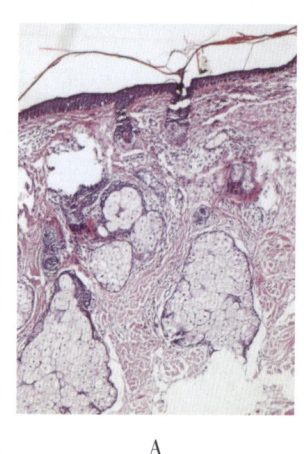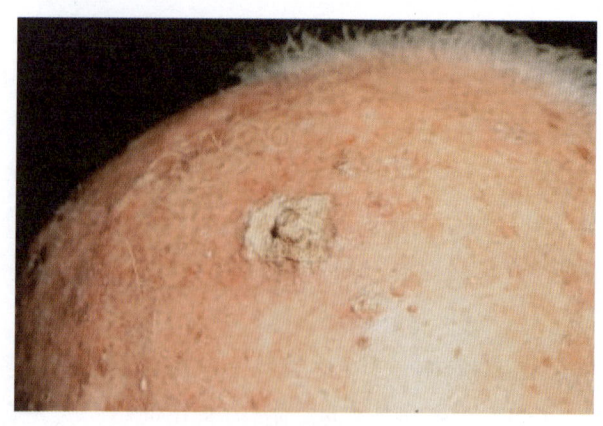

图 2-2-1 日光性角化病
A. 病理切片镜镜下观 B. 大体观

本病有多种治疗方法。对于较小、非多发性的病灶，外科手术常可切除直接缝合，应注意切除标本切缘阴性。面部的病灶切除后应考虑保持美容基本结构的完整性，可采用局部旋转、推进皮瓣等方法进行修复。另外，局部液氮冷冻治疗以及局部应用氟尿嘧啶、光动力治疗等手段也十分有效。应当注意的是，日光性角化病一旦确诊，就应该予以积极治疗，对于非手术治疗不敏感的患者，应进行病理活检予以明确。

（二）原位癌

原位癌也叫做"上皮内癌"，是上皮细胞增生达到恶变的早期阶段。原位癌的癌细胞只出现在上皮层内，尚未突破基底膜，或侵入其下的间质或真皮组织，更没有发生浸润或远处转移。原位癌可发展成为早期浸润癌，偶见自然消退。虽然原位癌累及的深度较浅，但也可呈多灶性或在不突破基底膜的情况下累及较大的范围。皮肤原位癌中最常见的是鲍温病，又称为"原位鳞癌"。原位癌经早期诊断和治疗往往预后良好。

鲍温病（Bowen's disease）并非癌前期病变，其本质为真性癌变，是一种表皮内鳞状细胞癌，故又称为原位鳞癌，也有称之为皮肤原位癌、表面内鳞癌。

本病的确切病因及发病机制尚不明，大多为原发性，可能与下列因素有关：①接触剂，部分病例有砷剂接触病史，皮损处含砷量较高；②病毒，可在 HPV-5 引起的疣状表皮发育不良的基础上发生，与病毒的关系尚需进一步研究；③外界刺激，部分损害可在外伤或虫咬处发生；④因许多病损发生于原有色痣或痣细胞痣的基础上，故有色痣素质学说；⑤日光；⑥在暴露部位发生皮损；⑦遗传因素，有某些家族倾向于发生本病的报道。

本病多见于 30～60 岁之间人群，平均发病年龄为 48 岁，可发生于身体任何部位的皮肤或黏膜，多发于头面部和四肢，也可见于耳、颈、下腹、背、臀、下肢伸侧、手指侧面等，口腔、眼、女阴、龟头、肛门等黏膜处均可受累，早期为淡红或暗红丘疹和小斑片，一般无自觉症状，表面有少许鳞屑或结痂，逐渐扩大后则常融合成大小不一、形状不规则的斑块（图 2-2-2），直径可达 10cm，呈圆形、多环形、匍匐形或不规则形，皮损表面平坦，以角化过度和结痂多见，可见白色和淡黄色鳞屑，或棕色、灰色厚的结痂。强行将痂剥离，则显露湿润的糜烂面，潮红，呈红色颗粒状或肉芽状，高低不平，一般不易出血。损害边缘清楚，稍隆起。触诊时其边缘和底部较硬，边界明显。表面呈扁平或不规则隆起,或呈结节状,底部少有浸润。出现溃疡常为侵袭性生长的标志,但发生于手掌的持久性浅表溃疡,也可为本病的早期表现。故出现溃疡的病例,更应提高警惕。在黏膜部位的损害可表现为点状、线状或不规则形,呈白色、红色或棕色斑片,表面粗糙不平,可呈息肉样增厚,若有糜烂和破溃,应注意恶变。本病多为单发,但也有多发,甚至广泛分布者。病程缓慢,出现后可迁延数年至数十年。本病演变成侵袭性鳞状细胞癌的发生率说法不一,绝大多数患者终身保持其原位癌状态,3%~5%的患者,也有人认为20%~30%的患者演变为浸润癌,此时称为鲍温病鳞癌。

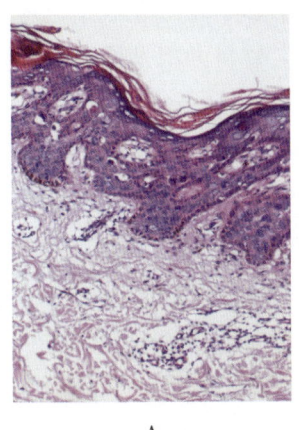 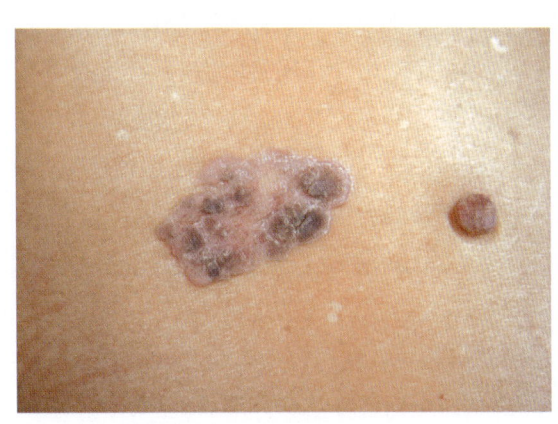

图2-2-2 鲍温病
A. 病理切片镜下观　B. 大体观

当癌变限于表皮时,本病一般不发生转移,但一旦发生侵袭性生长后,则可能迅速发生转移,预后差。此外,值得注意的是,本病发生后若干年往往并发内脏或皮肤肿瘤,其中包括呼吸道、消化道、泌尿生殖系统和淋巴网状组织系统以及皮肤、乳腺等肿瘤,故应定期随访。

由于本病患者的皮损可能发生侵袭性生长,而且一旦发生后转移率可达37%,故早期诊断、及时治疗十分重要。

外科手术切除是本病的首选治疗方法。病灶不大时,切除后可直接缝合,当病灶较大、切除后无法直接缝合的,可以行游离皮片移植修复。躯干部位的病灶切除后也可行局部旋转皮瓣或双叶皮瓣移植修复,以达到一期修复创面的目的,同时能提供良好的外观以及质地。另外,也可采用冷冻、电烧灼、激光以及放疗等治疗。

此外,本病伴发或以后发生恶性肿瘤的机会较多,故这类患者在确诊后即应作全身检查,并且需长期随访,观察有无其他肿瘤发生。

五、皮肤恶性肿瘤的外科治疗原则

(一) 活检

任何可疑的皮肤病变都可进行皮肤活检。高危人群的皮肤病变可能临床上难以评估,早期使用皮肤活检进行筛查常常可以明确诊断。对于较小的病灶,临床上可进行切除活检。当病灶较大或者某些情况下不宜进行切除活检时,可进行切取活检。活检应包括病变组织和相邻的正常组织,有利于病理科医师作出正确的判断。没有证据表明活检会引起肿瘤的扩散或转移,相反,术前明确诊断对于后续是非常重要的。当区域淋巴结可触及肿大时,可进行细针穿刺活检。穿刺可以在B超引导下进行。如果位于头部或颈部的淋巴结穿刺结果为阴性,可考虑再次使用影像学检查复评或者重复细针穿刺,或者进行淋巴结切除活检。任何阳性发现都应该通过影像学检查明确异常淋巴结的大小、数目及位置。对于躯干及四肢的淋巴结,若细针穿刺结果提示阳性,可行影像学检查供临床参考;若细针穿刺结果提示阴性,则需行切除活检。

(二)手术切除

手术扩大切除是大部分皮肤恶性肿瘤的首选治疗,低度恶性的肿瘤如基底细胞癌的切除可采用显微切除法(Mohs显微切除手术,详见第一篇第三章第五节),其目的都是将肿瘤完整彻底地切除。恶性肿瘤一般不考虑行分次切除。切除的范围应局限在病灶周围0.5~2.0cm的正常组织内。对于小的(直径小于2mm)、分化良好的病灶,切除超过病灶边缘以外5mm的区域通常足够安全。更危险的肿瘤,包括分化不良的病灶、直径超过2cm或厚度超过4mm的病灶或者组织学显示有神经周围浸润的病灶,需要切除超过病灶边缘以外至少2cm的区域。切除深度以能广泛彻底切除为度,包括皮肤、皮下组织及部分肌膜。切除的标本应作术中快速冰冻病理检查以明确标本的四周切缘以及基底切缘是否阴性。术后常规病理检查包括免疫组织化学以及其他分子诊断,以明确肿瘤的性质、分化、浸润深度,全面评估切除边缘和厚度,这对于诊断及手术预后的评价十分重要。

恶性黑色素瘤应扩大切除范围,薄(厚度小于1mm)的恶性黑色素瘤局部复发率相当低(<2%),可以在距肿瘤边缘1cm处扩大切除。对于中等厚度(1~4mm)的病灶,随机的前瞻性研究已经证实了距边缘2cm切除是安全的,而对大于4mm厚度的病灶,虽然有争议,但大多数临床医师主张更宽的距边缘3cm外的切除。然而超过边缘2cm切除对于病灶相关的局部高复发率(12%)和低生存率(5年55%)影响不大。位于肢端的恶性黑色素瘤,常需行截指术,使复发率下降。

(三)肿瘤切除后创面的修复

皮肤软组织恶性肿瘤扩大切除术后创面较大,一般不能直接缝合,常需要皮片或皮瓣覆盖修复。对于生长非常缓慢的肿瘤,可考虑在切除之前先行邻近正常皮肤的扩张,以期在肿瘤切除后一期缝合创面。但是,由于皮肤扩张耗时较长,这种方法应慎重选择。皮肤恶性肿瘤切除后创面有以下情况的考虑用皮瓣进行修复:①重要器官包括重要血管、神经、骨等暴露的部位;②涉及面部等美容问题的部位;③功能恢复的需要。其余创面可用皮片修复,包括断层皮片移植和全厚皮片移植,注意供皮区应相对隐蔽,皮片的颜色、质地应与受区相近。在术中无法判断肿瘤切除边缘是否阴性的情况下,可考虑进行创面的延期修复。常用的皮瓣有局部皮瓣包括双叶皮瓣、筋膜皮瓣、旋转皮瓣、推进皮瓣以及轴型皮瓣等。但对于皮肤软组织恶性肿瘤扩大切除术后的创面修复,目前有观点认为应尽量以皮片修复为主导,这样便于临床复查时观察是否有局部肿瘤复发。对于极易复发的肿瘤如隆突性皮肤纤维肉瘤等,选择修复方法时应特别注意。

(四)前哨淋巴结与淋巴清扫

皮肤淋巴结闪烁扫描可以精确地显示皮肤黑色素瘤淋巴最先的引流途径,并且可以确定最有可能包含有局部微小转移灶的淋巴结,即所谓的前哨淋巴结。术中可以使用皮内亚甲蓝注射联合胶体硫化铼放射标记来定位淋巴结,由此确认并切除前哨淋巴结。术中应进行前哨淋巴结镜检,做出快速组织学分期。如果显微镜下没有发现转移性黑色素瘤的证据,则不需要做其他淋巴结清扫。因为通过所谓的跳跃式转移累及该淋巴引流区域中其他任何淋巴结的概率小于5%。如果在前哨淋巴结中发现转移,则应立刻进行治疗性局部淋巴结清扫,因为局部引流区域内其他淋巴结也可能已存在转移。原发黑色素瘤较厚(>4mm)的患者,即使没有局部淋巴结转移临床症状或放射检查无远处转移证据,仍然存在显微镜下淋巴结转移的高分险(出现率50%～75%),是术中淋巴结定位和前哨淋巴结清扫的适应证。

对于可以触及淋巴结并且活检已经证实为淋巴结转移的患者,应该切除淋巴结并行区域淋巴结清扫。恶性黑色素瘤患者任何可以触及的淋巴结都应考虑为转移的征象。细针穿刺抽吸活检是一种确诊恶性黑色素瘤的准确而可靠的方法。如果没有条件行细针穿刺抽吸活检或结果不具有确诊意义,则应做切除活检。局部淋巴结转移的患者远处转移的风险也很高,因此应当做影像学检查,包括胸部、腹部和骨盆部的CT,或者脑部CT和MRI。晚期黑色素瘤的患者还可考虑做PET-CT检查。细胞学或组织学证实有局部淋巴结转移的患者,应当行淋巴结彻底清扫。可触及的淋巴结转移的进展情况与生存率密切相关,而生存率也与受累的淋巴结数量和范围以及原发黑色素瘤的厚度有关。证实有远处转移的患者,无论是广泛的淋巴结还是巨大的固定淋巴结,都不宜做常规的淋巴结清扫。不宜手术的巨大淋巴结转移或有出血的局部淋巴结转移可以通过放疗明显缓解。

(五) 随访

恶性黑色素瘤以及非恶性黑色素瘤的皮肤癌患者均需要进行随访。有学者认为30%～50%的患者会在5年随访期限中再次发生皮肤癌,并且发生皮肤黑色素瘤的危险度增高。因此,不仅要告诉患者持续的长期随访是必需的,而且也需要教育患者如何进行防晒以及定期自我皮肤检查。另一个观点认为皮肤鳞状细胞癌患者中有70%～80%将在初始治疗后的2年内复发。因此,2年内进行患者的密切随访是十分重要的。

一般认为,术后一年内应每三个月进行门诊随访,其后可每隔半年到一年随访一次。随访的内容包括全身的皮肤检查以及区域淋巴结的检查、胸片和B超等影像学检查以及一些特殊检查,比如恶性黑色素瘤患者血液LDH检查等。如果发现有可疑的皮肤病灶,应进行病理活检,可疑的淋巴结肿大可以进行细针穿刺抽吸活检,根据检查结果决定是否再次手术或者行其他辅助治疗。随访期间应做好患者的随访登记以及照片等资料的保管和整理。

第二节
基底细胞癌与鳞状细胞癌

一、流行病学

基底细胞癌和鳞状细胞癌统称为非黑色素瘤性皮肤癌,是两种最常见的皮肤恶性肿瘤。在美国,每年有超过100万例患者被诊断为基底细胞癌和鳞状细胞癌,并且发病率还在逐年升高,每年消耗的医疗费用高达4亿美元。根据上海市肿瘤研究所1988年上海市市区恶性肿瘤发病率统计资料表明,非黑色素瘤性皮肤癌发病率为1.53/100000。白种人基底细胞癌的发生率是鳞状细胞癌的4~5倍,而在我国则以鳞状细胞癌比较常见。虽然这两种肿瘤较少发生转移,且预后较好,但是它们会在局部造成广泛的破坏,累及大片的皮肤软组织和深部组织。

对于白种人来说,非黑色素瘤性皮肤癌的最大环境致癌因素就是长期日光暴晒。基底细胞癌和鳞状细胞癌均好发于身体的暴露部位,以头面部及颈部最为常见。另外,幼年时接受过放射治疗的部位也更容易发生基底细胞癌和鳞状细胞癌。长期的肢体慢性溃疡以及瘢痕过度角化或溃疡继发鳞状细胞癌在临床上也比较常见。日光性角化病是鳞状细胞癌的癌前病变,鲍温病是原位鳞状细胞癌,如果两者未经治疗,容易发展成为侵袭性的鳞状细胞癌。基底细胞癌和鳞状细胞癌在基因方面的改变目前还不清楚,包括抑癌基因p53的突变以及原癌基因ras、fos等的突变均有报道,但是它们在癌症发生过程中的具体作用尚不清楚。

二、临床表现

(一) 基底细胞癌

基底细胞癌多发生于30岁后,多发生于50岁以上人群。男女发病数基本相等。好发于身体的暴露部位,特别是面部,主要在眼周、鼻部、鼻唇沟以及颊部。基底细胞癌早期表现为局部皮肤略呈隆起、淡黄色或粉红色仅有针头或绿豆大小的结节,呈半透明状,质硬,表皮薄,伴有毛细血管扩张但无疼痛或压痛。病变位于表皮深层者,表面皮肤略凹陷,失去正常皮肤的光泽和纹理。经数月或数年后,出现鳞片状脱屑,以后反复结痂、脱屑,表现为溃烂、渗血。当病灶继续增大时中间形成浅表溃疡,其边缘参差不齐似虫蚀样。基底细胞癌的表现多种多样,根据肉眼所见形态,大致可分为以下几种类型:

1. 结节溃疡型 此种类型最为常见,损害常为单个,好发于颜面部,特别是颊部、鼻旁沟、前额等处。损害突出皮肤,自针头大小至绿豆大小,初起为小的蜡样结节,缓慢增大为非炎症性浅黄褐或淡灰白色蜡样或半透明(如珍珠样)的结节,质硬,表面皮纹消失,表皮薄且伴浅表毛细血管扩张,局部轻微损伤皮肤崩溃后即长久不愈。或先有皮肤小结节其后渐增大生长缓慢,中央凹陷,表面糜烂或溃破,然后溃破不愈,溃疡底部呈颗粒状、肉芽状、菜花样或蕈样增长,覆以浆液性的分泌物;溃疡边缘继续扩大可见多数浅灰色呈蜡样或珍珠样外观的小结节,四周参差不齐,绕以珍珠状向内卷起的隆起边缘,称侵蚀性溃疡,这是此癌典型的临床形态。溃疡中央可愈合、形成瘢痕但边缘仍可继续扩大。有时中央时愈时破并向周围或深部侵袭,可侵犯深部组织造成毁容(图2-2-3)。

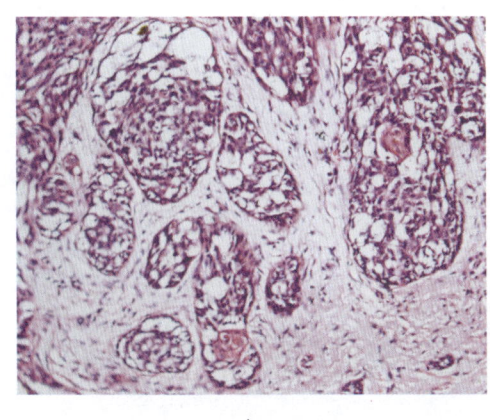 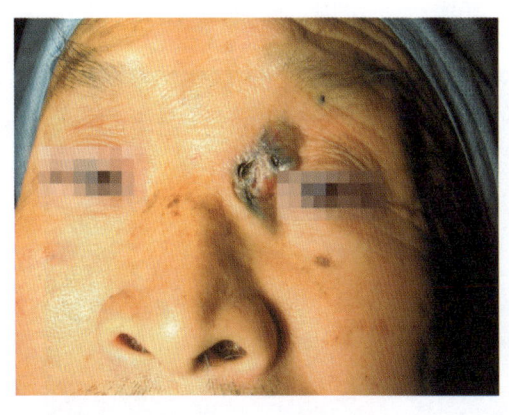

图 2-2-3　左侧内眦结节溃疡型基底细胞癌
A. 病理切片镜下观　B. 大体观

2. 色素型 即各型中出现的色素沉着者,与结节溃疡型不同之处仅在于皮损呈褐色或深黑色,有时易误诊为恶性黑色素瘤。

3. 硬斑病样或纤维化型 又称局限性硬皮病样(morphea-like)基底细胞癌,此型罕见,仅占基底细胞癌的2%。多发生于青年人,也见于儿童,常单发,好发于面部、额部、颧部、鼻部和眼眦等处,颊部、颈部或胸部也可发生。表现为扁平或轻度凹陷的黄白色蜡样到硬化性浸润斑块,呈不规则或匐行状,大小自数毫米至占据整个前额部,灰白至淡黄色,表面光滑可透见毛细血管扩张,触之较硬,类似局限性硬皮病。缺乏卷起珍珠状边缘,亦无溃疡及结痂,边缘常不清,皮损发展缓慢,最后才形成溃疡。

4. 浅表型 此类型较为少见,多见于男性,发病年龄较早,以身体非暴露部位为主,常发生于躯干部,特别是背部和胸部。皮损为单个或数个轻度浸润性红斑鳞屑性斑片,表面表皮薄,有稍微隆起的线状边界,中心部位常出现表浅性溃疡和痂皮,可呈湿疹或银屑病样改变,向周围缓慢增大,境界清楚,常绕以细线状、珍珠状边缘。皮损表面可见小片表浅性溃疡的结痂,愈后遗留光滑萎缩性瘢痕。

5. 其他型 包括纤维上皮瘤样型、痣样基底细胞癌综合征、扁平瘢痕型等,均罕见。

以上各型中以结节溃疡型最为多见,其次为色素型。肿瘤常生长缓慢,可在十多年里处于稳定状态。基底细胞癌极少出现转移,但局部复发并不少见。

（二）鳞状细胞癌

多发于50岁以上的男性，常见于面部、头皮、下唇、手背、前臂、小腿、阴部等处，尤其是皮肤与黏膜交界处更易发生。初起为暗红色坚硬的疣样小结节，表面毛细血管扩张，中央有角质物附着，不易剥离，用力剥后可出血。皮损逐渐扩大，形成坚硬的红色斑块，表面有少许鳞屑，边界清楚，向周围浸润，触之较硬，迅速扩大形成溃疡。溃疡向周围及深部侵犯，可深达肌肉与骨骼，损害互相粘连形成坚硬的肿块，不易移动，溃疡基底部为肉红色，有坏死组织，有脓液及腥臭味，易出血。溃疡边缘隆起外翻呈火山口状，有明显炎症，自觉疼痛。如发生在皮肤与黏膜交界处，因潮湿与摩擦更易出血，发展更快，可形成菜花状，破坏性大，有时有明显疼痛。易形成局部淋巴结转移，后期可出现远处脏器转移，出现恶病质，预后不良（图2-2-4，图2-2-5）。

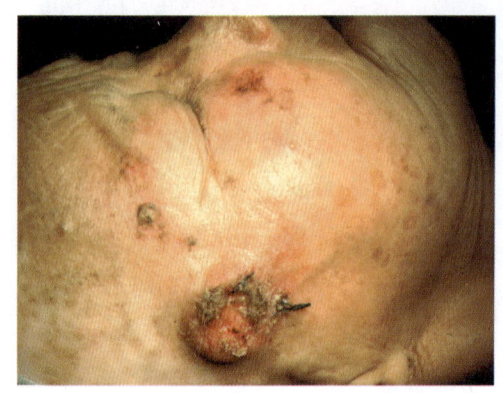

图2-2-4 面部鳞状细胞癌

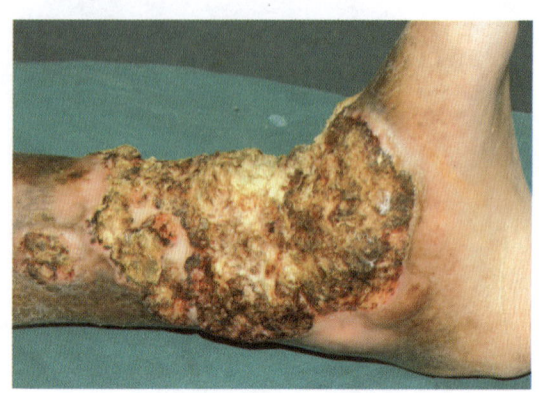

图2-2-5 左足下段鳞状细胞癌，继发于小腿的慢性溃疡

（三）基底细胞癌和鳞状细胞癌的临床高危因素

判断基底细胞癌和鳞状细胞癌是否属于临床高危肿瘤有许多相同点，包括肿瘤的位置与大小、肿瘤边缘的情况、肿瘤是原发还是复发、免疫抑制状态，以及肿瘤是否发生于先前经过辐射的部位。非黑色素瘤皮肤癌复发和转移的一个高危因素是肿瘤的位置。相对于发生在躯体与四肢的基底细胞癌和鳞状细胞癌，发生于头部及颈部的基底细胞癌和鳞状细胞癌更容易复发和转移。位于生殖器官、黏膜面或者耳郭的鳞状细胞癌也有很高的转移率。肿瘤的大小同样也是影响非黑色素瘤皮肤癌复发与转移的高危因素之一。目前有许多不同的大小分类方法，一般认为肿瘤直径大于2cm是其复发与转移的高危因素。肿瘤边界不清、复发性肿瘤以及先前放疗过的部位发生的肿瘤也属于临床高危肿瘤。免疫抑制状态，例如器官移植后，或者长期使用补骨脂素或者受到紫外线A照射，都会大幅增高鳞状细胞癌的发生率。基底细胞癌的发生率也会因这些原因轻度增高。无论是基底细胞癌还是鳞状细胞癌，侵犯神经都会增加复发的风险，并且会增加鳞状细胞癌的转移。如果怀疑有较大的神经侵犯，可以考虑行MRI检查以评估病灶范围。分化程度也是危险因素之一，现代分类方法将肿瘤分为两类：①高分化；②中度分化与低分化或者未分化。分化良好较分化差的肿瘤危险度低。年龄不是一个临床危险因素。既往曾将患者年龄小于40岁考虑为高危因素，但是有国外研究者认为，肿瘤的位置、组化以及临床表现未因为年龄不同而出现区别。如果皮肤鳞状细胞癌发生于一个局部的慢性瘢痕处，转移率会升高。快速生长的皮肤鳞状细胞癌是肿瘤转移甚至致死的危险因素之一。有神经侵犯的患者中，约40%可以有神经系统症状，提示运动或感觉神经的侵

犯，例如视力模糊、复视、疼痛感、烧灼感、感觉异常、面部麻木等。有这些症状出现就可以将此肿瘤归于高危肿瘤。

三、诊断与治疗

（一）体格检查与辅助检查

临床表现为可疑病变的患者就诊，需从病史采集及体格检查开始。对于基底细胞癌，重点是全面的皮肤检查；对于鳞状细胞癌，重点是全面的皮肤和区域淋巴结的检查。应仔细记录肿瘤的部位、大小、形状、颜色、边缘、质地、活动度以及是否伴有溃疡等体征，对区域淋巴结的描述也应当详尽。推荐进行全身的皮肤检查，因为有皮肤癌的患者可能患有其他并发的癌前病变或者发生于其他部位的皮肤癌，特别是日光照射得到的部位。当然这些患者罹患皮肤黑色素瘤的可能性也增高了。

任何可疑的皮肤病变都应考虑进行皮肤活检。高危人群的皮肤病变可能临床上难以评估，早期应用皮肤活检进行筛查十分重要。对于鳞状细胞癌的患者，区域淋巴结触及肿大或者影像学检查发现可疑淋巴结时，推荐细针穿刺抽吸活检予以明确。如果位于头部或颈部的淋巴结穿刺结果为阴性，可考虑再次使用影像学检查复评，或者重复细针穿刺，或者进行淋巴结切除活检。任何阳性发现都应该通过B超、CT等影像学检查明确异常淋巴结的大小、数目及位置。对于位于躯干及四肢的淋巴结，若细针穿刺结果提示阳性，可行CT、MRI等影像学检查供临床参考；若细针穿刺结果提示阴性，则需行切除活检。

另外，患者应进行胸片、腹部B超以及肿瘤标志物等全身检查。少数情况下，皮肤肿瘤可能向深部浸润，比如侵犯骨或眼眶等。在这种情况下，术前影像学检查可以帮助了解软组织及骨质的累及情况。

（二）初次治疗的选择

基底细胞癌和鳞状细胞癌最常用的治疗方法是手术和放疗。循证医学研究显示，手术可以取得最佳的疗效。但是，综合考虑到患者的功能恢复、美容效果以及患者的偏爱，放疗可能会成为第一选择。目前用于治疗非黑色素瘤性皮肤癌的方法包括：刮除术＋电灼疗法、手术扩大切除、Mohs显微切除术、放疗以及其他治疗。

1. 刮除术＋电灼疗法　刮除术＋电灼疗法应用于低危肿瘤是有效的。但是，这种方法不能应用于毛发生长部位，因为这些部位的肿瘤可能侵入毛囊组织，难以完整去除。如果术中发现肿瘤已累及皮下组织，则须改为手术切除治疗。对于刮除术中所得到的肿瘤组织应进行病理检查，以明确肿瘤是否具有高危的病理学特征，从而决定是否需要进一步治疗。

2. 手术扩大切除　标准的扩大切除手术后应进行病理检查评估切缘。Zitelli 等研究认为，对于直径小于 2cm、临床边界清晰的基底细胞癌和鳞状细胞癌，完整切除需至少距离肿瘤边缘 4mm 以上（95%置信区间），任何鳞状细胞癌外周边缘处的红疹都应该被认为是肿瘤而一并切除。NCCN 委员会认为将鳞状细胞癌的临床切除边缘扩展到距离肿瘤边缘 4～6mm 已达到完整切除。一般我们推荐扩大 0.5～2cm 进行肿瘤切除，于术中进行快速冰冻病理检查以评估手术切缘，如果首次切除后切缘阳性，则需要再次扩大切除直到切缘阴性。切口的设计应考虑美容需求以及修复方法的选择。

如果肿瘤可以在推荐的安全边缘下完整切除，那么直接缝合、皮肤移植和延期手术都是合适的重建方法，但是不能进行局部组织转移覆盖术，因为转移的组织可能含有残余肿瘤的"种子"。如果必须通过局部皮瓣转移来关闭切口，那么必须首先进行术中的切除边缘评估。扩大切除的实例见图 2-2-6～图 2-2-11。

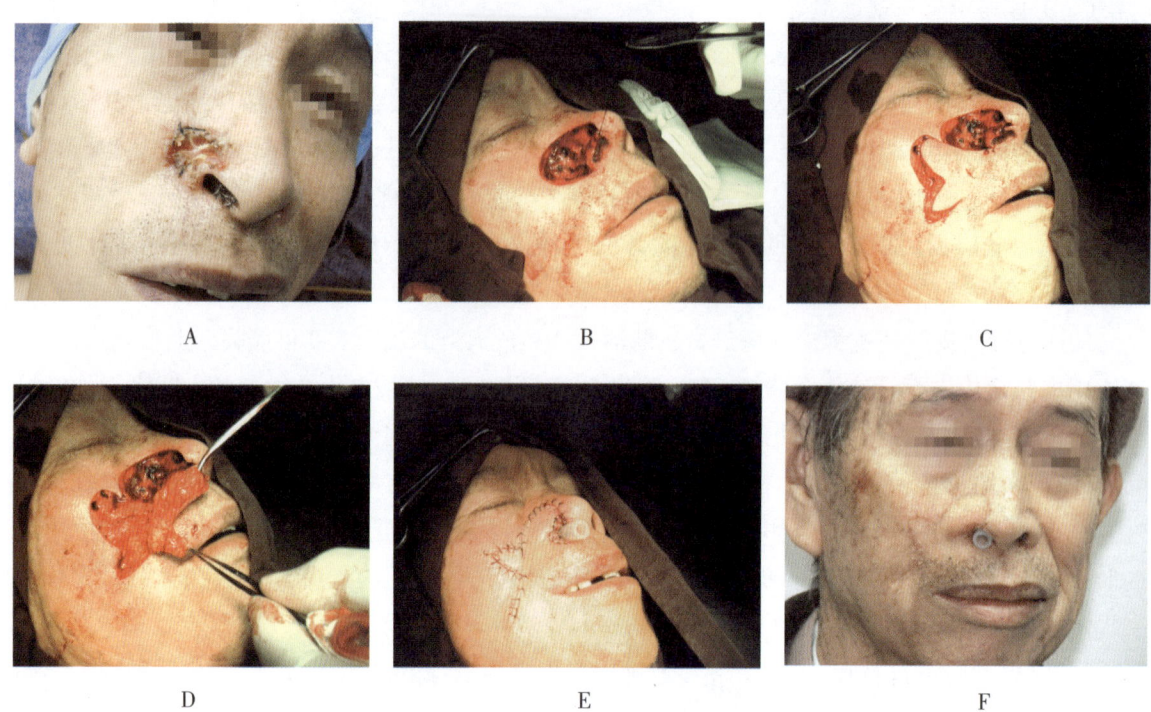

图 2-2-6 右鼻唇沟基底细胞癌

病灶经扩大 5mm 切除，术中冰冻评估四周切缘及基底切缘阴性，一期行局部双叶皮瓣修复。术后患者面部美容亚单位保持良好，外观满意

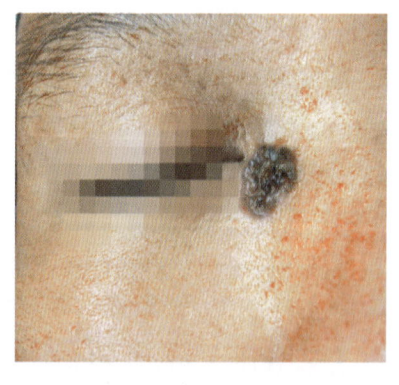

图 2-2-7 右内眦部位基底细胞癌

病灶扩大切除后术中冰冻评估四周及基底切缘阴性。皮肤缺损以下睑推进皮瓣修复，术后右眼睑畸形不明显

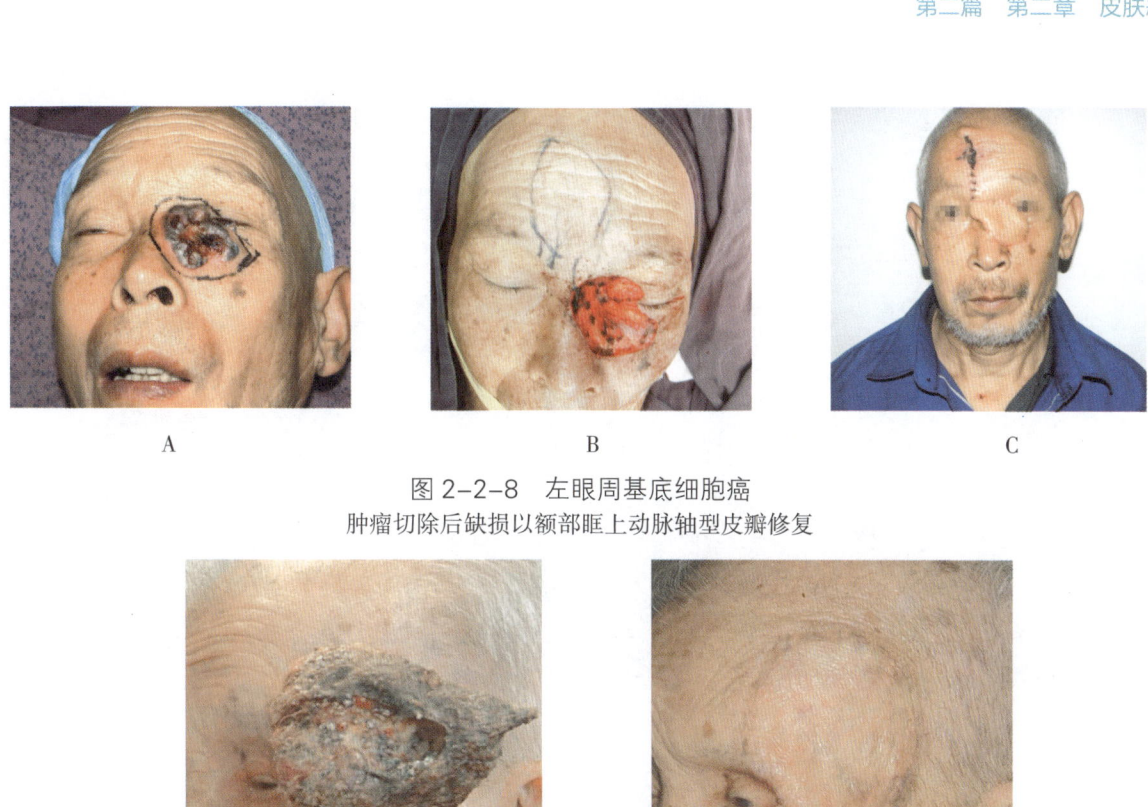

图 2-2-8 左眼周基底细胞癌
肿瘤切除后缺损以额部眶上动脉轴型皮瓣修复

图 2-2-9 左侧额颞部鳞状细胞癌
扩大切除后行游离皮片移植修复

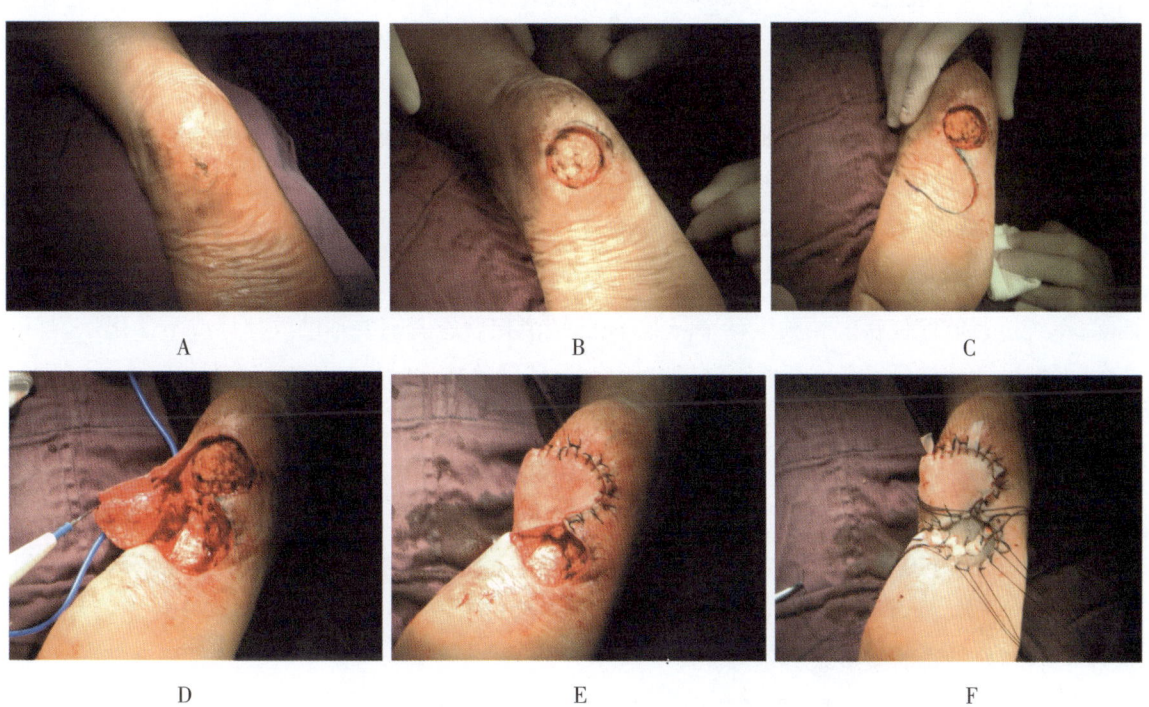

图 2-2-10 足跟部鳞癌
扩大切除后行足心邻位皮瓣转移修复以解决足跟行走承重的功能,供瓣区行游离皮片移植修复

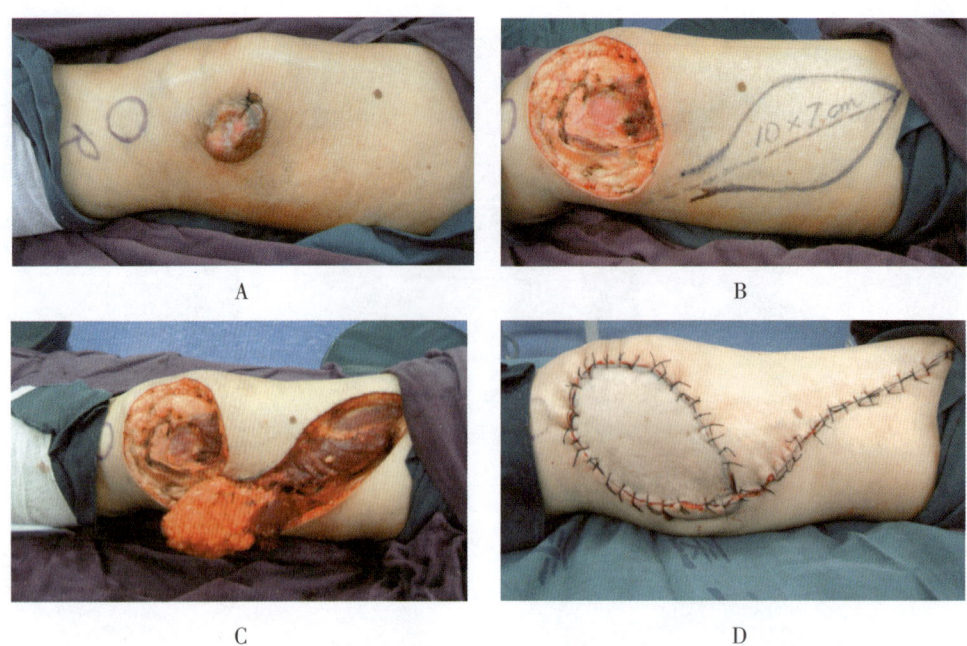

图 2-2-11 右膝内侧鳞状细胞癌行手术扩大切除
肿瘤浸润较深,累及深部组织,切除后行膝降动脉穿支皮瓣一期修复,供瓣区直接缝合

3. Mohs 显微切除术 详见第一篇第三章第五节。

4. 放射治疗 放疗可以应用于无法进行手术的患者,但是一般需要患者年龄大于 60 岁。

5. 其他治疗 包括局部使用氟尿嘧啶或者咪唑莫特、光动力治疗和冷冻疗法,一般应用于不能耐受手术或者放射治疗的患者。在一项随机临床试验的长期随访中,结节型基底细胞癌的患者使用氨基酮戊酸甲酯盐酸盐(MAL)光动力治疗后比进行了手术治疗的患者获得了更好的美容效果,但是在有效性上,手术治疗的效果更好。咪唑莫特在随机临床试验中被证明对于治疗多发、表浅的基底细胞癌和原位鳞状细胞癌有效。

6. 局部淋巴结切除 鳞状细胞癌区域淋巴结受累大幅度增加了复发和死亡的危险。如果淋巴结细针穿刺(FNA)或者淋巴结切除活检提示阳性,推荐进行区域淋巴结清扫。当手术初始不可行时,单纯放疗可以作为一种替代治疗方法。但是放疗后患者需要重新评估手术可行性。

腮腺累及是鳞状细胞癌的不良预后因素。如果肿瘤侵及腮腺筋膜(进入实质),需要进行腮腺切除,单纯进行放疗使疾病相关生存率降低。淋巴结清扫后患者需要辅助放疗伴或不伴化疗。对于高危的鳞状细胞癌,可以考虑行前哨淋巴结活检,虽然这项技术的优越性有待评估。

7. 辅助治疗 目前术后放疗可以帮助降低高危患者疾病复发率的观点已经被广泛接受,NCCN 委员会成员推荐将辅助放疗应用于非黑色素瘤皮肤癌伴有多发神经侵犯的患者(如多处小感觉神经分支累及或较大神经累及)。辅助放疗还可考虑应用于皮肤癌手术后有阳性切缘的患者。

对于所有进行了局部淋巴结清扫的躯干及四肢病变患者也需考虑进行辅助放疗。有头颈部淋巴结累及的患者,推荐所有患者都进行术后放疗。当然对于仅有一个小淋巴结累及和无囊外播散的患者,仅进行随访观察也未尝不可。

术后辅以放射治疗,高危患者的局部复发率、远处转移率及 5 年生存率分别是 30%、25% 和 40%。有多个研究支持皮肤鳞状细胞癌的患者进行放化疗。分析认为显微镜下阳性手术切缘和淋巴结包膜外侵犯是需要进一步化疗的危险因素。所有淋巴结未完全清除的患者都有复发的高危因素,还应该接受辅助放化疗。

(三) 随访和复发

两个已经发表并得到公认的观点认为非黑色素瘤性皮肤癌患者均需要进行随访。其中一个观点认为30%～50%的非黑色素瘤性皮肤癌患者会在5年随访期限中再一次发生非黑色素瘤性皮肤癌,并且皮肤黑色素瘤发生的危险度增高,所以持续的长期随访是必需的。同时也需要提醒患者进行防晒的重要性和定期皮肤检查的必要性。另一个观点认为所有的皮肤鳞状细胞癌患者中有70%～80%将在初始治疗后2年内复发。因此,2年内进行患者的密切随访是重要的。最后,复杂的高危皮肤肿瘤,伴有局部复发或者远处转移的患者的治疗需要多学科肿瘤团队的参与。

虽然皮肤基底细胞癌生物学行为较为惰性,很少发生远处转移,但如果发生肿瘤转移,应进行全身治疗。转移性基底细胞癌推荐进行化疗或者生物治疗。铂类为基础的化疗方案有较好的疗效。

鳞状细胞癌的远处转移要多于基底细胞癌转移,但是较少有关于这种情况下全身治疗的信息。顺铂单用,或者联合氟尿嘧啶、阿霉素或者博来霉素的应用在某些情况也有有效的反应,但是支持其有效性的文献相当有限。如果患者经过器官移植后正在接受免疫抑制剂治疗,医师可以考虑在允许的情况下,适当对免疫抑制剂减量。

第三节
恶性黑色素瘤

恶性黑色素瘤(melanoma)几乎都来源于表皮真皮交界处的黑色素细胞。通常有一个长期的、非侵袭性的水平生长期,皮损不对称性扩大,最后出现肿瘤结节,即垂直生长期。侵入到皮肤较深处后,肿瘤转移的危险会显著增加。在早期水平生长期患者经治疗后预后较佳。此时,如果切除恶性黑色素瘤,长期生存的概率很大,有报道认为可以达到90%的治愈率;相反,若肿瘤已从原发部位扩散,则治疗效果差,预后不容乐观。

一、流行病学

在过去的50年中,可能由于人们大量暴露于紫外线下,恶性黑色素瘤的发病率增加了10倍。在西方国家,该病属于发病率前五位而死亡率第一位的恶性肿瘤,其5年生存率根据类型不同从

27%到60%不等。在美国,几乎每小时就有一个人死于恶性黑色素瘤。在我国,由于人种不同,恶性黑色素瘤发病率小于十万分之一,但是近年来其发病率呈迅速上升趋势。由于以前人们对该病未引起足够的重视,患者往往在就诊时已处于晚期,预后差、死亡率高。恶性黑色素瘤好发于浅色人种,澳大利亚以及新西兰人的发病率最高,少见于肤色较黑的种族,亚洲人发病率最低。恶性黑色素瘤可来源于原先存在的痣,最主要的是先天性巨痣。黑痣是色素痣的一种,几乎每个人身上都会有色素痣存在。绝大部分的色素痣对健康没有任何影响,其恶变率极低,仅有1/1000000~1/250000到25万分之一的概率变成恶性黑色素瘤。另一方面,病理数据显示,仅有21%~35%的恶性黑色素瘤由色素痣转变而来。恶性黑色素瘤多见于青春期以后,儿童患病有先天性恶性黑色素瘤和后天性恶性黑色素瘤之分,前者由已患病的母亲经胎盘传播,如子宫内原发性损害,来源于先天性宫内痣的恶性黑色素瘤,或来源于神经皮肤黑变病的转移性损害。所有这些情况预后都差。儿童恶性黑色素瘤至少有半数来源于原先正常的皮肤,但由于在儿童人群中总体发病率很低,所以诊断经常被延误。

恶性黑色素瘤可开始于现有的痣边上,但有些恶性黑色素瘤突发于正常皮肤上,因此需要注意皮肤上新近增长的色斑。总之,任何可以引起本人关注的变化,都有可能是黑色素瘤的迹象。普通皮肤检查可以帮助人们发现这些变化。美国国立癌症研究所为大众提供了一套简易的皮肤检查"ABCDE"法则,其中每个字母代表一种有提示意义的象征。

A:不对称性(asymmetry):恶性黑色素瘤同一个皮损两半往往不对称(图2-2-12)。

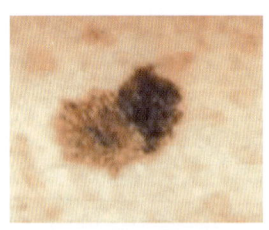

图2-2-12 恶性黑色素瘤的不对称性

B:边缘(border):恶性黑色素瘤边缘往往不规则,与周围组织界限不清,此为肿瘤向四周蔓延扩展或自行性退变所致。另外,表面粗糙伴鳞形或片状脱屑,有时还有渗液或渗血,病灶高于皮肤(图2-2-13)。

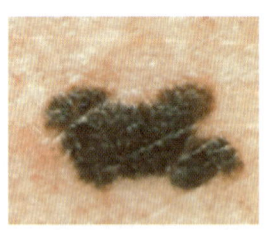

图2-2-13 恶性黑色素瘤的边缘不规则

C:颜色(color):恶性黑色素瘤会在棕黄色或棕褐色基础上掺杂粉红色、白色、蓝黑色。其中,蓝色最不好,白色则提示肿瘤有自行性退变,病灶周围皮肤可出现水肿,丧失原有皮肤光泽或变白色、灰色。如果痣突然颜色变深、变黑,应特别提高警惕。需要注意的是,并不是所有恶性黑色素瘤都是黑色的(图2-2-14)。

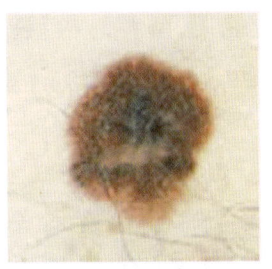

图 2-2-14　恶性黑色素瘤的颜色

D:直径(diameter):恶性黑色素瘤通常大于 6mm,或直径突然增大(图 2-2-15)。

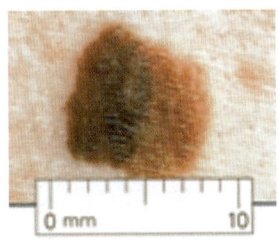

图 2-2-15　恶性黑色素瘤的直径

E:进展(evolving):痣或其他皮疹的大小、形状、颜色发生变化,或者如果皮疹出现发痒、疼痛、溃疡、感染、出血的情况,出现卫星结节(黑痣四周 2cm 内出现许多新的小黑点)或伴有区域淋巴结肿大也要特别注意,这种情况往往提示疾病进展(图 2-2-16)。

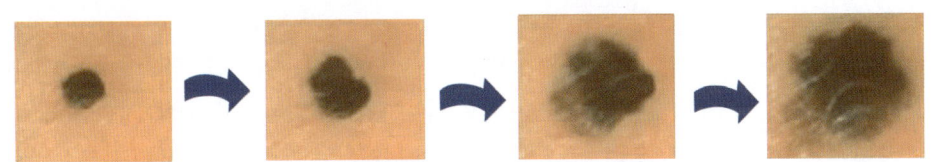

图 2-2-16　恶性黑色素瘤的进展

对于肤色较白、易晒伤者,长期紫外线照射者,有大量的痣(50～100 个以上)者,有不典型痣者,血亲中有恶性黑色素瘤者,恶性黑色素瘤病史者,免疫缺陷状态(如应用糖皮质激素、器官移植后、HIV 病毒感染)的患者,年龄大于 60 岁的高危人群,应教育他们进行定期的自我皮肤检查。如果发现上述几点情况之一,应尽快至医院就诊。但是,由于色素痣和恶性黑色素瘤两者形态不易区分,即使是很有经验的医师,仅依靠肉眼观察,诊断准确率仍然有限,仍然需要活检确定是不是肿瘤细胞。在临床工作中,医师有个准则——"对任何有怀疑的病损都要做病理检查",因为病理检查是唯一能够真正确诊的方法。

妊娠期间,色素痣经常均匀地变得更黑并且可能对称性增大。黑色素细胞上有雌激素和孕激素受体,这些变化很可能是由于激素诱导而产生的。然而,如果发生的变化如不规则的黑素沉着或不对称性的生长已导致我们产生恶性黑色素瘤的担忧,那么就应重视并作活检。在妊娠期患恶性黑色素瘤的女性,病损切除后缓解期较短暂,然而这对生存无不良的影响。

恶性黑色素瘤的发病包括多个因素。首先,浅肤色、浅色眼睛、淡黄或红色毛发、儿童期发生起疱性晒伤、严重雀斑和皮肤不易晒黑而易晒伤者,在接受相应的日光暴晒后,这些因素将增加发生恶性黑色素瘤的危险性。其次,痣的类型也是重要的危险因素,大量普通痣、巨痣,特别是临床上发育不良的损害都能增加恶性黑色素瘤的危险。巨大先天性痣、甲下黑痣以及发育不良痣等,也是恶性黑色素瘤的好发因素。如果有恶性黑色素瘤家族史,临床或组织学上有非典型性痣、良性痣的数目多于50个以上以及不使用防晒霜者,则产生多发性原发性恶性黑色素瘤的危险增加。其他一些好发恶性黑色素瘤的因素包括PUVA、黑光灯照射、着色性干皮病等。偶尔在大面积烧伤瘢痕上也会发生恶性黑色素瘤。在遗传性免疫缺陷综合征或获得性免疫缺陷状态,包括化疗、HIV感染和器官移植等人群身上也会发生恶性黑色素瘤。我们在临床工作中发现,肢端恶性黑色素瘤患者常常伴有外伤史。这些患者在手、足等部位受到重物砸伤、刺伤以及异物遗留皮肤内后,伤口往往经久不愈,还伴有慢性感染,此后在这些部位的组织活检证实恶性黑色素瘤,这些病例常预后不佳。

二、临床表现

(一)临床分型

恶性黑色素瘤的临床组织学分型分为四类,它们是:①恶性雀斑样痣(原位恶性黑色素瘤、非侵袭性恶性黑色素瘤);②浅表扩散性恶性黑色素瘤;③肢端恶性黑色素瘤;④结节性恶性黑色素瘤。

另外,临床上还可见到有蒂的和息肉状恶性黑色素瘤、炎症性恶性黑色素瘤、无黑素性恶性黑色素瘤和过度角化性与疣状恶性黑色素瘤。在显微镜下,还可见促结缔组织增生型、亲神经型、黏液样型、气球样细胞型和印戒细胞型等变异型。

1. 恶性雀斑样痣(原位恶性黑色素瘤、非侵袭性恶性黑色素瘤,lentigo maligna、melanoma in situ、noninvasive melanoma) 恶性雀斑样痣开始为棕褐色斑,可向周围扩展,逐渐不均匀地变黑,时间长达数年。扩展和变黑通常很慢,以致这种隐袭性损害不易被发现。随着时间的推移,由于退行区颜色变为杂色而边缘变得不规则。经5~20年放射状生长期后,恶性黑色素瘤损害出现垂直向下生长。这种损害称做恶性雀斑样痣恶性黑色素瘤。尽管它们也可以变黑或出血,但在原发斑损害区内触及结节是其发生恶变的最有力的证据。

本病无性别差异,通常发生于50~70岁之间,好发于慢性日光损伤的皮肤,最常见于面部。本病约占全部恶性黑色素瘤的5%。

2. 浅表扩散性恶性黑色素瘤(superficially spreading melanoma) 浅表扩散性恶性黑色素瘤是最常见的恶性黑色素瘤类型,占恶性黑色素瘤的70%。见于各年龄段的成人,平均年龄为50岁。在有日光损伤的皮肤,其发病率并不增加。可发生在任何部位,男女患者的上背部和女性患者的胫部是最常见的发病部位。本病倾向有多种色调。除了深浅不一的棕褐色外,还有混杂的黑色、红色、棕色、蓝色和白色。损害的直径较小,很少超过2.5cm,通常皮损稍隆起,外形不规则,边缘有时呈锯齿状,有的部分呈弧形。这些损害在一年内的扩展范围相当于恶性雀斑样痣生长3~5年。如同糜烂或溃疡形成一样,易出血也是恶性的征兆。在侵入真皮之前,病变呈水平或侧向生长侵入邻近的表皮,可持续1~5年。

3. 肢端恶性黑色素瘤(acral melanoma) 肢端恶性黑色素瘤不但水平生长进入相邻的表皮,同时又垂直性生长,而且原位生长时间较短,很快呈垂直生长,故而预后较差。指(趾)甲下损害属于此类。在我国,它们约占全部恶性黑色素瘤的40%;然而,美国白人中只占约10%。发病平均年龄是 50 岁,男女发病率相等或男性略高,最常见于脚趾、甲床及足跟。临床特点是发生于掌、跖、甲床和甲周无毛部位的损害,在水平放射状生长时,表现为斑状损害,边缘不规则,边界不清楚,颜色不均一,呈茶褐色、暗褐色乃至黑色,混杂存在,表面不隆起。当出现垂直生长(即侵袭性生长)时,原有色素斑中央出现丘疹、结节,甚至呈疣状或破溃(图 2-2-17),此时常易转移,据日本统计,5 年生存率仅 29%。甲下恶性黑色素瘤易被误诊断为甲真菌病、寻常疣、慢性甲沟炎、甲下角化过度症、化脓性肉芽肿、Kaposi 肉瘤、血管球瘤和甲下血肿,应予注意。

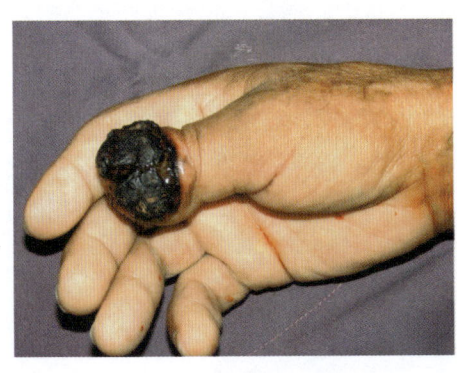 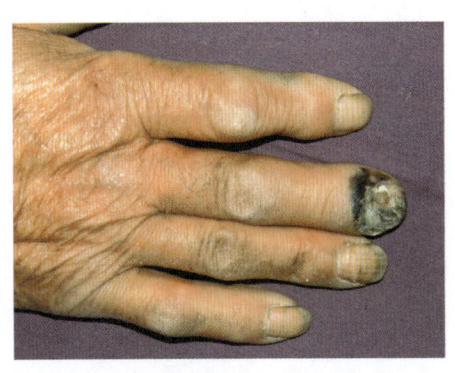

A　　　　　　　　　　　　　　　　　B

图 2-2-17　肢端恶性黑色素瘤

4. 结节性恶性黑色素瘤(nodular melanoma)　结节性恶性黑色素瘤的临床损害形成多样,但典型损害是色素沉着性斑块,或大小不一的结节,这些损害出现时并不伴有临床上明显的辐射状生长相。虽然肿瘤开始只有 1~4mm 宽,但它们可以很快生长,变成乳头状、蕈状,或形成溃疡。出血通常是晚期表现。整个肿瘤的颜色经常不一致,呈灰棕色、蓝黑色或黑色。结节性恶性黑色素瘤大约占所有恶性黑色素瘤的 15%。男女发病比例为 2∶1,主要发生于头、颈和躯干的暴露区。

5. 其他形态学特征

(1) 息肉状恶性黑色素瘤(polypoid melanoma):这是结节性恶性黑色素瘤的变异型,是有蒂的肿瘤。在息肉状恶性黑色素瘤的基底部看不到明显的侵入真皮现象。然而它 5 年生存率仅为 42%,而结节性恶性黑色素瘤则为 57%。

(2) 疣状恶性黑色素瘤(verrucous melanoma):这是一种角化过度、色素沉着相对较均匀、边缘清楚的变异型。

(3) 结缔组织增生性恶性黑色素瘤(desmoplastic melanoma):这是一种浸润较深的恶性黑色素瘤,组织学上通常有纺锤形细胞、胶原纤维延伸在肿瘤细胞之间。最常发生于老年男性的头或颈部,多数发生于恶性雀斑样痣内。1/3 的病例只表现为真皮内可触及的不规则性增生现象,肿瘤多表现为无黑素性。常需要用 S-100 和其他染色法进行诊断。HMB-45 染色阴性,沿神经扩散常见。

(4) 炎症性恶性黑色素瘤(inflamatory melanoma):临床上,恶性黑色素瘤或其附近出现炎症的临床现象表示预后差。Haupt 等报道 2 例患者在短期内广泛扩散转移。

(5) 无黑素性恶性黑色素瘤(amelanotic melanoma):本病区别于其他恶性黑色素瘤仅在于其色素缺乏。损害呈粉红色、红色或肉色,而生长表现和溃疡形成与其他有黑素的恶性黑色素瘤是一样的。即使是很有经验的医师也容易将其损害误诊为化脓性肉芽肿。无黑素性恶性黑色素瘤在白化病患者中是典型的变异型。

（二）转移

最初常表现为切除部位周围出现色素沉着性结节，可早期通过淋巴道转移，形成区域淋巴结肿大。后期可通过血道转移，可变成播散性转移，最常见的是肝、肺和皮肤转移（图 2-2-18）。中枢神经系统转移是最常见的死亡原因。虽然大多数转移扩散发生在诊断后 5 年之内，但也有较晚发生转移的。根据 Raderman 等报道，10 年后发生转移的 18 例患者中有 16 例是绝经前期的女性。黑血症、黑尿症和恶病质很可能发生在疾病的晚期。在终末期病例，整个身体皮肤变成深黑色（泛发性黑变病）。偶尔，有的转移性恶性黑色素瘤的来源不明，全身皮肤检查可见色素脱失、毛细血管扩张或不规则的色素性萎缩斑。据估计这种患者的 5 年生存率为 40%。

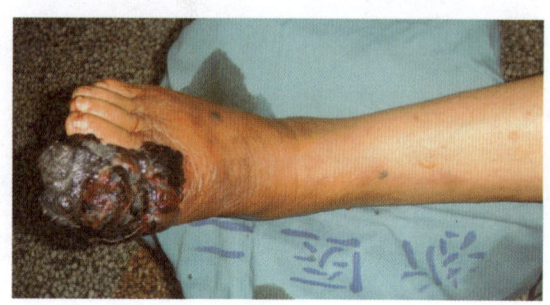

图 2-2-18　巨大肢端恶性黑色素瘤伴皮肤转移灶

（三）预后

与其他恶性肿瘤一样，黑色素瘤的预后依赖于与初始诊断时的分期。82%～85%的黑色素瘤患者表现为局限性疾病（AJCC Ⅰ或Ⅱ期），10%～13%患者表现为区域转移（AJCC Ⅲ期），2%～5%发生远处转移（AJCC Ⅳ期）。通常而言，预后好者为局限性病变，原发肿瘤厚度≤1.0mm，90%的患者获得长期生存。肿瘤厚度＞1.0mm 的长期生存率为 50%～90%不等。

肿瘤厚度越厚，淋巴结受累的可能性越高。区域淋巴结受累，生存率几乎减半。Ⅲ期患者 5 年生存率为 10%～60%不等，取决于瘤负荷等因素。远处转移患者的长期生存总体不超过 10%，但也有部分患者生物学特性独特而进展缓慢。

（四）组织病理学表现

Pinkus 和 Mehregan 提出了对黑色素性肿瘤恶变进行诊断的以下标准：出现有丝分裂，有淋巴细胞或浆细胞的炎症性反应，表皮真皮交界处细胞活跃（除巨大色素痣外的所有恶性黑色素瘤均起源于此位置），以及由恶性黑色素瘤破坏所致的真皮基质缺如。

不典型的黑色素细胞以单个或不规则的细胞巢分散于整个表皮，不对称，边界模糊，有黑色素细胞成熟障碍。

组织病理的演变与病程相关。开始可发现表皮和真皮交界处有不典型黑色素细胞。随着黑色素细胞的增生，真皮和表皮边界变得不规则，黑色素细胞在表皮和真皮交界处形成巢，交界处呈现虫蚀样外观。常见这些不典型的细胞沿毛囊口向下扩散。当不典型细胞侵入真皮呈"垂直生长"时，则发展成侵袭性恶性黑色素瘤，并可能转移。

（五）鉴别诊断

临床上恶性黑色素瘤可与很多种损害类似。恶性黑色素瘤绝大多数与色素性基底细胞癌类似，后者质硬，通常边缘卷起，主要发生于深色皮肤的患者。深色素性脂溢性角化病常呈疣状和油腻性,像贴在皮肤表面。还要与化脓性肉芽肿和 Kaposi 肉瘤鉴别。其他类似恶性黑色素瘤的损害有甲下创伤性血肿、老年性血管瘤、交界痣和混合痣。痣与恶性黑色素瘤的区别在于后者倾向于发病晚、逐渐生长、颜色变化慢和出现杂色。鲍温病及 Paget 病也可能有色素沉着。

三、诊断与分期

(一) 临床检查

恶性黑色素瘤患者的最初检查应集中在完善病史、查体和全身皮肤检查。对于有发育不良痣的患者,应该详细询问个人或家族史(既往是否切除过发育不良痣)。对于侵袭性黑色素瘤患者,查体时需特别注意区域淋巴结及相关引流区域。常规影像学检查如 CT、PET、MRI 等对于 I 期患者并不推荐。但是这些检查都可用来评价 II 期患者的临床特异症状和体征。对于 IB 期和 II 期的患者,作为基线检查的胸片可以选做,因为它对检测肺部微小转移灶不敏感。

对于 III 期临床判断淋巴结阳性的患者,应对可疑转移灶进行证实,可细针穿刺活检(优先)或切除肿大淋巴结活检。对于既往无明确黑色素瘤病史的患者,也可通过活检得到确诊。推荐腹股沟淋巴结转移的患者做盆腔 CT,排除有无盆腔淋巴结转移及后腹膜的淋巴结转移。

对于 IV 期远处转移患者需经细针活检(优先)或切除活检可疑转移灶以明确诊断。推荐检查乳酸脱氢酶(LDH)、胸片和(或)胸部 CT。可考虑做腹/盆腔 CT 加或不加 PET,和(或)头部 MRI。转移性黑色素瘤发生脑转移概率高,当提示有中枢神经系统轻微症状或体征时,应该做头部增强 MRI 或 CT,如果结果阳性将影响治疗。尽管 LDH 不是预测是否转移的敏感指标,但能指导预后。推荐诊断为 IV 期的患者进行血清 LDH 检测。其他血液学检查可由临床医师自行掌握。

(二) 活检与病理报告

对可疑色素病灶患者应行切除活检,切缘可扩大 1～3mm,应注意切除活检的方向(如四肢取长轴方向,面部需考虑美容的需要)。目前前哨淋巴结活检的开展日益增多,因此初始诊断取活检时,切缘不宜扩大过多,以免干扰后续治疗。如果损害太大而不能采用切除活检,可采用切取活检,对皮损应全厚切取,对预后没有影响。因为病变的厚度与预后直接相关,活检应在最厚、最不典型的部位取材,并且做多张切片以发现累及最深的部位。

根据 AJCC 分期修订版,黑色素瘤被分为下列 3 类:局限性病变、无转移证据(I～II 期),区域病变(III 期)和远处转移(IV 期)。Breslow 厚度(即用目镜测微器测量的肿瘤厚度)和溃疡是局限性病变的最重要的两个指标。在大多数近期的 AJCC 分期系统中,Clark 分级对原发灶厚度小于 1mm 的黑色素瘤也是一个很强的独立预后因子。

有丝分裂比例(mitotic rate,MR)是肿瘤增殖的指标,记为每平方毫米的有丝分裂的细胞数。Barnhill 等比较了 MR 与溃疡作为局限黑色素瘤预后的重要性。一项包括了 MR 和溃疡的多因素分析显示,肿瘤厚度、中等 MR(1～6 之间)以及 MR(超过 6)合并成为独立预后因素。另外还有很多研究也证实了 MR 作为原发性皮肤黑色素瘤的预后因子的重要性。多因素分析显示前哨淋巴结阳性的患者,除 Breslow 厚度外,MR 和年轻也是独立的预后因子。因此,病理报告中应包含 MR 以及肿瘤垂直生长情况、肿瘤淋巴细胞浸润情况和退化情况等。如有微转移卫星灶,也应记录,因为卫星灶的出现预示着局部或全身转移的风险极高。预后与 III 期患者相仿。对于 I～II 期患者,病理报告应包含 Breslow 厚度、溃疡情况、Clark 分级（尤其是厚度≤1mm）、四周及基底切缘情况、卫星灶和 MR。每个病灶都要报告 MR，因为 MR 是一项独立预后因子。

局限性病变的患者如做过前哨淋巴结活检，淋巴结是否转移是最重要的预后因子。淋巴结转移的患者中（Ⅲ期），淋巴结转移个数和是否临床可判断淋巴结转移（是否可触及淋巴结肿大）是影响生存的最重要因素，其次是原发灶的溃疡情况。其他相关因素包括囊外侵犯、转移灶在前哨淋巴结的大小和位置等。对于Ⅲ期患者，病理报告还应包括转移淋巴结个数、清扫淋巴结个数以及是否有淋巴结囊外侵犯，另外阳性前哨淋巴结中肿瘤的大小和位置也很重要。

远处转移（Ⅳ期）的患者中，转移灶的位置是最重要的预后因素。LDH 升高也是预后差的独立预后因子，这与 AJCC 分期系统一致。对于Ⅳ期的患者，医师在诊断时应记录所有转移灶的位置和血清 LDH 值。

（三）分期

1. 2002 年恶性黑色素瘤 AJCC 分期

（1）原发肿瘤（T）

T_X　原发灶无法评价（如黑色素瘤退化或薄片活检）；

T0　无肿瘤证据；

Tis　原位癌；

T1　厚度≤1.0mm 伴或不伴溃疡；

T1a　厚度≤1.0mm，Ⅱ～Ⅲ级，不伴溃疡；

T1b　厚度≤1.0mm，Ⅳ或Ⅴ级，伴溃疡；

T2　厚度 1.01～2.0mm 伴或不伴溃疡；

T2a　厚度 1.01～2.0mm 不伴溃疡；

T2b　厚度 1.01～2.0mm 伴溃疡；

T3　厚度 2.01～4.0mm 伴或不伴溃疡；

T3a　厚度 2.01～4.0mm 不伴溃疡；

T3b　厚度 2.01～4.0mm 伴溃疡；

T4　厚度≥4.0mm 伴或不伴溃疡；

T4a　厚度＞4.0mm 不伴溃疡；

T4b　厚度＞4.0mm 伴溃疡。

（2）区域淋巴结（N）

N_X　区域淋巴结无法评价；

N0　无淋巴结转移；

N1　一个淋巴结转移；

N1a　隐性转移（病理检查发现转移）；

N1b　显性转移（影像学或查体可明确判断的转移）；

N2　2～3 个淋巴结转移或移行转移（经淋巴道转移）但无淋巴结转移；

N2a　隐性转移（病理检查发现转移）；

N2b　显性转移（影像学或查体可明确判断的转移）；

N2c 卫星灶或移行转移但无淋巴结转移;

N3 4个或更多淋巴结转移,或簇样转移结节,或移行转移合并区域淋巴结转移,或卫星灶合并区域淋巴结转移。

(3) 远处转移(M)

Mx 远处转移无法评价;

M0 无远处转移;

M1 远处转移;

M1a 皮肤、皮下组织,或远处淋巴结转移;

M1b 肺转移;

M1c 其他内脏转移或任何远处转移伴 LDH 升高。

2. 临床分期 患者在进行完体格检查(包括局部及引流淋巴结和全身皮肤检查)和病理活检后可以决定患者的临床分期。根据 AJCC 分期系统,NCCN 指南将患者分为如下几组:

(1) 0期:原位癌。

(2) ⅠA期:厚度≤1mm,Clark Ⅱ~Ⅲ级,有或无潜在不良特征,如基底切缘阳性,淋巴管、血管浸润,MR 大于1。

(3) ⅠB~Ⅱ期:厚度≤1mm,有溃疡,Clark Ⅳ~Ⅴ级或任何类型的厚度>1mm,但淋巴结临床阴性。

(4) Ⅲ期:淋巴结临床阳性。

(5) Ⅳ期:远处转移。

临床诊断为Ⅰ~Ⅱ期的患者应做前哨淋巴结活检以明确病理分期,5%~30%的患者行前哨淋巴结活检后被发现前哨淋巴结转移,应重新诊断为Ⅲ期。但这些患者的预后要好于淋巴结临床阳性的患者。

3. Clark 分级 1992年,美国癌症联合会提出了皮肤恶性黑色素瘤的分级系统。

(1) pTis:指原位癌(Clark Ⅰ级)。

(2) pT1:指肿瘤厚度≤0.75mm,侵入真皮乳头(Clark Ⅱ级)。

(3) pT2:指肿瘤厚度 0.75~1.5mm 和(或)肿瘤侵入真皮乳头网状界面(Clark Ⅲ级)。

(4) pT3:指肿瘤厚度 1.5~4mm 和(或)肿瘤侵入网状真皮(Clark Ⅳ级)。

(5) pT4:指肿瘤厚度>4mm 和(或)肿瘤侵袭皮下组织(Clark Ⅴ级),和(或)原发肿瘤周围 2cm 内有卫星病灶。

四、治疗

(一)原发灶治疗

外科手术切除是黑色素瘤的治疗原则。手术切缘应该考虑病灶位置和美观效果。许多的前瞻性随机临床试验都围绕原发黑色素瘤的最佳手术切缘来开展。WHO 组织的一个国际前瞻性随机临床研究,共入组 612 名原发性恶性黑色素瘤(厚度≤2.0mm)患者接受扩大切除术。一组手术切缘为 1cm,另一组手术切缘为 3cm。经中位随访 90 个月,两组局部复发率、无病生存和总生存相似。另一个研究,入组468例厚度1.0～4.0mm恶性黑色素瘤接受扩大切除术,一组手术切缘为2cm,另一组手术切缘为4cm。中位随访10年,两组局部复发率、无病生存和总生存无差异。最近一个前瞻性随机临床试验对于厚度≥2.0mm的黑色素瘤,比较1cm和3cm的手术切缘。结果显示,切缘扩大与局部的、区域的和淋巴结的总体复发率轻微下降有关,但并不能单独改善局部复发率及黑色素瘤相关生存。一个系统回顾和荟萃分析也报道外科手术切缘2cm已经足够,原发肿瘤周围手术切缘不少于1cm。应注意的是,恶性雀斑样痣可能存在不典型的交界性黑色素细胞增生,可以延伸至肿瘤可见边缘几厘米以外的地方。对于指(趾)的恶性黑色素瘤,传统外科手术主张大范围截除甚至截肢,而近年研究表明无需如此。对拇指甲下或指端恶性黑色素瘤,Furukawa通过对指间关节水平截除和掌指关节水平截除两组患者的随访,发现生存期没有显著性差异。考虑到手的功能,在保证肿瘤切除的原则下,拇指残端越长对功能修复重建越有利。

因此,对于原位癌,切缘应扩大0.5cm。对于较大的原位恶性雀斑样痣,手术切缘必须超过0.5cm以达到切缘的组织学阴性。对于ⅠA期(≤1.0mm),推荐手术切缘扩大为1cm。对于厚度为1.01～2.0mm的患者,推荐切缘为扩大1～2cm。对肿瘤厚度超过2.0mm的患者,推荐手术切缘扩大2.0cm。外科切缘应当考虑病灶的解剖位置和患者的美容要求。专家们认为,如果解剖因素难以达到2cm切缘的,1～2cm也能接受。手指和脚趾病变的截除一般只需跨越一个关节平面。

大部分原位恶性黑色素瘤和早期恶性黑色素瘤病灶直径较小,切除后可直接拉拢缝合或行局部皮瓣转移修复。在无法直接缝合的情况下,推荐行断层游离皮片移植修复。考虑到美容需求以及功能重建,可以进行轴型皮瓣移植修复创面。例如,足跟恶性黑色素瘤切除后创面可由腓肠神经营养皮瓣进行修复。需要注意的是,当无法肯定手术切缘阴性时,不要贸然行皮瓣修复。

(二)前哨淋巴结活检

前哨淋巴结活检(sentinel lymph node biopsy,SLNB)是一种微创操作,可以明确早期恶性黑色素瘤患者是否存在淋巴结转移,以利于医师决定是否需要给患者施行淋巴结清扫手术。早在1977年就有学者提出接受肿瘤所在部位淋巴引流的第一站淋巴结称为前哨淋巴结,应在一定范围内将其切除进行病理学检查,以确定是否需进行更广泛的淋巴结清扫。从理论上讲,由于前哨淋巴结是接受肿瘤引流的第一站淋巴结,应该最先反映肿瘤的转移情况,因而是最适于进行组织病理学检查的淋巴结。

1985年,Morton首先运用淋巴闪烁扫描显影技术和活体染色技术对黑色素瘤患者前哨淋巴结进行了定位和临床试验研究。一项多中心临床研究表明,对于病灶中等厚度(原发病灶厚度为1.2～3.5mm)的恶性黑色素瘤患者,施行SLNB无助于提高患者恶性黑色素瘤相关的总体生存率,但是可以提高患者的5年无病生存率(78% vs 73%,$P=0.0009$)。对于所有淋巴结转移的患者,那些发现前哨淋巴结阳性并立即行淋巴结清扫的患者的5年生存率要明显高于那些发现淋巴结肿大再行淋巴结清扫的患者(72% vs 52%)。这说明前哨淋巴结的状态对于疾病相关生存是重要的预后因子,SLNB是具有重要预后价值的临床诊疗手段。对于原发病灶厚度≤1.0mm或≥4.0mm的患者,SNLB对预后的影响尚不清楚。回顾性研究表明两者前哨淋巴结的阳性率分别为2%～5%和30%～40%,但是,前哨淋巴结的状态对于治疗方案的制定还是具有参考意义的。

SLNB既可看做黑色素瘤的标准治疗,也可作为临床试验的内容。对于原位恶性黑色素瘤(0期)或者ⅠA期(原发病灶厚度≤1.0mm)且无不良预后因素的患者不推荐进行SLNB。对于ⅠA期伴有不良预后因素(比如厚度超过 0.75mm、高有丝分裂率、年轻)的患者,是否进行 SLNB 值得讨论。如伴有其他不良预后因素比如基底切缘阳性、肿瘤脉管侵犯等可以考虑 SLNB。对于ⅠB 或者Ⅱ期的恶性黑色素瘤(原发病灶厚度≤1.0mm 伴有溃疡,Clark Ⅳ、Ⅴ 或者原发病灶厚度≥1.0mm 的黑色素瘤),推荐行 SLNB。

前哨淋巴结活检的方法有以下几种:

1)生物染料定位法:将一种蓝色染料注入肿瘤周围组织,15~30 分钟后,在肿瘤侧引流淋巴结部位做一个小切口,通过解剖显露出蓝染的淋巴管,找出离肿瘤最近的蓝染淋巴结,即前哨淋巴结。常用的生物染料有亚甲蓝、专利蓝等。单独使用蓝色染料的检出率较低,需要有娴熟的解剖技术,假阴性率也较高。近年来,随着技术的不断改进,结果有了明显改善,单独使用生物染料检测前哨淋巴结的检出率可达 90%以上。

2)放射性胶体定位法:将一种放射性核素标记的胶体于术前注射到肿瘤周围组织,术中应用淋巴闪烁造影或 γ 计数器探测仪追踪探测,定位前哨淋巴结。常用的放射性胶体有 ^{99m}锝标记的硫胶体、锑胶体或人血清蛋白等。

3)生物染料与放射性胶体联合应用定位法:先将放射性胶体注射到肿瘤周围组织中,然后将蓝色染料注射到瘤体四周,使用手持式 γ 计数器探测仪探测前哨淋巴结的位置,然后手术解剖出蓝染的淋巴管和淋巴结。两种方法联合应用比单独应用具有更高的前哨淋巴结检出率。

切取的前哨淋巴结应采用连续切片的 HE 染色结合免疫组织化学来检测有无恶性黑色素瘤转移。局部淋巴结检出转移癌的数量和大小与大体标本的处理方法、被检切片的数量以及免疫组化技术的应用相关。恶性黑色素瘤应用 S-100 蛋白抗体和 HMB-45 抗体免疫组化染色对诊断淋巴结转移有很大帮助。Coehtan 等推荐以下方法检测恶性黑色素瘤患者的前哨淋巴结:通过淋巴结的长轴将其切为两半,每一半切成 10 张完整的组织切片进行染色,切片 1、3、5、10 用作 HE 染色,切片 2 染 S-100 蛋白,切片 4 染黑色素瘤抗体 HMB-45,切片 6、7 作为免疫组化的阴性对照,切片 8、9 用作其他免疫组化染色,或对染色不佳的切片重复染色。如果发现前 10 张切片有异常或难以确定,另外 10 张切片按同样顺序进行取样检查。

(三)淋巴结清扫

局部淋巴结侵犯是恶性黑色素瘤最常见的局部转移方式和复发的主要原因,外科手术是主要的治疗手段。原位恶性黑色素瘤以及前哨淋巴结活检阴性的Ⅰ、Ⅱ期患者不需要行局部淋巴结清扫。前哨淋巴结阳性的Ⅲ期患者应进行选择性淋巴结清扫术。这些患者出现非前哨淋巴结转移的比例大约有 20%。淋巴结清扫的范围不应盲目求大,这对提高患者的生存没有帮助,反而因为手术并发症影响患者的生活质量。对于淋巴结临床阳性的Ⅲ期患者,如果在诊断时就有可触及的淋巴结,那么 70%~85%的患者已出现了远处转移,5 年生存率仅为 30%。然而,出于治标的目的,如果没有远处转移的影像学等证据,应进行淋巴结清扫。在腹股沟淋巴结转移的情况下,如果 PET、盆腔 CT 等检查怀疑存在髂部或闭孔淋巴结转移,仅行浅组淋巴结清扫是不够的,应同时行深组淋巴结清扫。另外,如果术中发现 Cloquet's 淋巴结转移,也应行深组淋巴结清扫。清扫手术应记录清扫出的淋巴结数量以及手术的确切范围以保证淋巴结清扫的质量。

腹股沟淋巴结清扫最常见的并发症是淋巴漏以及局部皮瓣坏死、肢体淋巴水肿等。因此,应仔细评估患者是否能够耐受在病灶扩大切除的同时进行区域淋巴结清扫。过去大家更倾向于行二期淋巴结清扫,即在原发病灶切除后半个月到一个月行淋巴结清扫,以发挥淋巴结对术中出现转移的肿瘤细胞的阻挡作用。然而,现在没有这方面明确的证据,许多医师选择一期淋巴结清扫。我们对于病灶切除后需要行复杂修复手术的患者常选择行二期淋巴结清扫以利于患者耐受和修复手术的创口愈合。

(四)辅助治疗

1. 干扰素治疗　干扰素对于恶性黑色素瘤的辅助治疗效果是肯定的。大多数原位或者早期黑色素瘤原发灶切除即可治愈,不需要进行辅助治疗。有高危复发风险的淋巴结阴性的早期恶性黑色素瘤和Ⅲ期患者,可在病灶扩大切除后(Ⅲ期患者行淋巴结清扫术后)进行干扰素治疗。临床研究表明,中低剂量的干扰素对于延长患者的无复发生存以及总体生存作用不大。目前推荐进行大剂量干扰素治疗,方案为干扰素(IFN-α-2b)静脉滴注,每天 $20MU/m^2×5～7$ 天,连续 4 周后皮下注射 $10MU/m^2×3/$ 周×48 周,共 52 周。该方案可以有效延长患者的无复发生存时间,但是对总体生存的改善尚不确定。大剂量干扰素治疗的常见副作用包括流感样症状、发热等。如有骨髓抑制可出现血液白细胞减少。不能耐受者应减量或停药。

2. 放疗　术后放疗的效果尚不确切。对于临床上有多个淋巴结阳性的患者,或淋巴结周围软组织侵犯,特别是原发于头颈部ⅢC期患者推荐术后淋巴结区域放疗。Ⅳ期患者放疗的适应证一般认为包括椎管内压迫(结合外科手术减压和固定)、骨转移、难以手术切除的系统内脏转移、不宜手术或区域灌注治疗的广泛皮肤转移等。

3. 其他免疫治疗　其他非特异性的免疫治疗包括左旋咪唑、卡介苗等,有一定疗效。抗 CTLA-4 单抗和树突状细胞(DC)疫苗治疗黑色素瘤显示出了良好的应用前景。目前抗 CTLA-4 单抗的临床研究集中于剂量与疗效、毒性的关系,结果显示,剂量与毒性无明显正相关性,高剂量疗效似乎更优,毒性主要表现为结肠炎和腹泻。一项回顾性研究分析了 70 例接受连续树突状细胞疫苗治疗的晚期恶性黑色素瘤患者的生存资料,结果表明疫苗安全性良好。随访至 2006 年 12 月,中位总体生存时间为 46 个月。15 例生存,其中 5 例完全缓解,2 例部分缓解,8 例带瘤生存。LAK 细胞加白细胞介素-2(IL-2),或单用大剂量 IL-2 进行过继免疫治疗,是另一种毒性治疗方法,对有些患者有效。大剂量 IL-2 总有效率与化疗相似,为 12%～21%,只有 4%～6%的患者长期完全缓解,部分缓解约 10%。IL-2 吸入联合系统的达卡巴嗪化疗可使 18.5%的肺转移患者完全缓解,中位生存期达 12 个月,但此法对肺外转移灶疗效甚微。

4. 化疗　恶性黑色素瘤远处转移的患者治疗效果不尽如人意,化疗抵抗,缺乏有效细胞毒制剂,作用不全且不持久。单药化疗有效率 10%～20%,常用药物达卡巴嗪治疗播散型黑色素瘤,约 20%的患者敏感并反应良好,但获得长期缓解者则非常罕见,即使联合用药也作用甚微。Garbe 报道静脉每天 $250mg/m^2×5$ 天,3～4 周重复,反应率 12.1%～17.6%;静脉 $800～1200mg/m^2×1$ 天,3～4 周重复,反应率 5.3%～23%。研究结果显示,比较热门的靶向治疗药物索拉非尼联合达卡巴嗪在客观有效率和无进展生存率方面疗效显著。其他药物有亚硝基脲类、铂金复合物和紫杉醇等。有Ⅱ期临床试验报道多种药物化疗总有效率可达 50%。但多中心研究表明联合化疗对于Ⅳ期患者生存率并不优于单用达卡巴嗪。多药联合化疗目前常用 CVD(顺铂＋长春新碱＋达卡巴嗪)和 CDBT(顺铂＋达卡巴嗪＋卡莫司汀＋他莫昔芬)。CVD 方案被认为 40%部分有效,4%完全有效,持续有效中位值约 9 个月;CDBT 方案被认为 46%部分有效,16/141 完全缓解。

近年新口服烷化剂替莫唑胺引起学者关注,每天 150～200mg/m^2×5 天,间隔 4 周重复,可通过血脑脊液屏障,单独或联合放疗对脑转移灶效果确切。灌注化疗已经被用于四肢的恶性黑色素瘤,这项技术对局限性晚期病例有效,免去了截肢的必要。

(五)随访

所有恶性黑色素瘤患者,包括 0 期和原位癌患者应至少每年由医师进行一次皮肤检查,检查频率应根据个人危险因素决定,如皮肤类型、家族史、有无发育不良痣以及非黑色素瘤皮肤癌病史。临床医师应教育患者每月对皮肤和淋巴结进行自我检查。

IA 期恶性黑色素瘤患者,应根据临床情况每 3～12 个月询问病史和查体(重点检查区域淋巴结和皮肤),共 5 年,此后每年 1 次。IB～IV期患者头 2 年每 3～6 个月询问病史和查体(重点检查区域淋巴结和皮肤),共 2 年;后 3 年每 3～12 月 1 次;以后至少每年一次。胸片、血清乳酸脱氢酶(LDH,有研究者回顾性评价 LDH 的作用,结果表明,LDH 可预测转归,LDH 水平越高,总体生存时间越短)和血细胞比容等可由医师自行掌握,每 6～12 月复查 1 次。在怀疑有复发和转移等情况下,可考虑进行 CT、MRI 和 PET 检查。

第四节 其他皮肤恶性肿瘤

一、乳房外 Paget 病

Paget 病最早于 1847 年由英国外科病理学家 Jame Paget 描述。乳房外 Paget 病(extrammazy Paget's disease)又称乳房外湿疹样癌(extrammammary eczematous carcinoma),比较少见。由于临床少见且无特异性表现,医师容易忽视,不作病理检查,从而导致误诊,延误病情者亦屡见不鲜。原发性乳房外 Paget 病的起源目前仍有争论,以往认为 Paget 细胞来源于汗腺癌沿导管上皮向表皮蔓延,但发现表皮及附属器的病变为多灶性起源,真皮内浸润来自表皮而非导管及腺体结构。免疫组化结果支持顶泌汗腺起源,推测它可能起源于顶泌腺分化的多潜能细胞。继发性乳房外 Paget 病的表皮病变常由深部直肠、子宫颈或膀胱癌扩展而来。

本病大多好发于男性,女性少见。常发生于 50 岁以上,病程缓慢,病期半年至十多年。其损害好发于顶泌汗腺分布部位,如阴囊、阴茎、大小阴唇(图 2-2-19)和阴道,少数见于肛周、会阴或腋窝等处。大多为单发,少数多发,同时发生于两个部位者更少见,极少数患者可伴发乳房 Paget 病。乳房外 Paget 病可继发于腺癌的扩展,如从直肠到肛周区,从宫颈到女阴区,从膀胱到尿道、龟头或腹股沟区等。另一方面,长期在生殖器部位的乳房外 Paget 病可侵犯宫颈或泌尿道。损害如同乳房 Paget 病,呈界限清楚的红色斑片,大小不一,边缘狭窄、稍隆起,呈淡褐色,中央潮红,糜烂或渗出,上覆鳞屑或结痂,有时呈疣状、结节状和乳头瘤状,自觉有不同程度的瘙痒,少数有疼痛。少数病例可有淋巴结转移。

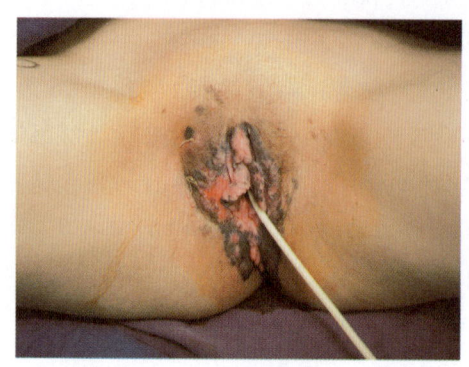

图 2-2-19　女性外阴 Paget 病

病理检查可见角化过度、角化不全、棘层肥厚以及表皮内有不等量的淡染空泡状 Paget 细胞。乳房外 Paget 病的 Paget 细胞含涎黏蛋白、耐淀粉酶和耐玻璃酸酶,故对 PAS、阿丽新蓝染色可呈阳性。免疫组化显示 Paget 细胞对癌胚抗原、顶泌汗腺上皮抗原均呈阳性,雌激素受体和孕激素受体阳性者较低,与乳房 Paget 病明显不同。

对 50 岁以上老年人发生在外生殖器部位或肛周长期不愈的湿疹样的皮肤损害,特别是边缘明显者,应与真菌感染、皮肤湿疹鉴别,组织活检可以明确诊断。

治疗上首选手术扩大切除,也可采用 Mohs 显微切除术。如损害范围较大,需行植皮手术。累及腹股沟、外阴和肛周等部位时,可考虑行皮瓣移植修复以恢复功能(图 2-2-20)。乳房外 Paget 病患者应行全身检查以排除身体其他部位恶性肿瘤的存在,术后定期随访。复发病例可再次手术切除。

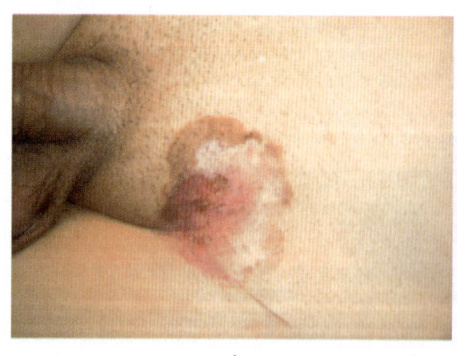
A

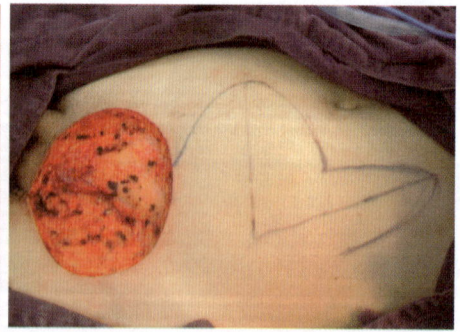
B

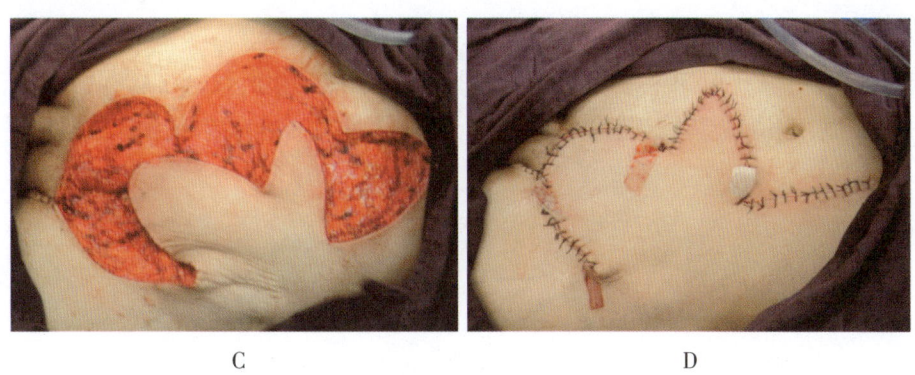

图 2-2-20 左腹股沟区 Paget 病,扩大切除后用双叶皮瓣修复创面

二、Kaposi 肉瘤

本病又名多发性特发性出血性肉瘤(multiple idiopathic hemorrhagic sarcoma),1872 年由 Moritz Kaposi 首先报道。近年来我国新疆地区报告较多,主要见于当地少数民族。此病在非洲也呈区域性分布。在艾滋病患者中 Kaposi 肉瘤发病率也很高。

本病病因不明,多因素引起,基因易感性、地理环境因素及内分泌等影响本病发生,而且病毒的感染和自身的免疫功能缺陷等也与本病有关。

不同的高危人群中 Kaposi 肉瘤的临床表现不同,可分为四型,即经典型、非洲型、同种异质移植型和艾滋病相关型 Kaposi 肉瘤。

(一) 经典型或欧洲 Kaposi 肉瘤

多见于有西欧血缘者,发生于 50～70 岁男性,早期损害最常见于下肢远端及手与前臂等处,呈淡红、淡蓝黑、青红或紫色斑或斑块,有些可呈环形或匐行性斑片,以后增大融合形成大的斑块或结节,质如橡皮,部分似海绵状或加压缩小。可单个或几百个,大小不一,直径可达 10cm 以上,伴毛细血管扩大和患处肿胀,以后可发生明显的淋巴水肿,后期斑块与结节可出现于面部、耳、躯干及口腔,特别是在软腭较多见。病情缓慢进行时,可出现新结节,并渐增大,可发生溃疡,甚至坏疽。然而部分病例可出现缓解,有的损害自行消退,留下萎缩及瘢痕,伴有色素沉着。

除皮肤外,最常受累的部位是皮下淋巴结,约占全部病例的 10%,表现为淋巴结肿大。10% 病例有内脏受累,胃肠道最常见。骨骼变化富有特征,并有诊断价值。极少数病例只有内脏损害而无皮肤表现。本型死亡率仅为 10%～20%,平均存活 9 年。

(二) 非洲型 Kaposi 肉瘤

是非洲赤道地区相当常见的肿瘤,占恶性肿瘤的 9%,多见于 25～40 岁成人,也见于儿童。皮损广泛,并可累及淋巴结、肝、肺和胃肠等。损害可分为结节型、鲜红色型、浸润型和淋巴结病型 4 型。结节型常见,可与其他类型同时存在,发展缓慢,可自行缓解;鲜红色型生长快,易溃破出血或继发感染,可侵入真皮和骨组织;浸润型常局限于手、足部,呈深部浸润、纤维化、硬结、非凹陷性水肿,常有骨质破坏,损害发展缓慢;淋巴结病型多见于儿童和年轻人,皮肤损害可有可无,涉及的淋巴结生长迅速,预后极差。以皮肤损害为主的儿童患者,病程进展往往较慢。

（三）同种异质移植型 Kaposi 肉瘤

此型系器官移植，特别是肾移植后，长期使用免疫抑制剂治疗所致，皮损广泛分布于皮肤和黏膜，淋巴结和内脏受累或不受累。病程进展快，但停止免疫抑制剂治疗后，皮损可自愈。

（四）艾滋病相关型 Kaposi 肉瘤

艾滋病患者感染 HIV 后，细胞免疫功能严重缺陷，易发生此病。Kaposi 肉瘤作为艾滋病最初的皮肤表现者约占 30%，在疾病发展过程中出现者约占 35%。损害分布广泛，多发生于身体上部，常见于头、颈部、足底，且对称分布，50% 患者有口腔或胃肠道损害。皮损初为红色斑，周围有苍白晕，以后变成紫色或棕色斑，苍白晕消失。一般皮损较小，直径 1cm 左右，圆形隆起。本病进展迅速，治疗困难，死亡率高。有皮肤损害而死亡的病例，均有内脏累及。自然病程不一，预后决定于艾滋病本身。

四型 Kaposi 肉瘤的皮肤组织病理变化相同。但艾滋病相关型的损害大都处于早期斑片期，而较少处于结节期。早期表现为慢性炎症或肉芽肿性炎症，有新血管及淋巴管形成，并且扩张，可见水肿、出血。血管周围有淋巴细胞、浆细胞及肥大细胞浸润。毛细血管内皮细胞大而突入管腔。仅个别损害可见由毛细血管及不同程度的肉瘤样组织构成，并有红细胞外溢及含铁血黄素存在。因此，早期的组织中出现大的突出的内皮细胞、溢出的红细胞及含铁血黄素时，应考虑到早期 Kaposi 肉瘤的可能性。在晚期损害中，组织象可以是内皮细胞显著增生为主，或血管周围梭形细胞、异形成纤维细胞增生。在血管瘤性损害中，有许多血管腔，大小不一，大多为单层大的内皮细胞，围绕有成纤维细胞。间质常有红细胞溢出和含铁血黄素沉积，并见梭形细胞呈条索状交织排列，胞界不清，核呈圆形或梭形，向各个方向不规则伸展，深染，可见核有丝分裂象。梭形细胞构成许多裂隙，充满血液，无内皮细胞衬托，间质内水肿、出血、含铁血黄素沉积，周围有炎症细胞浸润，可见坏死和纤维化。

早期损害如颜色、发病部位比较典型而且缓慢加重，则诊断较易。但如开始明显水肿，则诊断较困难，需结合组织病理检查明确诊断。此外尚须与其他肉瘤及血管肿瘤区别。

早期局限性的小损害可手术切除。各型 Kaposi 肉瘤对局部放射治疗均敏感，化疗对绝大部分患者有效。皮损内注射，可能有暂时效果。长春新碱 0.1mg/ml 注入损害内，每次不超过 3ml，间隔两周，可使肿瘤暂时消退。

三、隆突性皮肤纤维肉瘤

本病是一种生长缓慢、起源于皮肤并可扩展至皮下组织的局限性低度恶性的纤维肉瘤，病因不明，由于该肿瘤常常呈蟹足样结构向周围组织伸展，故临床不易切除干净，局部复发率较高，为 0~60%。

本病男性稍多见，可发生于任何年龄，最常见于中年，少数发生于儿童。美国的年发病率为 0.42/100000。肿瘤表现为隆起质硬肿块，其上可发生多个结节，呈淡红、青紫色。损害逐渐增大，并可融合，有时呈多叶状，表面稍光滑，生长缓慢。通常与上面表皮附着，而很少与深部组织附着（图 2-2-21）。一般无自觉症状，个别有轻度或中度疼痛。轻度外伤后可破溃出血。通常为单发，好发于躯干，常见于前胸，其次为四肢，但身体各部位均可发生。病期可长达 50 年。此瘤除隆起表面外，也可作

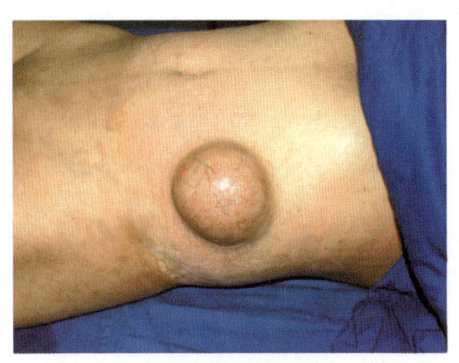

图 2-2-21　腹壁隆突性皮肤纤维肉瘤

侵袭性生长，侵及皮下组织。如切除不干净，局部可复发。局部转移率为 1%，虽然也有转移到肺、腹、脑、骨质或附近淋巴结者，但不常见，占 4%～5%。而且转移仅出现于晚期，往往是局部多次复发的结果。转移期为 1～33 年。

肉眼见肿瘤为局限性分叶状硬固结节，切面呈黄褐色或灰白色。位于皮肤，很少侵及深部组织。在同一肿瘤内，组织学表现并不相同。但通常可找到不典型病变，其中成纤维细胞产生网状纤维，而胶原纤维排列成漩涡状或车轮状，核有丝分裂象少，胶原纤维不多，血管比较丰富，偶见"黄瘤细胞"，真皮乳头往往受肿瘤侵犯，表皮及附属器萎缩。细胞的多少及异性程度在肿瘤的不同部位变异很大，有些部位可全部为纤维硬化性。核有丝分裂少见。通常向周围扩大。复发者更不规则，为多发结节，比原发者细胞成分多，可以看不到典型致密的车轮状结构，大都呈粘连瘤样。

在临床上出现隆起、硬固纤维性损害，缓慢生长，表面皮肤萎缩时，可推测为本病。病理中找到致密的成纤维细胞排列成车轮状结构，即可确诊。本病应与其他起源于深在肌肉组织的软组织肉瘤区别，通常组织切片可以辨认，但需做特殊染色。韧带样瘤可起源并附着于深在筋膜，表面有正常皮肤。其他起源于筋膜的纤维瘤通常可借助于组织学加以区别，这些肿瘤的间质较细胞成分少，并且无典型的车轮状结构。偶尔皮肤纤维瘤可有很多细胞，大小可达 2～3cm，但几无车轮状表现，并有许多含铁血黄素及吞噬脂质现象。无色素性的恶性黑色素瘤有的需要鉴别，但不大有梭形细胞呈车轮状结构，同时可见交界活跃现象，而且不产生网状纤维及胶原；新鲜组织可用多巴反应或 S-100 蛋白免疫组化染色，有助于鉴别。

本病的治疗首选手术切除，因局部可发生侵袭性生长，故应较广泛地切除。推荐切除边缘扩大 2～4cm，深达筋膜，术中及术后病理均需对切缘进行充分评估。如肿瘤较大则首先考虑植皮，如对切缘情况不确定，可以待病理报告后延期修复。放射治疗虽效果不好，但可用于术后辅助治疗以减少复发。如属复发病例，则更应广泛地切除。多次术后复发可发生转移，但少见。对于存在 17、22 号染色体易位突变的隆突性皮肤纤维肉瘤患者，可应用蛋白酪氨酸激酶抑制剂依马替尼进行治疗。该药已被批准用于临床无法切除的、复发性的以及转移性的隆突性皮肤纤维肉瘤。隆突性皮肤纤维肉瘤患者应每隔 6～12 个月进行随访。

四、恶性纤维组织细胞瘤（malignant fibrous histiocytoma）

本病又称为纤维黄色肉瘤（fibroxanthosarcoma），是一种多形性肉瘤，可能为中老年最常见的软组织肉瘤。肿瘤大小,特别是肿瘤深度,与存活率关系很大。

本病可分两型,即浅在型与深在型。浅在型虽可达筋膜,但多限于皮下组织。极小部分肿瘤也能侵犯浅表皮肤而发生破溃。深在肿瘤或者完全位于肌肉内,或者从皮下组织通过筋膜进入肌肉。深在肿瘤较浅在者多见一倍。深在者4年存活率明显减少,两者分别为40%及65%。除局部淋巴结转移外,肺转移也多见,为死亡的常见原因。最常见发病部位为腿、臀部,约占1/3。头部、手、足跟有时可见。肿瘤通常相当大。因其境界不清,故即使认为切除大小已足够,仍有近半数出现复发,预后较差,可经淋巴结或血行转移,而较多转移至肺部。

此肿瘤含有丰富的细胞成分,具有多形性表现。有些细胞核长形乃至梭形,胞质很少,交织排列呈漩涡状,因此这类细胞呈成纤维细胞样,细胞中间尚有少量胶原。其他细胞呈多角形,核形态不规则,胞质丰富,或嗜酸或空泡化,故此类细胞呈组织细胞样。而有些细胞由于脂质的贮留而有明显空泡化,因此表现为泡沫细胞。此外,尚有多核巨细胞,核大、深染、奇形怪状,有丝分裂象常见,有的有异形。有些肿瘤有许多泡沫细胞以及奇形怪状巨细胞,胞质泡沫化,因此,这种肿瘤曾称为纤维黄色肉瘤。

恶性纤维组织细胞瘤在病理上可有四种变型,即黏液样型、炎症型、血管瘤样型及巨细胞型。黏液样型细胞相对较少,在黏液样基质中有丰富的酸性黏多糖,可见奇形怪状或梭形细胞。炎症型可见弥漫而密集的中性粒细胞浸润,无组织坏死。有些肿瘤中可见许多泡沫细胞及含有脂质的奇形怪状的巨细胞。血管瘤样型除肿瘤组织外,尚见囊性腔隙,在囊腔内可见大片溢血,附近尚见薄壁血管腔。巨细胞型除多形巨细胞外,尚可见破骨细胞样巨细胞,胞质丰富,核多呈泡状,大小一致。电镜证实瘤细胞为具有双向分化的未分化间叶细胞,可向成纤维细胞或组织细胞分化,故具有两种细胞的形态特征。

诊断需要通过病理检查确定,但病理上应与非典型纤维黄色瘤区别,后者病变较小,起源于真皮,无向深部组织侵袭的趋势。此外,恶性纤维组织细胞瘤常见涡纹状结构,而在非典型纤维黄色瘤则无此现象。

本病病变有的较深,因此要广泛切除,否则容易复发。需要时则合并化疗。切除后复发率约25%,本病35%发生转移,总体生存率为50%。

五、纤维肉瘤

本病是一种最常见的软组织肉瘤,以往又名黏液纤维肉瘤(myxofibrosarcoma),是成纤维细胞的恶性肿瘤,可以产生网状纤维及胶原纤维。纤维肉瘤生长缓慢,可发生局部侵袭性生长及复发,晚期才发生转移。

本病多见于中年男性,好发于四肢和躯干,其次为头部、颈部。肿瘤表现为深在单发局限性硬骨结节,表面紧张,光亮发红,不易破溃,通常表面皮肤正常,可以移动,但侵犯邻近组织时则固定不能移动,可浸润至皮下脂肪、肌肉、筋膜等。如病变起源于真皮或后来侵犯到真皮时,则表面皮肤可发生萎缩、色素沉着及破溃,偶尔表现为蕈样肿块,在局部切除瘢痕附近可出现多发性损害。反复切除后,仍常见复发。多次复发后可出现系统症状。转移灶可见于肺,偶见于肝,局部淋巴结转移则很少见。更加恶性者肿瘤较大,而且较柔软,进展更为迅速。肿瘤亦可见于婴儿,甚至出生时即有。

分化较好的纤维肉瘤质地较硬，切面表现为灰白色，均匀一致。较为恶性者则为黄褐色，柔软，同时含有继发性囊性变，坏死或出现，生长缓慢的肿瘤中有钙化及骨化现象。纤维肉瘤亦可表现为胶状或黏液样变化，故以往曾称为黏液纤维肉瘤。

镜下可见肿瘤由梭形成纤维细胞组成，交织成漩涡状，这些细胞可产生丰富的网状纤维，有时也能产生粗胶原束。大多数皮肤纤维肉瘤分化良好，产生丰富的纤维组织，很少有丝分裂，未见明显漩涡状结构，而产生纤维少，这些现象表明有侵袭性，预后较差。分化不好的肿瘤细胞有明显的有丝分裂，但大而不规则的巨细胞或怪细胞则并不常见。肿瘤细胞可侵入血管壁内。分化更差的梭形细胞肉瘤，往往不能分清其组织来源。

通常需作病理确诊，但此瘤需与隆突性皮肤纤维肉瘤、恶性纤维组织细胞瘤、平滑肌肉瘤、梭形细胞鳞癌等鉴别。

本病需外科广泛切除。对放射治疗不敏感。术后 5 年存活率为 50%。

六、脂肪肉瘤

脂肪肉瘤是成脂肪细胞的恶性肿瘤。成脂肪细胞是一种形成脂肪的特殊间叶细胞。脂肪肉瘤是第二位常见的软组织肉瘤。男性稍多于女性，可发生于任何年龄，但大多数在 40 岁以上。此病除发生于腹腔及大腿软组织外，很少发生于其他部位，但也有报告发生于躯干及四肢者。极少数病例是发生于原有的脂肪瘤基础上。

通常发生于深部肌肉软组织，表现为一大肿块，边缘不清。脂肪肉瘤可生长至很大，硬固。除非晚期患者，一般皮肤很少受累。组织学上分化不好者有 30%～40% 发生转移，而分化好的则较少转移。虽然也可转移到肝、骨髓、中枢神经系统，但以肺为常见转移部位。

肉眼见大而硬固的损害，境界较清楚。通常为黄褐色、橙黄色、棕红色。约半数为黏液硬度，组织学上则为黏液样结构。大多数黏液脂肪肉瘤分化好，预后也好。但有些分化不好。肿瘤内或其周围如有许多淋巴细胞、浆细胞，则为预后良好的表现，表面机体有抵抗力。

本病治疗首选外科手术广泛切除。对放射线较敏感，但单独使用疗效不满意。

七、梅克尔细胞癌

本病又名柱状癌（trabecular carcinoma），是 1972 年 Toker 首先描述的，但当时误诊为汗腺癌。至 1978 年 Tang 与 Toker 用电镜发现肿瘤细胞胞质中有散在圆形、有膜包被的颗粒，直径 120～210nm，中心致密，膜下方有清楚的晕环，因此确定为梅克尔细胞癌。

梅克尔细胞癌好发于老年男性，过度的日光暴晒为主要危险因素。肿瘤大多数为单发结节，但也有在某一区域内多发或广泛多发，一般不破溃。约半数肿瘤发生于头颈部，但也见于其他部位处。局部复发率 25%～30%，区域淋巴结转移率 52%～59%，远处转移率 34%～36%。总体 5 年生存率 30%～64%，其恶性程度不亚于恶性黑色素瘤。

梅克尔细胞癌组织学表现为真皮乃至皮下可见肿瘤细胞排成束条、带状或成簇，互相交叉吻合，与表皮不粘连，肿瘤细胞大小形态一致，核密集，圆形，呈泡状。胞质稀少，境界不清，不能辨认其边界。通常核有丝分裂象很多。胞质内有嗜银颗粒,用硝酸银浸染能染成黑色,但大多数病例中,颗粒数目很少。绝大多数病例 CK20 表达阳性而 TTF-1 表达阴性,可与小细胞肺癌相鉴别。

本病属恶性肿瘤,并可转移致死,因此应争取早期手术切除。手术前建议先行前哨淋巴结活检。手术切缘扩大 1～2cm,如无法缝合建议行断层皮片移植修复以利于观察是否有局部复发。有淋巴结转移而无远处转移的患者推荐行区域淋巴结清扫。术后可辅助放疗,晚期患者只能采用化疗。本病患者术后第一年应每隔 1～3 个月进行随访,第二年每隔 3～6 个月进行随访,此后每年都应进行随访。如有方法,应及时治疗。

(胡学庆　马奇)

第三章

先天性和遗传性疾病

第一节 回状颅皮

一、概述

回状颅皮（cutis verticis gyrata, CVG）又称皱褶性厚皮病（pachyderma plicaturee），因为头皮肥厚并皱折呈脑回状而得名。

二、病因

根据起病原因，回状颅皮分为原发性回状颅皮和继发性回状颅皮。原发性回状颅皮又称为真性回状颅皮，是一种罕见的皮肤病，病因不明，可能与常染色体隐性遗传有关，属于人的一种返祖现象。若是因为头皮或全身发生某种疾病，继而头皮发生肥厚皱折，则称为继发性回状颅皮，常继发于头皮的湿疹、脓皮病、银屑病、肿瘤、头皮外伤、肢端肥大症、神经纤维瘤、黏液性水肿等。

临床上我们见到的多为继发性的回状颅皮，真性回状颅皮罕见，尤其是发生于女性患者。国内2002年王强等曾报道过1例女性真性回状颅皮。在国外，Schepis等在发现的22例真性回状颅皮患者中，仅有1例为女性患者，说明女性真性回状颅皮在国外亦非常罕见。

三、临床表现

颅皮增生肥厚，形成数目不等的条状褶皱及凹沟，状如脑回（图2-3-1，图2-3-2）。每个皱褶宽约1cm，其上头发正常但略显稀疏。较少有家族性，继发者伴发有其他原发性疾病。本病多在青春期前后发生，96%在30岁前发病。男性发病率为女性的5～6倍。

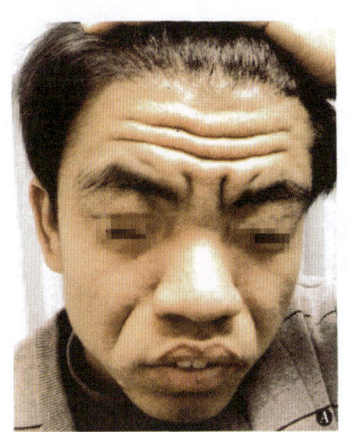

图 2-3-1 继发性回状颅皮

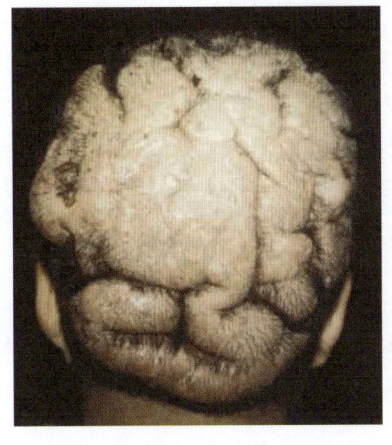 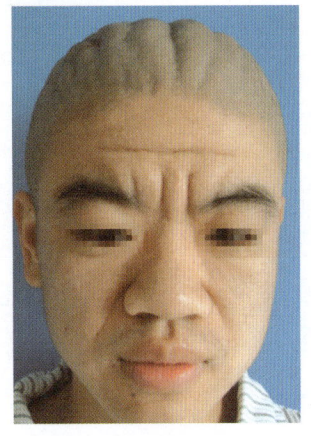

A　　　　　　　　　　　　　　　B

图 2-3-2 原发性回状颅皮

四、诊断

本病根据典型的临床表现,结合病理活检可以明确诊断,另外尚需排除骨膜增生厚皮症(pachydermoperiostosis)、脑回状真皮内痣(cerebriform intradermal neves)等疾病。

五、治疗

回状颅皮的治疗主要是手术切除。面积小的可以直接切除或分次切除,面积大的可行扩张器埋植术治疗。继发于全身性疾病的患者,应首先治疗全身性疾病。

第二节 结节性硬化症

一、概述

结节性硬化症(tuberous sclerosis complex, TSC)又名结节性脑硬化综合征、Bourneville病、Epiloia、Bourneville-Pringle母斑症。1880年由法国医师Bourneville首先描述其神经症状和病理变化,1908年,Heinrich Vogt指出该病的三联症,即癫痫、智力低下和面部血管纤维瘤。本病属常染色体显性遗传病,但散发病例亦不少见,可归类于神经皮肤综合征,源于外胚层的器官发育异常,病变累及神经系统、皮肤和眼,也可累及中胚层、内胚层器官如心、肺、骨、肾和胃肠等。文献报告,本病的发病率约为1/100 000~3/100 000,男女之比为2∶1~3∶1,66%的患者有智力障碍,80%~90%的患儿并发癫痫。

二、病因及发病机制

虽然常见散发病例,但约1/3的患者有阳性家族史,故认为本病属于常染色体显性遗传。约2/3的病例有自发性基因突变。基因突变是引起结节性硬化最常见的原因,目前已知的突变基因有两处,分别位于9号染色体(9q34)和16号染色体(16p13.3),分别命名为TSC1型和TSC2型;两型引起的临床表现无明显差别。TSC为肿瘤抑制基因,基因产物分别为错构瘤蛋白(hamartin)和马铃薯球蛋白(tuberin),它们的功能是调节细胞的生长和分化。当TSC发生突变时,它们对细胞的生长调节失控,引起外胚层、中胚层和内胚层细胞生长和分化异常,导致肿瘤发生。

三、临床表现

临床表现因病变部位的不同而复杂多样。特征性的表现有皮肤损害、癫痫和智力障碍。常在5岁前就发病,到青春期表现更为明显,但也可到成年后仍呈隐性状态。

皮肤损害发生率高,发病时间早,易于发现,具有重要诊断意义。

(一)常见的四种特征性损害

1. 血管纤维瘤 以往称为Pringle皮脂腺瘤。由扩张的毛细血管和过度增生的结缔组织组成,而皮脂腺往往萎缩。见于80%~90%的患者,通常在2~5岁时发现,至青春期因生长迅速而更为显著。为带有黄色的毛细血管扩张性红丘疹,蜡样光泽,直径 1～10mm,从鼻根、鼻旁、鼻唇沟延至颊旁颈部。群集而不融合,以鼻唇沟附近最多,左右对称,无自觉症状(图 2-3-3)。

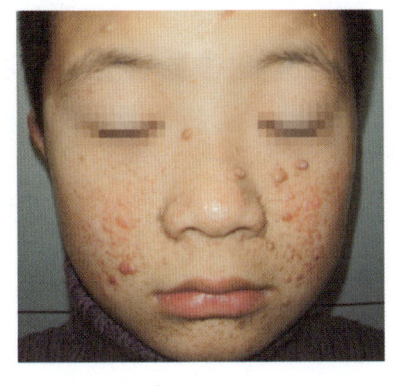 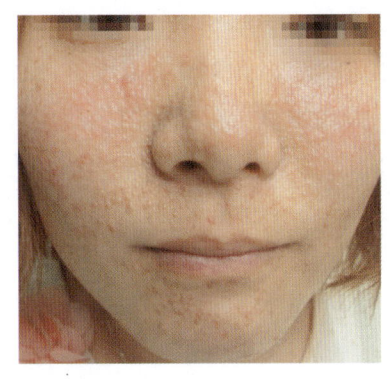

图 2-3-3　结节性硬化血管纤维瘤

2. 甲周纤维瘤　又称 Kdnen 瘤,见于 15%～30%的患者,多于青春期出现,为甲皱或甲侧长出的肉色赘生物,光滑、坚韧,长 5～10mm,无自觉症状(图 2-3-4)。趾甲发病率高于指甲。

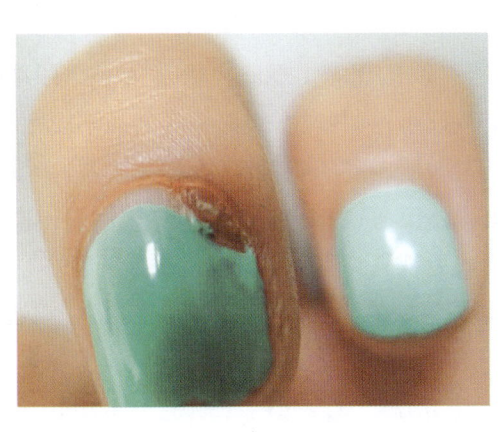 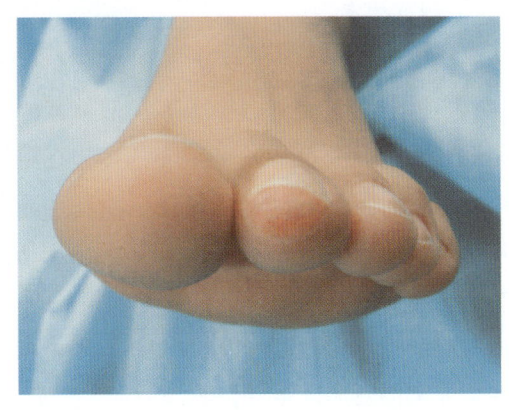

图 2-3-4　甲周纤维瘤

3. 叶形白斑　见于 87%～100%的患者。为 1～3cm 长的柳叶形或卵圆形色素减退斑,躯干及上下肢均可出现,在滤过紫外线下检查更易发现。在皮肤症状中出现得最早,对本病的早期正确诊断有重要意义。

4. 鲨鱼皮样斑　20%～80%的患者可出现皮革样斑块,正常肤色或略淡于肤色,表面粗糙,略高出皮肤,直径自几毫米至几厘米,常位于腰骶部(图 2-3-5)。

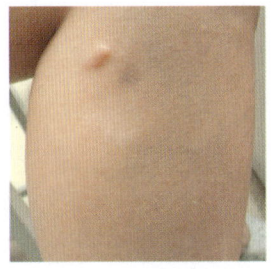

图 2-3-5　鲨鱼皮样斑

其他还可见到的皮肤症状有：前额及头皮较硬的纤维瘤样斑块；颈部及腋下带蒂的纤维瘤；咖啡色斑点；白发症，约见于60%的患者；不太明显的痣样损害。

（二）神经系统损害

主要发生在大脑，只有15%累及小脑，极少累及脊髓。癫痫发作及智力低下是本病的特征。

1. 癫痫　癫痫发作可在疾病的早期皮肤损害或颅内钙化之前几年即已出现，可见于80%～90%的患儿，多在2岁以内出现。癫痫可表现为任何发作形式，起初可能表现为婴儿痉挛症，以后转变为全身性发作或部分性发作。有些患者可仅有癫痫发作而无其他临床表现。约30%的患者死于严重的癫痫持续状态或癫痫发作时的意外事故。

2. 智力障碍　66%的患者有不同程度的智力减退，常在2～3岁即出现，甚至更早。有智能障碍者几乎均有癫痫发作，智力正常者则约70%有癫痫发作。发生癫痫年龄早者更易出现智能减退，极少数患者仅表现为智能减退而无癫痫发作。

神经系统损害亦有表现为人格和行为异常、情绪紊乱和精神异常。偶尚有肢体瘫痪、共济失调、不自主动作等症状。1.7%～10%的患者可出现室管膜下巨细胞星形细胞瘤，肿瘤增大后可阻塞脑脊液循环通路而发生脑积水及颅内高压表现。

（三）眼部损害

视网膜晶状体瘤亦是本病特征性表现之一，30%～75%的患者出现此症状，通常位于眼球的后极，呈黄白或灰黄色、圆形或椭圆形类似桑葚样的结节或半透明肿物，表面稍隆起而不规则，边缘呈齿轮状，大小为视乳头的一半至两倍，并有随年龄增大而增多的趋势，多无临床表现，少数可突然失明。其他尚可见青光眼、晶状体混浊、白内障、玻璃体出血、色素性视网膜炎、视网膜出血和原发性视神经萎缩等眼部表现。此外可因颅内压增高而发生视乳头水肿和继发性视神经萎缩等。

本病还可合并其他多种脏器的肿瘤或病变，如心脏横纹肌瘤、肺部多发性淋巴血管平滑肌瘤、肾脏血管脂肪瘤、胃肠息肉、口腔纤维瘤、牙齿釉质凹陷等。

在婴儿期即发病较重者，其预后较差。有3%的患儿在1岁内死亡，28%的患儿在10岁内死亡，75%的患者在25岁之前死亡。患者常死于严重的癫痫发作或继发性感染，部分死于中枢系统肿瘤、心力衰竭或肺部纤维化。肾脏肿瘤是成人结节性硬化最常见的死亡原因。

（四）实验室及物理检查

1. X线检查　可见脑内钙化结节，尤其是在基底结节区。50%～70%的患者发生位于顶区的颅内钙化。指（趾）骨可有囊肿状损害；掌跖骨、脊柱、骨盆及长骨可有皮质增厚。肺野可见不规则网状改变。

2. CT检查　可发现脑内多发性结节，为室管膜下钙化结节或脑实质钙化结节。少部分患者可发现室管膜下巨细胞星形细胞瘤。部分患者可见脑积水或脑萎缩表现。

3. 脑电图检查　常有高峰节律紊乱，随着患者年龄增长，其异常发现也可增加。

4. 超声波检查　腹部B超可发现肾脏肿瘤或囊肿。心脏彩超可发现超过50%的年轻患者有心脏横纹肌瘤，这种肿瘤一般到成年时逐渐自动消失。

5. 组织病理　皮肤损害的血管纤维瘤可见毛细血管扩张、结缔组织过度增生，而毛囊及皮脂腺常发育不良。甲周纤维瘤为血管性的纤维组织。在叶形白斑区可见酪氨酸酶活性低的异色素细胞。大脑皮质、白质基底节和室管膜下均可见神经胶质增生的硬化性结节，常伴钙质沉积，可出现异位症及血管增生等。而在小脑、延脑和脊髓则很少发生。结节由非常致密的细胶原纤维组成,内含形态异常的胶质细胞以及正常或不典型的神经元。结节内可有钙盐沉积或发生囊性变,正常的皮质结构常发生紊乱。尸体解剖 80% 病例可见胚胎型肾脏肿瘤,属良性,多发,位于皮质下。心脏横纹肌瘤是一种异常的胚胎性心肌,并过早分化成不典型的 Purkinje 细胞。肺因多发性淋巴血管平滑肌瘤可见肺结构紊乱,肺间质有弥漫性纤维瘤样组织增生结节。

四、诊断及鉴别诊断

症状典型时,诊断不难。面部的血管纤维瘤应注意与毛发上皮瘤、痤疮及囊性腺样上皮瘤相鉴别。

国际结节性硬化症协会于 1998 年制定了本病新的诊断标准,新标准分为主要指征及次要指征。

1. 主要指征 ①面部血管纤维瘤或前额斑块;②非外伤性指(趾)甲或甲周纤维瘤;③色素减退斑(等于或多于 3 处);④鲨鱼皮样斑(结缔组织痣);⑤多发性视网膜错构瘤结节;⑥脑皮质结节;⑦脑室管膜下结节;⑧脑室管膜下巨细胞星形细胞瘤;⑨单个或多发的心脏横纹肌瘤;⑩多发性淋巴血管平滑肌瘤;⑪肾血管平滑肌瘤。

2. 次要指征 ①多发性、随机分布的齿釉质凹陷;②错构瘤性直肠息肉(组织学证实);③骨囊肿;④脑白质放射状移行束(放射学证实);⑤齿龈错构瘤;⑥非肾性错构瘤;⑦视网膜色素脱失斑;⑧点彩状(confetti)色素减退斑;⑨多发性肾囊肿。

根据以上诊断标准,将本病分为:①确诊:2 个主要指征或 1 个主要指征加 2 个次要指征;②可能:1 个主要指征加 1 个次要指征;③可疑:1 个主要指征加 1 个次要指征。

五、治疗

无特异性治疗方法,主要是对症治疗。用激光、冷冻或微波去除血管纤维瘤可改善面部美观,治疗后会留下浅表瘢痕。甲周纤维瘤可手术剥除。内脏肿瘤可根据病情程度决定是否手术切除。卡马西平合用氯硝西泮及硝基西泮可有效控制癫痫的发作。当药物不能控制癫痫但有一固定的局灶性脑电图异常时,可选用神经外科手术治疗。

第三节 汗孔角化症

一、概述

汗孔角化症（porokeratosis，PK）是一组少见的与遗传有关的慢性角化性皮肤病，多数有家族史。该病由意大利皮肤病医师 Mibelli 于 1893 年首先报道。临床特征是一个或多个离心性扩散的斑疹或斑块，中央轻度萎缩，边缘为棕褐色堤状隆起。大多无自觉症状，多在 5～10 岁之间发病，但成人也可发病，男性多见。组织病理上均以鸡眼样层板（cornoid lamella）为特征。病程缓慢，迁延难愈。

二、病因

除了播散性浅表性光化性汗孔角化症（disseminated superficial actinic porokeratosis，DSAP）与遗传无关而与日光曝晒有关外，目前多认为本病是一种常染色体显性遗传疾病，在一家中常有几代成员发病，但也有无遗传证据而散发于人群者。基因突变是引起汗孔角化症最常见的原因，孟德尔遗传上收录了汗孔角化症的 3 个致病区域，分别在 12q23.2～24.1、15q25.1～26.1 和 18p11.3，表明汗孔角化症具有遗传异质性。已报道的候选基因有 T 细胞识别鳞状细胞癌抗原 3（SART3）和编码磷酸化激活肌动蛋白解聚因子 SSH1。

三、临床表现

皮损初起为一角化性小丘疹，逐渐向四周扩展成一环形或地图形的斑片，境界清楚，边缘呈堤状隆起，中央部分干燥平滑且略微萎缩凹陷，毳毛消失，毛囊口处可见角质丘疹。皮损呈淡褐色或褐色，边缘颜色较暗，大小可从直径几毫米到十几厘米，数目可多可少，从单个到数十个不等（图 2-3-6）。皮损好发于日光曝晒部位，如面部、肩颈部、四肢、手足及臀部，也可见于口腔黏膜及阴部黏膜。不同部位皮损表现有所不同，面部及四肢等暴露部位的皮损数目多，疹形小而浅表；掌跖及臀部摩擦或受压部位的皮损，堤状边缘比较显著；位于口腔黏膜者呈边缘隆起的乳白色斑；阴茎受累常表现为糜烂性包皮龟头炎；指甲受累表现为甲板增厚、混浊，并有纵嵴。本病病程发展缓慢，皮损可持续多年不变，也可逐渐扩大，很难痊愈。有部分老年人偶可在萎缩的皮肤上发生恶变，形成原位癌或鳞状细胞癌，多发生于下肢。

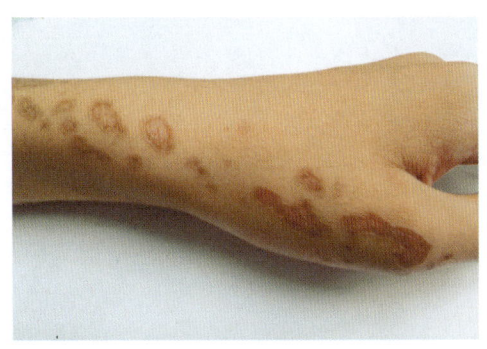 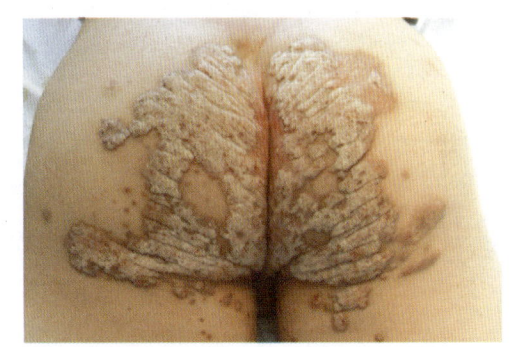

　　　　　　　　A　　　　　　　　　　　　　　　　B
图 2-3-6　手臂、臀部汗孔角化及臀部疣状增生

　　临床上汗孔角化症可分为经典斑片型（Mielli 型）、浅表播散型、单侧线状型、角化过度型、增生炎症型、播散性浅表性光化性汗孔角化症、播散性掌跖汗孔角化症（Mantoux 型）等类型。

　　组织病理：皮损中央显示轻度角质层增厚，颗粒层正常，棘层萎缩；在汗管口及堤状边缘处则高度角化，颗粒层消失，棘层增厚；真皮浅层有以淋巴细胞为主的炎症浸润，胶原纤维与附属器萎缩。特征性表现见于损害边缘的堤状隆起，隆起处角化过度，中心凹陷为槽，槽内可见一角化不全柱，称鸡眼样板；柱的基底部有角化不全细胞以及颗粒层缺失等特征。这是本病各型均具有的特征性的病理变化。电镜下可见空泡化角质形成细胞，角蛋白丝聚集，板层小体缺乏。

四、诊断

　　根据有家族史、多数幼年发病、以暴露部位多见、一个或多个离心性扩散的斑疹或斑块、中央轻度萎缩、边缘堤状隆起等现象，诊断不难。必要时可作活检，它有特征性的组织病理学改变。

　　本病需要与扁平苔藓、线状苔藓、斑块型银屑病、疣状痣、光化性角化症、疣状表皮发育不良、疣状癌等病相鉴别。必要时可通过组织病理检查来确诊。

五、治疗

　　目前尚无特效疗法，对症治疗可缓解症状和防止并发症。

　　1. 数目少而范围小的皮损，可用冷冻、电灼、激光或磨削等治疗，可改善皮损，增加美观程度，但治疗后复发现象常见。

　　2. 数目多的应避免日晒，特别是播散性浅表性光化性汗孔角化症，可服用氯喹，外用遮光剂治疗。氯喹 0.125～0.25g，2 次/天；也可试用维生素 A 5 万～10 万 U，3 次/天；或异维 A 酸（13-顺维 A 酸）0.5～1mg/kg，2 次/天。

　　3. 采用氟尿嘧啶封包治疗是一种简单有效的治疗方法，特别适合于播散性浅表型病例。也可局部外用角质溶解剂如 10% 水杨酸软膏或 0.1% 维 A 酸软膏。有人外用咪喹莫特，也可取得一定效果。

　　4. 中医治疗宜养血润肤，可用润肤丸或温经汤、苍术膏。

　　5. 疣状增生的损害可手术切除。对于有癌变倾向的汗孔角化症皮损，必须予以手术切除。

第四节 掌跖角化病

一、概述

掌跖角化病(keratosis palmaris et plantaris)又称掌跖角皮病,是以手掌和足跖皮肤增厚、角化过度为特征的一组慢性皮肤病,多为先天性,具有一定遗传背景。多数自幼发病,也可于儿童期或青春期发病;可单独发生,亦可作为许多复合的外胚层发育不良的表现之一。

二、病因

遗传方式不一,分为显性 X 连锁和隐性遗传。临床上包括几十种类型,可见于各个种族。本病可伴发其他一些症状,构成某些综合征。

三、临床表现

临床类型常见的有:

(一) 弥漫性掌跖角化病(diffuse palmoplantar keratoderma)

系常染色体显性遗传。多起病于婴儿期,持续终身。初期病变为局灶性,轻者仅有掌跖部皮肤粗糙,0.5~1 岁后掌跖部出现明显的弥漫性淡黄色角化斑块,质硬,表面光滑,蜡样外观酷似胼胝,重者呈疣状增厚,边缘呈淡红色,皮损广泛者可延至掌跖侧缘及指(趾)关节面,偶可波及手足背面,掌跖可单独或同时受累,均对称分布。局部自觉无不适症状,可伴触觉不灵敏,皮损冬季加重,粗糙如树皮状,多出现皲裂,疼痛,致手足活动困难。本病可伴有掌跖多汗,甲板增厚混浊。部分患者合并鱼鳞病或其他先天性异常。

(二) 点状掌跖角化病(punctate palmoplantar keratodermasis)

系常染色体显性遗传。常起病于青春期,以 15~30 岁多见,持续终身。皮损好发于掌跖部、指尖及小鱼际隆凸压力点处。为掌跖部圆形或卵圆形黄色角化性丘疹,直径 2~10mm 大小,质地坚硬,部分皮损中心呈现火山口样小凹陷,损害数目多少不等,散在分布或可集聚成片状或线状排列,重者可累及手足背部及肘膝等部位。本病可伴甲营养不良,趾甲表现为纵裂、钩甲式甲脱落,无掌跖多汗。

(三) 进行性掌跖角化病(progressive palmoplantar keratoderma)

本病又称 Greither 综合征,系常染色体显性遗传。婴儿期发病,病情随年龄增长而加剧,可至中年方停止发展。皮损自婴儿期开始出现掌跖皮肤弥漫性角化,脱屑,基底潮红,可呈疣状角化损害,手足的侧缘及背面、臂、腿部可出现不规则角化过度斑片。颜面、前臂、小腿、手足等部位可有棕褐色色素沉着及萎缩斑。皮损对称发生,不伴发甲、骨、智力等方面变化。

(四) 条纹状角皮病(striate palmoplantar keratoderma)

系常染色体显性遗传,婴幼儿期发病。皮损表现为手掌沿手指向外辐射状条纹形角化过度,足底由跖部向足趾发展,呈条状角化过度,皮肤粗糙增厚。摩擦、受压或外伤可加重局部症状,皮肤脆性增加,易撕裂,无水疱。可伴甲异常如甲纵嵴形成、甲小皮角化过度等。口腔颊黏膜可出现乳头瘤样改变,角膜上皮可有点状浑浊,亦可伴发假性断指(趾)症。

(五) 钱币状掌跖角化病(keratosis palmoplantaris nummularis)

系常染色体显性遗传,幼年期发病。皮损表现为受摩擦部位出现过度角化性斑块或豆状角化过度,多见于掌跖侧缘。甲下、甲周也可见角化过度。皮损发生部位及严重程度与机械摩擦、外伤强度有关。

(六) 局限性掌跖角皮病(circumscribed palmoplantaris nummularis)

系常染色体隐性遗传,幼年期发病。皮损特点为触痛的局限性角化增厚性斑片,好发于跖部、指尖及小鱼际隆凸受压处。常伴发精神异常、颊黏膜白斑病与角膜营养障碍,也可有甲的异常如弯甲、甲下角化过度以及多汗等。

(七) 残毁性掌跖角皮病(mutilating palmoplantaris nummularis)

系常染色体显性遗传。罕见,婴幼儿期发病,皮损特点为掌跖部呈弥漫性角化过度,表面呈蜂窝状小凹,手足背的皮损呈特殊的海星状角化或条状角质增生,角化过度可以向足背、腋、踝、肘、膝及足底等处扩展,肘与膝部呈线状角化,掌跖可发生暂时性大疱。另一方面,从4~5岁以后,患儿趾(指)发生纤维性收缩窄带,呈进行性趾(指)断症改变,以小趾(指)为最多见,最终可有几个趾(指)被累及,但累及拇趾(指)者较少见,且出现环形缩窄的时间也似乎与掌跖角化的程度无关。趾(指)甲可有嵴状拱起及残缺不全。患者掌跖皮肤常因高度角质增生、多汗或趾(指)部缩窄而诱发皲裂、浸渍或感染,并导致疼痛和活动障碍。本病偶可伴有表皮松解性角化过度、瘢痕性秃发、高频性耳聋、听觉丧失、口周脂溢性鳞屑、暗红色角化斑及腋窝浸渍性白斑等,还能合并性功能减退及脊髓空洞症。如残毁性掌跖角皮病合并口周皮肤病,则称为 Olmsted 综合征,属常染色体显性遗传的一种弥漫性掌跖角皮症,可伴有关节松弛和脱发。

(八) 其他

包括掌跖角化牙周病综合征、播散性掌跖角化病伴发角膜营养不良、表皮松解性掌跖角化病、米来达病、掌跖角化病伴发食管癌等。

四、诊断

根据临床表现及有家族史的特点,一般诊断不难。有时须与胼胝或角化性湿疹相鉴别。胼胝或角化性湿疹多在成年期发病,无明显的家族易感性。

五、治疗

主要是局部对症治疗。应尽量避免接触肥皂、碱、矿物油等刺激性物质。

（一）药物治疗

以局部治疗为主，外搽角质溶解剂，如5%～10%硫黄水杨酸软膏、20%尿素霜或0.1%维A酸软膏等。也可采用皮质激素软膏外用。封包可增强疗效。

全身治疗首选阿维A酯，开始治疗量为30mg，每日1次或每日0.6mg/kg，饭前口服，并调整剂量以达到满意疗效，维持治疗1年，维持量范围为隔日10mg到每日35mg，副作用有皮肤黏膜干燥、瘙痒、脱发。13-顺维A酸每日0.5～1.0mg/kg，分2～3次口服，有皮肤黏膜干燥、胃肠道反应、血脂增加、致畸等副作用。维生素A 5万U，每日3次口服。

（二）物理疗法

可选用感应电热烘疗法或浸浴疗法，中草药泡洗。对于皮损面小的患者可试用液氮冷冻治疗、CO_2激光或皮肤磨削术治疗。

（三）严重者可考虑外科整形手术

病情严重而影响劳动者，可施行整形手术。手术治疗可选择角化过度增生病变组织切除，移植全厚皮片修复。病变组织切除植皮时，切除范围必须超出负重点及易摩擦区以外2cm左右，有时须切除全手掌或全足底的皮肤，深度须达深筋膜。有报道切取腹部全厚皮片移植，供皮区创面缝合处理，手术一次完成。术后掌指指间关节活动灵活，创面也能满意修复。有报道切取小腿皮瓣修复，亦有报道手部病变切除移植中厚皮片。有人建议手部以皮片效果最佳，足底应用皮瓣修复，耐磨性较皮片为好，皮瓣厚度宜较薄，以避免过分臃肿。但因皮瓣缺乏纤维隔结构，走路时皮瓣与深部组织间产生相对滑动，也容易造成破溃，必须注意保护。

（四）伴发症状治疗

对皮损及牙周病作对症治疗；对牙龈炎引起的牙槽骨破坏，应及早拔除残牙及使用牙托。伴发食管癌者应手术治疗，必要时辅以放疗。

第五节 代谢性皮肤病

一、类脂蛋白沉积症

(一) 概述

类脂蛋白沉积症(lipoidproteinosis),又称为皮肤黏膜透明变性、Urbach-Wiethe病。主要指透明蛋白样物质沉积在皮肤、黏膜(口腔、咽喉)及内脏而引起的一种疾病。

(二) 病因

是一种罕见的常染色体隐性遗传病,发病机制尚不完全清楚。2002年Hamada等将本病定位于人染色体1q21细胞外基质蛋白1(extracellular matrix protein 1,ECM1)基因的突变。Fujimoto等提出ECM1功能缺失而介导MMP-9蛋白水解活性降低可能参与类脂蛋白沉积症的发病,同时MMP-9亦与癫痫和神经精神疾病发病相关。

(三) 临床表现

患儿出生后不久起病,早期出现声音嘶哑,随年龄增长病情逐渐加重,并伴随终身。随后在声带、咽部、舌、软腭、扁桃体出现黄白色浸润斑或结节,严重时发生舌活动受限、吞咽及呼吸困难。典型皮肤表现为上下眼睑缘串珠样半透明丘疹、眼睑增厚伴睫毛脱落、面部及肘、膝、臀等其他摩擦部位有黄瘤样改变,可见蜡样或疣状丘疹,可伴皮肤色泽加深。儿童期患者皮肤脆弱,轻微外伤可产生水疱、破溃,易形成瘢痕,常伴毛发脱落。其他系统性损害包括颅内有异常钙化灶,癫痫,神经精神、内分泌及消化系统症状。

(四) 病理表现

表皮角化过度,棘层不规则增厚或萎缩,特征性改变为真皮增厚,整个真皮血管汗腺周围有均质性嗜伊红透明蛋白外套包绕,真皮下部透明蛋白灶性分布,毛细血管壁呈透明蛋白样增厚。透明蛋白样物质HE染色为淡红色,PAS染色强阳性,结晶紫染色弱阳性或阴性。均质性嗜伊红透明蛋白有报道认为是糖蛋白,由纤维母细胞分泌,其内的脂类为继发性改变。也有人认为均质物质为Ⅳ型胶原为主,也有人认为以Ⅲ型胶原为主。

(五) 诊断

根据婴儿期声音嘶哑、眼睑串珠样丘疹、痤疮样瘢痕及特征性的组织病理改变,本病诊断不难。头颅CT可见颅内钙化,喉镜、眼底检查均可发现异常,有助于诊断。但需与原发性系统性淀粉样变及红细胞生成性原卟啉病相鉴别。

（六）治疗

本病目前尚无特效疗法，原发性者呈进行性发展，至成年期自然静止，主要是对症治疗。

国内外有报道口服阿维A酯、二甲基亚砜、糖皮质激素、青霉胺、丹参片及皮损内注射肝素钠等治疗有效的病例。局部治疗常用皮质激素、维A酸及角质剥脱剂治疗，长期外搽，可使肥厚性皮损软化变平，皮肤损害减轻。

皮肤损害可用皮损刮除术、皮肤磨削术及CO_2激光等技术治疗。眼睑病变可行睑成形术。毛发脱落可以行毛发移植术。

儿童期喉部受累致呼吸困难者，需行气管切开，显微喉镜术、CO_2激光切除声带结节和斑块可改善声音嘶哑。

二、黏液水肿性苔藓

（一）概述

黏液水肿性苔藓（lichen myxedematosus）又称丘疹性黏蛋白病、硬化性黏液水肿、Arndt-Gottron综合征。它是临床上比较少见的一种慢性进展性代谢障碍性疾病。临床上呈局限性或全身性苔藓样丘疹、结节、斑块和硬皮病样改变。组织病理以真皮成纤维细胞增生、酸性黏多糖过度沉积为特征。

（二）病因

病因不明，目前认为本病系纤维母细胞-酸性黏多糖平衡失调所致。

（三）临床表现

患者均为成人，病情进展缓慢。临床上可分为三型，硬化性黏液水肿或全身丘疹和硬皮病样型、局限性黏液水肿性苔藓或局限性丘疹黏蛋白病、不典型型或中间型。皮损可局限或广泛分布，好发于手背、足背、四肢伸侧、上胸背、腋部及面部。皮损为皮色、淡红色或黄色具有蜡样光泽的苔藓样丘疹，直径2～3mm，中心多为毛囊口，可局限或密集成群，或呈线状、带状、环状排列。有时可见结节性损害，质地坚硬或有弹性，有浸润感，好发于面部，额部皮肤增厚明显，眉间有纵崤沟，鼻根皮肤肥厚明显，面部呈狮面样外观。部分患者皮肤浸润增厚似硬皮病，称为硬化性黏液性水肿，其晚期可有指（趾）硬化。

组织病理：真皮上部胶原束间有大量黏蛋白沉积，pH2.5时阿新蓝染色阳性。成纤维细胞增生，胶原束排列紊乱，肌肉可发生非典型坏死性肌病，在肾脏、心脏、肾上腺、胰脏和肾乳头的血管外膜可有黏蛋白沉积。

（四）诊断

根据皮损特征和组织病理检查，结合系统检查，血清单克隆球蛋白检测可确定本病。需与瘢痕性结节、环状肉芽肿、硬皮病及硬肿症鉴别。

（五）治疗

目前尚无特效疗法。局部治疗可外用或皮损内注射皮质类固醇、局部注射透明质酸有效。系统治疗用大剂量皮质类固醇有效，抗代谢类药物如氮芥、甲氨蝶呤、美法仑、环磷酰胺、6-巯基嘌呤和左旋苯丙氨酸氮芥单用或与泼尼松交替或联合应用疗效报告不一。异维A酸和阿维A酯、环孢素A、血浆置换等有效。Feldman用环磷酰胺或其他烃化剂加皮质类固醇治疗伴有多发性骨髓瘤者有效。Howsden等每天用环磷酰胺200mg(逐渐减量至50mg),共6个月,皮肤恢复到正常。

局限性皮损可试用连续性CO_2激光清除、局部手术切除或美容手术。对毁容性损害,皮肤磨削术或整形外科均有帮助。有人采用浅层X线治疗使本病缓解,18个月中未见复发。也可试用全身电子束治疗、光疗和光化学治疗等。对网状红斑性黏蛋白病有报道脉冲染料激光治疗有效。

三、痛风

(一) 概述

痛风(gout)是一组嘌呤代谢紊乱和尿酸排泄障碍所致血尿酸增高的慢性代谢紊乱疾病。主要临床特点是体内尿酸产生过多或肾脏排泄尿酸减少,引起血中尿酸升高,形成高尿酸血症以及反复发作的痛风性急性关节炎、痛风石沉积、痛风性慢性关节炎、关节畸形、慢性间质性肾炎和尿酸性肾结石等。据统计,较15年前,患者增加了15~30倍。痛风在任何年龄都可以发生,但更常见于30岁以上的男性。其发病率男女的比例大约是20:1。

(二) 病因

血液中尿酸长期增高是痛风发生的关键原因。人体尿酸主要来源于两个方面:①人体细胞内蛋白质分解代谢产生的核酸和其他嘌呤类化合物,经一些酶的作用而生成内源性尿酸。②食物中所含的嘌呤类化合物、核酸及核蛋白成分,经过消化与吸收后,经一些酶的作用生成外源性尿酸。进食含有过多嘌呤成分的食品,如动物类内脏、海产类、鹅肉、野生动物等,在新陈代谢过程中,身体未能将嘌呤进一步代谢成为可以从肾脏中经尿液排出的排泄物,血中尿酸浓度如果达到饱和并长期存在的话,尿酸将以尿酸盐的形式沉积在关节、皮下组织及肾脏等部位,引起关节炎、皮下痛风结石、肾脏结石或痛风性肾病等一系列临床表现。

(三) 临床表现

痛风分为原发性痛风和继发性痛风两大类。原发性痛风认为是多基因遗传。少数由于遗传原因导致体内某些酶缺陷,并常伴有肥胖、高脂血症、高血压、冠心病、动脉硬化、糖尿病及甲状腺功能亢进等。继发性痛风继发于白血病、淋巴瘤、多发性骨髓瘤、溶血性贫血、真性红细胞增多症、恶性肿瘤、慢性肾功能不全、某些先天性代谢紊乱性疾病如糖原累积病Ⅰ型等。

痛风病情发展分为四期:

1. 高尿酸血症期　在这一期患者可无痛风的临床症状。
2. 痛风早期　症状是急性痛风性关节炎的反复发作,此期一般皮下痛风石形成,亦无明显的肾脏病变如尿酸性肾病及肾结石的形成,肾功能正常。
3. 痛风中期　此期痛风性关节炎由于反复急性发作造成损伤,使关节出现不同程度的骨破坏与功能障碍,形成慢性痛风性关节炎。可出现皮下痛风石,也可有尿酸性肾病及肾结石的形成,肾功能可正常或轻度减退。
4. 痛风晚期　出现明显的关节畸形及功能障碍,尿酸性肾病及肾结石有所发展,肾功能明显减退,可出现氮质血症及尿毒症。

皮肤损害为痛风石。好发部位为足、手附近,尤其是跖趾关节、踝关节、足背等处,以及手指关节、掌指关节、腕关节、手背部等。其次是膝关节附近、肘关节及耳郭等处。皮损可见皮下高出于皮面的黄白色圆形结节，质地中等硬度，一般无压痛和波动感，痛风石可逐渐增大，数目逐渐增多，并波及多个关节周围。可引起局部皮肤及皮下的炎性反应。局部结缔组织增生，皮肤膨胀、扩张，结节可发生破溃，溃出白色尿盐结晶。破溃处易继发感染，导致局部溃烂化脓、败血症或脓毒血症，常致切除手指、脚趾等。皮下痛风结石的破溃感染是痛风高致残的根源所在。

（四）诊断

急性痛风根据典型临床表现、实验室检查和治疗反应不难诊断。慢性痛风性关节炎的诊断，需要认真鉴别，检测血液中含有尿酸的浓度可进一步明确诊断。

临床诊断急性痛风的标准：反复发作的急性关节炎，伴有血尿酸增高，秋水仙碱试验治疗有效，即在关节炎急性发作的数小时内，每1～2小时秋水仙碱0.5～1mg，如果是急性痛风，一般在服药2～3次后，关节立即不痛，从寸步难行到可以行走。

（五）治疗

治疗原则是治疗高尿酸血症和控制关节炎发作。

全身治疗应包括饮食治疗，少食用嘌呤高的食物如海鲜、鱼虾、肉类，忌酒。药物治疗首选秋水仙碱、别嘌呤醇等，也可选用非甾体类抗炎药、丙磺舒、磺吡酮及苯溴马龙等。治疗无效时可选用糖皮质激素。

痛风结节应手术治疗。术前必须辅以综合的内科治疗，应对患者全身状况仔细评估，应对患肢摄片，了解骨关节损坏情况，手术设计应包含骨、关节功能保存及重建等问题。提倡在静止期手术，应尽早手术清除痛风石，最大限度保留关节功能，因结石体积较大、质地较硬，和周围组织粘连紧密，并包裹肌腱和关节囊软组织，术中需用剪刀等锐器分离，辅以刮匙处理，力求完整地切除结石。有人主张应用大量5%碳酸氢钠盐水以高压脉冲枪冲洗，彻底清除痛风石和受累组织表面尿酸盐结晶。关节软骨破坏者，早期行局部病灶清除，如全关节面破坏行关节融合术。应尽量保留关节囊及周围重要韧带，防止术后肢体功能障碍和肌腱粘连。若肌腱和腱周组织受侵犯不可勉强保留，应彻底清除，同时行一期肌腱移植重建。创面皮肤覆盖很重要，否则伤口势必延迟或不愈合。若真皮层已受侵犯，切不可勉强缝合或直接游离植皮，应行局部转移皮瓣覆盖。术中创面应彻底止血，术后必须放置引流。患者行关节功能重建术固定期过后，应在专科医师指导下按运动处方进行康复训练。术后早期应密切观察有无痛风急性发作，必要时可短期应用秋水仙碱，并长期辅以综合内科治疗，防止血尿酸重复升高，痛风复发。

第六节 原发性皮肤淀粉样变

一、概述

原发性皮肤淀粉样变（primary cutaneous amyloidosis, PCA）是指淀粉样蛋白沉积于皮肤而引起的代谢异常性皮肤疾病。本病部分可能属常染色体显性遗传，男性多于女性，多见于青壮年。

二、病因

目前 PCA 发病原因与机制尚未完全阐明，但是许多证据表明，机体免疫机制紊乱、EB 病毒（EBV）的感染、长期局部摩擦、种族因素、日光照射、环境及遗传等因素均与本病的发病有关。

三、症状和临床特征

临床上原发性皮肤淀粉样变主要有三种类型：苔藓样淀粉样变、斑块状淀粉样变和结节型淀粉样变。

1. 苔藓样淀粉样变　最常见，多见于中年，两性均受累，皮损多对称分布在两小腿胫前，其次分布在臂外侧、腰背和大腿，主要表现为瘙痒性丘疹，质硬，长期搔抓后皮损处皮纹加深，丘疹表面可呈疣状，似慢性苔藓样病变（图 2-3-7）。皮损周围常可见色素沉着或色素减退。

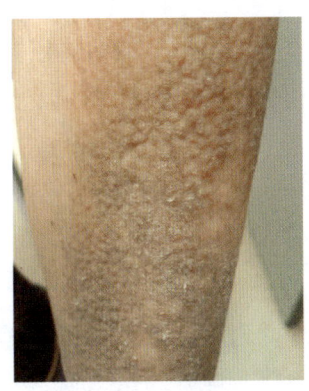

图 2-3-7　小腿胫前苔藓样淀粉样变

2. **斑块状淀粉样变** 多发生于中年以上女性,主要位于背部肩胛间区,也可累及躯干和四肢,表现为紫褐色色素沉着样斑,点状色素斑聚合成呈网状或"波纹形",后者有诊断价值。皮疹一般无瘙痒,易与炎症后色素沉着斑混淆。

3. **结节型皮肤淀粉样变** 又称淀粉样瘤,较罕见,单发或多发,表现为黄色或皮肤色结节,多位于头、面、躯干和四肢,自觉瘙痒。Woollons 等对 15 例结节型皮肤淀粉样变进行长期跟踪随访,发现有 7% 的患者发展为系统性淀粉样变。

四、诊断

依据典型的临床体征、Nomland 试验阳性、组织病理表现和特殊染色显示淀粉样蛋白即可确诊。应与慢性单纯苔藓、肥厚性扁平苔藓、胶样粟丘疹、结节性痒疹、神经性皮炎、湿疹、融合性网状乳头瘤病、自身敏感性湿疹、黑变病、毛发红糠疹、色素性紫癜性皮病、光化性皮炎、炎症后色素沉着斑等鉴别,必要时可行皮肤活检或特殊染色以明确诊断。

组织病理主要特征为真皮乳头层有颗粒状淀粉样物质沉积,淀粉样物质对结晶紫呈异染性,具有诊断意义。PCA 三型中可见程度不同的表皮黑素增加或色素失禁、基底细胞灶性液化、颗粒层增厚、表皮萎缩、淀粉样物质上表皮变薄、表皮细胞坏死。苔藓样皮肤淀粉样变中颗粒层增厚比例较大,斑状皮肤淀粉样变中表皮萎缩和基底细胞灶性液化所占比例较大。

五、治疗

本病目前无满意根治方法,一般可考虑以下几种治疗方式:

1. **皮质内固醇** 对斑状皮疹或淀粉样苔藓,可选用皮质内固醇外搽后封包或皮损内注射治疗,短期内有明确疗效,但停药后易复发。

2. **皮肤磨削术** 有报道表明皮肤磨削术可使淀粉样皮疹消失,且疗效持续时间较长,但磨削术应把握好深度,易引起局部的色素沉着或脱色,磨削层次过深可引起瘢痕。

3. **维 A 酸类药物** 有研究报道口服维 A 酸类药物或外用他扎罗汀凝胶治疗皮肤淀粉样变有效,提示维 A 酸类药物能用于治疗原发性皮肤淀粉样变,既可以口服治疗,也可以局部外用治疗。停药后部分患者会出现皮损加重或复发,可继续给予小剂量维持治疗。Helander 等用阿维 A 酯治疗 4 例泛发性淀粉样苔藓,3 例完全消退,1 例明显好转。其机制可能是该类药物抑制角质形成细胞增生及变性。但阿维 A 酯长期口服,会因为蓄积作用而导致维生素 A 中毒,应严格控制总量,注意观察。一旦在治疗过程中发生较重不良反应,需立即停药,并给予相应处理。

4. **手术及理疗** 对于结节型淀粉样变的患者可采用手术、冷冻、激光等治疗方式,但疗效不显著,且复发率较高。

5. **其他** Stewart 用灰黄霉素治疗苔藓样淀粉样变,每日 1g,连用 1 个月,病理可见沉积物减少或消失,停药 2 个月后复发。对瘙痒剧烈的患者,可用抗组胺药物和普鲁卡因静脉封闭。局部也可外用硫黄水杨酸软膏、松馏油软膏和氟尿嘧啶软膏,以减轻瘙痒症状。

第七节 皮肤钙沉着症

一、概述

皮肤钙沉着症(calcinosis deposition, calcinosis, calcareous impregnation)是不溶性钙盐局限性沉积于皮肤组织引起的一种疾病,临床有坚实的丘疹、结节或肿块,溃破后排出乳酪色油状沙粒样物质。根据病因可将其分为三类,包括特发性皮肤钙沉着症、转移性皮肤钙沉着症和营养不良性皮肤钙沉着症。

二、病因

特发性钙质沉着症病因不明,有学者认为与钙、磷离子浓度,特别是磷离子浓度、局部黏多糖异常、胶原纤维和弹性蛋白等有关。转移性钙质沉着症继发于钙磷代谢障碍性疾病,如甲状旁腺功能亢进、多发性骨髓瘤、肾功能不全使磷酸盐潴留等。营养不良性钙质沉着症多继发于多种局限性和广泛性组织损伤。

三、症状和临床特征

(一) 特发性皮肤钙沉着症

多见于女性儿童,可见于身体多处皮肤,如面部、四肢、阴茎、阴囊、阴阜等,但好发四肢,偶见于阴囊和阴唇。皮损对称分布,为丘疹、结节或肿块,大小不一,数目不等,可单发也可多发,呈扁平或半球状隆起,表面光滑或稍凹陷,质硬,边界清楚(图2-3-8)。大多无症状或逐渐扩大,根据其大小和发病部位不同可出现如疼痛、关节活动受限、神经压迫、溃疡、感染等并发症。早期损害能推动,外观正常或乳白色,无痛感。继之表面发红,皮损周缘有红晕,且与下方沉积物粘连固定而难推移,有疼痛和压痛。损害表面覆黑褐色痂,最终表面可破溃,排出细小砂粒样的乳酪状物质。溃疡形成后不易愈合,常继发感染。

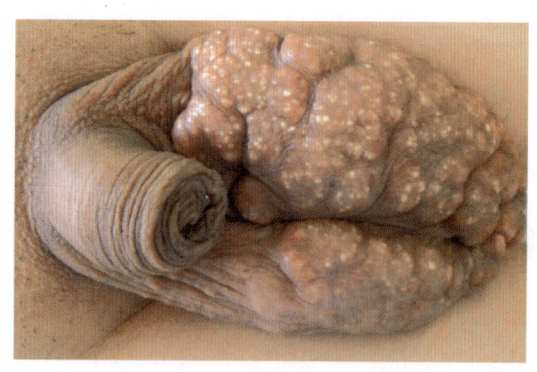

图 2-3-8 阴囊部钙沉着

（二）转移性钙质沉着症

多见于肾性甲状旁腺功能亢进和骨破坏性疾病者，系全身钙、磷代谢异常，引起钙盐沉积于皮肤、皮下组织和内脏组织，其中钙盐沉积于皮肤者较为罕见，皮疹多为坚硬白色丘疹，呈线状排列。

（三）营养不良性钙质沉着症

可见钙盐沉积于损伤的皮肤或组织，皮疹特点同特发性皮肤钙沉着症。本型可见于皮肌炎、硬皮病、系统性红斑狼疮、新生儿皮下脂肪坏死等疾病。

四、诊断

皮肤钙沉着症诊断一般根据其典型的皮疹，再结合组织病理检查可以确诊。部分较难诊断的病例需要结合原发疾病病史以协助诊断。另外，要注意与疣、粟丘疹、黄瘤、骨瘤、痛风结节、渐进性骨质增生等鉴别，必要时可进行相应实验室检查（血钙、磷、清蛋白、尿素氮、肌酐、甲状旁腺激素、自身抗体水平）以明确诊断，诊断时需排除钙磷代谢异常、恶性增生、胶原血管病等疾病。

特发性皮肤钙沉着症病理显示真皮内散在颗粒状和小块状钙质，皮下组织内有大团块状钙沉积。HE 染色呈深蓝色，大的沉积物周围常有异物反应，有巨噬细胞和炎症细胞浸润。转移性钙质沉着症病理除了可见真皮和皮下组织钙化灶外，也可见血管壁钙化、血管纤维化和再通。营养不良性钙质沉着症病理显示在胶原和脂肪变性部位可见钙盐沉积。

五、治疗

目前，对于皮肤钙沉着症，临床上尚无满意治疗方法。可采用药物或手术治疗，前者效果不佳，包括局部糖皮质激素注射（抑制成纤维细胞活性、抗炎作用）、氢氧化镁或氢氧化铝（对高磷血症患者可黏合磷酸盐）、羟乙二磷酸二钠或依地酸钙钠（抑制磷酸盐结晶形成）。外科切除相对有效，可以缓解症状，但手术创伤本身可以引起钙化，常导致复发。

对于特发性皮肤钙沉着症如皮损为单个损害，可以考虑手术切除，可以缓解疼痛。也可试用局部注射糖皮质激素治疗，但效果不太理想；另外，依地酸钙钠对部分患者有一定疗效，也可应用磷酸纤维素结合低钙饮食。

对于转移性及营养不良性钙质沉着症，需要积极治疗原发疾病，辅以对症处理。

第八节 先天性瘘管

一、唇瘘

（一）概述

先天性唇瘘,也称做唇凹或唇窦道。一般认为系胚胎发育过程中,上颌突、球突和下颌突的游离缘愈合,缘侧沟未消失而形成。多见于下唇红中线两侧,极少位于上唇及口角,为常染色体显性遗传病。

（二）病因

先天性唇瘘临床上较为罕见,多与遗传因素有关,且多数病例伴有唇腭裂畸形。先天性唇腭裂伴唇瘘综合征又名范德伍德综合征(Vander-Woude syndrome),其特征有唇腭裂和先天性唇瘘,唇瘘可单独发生(约占33%),亦可只发生腭裂或唇腭裂同时发生(约占76%),一般认为唇腭裂先天性唇瘘为常染色体显性遗传病。

（三）症状和临床特征

单纯唇瘘患者一般无自觉症状。唇瘘的窦道口一般为两个,多对称地位于唇的两侧。窦道口中央一般呈圆形、扁圆形凹陷,边缘隆起,常可见分泌物从窦道口溢出。范德伍德综合征患者症状较重,由于口腔与鼻腔间存在的缺裂,吸乳时口腔内不能形成所必需的负压,以致患儿吸乳困难,易导致营养不良。另外,由于口腔与鼻腔相通,口腔卫生差,易导致中耳炎及呼吸道感染等疾病。严重的腭裂患者常引起发音障碍,患儿言语不清,呈开放性鼻音。随身体发育,可见腭部裂隙与面部同比例增宽增长。

（四）治疗

先天性唇瘘一般提倡尽早手术,以免使孩子的心理健康受到影响。对于单纯的唇瘘,畸形轻微,手术相对比较简单。手术过程中一般可先用细探针探查瘘管的情况,包括瘘管内口的位置及深度,完整切除瘘管后修复创口,应注意充分考虑美观因素。对于瘘管结构复杂、探针探查结果不满意者,可于窦道口注入亚甲蓝,沿亚甲蓝标记进行窦道剥离,最后完全摘除瘘道。对于先天性唇腭裂伴唇瘘综合征的患者,在切除瘘管同时需行唇腭裂修复术。

（五）预防

在预防方面,为了减少、避免下一代出现唇瘘患者,应杜绝近亲婚配,尽量创造良好的环境因素。避免母体营养缺乏、内分泌失调、病毒感染,以及物理化学损伤或妇科疾患,并行产前定期检查,必要时中止妊娠,提高优生率。

二、甲状舌管囊肿及瘘

(一)概述

甲状舌管囊肿(thyroglossal duct cyst, TDC)及甲状腺舌管瘘(thyroglossal duct fistula, TDF)是儿童期颈部较常见的一种先天性畸形。源于甲状舌管的残余上皮,由囊中分泌物聚积形成,如因感染而切开引流或自行穿破形成瘘管。

(二)病因及发病机制

甲状舌管囊肿和瘘管来源于甲状舌管,如果某些因素造成胚胎甲状舌管不消失,则残存上皮分泌物聚积其中形成下列三种情况:①甲状舌管囊肿;②甲状舌管瘘,可为完全性瘘管,由盲孔直达颈部皮外;也可为内盲管仅开口于盲孔,或为外盲管仅开口于颈部皮肤;③异位甲状腺组织,可在盲孔胸骨切迹间任何处。

(三)症状和临床特征

本病好发于儿童和青少年,以男性居多。绝大多数以颈前肿块形式出现,部分病例伴有颈部胀痛、咽喉部异物梗阻感和吞咽不适,大多数在舌骨下方,约50%的患者在10岁以前发现囊肿,也有的在出生时即出现;约80%的患者表现为无痛性肿块,肿块多呈圆形或椭圆形,直径10~50mm,表面光滑,周围界限清楚,触之有弹性和波动感,可随吞咽活动或伸舌运动上下移动;约10%的患者因感染而表现为压痛性肿块或波动性胀肿,多发生于上呼吸道感染之后;约10%的患者表现为一引流的窦道,窦道有黏液或脓性分泌物流出。发生于婴儿的较大囊肿偶有压迫症状,如咽下困难等。

(四)诊断与鉴别诊断

该病一般根据病史、临床症状、有关检查及细胞学穿刺可作出诊断。但部分病例也易与其他疾病相混淆而误诊。

本病须与下列疾病相鉴别:

1. 颏下慢性淋巴结炎和淋巴结核 位置表浅,多为实性肿物,常有压痛,若破溃形成瘘管,无条索状物,可借病史及活检确诊。

2. 皮样囊肿 多位于颏下,囊肿包膜较厚,无波动感,有揉面感,常与皮肤粘连,不随吞咽移动,穿刺抽出皮脂样物可用于鉴别。

3. 甲状腺瘤 本病以中年女性多见,呈单个结节,颈前区无痛性肿块,质软,与周围组织无粘连,随吞咽移动度大,多无自觉症状,借助放射性核素扫描可鉴别。

4. 鳃样囊肿与瘘管 多位于颈动脉三角区,不随吞咽移动,病变多偏离中线,但偏中线者可误诊为甲状舌管囊肿与瘘管,穿刺物含皮肤附件及胆固醇结晶,需作病理检查鉴别。

(五)治疗

对甲状腺舌管囊肿及瘘唯一有效的方法就是手术切除。本病诊断后应尽量在感染发生之前进行手术切除,以免手术解剖结构不清,使得术后复发可能性增大。

具体步骤为:患者仰卧,肩下垫枕,头后仰。切口在囊肿最隆起处,顺皮纹做横切口,切开皮肤及皮下组织,分离后上下牵拉皮肤,暴露囊肿及分离瘘管。为明确瘘管位置及深度,由瘘管注射亚甲蓝,使瘘管及其分支染色,尤其是显示较细的侧支在舌骨上的分布情况。以组织钳抓住囊肿或瘘管的皮肤开口向舌骨方向分离,术中应注意不要损伤喉上神经及血管。切除舌骨中部,分离至舌骨体时,仔细检查盲端是否止于此处,若是则将瘘管和盲端一并切除。若管道绕舌骨上升,则应在舌骨中线两侧各0.7～1cm处切断,去除1.5～2cm长的舌骨。沿中线剪开舌骨舌肌,顺瘘管向舌体深部分离至舌根。此时食指伸入口内将舌根盲孔推向前下,在手术野后方可见一突起点,此即瘘管的终点,将瘘管剪除,以可吸收线缝合舌盲孔处缺损。逐层缝合切口,置橡皮条引流。术后注意预防感染。

三、腮腺瘘

(一) 概述
腮腺瘘是指腮腺分泌的唾液自非正常导管系统流出到面颊部或口内。

(二) 病因
外伤是腮腺瘘发生的主要原因,由于腮腺及其导管所在的位置较为暴露,易于受到损伤,对功能的影响也较大。另外,医源性因素是造成腮腺瘘的另一个重要方面,主要包括手术损伤腺体,没有清除残留腺体以及没有进行腺体的结扎处理。

(三) 症状和临床特征
腮腺瘘根据瘘口所在的位置,可分为腺体瘘与导管瘘。瘘口可流出大量的唾液使周围皮肤潮红、糜烂,严重影响患者的创口愈合及生活。

典型的腮腺瘘为腺体或导管损伤后,涎液由创口外流而影响创口愈合形成瘘道。以后上皮细胞沿着瘘道生长,覆盖整个瘘道创面形成永久性瘘管。腺体瘘若因意外外伤引起,开始不易发现,清创缝合后才发现腮腺腺体表面的皮肤部分不愈,周围皮肤潮红,常有清亮淡黄色液体流出,进食时明显增加,挤压腮腺颊部导管口亦有唾液分泌。腮腺区手术引起的腺体瘘,手术拆线前常有绷带加压包扎,不易发现,拆线时发现耳前方或耳下方皮肤潮红,愈合欠佳,患者一般为出院后发现创口渗出液体,复诊后发现。颈淋巴结清扫术后引起的腺体瘘则表现为颈部皮瓣愈合欠佳,肿胀、潮红,渗液或积液可顺皮瓣至锁骨上窝。皮瓣深面积液量多时可扪及波动感,穿刺可抽出淡黄色液体,淀粉酶试验阳性。

(四) 诊断及鉴别诊断
腮腺瘘诊断一般比较简单,对手术或有外伤史的患者易根据病史作出诊断。对于腮腺肿胀明显处,可抽出液体作唾液淀粉酶检查,对诊断亦有帮助。鉴别腮腺体瘘和导管瘘,除了仔细的临床检查外,可借助于亚甲蓝注射或腮腺造影检查。

主要鉴别诊断为鳃裂瘘与先天性耳前瘘管。鳃裂瘘一般位于鳃裂闭锁线上(舌骨上区),即颈耳瘘。而先天性耳前瘘管大部分瘘管开口于耳轮脚之前,多为双侧性。

(五) 治疗
要正确有效地治疗腮腺瘘,关键是早期确诊、及时处理。治疗前常规作腮腺造影或用亚甲蓝作腮腺导管内灌注,以确定病变是腺体瘘还是导管瘘。

对于腮腺体瘘,主要行非手术治疗。对面部有瘘者,可采用电灼或碘酚或硝酸银烧灼,再局部加压包扎的方法。同时给予涎液分泌的抑制剂,并全身应用抗生素。对行上述保守治疗无效者,可手术楔形切除瘘口周围皮肤,切除瘘管,仔细缝合腮腺筋膜,分层缝合皮下组织和皮肤,并继续行上述非手术治疗。对于唾液积聚于腮腺区皮下者,应先用注射器抽出积聚的唾液,再局部加压包扎,同时给予抑制唾液分泌的药物。

对于腮腺导管瘘的处理,主张手术治疗,术前可先行造影检查以了解腺体情况及明确导管瘘的具体部位。可行腮腺导管改道术、导管吻合术或导管修补术,术中均应修整伤口,去除导管断端的瘢痕组织,严密缝合伤口。术后给予酸性饮料饮用,促进涎液的分泌,局部不加压,保持手术后导管的畅通,全身应用抗生素,防止继发感染。如上述各种治疗后效果不佳,可考虑行腮腺的放射治疗或摘除腮腺。

四、脐尿管瘘

(一) 概述

先天性脐尿管瘘为泌尿系统先天性畸形。临床上比较少见,常以脐部漏尿伴感染而就诊。

(二) 病因及发病机制

先天性脐尿管瘘发病机理为胚胎发育的早期,膀胱高居脐区,以后在腹前壁的后面逐渐下降进至盆腔。其上部则逐渐缩小成为脐尿管,逐渐闭锁,出生后成为结缔组织性的脐尿管索。如果脐尿管腔仍然完全通畅,尿液将间隙性地自脐流出,形成尿管闭锁不全或先天性脐尿管瘘。若脐尿管腔的闭锁存在缺陷,在尿道有梗阻或脐尿管感染时转为开放,到成年后才形成脐尿管瘘。部分脐尿管残留可形成囊肿,即为脐尿管囊肿或合并瘘,少数囊肿增大且可癌变。

(三) 症状和临床特征

典型脐尿管瘘表现为脐部间歇性渗液,脐窝内反复感染伴脐周红肿,有时可见脐部红色黏膜肉芽肿病变,伴发热、食欲减退等全身感染症状。有时应用抗生素及局部处理后可暂时愈合,故临床容易误诊为脐部感染,但一旦停用抗生素后又复发。

(四) 诊断

临床上常因认识不足而误治,只作为一般脐炎处理。所以,一旦出现以下几种情况应考虑本病的可能:①脐部反复渗液或伴有脐周严重的软组织感染。②脐部渗液伴有脐窝息肉样组织增生。③婴幼儿脐带脱落后脐窝内一直渗液潮红不愈。B超检查可发现脐与膀胱之间的腹壁深层低回声带状影或低回声囊腔,可作为重要的影像学诊断依据。经脐孔插管注入亚甲蓝见蓝色尿液排出,或经膀胱注入亚甲蓝观察脐孔有蓝染,行窦道或膀胱造影可确诊。

(五) 治疗

脐尿管结扎切除术是治疗脐尿管瘘的有效方法。为明确脐尿管瘘结构,手术前可先从脐部的瘘管口注入造影剂后行X线检查。目前在手术方法上尚有争论,有人主张必须将脐、囊肿及瘘管一并切除,以达到根治目的。而多数学者认为只要完全将脐尿管切除,就不必将脐切除。传统的保脐手术不切除脐部瘘口,于脐根部切断脐尿管,切除时尽量将脐尿管游离至膀胱壁再结扎,以免切除不完全而造成术后膀胱顶部的憩室。

五、脐肠瘘

(一)概述

脐肠瘘为较少见的卵黄管发育异常的先天性畸形。

(二)病因及发病机制

脐肠瘘是由于胚胎发育中卵黄管存留、管腔开放所致。远端口由脐根部向体外开放,近端口向肠腔开口。在胚胎发育早期中肠与卵黄囊之间的卵黄管相通,胚胎第5~6周时卵黄管逐渐闭锁萎缩,形成纤维化的索带,后渐退化而消失,中肠与脐分离,脐肠瘘是由于卵黄管未闭合所致。

(三)症状和临床特征

脐肠瘘表现为新生儿脐带脱落后,脐孔处出现有红色黏膜覆盖的块状物,常有恶臭分泌物,且可有粪质排出,这是最明显的小肠与脐孔相通的征象。较大的瘘管可有瘘管黏膜或整段回肠脱出,可形成嵌顿,表现为脐部间隙性渗液。

(四)诊断及鉴别诊断

对于脐肠瘘脐部瘘口巨大的病例,可单纯依据临床表现诊断,但当脐部瘘口细小或合并脐茸、脐窦等时,临床不易诊断,既往主要经导管注入76%复方泛影葡胺后作腹部正侧位片,可见造影剂进入小肠,即可确诊。但造影需行碘过敏试验,接受放射线的直接照射,对人体有一定的伤害,费用较昂贵,操作较麻烦。另外合并脐茸、脐窦等时,脐部无明显瘘口,无法行造影检查,术前容易漏诊,术中仅行脐茸、脐窦切除术,造成术后复发。

本病在诊断上应与脐尿管瘘相鉴别。鉴别方法为:①作亚甲蓝试验:采取口服或从脐部注入亚甲蓝,如小便(+)为脐尿管瘘;大便(+)为脐瘘。②自瘘孔注入造影剂或行尿性造影,可显示瘘管与膀胱或与肠道相通征象。③局部观察:如局部呈现自幼发生、久治不愈息肉样物,可能为脐瘘;湿疹样改变,则可能为脐尿管瘘。

(五)治疗

手术是治疗脐肠瘘的唯一办法。手术前从脐部瘘口注入造影剂后行X线检查,可显示脐部与肠道瘘管相通的征象。以前主张采用将脐和瘘管一并切除的方法,但导致了脐部缺失,影响了美观。另有文献报道采用瘘管外翻切除保留脐治疗脐肠瘘的手术方法。该方法通过经脐瘘口插入导管后结扎切断瘘管,将瘘管外翻在腹腔外切除,但该方法仅适用于瘘管细长者,对于瘘管粗短者并不适合。

第九节
多乳头与多乳房畸形

一、多乳房畸形

(一) 概述

多乳房畸形是指除正常乳房之外,在"乳线"的其他部位又形成的乳腺组织,又称副乳、异位乳房等。本病并不少见,女性多于男性,具有明显的家族性和遗传性。

(二) 病因及发病机制

多乳畸形是一种先天性疾患,女性发病率为1%~6%,男性偶尔也可出现。当胎儿体长9cm时,在腹侧两旁,自腋窝至腹股沟线上,由外胚层的上皮组织发生6~8对乳头状局部增厚,即为乳房的始基。在正常情况下,除胸部的一对外,其余始基均在出生前退化、消失。如有不退化者,则形成多余的乳房或乳头,便会出现多乳畸形。

(三) 症状和临床特征

副乳可以发生在乳线上的任何位置,以腋窝及腋前线最常见,其次为胸壁和腹股沟,也偶见于股部、手臂、会阴等部位。可单侧或双侧,常为双侧。副乳腺大小不一,大多数为隐性病灶,体积较小者不易发现。

根据副乳形态,可分为完全发育型和不完全发育型两类,前者受雌激素的影响,随月经周期产生肿胀,甚至微痛,月经过后消失。在妊娠期副乳也随乳房发育胀大,哺乳期可有乳汁自副乳头排出。不完全型副乳较完全型多见,表现为仅有发育不全的乳腺组织,而无乳头及乳晕,易误诊为脂肪瘤。在月经期、妊娠期或哺乳期,副乳可增大、胀痛,甚至分泌少量乳汁。月经过后、妊娠或哺乳终止后,副乳又缩小,胀痛消失。

副乳也可发生纤维腺瘤或乳腺癌等各种常见乳腺疾病,但发生概率很小。

(四) 诊断与鉴别诊断

本病无典型症状,患者又无特殊不适,因而常被忽视。遇下列情况应考虑副乳的诊断:①腋窝附近或正常乳房周围出现的局部隆起或皮下肿物;②肿物有酸胀感,特别是经前明显者;③触诊时用手指可捏起,质较软,边界不清,触之内有腺叶感的韧性组织;④用手指捏起后在绷紧的皮肤下可见有类似脂肪分叶状;⑤肿块近红外扫描有乳腺灰度影像。对上述肿块内若触到可活动硬结时应想到有纤维瘤的可能。若副乳内包块出现上述硬结或明显质硬肿块,与皮肤或基底粘连固定,或表面有橘皮样皮肤改变时,应考虑有癌变的可能。

副乳应与脂肪瘤及皮脂腺囊肿等鉴别,与脂肪瘤鉴别时,因近红外线对脂肪有高度穿透力,故较易鉴别。皮脂腺囊肿边界清,多为圆形,近红外扫描也可见不同灰度的影像,但捏起皮肤影像多消失。

(五)治疗

一般情况下不必进行治疗,但如果副乳症状明显,难以忍受或副乳较大,影响美观,可以手术切除。对以下表现者应考虑手术切除:①影响外观,本人要求手术者;②有明显疼痛症状,本人要求手术者;③诊断不清,不能排除其他肿瘤者;④已确诊为副乳腺癌的患者。

手术多采用局部麻醉,体积较大或多处出现副乳可考虑硬膜外麻醉,副乳癌变者,应行乳癌根治术。手术切口应根据副乳所在的位置来设计。如果乳头、乳晕和腺体同时存在,切口应设计在乳头处,手术时乳头、乳晕和乳腺一并切除。如果只有腺体组织,切口应设计在隐蔽部位。如果副乳位于正常乳房下方,切口可设计在乳房下皱襞或腋窝等处。手术时必须将副乳的乳腺组织完全切除。

二、多乳头畸形

多乳头畸形又称副乳头,主要是由于胚胎期的"乳线"上有过多的乳头形成所致(图2-3-9)。男女皆可发生,男女之比为1:5,总发病率为1‰,常有遗传史。多乳头畸形最常见于正常乳头下内侧5~6.5cm,即正常乳房与肚脐之间,或正常乳房外上方近腋窝处。一般多余乳头下无乳腺组织。

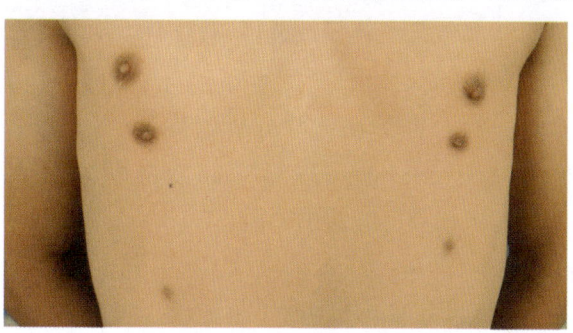

图2-3-9 多乳头畸形

对于有手术要求,或当多乳头畸形伴随多余乳腺组织存在并随着年龄增长有恶变的可能时,可手术切除。

第十节 副 耳

(一) 概述

副耳(accessory auricle)又称耳赘(auricular appendages)、软骨样痣(nevus cartilaginus)或颈耳(cervical auricle)。是一种先天性发育畸形，起源于耳结节或围绕第2、第3及第4鳃裂的软骨组织，因异常发育而致。可以单独存在，也可以伴发其他颅面部或全身发育异常，即作为一些综合征（如Treacher Collins综合征）的局部临床表现。

(二) 病因

国内外关于副耳的报道多集中于病例报告，系统性研究较少。一般认为副耳的发生是由于第1鳃沟或第1、第2鳃弓发育异常增生所致，为单基因遗传病，是由于某种因素引起控制着耳郭发育的某一基因发生了突变造成的，属常染色体显性遗传，有时有不规则显性遗传的表现方式，即外显不全。

国外对于Treacher Collins综合征的遗传学分析取得了一些成果：Arn等将其基因定位于5q31.3；Jab等则认为致病基因位于5q31.3～q33.3；Dixon等将基因逐步由5q31～34，5q32～33，最后定位于5q32～33.2，并认为致病基因可能为TCOF1。

(三) 症状和临床特征

副耳表现为出生后即有的皮肤表面单个或多个赘状物，被皮肤包被，颜色为正常肤色，质地软或有类似于软骨样硬度，形状各异，可以是柱状、球状、分叉状等（图2-3-10），既有单侧发生也有双侧发生的。其位置一般在耳屏前方和胸骨锁骨区域之间，大多病例的副耳位于耳屏或耳轮上前角之前，也有位于耳屏和下颌角之间的颊部区域，还有的位于胸锁乳突肌之前的颈部及胸骨上的区域。

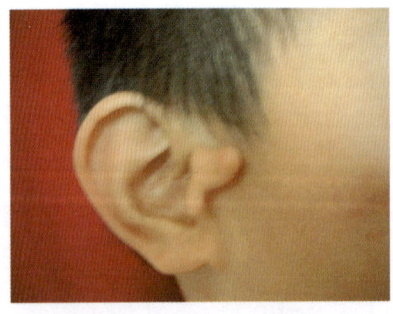

图2-3-10 副耳

副耳患者有时只存在单独的副耳畸形，有时与第1鳃弓其他发育畸形并存，可见唇裂、腭裂及面裂、下颌发育不良等其他颅面畸形,有时伴发神经系统的异常如癫痫、神经运动延迟和脑电图异常。

副耳畸形也常合并于一些综合征中,如染色体综合征,包括猫眼综合征、Wolf-Hirschhorn 综合征、Cri-Du-Chat 综合征等;第1鳃弓综合征,包括 BOR 综合征、Wildervanck 综合征、Treacher Collins 综合征、Nager 综合征等。而这些综合征往往是与遗传有关的先天性疾病,具有染色体或基因的异常。

(四)诊断

肉眼观察副耳为有蒂或无蒂的息肉状物,副耳的诊断必须依赖于组织病理学检查,以便与其他皮肤表面的赘物和肿物鉴别,如毛囊滤泡痣等。

副耳病理组织中可见正常表皮及真皮、软骨,有时可见大量脂肪。

副耳诊断时应考虑是单独存在,还是其他综合征的局部临床表现。准确了解副耳发病的机制,对于疾病的早期诊断、治疗具有重要意义。

(五)治疗

副耳一般对听力、健康无影响,但有损人的美观,并可引起患者心理障碍。本病的治疗方法应根据其畸形程度以及患者要求来定。治疗方法主要是手术切除,手术时机的选择一般在幼儿期较好,最迟也应在学龄前,以免对孩子造成心理影响。

较小的副耳切除后,因皮肤缺损范围小,切口张力小,可直接缝合切口。对于巨大副耳,切除后常遗留较大范围皮肤缺损,加之耳部皮肤娇嫩,单纯缝合时切口张力过大,缝合后的伤口常会出现凹陷、不平整等情况,术后易造成瘢痕组织增生,达不到美容效果。因此,应考虑采用副耳带蒂皮瓣修复副耳切除后较大皮肤缺损,可使切口张力大大减小,缝合后的伤口平整,手术切口处瘢痕组织增生大大降低,可达到美容目的。

根据副耳病情的不同,手术时需要注意以下几个方面:位于耳屏前方并且与耳屏融合的副耳,手术时可考虑利用副耳再造耳屏;对于副耳伴同侧面部发育不良者,切除同时应尽量考虑面部的美容问题;对于副耳伴发耳前瘘管者,应先切除耳前瘘管,再切除副耳,对于耳前瘘管切除后的皮肤缺损可用副耳修复。

另外,手术时应注意有时副耳与下方的肌肉、软骨或骨相连,切除时要保证耳郭、耳屏的位置和形态不受影响。

(陈晓栋　王强　吴晓琰)

第四章

皮肤附属器疾病

第一节 痤疮

一、概述

痤疮(acne)是一种毛囊皮脂腺的慢性炎症性皮肤疾病,主要发生于青春期,发病率较高,西方流行病学调查发现80%的青少年曾经患过痤疮。国内调查发现东北地区青少年人群痤疮发病率为51.30%。这个疾病有很多种不同的病名,如粉刺、酒刺、青春痘、暗疮等,中医则称痤疮为肺风酒刺。痤疮导致的基本损害包括粉刺、炎性丘疹、脓疱、结节和囊肿。重型痤疮中最常见的为囊肿性痤疮,其表现除黑头粉刺、丘疹、脓疱外,还形成多个结节或囊肿,常继发细菌感染,破溃形成窦道及瘢痕。炎症明显的痤疮容易留下凹陷性或增生性瘢痕,影响面部外观,对青少年的心理和社交影响甚至超过了哮喘和癫痫。

二、病因和病理生理

痤疮是一种多因性疾病,病因较复杂,其发病机制包含以下4个环节:①雄性激素与皮脂腺功能亢进;②毛囊漏斗部角化过度;③毛囊皮脂腺单位中微生物的作用;④炎症及宿主的免疫反应。然而,4个环节中的任何单个环节都不足以致病。免疫反应、内分泌障碍、多脂多糖及刺激性饮食、环境高温及某些化学因素也参与痤疮的整个病程;此外,痤疮的发病还与遗传及心理因素有关,这些因素间相互影响。

进入青春期后体内内分泌系统启动,雄激素特别是睾酮的水平快速升高,皮脂腺细胞中存在一些特异性还原酶,特别是5α-还原酶。这些酶可使循环中较弱的睾酮转化为高活性的二氢睾酮,后者与皮脂腺细胞的雄激素受体结合发挥作用,引起皮脂腺细胞的增生和皮脂分泌的增多,影响毛囊皮脂腺导管的角化。在毛囊漏斗下部,含有大量张力细丝、桥粒和脂质包含体的角质形成细胞不易脱落,导致毛囊漏斗部导管角化速度加快,毛囊皮脂腺导管堵塞,皮脂排出障碍,最终形成微粉刺。毛囊中存在多种微生物如痤疮丙酸杆菌、白色葡萄球菌和马拉色菌,其中以痤疮丙酸杆菌感染最为重要。痤疮丙酸杆菌释放多种酶类,如脂酶、蛋白酶、透明脂酸酶,通过这些酶类可以分解皮脂中的甘油三酯,产生游离脂肪酸及一些低分子多肽。游离脂肪酸刺激毛囊和毛囊周围皮肤,引起炎症。同时还可刺激毛囊皮脂腺导管增生及角化过度,导致皮脂分泌受阻。此外,痤疮丙酸杆菌还可产生多肽类物质,趋化中性粒细胞,活化补体,使白细胞释放各种酶类,破坏毛囊壁及腺体,导致局部炎症、化脓及坏死，最终遗留一些大小不等的凹陷性或增生性瘢痕。

三、症状和临床特征

痤疮多数发生于青少年时期（16～18 岁）前后，但也有发病较早的（如 10 岁前后）和发病较晚的（如 40 岁以后）。皮损好发于面颊、额部和鼻唇沟，其次是胸部、背部和肩部，双侧对称性分布。痤疮主要有两种皮损：非炎症性皮损和炎症性皮损。非炎症性皮损即粉刺。依据粉刺是否有开口，又分为黑头粉刺（开放性粉刺）和白头粉刺（闭合性粉刺）两种。炎症性皮损有多种表现（图 2-4-1）：丘疹、脓疱、结节和囊肿。按皮疹可分为以下四型：

1. 粉刺型痤疮　症状比较轻微，数量多少不定。粉刺可能是黑头粉刺，也可以是白头粉刺，或者两者都有。

2. 丘疹脓疱型　最常见类型，常常有粉刺和脓疱或丘疹，丘疹和脓疱越多，痤疮就越重。

3. 结节型痤疮　其特点是出现结节性皮肤损害，这种皮损不但会造成毁容，而且可能会有一定程度的疼痛感。

4. 聚合型痤疮　一种非常严重的炎症性痤疮，可能还有细菌的感染。主要好发于后背、臀部和胸部。这种类型痤疮有时需要外科治疗。

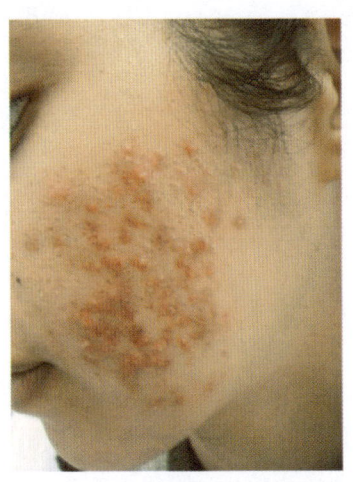

图 2-4-1　面部炎症性痤疮

临床上约 95% 的痤疮患者会出现痤疮瘢痕。痤疮瘢痕包括凹陷性瘢痕、肥大性瘢痕（图 2-4-2）和瘢痕疙瘩。凹陷性瘢痕分为冰锥型（icepick）、碾压型（rolling）、深或浅箱车型（boxcar）（图 2-4-3），冰锥型瘢痕占痤疮凹陷性瘢痕的 60%～70%，其深、窄（<2mm），边缘锐利，开口宽逐渐向下缩窄而呈"V"字形，犹似皮肤被冰碴刺破一样（图 2-4-4）。碾压型痤疮瘢痕占 15%～25%，其宽度超过 4mm，由于受真皮或皮下正常纤维组织的牵拉，从而导致表面开口较窄，基底宽、底部较浅，呈波浪状外观（呈"M"字形）。箱车型痤疮瘢痕类似水痘的圆形或椭圆形瘢痕（图 2-4-5），占 20%～30%，边缘垂直锐利向下，表面较宽（4.0～5.0mm），呈"U"字形，深度可能较浅（0.1～0.5mm）或较深（≥0.5mm）。有时 3 种凹陷性瘢痕可见于同一个患者面部，明确区分十分困难。

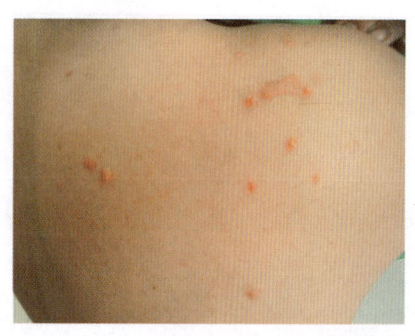

图2-4-2 背部痤疮肥大性瘢痕

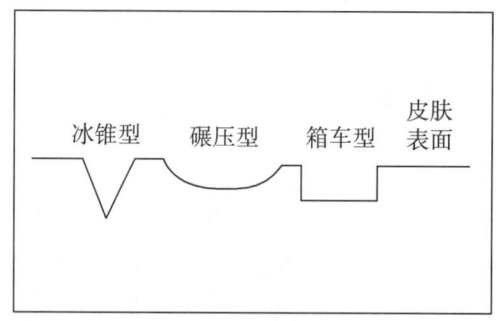

图2-4-3 痤疮后凹陷性疤痕亚型示意图

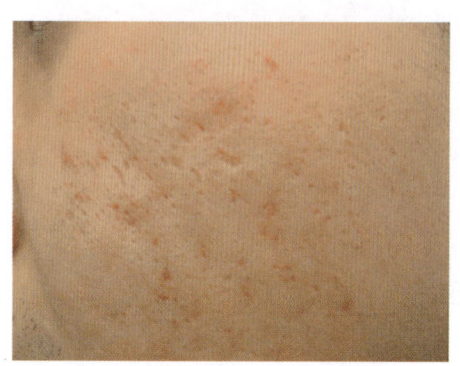

图2-4-4 冰锥型痤疮瘢痕

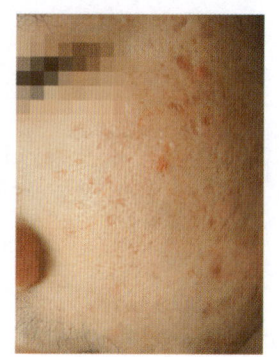

图2-4-5 浅箱车型痤疮瘢痕

四、诊断

痤疮诊断主要根据皮损发生在面部和胸背等皮脂溢出部位,常表现为黑白粉刺、丘疹、脓疱、结节、瘢痕。痤疮严重度分级是痤疮治疗及疗效评价的重要依据,大致可分为3类:皮损计数法、整体评价法和照片记录法。目前在临床上,国内外的医师较多采用的是整体评价法,其简单迅速,不需要特殊设备和繁琐的计算,准确度和敏感度高。如Cunkuffe分级法,轻度以白头及黑头粉刺为主;中度以炎性丘疹及脓疱为主;重度为严重炎性丘疹,以结节及炎性囊肿为主。使用最为广泛的是Pillsbury的4级分级法,即根据痤疮皮损性质及严重程度将痤疮分为3度、4级:

轻度　Ⅰ级　粉刺为主,少量丘疹、脓疱,总皮损小于30个;

中度　Ⅱ级　粉刺和中等量丘疹、脓疱,总皮损数31~50个;

　　　Ⅲ级　大量丘疹、脓疱,总皮损51~100个,结节数小于3个;

重度　Ⅳ级　结节/囊肿型痤疮或聚合型痤疮,总皮损大于100个,结节/囊肿大于3个。

痤疮瘢痕的分级对于评价痤疮的严重程度以及美容外科治疗效果也有重要意义。较常采用的分级方法为痤疮瘢痕定性整体分级法。

1级:斑状瘢痕,以颜色改变为主;

2级:轻度萎缩性或增生性瘢痕,在正常社交距离处(50cm或以上)观察不到,可以用化妆品或被毛发遮盖;

3级:中度萎缩性或增生性瘢痕,在正常社交距离处能观察到,无法用化妆品或被毛发遮盖,通过手工牵拉可以变平；

4级：严重的萎缩性或增生性瘢痕，在正常社交距离处能观察到，无法用化妆品或被毛发遮盖，通过手工牵拉也无法变平。

五、治疗

痤疮病因比较复杂，治疗方法很多，迄今为止缺乏一种公认的方案。目前根据不同的临床分型和皮疹特点，采取综合疗法，内外兼治，药物治疗主要为局部或系统性使用抗生素或维A酸类药物。由于系统应用维A酸或抗生素会发生一系列不良反应，痤疮丙酸杆菌对抗生素耐药性不断增加，给痤疮的治疗增加了不少困难。除治疗一些轻、中度炎性痤疮外，主要针对痤疮留下的色素沉着、萎缩或增生性瘢痕的美容外科学方法，有时比药物治疗更有效、安全，正被越来越多地用于治疗痤疮。

（一）光疗法

光疗法是一种新兴的疗法，主要有可见光疗法、光动力疗法及基于选择性光热分解理论的激光疗法等。相对药物而言，光疗法具有起效快、疗程短、不良反应少等优点，主要用于炎症性痤疮治疗。

1. 可见光疗法

（1）蓝光、红光治疗：特定波长的可见光作用于痤疮丙酸杆菌的正常代谢产物——内源性卟啉（粪卟啉Ⅲ和原卟啉Ⅸ），通过光动力作用，使其激活为高能量不稳定卟啉，该物质与三态氧结合形成损伤细胞膜的反应性氧自由基和单态氧，使痤疮丙酸杆菌死亡，从而使痤疮的炎症皮损得以清除。蓝光是激活痤疮丙酸杆菌代谢产生的内源性卟啉最有效的光源，其作用效力较红光强40倍，但红光较蓝光的组织穿透力更强，较多的毛囊皮脂腺可得到能量；且可通过刺激巨噬细胞释放细胞因子影响炎症过程，在愈合和损伤修复中发挥一定的作用。蓝光与红光联合具有互补作用，应用疗效优于单用蓝光。目前的仪器已可使患者自己操作蓝光治疗，并取得了良好的效果，今后蓝光治疗将可能进入家庭式治疗模式。

1）适应证：本方法适用于轻、中度炎性痤疮患者。

2）方法：治疗前彻底清洁皮肤，治疗时使用眼罩保护眼睛。采用窄谱红/蓝光痤疮治疗仪照射，治疗单元置于患者面部上方，确保光板距离皮肤表面1～4cm，蓝光能量为48J/cm²，红光为126J/cm²，每次治疗时间20分钟，每周1～2次，治疗4～8次为一个疗程。

3）禁忌证：光敏或瘢痕体质；妊娠或哺乳期妇女。

4）不良反应：本治疗的不良反应很小，仅约10%的患者有皮肤干燥和瘙痒，一般可自行缓解。

（2）光动力疗法：光动力疗法（photodynamic therapy, PDT）是在光疗法的基础上，局部外源性给予5-氨基酮戊酸（5-aminolevulinic acid, 5-ALA）等光敏药物。5-ALA经过皮肤表面被毛囊皮脂腺单位所吸收，在细胞内转化为强光敏物质原卟啉Ⅸ（PpⅨ），在特定波长光源照射下不仅可以激活病灶内痤疮丙酸杆菌自身产生的内源性卟啉，还能同时活化外源性5-ALA所转换的PpⅨ，产生光动力反应，使细胞组织受损，达到杀灭痤疮丙酸杆菌、抑制皮脂腺分泌和破坏皮脂腺结构的目的。

1）适应证：中、重度炎性痤疮。包括传统治疗方法无效或无法控制的痤疮患者。

2）禁忌证：孕妇、有光敏史或者不能耐受外用药物刺激的患者、有瘢痕疙瘩史者、有慢性病者。

3）方法：根据患者皮损面积，用灭菌生理盐水新鲜配制，或与温敏凝胶基质混合调配成5%浓度的ALA溶液或胶液（商品名艾拉，上海复旦张江生物医药股份有限公司），外敷于皮损处及其周围0.5cm以内的皮肤，避光封包1.5~3小时后红光照射，波长为(633±3)nm，标准能量128J/cm^2，每周照射1次，6次后结束治疗。

4）不良反应：所有接受光动力治疗的患者均有轻重不等的不良反应，如：疼痛、红斑、肿胀、少许渗出、脓疱及脱屑。仅需对症处理，多在10天内消退。轻微不适、烧灼感、针刺感，大多数患者可以耐受，也可局部使用冷却装置或冷水湿敷缓解。雅漾活泉水喷雾能够改善治疗后的皮肤不适感。方法：每天使用至少4次，连续7天。喷雾方法：喷10秒后，等待30秒再轻柔拍干。

2. 激光疗法　1450nm激光、超脉冲CO_2激光、强脉冲光（IPL）、点阵激光是目前治疗痤疮及痤疮瘢痕的有效方法之一，也可与药物联合治疗。

（1）1450nm半导体激光：1450nm半导体激光以水分子为主要作用靶点，可穿透真皮1mm左右，通过热效应导致皮脂腺热凝固、破坏，皮脂分泌减少，痤疮皮损减轻或消退。该激光还可通过热效应刺激胶原纤维增生，对痤疮愈后遗留的凹陷性瘢痕可有不同程度的治疗作用。目前被美国FDA批准用于痤疮及其痤疮后瘢痕的治疗，是激光治疗痤疮最常用的方法。

1）适应证：不愿意接受药物治疗或药物治疗无效的中、重度痤疮患者，对粉刺、丘疹、炎性丘疹、结节、囊肿、脓疱有效，尤其对炎性痤疮消退效果显著。也可用于痤疮后瘢痕的治疗。

2）禁忌证：皮损基本是白头及黑头粉刺者。

3）方法：局部应用利多卡因软膏封包约1小时，麻醉显效时行激光治疗。采用波长为1450nm的半导体激光（smooth-beam, Candela公司），激光光斑直径为6mm，能量密度为10~12J/cm^2，动态冷却（DCD）时间为22~26ms；光斑之间可略有重叠，每次间隔为2~3周。

4）不良反应：患者局部均出现暂时性红斑，并于24小时内消退，术中有不同程度的疼痛感。个别有水疱，3天后消退。国外报道，治疗后局部可有色素沉着，发生率为7%~39%，国内报道的发生率远低于国外报道，可能与人种差异有关，缩短DCD时间可预防出现色素沉着。术后应注意避光，也有助于预防色素沉着。

（2）超脉冲CO_2激光：高能量脉冲CO_2激光器能使细胞间和细胞内的水分瞬间汽化蒸发，对较小的血管产生封闭作用，对胶原组织有热凝固作用，可达到止血、减少渗出和促进胶原增生的目的。因而被用于磨削和瘢痕的治疗，术中创面不出血，视野清晰，通过准确判断汽化的深度，可避免由于汽化过深而产生新的瘢痕。

1）适应证：无活动性皮疹的凹陷性痤疮瘢痕患者。

2）禁忌证：瘢痕增生期；局部有感染灶；肝肾功能异常、高血糖患者；瘢痕体质；有明显色素代谢紊乱者；精神异常者。

3）方法：清洁治疗区皮肤，局部利多卡因软膏封包约1小时，麻醉显效时行激光治疗。应用美国科医人医疗激光公司生产的高能超脉冲整形激光器，脉冲能量400~500mJ，功率5~7W，光斑直径3mm。术中首先轻扫瘢痕边缘两遍，形成一个斜面，使边缘与基底部之间有平缓过渡，最后深雕瘢痕基底部一遍,治疗深度达真皮乳头层,约在皮脂腺体所在的层次,以点状出血为止,使其形成一个新的创面,创面愈合后使凹陷性瘢痕变平坦。根据临床反应重复照射3~4次,每次照射后用无菌生理盐水棉签清除残留皮肤碎屑。术毕立即用无菌凡士林油纱布和纱布包扎,或敷用抗生素软膏,每日2次,连用3~4天。

4)不良反应:术后患者均出现红斑,色素沉着约占36%,多见于肤色较深的患者。如何有效地预防色素沉着和加速其消退仍是该方法今后需要探讨解决的重要难题。一般术后红斑和色素沉着在3~6个月内可逐渐消退。为减少色素沉着发生,激光治疗宜在紫外线较弱的秋冬季节进行。术后注意防晒。结痂之前治疗部位避免沾水,禁止强行剥落痂皮。

(3)2940nm铒激光:铒激光的波长是2940nm,这个波长与水的最大吸收峰值正好相同,因此水对它的吸收能力强。铒激光在瞬间由外而内将皮肤汽化移除,可以精确去除表皮及真皮层,使皮肤新生,胶原蛋白再生。2940nm铒激光微剥脱采用电脑精确控制的逐层剥脱,最小剥脱深度可达4μm。刘峰等认为与机械、超脉冲CO_2激光磨削等治疗痤疮后瘢痕的传统方法相比,铒激光微剥脱具有损伤轻微、恢复时间短、疼痛感轻、不易产生色素沉着、可操控性强等优势。

1)适应证:无活动性皮疹的凹陷性痤疮瘢痕患者。

2)禁忌证:瘢痕增生期;局部有感染灶;肝肾功能异常、高血糖患者;瘢痕体质;有明显色素代谢紊乱者;精神异常者。

3)方法:使用Profile超级平台铒激光微剥脱模块(MLP TM)设备(美国Sciton公司),波长为2940nm,最大扫描面积9cm^2,最高重复频率40Hz,剥脱深度4~200μm,每1J/cm^{2}对应4μm的组织剥脱。操作方法:清洁治疗区,复方利多卡因乳膏敷膜密封60分钟,清理用药区域,彻底干燥。患者取仰卧位,戴上眼罩,操作者及治疗室人员也需戴防护眼镜。扫描器垂直置于皮肤表面,在非组织治疗区域上测试线型发光和操作后,选择10μm设置,采用4mm或2mm光斑及1~5Hz的重复频率治疗。先使凹洞的外边缘变平,随后将激光设置到合适的深度(延伸到真皮乳头层),用扫描器治疗整个区域以促进皮肤融合。尽可能将剥脱平均分为2~3遍进行,以防止光斑印的形成,达到高效而均匀的剥脱。治疗间隔时间为8~10周。

4)不良反应:铒激光微剥脱的恢复期大概是1周。术后12小时内治疗部位会出现红斑、水肿以及类似晒伤的反应。可采用冰敷,必要时口服止痛药或安定以缓解不适感。术后可在创面上涂抹重组表皮生长因子溶液。避免暴晒,外出需涂抹SPF30以上的防晒霜,戴帽子、太阳镜等防晒用品。治疗后1~2周内禁止使用异维A酸、维生素A、果酸等。

(4)像素CO_2激光:像素激光是把传统的大光斑分解为微米级的矩阵样排列的微光束,照射皮肤后,通过热损伤打出特定深度的微孔,产生面积小于毛发的MTZ(微热破坏区域),这些微孔效应和温热刺激效应能够有效启动皮肤修复程序。在皮肤的修复过程中,带动边缘活化角质形成细胞的快速爬行,迅速修复受损表皮。重复多遍的像素模式照射,提升真皮胶原热刺激作用,促进胶原蛋白的增长,修复瘢痕组织。波长2940nm铒激光只产生很浅的破坏,对浅的瘢痕效果很好,但像细纹、毛孔粗大、痤疮瘢痕等病变,需要穿透力更深的激光。以CO_2为介质的像素激光使表皮损伤后影响色素沉着的光束最小化,不削去表皮,通过微热破坏区域把能量传递到真皮,缩短皮肤再生时间,使作用效果最大化。像素激光同样对面部烧伤后瘢痕及色素沉着治疗有效。同时对于皮肤粗糙、毛孔粗大、光老化皮肤、肤色暗淡、皮肤松弛等多种皮肤老化问题也有所改善。

1）适应证：病程3个月以上，处于稳定期的面部痤疮瘢痕患者。

2）禁忌证：瘢痕增生期；局部有感染灶；肝肾功能异常、高血糖患者；瘢痕体质；有明显色素代谢紊乱者；精神病患者。

3）方法：采用像素 CO_2 激光（吉林科英激光技术责任有限公司生产，KL型），波长 10.6μm，输出能量 10～160mJ，单次最大扫描面积 20mm×20mm，最小光斑直径 0.1mm，最小脉宽 0.1ms，术区清洁后，利多卡因乳膏封包1小时，常规消毒皮肤，医师戴防护镜，患者眼、嘴唇及伤口周边部位可用湿纱布覆盖。对面部皮肤较薄的部位（如眼睑周围及颞部）能量强度应较小，并从较低能量开始逐渐提高能量。垂直对准皮肤，逐个光斑治疗，光斑重叠 1/3，重点部位重复照射治疗 2～3 遍。治疗周期 3～4 周，5 次为一个疗程。

4）不良反应：治疗后皮肤发红，有灼热感和疼痛。术后第2天创面基本退红结痂，患者可以轻柔清洗治疗部位，重组人表皮生长因子溶液外用1周，治疗后避免沾水和出汗，注意避光。

（二）注射填充疗法

对痤疮后凹陷性瘢痕可采用注射治疗（如胶原蛋白、自体脂肪细胞等），详见相关章节。

（三）类固醇激素局部注射

1. 适应证　痤疮增生性瘢痕及疤痕疙瘩。

2. 方法　将二丙酸倍他米松倍他米松磷酸二钠注射液（得宝松）与 0.5% 利多卡因注射液以 1:1 的比例混合配制，沿瘢痕边缘处进针进入瘢痕组织内，每点注射 0.1～0.3ml，防止外渗，平行注射至瘢痕组织内，直至瘢痕表面发白为止，然后采用积雪苷软膏或喜疗妥软膏外涂病损部位。平均 7～10 天注射 1 次，3～5 次为一疗程，直至瘢痕软化变平。

3. 不良反应　注射时有疼痛，多能忍受。避免将激素直接注入瘢痕下组织，引起新的萎缩。

第二节 酒渣鼻

一、概述

酒渣鼻（rosacea）又名玫瑰痤疮，俗称红鼻子。酒渣鼻多见于 30～50 岁的中年人，男女均可发病，尤以女性多见，但以男性较重。一般发生在鼻尖及鼻翼处，严重者可累及两侧面部，鼻外观上呈紫红色，损害呈对称分布，鼻尖及鼻翼出现丘疹、脓疱和毛细血管扩张，晚期出现鼻赘，似酒渣附着故得其名。目前大多数学者认为毛囊蠕形螨感染是发病的重要因素，但不是唯一的因素。酒渣鼻的主要诱发因素还包括：日晒、风吹、高温及寒冷刺激、潮湿、酒精、热饮料、热水浴、辛辣食物、室内闷热、护肤产品和情绪紧张等。酒渣鼻除影响美观外，对全身并无影响，只是鼻部常感炽热，如合并感染，可有疼痛。

二、病因和病理生理

酒渣鼻的发病原因不明，多数学者认为，可能是在皮脂溢出的基础上，由于其他各种因素的作用（如精神紧张、外界温度变化、辛辣食物、内分泌失调、胃肠功能障碍等），促使患者血管舒缩神经功能失调，毛细血管长期扩张所致。红斑开始为暂时性，继而持久不退，同时出现毛细血管扩张。随病程延长，血管扩张更明显，鼻部结缔组织增殖、肥厚，形成大小不等结节隆起，发展成鼻赘。寄生在毛囊皮脂腺内的毛囊蠕形螨的代谢产物及排泄物所引起的炎症可能也是酒渣鼻的重要发病因素，其通过间接机制激发炎症通路。长期光损害、以经表皮水丢失（transepidermal water loss, TEWL）增加为特征的表皮屏障功能障碍也是原因之一。

三、症状和临床特征

酒渣鼻病程较为缓慢，无明显的自觉症状。其皮损特点为颜面部（鼻尖、鼻翼、面颊、两眉间、下颌部）弥漫性潮红，伴发丘疹及毛细血管扩张。从开始到停止发展会经过较长时间，病情也是时轻时重，按其发展过程分为三期或三个亚型：

1. Ⅰ期（红斑与毛细血管扩张期）（图2-4-6）　鼻子、两颊、眉间出现红斑，两侧对称，当精神紧张或情绪波动、气温过高或过低、食辛辣食物或饮酒等敏感因素刺激后出现，有烧灼感。日久红斑持续不退，可看到扩张的毛细血管，毛囊扩大。

2. Ⅱ期（丘疹脓疱期）（图2-4-7）　鼻、面颊、颏部可出现一些暗红色毛囊性丘疹、脓疱，甚至结节，但无粉刺形成。鼻部、面颊处的毛囊口更加扩大，脓疱此起彼伏，数年不愈。

3. Ⅲ期（鼻赘期，又称肥大期）（图2-4-8）　仅少数患者发展到该期，多见于40岁后男性。在红斑、丘疹基础上，鼻尖部形成紫红色高低不平结节状或肿瘤状突起，鼻尖部肥大，毛细血管扩张显著，毛囊口扩张并充满角蛋白样物质。

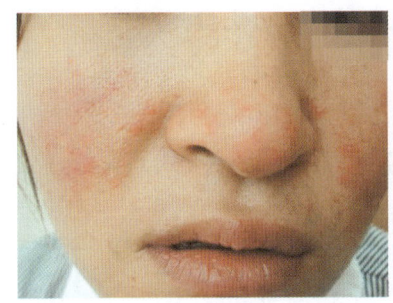

图2-4-6　酒渣鼻Ⅰ期
鼻尖、鼻翼及面颊等处可看到扩张的毛细血管

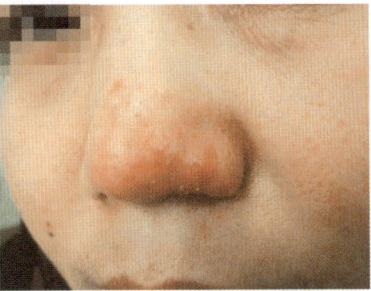

图2-4-7　酒渣鼻Ⅱ期
鼻部暗红色毛囊性丘疹、脓疱

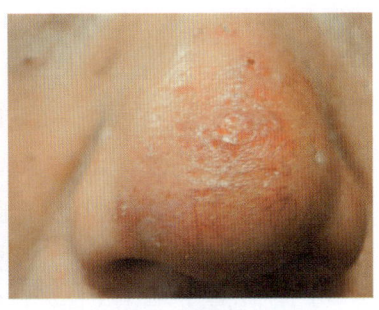

图2-4-8　酒渣鼻Ⅲ期
鼻尖部肥大、紫红色结节，毛细血管扩张显著

四、诊断

酒渣鼻诊断不难,根据好发于中年人,在鼻、面颊、颏部出现弥漫性潮红、毛细血管扩张,成批出现痤疮样丘疹、脓疱,但无粉刺形成等特征,即可诊断。

五、治疗

酒渣鼻病因不明,治疗多为对症性,外用或口服药物与寻常痤疮的治疗类似,但容易复发。Ⅰ、Ⅱ期主要损害为丘疹、脓疱、红斑、毛细血管扩张,可用新型激光或强脉冲光治疗,Ⅲ期鼻赘期则采用皮肤机械磨削、刀片磨削、冷冻、高频电离子刀烧灼和 CO_2 激光治疗,这些治疗均有一些效果,但有色素沉着、色素减退及瘢痕形成等风险。

1. 585nm 脉冲染料激光　585nm 脉冲染料激光具有选择性光热作用特点,脉冲染料激光发出的 585nm 波长的激光为血红蛋白吸收的峰值,产生选择性光热解作用,破坏红细胞,并使毛细血管凝固,从而达到治疗且不损伤周围组织的目的,其 585nm 波长的穿透深度不易损伤真皮深层和遗留瘢痕。红斑期酒渣鼻的主要病理基础为毛细血管扩张,红斑期首选治疗方法为脉冲染料激光。红斑期血管管径小、管壁薄、密度稀,所需能量强度低,治疗次数少,疗效最好。丘疹脓疱期患者,治疗所需能量强度较高。潘福琼等观察到,毛细血管扩张呈清晰、网状者效果较好,往往一次即可。而鼻赘期或血管呈片状红色模糊者则需 2~3 次才能治愈。

（1）适应证:酒渣鼻Ⅰ、Ⅱ期患者。

（2）禁忌证:急性炎症期感染未控制者。

（3）方法:采用美国赛诺秀公司 585nm 脉冲染料激光((闪光灯泵浦脉冲染料激光),光斑直径 7mm,输出波长 585nm,脉宽 0.5~2.0ms,能量密度 4.9~6.9J/cm^2 或 5.1~8.7J/cm^2。治疗区常规消毒,操作者与患者均需戴防护眼罩,将激光垂直对准皮损部位进行照射,选择适合的治疗参数、能量密度,根据临床经验及治疗皮肤反应进行调整以达到血管封闭。均匀照射,光斑之间重叠 10% 左右。治疗区域即刻反应为灰白色,5~10 分钟后变为暗红色紫癜。术后 1~3 个月复诊,效果不理想则再重复治疗。

（4）不良反应:术后局部有明显红斑、肿胀伴疼痛,个别有水疱,可立即冰袋外敷 15~30 分钟减轻疼痛。外搽百多邦乳膏,每天 1~2 次,1~2 周紫癜和结痂自行消退脱落。避免撕扯痂皮、沾水、饮酒和用扩血管药。肤色较深、使用能量密度较高及治疗后未注意防晒的部分患者,可有暂时性色素沉着,一般 4~8 个月内自行消退。

2. 强脉冲光　强脉冲光(IPL)是经滤过的宽带强脉冲光谱,谱段范围为 500~1200nm,有多种波长,通过滤光器限制低波长的输出,能够在低能量密度下以非剥脱性、非侵入性方式对血管性皮肤病变进行治疗。血管中的氧合血红蛋白对 521~585nm 波长的光具有高选择性的光热作用,其吸收特定波长光后,导致血管壁受热,继而肿胀、凝固、变性,使扩张毛细血管壁封闭,然后被组织吸收。以毛细血管扩张为主的红斑期酒渣鼻、鼻赘期的酒渣鼻经 CO_2 激光治疗后的红斑均可用 IPL。由于 IPL 仅对酒渣鼻引起的毛细血管扩张有效,对酒渣鼻本身并无治疗作用,因此不能代替酒渣鼻的药物治疗。

(1) 适应证：以鼻部毛细血管扩张为主，不伴有丘疹、脓疱的酒渣鼻患者。

(2) 禁忌证：近期有暴晒史者；近期使用过光敏药物者；糖尿病、癫痫病患者及瘢痕体质者；孕妇。

(3) 方法：采用 IPL Queen SR 强脉冲光子治疗仪，标准治疗头 560～1200nm 的光头，治疗参数设定为双脉冲，脉宽 4.0～6.0ms，延时 20～25ms，能量密度 36～42J/cm^2。对血管较细、较表浅者，选用较小的脉宽；血管较粗者选用较大的脉宽。皮肤白皙者可将能量密度稍调高，反之则调低。生理盐水清洁鼻部及鼻周，用湿纱布遮盖双眼，治疗区均匀涂上冷凝胶，用较低的能量做光斑测试，然后逐渐增加能量至皮肤微红，扩张的毛细血管色泽加深。术后立即用冰袋或冷却头冷敷照射部位，每次间隔 3～4 周，治疗 4～6 次。

(4) 不良反应：治疗部位可出现局部红肿，绝大部分患者可在 1 天内自行消退。在光斑发射后立即用冷却头间歇冰冻治疗部位，可最大限度地减轻皮肤热损伤。若使用能量密度过高，可使治疗部位皮色变灰，或产生水疱，应予以避免。

3. CO_2 激光　CO_2 激光具有汽化、凝固、切割功能。另外，它还能使管径小于 0.5mm 的血管凝固并封闭，并可使神经末梢和细小的淋巴管封闭。故 CO_2 激光可非常精确去除形成鼻赘的酒渣鼻肥大组织，使外观肥大的酒渣鼻修复到理想外形。激光汽化时一般到皮脂腺被挤出为止，这样不会引起疤痕。

(1) 适应证：以增生为主的中晚期酒渣鼻。

(2) 禁忌证：糖尿病、瘢痕体质者。

(3) 方法：常规碘伏消毒手术区皮肤及鼻孔，用纱布团填塞鼻孔，1%利多卡因加适量盐酸肾上腺素做局部皮下浸润麻醉。对Ⅱ期酒渣鼻，用 CO_2 激光刀进行点状烧灼至血管消失为止。对Ⅲ期酒渣鼻，从增生区的边缘开始，激光连续输出光进行汽化、切割，对于肥厚的组织逐层汽化，致鼻部达到理想的外形。伤口一周愈合，8～10 天后痂皮脱落。3～4 周后可配合 IPL 治疗毛细血管扩张性红斑。

(4) 不良反应：术中有出血，术后用凡士林纱布压迫止血，包扎 24 小时，第 2 天换外敷料，并用百多邦软膏外涂，以防感染。术后常规全身应用抗生素 7 天。

4. 酒渣鼻切割术　中晚期酒渣鼻患者除毛细血管明显扩张外，皮脂腺和结缔组织增生，鼻部肥大，表面有大小不等的增生性结节。单靠药物难以奏效，必须借助手术的方法恢复鼻部的形态。酒渣鼻切割术通过破坏扩张的毛细血管及增生的皮脂腺和结缔组织，使残留部分鼻赘缺血、坏死脱落，深部腺体或毛囊上皮新生使创面愈合，形成正常或接近正常的表皮。因激光手术的普及，目前已较少应用本方法。

(1) 适应证：以毛细血管扩张及皮脂腺和结缔组织增生为主要表现的Ⅱ、Ⅲ期酒渣鼻。

(2) 禁忌证：糖尿病、瘢痕体质者。

(3) 方法：常规消毒皮肤后，1%利多卡因局部浸润麻醉，根据鼻部的大小、形态选用 3 峰或 5 峰刀，然后以适当的力度和速度，在患处纵横交错反复予以划痕，切断异常增生的组织，使皮肤表面呈毛状，最后用纱布压迫止血，并敷以凡士林纱布包扎即可。术后 7～10 天凡士林纱布自行脱落，创面结痂痊愈。

(4) 不良反应：鼻部如有脓疱等细菌感染者，应口服或外用抗生素治疗，待脓疱消退后再予手术;手术后选用抗生素预防感染,维 A 酸类药抑制油脂分泌;一般手术后需 3 个月,鼻部皮肤才可渐渐恢复正常;若第一次手术患者不满意,待创面愈合后间隔 3 个月,再行第二次手术。

第三节 嵌甲症

一、概述

嵌甲症(onychocryptosis)是由于趾甲内潜入甲沟,反复挤压而形成的足趾疼痛、肿胀、化脓。绝大多数发生于拇趾,又以拇趾的外侧为多见。亦有同拇趾双侧嵌甲。早期嵌甲仅仅表现为疼痛,因极易并发甲沟组织感染,导致局部出现明显的红、肿、热,并伴有剧烈疼痛,出现趾甲周围炎、甲旁肉芽肿,还可能引起慢性骨髓炎、真菌感染等。

二、病因

趾甲为皮肤的附属器官,由甲板、甲床和甲周三个部分构成。甲板由甲体及甲根组成,在甲根和半月切迹下方的甲床部分,称生发基质,其生发层极厚,是甲的生长区。甲床向两侧皮肤移行处形成甲沟;而甲周表皮较薄,较易发生炎症、皲裂、损伤。拇趾的甲板最厚,质地较硬,可塑性相对较小。嵌甲症的发生与下述因素有关:鞋尖部过紧而压迫拇趾甲,使趾甲侧缘向甲沟软组织内生长;剪趾甲过短、损伤、留有尖角使得趾甲像"硬刺"似地插向甲沟软组织,并引起炎症。青年学生运动中踢伤或被他人踩伤后致甲板的撕裂,引起甲板侧缘更接近甲沟软组织而形成嵌甲。嵌甲与先天性局部畸形,如拇趾的明显外翻、甲营养不良、厚甲症以及甲真菌病等其他因素也有关。站立工作的服务性职业人员也易患嵌甲症。这些因素均可造成甲床与甲沟的正常连续性破坏,使甲的生长发生力学改变,导致嵌甲。李龙等认为嵌甲症的主要病理变化是:甲板横向呈弧形状移行于甲沟底部时向趾骨嵌入,甲侧缘也随之嵌入,甲皱襞推高、增厚,同时使甲沟变窄,变深。

三、症状和临床特征

拇趾甲皱襞出现红肿、疼痛,继而肿胀加剧,皱襞高出甲板侧缘,开始有渗液流出,接着分泌物逐渐变为脓性并有臭味,最后肉芽组织形成,并覆盖于侧方甲皱襞,甲唇肥大形成嵌甲(图2-4-9)。

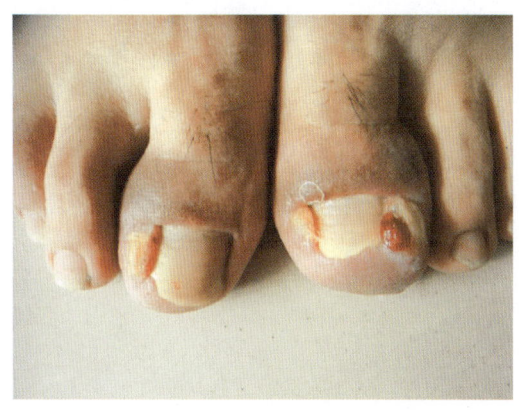

图2-4-9　嵌甲伴甲沟肉芽形成

四、诊断

根据严重程度,国内有人将嵌甲症分为轻度、中度、重度3种类型。轻度:嵌入的趾甲刺伤甲沟软组织,出现轻度水肿和压痛;中度:甲沟形成坚韧的白膜样物,疼痛剧烈,呈现明显红肿等炎症反应;重度:化脓伴或不伴肉芽形成。

五、治疗

认真耐心指导患者正确穿鞋和修剪趾甲。对症状较轻或为轻度病变的患者进行非手术治疗,如局部换药、引流,趾甲下垫放敷料使趾甲长出趾褶等"沟排"方法。但这些方法由于不能解决甲缘长入皮肤的根本问题,常不能取得满意疗效。对症状较重、反复发作或为中重度病变的患者则予以手术治疗。要达到手术根治的目的,有学者建议遵守下列原则:①切除嵌甲赖以依托和生存的甲床,从而改变趾甲在沟部的生长方向。②清除趾甲根部的甲基质,避免趾甲的再生。③减轻或解除甲缘软组织受压状态,防止发生再次挤压。代表性的术式有以下几种:①单纯的甲板部分或全部切除:手术简单快捷,短期疗效较满意,但复发率高,还可继发严重的甲变形和甲营养不良。单纯拔甲术现多为联合手术或复杂手术的基础。②另一大类是病甲部分或全部拔除+甲基质甲沟联合软组织处理,如Bartlett术和Winograd术,目前文献报道的多为这类手术的改良方式。对甲癣严重伴甲板增厚变形者,可先经伊曲康唑、特比萘芬等抗真菌药物口服治疗,再根据疗效决定是否手术。拇外翻畸形引起的外侧嵌甲症,则先行拇趾矫形,再考虑手术治疗。

1. 改良Bartlett手术　患者取仰卧位,患侧足部常规消毒,无菌铺巾,1%利多卡因趾根处局部浸润麻醉。驱血带驱血并扎于踝上做止血带用。在嵌甲侧的甲板1/4处行甲板部分切除,并用刀片轻轻刮除肉芽组织,切除少部分甲床及甲基质。于足趾嵌甲侧缘4~5mm处,做一长约1cm的梭形切口将正常组织行梭形切除至趾骨。切除组织为正常、无炎症、无感染的组织,注意保护跖侧趾神经。冲洗止血后,间断缝合切口,将甲皱襞从甲缘牵开,无菌敷料包扎。术后常规使用口服广谱抗生素3天。

2. 改良Winograd术　患者取仰卧位,患侧足部常规消毒,无菌铺巾。用1%的利多卡因注射液行患趾趾神经根阻滞麻醉,扎橡皮条止血带。在患侧甲沟旁甲板1/6处做一平行于甲板中线的纵行切口,拔除嵌甲侧1/6趾甲。然后将嵌甲部分的生发层、嵌甲侧1/6甲床、患趾嵌甲侧皱襞0.6~0.8cm皮肤连同炎性肉芽及坏死组织一并切除,并仔细检查确保位于该范围内的甲根的生发层完全切除。创面彻底止血后,用1-0丝线全层间断缝合。术后常规使用口服广谱抗生素3天,患趾加压包扎,嘱患者术后前2天抬高患肢,尽量避免行走,每3天换药1次,2周后拆除缝线。

第四节　腋　臭

一、概述

腋臭(axillary osmidrosis),俗称"狐臭",是由于腋窝的各种细菌与顶泌汗腺(大汗腺)分泌物中所含的有机物质起作用后产生不饱和脂肪酸所致。中国人的发病率约6%,白色、黑色人种发病率较高。腋臭影响患者的社会生活,严重者可以导致患者心理障碍。

二、病因

顶泌汗腺分布于腋窝、乳晕、脐窝、肛周、外阴及外耳道,其所发生的臭味是由于该部位的各种细菌与顶泌汗腺分泌物中所含的有机物质起作用后产生不饱和脂肪酸所致,发生在腋窝者则称为腋臭。由于顶泌汗腺在青春期受内分泌腺影响才开始活动,故腋臭多在青春期开始发生,到老年可减轻或消失。如果用药物杀死细菌,使之不能产生足量的不饱和脂肪酸,就可不发生臭味。临床上发现腋臭与遗传有关,不少患者有家族史,一般认为约80%的腋臭患者有家族遗传倾向,其遗传方式为孟德尔常染色体显性遗传。

三、症状和体征

腋臭为一种特殊的刺鼻臭味,常见于青壮年,女性多见,轻重不等,至老年时可减轻,同时伴有色汗,以黄色多见,常有遗传性。多数患者外耳道内有柔软耵聍,有资料统计90%以上的腋臭患者合并有软耵聍,而79%的软耵聍者患有腋臭,腋臭的程度与耵聍的软度几乎成正比。少数患者的外阴、肛门和乳晕等部位也可散发此种特殊臭味。

四、诊断

根据其特殊的症状及体征,腋臭较易做出诊断。

腋臭的诊断依据有:有家族史,父母一般有一方有腋臭;耵聍分泌呈油状(即油耳屎);自觉或他人发现有明显的异味。

五、治疗

腋臭治疗包括非手术治疗与手术治疗两类方法。非手术治疗原则包括:去除皮肤表面的顶泌汗腺的分泌物;抑制腋窝菌群;吸收或改变细菌分解汗液产生的臭味物质;外用香水等遮盖腋臭气味等。手术治疗是通过外科手术去除腋毛区的顶泌汗腺,适用于青春期以后的患者,有许多方法,但疗效和术后瘢痕差别明显。

(一)非手术治疗

1. 一般治疗　常洗澡,勤换衣,保持腋窝皮肤干燥与清洁。

2. 外用药物涂擦治疗　局部应用铝、锌盐和新霉素或庆大霉素乳剂以抑制腋窝细菌生长;外用抗氧化剂(如维生素E)抑制脂肪酸形成;应用离子交换树脂吸附脂肪酸和氨;用香水遮盖腋臭气味等。

3. 注射治疗　常应用无水酒精、曲安奈德、复方硫酸铝钾液等注射至双侧腋窝皮下,达到破坏腺体和阻断其排出路径的目的。操作时应防止注射过浅,以免引起皮肤坏死。

4. 物理疗法　采用激光、高频电针、电离子、微波等。其方法为在腋毛区通过热效应破坏顶泌汗腺体,并通过皮肤瘢痕组织的形成来阻断腺体分泌液的排出,促使腺体萎缩。该治疗优点是操作简单、副作用小。缺点是治疗不彻底,复发率较高,同时局部瘢痕较明显。

(二)手术治疗

手术治疗适用于无严重心血管疾病、糖尿病,近期未使用抗凝血类药物,非月经期的成年腋臭患者。临床上有许多形形色色的方法,但判断一个腋臭手术方法成败的原则是:彻底去除异味;在此基础上,瘢痕最小化。手术方法包括:

1. 局部皮肤切除术(普外科法)　在局部麻醉的情况下,将腋毛分布区皮肤切除,切缘直接缝合。此方法疗效确切,但缝合时皮肤张力大,瘢痕明显,部分患者瘢痕有挛缩现象,影响美观及功能。此方法是最初的手术方式,不符合美容要求,目前已基本不用。

2. 局部皮肤切除、修剪、"Z"形皮瓣缝合术 局部麻醉下,将腋毛分布区中央皮肤部分切除,同时修剪去周边未切除腋毛分布区的皮下组织及毛囊,作1~2对辅助切口,"Z"形缝合。此方法疗效确切,缝合时皮肤张力较小,但瘢痕仍较明显。少部分腋毛分布区面积较大的患者瘢痕有挛缩现象,影响美观及功能。

3. 抽吸术 将肿胀麻醉液注入腋毛分布区至皮肤呈白色,待疼痛消失后在边缘用穿刺针穿刺1~3个皮肤小孔,将细的吸管插入皮下脂肪浅层,通过负压均匀地将腋毛分布区及外缘0.5cm内脆化的脂肪、汗腺等组织吸出体外,术后加压包扎。方法简单并易于操作,瘢痕小,但应注意抽吸过浅易伤及皮肤,过深伤及深部组织。另外,抽吸应均匀、彻底,以免残留。缺点是常不易彻底。

4. 小切口修剪术(腋臭剥离法)

(1) 手术方法:患者平卧,双手抱头位,双臂外展约90°,充分暴露腋窝区域。剃除腋毛,用画线笔沿腋毛区边缘标出手术范围,在腋毛分布区后缘设计出合适大小的"W"形切口(图2-4-10A),碘酊固定。常规消毒、铺巾,麻醉满意后,沿设计线切开皮肤至皮下浅层,在皮下浅层柳叶刀分离皮肤,范围为腋毛分布区外缘0.5~1cm。手指翻开皮瓣,用锋利的扁桃体组织剪紧贴皮肤基底部修剪,可看到此层浅筋膜大部分为黄色球状脂肪团,顶泌汗腺主要分布于脂肪团内(图2-4-10B)。术中彻底去除残留浅筋膜及脂肪团,可看到被剪断的毛囊根部残端及瓷白色真皮基底,呈鸡皮状外观(图2-4-10C)。修剪完毕后用庆大霉素生理盐水反复冲洗,电凝彻底止血。术后5-0普理灵缝线缝合切口,根据手术区具体情况选择是否放置橡皮条或负压引流(图2-4-10D),腋臭专用弹力套加压包扎。如有引流于术后24~48小时拔除,继续加压包扎,9~12天后拆线。此法技术要求高,操作复杂,但由于是在直视条件下手术,效果肯定,术后瘢痕也较小,是目前皮肤外科的主流术式。

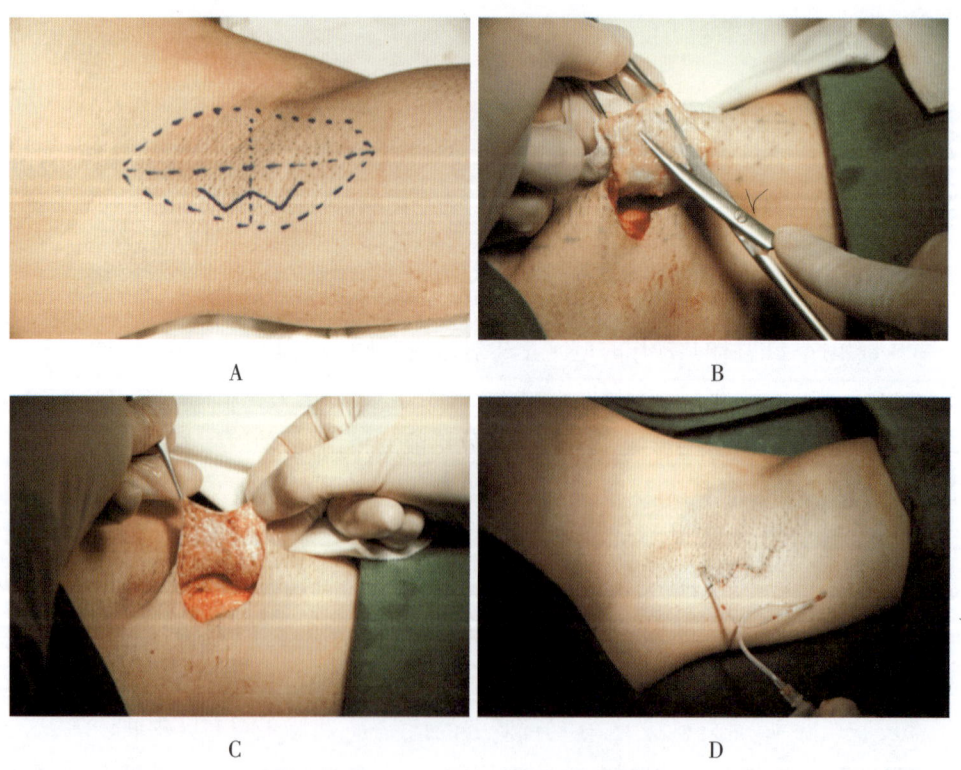

图2-4-10 小切口修剪术的步骤

A. 手术切口设计 B. 直视下修剪顶泌汗腺 C. 修剪后翻转皮瓣呈鸡皮状外观 D. 术后即刻,留注射器负压引流

（2）注意事项

1）手术范围：临床上手术剥离范围一般设计在腋毛分布区外 0.5~1.0cm。但剥离的范围应该考虑手术中的实际情况进行选择，手术范围不应只局限于腋毛区，应扩大到腋毛边缘 1.0cm 以上，彻底去除顶泌汗腺生长条件，以求达到根治腋臭的效果。

2）分离层次：分离层次应选择在皮肤浅层，即距离皮肤约 0.5cm 的脂肪层进行分离。层次过浅容易使得顶泌汗腺残留，导致腋臭残留及复发。层次过深，切除过多的皮下脂肪，手术损伤过大，且较易损伤腋窝深部的血管及神经。

3）顶泌汗腺修剪：修剪组织包括皮瓣残留的浅筋膜、脂肪团、真皮下血管网周围密集的顶泌汗腺等，保留表皮和大部分真皮。不可将皮瓣修得太薄，否则术后可能出现浅表瘢痕、皮肤挛缩及较明显的色素沉着等并发症，更重要的可能出现皮肤缺血坏死。但如修剪得太厚，有可能使得顶泌汗腺残留，术后腋臭复发。

4）术后引流：以往临床上腋臭术后常规放置引流，可选择橡皮条引流或负压引流。近来有学者认为放置引流与否可根据实际情况进行选择。如腋臭患者腋毛区范围小，术中创伤小，可考虑不放置引流，而采取局部加压包扎，尤其使用腋臭专用弹力套(图 2-4-11)，可大大降低术后血肿的发生。这样不但减轻了患者不适和术后瘢痕，也更有利于手术区伤口的恢复。

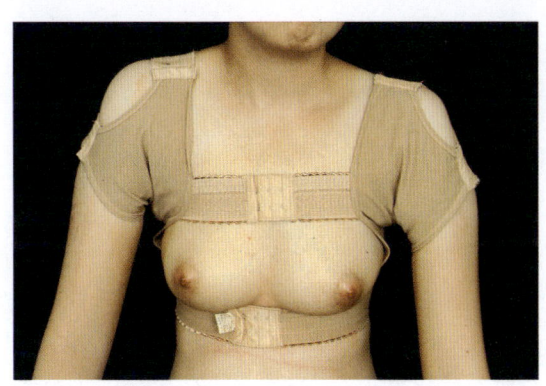

图 2-4-11 腋臭专用弹力套

（3）手术并发症

1）出血血肿：分离皮瓣时一定要紧贴真皮层，尽量减少损伤真皮下脂肪组织和血管，对可疑出血点采取电凝或结扎止血；加压包扎时应将多层敷料折叠后填充于腋窝，使皮瓣紧贴创面而达到压迫止血的作用；术后 48 小时内双侧肩关节严格制动，一个月内尽量减少双上肢的活动，更不能提重物；若发现血肿，换药时应挤压切口至渗液流出，若血肿凝固不易流出，应拆除部分缝线后清除血肿，同时重新加压包扎，可以避免再次出血或皮瓣坏死。

2）局部皮瓣坏死：提高手术技术，减少血肿形成；修剪顶泌汗腺时既要避免真皮层损伤过重，又要尽量多保留真皮下血管网；适度把握加压包扎的力度；一旦发现皮瓣坏死，应积极换药，清除血肿及坏死组织，大部分病例经换药后可自行愈合。若坏死范围较大换药不能愈合者，可考虑在伤口表面干净、无感染可能的情况下重新缝合伤口、自体皮肤移植或进行邻近皮瓣转移术以修复创面。

3）局部瘢痕形成：减少真皮损伤，避免血肿形成；若瘢痕已经形成，可在术后 3~6 个月行瘢痕切除术。

4）残留及复发：术后臭味残留主要是因为顶泌汗腺清除不彻底所致。腋下皮下剥离的范围要广，剥离范围一般设计在腋毛分布区外 0.5～1.0cm。但剥离的范围应该考虑手术中的实际情况进行选择，对腋毛区范围广、术前味道重的患者，范围可适当加宽。尽量直视下修剪，用刮匙刮除不易完全去除顶泌汗腺。术中注意用生理盐水冲洗腔内剪落的碎脂肪组织，因为其内含一定数量顶泌汗腺，应反复冲洗修剪直到彻底；若已复发可于术后 3～6 个月重新手术。

第五节 手部多汗症

一、概述

手部多汗症是指正常情况下无法控制且影响到日常生活、工作的手掌过多出汗（图 2-4-12），可明显影响患者的日常生活、社会交往、恋爱婚姻和职业活动等。多汗症常始发于儿童与青少年，平均发病年龄为 13 岁；男女都有可能发生，在东方民族的年轻人中较为常见，据流行病学调查，人群中的患病率可达 1%；许多患者有家族史（占 30%～50%）。

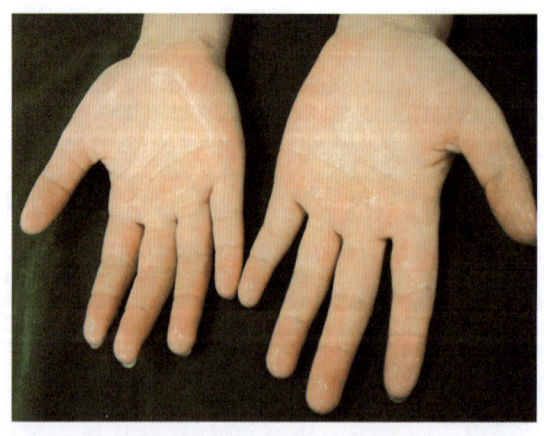

图 2-4-12　手部多汗症

二、病因

依据起病原因,多汗症分为原发性和继发性,表现为全身(泛发性多汗症)或局部(局限性多汗症)。原发性多汗症被认为是特发的,且多为局限性,发生于特殊的身体部位如腋、手掌、足和面部。手部多汗症在医学上属于局限性多汗症的范畴,绝大多数为原发性,继发性的往往与神经损伤有关,如创伤后脊髓空洞症、脑血管意外髓性梗死等。多汗症是由于中枢神经调节功能紊乱导致交感神经系统发出过多、过强的兴奋信号,通过小汗腺周围神经终端释放神经递质乙酰胆碱,使小汗腺反射弧过度兴奋,大量分泌汗液所致。精神紧张、情绪激动、烦躁、焦虑可诱发或加重出汗。

三、症状和临床特征

终年双手手掌潮湿,常伴有末梢循环功能障碍,如皮肤湿冷、青紫或苍白、冬天易生冻疮等。出汗较多时,汗水会淋漓不断往下流。双手因太湿而不敢和人握手,写字亦会因手上的汗水而弄湿纸张。长期潮湿的手部还会造成湿疹、皮炎等症状。种种不便常常影响正常社交及工作,给患者带来极大麻烦。

四、诊断

具有以下1条主要标准和在6条次要标准中具有2条以上者即可确诊为原发性局限性多汗症。其主要诊断标准为无明显诱因局限性可感多汗症状持续至少6个月,并伴有2个以上下列特征:①出汗为双侧或对称性分布;②出汗频繁,每周至少发作1次以上;③影响日常活动;④起病年龄小于25岁;⑤有阳性家族史;⑥睡眠时局限性出汗停止。多汗症严重度分为4级:1级:从未注意到有多汗,也从不影响到自己的生活;2级:有时影响自己的日常生活,但可以忍受;3级:经常影响自己的日常生活,较难忍受;4级:一直影响自己的日常生活,无法忍受。可用碘淀粉试验确定出汗范围,以增加注射治疗的准确性和效果,并可通过治疗前后照相以客观评价止汗疗效。其方法是:将受试区汗液擦干,涂上1%～5%的碘溶液,数秒钟后在整个涂碘区域轻轻扑撒上淀粉。淀粉在汗水的作用下与碘发生反应呈现紫色。

五、治疗

手部多汗症的治疗困难、复杂,包括全身药物治疗、局部外用药、物理治疗、胸腔镜下的胸交感神经干离断术(endoscopic throacic sympathectomy, ETS)和A型肉毒杆菌毒素(botulinum toxin type A, BTA)皮内注射治疗等方法,后两者近年来尤受重视。内科药物治疗,主要使用的是抑制交感神经系统的药物,如口服抗胆碱能药、抗抑郁症药或镇静药等,常会有口干舌燥、视力模糊或肠胃障碍等副作用发生,患者多不能忍受,而且效果也不太好;外涂10%～30%氯化铝无水酒精溶液、0.5%醋酸铅溶液等方法简单,但时效有限。目前治疗手汗症最有效、快速、微创伤的手术方式是胸腔镜下的胸交感神经干离断术,术后立即显效,成功率高达98%,但其毕竟是一种侵入性治疗手段,也存在代偿性出汗发生率高、Horner综合征、肋间神经痛和气胸等等少见并发症,应严格掌握适应证。对于3级和4级多汗症患者可考虑手术治疗或BTA皮内注射,2级的患者可先采取保守治疗,如疗效不佳,也可考虑BTA皮内注射治疗。应根据临床表现,与患者充分沟通,采用患者能接受的方法以保证合理的预期疗效。由于交感神经干离断术主要由胸外科医师操作,故本节不予赘述。

近年来采用BTA局部注射治疗多汗症取得了较大进展。BTA治疗多汗症起效快,注射后2~3天即止汗,5~7天止汗明显,平均可维持9~12个月。疗效稳定确切,无创伤,无明显副作用,不影响日常生活,目前是临床上治疗多汗症的一个有前景的方法。

汗腺受交感神经支配,交感神经属于胆碱能性神经纤维。BTA通过4个步骤阻断胆碱能神经肌肉接点处及自律神经释放乙酰胆碱:①毒素H链与突触受体结合;②通过受体介导的吞噬内化作用;③L链通过细胞内囊泡进入胞浆;④阻断乙酰胆碱经过突触膜的释放。当乙酰胆碱被阻断,出汗就停止。

1. 适应证　3级或4级严重手部多汗症患者。

2. 禁忌证　对肉毒素及制剂中任何成分过敏者、妊娠及哺乳期妇女、胸腺疾病患者、神经肌肉系统疾病患者(如重症肌无力、脊髓侧索硬化症)、服用某些干扰神经肌肉传递的药物者,如奎宁类、氨基糖苷类、钙通道阻滞剂等。此外,还需注意心理问题。

3. 方法　采用网格式皮内注射法。根据事先测定的多汗面积和手掌大小确定注射点数,每两个注射位点之间相隔2cm,做好注射位点标志(图2-4-13)。一个手掌一般需100U BTA,对较大手掌者可能要用到200U。1.0ml带超细针头的胰岛素注射器容易注入厚的手掌皮肤,且较少返溢。进针角度与皮肤表面成45°(图2-4-14),针尖斜面朝上以免返溢,皮内注射深度为1~2cm。2.0ml 0.9%无菌盐水稀释100U BTA,每个注射位点约2U皮内注射。避免注入标记处油墨以免留下永久性斑点。

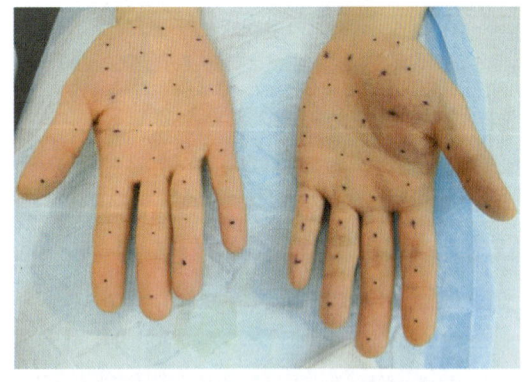

图2-4-13　网格式注射位点标志

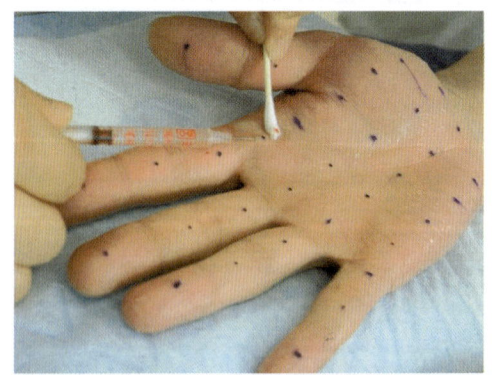

图2-4-14　肉毒杆菌毒素皮内注射

4. 不良反应　不良反应发生较少,比较安全。手掌神经末梢分布多,而且注射的位点也多,注射时可引起明显疼痛,可于注射前60分钟用复合利多卡因霜(5%恩纳霜)封包麻醉,或喷上冷冻剂(氯乙烷或氟甲烷)。有研究显示,用局麻药利多卡因、布比卡因稀释不影响BTA的疗效,但可以明显减轻注射时的疼痛。也可先行正中神经和尺神经阻滞麻醉封闭。部分患者注射BTA后由于毒素向邻近肌肉弥漫而使手部肌力减弱,经 2~4 周后可自然恢复。为防止手部肌力减弱,须准确掌握注射位点、深浅、剂量、手法。另外,注射后尽量保持手掌向下姿势 1~2 小时,可减少渗入手掌小肌群的 BTA 量。因为 BTA 本身为异性蛋白,制剂中又有人血白蛋白、明胶、山梨醇等,具有致敏作用。为防止过敏反应,要求患者注射完 BTA 后留诊室观察 30~40 分钟,以防止意外发生。

(劳力民　姚晓东)

第五章

色素性疾病

第一节 色素痣

一、概述

色素痣（naevus pigmentosous）也称细胞痣（cellular naevus）或痣细胞痣（nevocellular naevus），属于黑色素细胞系统的良性肿瘤。痣细胞起源于外胚层的神经嵴，其在由神经嵴到表皮的移动过程中，由于偶然异常，造成黑色素细胞的局部集中，即成为色素痣。根据出生时是否存在分为先天性与获得性色素痣两大类，后者分为交界痣、混合痣、皮内痣，本病属发育畸形。

二、病因及病理变化

（一）病因

通常痣细胞位于真皮浅层，外观似黑色素细胞，而在较深层则更似施万细胞。痣细胞是由神经嵴前体细胞发展而来。后者能产生色素并和神经纤维密切相关。

（二）病理表现

1. 交界痣（junction naevus） 痣细胞位于真皮与表皮交界处，可同时累及外毛根鞘、皮脂腺或汗腺等。表皮轻度棘层肥厚和角化过度，表皮突可伸长，除有外伤、感染或恶变时外，真皮内无炎症细胞浸润。

2. 混合痣（compound naevus） 具有交界痣和皮内痣两者特点，痣细胞群见于真皮内和表皮内，其较低部位的痣细胞可呈梭形，埋于胶原组织中，不含或含很少黑素，真皮内很少或无炎症。

3. 皮内痣（intradermal naevus） 痣细胞呈巢或索条状，位于真皮的不同层次内。真皮内很少或无炎症。

三、症状和临床特征

本病常见，可发生于不同年龄组和任何部位，皮损形态可呈乳头瘤状、疣状、结节或有蒂损害等表现。其大小由几毫米到几厘米，甚至形成巨痣，颜色通常为黄褐色或黑色，少数呈蓝或紫色等。

（一）根据痣细胞的分布分类

1. 交界痣 多见于儿童，直径为几毫米至 1.0cm，呈淡褐色、深褐色或黑色斑疹。一般与皮面平或略高于皮面,表面光滑无毛(图 2-5-1),掌、跖及外阴部位的色素痣常属于此类,无性别差异。

交界痣有恶变的可能性,临床上局部常有轻度疼痛、灼热或刺痛,边缘处出现卫星小点,如突然增大,颜色加深,有炎症反应、破溃或出血时,应提高警惕。

2. 混合痣　多见于青少年,外观类似交界痣,但可能更高起,有时可有细毛发穿出(图 2-5-2)。

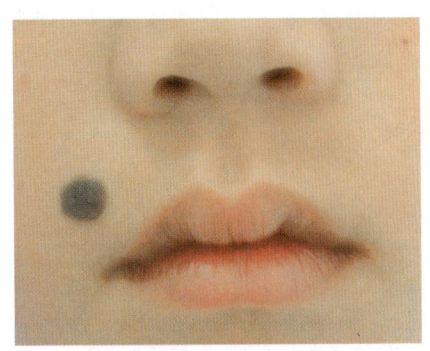

图 2-5-1　面部交界痣

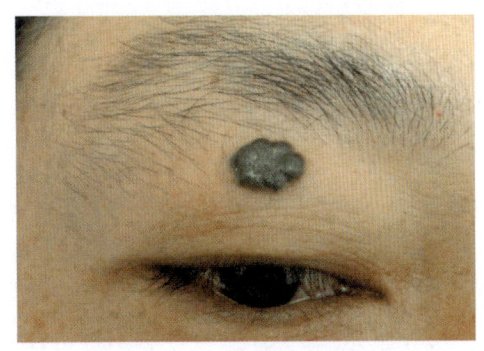

图 2-5-2　上眼睑混合痣

3. 皮内痣　为成年人最常见的色素痣,多发生于头颈部,不发生于掌跖或生殖器部位。皮损形态呈半球形、乳头瘤样或带蒂,可呈深浅不同的褐色或黑灰色,边缘规则,表面可有毛发,较正常粗(图 2-5-3)。皮内痣一般不大,较少发生恶变。

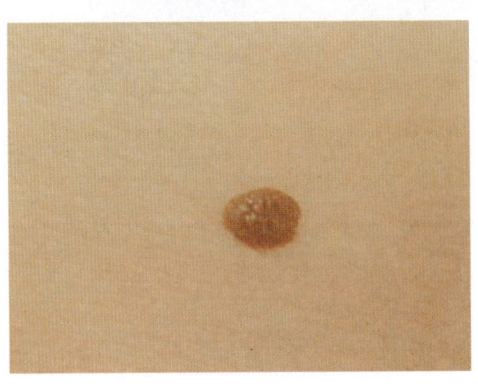

A

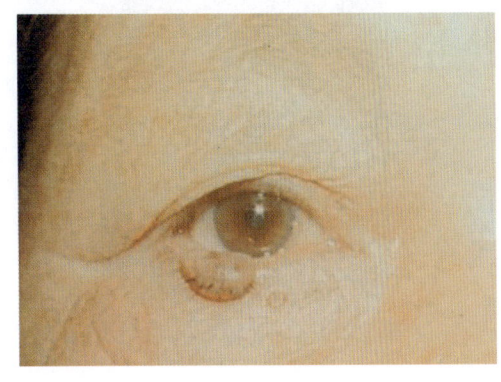

B

图 2-5-3　皮内痣

一般平滑的色素痣为交界痣,稍高起者为混合痣,半球形或带蒂、有毛发损害者为皮内痣,这是痣细胞周围真皮组织过度生长的结果。原则上色素痣切除后均应行病理检查。

(二) 根据痣发生的时间、部位与形态分类

主要有先天性色痣、睑缘痣、睑分裂痣、甲母痣、巨痣等。

1. 先天性色素痣　一般依据其大小来区分,将最大直径超过 20cm 的黑色素细胞痣称为先天性巨痣,小于 20cm 但超过 1.5cm 的称为中型先天性痣,小于 1.5cm 的称为先天性小痣。

(1) 先天性巨痣:出生时即发生的巨大色素痣,较少见,约 20000 个新生儿中可见 1 例。通常皮损较广泛,有约 10% 的恶变倾向,其病理变化类似混合痣。判断皮损大小是否为巨痣主要依据绝对或相对面积大小:Pers 将位于面部手掌大小或更大者及身体其他部位两倍大小的痣称为巨痣;Kof 等认为,最大直径达 20cm 或面积大于 900cm² 为巨痣;Quaba 等则将超过 2% 体表面积的痣称为巨痣。Quaba 等的诊断标准较为科学,尤其对新生儿的诊断较为合理。国内学者王炜等认为任何

部位的黑痣面积在 144cm² 以上，或直径超过 20cm，或肢体、躯干部痣面积大于 900cm²，即可达到巨痣的诊断标准。临床表现为褐色至黑色斑块，稍隆起，表面不规则，有结节状突起（图 2-5-4）。可发生于一侧头、面或颈部，发生于头颈部者常伴发软脑膜黑色素细胞瘤。边界清晰，早期即有黑色粗毛。此种痣又称兽皮痣，随着年龄增长，皮损表面可皱折成疣状改变，外形似脑回状。有的患者可合并血管痣、脂肪瘤或神经纤维瘤。巨痣的恶变率为 4%～12%，恶变主要取决于痣的病理类型及大小。60% 恶变是在第一个 10 年内。Quaba 等认为，大于 2% 体表面积的患者，第一个 15 年的恶变率为 8.52%。Heimann 等对巨痣进行组织培养和染色体分析，发现分裂中期 74% 为正常有丝分裂，22% 为多倍体，4% 有 1p、12q 和 19p 重组，并且发现，HLA-DR 高水平表达，认为这可能与恶变有关。Formont Hankard 分析巨痣标本的 DNA 含量和增生活性且发现了异常 DNA 含量和增生指数，所有恶性黑色素瘤均表现为 DNA 含量异常和高增生指数，因而认为 DNA 含量异常可能与巨痣的细胞异型性及恶变有关。

（2）先天性小痣：发病率远比先天性巨痣高，国外报道约 1% 的新生儿有先天性小痣。一般呈褐色或褐黑色，常为梭形或椭圆形斑块，约 1/3 表面有黑毛，较后天性痣大，一般为 1.5～5cm（图 2-5-5）。病理上表现为混合痣或皮内痣。

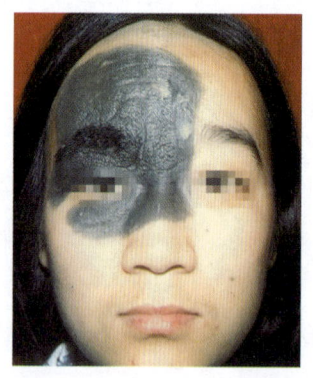

图 2-5-4 面部先天性巨痣

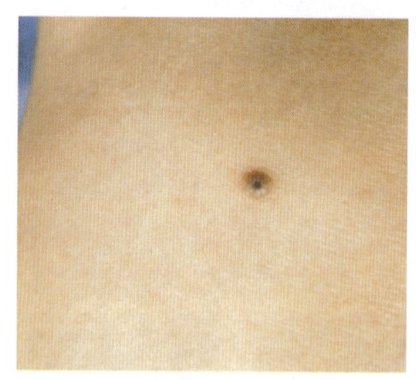

图 2-5-5 躯干部先天性小痣

2. 睑分裂痣 又称结膜痣，为发生于上下眼睑的先天性色痣，上下睑各有一部分，闭眼时痣合并为一完整的形态，说明此痣在胚胎第 2～6 个月上下眼尚闭合时随眼裂的形成而一分为二，当眼睁开时即形成上下眼睑两个独立的色素痣（图 2-5-6）。病理与先天性色素痣相同。

3. 睑缘痣 此痣位于上下睑缘部位，可以是皮内痣、交界痣或混合痣（图 2-5-7）。

4. 甲母痣 为甲板或甲床上一黑色或褐色纵形条带（图 2-5-8）。

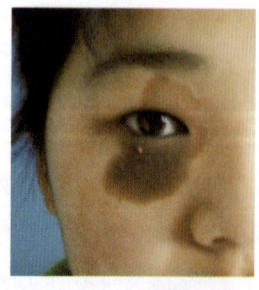

图 2-5-6 睑分裂痣

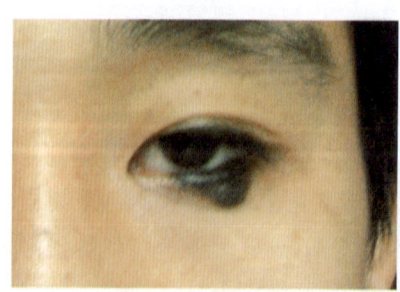

图 2-5-7 睑缘痣

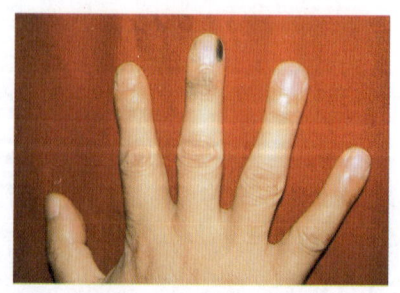

图 2-5-8 甲母痣

四、诊断

根据病史和临床有色素的特征,病理变化中有痣细胞存在,诊断不难。临床上有时需要注意的鉴别诊断有:

(一) 良性幼年黑色素瘤

又称 Spitz 痣,由于它很少含色素,故常为粉红色或红色,临床上易误诊为化脓性肉芽肿、血管瘤、幼年黄色瘤或色素痣,根据病史及临床特征及病理检查可加以鉴别。

(二) 脂溢性角化病

好发于面、颈部,通常为隆起的褐色至黑色丘疹或结节,易误诊为色素痣。但脂溢性角化通常在中老年身上才发生,发展较快,为污黄色或褐黑色扁平斑块或结节,直径数毫米至 2cm 或更大,表面粗糙,多附有油腻鳞屑或厚痂,易剥除。

(三) 基底细胞癌

色素性基底细胞癌在我国较为多见,易误诊为色素痣。此病发生于中老年,好发于眼眶周围及鼻部,也可发于额部颊部,开始为蜡样光泽丘疹或结节,褐色或黑色,缓慢向周围扩大,中央常凹陷结痂,除去痂皮可有出血或溃疡面。

(四) 恶性黑色素瘤

少部分色素痣可以恶变,发展成恶性黑色素瘤。所有主要类型的恶性黑色素瘤几乎都是起源于表皮与真皮交界处的黑色素细胞,因此凡有交界活动的痣易恶变。临床上要求切除的色素痣一般需要进行病理检查以排除恶变,一般原则为:①色素痣出现在出生到 20~30 岁以前,而年纪较大时发生新的色素损害,则应引起怀疑。②色素痣变黑不是恶变的绝对指征,在性成熟及妊娠时,所有的色素痣可变黑,并有增大的趋势。但任何单个痣比其他痣变黑或变大时,则应引起怀疑。③30 岁之后,多数痣可能逐渐消失(面部痣例外);如相反时,则应注意观察。④色素痣反复发生感染或易受外伤,则应去除。但尚无证据肯定,外伤能使良性色素痣转变为恶性黑色素瘤。⑤色素痣出血、溃疡、周围发生卫星灶、所属淋巴结增大等是色素痣真正恶变的征象。

五、治疗

(一) 手术治疗

色素痣的处理是一个复杂的问题,其本身对健康影响不大,多可以不予处理,但研究证明先天性色痣较易恶变,无论是出于美容需求还是预防恶变之目的,预防性切除先天性色痣都是必要的。资料显示,手术是治疗色痣的最好方法,其疗效肯定,后遗症少,美容效果好,复发率低,切除的组织还可以行病理检查,可以避免术前诊断错误,使早期恶性黑色素瘤得以及时处理。

1. 适应证及相对禁忌证　色素痣较大、影响美观的求美者;色素痣有恶变倾向,诸如:①色素痣突然颜色变深;②痣周围出现卫星灶;③色素痣出现感染、出血、瘙痒、疼痛以及突然变大者。如果色素痣出现上述情况需要及时手术治疗并送病理检查。相对禁忌证为瘢痕体质、精神疾病及严重肝肾功能不全者。

2. 手术方法 不同部位的色素痣,可以分别根据具体情况采取直接手术切除、部分切除、局部皮瓣、植皮以及皮肤软组织扩张器等方法治疗。选择手术治疗色素痣不仅治疗彻底,而且具有其他方法不可替代的优点:因为手术切除色素痣时是沿其边缘切除,能将色素痣从基底部完整地切除,不直接接触色素痣,对色素痣的刺激小,术后残留、复发的机会相对较少。手术治疗一般是沿着皮纹方向切除或利用周围正常皮肤修复,具有较好的美容效果。

(1)色素痣直接切除缝合(图 2-5-9):色素痣直接切除是一种常用的方法,主要看色素痣周围是否有可以利用的皮肤,切除之后不能有过大的张力,沿张力线或色素痣的长轴切除。优点是一次切除干净,缺点是所遗留的瘢痕相对较长。

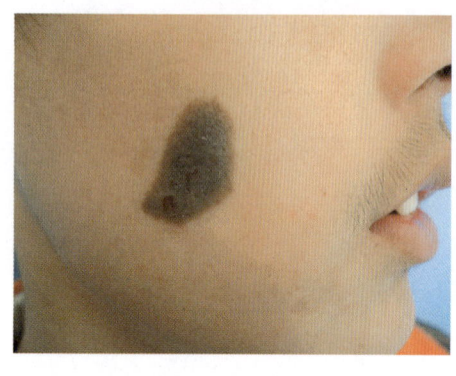 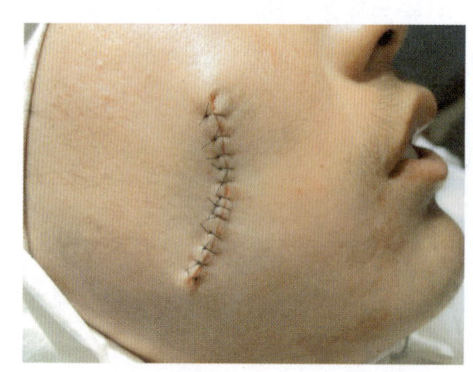

A B

图 2-5-9 右侧面颊部色素痣直接切除
A. 术前 B. 术后

(2)应用皮肤软组织扩张器修复色素痣切除后的创面(图 2-5-10):采用软组织扩张器扩张色素痣周围的皮肤来修复缺损,修复后的皮肤与周围接近,特别是头面部的色素痣效果更好。在切除头面部的色素痣时,要特别注意色素痣的边缘,因为部分色素痣与头皮的颜色接近,如果切除不干净易复发。术前准备要充分,术前 3 天就要开始头部清洗,彻底去除头面部的油脂,不然易引起感染。

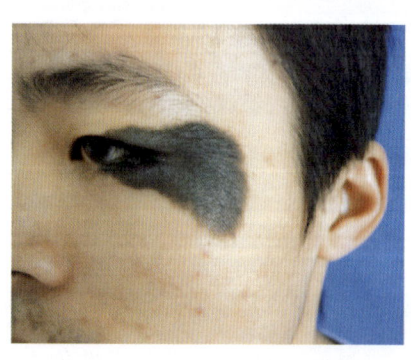 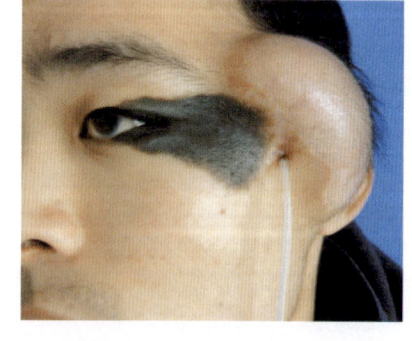

A B

图 2-5-10 左眼睑分裂痣采用皮肤扩张器修复
A. 术前 B. 术中

(3)色素痣分次切除(图 2-5-11):面部色素痣分次切除主要是针对色素痣不易一次切除的特殊部位患者或不愿采用皮瓣方法修复留下较多切口瘢痕引起头面部器官外形、功能部分改变的患者。

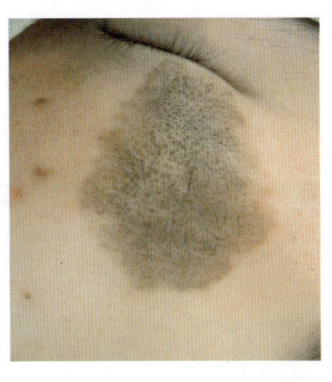 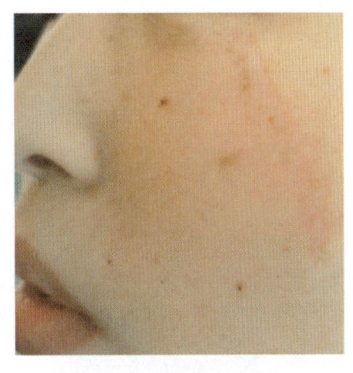

图 2-5-11　左侧下眼睑及颧部色素痣前后三次部分切除
A. 术前　B. 术后

（4）色素痣切除后皮瓣修复（图 2-5-12，图 2-5-13）：色素痣切除后创面皮瓣修复也是外科常用手段之一，修复方法灵活，术前根据色素痣所在的部位、形状、大小，选择局部旋转皮瓣、滑行皮瓣、皮下蒂皮瓣、A-T 皮瓣等。

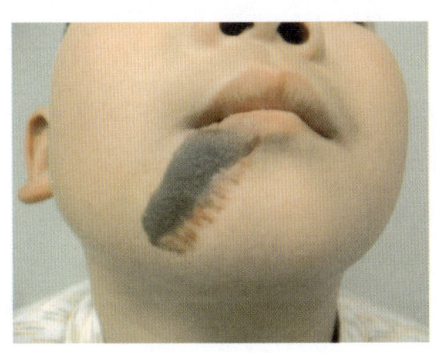 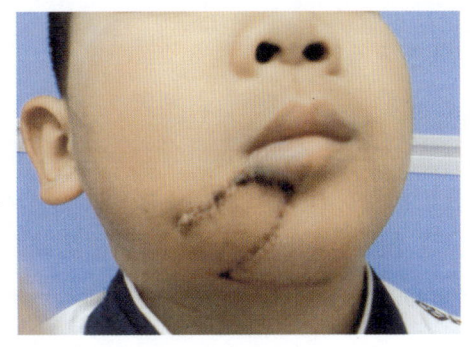

图 2-5-12　颌部色素痣采用下颌部位间位皮瓣修复
A. 术前　B. 术后

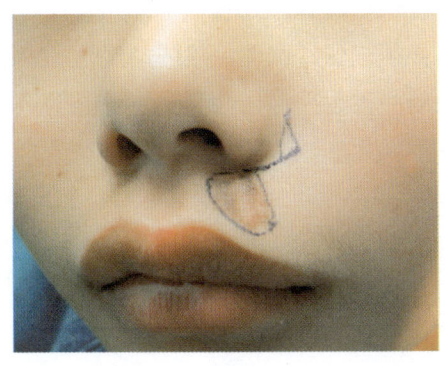 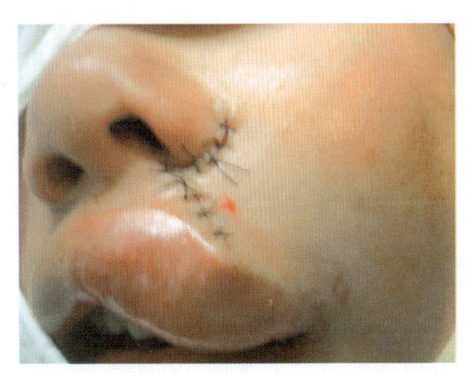

图 2-5-13　上唇部色素痣采用局部皮瓣修复
A. 术前　B. 术后

（5）色素痣切除后皮肤移植（图 2-5-14）：治疗头面及躯干四肢的巨大色素痣对我们来说是一个巨大的挑战，治疗之前要有一个全盘考虑，分阶段实施，主要从美容以及患者要求的角度入手，可以采用皮肤软组织扩张器治疗，也可以采用常规植皮的手术治疗或者两者相结合的手段治疗。由于巨大色素痣一般较肥厚，皮下组织粘连，术中出血多，手术前要充分考虑到这一点，必要时术前备血以防不测。

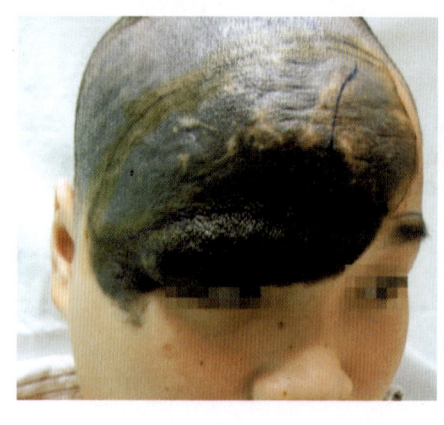 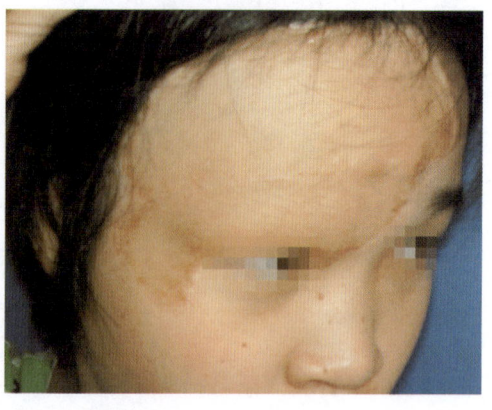

图 2-5-14　头面部巨大色素痣植皮
A. 术前　　B. 术后

（二）非手术治疗

1. 激光治疗　皮损害小而表浅者，可不麻醉，直接用 CO_2 激光凝固、碳化即可达到治疗目的。皮损大而深者，原则上不主张激光治疗，因为激光治疗过浅或范围不够可导致皮损残留易复发，并有诱发恶变可能；过深过大则易留下瘢痕。

2. 化学药物腐蚀法　由于药物对局部的刺激腐蚀与药物的浓度及剂量有关，操作人员较难控制，治疗中往往不能完全消除痣细胞，反而造成恶性刺激，诱发恶变或遗留有明显瘢痕。故此法一般不用。

3. 液氮冷冻、电离子、微波电烙等治疗　临床上有不少应用报道，但都存在着治疗后色素痣复发或留有瘢痕的可能，现在临床上已少用。

综上所述，色素痣的治疗原则，手术治疗是首选。较小的色素痣（直径<5mm）可以使用如激光、冷冻等非手术方法治疗，但是，这种治疗的前提是必须确保一次性治疗的彻底性，否则残留复发的机会将会增加，同时这种治疗的过程将是对组织的一种恶性创伤性刺激，可能诱发皮损的恶性病变。其次这种治疗后将无法提供组织进行组织病理学检查，有可能会导致恶性病变漏诊。另一方面，此种治疗还可能留下色素减退性斑状瘢痕，其美容效果也不好。所以对于有疑似恶性病变的色素痣或美容要求高且色素痣大于 5mm 的患者，手术治疗是最好的选择。

六、几种特殊类型的色素痣

（一）良性幼年黑色素瘤

1. 概述　良性幼年黑色素瘤（benign juvenile melanoma）又称 Spitz 痣，是一种较少见的黑色素细胞肿瘤。1948 年 Sptiz 第一次发表了儿童的一种特殊损害的诊断标准，尽管它有时病理组织学上很像恶性黑色素瘤，但确信生物学是呈良性经过的肿瘤，Spitz 提议对这一疾病用"良性幼年黑色素瘤"的病名。1953 年 Allen 和 Spitz 等通过对患儿严密的临床病理观察和长期的随访进一步确认了 SN 的存在。

本病又称梭形细胞痣或上皮样细胞痣，是来自黑色素细胞的良性肿瘤，并不十分罕见，通常见于儿童，约 15% 见于青少年及成人。

2. 病理变化　此痣是一种活动性的混合痣，在表皮和真皮交界处增殖，细胞较大，有丰富的嗜伊红胞质。痣细胞主要分两型：一是梭形型，一是上皮样型。梭形型最为常见，细胞核大，其中可见多核，胞质丰富。细胞聚集成巢状，偶尔排列成漩涡状，伸入到真皮，为水肿的胶原束所分隔。真皮上部有水肿、毛细血管扩张及不同程度的淋巴细胞浸润。成人中的幼年黑色素瘤的细胞多是此型。上皮样型的细胞大而且很多为多核，外形不规则，有的呈蝌蚪形状，细胞成团。可见有丝分裂，但没有不正常的有丝分裂。真皮深处的细胞较小而成熟。表皮常有棘层肥厚，且可有海绵形成。痣细胞不侵入表皮上部，色素通常很少甚至缺如。

3. 症状和临床特征　本病最常见于儿童的颊部、耳部，但也可见于四肢和躯干，女性多见。损害常是一单个坚实的结节，开始生长很快，但直径不超过 1～2cm，由于有较多血管和不同程度的色素沉着，结节呈粉红、红色或红褐色。结节表面光滑无毛，或呈疣状略高起，轻微外伤则引起出血和结痂，但很少溃疡。损害可持续到成年，常发展成皮内痣。

多发性皮损较少见，多发性 Spitz 痣分为 4 类：①散发性；②群集于正常皮肤上；③群集于色素减退斑上；④群集于先天或后天发生的色素沉着斑上，如咖啡斑或雀斑样痣上，临床上通常表现为群集的黑色或褐色丘疹。

4. 诊断　本病为儿童面部单个粉红或红色小肿瘤，要和血管瘤、化脓性肉芽肿区别。当损害表面呈疣状时，要和寻常疣区别。如有色素沉着，则和一般混合痣及皮内痣难以区别。临床上青春期后的幼年黑色素瘤可和恶性黑色素瘤相混，前者在组织学上以梭形巨细胞占优势，无或很少黑素，伴有毛细血管扩张的真皮水肿，在其深部的痣细胞更加成熟；而黑色素瘤无成熟现象。但有时两者难以区别。

5. 治疗　首选手术切除。在青春期后的 Spitz 痣，病理变化如有恶变怀疑时，则应进行较彻底的切除。

（二）蓝痣

1. 概述　蓝痣（blue naevus）又称良性间叶黑色素瘤、蓝神经痣、黑素纤维瘤、色素细胞瘤，系由蓝痣细胞组成的一种良性肿瘤。蓝痣包括两种不同类型：普通蓝痣及细胞蓝痣。

2. 症状和临床特征

（1）普通蓝痣（Jadassohn-Teiche 蓝痣）：为蓝色、蓝灰色或蓝黑色丘疹或结节，孤立分布，通常为单个损害，偶见多发，边界清，直径通常为 3.0～10mm，顶圆，表面光滑（图 2-5-15），最常发生于面部和上肢，多发于儿童及成人期，女性多见，深色皮肤人种发生明显升高，如黑人及亚洲人。此型蓝痣不发生恶变，终身不退。

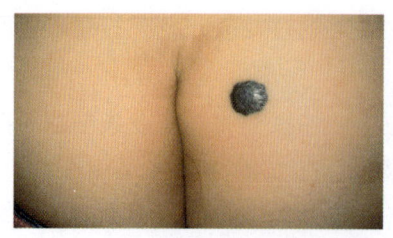

图 2-5-15 普通蓝痣

(2) 细胞蓝痣:为蓝色或蓝黑色较大之坚实结节,最常见于臀部和骶尾部,出生时即有,偶见于皮损发生在先天性色素痣上,称联合痣。可呈叶状,表面光滑,界限清楚。女性多于男性,细胞型蓝痣较易恶变为恶性黑色素瘤。

3. 病理变化　病理上可分为普通型、细胞型、联合型和无色素型4种类型。

(1) 普通型:真皮中黑色素细胞较多,聚集成束,长形的细胞长轴与表皮平行,胞质充满黑素颗粒。真皮中嗜黑色素细胞也增多,但无树枝状突起,长的树枝状黑色素细胞占多数是普通蓝痣的特征。

(2) 细胞型:真皮黑色素细胞除有树枝状突起,有的表现为较大的菱形细胞,排列密集而成细胞岛,可深达皮下组织,间有嗜黑色素细胞。

(3) 联合型:为各型蓝痣合并痣细胞痣。

(4) 无色素型:无黑素或偶见色素。

4. 诊断　根据临床和病理,本病较易诊断,需与色素痣、蒙古斑、太田痣、恶性黑色素瘤鉴别。色素痣无特殊的蓝色。蒙古斑、太田痣皮损呈片状,无丘疹和结节。病理学的不同可与恶性黑色素瘤鉴别。

5. 治疗　普通蓝痣直径小于1.0cm,且多年无变化者,可不必治疗。若蓝痣突然增大,或皮损大于1.0cm者,应予切除,并做病理检查。细胞蓝痣可能发生恶变,主张尽早手术治疗。

(三) 太田痣

1. 概述　太田痣(naevus of ota)又称眼上腭部褐青色痣。1938年由日本的太田正雄首先报道,是波及巩膜及同侧面部三叉神经支配的皮肤的蓝褐色斑状损害。皮损多分布在三叉神经第1、第2支区域。

2. 病因和病理变化　黑色素细胞在胚胎时期起源于神经嵴,11周左右开始移入表皮,到14周时表皮黑色素细胞数目增多,20周以后此种细胞数目趋向稳定。太田痣的发生是由于一些黑色素细胞向表皮移动时,未能穿过真皮与表皮之交界,停留在真皮,延迟消失所致。太田痣按周围神经分布,提示黑色素细胞可能来自局部神经组织。

普遍认为,太田痣是先天性疾病,无遗传倾向。但近年来,家族性太田痣的报道不断增加,提示太田痣可能具有遗传性。

病理变化:表皮基本正常,在真皮网状层上部的胶原纤维束之间聚集大量菱形、树枝状和星状黑色素细胞,也可扩展至乳头层或皮下组织。眼部包括眼眶骨膜等较深结构中也可以有黑色素细胞的浸润。

3. 症状和临床特征　太田痣好发于有色人种,约50%的色素斑是先天性的,其余多出现在10~20岁之间,偶有晚发或妊娠时发生。女性较多见。皮损通常为斑状,在斑中偶有结节的表现,颜色为淡青色、灰蓝色、褐青色或褐黄色,斑片中央色深,边缘渐变淡。本病最常见的受累部位为眼睑、眶周、颞部、颧部,单侧分布,偶为双侧性,皮损广泛可波及睑结膜、巩膜、角膜、眼底、眼球后脂肪及眶周骨膜,上腭及颊黏膜亦可受累。

1961年,三岛提出如下分类:①轻型:包括轻眼眶型和轻颧骨型。其中,轻眼眶型限于上下眼睑;轻颧骨型限于颧骨部。②中型:深青灰色到紫褐色,分布于眼睑、颧骨及鼻根部。③重型:深蓝到褐色,分布于三叉神经支配区。④双侧型:约占5%。

太田痣可合并持久性蒙古斑,并发伊藤痣、蓝痣和血管瘤。这类疾病具有一些共同的特征:①可以在出生时也可以在出生后发病;②具有家族遗传性且发病情况与性别有关;③可以伴发神经纤维瘤、黑色素细胞瘤等疾病;④组织病理表现为基底细胞层的黑素增多。

4. 诊断 根据色素斑的颜色、分布及累及至眼等临床表现,可以作出诊断。但需与黄褐斑、咖啡斑、鲜红斑痣、蓝痣、蒙古斑等区别。蒙古斑出生即有,随年龄增长而消退,且不波及眼和黏膜。组织象中黑色素细胞在真皮中之位置较深。蓝痣为界限清楚之小结节,高出皮面,好发于手足背及面部,真皮中黑色素细胞集聚成团。

5. 治疗 太田痣因发生于面部影响美容,很多学者都进行了种种研究,试用了许多方法治疗,主要有以下几种:化学药物腐蚀剥脱、皮肤磨削、液氮冷冻、带真皮下血管网皮片移植、皮肤磨削结合冷冻及化妆文身疗法。但是,上述方法治疗后都可能出现治疗不彻底、色素沉着、色素脱失、瘢痕、瘢痕增生等诸多后遗症,故这些方法现已基本不采用。

近来应用染料脉冲激光治疗有效:使用波长1064nm的激光治疗太田痣,固定脉宽5ns,光斑2.0~6.0nm,使用能量为3.2~11J/cm^2,进行治疗,无需麻醉,疗效明显。对于病变色泽淡而部位浅者多用755nm波长治疗。每次治疗间隔1~6个月(多为2~3个月),治疗次数2~7次(多为4次)。术后创面敷上抗生素软膏,4~6天痊愈。作用机制是激光作用黑色素细胞,导致黑素小体破裂,破裂的黑素小体被吞噬细胞吞噬。脉冲激光治疗具有无瘢痕、无色素脱失及技术操作简便的优点。激光治疗后若色素沉着不能消退,可用755nm波长激光进行补充治疗,再配合外用氢醌类药物,基本能将其清除。

(四) 色素性毛表皮痣

1. 概述 色素性毛表皮痣又称Becker's痣、Becker's毛表皮、Becker's黑变病,简称BN,由美国皮肤科医师Samuel William Becker于1948年首先报道。患病率为0.52%,好发于青年男性,10~20岁为高发年龄,男女患病比例为4:1到6:1(图2-5-16)。

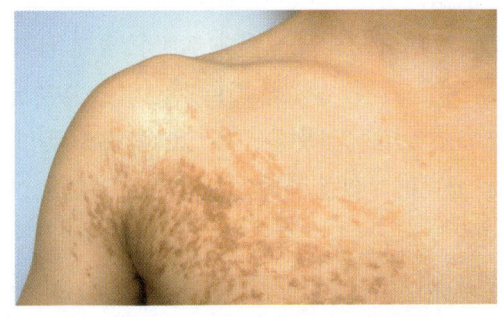

图2-5-16 色素性毛表皮痣

2. 病因和发病机制　虽然普遍认为色素性毛表皮痣是后天性的,但是也有先天患病及家族遗传的病例报道。该病的发病机制尚不清楚,有研究认为与真皮成纤维细胞雄激素受体的过度表达有关。病理表现为表皮增厚。表皮嵴和真皮乳头可延长。轻微角化过度。基层和棘细胞层色素沉着增加,但黑色素细胞数目正常。

3. 症状和临床特征　儿童时期开始发病,随年龄增长逐渐明显,男性较女性多。好发于肩、面、前胸或肩胛骨区域,表现为不规则形色素斑,渐扩大,附近可发生新损害,且可相互融合成片,似地图状,直径可达7.0cm或更大。中央皮肤常增厚和稍起褶皱,有时痣不明显,需与对侧仔细比较或在阳光直视下方可辨认清楚,经1～2年后皮损处毛发可出现粗大,而且较对侧明显。皮损部位可合并皮内痣或表皮痣。

该病被认为是一个良性的病变,但可伴有其他组织的发育不良,如单侧的乳房发育不全、同侧的胸大肌发育不全、同侧的肢体缩短、同侧的肢部变长、脊柱裂、鸡胸、局限性的皮下脂肪萎缩、先天性的肾上腺增生、多乳等,也称为贝克痣综合征。

4. 诊断　本病依据临床特点、发病时间及发病部位、随后伴有生长粗黑毛发等特点,诊断并不困难。

5. 治疗　色素性毛表皮痣属先天性,良性经过,一般无需治疗,发生于面部影响美容或就诊者要求治疗的,可采用脱毛、去斑的联合治疗,具有较好的疗效。近年来文献报道主要应用不同波长的激光如Q开关激光、半导体激光及铒激光等脱毛、祛斑。也有应用电解法脱毛,配合皮肤磨削消除色斑,可取得较好效果,但应注意治疗层次过深可遗留瘢痕。

（五）晕痣

1. 概述　晕痣(halo naevus)又名离心性后天性白斑,可能是白癜风的一型,有时和白癜风同时发生。特点是围绕着色素痣的局限性色素减退性圆形或椭圆形白斑。此后痣本身也可退色而白斑皮损继续发展。

1916年Sutton首先以"离心性后天性白斑"病名报告2例病例,并认为是白癜风的一个少见变种,故又称Sutton白斑或Sutton痣。1923年Srtokes从临床和组织学上进行研究,确定中心痣是痣细胞痣。1936年Feldman和Lashinsky建议用晕痣这个名词。

2. 病因及发病机制　有学者根据部分晕痣病理上有不典型改变,提出机体可能针对各种理化刺激下发生不典型改变的痣细胞产生痣细胞抗体或细胞毒性物质,继发的交叉免疫破坏正常痣细胞或黑色素细胞;也可能痣细胞群被破坏之后黑素原前体物质大量释放,损害周围黑色素细胞导致色素减退的晕环。另有学者根据部分患者血中有循环抗黑色素细胞抗体的现象,认为晕痣可能是白癜风的一种特殊亚型,朗格汉斯细胞协同黑色素细胞激发T细胞介导痣细胞的破坏。近期有研究显示白癜风患者中的痣细胞不易被侵害正常黑色素细胞的免疫机制所破坏,所以可能的始动因素尚存在争议。体液免疫与细胞免疫机制均参与晕痣的发生发展过程。但目前较为一致的看法倾向于细胞免疫,特别是$CD8^+$为主的T细胞清除痣细胞是关键环节,体液免疫针对痣细胞或正常黑色素细胞产生的抗体是继发改变。

晕痣的中心痣可以是交界痣、皮内痣或混合痣。有人报告混合痣最常见,其特点为真皮内有大量淋巴细胞和一些巨噬细胞浸润,有时与痣细胞混在一起。晚期痣细胞因炎症细胞的浸润而破坏。痣细胞与炎性细胞均减少,最后消失。白斑部病理变化同白癜风,表皮内黑色素细胞减少,最后消失,黑素颗粒缺如。

3. 症状和临床特征　本病男女老少皆有,好发于躯干部,特别是背部多见,偶见于头面及颈部,四肢少见。多为单发,少数患者可多发,皮损是以斑点状黑褐到红褐色色素痣为中心的圆形、椭圆形色素减退白斑,大小不一,一般为0.5~2.0cm,或更大些(图2-5-17)。大多数晕痣的中心痣为自幼或原先已存在的痣,亦有报道为毛痣、蓝痣、先天性痣细胞痣、神经纤维瘤、原发或继发性恶性黑色素瘤等,经过数年或更长时间后,周围突然发生白斑,多数病例无明显诱因而发生,少数报道病例因局部搔抓、冷冻、激光术后诱发白斑。本病一般无自觉症状。

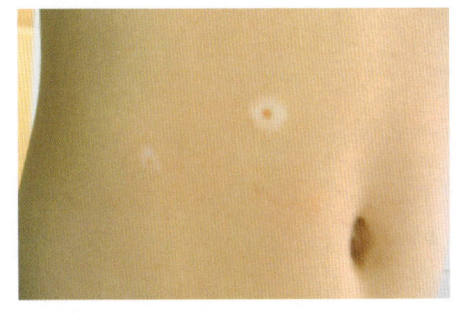 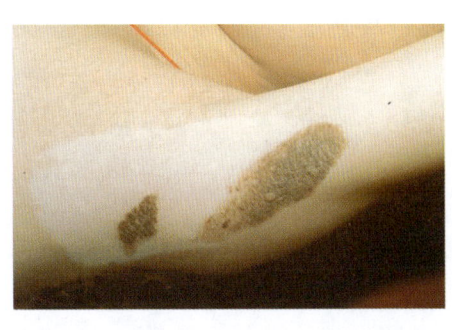

图 2-5-17　晕痣
A. 腹部两处晕痣　　B. 腋窝晕痣

本病部分患者可自然消退,首先是中心痣逐渐退色、色泽变淡,痣变平,最后消失,随后周围白斑亦消退。其消失时间在数月到3年之间,也有的病例长期无变化,或继续扩大。Ortonne等将晕痣的发生发展分为4个阶段:第1阶段为典型的晕痣出现,即中央为黑褐色痣,周围为环形色素脱失斑;第2阶段为中心痣出现色素脱失,表现为粉红色的丘疹,周围为色素脱失斑;第3阶段为中心的丘疹消失,只表现为环形的色素脱失斑;第4阶段为色素脱失斑区色素恢复正常肤色。晕痣可伴发白癜风、甲状腺炎、Addison病、乳糜尿等自身免疫性疾病。

4. 诊断　临床诊断一是要和痣周围白癜风区别,根据本病特有的临床表现诊断不难,后者是偶然白癜风波及痣周围,或是靠近痣的皮肤应用脱色剂所造成的;二是应详细检查皮肤黏膜,特别是成人突发的色素减退性皮损需要排除并存黑色素细胞性损害,如黑色素瘤的可能。

5. 治疗　一般无需治疗,如有继续扩大趋势或根据美容需要可在局麻下作外科切除,效果满意,但单纯切除中心痣不能完全保证周围白斑的消退。残余白斑的治疗可参考白癜风的治疗方法。

第二节 雀斑

一、概述

雀斑(freckles)是常见于面部的褐色点状散发性色素斑,为常染色体显性遗传,多见于女性,好发于面部,其发展与日晒有关,俗称蒙面纱。

二、病因与发病机制

本病为常染色体显性遗传,张学军等采用全基因组扫描筛查技术,通过对一个中国汉族雀斑大家族进行卫星多态性标记的全基因组扫描、分型和连锁分析,将雀斑的致病基因锁定在4号染色体长臂32~34带区域(4q32~q34)。

病理表现为表皮基底层黑素含量增多,但黑色素细胞数目并不增加。雀斑中的黑色素细胞较邻近正常皮肤的黑色素细胞多巴染色重,树枝状突起更明显,似黑种人的黑色素细胞。白皮肤黑色素细胞中的黑色素体呈小圆球形,而雀斑中的黑素小体数目较多,常呈棒状。

三、症状和临床特征

本病出生时一般没有,常先见于5岁左右的儿童,女性多于男性,皮损仅对称分布于易曝光部位,特别是面部、手背及前臂伸侧,皮损可逐步加重,到成年时部分人有减轻趋势。皮损多为直径1~3mm的棕褐色斑点,边缘清楚但不规则,散在或群集分布,孤立而不融合,数目可达上百个,无任何自觉症状(图2-5-18)。皮损颜色随曝光程度不同而变化,夏季斑点数目增多,色加深,损害变大,而冬季则减轻或消失。常有家族史。

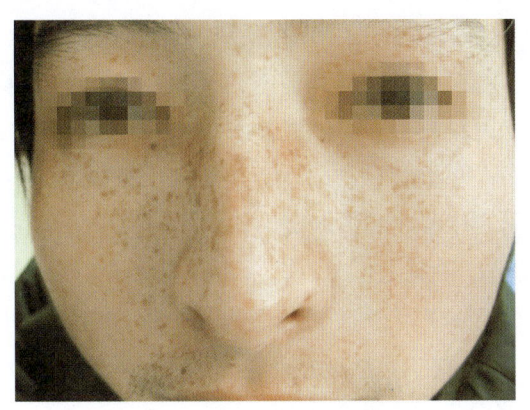

图 2-5-18　面部雀斑

四、诊断

根据本病发生在暴露部位、孤立而不融合的棕褐色小斑点、日晒后加重等特点,易于诊断。本病需与雀斑样痣、轻型着色性干皮病及咖啡斑鉴别。

(一) 雀斑样痣

亦称黑子,可发生在任何部位及皮肤、黏膜交界处或眼结合膜上,不限于曝光部位,常疏散分布。大多数幼年发病,偶为中年发病。基本损害系褐色或黑色针尖至粟米大小斑点,呈片状或线条状分布于单侧。其组织病理也与雀斑不同,区别在于基底层黑色素细胞数目增加。

(二) 轻型着色性干皮病

持续的雀斑样损害可能是轻型着色性干皮病的唯一症状,但和雀斑不同点是其发生较早,肤色较黑,冬季斑不消退。

(三) 咖啡斑

本病为遗传性皮肤病,可为多系统疾病的一种标志,如神经纤维瘤、结节性硬化病等。本病常从幼儿期开始,皮损表现为淡褐色斑,边缘规则,形状不一,随年龄增长而逐渐增多、变大,大多数患者无并发症,当有 6 个以上直径大于 1.5cm 的咖啡斑时,提示有神经纤维瘤存在的可能。病理表现为表皮内黑素总量增加,有散在的巨大黑素小体,基底层黑色素细胞数目也增多。

五、治疗

1. 化学剥脱　用各种化学药物如纯苯酚、50%~70%三氯醋酸、3%乳酸等,将皮肤浅层病变组织腐蚀剥除。

(1) 方法:患者治疗前洗去面部化妆品,平躺于治疗床上,可用复方利多卡因乳膏进行表面麻醉,用 75%的酒精棉签擦拭皮损处,用以脱脂消毒。用木质牙签蘸取配制好的药液少许,逐个准确点在患处,点至雀斑表面出现霜白色,立即用酒精棉签拭去。每次治疗应间隔 3 周以上,连续 3 次为一疗程。此法较冷冻、电灼、激光等方法治疗雀斑复发率低,但治疗周期长,恢复慢,术后色素沉着等缺点限制了此方法的推广。

（2）注意事项：化学剥脱术后最常见的并发症是一过性、炎症性的色素沉着，绝大部分患者术后2～6个月内消退。为减少色素沉着并促其消退，必须注意：①不同年龄不同肤质的剥脱深度要有区别，宁浅勿深。②术后1周左右痂皮自然脱落，严禁强行剥离；③术后至少半年内避免强烈日晒，外出时使用防晒霜。④忌服光敏性药物。⑤色素沉着6个月内未消退者，应用药物治疗。

2. 电灼　用多功能电子治疗仪或其他电烧灼器将皮肤病变组织直接烧焦去除。

方法：以高频电离子仪治疗雀斑为例，操作步骤：①将触头对着金属物打火烧成球形。②选用长火挡，电压调至7～10V。③用球形触头靠近雀斑表面扫描式地轻点，见雀斑变微黄色即可。④术后随访6个月。虽然这种方法能有针对性地点状治疗雀斑，但在除去雀斑的同时易误伤邻近正常皮肤组织，这是后期色素沉着发生的基础。

3. 皮肤磨削　利用机械力磨头对皮肤进行可控性摩擦以去除病变。

方法：术野常规消毒铺单，采用面部神经阻滞和皮下浸润麻醉，用磨削机以5000～10000T/分钟的速度在面部雀斑区磨削至皮损完全消失，其深度见创面有点状出血、出血迅速时为止，术中注意尽量减少磨削时间，采用点状磨削。术毕，用庆大霉素生理盐水纱布擦净皮肤碎屑及血迹，涂以表皮生长因子液或直接敷以凡士林油纱和无菌纱布覆盖，外用绷带包扎固定，术后1～3日由于创面的血清渗出，外层纱布浸湿，可更换外层纱布，但内层凡士林纱布不需处理，10～14日凡士林油纱自行脱落。术后可使用抗生素3～5天，预防感染，口服泼尼松20mg，连续3天。大剂量维生素C 1.5～2.0g。同时注意防晒，以预防术后出现的皮肤色素沉着。此法因手术创面较大，患者不易自行术后护理，建议住院治疗。

4. 冷冻　利用低温作用于人体皮肤病变部位，使其发生坏死、结痂、脱落，从而达到美容效果。常用的制冷剂为液氮，将低温液氮喷到色斑处，接触时间1～2秒，使色斑处局部温度迅速降低，皮肤浅层组织冻死，以雀斑处变白后又恢复原色为一个冻融周期，依据雀斑深浅决定治疗次数，一般为2～6次不等。冷冻后，局部1周勿沾水，勿强行剥离痂皮，1周后待痂皮自然脱落。由于液氮所致的疼痛轻微，故无须用麻醉药物。但受其非选择性破坏原理的限制，术后瘢痕形成的问题难以解决。

5. 普通CO_2激光　利用光的热效应进行烧灼：术前保护病变外的正常皮肤，暴露病变部位，术中将激光器枪头垂直对准病灶处，依次由外向内扫描治疗，直至病变组织完全清除为止。术后1～2个月内定期复查。

6. 选择性光热疗法

（1）方法及原理：采用简单的、经选择吸收的脉冲激光对含有色素的结构进行大量破坏。通过使用可选择性吸收的波长，或小于或等于所需显微结构热弛豫时间的一个脉宽，将损伤有效地控制在所治疗的范围内。应用这些原理，只触及内生的色素（血红蛋白、黑色素）以及外生的色素，而不会破坏附近的胶原，减少了留有瘢痕的可能。激光能量在很短时间内释放出来，形成能量密度很高的强脉冲，当激光强脉冲被病变的色素组织吸收后，会形成局部的冲击波，将色素组织击碎，然后被人体吞噬细胞吞噬吸收。

（2）评价：根据Andersson和Parrish的选择性光热作用原理和生物组织的选择性破坏原理，雀斑的黑色素细胞对532nm吸收较强，加之生物组织对该波长的散射，532nm激光的能量将被局限在皮肤的表皮层，因而该波长对表浅性色素斑的治疗最为有效。哈佛大学维尔曼激光医疗中心的 Rox Anderson 医师的临床实践表明：用激光能量密度在 2~5J/cm² 的光斑治疗一次，可得到非常理想的色素祛除效果而不会产生色素减退。

六、疗效判定标准

术后 6 个月进行疗效评定。①痊愈：雀斑消失，皮损皮肤恢复正常颜色；②显效：皮损颜色减轻或消退≥70%；③有效：皮损颜色减轻或消退 30%~69%；④无效：皮损颜色减轻或消退＜30%；⑤总有效率为痊愈加显效。

以上雀斑疗效判定方法为靠肉眼观察或借助放大镜的帮助进行的定性描述，主观因素影响较大，缺少客观、科学的检测方法和指标。近几年来，许多学者做了大量努力，探求较为客观、科学、准确的疗效评估方法，如浅表角层细胞黏附技术加计算机成像分析系统、皮肤反射光谱测定、皮镜及色斑检测系统等，若将这些检测方法应用于临床，也许能为雀斑疗效的判定提供更大的价值。

第三节 黄褐斑

一、概述

黄褐斑（chloasma melasma），中医学又称"黧黑斑"、"肝斑"，是常见的色素增多性皮肤病，中青年女性好发，男性也可患病。皮损表现为发生于面部的边界清楚的淡褐色、咖啡色或淡黑色斑片，常对称而呈蝴蝶状，又名"蝴蝶斑"。

二、病因与发病机制

本病病因尚不清楚。目前认为与内分泌失调、妊娠、遗传因素、氧自由基、紫外线照射、血清铜含量、甲乙型肝炎、胆囊炎、酪氨酸功能障碍、化妆品、光毒性药物及情绪波动等有关，在上述因素中内分泌失调、遗传因素、紫外线照射是发病的主要原因。

（一）内分泌因素

内分泌失调作为黄褐斑发病的首要因素已经得到共识。黑色素细胞通过酪氨酸-酪氨酸酶的一系列生化反应在细胞内形成色素。促肾上腺皮质激素、肾上腺皮质激素及垂体间叶分泌的促黑色素激素（MSH），通过提高血清铜离子浓度而使酪氨酸酶活性增强，从而使黑素形成增多。妇女妊娠期、月经周期紊乱、性生活不协调及精神压抑、口服避孕药等易造成体内激素较大变化，雌激素、孕激素可刺激黑色素细胞分泌黑素颗粒，孕激素可促使黑素小体转运和扩散，高水平的MSH能促使黑色素细胞高亲和力的受体结合并与孕激素和雌激素协同作用而增加黑素量，出现明显的色素沉着。有报道黄褐斑患者血清雌二醇、促卵泡素、促黄体素、孕酮水平显著高于对照组，提示女性黄褐斑的发生与内分泌功能紊乱、下丘脑—垂体—卵巢轴失衡有显著关系。

（二）遗传因素

研究认为，黄褐斑在亚洲、拉丁美洲种族中多发，而在白色人种中发病率较低。研究发现，30%～47%的患者有家族史，尤其是男性患者，故认为遗传因素是男性发病的主要原因之一。

（三）紫外线照射

紫外线可引起并加重黄褐斑。主要是由于紫外线是黑色素细胞制造黑素的动力，可增加黑色素细胞的MSH受体活性，提高黑色素细胞对MSH的反应性，从而刺激黑色素细胞有丝分裂并向角质形成细胞转运，最终导致皮肤色斑的增加。经常日晒可使面部尤其是前额、颊部和口唇部表皮黑色素细胞明显增多。避免日晒或使用广谱遮光剂能有效预防黄褐斑。

黄褐斑的病理表现为表皮中色素过度沉着，真皮中载黑色素细胞也有较多的色素。有时在血管和毛囊周围有少数淋巴细胞浸润。

三、症状和临床特征

黄褐斑的临床表现为：淡褐色或淡黑色斑，形状不规则，倾向融合成大小不一的不规则斑片。对称分布于前额、眉、颊、鼻、上唇等部位，一般无自觉症状及全身不适。色素随季节、日晒、内分泌变化等因素可稍有变化，往往很难消退。

四、诊断

（一）根据黄褐斑皮损分布分型

1. 蝶形型　皮损主要分布在两侧面颊部，呈蝶形对称性分布。
2. 面上部型　皮损分布于前额、颞部、鼻部和颊部（图2-5-19）。
3. 面下部型　皮损主要分布在颊下部、口周。
4. 泛发型　皮损泛发在面部大部分区域。

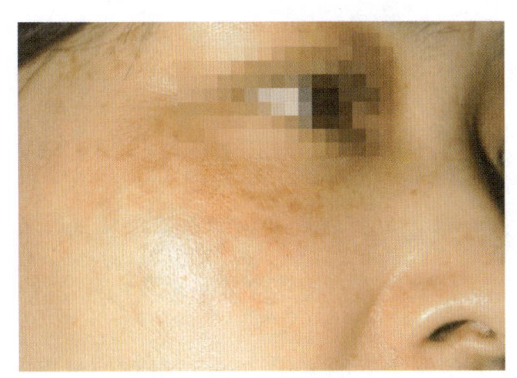

图 2-5-19　面上部型黄褐斑

（二）根据 Wood 灯(320～400nm)下颜色和组织病理学检查分型

1. 表皮型　本型在 Wood 灯下颜色反差较为强烈。基底和基底上方及角质层内的黑素增加，真皮乳头仅见少许散在噬黑色素细胞，约占 70%。

2. 真皮型　本型在 Wood 灯下皮损和正常皮肤颜色反差不明显。真皮噬黑色素细胞数量增加。此型仅占 10%～15%。

3. 混合型　本型在 Wood 灯下同一患者的某些部位颜色反差明显而其他部位则不明显，大约 20% 患者为本型。

4. 未定型　深色皮肤(深褐色或黑色)患者在 Wood 灯下不能分类，此型患者较少，占 2%～3%。

了解上述分类方法对黄褐斑的防治有重要意义，例如表皮型由于病变部位较浅，使用脱色剂效果较好，而真皮型可能效果就相对差，原因是色素消退由巨噬细胞转输所支配，不受脱色剂影响。混合型可能好坏不一。

本病需与雀斑、Addison 病、Riehl 黑变病及盘状红斑狼疮鉴别：①雀斑：色素斑点较小，分布散在而不融合，有家族史，夏季明显，冬季变淡或消失。②Addison 病：弥漫性青黑或红褐色斑片，除面部外还见于乳晕、外生殖器等处，有全身症状，如体重减轻、乏力、血压降低等。③Riehl 黑变病：好发于前额、颧部和颈侧，色素斑上常有粉状鳞屑。④盘状红斑狼疮：损害为红斑，有萎缩及鳞屑。

五、预防措施

1. 防晒　外出或夏日接受阳光照射的患者，一定要使用遮光剂。也可使用防紫外线特殊伞遮挡。因为日光中的紫外线，特别是中波紫外线，波长在 290～300nm 之间，主要由表皮吸收，会损伤表皮。长波紫外线(320～400nm)可达真皮上部，能作用于血管和其他组织。

妊娠期出现黄褐斑更应避免日晒。怀孕期应每日使用遮光剂。禁止日光浴，因为数分钟日光浴也可使数月治疗的效果丧失。

2. 积极治疗内分泌系统疾患　肢端肥大症、原发垂体改变的 Cushing 病、Addison 病患者的肾上腺皮质功能减退、肾上腺性征异常综合征、异位 ACTH 综合征、甲亢等患者发生性腺功能改变，可继发地引起皮肤色素沉着，常见的有黄褐斑及妊娠时的色素改变，其原因是雄性激素及黄体酮的增加，它们能加强 MSH 对黑色素细胞的作用。

3. 慎用口服避孕药物　对易引起黄褐斑的患者应尽早改用其他避孕措施。因为由药物所致的黄褐斑不因停药而消退。

六、治疗

目前还没有满意疗法。治疗措施主要应从抑制黑色素细胞活性及增殖、防止黑素形成及加速黑素降解等方面入手。

（一）全身治疗

1. 维生素类　维生素 C 能抑制多巴的氧化，使深色氧化型色素还原成浅色还原型色素，阻止黑素代谢的氧化过程，抑制黑素形成，适用于系统治疗轻度黄褐斑。可口服维生素 C 每日 1.0g，或每日 2.0~5.0g 加入液体中静脉滴注，每日 1 次，20 次为一疗程。维生素 C 和维生素 E 有协同作用，合用疗效明显优于单用，可能是由于维生素 C 能使维生素 E 再循环的缘故。

2. 谷胱甘肽　可减少不饱和脂肪酸的抗氧化，混合静注可显著提高疗效。

3. 氨甲环酸　体外实验表明有抑制黑素形成的作用，可清除自由基，抑制黑素形成。

4. 其他药物　黄酮醇类、茶多酚等也有一定的疗效。

（二）局部治疗

1. 氢醌　是目前公认为最有效的治疗黄褐斑的药物之一。氢醌的疗效与制剂浓度、基质和化学稳定性有关，浓度与效果、刺激度均成正比。所以常用浓度原则上不超过 5%，常用浓度为 3%。氢醌即对苯二酚，是酪氨酸酶系统的抑制剂，其作用机制为：①抑制酪氨酸转化为黑素，阻碍黑素的生物合成；②增加黑素的降解；③抑制黑色素细胞 DNA 和 RNA 的合成。氢醌无论在体内还是体外，都能有效抑制黑素形成，但同时亦可造成永久退色，长期使用或遇光时须注意引起外源性色素斑和形成肉芽。

2. 全反式维 A 酸　抑制酪氨酸酶活性，附上黑素向角质形成细胞转运，并减少细胞间黏合度，溶解角质，促进药物渗透。

3. 壬二酸　为酪氨基酶的竞争性抑制剂，直接干扰黑素生物合成，作用较慢，15%~20% 制剂有与氢醌同样的疗效，但更安全，刺激性更小。

4. 果酸　能加速皮肤更新，低深度时降低表皮黏合力，高浓度能引起表皮松解，通过创伤和表皮再生去除色素沉着和表皮损伤。

5. 曲酸　可单独或联合果酸或氢醌使用，均具有较好的疗效，常用 2% 复方凝胶制剂，总有效率可达 63%，无皮肤潮红、灼热、刺痛等不良反应。

6. 熊果苷　从植物熊果中提取的活性成分，与全反式维 A 酸联用疗效较好。

7. 联合疗法　制成复方制剂，有强化协同作用，如 0.05%~0.1% 维 A 酸、0.1% 地塞米松、5% 氢醌霜则效果更好，优于单一制剂。维 A 酸可促使表皮细胞更新，协助氢醌穿透表皮。皮质激素通过减少表皮细胞的代谢活动抑制黑素合成，还有防止氢醌及维 A 酸刺激的作用。Lee 等采用 2% 亚油酸、0.05% 倍他米松戊酸酯及 2% 林可霉素混合制剂，每晚 1 次外搽，连用 6 周治疗黄褐斑，无论是黄褐斑面积及严重程度还是患者主观评估，都能得到极大改善，且未见明显不良反应。

8. 其他　三氯乙酸、乳酸、金属硫蛋白等。

（三）化学剥脱术

由于难以掌握剥脱的深度，医师对此方法应持慎重态度。因为此法可同时刺激黑色素细胞生长，产生更多的色素沉着。也有报道使用35%三氯乙酸剥脱，以后用4%氢醌乙醇溶液、1%醋酸氢化可的松霜和0.05%维A酸联合治疗表皮型黄褐斑和混合型黄褐斑有效。

（四）中医中药

中医对面部色素沉着统称为鼾黑斑，多认为是肾虚或气血不调或有淤血，故宜以滋阴补肾、调和气血、活血化淤为原则，根据患者具体情况，辨证施治。常用舒肝散、六味地黄丸、逍遥丸或桃红四物汤加减。

（五）激光治疗

常规激光治疗对表皮型黄褐斑有效，但会迅速复发甚至诱发更严重的色素沉着，而对真皮型和混合型黄褐斑效果不佳。现有的激光虽然能有效地治疗文身，但黄褐斑并非是激光治疗的适应证，因有可能激发色素增多、复发，难以达到预期的疗效，故仅推荐治疗难治性黄褐斑。

（六）微晶磨削

其作用原理是用气泵将天然矿物"微晶状体"高速冲击表皮，使老化衰退的表皮脱落，以自愈方式创造新的表皮，使皮肤变白、变柔软和富有弹性。

（七）其他

冷冻即采用液氮、液氧、液氢等低沸点介质制造表皮浅二度冻伤，借助自愈新皮达到治疗目的。光动力疗法通过局部或系统给予光敏剂后以特定波长光照射患处，从而对靶组织产生选择性杀伤作用，临床上用于治疗黄褐斑有良好前景。

第四节 咖啡斑

一、概述

咖啡斑（café-au-lait-spots）是大小不同，边缘规则的持久性色素沉着斑，与日晒无关。本病为遗传性皮肤病，可为多系统疾病的一种表现，如多发性神经纤维瘤病、结节性硬化病、Albright综合征。

二、症状和临床特征

咖啡斑为淡褐色斑,常从幼儿期开始,大小不一,形状不同,边缘规则,从直径几毫米至20cm或更大,圆形、卵圆形或不规则状,表面光滑,随年龄增长,逐渐变大,数目加多,可发生于身体任何部位(图2-5-20)。大多数有咖啡斑的个体是正常的,有人认为,患者出现6个或6个以上直径为1.5cm的咖啡斑时,应高度怀疑神经纤维瘤的存在。

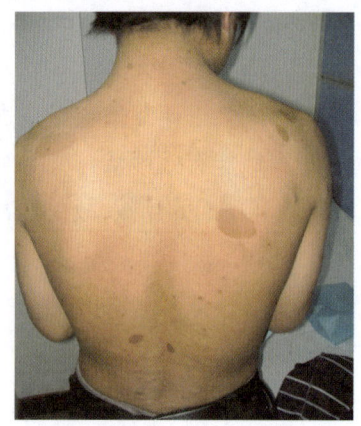

图 2-5-20　后背部咖啡斑合并神经纤维瘤

三、病理变化

咖啡斑组织病理显示表皮内黑素总量增加,有散在的异常大的黑素颗粒(巨大黑素小体),基底层黑色素细胞数目也增多。

光镜下:表皮基底层分布有散在的黑素,基底上层到角质层有丛状黑素,表皮突中度延长。真皮层聚集着较多噬黑色素细胞,并有炎性渗出物混合其间。电镜下,黑色素细胞的数量增加,角质形成细胞与黑色素细胞的比例是7:1,而正常皮肤的比例为10:1,黑色素细胞和角质形成细胞的细胞质中都能见到巨大的黑素小体。

四、诊断

根据边缘清楚、类圆形的牛奶咖啡色或淡褐色斑片以及出生即有等特点,可作出诊断。需与雀斑及单纯性雀斑样痣鉴别:雀斑斑点小,孤立而不融合,无大的斑片损害,主要发生在面部,且症状随季节而变化,夏重冬轻,基底层黑色素细胞不增加。单纯性雀斑样痣基本损害系褐色或黑色针尖至粟米大小斑点,呈片状或线条状分布于单侧,病理亦可鉴别。

五、治疗

一般对于仅仅是皮肤斑片损害的患者,无需治疗,如在面部因影响美容而需治疗,可采用皮肤磨削治疗、染料脉冲激光及 Q 开关激光进行治疗。

Q 开关激光治疗咖啡斑是通过选择性光热作用达到去除色素的目的。调 Q 脉冲激光脉宽为 ns（10^{-9}s）级，为超脉冲，脉冲能量 200～450mJ，峰值功率可达 107～108W。皮肤中黑素在 Q 激光照射下，吸收激光的瞬间高能量，使色素颗粒汽化、碎裂，而细胞框架被完整地保留下来。同时由于激光脉冲时间短于皮肤组织的热弛豫时间，瞬间单脉冲激光能量释放过程在约百万分之一秒内完成，病灶组织被热解消除的同时，周围健康皮肤组织不会遭到破坏。在其后的炎症反应过程中，碎裂的色素颗粒被巨噬细胞吞噬后排出体外，从而达到无创伤的目的。

强脉冲光（intense pulsed light, IPL）是非相干的滤过光源发出的宽谱可见光，波长范围 400～1200nm，其治疗色素性疾病的机制主要是利用强脉冲光的选择性光热原理，在不损伤皮肤的前提下，皮肤中的色素细胞被选择性吸收、破坏。破坏的色素细胞被组织细胞、淋巴细胞吞噬，随淋巴代谢。Yamnshita 等发现 IPL 治疗后表皮基底层中的黑素小体迅速移行到了皮肤表面，出现有黑素颗粒聚集的细胞坏死碎片。相比 Q 开关激光，IPL 脉宽长，能量低，不会产生类似 Q 开关激光照射瞬间皮肤发白的现象，引起组织损伤反应小，治疗后色素沉着少。近年新型第四代 IPL 采用了完美脉冲技术（optimal pulse technology, OPT），脉冲能量控制均一，波形顶端平，没有能量峰值和能量衰减，治疗作用温和、安全、有效，约 1 周后结痂脱落，一般不影响患者的工作和学习。

第五节 雀斑样痣

一、概述

雀斑样痣（lentigo）又称黑子，我国古代医书称为黑子或黑子痣。《医宗金鉴》记载："此证生于面部，形如霉点，小者如黍，大者如豆，比皮肤高起一线，有自幼生者，亦有中年生者。"

本病很常见，有时是某些遗传性综合征的特点之一。临床上有两种类型，单纯性雀斑样痣又称幼年雀斑样痣，老年性雀斑样痣又称老年性黑子。

二、症状和临床特征

单纯性雀斑样痣,多发于婴儿、幼儿及儿童期,也可发生于成年期。皮损多不对称,表现为针尖至粟米大小斑点,呈片状或线条状分布于单侧,呈一致性的棕色至黑色,不限于曝光部位,一般不恶变。发生于阴茎部位的雀斑样痣,亦被称为阴茎黑变病(penile melanosis),皮损特征与发生于其他部位的雀斑样痣相似,病理检查可表现为雀斑样痣改变,或仅表现为基底层的过度着色。

老年性黑子,发生于中年晚期到老年,在生活中长年受到强烈日光照射的人,为一种获得性黑子。发病随着年龄的增长而增加,病损为圆形、椭圆形或不规则形小色素沉着斑,褐色或棕色,表面光滑,边缘清楚,无自觉症状,可见于身体任何部位,暴露部位多见。一般不恶变。

三、病理变化

单纯性雀斑样痣,表皮突稍延长,基层内黑色素细胞增加,黑色素细胞和基底角质形成细胞内黑素增加,真皮上部可见噬黑色素细胞,其间有少量炎性细胞浸润。有时在表皮突下部可见小片痣细胞巢。

老年性黑子,基底层黑色素细胞增多,多巴反应增强,表皮变薄,表皮突伸长呈杵状,并可吻合成网状,角质形成细胞没有或很少有发育不良,真皮有少量淋巴细胞浸润,其间常见噬黑色素细胞。

四、诊断

本病诊断主要以临床表现,常需与雀斑相鉴别,雀斑样痣颜色较深,比较稀疏,分布分散,日晒后颜色不加深,数目亦不增多,而雀斑虽也多于幼儿或儿童期发病,但属常染色体显性遗传,色素斑点分布在日晒部位,尤其面部、鼻部较多,随年龄增加而增多,组织病理表面为基底层黑色素细胞数目不多,甚至比正常的少,仅表现为色素增加。

年龄较大时应和浅表脂溢性角化病区别,后者表面呈细颗粒状和过度角化,淡褐或黄褐色,多形成较大的斑片。

五、治疗

本病虽持续存在,不能自行消退,但无任何不适,无恶变倾向,多不必治疗。在患者要求治疗时,可以外科切除、皮肤磨削或进行电解、激光等治疗。

第六节 白癜风

一、概述

白癜风(vitiligo)是一种常见多发的色素性皮肤病,表现为皮肤局部或泛发性的色素脱失(图 2-5-21)。本病自古即已存在,发生于世界各地。我国古代医学家隋·巢元方(公元 610 年)在其《诸病源候论》中记载:"面及颈身体皮肉色变白,与肉色不同,亦不痒痛,谓之白癜。"古代西方 vitiligo 一词系指皮疹,推测源于拉丁文 vitium,意为缺点。

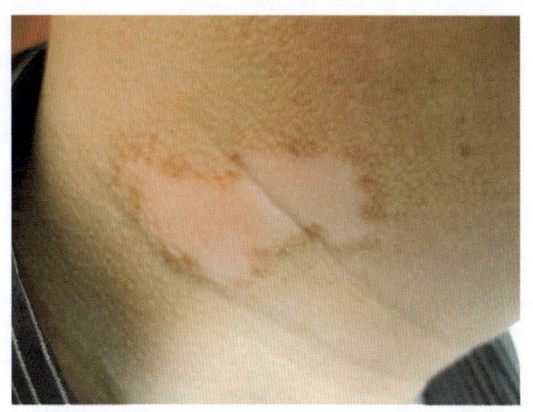

图 2-5-21 右颈部白癜风,周围色素加深

本病虽然不影响患者正常的生理活动,但影响美容,易诊难治,给患者造成的心理上的负担和精神上的痛苦仍然是巨大的。因此,对本病的防治具有重要意义。

本病可累及所有种族,世界各地均有发生,发病率估计在 1% 左右,男女发病无显著差别,任何年龄皆可发生,一般肤色浅的人发病率较低,肤色较深的人发病率较高,据统计,发病率最高的国家是印度,其次是墨西哥和日本。

二、病因与发病机制

本病原因不明,其详细的发病机制目前仍不完全清楚,近年的研究发现主要相关因素有遗传、自身免疫、神经化学因子、黑色素细胞自身破坏等。

(一) 遗传

大量临床资料显示,本病有遗传背景,并有家族聚集倾向。与白癜风易感性相关的 HLA 位点包括 HLA-A2、HLA-Dw7、HLA-DR4、HLA-B13、HLA-Bw35、HLA-Cw7、HLA-DR6 等。国外报道白癜风家族史的阳性率为 10%~30% 不等,一级家属的相对危险度较其他亲属及一般人群显著升高。我国统计患者家族中有同病者占 4.9%~15.6%,低于国外的报告。本病在单卵双生子中两个均可出现。

(二) 自身免疫学说

近年来大量研究资料表明,白癜风发病和自身免疫有关。

1. 白癜风患者易并发自身免疫性疾病,如恶性贫血、Addison 病、甲亢、糖尿病、甲状腺炎、斑秃、晕痣、系统性红斑狼疮(SLE)等。这些患者的白癜风发病率明显高于一般人群。

2. 患者血清中可测到多种自身抗体。国外有报告一半以上患者血中可测到一种以上自身抗体,常见的为抗甲状腺抗体、抗胃壁细胞抗体及抗核抗体。

3. 患者血清中可测到抗黑色素细胞自身抗体。

4. 恶性黑色素瘤患者白癜风发生率明显高于正常人。

5. 白癜风患者存在着细胞免疫及体液免疫异常。

6. 本病病程迁延慢性,对治疗抵抗,有时能自行消退,符合一般自身免疫病规律。

7. 皮肤损伤可诱发本病,部分患者同形反应阳性。推测白癜风皮损中黑色素细胞的减少或消失是由于其穿越表皮而丢失,这可能由于患者黑色素细胞本身固有的黏附缺陷,再加上机械外伤的诱导及自身免疫反应,使黑色素细胞发生形态学改变、出现黏附障碍而丢失,这就是黑色素细胞流失理论(melanocytorrhagy)。

8. 皮质类固醇激素治疗有效,间接证明本病的免疫发病机制。

(三) 神经化学因子学说

节段型白癜风患者的色素脱失按皮节呈单侧性分布,好发于面部,多在夏季发病,与非节段型白癜风相比,节段型白癜风发病早,家族史少,伴发晕痣和其他自身免疫性疾病少。有学者认为非节段型白癜风多伴发自身免疫性疾病,可能是由自身免疫机制引起的,而节段型白癜风则很少伴发自身免疫性疾病,其病因可能是由于受累皮肤区域交感神经功能失调引起。节段型白癜风患者血清中去甲肾上腺素(NE)、肾上腺素(E)的水平,显著高于正常对照组。

临床见到的节段型白癜风的皮损沿神经呈节段性分布,白癜风患者常伴发自主神经功能紊乱和白斑部皮肤出汗异常现象,均符合神经化学因子学说。

(四) 黑色素细胞自身破坏学说

白癜风的基本病变是表皮黑色素细胞部分或完全丧失功能。Lerner(1971)提出黑色素细胞自身破坏学说,认为本病好发于暴露及色素加深的部位,其表皮黑色素细胞功能亢进,促使其耗损而早期衰退,并可能是由于细胞本身所合成的毒性黑素前体物质的积聚所致。其他外界物质如酚类和儿茶酚类化合物,同样能破坏黑色素细胞,接触这类物质者也可能发病。

除上述可能的发病机制外,心理因素对白癜风的发病亦有重要影响。研究发现,经历应急生活事件,暴露于压抑环境容易发生白癜风,此外,暴晒、饮酒、饮食不规律、喜食辛辣、偏食、作息不规律等不良行为方式,也可作为独立危险因素。

充分发展的白癜风病理表现为表皮明显缺少黑色素细胞及黑素颗粒,但早期损害包括增大的白斑边缘区色素减少,可能还存在一些多巴阳性细胞,基底层也可有一些黑素颗粒。有些患者在色素脱失斑的边缘真皮内可见淋巴细胞浸润。另外,白斑邻近外观正常皮肤的表皮下层,特别是基底层可发现灶性空泡变性,同时有轻度的单一核细胞浸润。

三、症状和临床特征

本病为后天发生,可开始于任何年龄,有报道出生3天的新生儿初发此病,但最多见于青年人,15~30岁为发病高峰。

皮损处局部色素完全脱失,呈乳白色,白斑边缘境界清楚,色素反见增加,部分可有毛发变白。头部之白斑边缘无色素沉着区,或仅有白发而看不出白斑。有时白斑中散在色素区成岛状。白斑大小不一、形态不定、数目不等,全身任何部位均可发生,常见于面部、颈部、手背和外生殖器等处。有人发现,白癜风好发于暴露及皱折部位,也即正常人色素较多的部位。部分患者有明显的季节性,一般春末夏初明显加重,冬季可静止或减轻,大多数患者无自觉不适。暴晒后易出现红斑,甚至水疱,自觉灼痛。炎症后,白斑可比原皮损区范围扩大。

临床分型:根据全国色素病学组1994年制订的《白癜风临床分型及疗效标准(草案)》,结合2006年修订稿,一般分为二型、二期。

二型:指寻常型和节段型;

二期:指进展期和稳定期。

(一)二型:寻常型和节段型

1. 寻常型　分为局限型、散发型、泛发型和肢端型。

(1)局限型:单发或多片白斑,局限于某一部位。

(2)散发型:散在、多发白斑,常呈对称分布,总面积不超过体表面积的50%。

(3)泛发型:多由散发性发展而来,白斑多相互融合成不规则大片,有时仅残留小片岛屿状正常肤色,累及体表面积50%以上。

(4)肢端型:白斑初发于人体的肢端,而且主要分布在这些部位。

2. 节段型　白斑为一片或数片,沿某一皮神经节段支配的皮肤区域走向分布,一般为单侧。

(二)二期:进展期和稳定期

1. 进展期　白斑增多,原有白斑逐渐向正常皮肤移行扩大,境界模糊不清,易发生同形反应。

2. 稳定期　白斑停止发展,境界清楚,白斑边缘色素加深,没有新的白斑出现。

四、诊断

本病根据症状易于诊断,但需与以下疾病区别:

1. 花斑癣　损害发生于颈、躯干、上肢,为淡白色圆形或卵形斑,表面往往有细鳞屑,损害中易找到真菌。

2. 麻风　浅色斑有感觉的改变,患者有神经粗大等其他麻风症状。

3. 贫血痣　摩擦局部,淡色斑本身不发红,而周围皮肤发红。

五、治疗

目前,常用的治疗方法有非手术治疗和手术治疗。应根据不同临床分型及患者具体情况应用不同的治疗方法,应尽可能采用综合疗法。

(一)非手术治疗

1. 光化学疗法　1948年,Mofty首次使用单纯的8-甲氧补骨脂素(8-MOP)治疗白癜风,后来,一位年轻的美国皮肤科医师发现人工长波紫外线(320~400nm,UVA)照射可以有效地激发8-MOP的活性,这一发现使白癜风的治疗进入了一个新的开端。补骨脂素联合长波紫外线照射被称为光化学疗法(PUVA)。PUVA治疗白癜风的方法如下:

(1) 口服8-MOP 0.5mg/kg,1.5小时后照射UVA,UVA的最初剂量通常是$1\sim2J/cm^2$,每次增加$0.25\sim0.5J/cm^2$,直到红斑出现,每周治疗2~3次,连续治疗3个月以上。照射剂量应根据皮肤色素的深浅和对光的敏感性而定,一般开始1.0~5.0分钟,逐渐增加,以达到轻度的皮肤红斑反应或亚红斑反应为度。照射时应避免水疱反应,以防出现同形反应。治疗中和治疗后需戴吸收紫外线的护目镜,同时要避免日晒,用药期间忌食酸、芹菜、芥菜、胡萝卜等食物以免影响疗效。此方法适用于泛发性白癜风或对局部治疗无效者。

(2) 对于局限型的患者可用0.05%~0.1%的8-MOP酊涂于皮损处,0.5~1小时后照射UVA,相距15.24cm(6英寸),以$1\sim2J/cm^2$开始照射30秒,逐次增加15~30秒,每周2~3次,适用于12岁以上、白斑少于20%体表面积及局限型和仅有少数几块皮损的患者,且避免了口服药物的不良副作用。治疗时也需戴护目镜并保护未受损的皮肤。上述治疗均有光毒反应。

注意事项:①PUVA可能会使白内障、系统性红斑狼疮(SLE)、心血管系统疾病、肝病、肾病等病情加重。另外补骨脂素有致畸作用,孕妇忌用。②PUVA对节段型白癜风疗效优于泛发型,对不同部位白癜风治疗后效果不一样。面部最好,指、趾末节较差,对外阴部白癜风较差且易诱发癌变,一般不采用PUVA疗法治疗外阴部白癜风。③口服补骨脂素1~3小时,皮肤对UVA的反应最敏感,持续8~12小时。8-MOP主要在肝脏中代谢,84%与清蛋白结合。甲苯磺丁脲能置换出与清蛋白结合的补骨脂素,从而会加重光敏反应。补骨脂素代谢速度较快,多次给药后一般不会在人体内产生药物的蓄积作用。④PUVA疗法起效慢,连续治疗100~300次后大约20%患者疗效较好,50%患者部分复色。若白斑连续30次治疗仍未见复色迹象,继续治疗一般也很少复色。

PUVA中的光敏剂除了8-MOP,还有5-MOP、TMP、L-苯丙氨酸、凯林、叶酸和维A酸等,这些也在临床上得到了应用。

2. 皮质激素

(1) 系统用药:口服泼尼松5mg,每天3次,或15mg,每天1次,早8点服。连续10~14天,每月递减5mg,至隔日服1片时,维持3~6个月。一般1月内见效,如服药2月无效,停止治疗。本法适用于皮损面积较大的泛发型患者,进展期效果较好,对面部损害效果尤其显著。用药时应注意皮质激素的禁忌证及副作用。

(2) 局部用药:常用倍他米松霜、氟轻松、卤美他松等超强或强效外用皮质激素制剂,每日外涂 1~2 次,1~2 周后改用中效激素如糠酸莫米松等,注意长期使用可造成局部痤疮样皮疹、皮肤萎缩等副作用。

(3) 皮质类固醇皮损内注射:此法易导致皮损局部萎缩,现已较少使用。

注意事项:皮质类固醇治疗白癜风效果以局限型最好,其次为节段型,泛发型最差。皮损在颜面部较其他部位效优。儿童白癜风对皮质类固醇的反应性较好。PUVA 不适用于年龄较小的儿童白癜风,可首选皮质类固醇治疗儿童白癜风。

3. 中医中药疗法　中医学治疗白癜风的经验丰富,方法多种多样,中药治疗确有一定疗效。疏肝解郁、活血祛风、调理肝肾、扶正固本是治疗白癜风的主要原则。常用何首乌、鸡血藤、茯苓、紫草、白蒺藜、当归、丹参、桃仁、红花、苍术、补骨脂、汗莲草、黄芪等药物,根据分型具体加减,辨证施治,兼用滋肝补肾、调节免疫及加速黑色素合成的药物,常能收到良好的效果,如白蚀丸、白灵片、白癜风胶囊、白癜风冲剂等。长期服用中药应当考虑和评价其可能产生的严重副作用。

4. 免疫制剂　近年来,自身免疫缺陷被认为是除节段型外其他型白癜风最主要的发病机制。故针对白癜风的免疫发病机制,试用免疫制剂治疗。常用的免疫调节剂有转移因子、左旋咪唑、异丙酯肌苷等,且已有一些疗效肯定的报道。

(1) 他克莫司软膏:本品是一种从放线菌培养液中提取出来的具有免疫活性的大环内酯类抗生素,动物实验表明,其抑制 T 细胞活性的能力比环孢素强 10~100 倍。Tanghetti 用 0.1%他克莫司软膏对 15 例白癜风患者进行为期 9 个月的治疗,疗程结束时有 3 例患者出现大于 70%的复色,1 例出现 50%~70%的复色,9 例出现大于 25%的复色,2 例无效,以面、颈部疗效最好。Lepe 研究也得到相同的效果,认为该药安全性好,是儿童白癜风和一些敏感部位如眼睑等用药的较佳选择。也有人用氯激光联合他克莫司治疗白癜风 8 例,结果达到 75%的复色率。此外,有人报道用 0.1%他克莫司联合窄谱 UVB 治疗 1 例难治性白癜风,经 3 个月后获得 95%复色。

(2) 吡美莫司乳膏:本品是由链真菌产生的子囊霉素的半合成品,外用制剂为 1%乳膏。Souza Leite 等应用吡美莫司乳膏治疗了 2 例特殊部位的白癜风儿童,1 例是在双眼睑,1 例在生殖器,经过治疗,几乎完全复色,他们认为,对于儿童特殊部位的白癜风皮损可以选用吡美莫司。Boone 等对 26 例白癜风患者用吡美莫司乳膏治疗 6 个月后发现,13 例患者获得理想的复色,并且发现疗效与病期长短及皮损面积有关,副作用主要为烧灼感。Seirafi 等根据对 30 例外用吡美莫司乳膏的白癜风患者的观察发现疗效与皮损部位有关,前面、躯干和肘部效果好。

5. 微量元素　铜制剂、铜离子为酪氨酸酶的重要辅基,与酪氨酸酶活性密切相关,故有时用含铜的药物治疗本病。成人常用 0.5%硫酸铜液每次 10 滴,每日 3 次,放于水或牛乳中饭后服用,疗程应持续数月,需注意其副作用。

6. 人工色素　对局部完全型小面积白斑,也可以不同肤色的粉底霜为基质,加以对白斑有效的中药成分制成各种"美颜霜",起到遮盖白斑的目的。

(二) 手术治疗

1. 外科手术切除　适用于白斑面积较小(特别是毛发区域),而且经正规用药无效而病情又稳定,没有发展倾向的患者,可以采用美容外科的方法直接切除缝合或应用局部皮瓣转移的方法,同时术后口服小剂量泼尼松 1~2 个月,每日 15mg,早晨 1 次口服,以防止同形反应的出现。具体实例见图 2-5-22。

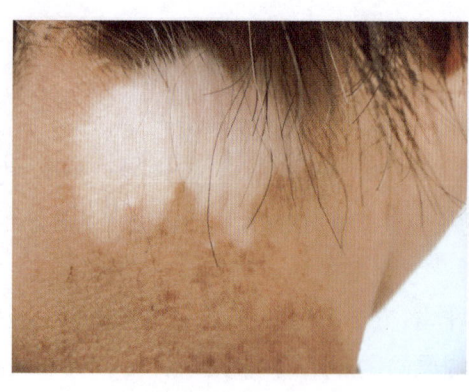
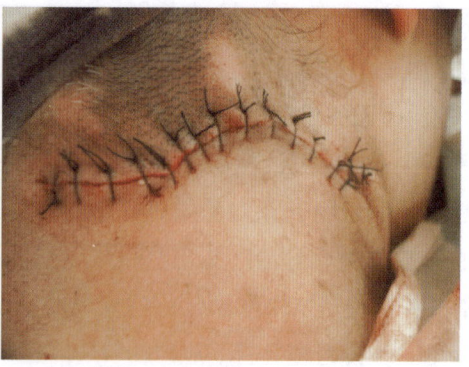

图 2-5-22　右项部白癜风采用局部切除的方法
A. 术前　B. 术后即刻

2. **单纯皮肤磨削术**　适用于面积小的白斑,一般为小于 $2cm^2$ 的稳定期皮损。借助表皮创伤愈合修复,黑色素细胞增殖移行,以修复黑素脱失的皮肤。

手术方法:应用皮肤磨削器械或牙科台钻,磨去白癜风皮损区表皮及部分真皮乳头层,可见有细点状出血,并形成边缘浅、中间深的"锅底状"创面。创面油纱覆盖包扎,7~10天愈合,纱布自行脱落。术后早期用药同手术切除,创面愈合后继续外用有效药物治疗。具体实例见图 2-5-23。

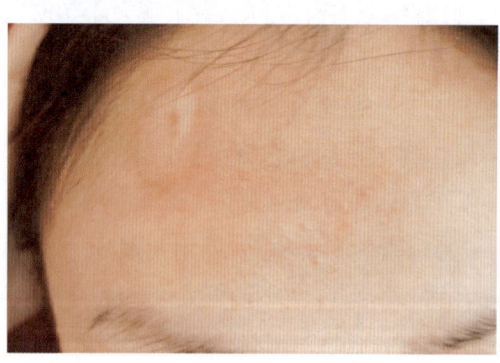
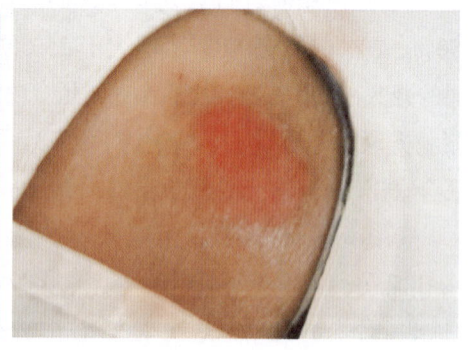

图 2-5-23　右额部白癜风单纯磨削术
A. 术前　B. 术后即刻

3. **自体皮肤移植治疗白癜风**　早在20世纪50年代初,就有人试用皮肤移植方法治疗白癜风,最后发展到黑色素细胞的培养和移植,取得了重大进展。皮肤移植的方法有:

（1）全厚植皮:外观差,色差大,瘢痕明显。

（2）中厚植皮:较全厚植皮略有改观。

（3）表皮植皮:外观美,色差小,瘢痕不明显。

前两种方法由于存在着较多缺陷,目前临床上已不被采用,广泛应用的是表皮移植。

4. **自体表皮移植治疗白癜风**

（1）适应证:外科疗法主要适用于静止期或节段型白癜风,皮损数目不多,患者注重美容,预期治愈率达到95%。其次适用于局限型白癜风。瘢痕体质及同形反应者禁忌。

（2）供皮区的选择:选择隐蔽、局部较平整、与受区色差较小处,一般多采用腹壁、臀部、大腿内(外)侧。

（3）取皮的方法：①滚轴式取皮刀取皮；②鼓式取皮刀取皮；③电动取皮刀取皮；④取皮刀徒手取皮；⑤负压吸疱取皮。

5. 临床较常用的治疗白癜风的表皮移植

（1）负压吸疱法治疗白癜风

1) 负压吸疱获取表皮：即应用白癜风治疗仪，它配有不同开关的吸盘，适用于身体的不同部位。该方法操作简便，技术要求低，较适合皮肤科医师完成。所取疱顶表皮每个约1cm²，最多一次可取近100cm²，起疱时间1~1.5小时，操作时应辨清所取皮正反面，并将所取表皮置凡士林纱布上待用。

2) 受区(白斑区)处理：可采用吸疱的方法去除白斑区表皮，并剪下弃之，将正常表皮移植其上，也可采用皮肤磨削的方法去除白斑，再将表皮移植其上。

术后创面凡士林油纱包扎7~10天愈合，至油纱自行脱落后，继续给以药物口服及外用1~2个月，同时口服泼尼松，每日10~15mg一次，1~2个月，防止同形反应出现。此法有效率达90%以上，缺点是一次性治疗面积受限，面积较大的常需多次治疗，术后可能出现斑点状色素不均现象（图2-5-24）。

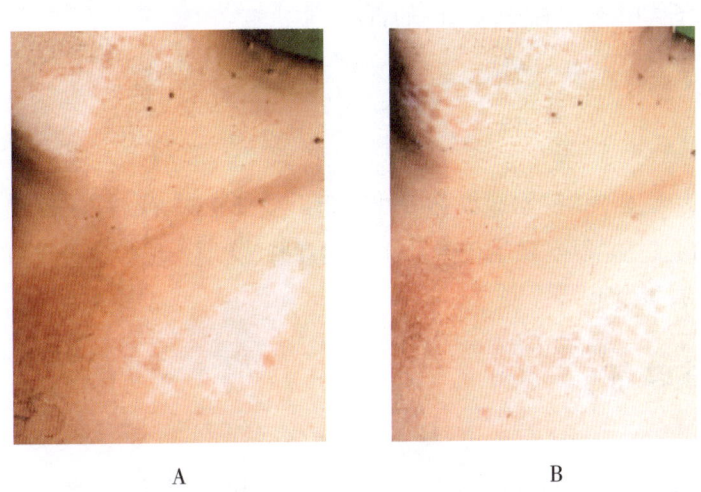

图2-5-24 颈、胸部稳定期白癜风表皮移植术后出现的色素不均现象
A. 术前　B. 术后

（2）滚轴式取皮、鼓式取皮、电动取皮治疗白癜风：此法的机制也是表皮移植治疗白癜风的一种，只是取皮的方法不同。优点：适合大或特大面积皮损的治疗，不受移植面积的限制，一次性治疗可达几百平方厘米。缺点：对医师技术操作要求高，大面积整张表皮移植后早期会出现挛缩，表现为局部不平整，表皮偏厚者更加明显，多数随时间推移可自行恢复，严重者6个月后通过磨削可以完全消失。

第七节 文身的祛除

一、概述

文身又称人工色素斑,系用外来不溶性色素机械性地植入人体表皮或真皮形成的各种图案,永久存在而不消失。常见的图案有动植物以及文字等,由于患者多是在少年或青少年时在好奇或特殊心理下文饰的,成年后会有工作和生活上的许多不方便,甚至有的患者担心色素长期植入体内会致癌,往往在精神和肉体上存在很大的痛苦。

二、病理组织

一般文身表现为真皮中的颜料颗粒弥漫性散布巨噬细胞内,或游离在细胞外,无任何炎症反应。若文身在局部引起过敏反应,发生皮炎及文身肉芽肿,病理表现为文身颗粒播散于整个结核样型或结节病样型反应的浸润中。

三、症状和临床特征

普通文身是无症状的,皮肤除了颜色变化外完全正常。颜料用得最多的是黑墨,通常为青黑色。另外,亦可刺入靛、银铢及辰砂等,造成其他颜色。文身可在局部发生感染,如皮肤结核、化脓性疾病或瘢痕疙瘩等。文身在局部还可引起过敏反应,最常见于汞、铬及钴的化合物,可发生皮炎及文身肉芽肿。

四、治疗

文身属个人所好,且绝大多数并无功能障碍,一般无需治疗。但国人往往视文身为行为不端的标志,因此文身者在招工、参军入伍,甚至交友时会受到很大影响。故患者迫切的治疗要求为本病治疗的适应证。

（一）非手术方法

主要是应用激光治疗,采用染料激光及Q开关(1064nm、532nm)激光治疗,疗效满意,激光可有效地穿透表皮,到达真皮的色素团,然后被相应的色素吸收,色素颗粒被破坏,形成碎片,在随后的炎症反应中,这些小碎片被吞噬细胞清除,而对周围正常组织没有影响,从而达到治疗的目的。治疗时一般无需麻醉。此法对消除文眉、文眼线和唇线效果较好,这些部位文身浅,面积小;而对于皮肤深部位的文身,手术治疗是较好的方法。

(二)手术方法

1. 面积小的可用电灼、化学腐蚀及外科手术切除。

2. 全厚皮片移植适用于面积较大者,或发生文身肉芽肿、其他治疗不佳等情况的患者。切除会造成新的供区损伤,而且植皮后由于挛缩,局部质地硬,形成片状瘢痕。

3. 扩张器手术基于皮肤软组织能够扩张的生理现象,将扩张器经手术植入正常皮肤软组织的深面,通过定期向扩张器内注入生理盐水增加扩张器的容量,使其表面的皮肤软组织产生压力并逐渐膨胀伸展,从而提供"额外"的皮肤软组织来进行修复去除文身后的组织缺损。此方法既可以修复组织缺损又不会产生新的供区瘢痕,同时扩张产生的"额外"皮肤组织在颜色、质地、结构和毛发和生长等方面均与邻近组织相匹配。缺点是需Ⅱ期手术,费用高,治疗周期长并有Ⅰ期手术后发生血肿、感染及扩张器外露等并发症的可能。

4. 磨削结合植皮适用于暴露部位(如前臂、小腿)有较大面积的文身的患者,多数情况下仅用于磨削不易彻底去除的文身。大张自体韧厚或薄中厚皮片移植覆盖磨削文身后的创面,植皮成活后效果较好。

第八节 爆炸粉粒沉着症

一、概述

爆炸粉粒沉着症为因职业及各种意外事故使某些有色素的泥沙、煤渣、石末等物质的微小颗粒粉末进入皮肤后引起的色素沉着,主要发生在暴露部位,如面部、手及上肢等。

二、症状和临床特征

1. 煤粉沉着　在暴露易擦伤部位皮肤见蓝灰色的不规则线形条纹,黑色煤粉粒随即进入真皮,由于深度不一,可出现从灰青色到青黑色的色素沉着。
2. 泥沙沉着　泥沙碎石可爆入皮肤或随污秽的擦伤埋在皮肤里,形成灰蓝色或黑色的丘疹或斑疹。
3. 火药沉着　火药粉末、碎粒飞溅爆入皮肤可形成散在的灰黑色斑点。

三、诊断及治疗

诊断主要依据病史和临床表现诊断即可确定。

治疗重在预防,工作中应加强安全操作和劳动保护措施,一旦发生爆炸和外伤事故,应对受伤部位进行彻底清创、清洗,将进入皮肤的粉尘全部清除干净。已形成色素沉着者的治疗包括:①面积小的可用电灼、化学腐蚀及外科手术切除;②面积大的可采用分次切除、局部皮瓣修复及皮肤软组织扩张器治疗,再予皮瓣或皮片或表皮移植整形;③可应用皮肤磨削术,将皮肤磨削至真皮乳头浅层,但不超过网状层,以免遗留瘢痕或色素沉着;④激光磨削治疗。

第九节 无色素痣

无色素痣是一种先天性、非家族性皮肤色素减退性疾病,病因不明。1884年由Lesser首先报道。通常表现为先天性、边缘不规则的色素减退斑,白斑相对位置和分布持续终身不变,分为孤立型、节段型和系统型3种类型。本病较为少见,且对患者的健康和容貌影响较小,易被患者和医师所忽视。

一、临床表现

患者多在出生时或出生后不久发病,苍白色局限性减色斑,而且为一致性不完全性脱色斑。白斑境界一般模糊,周围无色素沉着带。本病好发于躯干、下腹和四肢近端,颈部可受累;往往沿神经节段分布,四肢多呈条状或带状。皮损可随身体发育而按比例扩大,但白斑区内色素不会再生,故不会自然消失,多数皮损持续终身不变。临床上可分三型:①孤立型:皮损为局限的、单发的白斑,可出现在身体任一部位,皮损为圆形或卵圆形;②节段型:皮损为带状或条纹状,沿皮节或沿Blasehko线节段性单侧分布,可累及多个皮节;③系统型:又称漩涡型,白斑累及整个单侧肢体,呈多发的漩涡状、条纹状,类似泼溅的白漆。

二、组织病理

比较无色素痣皮损和周围正常皮肤组织病理学特征,无色素痣皮损中,基底部的色素减退,真皮噬黑色素细胞和真皮轻度炎症反应比正常皮肤常见,但差异无统计学意义。但从Fontana-masson染色显示,无色素痣一个显著的组织学特点是其皮损中黑素含量与正常皮肤相比明显下降。超微结构发现角质形成细胞内有薄膜包绕的聚集的黑素小体。

三、诊断与鉴别诊断

临床上一般沿用Coupe的诊断标准:①白斑出生时就有或出生后不久发生;②白斑的分布持续终身不变;③皮损无组织和感觉上的变化;④白斑边缘模糊。本病需与白癜风鉴别,主要依据有以下几点:①无色素痣的白斑通常是淡白色或灰白色,而不是像白癜风那样的瓷白色;②无色素痣的白斑边缘通常是不规则的,而白癜风皮损边缘一般较规则;③无色素痣皮损面积会随着身体发育而增大,而不是像白癜风皮损可进行性扩展;④用Wood灯观察,无色素痣皮损在灯下是黄白色,没有荧光,而白癜风皮损在灯下是白垩色,并且可见到亮白荧光。本病还需与贫血痣、花斑癣、斑驳病、脱色素性色素失禁症及特发性滴状色素减退症鉴别。

四、治疗

本病一般不需治疗,药物疗效较差,对于面积较大或影响美容的无色素痣,我们采用自体表皮移植治疗取得了一定的疗效。

(吴信峰 黄莉明)

第六章

感染性疾病

第一节
毛囊炎

毛囊炎是一种非常常见的皮肤感染,炎症主要集中在毛囊及毛囊周围区域。常见病原菌是葡萄球菌。链球菌、糠秕孢子菌等都可以引起毛囊炎。

毛囊炎表现为一个个散在的绿豆至黄豆大小红色丘疹,有时顶端中央有白色脓头,疼痛症状不一定非常明显,通常没有全身症状。

毛囊炎的发生可以是一般皮肤感染,也可以与内分泌、精神状态有关。过于劳累、紧张,生活不规律,月经都可以造成毛囊炎的发生。要特别注意的是,糖尿病和某些遗传状态也可以引发毛囊炎。

多数毛囊炎位置较为浅表,愈合后不会遗留瘢痕,但是有些特殊类型的毛囊炎则会遗留永久性瘢痕,比如秃发性毛囊炎和项部瘢痕疙瘩性毛囊炎。

对于一般毛囊炎,单纯外用抗生素乳膏即可,只要注意局部清洁、用药正规,皮损很快就会愈合。要提醒患者的是不要抠抓毛囊炎皮损,更不要抠破,否则遗留瘢痕的概率会大大增加。对于毛囊炎发生较为广泛、皮损较大甚至发生融合的病例,可以选择口服抗生素。对于有瘢痕倾向的毛囊炎,在排查系统健康问题后,可以局部少量注射皮质类固醇激素治疗,同时进行抗生素治疗。

下面介绍两种比较特殊类型的毛囊炎。

一、秃发性毛囊炎

秃发性毛囊炎(folliculitis decalvans)是一种具有破坏性的毛囊炎,愈后留有永久性秃发。

(一)病因及发病机制

在脓疱中可以培养出金黄色葡萄球菌,亦有认为是对此种细菌过敏所致。多数患者有皮脂溢出或长期脂溢性皮炎的病史。

(二)临床表现

初起为毛囊性红斑、丘疹,后演变为丘疹性脓疱,愈后留有圆形或椭圆形瘢痕,瘢痕四周附近的毛囊再逐渐受损,又发生散在性大小不等的红斑、脓疱及瘢痕性秃发,以致皮损不断地远心性向四周扩大(图2-6-1)。自觉瘙痒或无任何感觉,多发生于青壮年。除发生于头皮外,尚可发生于胡须部、腋毛及阴毛等处。病程缓慢,可迁延数年或数十年。

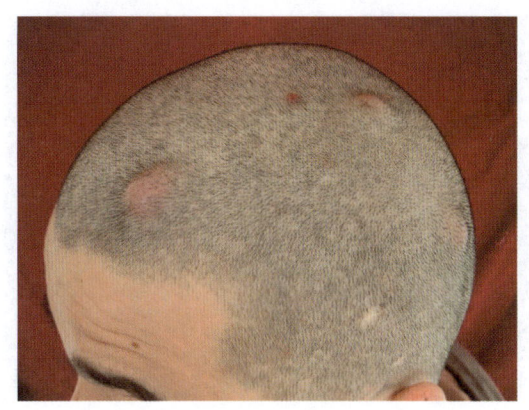

图 2-6-1　秃发性毛囊炎

（三）病理变化

表皮萎缩，真皮胶原组织增生，弹力纤维断裂、减少，毛囊、皮脂腺萎缩，部分破坏。毛囊周围有以中性白细胞为主的炎性浸润。

（四）鉴别诊断

必须与其他原因所致的瘢痕性秃发如黄癣、须部寻常狼疮、黏蛋白性秃发等进行鉴别。对黄癣可以寻找黄癣菌；对寻常狼疮及黏蛋白性秃发可以通过病理切片来鉴别。

（五）治疗

1. 一般治疗　对局限性皮损可外用抗生素复合皮质类固醇激素软膏；若损害广泛，则须全身使用抗生素；对于极严重的患者可以抗生素及皮质类固醇联合应用。近来有人用褐霉素治疗有效，用法为成人口服每日 1.0～1.5g，儿童每日 20～40mg/kg，分 3 次口服，亦可局部外用。

2. 外科治疗　对脓疱显著者，可拔除脓疱顶部毛发，针刺或挑破脓疱后，轻轻挤压出脓栓和脓液。每日或隔日一次。对本病后遗下来的瘢痕性秃发，面积小者，可直接切除缝合；面积大者，切除后可选用转移皮瓣修复创面，或使用皮肤扩张术治疗。

二、项部瘢痕疙瘩性毛囊炎

项部瘢痕疙瘩性毛囊炎（folliculitis keloidalis nuchae）亦称为头部乳头状皮炎或痤疮性瘢痕疙瘩，系以纤维增生为特征的枕部慢性毛囊周围炎，愈后导致瘢痕疙瘩性增生。其病原菌主要是金黄色葡萄球菌，其次是白色葡萄球菌，多发生于中年以上的常伴有皮脂溢出、痤疮和瘢痕疙瘩素质的男性患者。

（一）临床表现

初起为后颈发缘处或枕部出现散在性针头大毛囊性丘疹和脓包，互相融合，渐形成不规则的瘢痕硬结或硬块（图 2-6-2）。有些地方有小的凹陷，可有束状头发穿出，脓液很少。自觉有轻度痒感，一般无全身症状，病程极为缓慢，常可迁延数年或数十年之久。

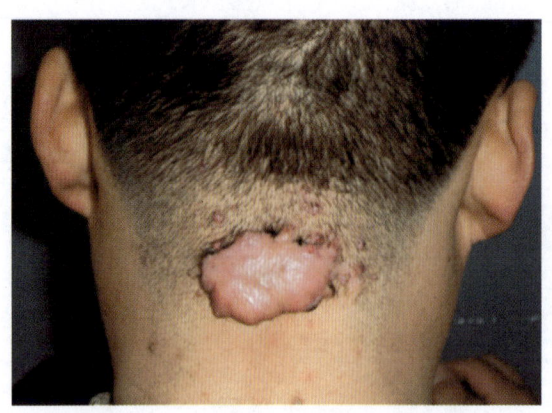

图 2-6-2 项部瘢痕疙瘩性毛囊炎

（二）病理变化

早期在毛囊周围组织中有大量中性粒细胞浸润，但也含有少量的淋巴样细胞、组织细胞和浆细胞，进一步发展为毛囊周围脓肿，较陈旧性的损害可显示慢性肉芽组织的特征，除了淋巴样细胞及纤维母细胞外，还含有多数浆细胞。在毛囊残余处周围往往还有很多异物巨细胞，在巨细胞附近有角蛋白颗粒。愈合时，可出现许多粗大的硬化性胶原束。

（三）治疗

1. 局部治疗　注意保持局部清洁卫生，可经常用杀菌肥皂清洗局部，可用1%新霉素溶液或0.1%雷佛奴尔溶液或马齿苋煎液等湿敷，每日1～2次，每次15分钟。

2. 全身治疗　可较长期地内服广谱抗生素，如炎症明显时，可短期同时使用皮质类固醇激素，以减轻炎症反应。

3. 外科治疗　皮损较小者，可切除后直接缝合，对顽固难治或皮损较大者，可切除后皮瓣修复或植皮。切除深度一定要深至毛囊以下，以免有毛囊残留而致复发。皮片移植术后除了常规打包加压包扎外，尚需要用石膏托固定项部，以免项部活动而影响皮片成活。

4. 联合治疗　术后联合使用浅层X线放射治疗有助于降低复发率。

第二节　疖与疖病

疖（furuncle）系毛囊深部和毛囊周围的急性化脓性感染。在毛囊炎基础上红、肿、痛面积扩大。相比毛囊炎，疖致病菌累及的范围更广、更深。常见致病菌是金黄色葡萄球菌，有时也可以见到其他葡萄球菌和链球菌等致病。反复发作及经久不愈者称为疖病(furunculosis)。

一、病因及发病机制

病原菌主要为金黄色葡萄球菌,其次为白色葡萄球菌。皮肤不洁、高温、潮湿多汗及局部皮肤损伤等为发病诱因。此外,贫血、慢性肾炎、营养不良、糖尿病、长期使用皮质类固醇激素以及免疫缺陷者,皆易并发此病。

二、临床表现

好发于青壮年,男多于女。面、颈、背部及臀部等是易发部位,一般单发,亦可多发。初起为毛囊性炎症性丘疹,渐增大成红色硬结,有疼痛及压痛(图2-6-3)。经2~3天后,结节化脓坏死而形成脓疡,中心有坏死的脓栓,破溃后,排出脓液、脓栓和坏死组织,肿胀减退,在1~2周内愈合。患者常有发热、头痛、不适等全身症状,附近的淋巴结肿大。在营养不良者身上的疖可引起脓毒血症或败血症。发生于面部的疖,尤其鼻孔及上唇者,如受挤压,病原菌会通过该区域回流静脉血管进入颅内,引起海绵窦血栓性静脉炎、败血症甚至脑脓肿,因此鼻根与口角之间的三角区又称为"危险三角"。

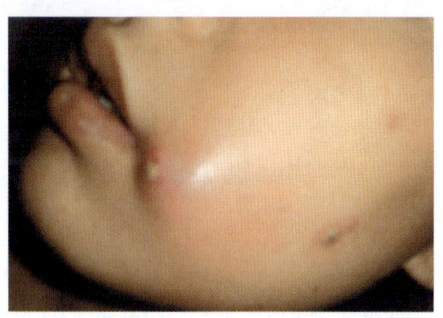

图2-6-3 面部疖肿

三、病理变化

早期表现为毛囊炎及毛囊周围炎,毛囊周围有密集的中性白细胞和少数淋巴细胞浸润,以后形成脓疡,毛囊及皮脂腺均被破坏。

四、诊断及鉴别诊断

根据毛囊性炎性结节,后化脓坏死、形成脓栓及局部疼痛等症状,易于诊断。应与汗腺炎及痈进行鉴别:

1. 汗腺炎浸润比较局限,周围炎症也比较轻,不形成脓栓,仅发生于腋窝、肛周、外阴及乳晕等大汗腺分布区域。

2. 痈患部浸润明显，表面有多个脓头，形成蜂巢状，疼痛较剧，全身症状明显。

五、预防及治疗

原则是抗菌、消炎、止痛、促进炎症吸收和缓解症状。

1. 全身疗法　症状显著者可全身给予抗生素。疖病还可用多价葡萄球菌或自家疫苗作皮下或肌内注射。
2. 局部疗法　在脓疡未形成前可用2%碘酊外涂，或10%鱼石脂软膏、红霉素软膏、百多邦软膏等外涂。也可选用热敷、紫外线、红外线、超短波、透热等疗法。
3. 外科治疗　对已成脓者须切开排脓引流，术后换药，直至愈合。但对面部的疖肿，切忌挤压针刺。

第三节 痈

痈(carbuncle)多系由金黄色葡萄球菌引起的多个相邻的急性深部毛囊炎和毛囊周围炎形成的聚集性的疖肿。这种感染累及皮肤组织比疖肿更深更广泛。

一、病因及发病机制

病原菌常见为金黄色葡萄球菌、链球菌等，有时可以是多种细菌混合感染。本病常发生于机体抵抗力低下者，如糖尿病、肾炎、营养不良、心衰、低丙球蛋白血症、剥脱性皮炎、天疱疮以及长期使用皮质类固醇激素者。

二、临床表现

多发生于成人。感染先从一个毛囊底部开始，向周围结缔组织扩散，并沿着深部疏松的脂肪组织蔓延至深筋膜，再沿着深筋膜表面向四周扩散。初起为炎性弥漫性浸润硬块，表面呈紫红色，紧张发亮，色潮红，境界不清，局部灼痛。皮损迅速向四周及深部发展，5～7天后开始化脓及发生组织坏死，其上出现多个脓点，脓液由多个毛囊口排出，状如蜂窝，其中有坏死性脓栓，最后脓栓与血性脓液同时排出（图2-6-4）。有时坏死组织全部脱落，形成深在性溃疡，以后肉芽组织生长，结瘢而愈。局部淋巴结常肿大，好发于颈部、背部、肩部、臀部及大腿等处。本症一开始即有发热、畏寒、头痛、食欲不振等全身症状。患部有搏动性疼痛，在局部组织化脓坏死停止后，全身症状也随之减轻。严重者可继发败血症而导致死亡，血象中白细胞总数常明显增加。

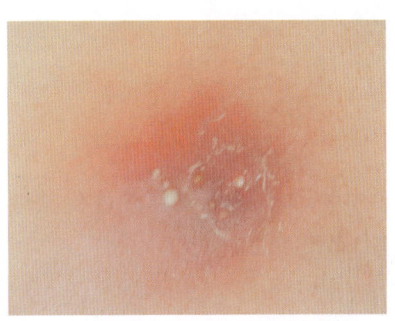

图 2-6-4　痈

三、病理变化

为多数相邻近的毛囊、毛囊周围组织及皮下组织的急性化脓性炎症变化，部分组织坏死，形成互相沟通的脓肿，脓肿周围组织充血、水肿和中性白细胞浸润，皮肤表面有多个排脓口。

四、诊断及鉴别诊断

根据患部皮肤软组织有明显浸润、表面有多个脓头、自觉剧痛以及全身症状明显等，即可诊断，须和下列疾病鉴别：

1. 蜂窝织炎　局部呈弥漫性红肿、浸润，境界不清，表面无多个脓头。
2. 脓癣　发生于头发部，为毛囊性脓疱，可形成片状红肿的痈状隆起，患处头发常易折断及拔出，且可找到真菌。

五、治疗

（一）一般治疗

基本上与疖相同，如发现有糖尿病及其他疾病，应及时治疗。全身根据药敏检查结果使用有效的抗生素。局部可用50%硫酸镁溶液或75%酒精湿敷。

（二）外科治疗

对病变范围大而炎症不断扩展者，应做切开引流。切开时，要充分打开脓腔内的纤维隔，以利于引流通畅。排完脓液后，脓腔内要用过氧化氢溶液反复冲洗消毒，直至洗出的液体为新鲜血液为止。术毕要放置凡士林引流纱条24~48小时。有时为了充分引流，可作两处切口，形成对口引流，或作"#"字形切口。

第四节
蜂窝织炎

蜂窝织炎(cellulitis)为广泛的皮肤和皮下组织弥漫性化脓性炎症。常见致病菌是葡萄球菌和链球菌,也曾有厌氧菌及混合菌感染的报道。

一、病因及发病机制

病原菌多为溶血性链球菌或金黄色葡萄球菌,厌氧杆菌、大肠杆菌和流感杆菌亦可致病。化学性物质注入软组织也能导致急性蜂窝织炎。大部分是原发的,细菌通过皮肤小的创伤而侵入皮内,也可为继发性,即由其他局部化脓性感染直接扩散而来或由淋巴或血行性感染所致。

二、临床表现

病损呈弥漫性浸润性斑块,境界不清。局部红、肿、热、痛明显,伴有寒战、高热等全身症状。以后组织逐渐坏死、溶解而出现波动,破溃而成溃疡,经2周左右结痂而愈。亦有不破溃者,炎症浸润自然吸收而消退。局部有淋巴管炎及淋巴结炎。有时可并发坏疽、转移性脓肿及败血症。常发生于四肢,如发生于指、趾的蜂窝织炎称瘭疽,局部有明显搏动性疼痛及压痛,炎症进一步向深部组织蔓延可波及肌腱及骨。

眼眶周围蜂窝织炎是一种严重的蜂窝织炎。多由于局部外伤、虫咬后感染或鼻窦炎(尤其筛窦炎)扩散所致,表现为眼眶周围组织潮红、肿胀,细菌很易扩散到眼窝内及中枢神经系统,出现眼球突出及眼肌麻痹,对此种患者除加强抗生素治疗外,应及时应用放射线或CT检查眼窝与鼻窦情况。

三、病理变化

真皮及皮下组织有广泛急性化脓性炎症改变。毛囊、皮脂腺、汗腺皆破坏。后期可见由纤维母细胞、组织细胞及巨细胞所形成的肉芽肿。

四、诊断及鉴别诊断

根据境界不清的红肿,有自发痛及压痛,中心可软化、波动及破溃等症状结合血常规检查即可诊断。需与丹毒相鉴别。丹毒为境界清楚的炎症性红斑，病损较浅，浸润较轻。

五、预防及治疗

应加强营养，注意休息。治疗原则为消炎、止痛、控制病情，以防转为慢性。
1. 全身疗法　早期、足量的敏感抗生素，如青霉素、先锋霉素、洁霉素等。
2. 局部治疗　局部热敷，患肢休息，也可用紫外线或超短波物理疗法。
3. 外科治疗　当局部形成脓肿后，需切开引流。处理方法类似痈的治疗。

第五节　传染性软疣

传染性软疣是儿童常见的一种病毒感染性皮肤病。成人偶尔发生，如果泛发，要注意有无免疫缺陷状态存在。

传染性软疣的病原体是一种痘病毒，叫做传染性软疣病毒。该病毒的传播主要是接触性传染，所以患者应切记不要搔抓皮损。

传染性软疣的皮损有一定的特征性，即散在分布的黄豆大小有蜡样光泽的丘疹，中央可见脐凹。

从病理角度看丘疹内部包含有软疣小体。临床上挑破丘疹，挤出软疣小体可以作为确诊手段，同时也是治疗手段。挤出的软疣小体为一白色团状物质。

治疗传染性软疣要及时，如果发现有复发更要及时治疗。挤疣治疗比较疼痛，所以要与患儿及家长充分沟通。必要时可以在治疗前给予镇静剂，或者外敷 45 分钟以上的利多卡因凝胶，挤疣前 30 秒以上的局部冰敷也有止痛作用。挤疣前还应局部用碘伏消毒。挤疣时充分绷紧患处皮肤，用细尖头镊子先夹破软疣，然后挤压疣体，务必将软疣小体彻底挤出。术后再次用碘伏或酒精消毒。最后嘱咐患者术后 3 天避免局部污染，可以每日外涂碘伏或酒精清洁局部。

第六节 皮肤分枝杆菌病

分枝杆菌(mycobacterium)是一类重要的人类和动物致病菌,主要包括结核杆菌(mycobacterium tuberculosis)、麻风杆菌(mycobacterium leprae)和非结核分枝杆菌(nontuberculous mycobacteria, NTM)。

一、麻风

麻风是由麻风分枝杆菌引起的一种慢性传染性皮肤病,可侵犯皮肤、黏膜、神经及淋巴结,也可侵犯骨骼及内脏等器官,晚期可致肢体残废和畸形。

(一)病因及发病机制

1. 病原学　抗酸染色后在光镜下可见其完整菌体。麻风菌的生活力很弱,60℃煮1小时或紫外线照射2小时即丧失活力,夏日日光直射2~3小时可使其失去繁殖力。消毒灭菌可参照对结核杆菌所常用的煮沸、高压蒸汽、苯酚、漂白粉、甲醛熏蒸、紫外线照射法进行。

2. 传染方式　迄今为止,尚未证明有动物宿主的存在,所以麻风患者是本病的唯一传染源。

传播方式有三种可能:①直接传播。②间接传播,少见。③其他传播方式:在多菌型患者的乳汁、精液、脐带、胎盘中,以及某些昆虫体内有查到麻风菌的报道,但尚无足够证据说明可能造成麻风病的传播。消化道传播麻风病的可能性亦尚未证实。

麻风菌进入人体后是否发病,以及发病后的过程和表现,主要取决于被感染者的抵抗力,即机体的免疫状态。麻风病在临床上存在着两种迥然不同的"极型",即结核样型(TT)和瘤型(LL),而且两者之间存在广阔的中间类型,包括界线类偏结核样型(BT)、中间界线类(BB)和界线类偏瘤型(BL)等,如一个连续的光谱状,也称为麻风临床光谱分型。这种在临床上的类型差异是由人的个体免疫状态的不同所决定的。

3. 临床表现　复杂多变。1962年提出5级分类法:TT、BT、BB、BL、LL和未定类麻风。1982年WHO将TT、BT归为少菌类(PB),BB、BL和LL归为多菌型(MB)。后又修正为凡皮肤查菌阳性病例均归为MB。

(1) 结核样型(TT):此型机体抵抗力较强,病情稳定,发展缓慢,不侵犯内脏和黏膜。少数患者可自愈。治疗后消退快,预后好,但应注意神经功能障碍。

(2) 界线类偏结核样型(BT):预后一般较好,但不如结核样型麻风。发生麻风反应时易产生畸形残废。

(3）中间界线类（BB）：预后介于结核样型和瘤型之间，本型不稳定。

(4）界线类偏瘤型（BL）：预后不稳定。比瘤型好，比结核样型差。

(5）瘤型（LL）：此型患者机体抵抗力弱，除皮肤及黏膜有广泛的损害外，晚期常侵犯多种组织和器官，传染性较大。早期发现，早期治疗，预后较好，细菌阴转较快，畸残发生也少。

(6）未定类麻风：未定类麻风是各期麻风的早期表现，有向其他类型演变的特点。因其临床症状和组织病理均无特点，故称为未定类麻风。

在麻风病的慢性过程中突然发生症状活跃，出现急性或亚急性的病变，原有的皮损或浅神经干炎症加剧，或出现新的皮损或神经损害，或伴有恶寒、发热、疲乏、全身不适及食欲减退等症状，这种现象称为麻风反应。

4. 诊断及鉴别诊断　麻风病的诊断必须十分慎重。诊断麻风病主要依据感觉障碍、神经粗大、查到麻风菌以及特殊的组织病理变化。

5. 麻风病的治疗

(1）一般治疗：避免劳累、紧张和忧虑，树立麻风病可治疗的信心，及时纠正和合理治疗其他疾病或干扰本病治疗的因素。

(2）全身治疗：参照卫生部麻风联合化疗方案。

(3）手术疗法：①神经鞘及神经鞘膜剥离术：不能忍受神经痛且应用其他方法不能解除时，可以施行。②尺神经移位术：尺神经痛反复发作，其他方法不能解除者，可应用。③畸形或功能障碍者，可参考本章第十二节"麻风病后遗畸形"。

二、皮肤结核

结核病是由结核分枝杆菌引起的慢性传染病。皮肤结核是结核病在皮肤上的表现。常见类型有原发性皮肤结核、寻常狼疮、疣状皮肤结核、溃疡性皮肤结核、丘疹坏死性结核等（图 2-6-5～图 2-6-8）。

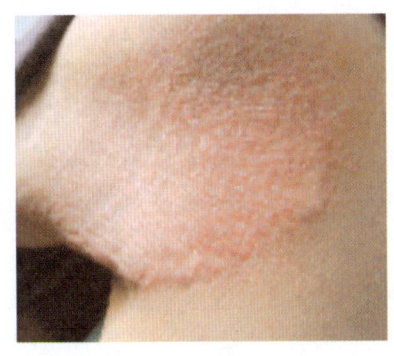
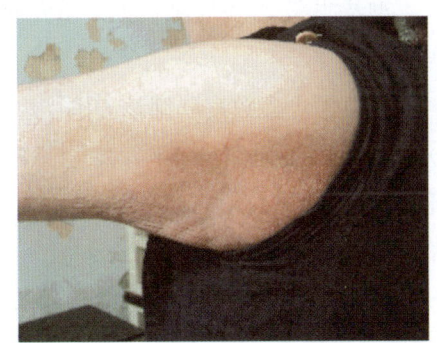

图 2-6-5　原发性综合性皮肤结核

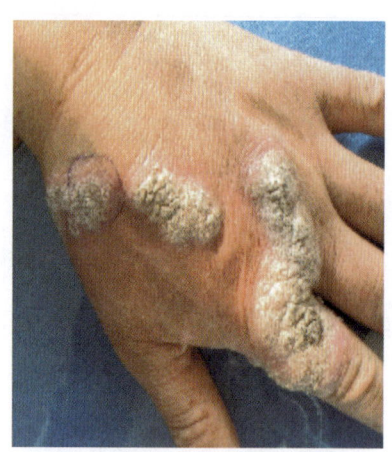
图 2-6-6 疣状皮肤结核

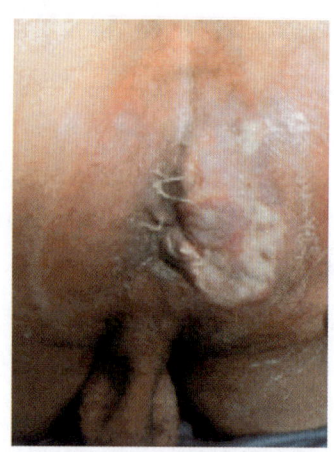
图 2-6-7 溃疡性皮肤结核

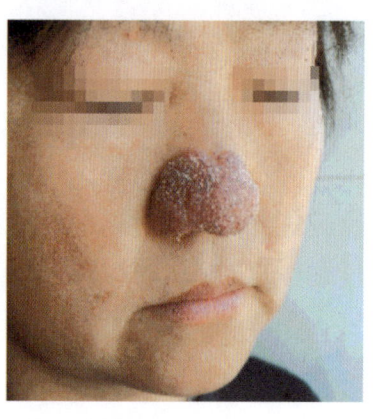
A

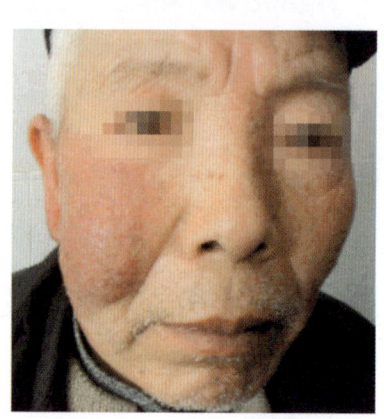
B

图 2-6-8 寻常狼疮

（一）病因及发病机制

1. 结核分枝杆菌　简称结核杆菌。涂片染色具有抗酸性，也称抗酸杆菌（AFB）。对人类有致病性者有人型、牛型及非洲型。皮肤结核大多由人型所致，其次为牛型。

2. 感染途径

（1）自我感染：为大多数皮肤结核的感染途径。①经血液循环传播到皮肤：如丘疹坏死性结核和硬红斑。②经淋巴液传播到皮肤：如瘰疬性皮肤结核。③由邻近的局部病灶连续直接传播到皮肤：如寻常狼疮。④由自然腔道将结核杆菌自我接种到腔口附近皮肤或黏膜：如肺结核患者感染口腔黏膜、肠结核患者感染肛周皮肤黏膜。

（2）外来感染：少数病例由于皮肤本身有损伤，结核杆菌可直接侵入皮肤产生原发性感染。大多数患者早已受结核杆菌感染，这种外来感染系再感染，如疣状皮肤结核。

（二）组织病理

早期为非特异性炎症反应，可找到结核杆菌。典型的病变在损害较成熟时才能见到。非血源型皮肤结核一般为结核性肉芽肿改变，由上皮样细胞和多核巨细胞组成，中心可有干酪样坏死，外周绕以淋巴细胞浸润，组织中可查到结核杆菌。血源型皮肤结核，特别是硬红斑和丘疹坏死性结核有明显的血管变化，如闭塞性动、静脉内膜炎和血栓形成，血管壁可有炎性细胞浸润，组织中不易查到结核杆菌。

（三）实验室和其他检查

1. 结核杆菌检查　包括直接涂片和组织切片、细菌培养、动物接种和聚合酶链反应等。

2. 病理检查

3. 皮肤结核菌素试验　现在应用的是去除非特异性物质的仅含免疫活性的结核蛋白，即结核菌纯蛋白衍生物（PPD），在前臂屈侧皮内注射 5TV PPD，48～72 小时后测量皮肤硬结直径。阳性结果的解释取决于结核菌感染的可能性以及感染结核菌后发生结核病的危险性。

（四）诊断

根据临床表现、实验室及其他检查结合有无伴发内脏结核及抗结核治疗的反应等进行。

（五）治疗

最恰当的处理包括迅速准确诊断、系统化疗以及随诊 1～3 年，可使治愈率达 95%。

1. 一般治疗　包括适当休息、加强营养、合理运动、提高机体抵抗力、治疗伴发疾病等。

2. 抗结核药物化学治疗（简称化疗）　化疗药物种类：异烟肼、利福平、吡嗪酰胺、乙胺丁醇、链霉素、对氨基水杨酸、氨硫脲、乙硫异烟胺、氯法齐明、阿奇霉素、卡那霉素、卷曲霉素等。化疗方法包括标准化疗和间歇用药。

3. 外科治疗　皮肤结核早期皮肤损害较小时，彻底的手术切除治疗是对化疗必要而有效的辅助，一定要在损害外 0.5mm 的正常皮肤处切开，深度宜切至筋膜。对破溃、溃疡的皮损可采取换药处理，以促进愈合；对药物治疗效果不明显的结节可手术切除，创面采取直接缝合或植皮术；对遗留的瘢痕可采取手术切除、皮瓣转移修复等方法。

4. 外用抗结核药物　如应用异烟肼粉末或用 0.5%～1.0% 异烟肼软膏或 15%～20% 对氨基水杨酸软膏外敷等。

三、皮肤非结核分枝杆菌病

非结核分枝杆菌（NTM）指除结核分枝杆菌复合体和麻风分枝杆菌以外的分枝杆菌，其中部分是致病菌或条件致病菌。皮肤非结核分枝杆菌病是非结核分枝杆菌病在皮肤上的表现。

（一）病因及发病机制

1. 病原学　NTM 迄今已发现近百种，根据产色、生长速度和细胞化学反应等主要特征将 NTM 分为 4 群：①Ⅰ群（见光产色菌）；②Ⅱ群（暗处产色菌）；③Ⅲ群（不产色菌）；④Ⅳ群（快生长菌）。NTM 复合菌群分类根据对人和动物的致病性以及生物学特征的相似性分类，包括：①鸟-胞内分枝杆菌复合群，是最常见的条件性致病菌；②戈登分枝杆菌复合群，多属暗产色菌；③堪萨斯分枝杆菌复合群；④地分枝杆菌复合群；⑤偶然分枝杆菌复合群。

2. 传染方式　NTM 大部分是腐物寄生菌，广泛存在于水、土壤、灰尘、未消毒的牛奶、动物和植物上。人可从环境中感染 NTM 而患病，水和土壤是重要的传播途径。NTM 病皮肤和骨骼病变多发生于创伤后或使用皮质类固醇的患者。与结核分枝杆菌比较，NTM 毒力和致病性均较低，通常属于机会性致病菌。

3. 艾滋病与 NTM 感染易感性及发病的关系　艾滋病流行前，NTM 感染的病原体主要来源于环境,引起肺部、局部淋巴结和皮肤的感染,极少引起全身播散性感染。艾滋病流行后,艾滋病患者或其他免疫力低下的患者,NTM感染常呈全身播散性;免疫力正常的NTM感染者,其皮肤或关节的感染常由于外伤或局部注射糖皮质激素引起。艾滋病患者中,NTM感染主要由鸟分枝杆菌所致,且可通过呼吸道及胃肠道传播。

(二) 临床表现

皮肤NTM感染临床表现多种多样,可为丘疹、斑块、脓疱、化脓或不化脓的结节、溃疡或孢子丝菌病样皮疹等,缺乏特异性(图2-6-9)。

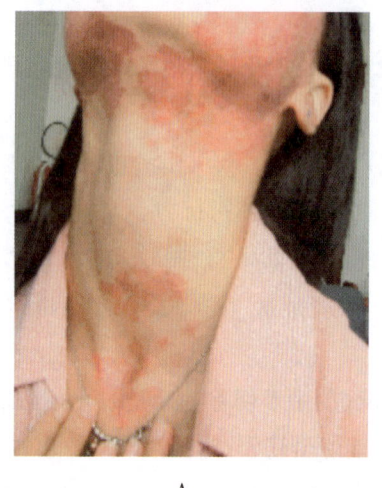
A
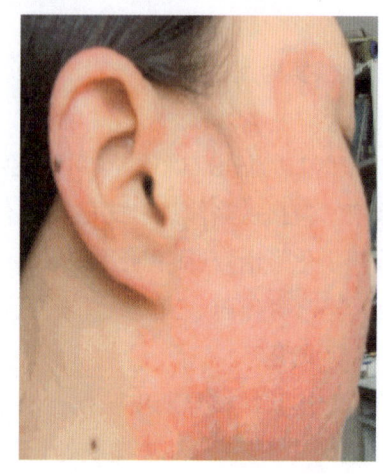
B

图2-6-9 非结核分枝杆菌感染

(三) 实验室诊断方法

NTM的检测方法主要包括传统方法、分子鉴定法和色谱法。

1. 传统方法 主要有直接镜检、培养、生化鉴定和组织病理,由于标本中含菌量很少,直接涂片镜检的阳性率很低,需要结合培养加以判断。培养与生化鉴定一直是NTM感染诊断的金标准,但必须是"活菌"才能培养成功。

2. 分子鉴定法 包括PCR、巢式PCR和多重PCR,分析PCR扩增产物且进行分类鉴定。

3. 色谱法 由于色谱法需要较大NTM菌量,所以不能用于临床标本的直接检测,只能用于培养菌的鉴定。

(四) 诊断与鉴别诊断

根据病史、临床表现、组织病理学改变及实验室检查可诊断。应与结节病、着色真菌病、放线菌病、孢子丝菌病等疾病相鉴别。

(五) 治疗及预防

由于NTM对大多数广谱抗生素不敏感,不同种的分枝杆菌对药物的敏感性不同,应根据分枝杆菌菌种或药敏试验结果选择相应的治疗方案。长期用单一药物常常会导致适应性耐药,应采取联合化疗。另外,NTM感染常为慢性感染,故疗程一般为18~24个月。

常见的化疗方案是根据药敏试验选择1~2种抗结核药物联合1种大环内酯族药物治疗。

对于局部感染或化疗不敏感、不能耐受的患者,手术切除是比较好的选择,术后创面较大的可以采用植皮或皮瓣加以修复。

第七节 真菌性肉芽肿

一、概述

真菌性肉芽肿系由真菌感染引起的肉芽肿,形成局限性浸润和增生的境界清楚的结节状病灶。

二、病因

该病属于深部真菌病,念珠菌、隐球菌、皮炎芽生菌、孢子丝菌等可引起皮肤肉芽肿样损害。某些真菌致病菌被认为是机会性病原体,其易感因素包括:解剖学屏障破坏(烧伤和气管内插管);恶性肿瘤的粒细胞功能失调或带有细胞毒性的化疗;伴有器官移植的细胞介导的免疫功能低下;免疫抑制治疗(皮质类固醇和硫唑嘌呤等)治疗;静脉内系统性滥用抗生素;糖尿病、获得性免疫缺陷综合征(AIDS)等。

三、症状和临床特征

皮肤黏膜真菌性肉芽肿表现可呈结节状、疣赘状或溃疡性肉芽肿(图2-6-10,图2-6-11)。

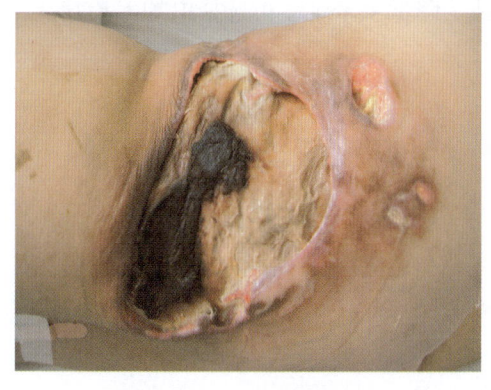

图2-6-10 毛真菌感染

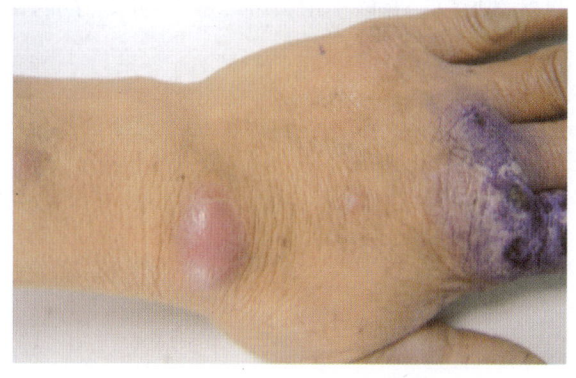

图2-6-11 孢子丝菌感染

1. 皮炎芽生菌性肉芽肿 由外伤或其他病灶播散引起,常呈单发或成群;好发于暴露部位如颜面、手、下肢或皮肤黏膜交界处;数周或数月后发展成溃疡性疣状肉芽肿,边缘高起,界限清楚,边缘常有微脓疡,结紫色痂。

2. 地真菌性肉芽肿　由偶见的念珠地丝菌侵犯皮下软组织引起,为呈肿瘤性、结节性、肉芽肿性的损害。

3. 皮肤黏膜隐球菌性肉芽肿　常由系统性感染经血行播散引起,或自皮肤扩散而来,表现为结节状肉芽肿或慢性溃疡,常发生于口腔和鼻部黏膜。

4. 念珠菌性肉芽肿　亦称慢性皮肤黏膜念珠菌病(chronic mucocutaneous candidiasis),临床少见,可能为常染色体隐性遗传性疾病。多见于儿童,自幼发病,男女发病率相等,如为慢性弥漫型,亦可见于老年人。病程迁延经过缓慢,很少累及内脏器官;皮损好发于头发、颜面、手指等处,以疣赘状结痂性肉芽肿多见,可泛发,亦有局限者。

5. 皮肤型孢子丝菌病　由申克氏孢子丝菌感染引起,常与皮肤轻微外伤有关。以淋巴管型为多见,常发于暴露部位,如面部、前臂、手、小腿等,单侧发病,皮疹呈多形损害,可为结节、肉芽肿、斑块、溃疡等。

另外,申裴氏着色霉、卡氏枝孢瓶霉、曲真菌等侵犯皮肤黏膜时,亦可表现肉芽肿样损害。

四、诊断

对于皮肤真菌性肉芽肿,依据临床表现、真菌学检查和组织病理学检查一般可确诊。真菌学检查以直接镜检结合真菌培养。另有部分真菌可运用抗原抗体检查。

五、治疗

该病常继发或并发其他系统深部真菌病,故需系统性抗真菌治疗。两性霉素 B、氟胞嘧啶、伊曲康唑、特比奈芬等可酌情选择。

对于局限性的皮肤肉芽肿可采用外科手术切除、电灼、X 线照射等治疗方法。绝大部分肉芽肿皮损较小,手术切除后一次性闭合伤口能取得很好治疗效果,是暴露部位美容需求的较好选择。对于特殊部位(如唇部、手指),考虑手术切除后闭合困难或为降低手术难度可选择电灼术治疗。

第八节 疣

疣（verruca, warts）是人类乳头瘤病毒（HPV）感染所引起的表皮新生物，属于慢性增生性良性疾病。但最近发现HPV感染后有一部分会导致恶性肿瘤，如皮肤癌、舌癌和宫颈癌等。常见的疣有寻常疣、跖疣、扁平疣及生殖器疣等。不同的临床类型可由不同类型的HPV所致。寻常疣及跖疣与HPV-1、HPV-2、HPV-4感染有关；扁平疣与HPV-3、HPV-5有关。人是HPV的唯一宿主。疣主要通过直接接触传染，偶可通过污染物而间接传染。皮肤外伤是HPV感染的重要因素。疣的发生及消退与机体的免疫功能有关，细胞免疫对疣的防御机制起重要作用，免疫功能缺陷的人，疣的发生率高于正常人。

一、临床表现

（一）寻常疣（verruca vulgaris）

俗称"千日疮"、"刺瘊"、"瘊子"等。初起为针尖大的丘疹，渐渐扩大到豌豆大或更大，呈圆形或多角形，表面粗糙，角化明显，触之硬固，灰黄、污黄或污褐色，继续发育呈乳头样增殖（图2-6-12）。数目不等，有时数个损害可融合成片。多发生于青少年，一般无自觉症状，偶有压痛。常好发于手指、手背、足缘等处。若发生于甲缘者，其根部常位于甲廓内，表现为单纯性角化，待侵及皮肤时才出现典型赘疣状损害。病程慢性，约65%的寻常疣可在2年内自然消退。临床观察发现疣消退时常有下列预兆：突然瘙痒，疣基底部发生红肿；损害突然变大，趋于不稳定状态，或个别疣有消退，或有细小的新疣发生。

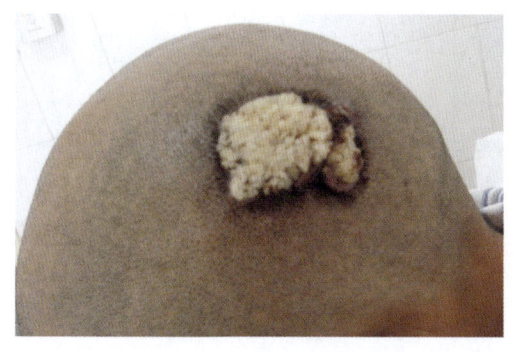
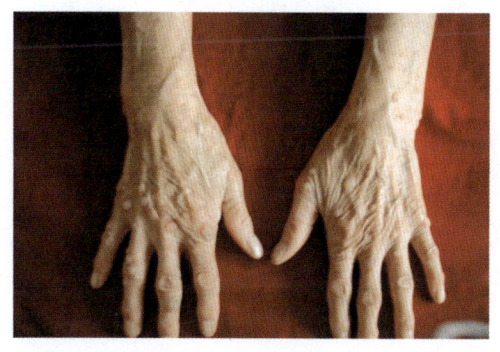

A   B

图2-6-12　头皮（陈旧性）及手部寻常疣

(二) 跖疣 (verruca plantaris)

系发生于足底的寻常疣,足部多汗、外伤和摩擦可为其发病的诱因。初起为一细小发亮的丘疹,后逐渐增大,表面角化,粗糙不平,灰褐、灰黄或污灰色,呈圆形,境界清楚,周围绕以稍高增厚的角质环(图 2-6-13)。若用小刀将表面角质削去,则见角质环与疣组织之间境界更为明显,继续修削,见有小的出血点。好发于足跟、跖骨头或跖间受压处,单发或多发,自觉疼痛。病程慢性,可自然消退。

(三) 扁平疣 (verruca planae)

主要侵犯青少年。大多骤然出现,为米粒大到黄豆大扁平隆起的丘疹,表面光滑,质硬,浅褐色或正常皮色,圆形、椭圆形或多角形,数目较多,可沿抓痕分布排列成条状(图 2-6-14)。一般无自觉症状,好发于颜面、手背及前臂等处。面部扁平疣偶可伴发喉部乳头瘤。病程慢性,可突然自行消失,但亦可持续多年不愈,愈后不留瘢痕。

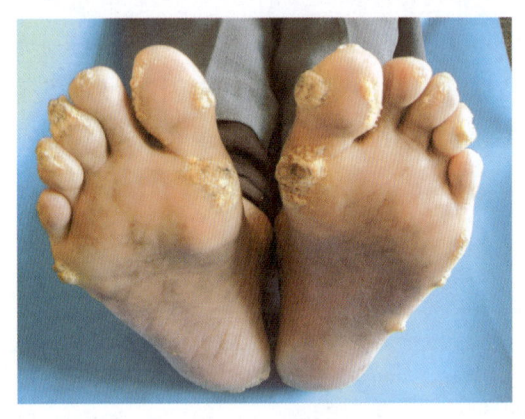

图 2-6-13 跖疣

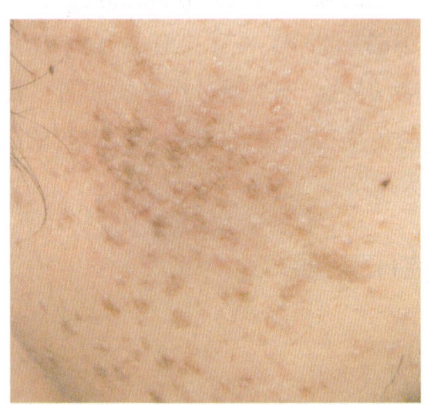

图 2-6-14 扁平疣

(四) 生殖器疣 (gential warts)

又称尖锐湿疣(condylonata acuminata)、性病疣(venereal warts)。初起为细小淡红色丘疹,后逐渐增大增多,表面凹凸不平,湿润柔软,呈乳头样、蕈样或菜花样突起,红色或污灰色,根部常有蒂,且易发生糜烂、渗液,易出血(图 2-6-15)。皮损裂缝间常有脓性分泌物淤积其中,致有恶臭,且每因搔抓而引起继发感染。由于不断受到局部潮湿与慢性刺激的作用,往往迅速增长。在妊娠或有严重肝脏病变时,可明显增大,此可能与雌性激素增多有关。自觉有压迫及痒感。好发于外生殖器部及肛门附近的皮肤、黏膜湿润区域,偶见于腋窝、乳房等处,尤其易发生于有慢性淋病、白带多及包皮过长者。病程不定,可于几个月内自然消退,但亦可持续多年不消退。醋酸白试验阳性。

近来文献表明,在阴道、阴茎或肛周部位的生殖器疣,可转化为鳞状细胞癌,其转化时间通常需要 5~40 年。有报告说,4.7%~10.2%宫颈部、5%外阴及肛周部尖锐湿疣,经过一个长期潜伏期后,可发展为原位癌和浸润癌,利用核酸杂交方法,在某些浸润性癌的材料中,发现生殖器疣中的HPV6 型及 11 型的 DNA 相关序列。

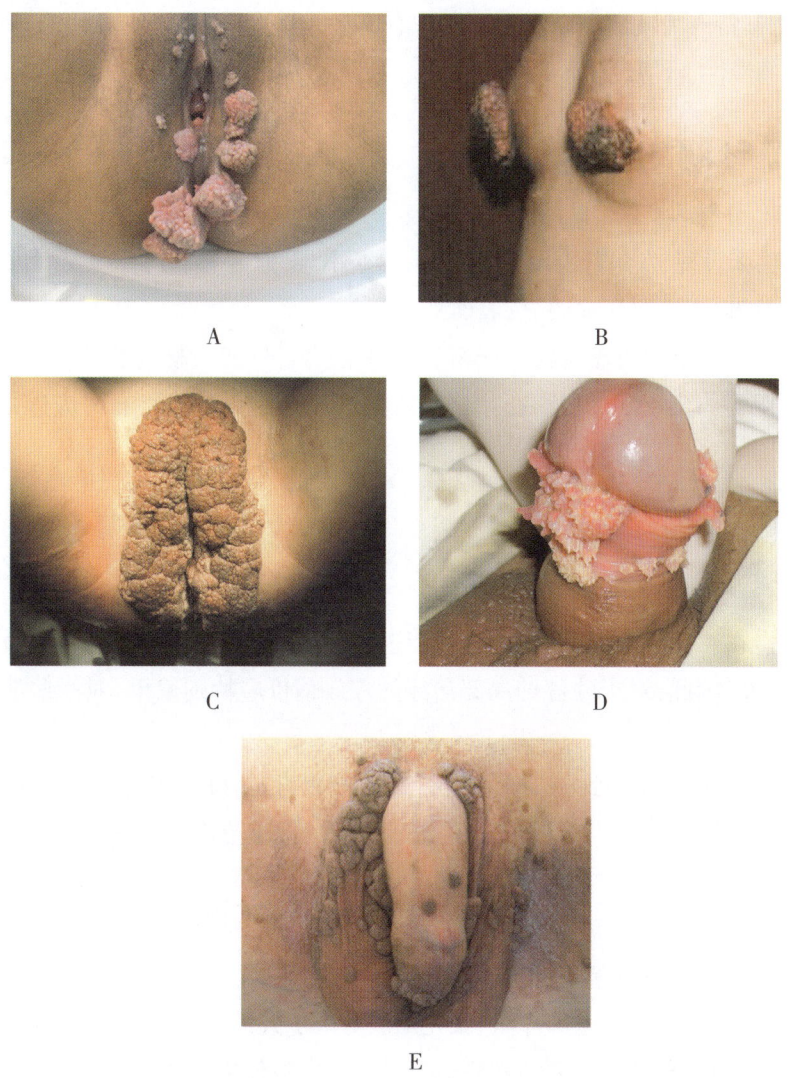

图 2-6-15 尖锐湿疣皮损

二、病理变化

1. 寻常疣　表皮棘层肥厚,乳头瘤样增生和角化过度,间有角化不全。表皮突延长,在疣周围向内弯曲,呈放射状向中心延伸,在棘层上部和颗粒层内有大的空泡化细胞,为圆形,核深染,嗜碱性,核周围有一透明带围绕。组织学和电子显微镜对比研究证实,在棘层上部的空泡化细胞和角质层的角化不全的深嗜碱性的圆形核中,含有大量的病毒颗粒。

2. 跖疣　与寻常疣基本相同,但整个损害陷入真皮,角质层更为增厚,并有广泛的角化不全。

3. 扁平疣　明显角质化过度和棘层肥厚,无乳头瘤样增生,表皮突仅轻微延长,无角质化不全。表皮上部细胞有比寻常疣更广泛的空泡形成,空泡化细胞的核位于细胞的中央,有不同程度的固缩。颗粒层均匀增厚,角质层细胞因空泡形成而呈明显的网篮状。

4. 尖锐湿疣　角化不全,棘层高度肥厚,乳头瘤样增生,表皮突增厚、延长,其增生程度可以呈假性上皮瘤样。棘细胞和基底细胞有相当数量之核分裂,颇似癌变,但细胞排列规则,增生上皮和真皮之间境界清楚。其特点为粒层和棘层上部细胞有明显的空泡形成。真皮水肿,毛细血管扩张以及其周围有较致密的慢性炎性浸润。

三、诊断及鉴别诊断

根据各种疣的临床表现、发病部位及发展情况,诊断不难,但需与下列一些疾病进行鉴别:
1. 鸡眼需与跖疣鉴别。鸡眼压痛明显,表面平滑。
2. 毛囊上皮瘤及汗管瘤有时需与扁平疣相鉴别。此两者皆好发于眼睑附近,组织学完全不同。
3. 生殖器部位癌需与尖锐湿疣相鉴别。癌有明显的浸润,常形成溃疡,有时应进行病理组织学的检查。

四、治疗

由于多数疣患者在感染后 1~2 年内能自行消退,也有不少患者即使采用深度破坏性治疗方法,仍有 1/3 疣会复发,因此,对疣的各种局部治疗的疗效估价应特别慎重,对一些能造成永久性瘢痕的疗法,不宜使用。

1. 全身治疗 目前采用的治疗方法很多,但疗效皆难以肯定。可试用的药物有左旋咪唑、多抗甲素口服液、西咪替丁、维 A 酸类等口服,或聚肌胞肌内注射,或转移因子注射液腋下淋巴结部位皮下注射。

2. 局部药物治疗 可试用的药物有 5%咪喹莫特霜、氟尿嘧啶软膏、0.1%~0.3%维 A 酸酒精溶液、20%疱疹净霜、3%甲醛溶液等外用,或博来霉素损害内注射。

3. 外科物理治疗 冷冻疗法、电灼疗法、激光疗法适用于数目少的寻常疣和跖疣。

4. 外科手术治疗 体表 HPV 感染的外科治疗目标是去除外生疣体,最大可能地清除 HPV 感染病灶,同时达到最小的创伤。彻底的治疗客观上有利于复发率的降低。

(1) 寻常疣、跖疣的治疗:单发或皮损数目较少的寻常疣,可直接手术摘除。多发的寻常疣可行手术削除。削除时,要掌握好手术深度,一般在真皮乳头层水平。否则削除过浅会增加复发率;削除过深会造成瘢痕。术毕常规加压包扎。术后 2~3 天,待渗出停止后,去除外层敷料,保留内层凡士林油纱。创面愈合后,凡士林油纱即自行脱落。创面一般 10 天左右愈合。

(2) 尖锐湿疣的治疗:尖锐湿疣长成巨大型的,手术削除也是首选方案。尖锐湿疣患者皮损浸渍、潮湿伴有炎性分泌物及异味,术前应给予 3%硼酸液洗浴、湿敷、清洁创面 2~3 天。

体积巨大的尖锐湿疣患者,削除疣体及散在的皮损,电凝创面止血。位于肛周的皮损由于疣体组织质地脆弱,与深部真皮层的界线不清,采用边削边止血,局部切削过深的应及时缝合,以防止术后形成瘢痕愈合,男性患者若合并有包皮过长,行环切术。去除疣体后创面彻底止血,并将周边 0.5cm 范围内表皮电灼后,予凡士林纱布包扎,留置导尿,"丁"字带加压包扎,24 小时后换药并暴露创面,直至创面愈合。创面一般在 7 天左右愈合。

(3) 扁平疣的治疗:可以点状磨削,深度也同样在真皮乳头层水平。

第九节 疣状表皮发育不良

一、概述

疣状表皮发育不良（epidermodysplasia verruciformis, EV）由 Lewandowsky 及 Lutz 于 1922 年首先报道，表现为全身泛发性扁平疣及寻常疣样损害。

二、病因

EV 发病机制不清，可能与遗传、免疫、环境及特定亚型的 HPV 感染等因素相关。其遗传方式常为常染色体隐性遗传，少数为 X 连锁遗传，约 10%EV 患者具有家族史，男女之比为 1:1，且父母常是近亲结婚。EV 患者对 HPV 异常易感，并常常为持久性感染，在 EV 患者的组织切片中发现 HPV 颗粒，病毒颗粒在形态上类似寻常疣病毒。目前已经明确 EV 患者的良性和恶性损害与特定亚型的 HPV 感染有关，其中 HPV25 和 HPV28 通常与 EV 光暴露部位的皮损恶变有关，90% 的 EV 皮肤癌中可发现 HPV5、HPV8 及 HPV47。绝大多数 EV 患者的细胞免疫功能降低，而处于消退期的患者细胞免疫功能正常。另外，对遗传物质具有毒性作用的 UVB 很可能是 EV 发病的协同致病因素。

三、症状和临床特征

EV 自幼年发病，但亦见于任何年龄，持续终身。皮损好发于手背、四肢、面颈及躯干，亦可泛发于全身甚至口唇、尿道口也可出现小的疣状损害，以面颈手背处最多，亦较密集。皮疹为米粒至黄豆大的扁平疣状丘疹，圆形或多角形，质地坚硬，淡灰、暗红、紫红或褐色，数目逐渐增多，可相互融合，分布对称，很像扁平疣（图 2-6-16）。发生于躯干部位的皮疹呈红色、棕色或褐色斑块，大而硬，或为色素减退鳞屑性斑块，类似花斑癣。此外常伴有掌跖角化、甲改变、雀斑状痣及智力发育迟缓等，有时自觉瘙痒。病程极慢，长年累月不消退。30%～60% 的患者可发展成鳞状细胞癌或基底细胞癌，皮肤癌常出现于暴露部位，但也可出现在身体任何其他部位。

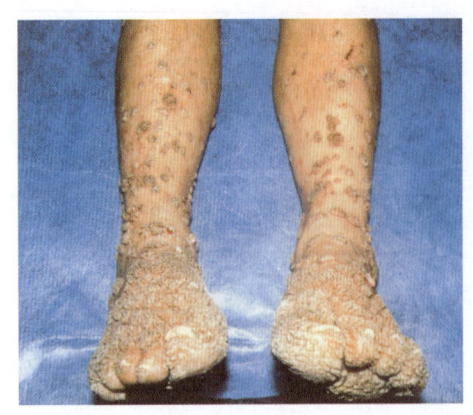

图 2-6-16　疣状表皮发育不良小腿、足部皮损

四、组织病理学检查

表皮过度角化,棘层肥厚,颗粒层和棘层细胞空泡形成,以至形成网篮状,细胞质虽完全融解呈空泡化,但核仍存在,无角化不良细胞。HPV3 所致者与扁平疣相似,表皮上部有明显弥漫性细胞空泡;而 HPV5、HPV8 所致者,表皮增生深浅不一,病变细胞呈不规则肿胀,有些呈"发育不良"外观。

五、诊断

根据病史、全身播散性疣状皮疹及组织病理学检查,可以诊断。鉴别诊断:①疣状肢端角化症:皮疹好发于手足背面、膝肘等处,为疣状扁平丘疹;组织病理显示表皮上部细胞无空泡形成。②扁平苔藓:紫红色丘疹,痒剧,常有黏膜损害;组织病理显示表皮角化过度,不规则棘层肥厚,基底细胞液化变性,真皮带状细胞浸润。

六、治疗

本病尚无特殊疗法,可参照疣的治疗。一旦诊断为疣状表皮发育不良,就应早期立即采取严格避光和保护措施,以防恶性改变。

对于绝大多数较小皮损,可选择手术切除、电干燥法、刮除法、冷冻法及激光等治疗方法(图2-6-17)。X 线放射治疗慎重选用,因过量 X 线照射对 HPV 引起的皮损可能有致癌作用。发生癌变时,首选外科手术切除恶性损害,结合药物抗肿瘤治疗。削除结合基底部电灼是一种简单易行的办法。

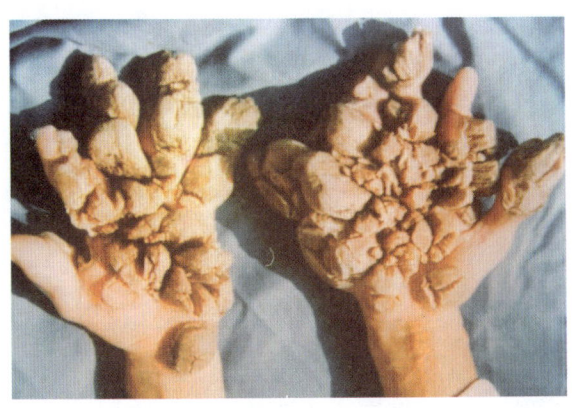
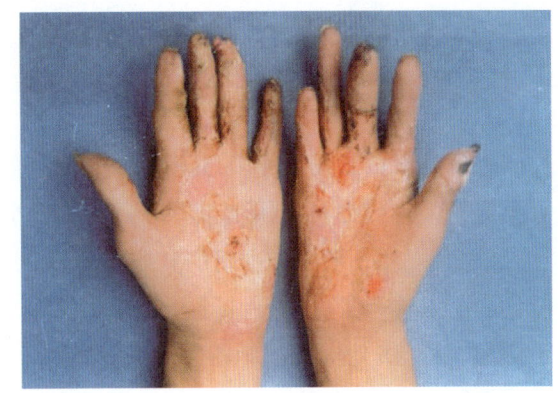

图 2-6-17　手掌部疣状表皮发育不良疣状皮损削除结合基底部电灼治疗
A. 治疗前　B. 治疗后

局部应用 5%氟尿嘧啶软膏、0.05%～0.1%维 A 酸乳膏、0.5%咪喹莫特乳膏等对早期恶性损害和癌前损害有效。

第十节　皮肤猪囊虫病

一、概述

皮肤猪囊虫病(cycticercosis cellulosae cutis)是猪肉绦虫(taenia solium)的幼虫寄居皮下组织内引起的皮肤病。

二、病因

猪是猪肉绦虫的天然中间宿主，人亦可为中间宿主。人食用未煮熟的囊虫寄生的猪肉或被虫卵污染的生水或食物后，在胃肠道内孵化成为六钩蚴，经淋巴或血行播散全身，发育成囊虫，引起体内感染，形成囊虫病。猪囊尾蚴寄生人体所致的囊虫病危害远大于成虫。

三、症状和临床特征

患者一般以青壮年为多,儿童少见,男性较女性多见。包囊发生在皮下组织时,表现为结节,黄豆至栗子大小或更大,圆形或卵圆形,表面光滑紧张而有弹性,可移动,无自觉症状,无炎症反应及色素改变。发生于四肢深部组织和肌肉者,可引起患肢象皮肿。囊肿触诊有波动,穿刺时抽出透明白色乳状液体,囊尾蚴死后可钙化。包囊数目不定,可有数个至数百个,经过缓慢;部位不定,多见于头部、躯干和上肢,眼、脑、心、肝、肺等脏器也可受累,引起相应症状。

组织病理学:皮下组织内有纤维组织所包裹的囊肿,囊壁由多层结缔组织膜组成,内层为实质膜,内有澄清液体及幼虫或孕节或虫死后钙化灶。

四、诊断

本病诊断主要依靠活组织病理检查。患者常有肠绦虫病史,或粪便中发现绦虫虫卵。实验室检查嗜酸性粒细胞计数往往升高,血清补体结合试验和间接血凝试验有助于诊断。鉴别诊断:①汗管瘤:系汗液潴留所致,活组织病理检查易于辨别。②神经纤维瘤:较柔软,常伴有咖啡斑、雀斑等,检查无包囊及幼虫。

五、治疗

以预防为主,应注意饮食卫生,避免食用未煮熟的猪肉,不饮生水。

包囊数目少者可行外科手术摘除,应保证包囊完整而不破裂。或于包囊内注射酒精或盐酸土根碱。

第十一节 鲍温样丘疹病

一、概述

鲍温样丘疹病(bowenoid papulosis, BP)在临床上较少见,是一种好发于年轻患者外生殖器部位的多发性扁平丘疹,组织病理呈低度恶性原位癌表现。在临床上该病常与尖锐湿疣中的丘疹型混淆,并易造成误诊。

二、病因

鲍温样丘疹病的病因尚不完全清楚,目前认为可能与人类乳头瘤病毒(HPV)、念珠菌感染、疱疹病毒感染等有关,也有认为是不同的刺激因子作用于良性原发症状继而发生本病。由于极少数病例常伴有其他性病如尖锐湿疣等,因此该病的发病常与性接触传染相联系。

三、症状和临床特征

鲍温样丘疹病主要发生于21~30岁性活跃的年轻患者,女性略多于男性。皮损好发于腹股沟、外生殖器和肛周的皮肤黏膜,男性好发于阴茎、包皮、龟头和系带处,少数见于阴囊。女性好发于大小阴唇、会阴部,阴道口、腹股沟和肛门周围皮肤。皮损表现为多个或单个色素性丘疹,大小不等,直径2~10mm,红褐或褐黑色,呈圆形、椭圆形或不规则形,境界清楚,丘疹表面可光亮呈天鹅绒外观,或轻度角化呈疣状,可群集,呈线状或环状(图2-6-18)。一般无自觉症状,少数患者可有瘙痒、炎症和较轻微的疼痛。组织病理学改变与鲍温病相似,为表皮角化过度,伴灶性角化不全,局灶性颗粒层增厚,棘层肥厚,呈银屑病样增生,细胞极性消失,非典型核分裂,以及具有角化不良的多核、坏死、不典型的角质形成细胞;真皮乳头层水肿,毛细血管弯曲扩张,周围有慢性炎症细胞浸润。

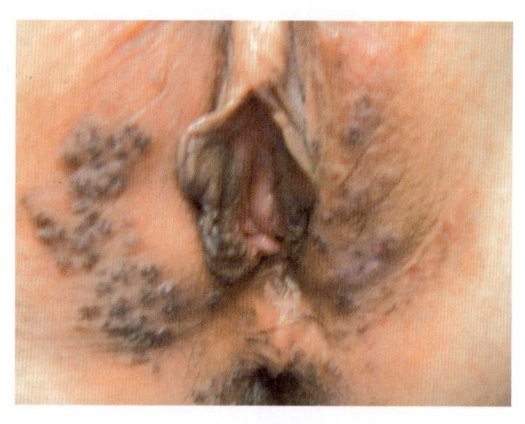 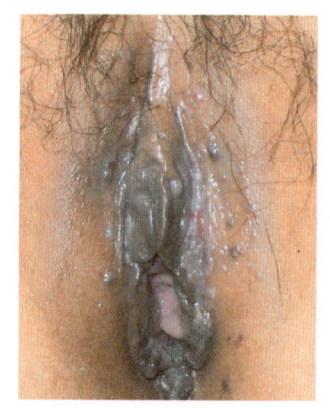

图 2-6-18　鲍温样丘疹病

四、诊断

临床上鲍温样丘疹病常需与尖锐湿疣鉴别：鲍温样丘疹病为多发性，且多单个散在发生，其表面尚平滑，颜色多为淡红色、褐色、紫色或棕色，受摩擦后不易出血，其症状增长速度缓慢，多增长到一定程度后停止增长，醋酸白试验为阴性；而尖锐湿疣特别是丘疹型，多趋于群集发生，仔细观察表面粗糙不平，呈淡红色，受摩擦后易出血，其症状增长速度较快，并不断增大，醋酸白试验多为阳性。另外，该病尚需与黑色素细胞痣、脂溢性角化病、扁平苔藓、鲍温病、外阴汗管瘤等鉴别，故结合组织病理检查诊断本病很有必要。

五、治疗

鲍温样丘疹病是一种人类乳头瘤病毒相关的良性疾病，可能发生癌变，少数患者的皮损可自然消退，多年未经治疗、高龄或免疫系统抑制的患者有进展成为鲍温病或侵袭性鳞状细胞癌的可能。因此，对鲍温样丘疹病应早期诊断，早期治疗。

鲍温样丘疹病可采用多种治疗方法，对于局限性皮损，首选手术切除，作病理学检查；对泛发或多发面积较大者，可选用电凝、冷冻、腐蚀剂等，但存在患者耐受性较差、创伤性较大、易遗留瘢痕、复发率不一等缺陷。另外，光动力疗法是一种创伤性小的治疗方法，效果肯定且复发率低，患者耐受良好，愈后不留瘢痕。小剂量 α-干扰素和阿维 A，外用咪喹莫特软膏或氟尿嘧啶乳膏等治疗亦有效。考虑该病常发于外阴部位且为良性病变，可能自行消退，故治疗上应尽量选用保守治疗方法，避免采用创伤较大的外科手术，但需定期随访。

第十二节 麻风病后遗畸形

麻风患者后遗畸形可分为原发性畸形和继发性畸形。前者又分为神经性畸形和特发性畸形，神经性畸形是由于麻风杆菌侵犯神经组织造成神经受损引起的畸形，如感觉障碍、肌肉瘫痪等；特发性畸形是麻风肉芽肿浸润和组织破坏引起的组织缺损，如脱眉、狮面、塌鼻等。继发性畸形是在原发性畸形的基础上发生的，如麻木所致的外伤、肌肉瘫痪引起的失用性挛缩等。

麻风后遗畸形可能由多种原因引起：①麻风杆菌直接破坏引起的畸形；②运动神经损害引起的畸形；③感觉神经损害引起的畸形。

麻风后遗畸形的外科修复原则：①患者选择：儿童和年轻患者（<55 岁）；危及视力的患者；通过手术可改善其经济或社会状况，迫切要求手术的患者。②畸形病情在一年以上（因面部和下肢的神经损伤在此期间内有恢复的可能）。③正规抗麻风治疗（MDT）半年以上。④半年内未发生过麻风反应。⑤半年内未接受过肾上腺皮质激素的治疗。⑥手术野无感染病灶和伤口。⑦身体一般情况良好，智力正常，无手术禁忌证的存在。

（一）面部畸形矫治

1. 兔眼 由于面神经颧支受损引起眼轮匝肌瘫痪，眼睑不能正常闭合。手术方法选择：①单纯悬吊术：是一种静力的支持疗法，该法无主动闭眼动作，只能缩小部分睑裂，术后兔眼不能完全消失，现在已被放弃。②睑缝合术：在内眦或外眦，或同时在内外眦做缝合术，缩小眼裂以减少因眼睑闭合不拢所造成的眼球暴露。③下睑缩短术：适用于兔眼并发睑外翻的患者。④颞肌束移位加筋膜条延长悬吊术。

2. 下面部瘫痪 面神经颊支和下颌支受损引起口匝肌瘫痪。单侧面瘫（歪嘴）矫治包括：①单纯筋膜悬吊术（静力法）：目前已很少应用。②颞肌肌腱筋膜条吻合直接牵动术（动力法）：功能活动能得到保证。③咬肌瓣转移术。

3. 双侧面瘫（下唇外翻）矫治术

4. 鞍鼻畸形 ①单纯性鞍鼻指鼻外部皮肤及黏膜均完整，只是鼻骨与软骨组织的塌陷或缺损，而生理功能无障碍。可予以垫高鼻梁治疗。②复杂性鞍鼻指鼻梁部塌陷合并有外部皮肤和鼻腔黏膜或鼻软骨缺损，致鼻孔朝天，有的仅留两个鼻孔。可予以植皮术或全鼻再造术治疗。

5. 脱眉 由于麻风杆菌直接侵犯破坏毛囊所致，治疗包括：①点状毛发移植；②岛状头皮瓣移植；③头皮游离移植。

6. 耳垂肥大 可行耳垂"∧"形部分切除术。

(二)手部畸形矫治

1. 运动麻痹性畸形最常见,主要由神经干的损害引起。尺神经麻痹神经损伤可发生在肘部或腕部以下。治疗:①屈指浅肌肌腱移位术;②伸肌多尾移植术;③掌长肌腱多尾移植术适用于指间关节无挛缩的爪形手;④固有伸食、小指肌腱移位术;⑤伸肌分离移植术;⑥关节囊缩短加滑车前移术;⑦肌腱固定术;⑧指间关节融合术。正中神经麻痹几乎都伴有尺神经麻痹。治疗包括肌腱移位术、肌腱固定术、关节融合术等。桡神经麻痹其单独受累很少见。以肌腱移位术治疗。

2. 麻木性畸形手感觉丧失,对外界损伤不易防范,引起皮肤创伤、感染、溃疡等,以对症治疗为主。

3. 特异性畸形不常见,亦不易治疗。①反应手是由反复发生的麻风反应引起的一种手部畸形,常难以矫治,以预防为主,即在发生麻风反应时,手部制动于功能位。②内在肌阳性手指发病机制不明,一旦形成,很难治疗。③手指歪扭治疗困难。

(三)足部畸形矫治

1. 运动麻痹性畸形 ①爪形趾:胫后神经损伤所致,可予屈-伸肌移位术治疗;②垂足:腓总神经损伤、前群和外侧群肌肉瘫痪引起,可予以胫后肌移位术治疗。

2. 麻木性畸形 皮肤感觉受损,易引起皮肤创伤、感染、溃疡。针对溃疡治疗可选非手术和手术方法,手术分为骨性修复术和皮瓣修复术。

3. 特异性畸形少见。

截肢适应证为:肢体原发性肿瘤;严重肢体创伤;主要血管损伤无法修复;危及生命的肢体严重感染;周围血管疾病致肢体坏死;周围神经病变或损伤致足的营养性溃疡、感染、组织严重破坏或足踝部严重畸形;肢体畸形无法纠正或补救。

(李航 陈晓栋 杨顶权 王洪生 沈聪聪)

第七章

瘢痕

瘢痕组织是人体创伤修复过程中的一种自然产物。创伤修复有两种类型。一种类型是皮肤的表浅伤口，仅仅影响表皮，由毛囊、皮脂腺的上皮细胞起始，通过简单的上皮形成而愈合，修复后均能达到结构的完整和皮肤功能的完全恢复。另一种类型是深达真皮和皮下组织的损伤，通过瘢痕来修复。在较低级脊椎动物，肢体和尾巴的缺损可通过新生的肢体和尾巴来代替。但是，人类仅有少数的内部器官（如肝脏、胰腺和唾液腺）具有这种修复能力。人类大多数的组织损伤通过瘢痕形成来修复。瘢痕的本质是一种不具备正常皮肤组织结构及生理功能的、异常的、不健全的组织。瘢痕不仅破坏了体表美，还可妨碍相关组织或器官的生理功能，甚至导致畸形。

第一节 危害及病因

创面愈合过程中，适度的瘢痕形成有积极的作用，是人体自卫体系的一个重要组成部分，称为生理性瘢痕。反之，则统称为病理性瘢痕，主要包括增生性瘢痕、萎缩性瘢痕、瘢痕疙瘩及瘢痕癌等。病理性瘢痕的主要危害有：①影响外观：瘢痕表现为局部组织增厚、表面不平、色素沉着和（或）色素脱失等变化；②产生一定的自觉症状：瘢痕局部常有痒、痛、不适等自觉症状，有时可达到难以忍受的程度；③影响功能：肢体关节附近的瘢痕可能影响肢体活动，导致关节运动障碍，大面积的瘢痕可使皮肤丧失排汗等功能；④发生溃疡，继发癌变，重者造成截肢和生命危险；⑤造成较重的心理负担，导致心理障碍，影响患者心理健康。因此有关瘢痕的预防和治疗十分重要。

瘢痕是组织损伤修复的一种重要的并发症。凡是能造成组织损伤的原因，均可能导致瘢痕的发生。据鲍卫汗对 3000 例门诊瘢痕患者的临床分析发现：因车祸、切砍、砸和抓、咬等造成的外伤占瘢痕求诊原因中的首位，其中由车祸引起的损伤占外伤总数的 69.6%，说明应加强交通安全教育，防止各种交通事故发生。手术后瘢痕是仅次于外伤的第二个致瘢求诊的原因，因此外科医师应加强对瘢痕的防治，严格掌握手术适应证，采取理想的手术设计，减少术后瘢痕增生。烧伤是第三位致伤原因，其他还有美容性操作、感染、预防接种和原因不明者。

第二节 瘢痕的形成过程

瘢痕是创伤愈合过程中必然的和必需的产物,皮肤的瘢痕愈合,是人体自卫体系的一个重要组成部分,皮肤经手术缝合的闭合性创口,或因外伤、化脓感染所形成的开放性腔隙、创面,都需依靠瘢痕组织的生成,使创口的两侧连接、创腔的底部填满、创面的创缘聚拢,同时伴随创缘皮肤表皮细胞的增生以覆盖表面,最终愈合,恢复皮肤的连续性和卫护功能。瘢痕的形成与创口是否为开放性、有无皮肤软组织缺损等有关。

(一) 直接闭合性创口

特点是一般无皮肤软组织缺损,或缺损不多,经剥离松动创缘后能直接缝合,其愈合历经渗出、增生和塑形三个阶段。

临床所见,经 3~6 个月后瘢痕充血消退,颜色为较正常肤色稍深的淡褐色,或呈略浅的粉白色。较前平坦,质地也渐趋柔韧,痒痛症状缓解。

(二) 皮肤缺损性创口

特点是皮肤软组织缺失,创缘互相远离,不能直接对合,其瘢痕愈合过程比较复杂,病理组织变化过程除与闭合性创口基本相同外,还包括以下三个步骤:

1. 肉芽组织的形成　创伤部位由于成纤维细胞和毛细血管芽的增殖,构成大量肉芽组织,将创腔逐渐填满、创面铺垫平整,为从四周皮肤表皮新生的上皮向创面中心生长提供良好的血管床。

2. 创缘的向心性聚缩　皮肤具有弹性,破损后创缘退缩,呈现较实际皮肤缺损大的创面,其后经渗出阶段,由于纤维的作用使创缘与创面基底组织黏合固定,创缘的向心性聚缩随即进行。这是完成皮肤缺损修复过程中极为重要的步骤,但也会因此导致皮肤的过度紧缩,引起瘢痕挛缩畸形。

3. 上皮再生　随着肉芽的形成和创缘的向心性聚缩,源于创缘皮肤表皮的新生上皮向创面中心推进,逐渐覆盖肉芽组织,形成皮肤瘢痕,创面最终愈合。

创伤伤口愈合过程的这三个阶段,每个阶段治疗的重点有所差别。如在创伤的早期炎症反应阶段,着重于处理创面,避免严重感染的发生;在肉芽组织形成的增生阶段,应采取创面外用表皮细胞生长因子和成纤维细胞生长因子等措施来促进创面愈合;在组织塑形阶段,应使用各种物理疗法(如加压疗法)、药物(如康瑞保)或(和)其他产品(如瘢痕贴)等,减轻不适感觉,尽量减少瘢痕的增生。

第三节 影响瘢痕形成的因素

创伤愈合过程中,因受内在因素和外在因素的影响而形成程度不同的瘢痕。外科医师应当熟知这些影响因素,尽量避免引起瘢痕增生的不利因素,达到理想的治疗效果。

(一)内在因素

1. 全身因素

(1)种族:瘢痕疙瘩在不同种族中发生率不同。黑色人种瘢痕疙瘩和增生性瘢痕的发生率高于白种人。前者病理性瘢痕的发生率为后者的5～15倍,而且瘢痕疙瘩的发生率也很高;肤色较浅人种如亚洲人,其发病率介于黑人与白人之间。同印第安人和马来西亚人相比,波利尼西亚人和中国人更易发生瘢痕疙瘩。而居住在回归线附近的欧洲人较居住在温带地区的欧洲人发生瘢痕疙瘩的相对危险性更高。所有种族(包括黑色人种)中的白化病患者未见有瘢痕疙瘩的报道,因此,黑色素细胞激素水平异常可能与瘢痕的发生有关。

(2)年龄:胎儿创伤愈合后一般无病理性瘢痕发生。青年人创伤愈合后病理性瘢痕发生率较老年人高,且同一部位年轻人病理性瘢痕增生的厚度较老年人厚。鲍卫汗对3000例门诊患者瘢痕分析显示:患者的年龄分布主要集中在21～30岁(青年),占总数的43.2%;其次是31～50岁和13～20岁,两组共占37.2%。据Ketchum统计的资料,88%的瘢痕疙瘩和增生性瘢痕发生在30岁以下,他认为这是因为:①年轻人容易造成外伤;②年轻人皮肤张力较大,而老年人皮肤缺乏弹性,较松弛;③年轻人皮肤的代谢速度快,胶原合成率较高。这些资料均说明了瘢痕发生与年龄相关。

(3)体质:个体间对创伤反应存在差异,创伤后瘢痕形成有较大差别。如瘢痕疙瘩常呈家族性多发倾向,同一个人在不同部位、不同时期发生的瘢痕均是瘢痕疙瘩,这说明瘢痕疙瘩的发生可能与个体体质有关。通常认为瘢痕体质具有以下特点:①家族中有多个患者,具有遗传倾向;②每个患者身体不同部位、不同时期、不同原因造成的损伤,即便是不经意的轻微损伤,均可出现瘢痕瘤样增生。

(4)皮肤色素:皮肤色素与瘢痕的发生有较密切的关系。如人体的瘢痕疙瘩常发生在色素较集中的部位,而很少发生于含色素较少的手掌或足底。曲安奈德是色素激素的阻滞剂,可使色素减少、胶原降解,使瘢痕与瘢痕疙瘩萎缩;皮肤色素脱失部位不易形成瘢痕。

(5)遗传:近年来,支持瘢痕发生具有遗传倾向的研究报道越来越多,而且瘢痕遗传发生在常染色体的显性和隐性遗传的研究均有报道,尤其在多发性和比较严重的瘢痕病例中,其遗传倾向更为明显。Laurentacl和Dloguardl在对东方人的研究中提出,HLA-B14和HLA-B16的人有形成增生性瘢痕和瘢痕疙瘩的更大危险性。但是Cohen等所作的研究(对美国黑色人种)却发现,在HLA分型中,HLA-A或HLA-B在瘢痕疙瘩患者和对照组之间其抗原无明显不同,因而认为,任何特殊

HLA 表现型和瘢痕疙瘩形成之间无明显关系。

（6）代谢状态：瘢痕和瘢痕疙瘩多发生于青少年和怀孕的妇女，这可能与其代谢旺盛，垂体功能状态好，雌激素、黑色素细胞刺激激素、甲状腺素等激素分泌旺盛有关。

（7）一般状况：如营养不良、贫血、维生素缺乏、微量元素平衡失调、糖尿病等全身因素都不利于伤口愈合，使伤口愈合的时间延长而利于瘢痕发生。

2. 局部因素

（1）部位：任何深及皮肤网状层的损伤均可形成皮肤瘢痕，但同一个体的不同部位，瘢痕与瘢痕疙瘩的发生情况不同，这可能与身体不同部位皮肤张力不同、软组织多少及血流是否丰富、活动量多少不同有关。瘢痕疙瘩虽然可以发生于身体的任何部位，但最常见于上背部、肩部、胸前部、上臂三角肌区，较少发生于下肢、面部和颈部，皮肤厚的部位较皮肤薄的部位更易发生；在眼睑、生殖器、手掌、足底、角膜和黏膜则极为罕见。Crockett 根据大量的统计资料，提出了一个瘢痕疙瘩发生部位的敏感顺序。第一顺序：胸骨前、上背部和上臂三角肌区。这些部位的所有瘢痕几乎都可能发展为瘢痕疙瘩。第二顺序：有胡须的部位、耳朵、上肢前侧、胸前、头皮和前额。这些部位形成瘢痕疙瘩的倾向与损伤的性质有关。第三顺序：下背部、腹部、下肢、面中部、生殖器。这些部位的瘢痕疙瘩不常见。

（2）皮肤张力：瘢痕增生易发生于张力高的部位。临床上常可见到患有瘢痕疙瘩的患者在无张力部位存在着正常瘢痕。另外，如果将瘢痕疙瘩切除后移植到张力较小的部位（如腰部、股内侧等），瘢痕疙瘩常常萎缩。

1973 年 Borges 根据既往资料及实践观察，详细地绘制出皮纹线与张力松弛线，被称为 Langer's 线。该线与皮肤瘢痕形成关系密切，临床实践证实：切口或伤口与该线平行，创缘所受张力小，创面愈合后瘢痕较小，反之瘢痕则较大。临床上可根据此线方向作 Z 成形术，改变瘢痕的张力，减少瘢痕的复发。

（二）外在因素

影响瘢痕形成的外在因素较多，总的来讲包括伤情和治疗因素两部分。

1. 伤口与手术切口

（1）伤口与手术切口方向：研究表明皮肤有张力松弛线（Langer's 线），凡伤口与手术切口平行于该线者，所受的张力就小，瘢痕的发生率就低；凡切口垂直于该线者，所受的张力就大，瘢痕的发生率就高。

（2）伤口与手术切口形状：伤口与手术切口直线形者易出现瘢痕挛缩，尤其是跨关节的直线创伤或切口，更易挛缩，以至影响关节的功能。

（3）伤口与手术切口角度：呈 90°角垂直于皮肤平面切开或裂开，利于创口的整齐对合，愈合后瘢痕小而轻。相反，斜形切口则导致切口两侧皮肤不易精确对合，愈合后形成的瘢痕较为明显。切开时刀片在皮肤表面的倾斜度越大，真皮的瘢痕就越宽，愈合后瘢痕就越粗大明显。但毛发内切开应沿毛发走向和角度斜形切开，以保护毛根，减少毛发的破坏脱落。

2. 组织损伤程度　若损伤平面仅伤及真皮浅层，愈合后创面呈淡红色，约 3 个月左右自行消退，可不留瘢痕；若损伤平面达真皮网状层，创面局部反应较大，伤口愈合后可产生瘢痕。如浅Ⅱ度烧伤和刀厚皮片供区，损伤仅限于真皮浅层，创面愈合后瘢痕大多不很明显，深Ⅱ度创面伤及真皮深层,创面愈合后将有瘢痕形成。

3. 创面异物 若创面有灰尘、滑石粉、棉花纤维、线结、含渣外用药物等异物,易于引起炎症、诱发感染,如不排除,将被纤维组织包裹,最后形成的瘢痕亦将明显。创伤处理时应清除各种异物,彻底清创,尽量避免异物留存于伤口。

4. 创面血肿 创伤或手术出血未被彻底制止、清除或未被引流而留滞聚集在组织内成为血肿,需要经过自身的清除、吸收、包裹、机化而清除,同时也为感染创造了条件,对伤口愈合产生不良影响,增加瘢痕与瘢痕疙瘩的增生程度。

5. 创面感染 创伤和手术感染加剧了伤口局部炎症反应,使得组织坏死、创伤扩大、愈合延迟、瘢痕增生明显且面积扩大。故需做好术前的全身和局部条件的准备和计划,术区严密消毒,术中严格操作,术后给予必要的全身支持和药物预防,避免感染的发生和加重。

6. 创面愈合时间 创面愈合的时间越早,瘢痕的发生率越低,否则瘢痕的发生率就升高。如Deitch 临床观察 100 例 245 处瘢痕,发现创面在伤后 10 天愈合就可能出现瘢痕,其发生率为 0~6%;若创面在伤后 10~14 天愈合,瘢痕的发生率为 4%~19%;若创面在伤后 14~21 天愈合,瘢痕的发生率为 30%~35%,且多是增生性瘢痕;若创面愈合超过 21 天,瘢痕的发生率可高达 50%~83%。如创面暴露 2~4 周,肌成纤维细胞占成纤维细胞的 40%~50%,瘢痕形成明显。

7. 创面修复方法

(1) 创面修复方式:创面较小以直接缝合对齐创缘为好。创面较大、较深时采用皮瓣修复较皮片移植效果好,若让其自行愈合,瘢痕增生必定严重。用自体或异体培养的表皮细胞移植于Ⅲ度烧伤创面,因缺乏真皮层,创面易趋向瘢痕化;若给予断层皮片移植,创面收缩减轻,肌成纤维细胞减少,瘢痕增生减少;若给予全厚皮移植,创面收缩最小,肌成纤维细胞消退最迅速,瘢痕增生最不明显。

(2) 伤口闭合方法:伤口闭合方法与缝合方式、缝合材料和缝合松紧度等有关。应根据伤口情况,选用合理的缝合方法,尽可能选用小针细线,皮肤缝合要求松紧适度,以达到创缘完全接触、整齐对合为宜。

(3) 拆线时间:当伤口经缝合后已初步愈合,伤口相合的力量超过伤口两侧的张力,在没有缝线的协助下伤口也不会裂开时,即可拆除缝线。因全身状态和局部条件的不同,拆线的日期也不同。拆线早,可减轻缝线反应,减少瘢痕形成;而过早拆线,仅依靠细胞间的结合、蛋白间黏合和纤维素间的聚合,伤口闭合的强度尚不足,有伤口裂开的危险;拆线晚,可避免伤口裂开,但缝线反应强,增加了瘢痕增生,在伤口缘两侧留下明显的缝线及针孔痕迹。

8. 治疗方法的影响 瘢痕的形成过程,也是创面的愈合过程,为避免和减少瘢痕的形成,必须把促进创面愈合放在首要的位置,应用各种促进创面愈合的方法促进创面愈合。治疗不当可引起或加重瘢痕增生及瘢痕疙瘩形成,例如包扎固定不妥,植皮时机延误,创面愈合后未进行有效的防治和适当的功能锻炼及康复治疗等,应在工作中加以避免。目前,对细胞生长因子的研究已成为治愈创伤的主体,研究表明有多种生长因子与瘢痕和瘢痕疙瘩的发生、发展和转归有关,因此积极深入地进行对细胞因子的研究,将有可能探索出治愈瘢痕的新方法。

9. 慢性刺激 伤口瘢痕可因摩擦、搔抓、日光照射等慢性刺激而增生。瘢痕瘙痒时搔抓可使表皮破溃,诱使瘢痕增生,而增生的瘢痕又有瘙痒,从而形成恶性循环而致瘢痕加重。新愈合的创面长期光照后可致色素沉着,增加瘢痕形成的概率。因此应避免对伤口的慢性刺激。

第四节 瘢痕的分类与诊断

一、瘢痕的分类方法

瘢痕的分类目前尚无统一的方法,常用的方法有以下几种:

1. 按瘢痕的病理性质分类　分为生理性瘢痕和病理性瘢痕,前者指无不适、不影响美观、无功能障碍、不需治疗的瘢痕,反之为病理性瘢痕,主要是增生性瘢痕和瘢痕疙瘩。区别其病理性质对于治疗是很重要的。

2. 按瘢痕的成熟度分类　分为成熟瘢痕与未成熟瘢痕。除瘢痕疙瘩外,瘢痕经一段时间达到成熟,颜色与周围皮肤颜色近似,表面不见扩张的毛细血管;厚度变薄,与邻近皮肤在一个平面;质地变软;不适症状消失,此为成熟瘢痕或称瘢痕的成熟期。未成熟瘢痕多在伤口愈合后早期出现,颜色红,表面可见扩张的毛细血管;厚度可达数毫米到数厘米,表面粗糙;质地较硬,无弹性;有明显不适。

3. 按瘢痕表面形态分类　分为线状瘢痕、蹼状瘢痕、凹陷性瘢痕、桥状瘢痕等。

4. 按瘢痕对机体功能状态影响分类　分为挛缩性和非挛缩性瘢痕。前者瘢痕发生挛缩,可造成关节部位的功能障碍和腔道部位的变形,并使外观和功能受到影响;后者虽然也有瘢痕组织的收缩,但没有造成机体的功能障碍。

5. 按瘢痕组织学及临床特点分类　可分为扁平(表浅性)瘢痕、增生性瘢痕(图2-7-1)、萎缩性瘢痕(图2-7-2)、瘢痕疙瘩(图2-7-3)和瘢痕癌。这是目前临床上最常应用的分类方法。

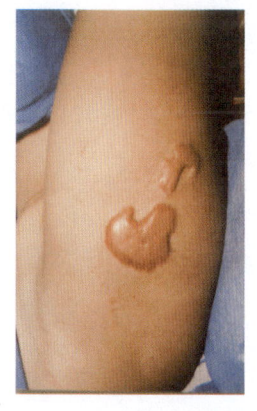
图2-7-1　增生性瘢痕

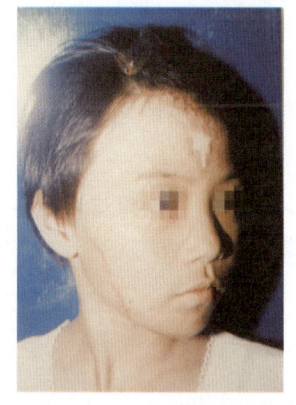
图2-7-2　萎缩性瘢痕

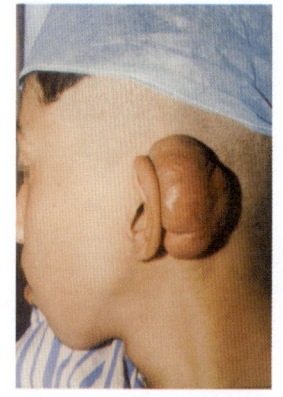
图2-7-3　瘢痕疙瘩

6. 按瘢痕组织是否牢固分类　可分为稳定性瘢痕与不稳定性瘢痕。前者瘢痕组织较牢固,不易发生破损,多见于瘢痕时间较长者;后者瘢痕组织脆弱,容易破损,多见于新鲜瘢痕。不稳定性瘢痕容易形成慢性溃疡,少部分可发生恶变,形成瘢痕癌。

7. 按瘢痕病因分类 如外伤后瘢痕、烧伤后瘢痕、感染性瘢痕、手术后瘢痕等。

二、瘢痕的诊断及鉴别诊断

瘢痕虽然发生于人体表面,但对其作出一个明确的诊断是非常重要的,这对治疗方案和治疗时机的选择具有重要意义。对于瘢痕的诊断,应明确以下几个方面。

1. 瘢痕的确诊 瘢痕多发生于各种原因所造成的皮肤损伤,一般不难作出诊断,但是有时瘢痕疙瘩的起始病因可能会被患者忽视,故应仔细追问病史。

2. 瘢痕的分期 增生性瘢痕的发展可分为3个时期:增生期、减退期和成熟期。各期临床与病理特征见表2-7-1。

表 2-7-1 增生性瘢痕分期

分期	时间	临床特征	痒痛	病理特征
增生期	第1～3个月或第1～6个月或1～12个月	增生↑↑,厚↑,硬↑,表面充血、毛细血管扩张,颜色鲜红或紫红	中度	毛细血管↑↑,成纤维细胞↑↑,胶原含量↑↑,胶原漩涡状排列
减退期	3～12个月或6～12个月或12～24个月	增生↓,厚↓,硬↓,颜色紫褐	轻度	毛细血管开始退化,成纤维细胞↓,胶原↓
成熟期	12个月开始或24个月开始	增生停止,厚↓,硬↓,颜色暗褐或近于正常肤色	无	毛细血管稀少,胶原↓↓,排列规则,细小弹性纤维↑

3. 诊断内容 瘢痕的诊断应包括以下内容:

(1) 明确部位:不同部位的瘢痕在治疗方法的选择上有一定差别。

(2) 明确病因:应注明外伤、烧伤、手术、感染等原因。

(3) 明确大小和数量:瘢痕大小与治疗方法的选择有直接的关系。数量可用单发、多发(2个或2个以上)来描述。

(4) 明确形状:如注明线状、碟状、蹼状、桥状、圆形、椭圆形或不规则形等瘢痕形状。

(5) 明确类型:临床上常见的瘢痕类型有扁平瘢痕、凹陷性瘢痕、萎缩性瘢痕、增生性瘢痕、挛缩性瘢痕、瘢痕疙瘩、瘢痕癌,诊断时应当详细注明。

(6) 增生性瘢痕还应明确瘢痕增生的分期和程度。

4. 增生性瘢痕和瘢痕疙瘩的鉴别诊断 目前尚无一种特异性的诊断方法,主要依靠其临床表现和对治疗的反应来明确诊断,见表2-7-2。

表 2-7-2 增生性瘢痕与瘢痕疙瘩鉴别

	增生性瘢痕	瘢痕疙瘩
发病年龄	各种年龄均可发病	3岁以上发病
发病原因	有明显损伤、烧伤史	有损伤史,或无可察觉的损伤
好发部位	不定	好发于胸骨前、上背部、耳垂及肩峰等
病程及转归	病程短,数月至2年后症状可消失,并逐渐变为暗褐色、平坦而柔软,有自然衰退趋势,周围正常组织不受侵	病程长,多为数年乃至几十年,多持续增大,很少自行萎缩

续表

	增生性瘢痕	瘢痕疙瘩
症状及体征	灼痛和奇痒；病变限于创口范围内；早期色鲜红、质硬；常呈过度角化、溃疡及挛缩	痒、痛较轻；暗紫色、质硬肿块，高出皮面，体大蒂小，病变超出原创口范围；边缘呈"蟹足肿"样突起，质坚硬，极少有过度角化、溃疡及挛缩
家族史	无	常见家族史，被认为是常染色体显性遗传
肤色	与肤色没有明确关系	肤色越黑，越易发生
瘢痕范围	局限于损伤范围	超过原始损伤界限，甚至有无限增大可能，在增生过程中可以浸润周围正常皮肤，将正常皮肤也变成瘢痕疙瘩
病理检查	胶原纤维方向与瘢痕长轴平行且较整齐，向周围正常皮肤逐渐消失	含较多成纤维细胞，并可见分裂象；后期呈嗜酸性透明样胶原纤维，具折光性，较密；纤维方向不规则，呈漩涡状，与周围皮肤分界清楚
压力疗法	持续加压数月多能促使其萎缩	多无效
手术切除	复发少	复发多

早期的瘢痕疙瘩与增生性瘢痕在临床特征和病理表现上均难以区别，具有瘢痕疙瘩典型特征者超过6~12个月（瘢痕增生期）瘢痕继续呈持续生长，超出原创伤愈合的范围，具有增厚、扩展等特征，经过严密随诊观察后出现瘢痕疙瘩的典型特征时方可确诊为瘢痕疙瘩。

5. 瘢痕溃疡与瘢痕癌变　萎缩性瘢痕受到外力作用发生破溃，增生性瘢痕早期发生水疱感染等均易形成瘢痕溃疡。瘢痕癌变发病率较低，男性多于女性，多见于成人，好发于肢体，特别是下肢和血液供应不足、易受创伤的部位，有奇痒症状，多经过反复破溃、经久不愈的慢性溃疡阶段，这与瘢痕溃疡容易混淆，需要进行鉴别诊断。

应当强调的是病理活检仍是两者的根本鉴别手段，对于慢性溃疡应采取局麻下多部位、多次、切取大块组织的方法进行病理检查。为防止溃疡癌变，对慢性、复发性、经久不愈的溃疡应及时进行预防性切除，这是预防瘢痕癌的重要措施。

第五节
瘢痕的预防和非手术治疗

瘢痕的治疗是非常棘手的，很难获得非常满意的结果。从理论上讲，瘢痕一旦形成，即使采用最精细的手术方法，也只能使其得到部分改善，而不能彻底根除。因为每一次整形手术，都是一次新的创伤。因此,采取各种措施,最大限度地预防瘢痕形成,与瘢痕的治疗具有同等重要的意义。

对瘢痕的预防主要包括治疗因素性瘢痕的预防和非治疗因素性瘢痕的预防;主要目的是尽量去除各种造成瘢痕增生的因素,减轻瘢痕的生长,预防瘢痕对机体造成的各种畸形和功能障碍。

一、治疗因素性瘢痕的预防

这类瘢痕形成的主要原因是手术,手术操作时要注意以下要点。

1. 设计切口时,在满足手术需要的前提下,应尽量遵循下述原则。

(1) 选择在隐蔽部位切口,如乳房下、毛发区等。

(2) 沿轮廓线切口,如鼻唇沟、腋前线等。

(3) 顺皮纹切口,如在额部、眼睑等处(图2-7-4)。

(4) 在自然接合部,如耳颈接合部等。

(5) 四肢切口选择在屈曲皱褶线或平行于皮肤张力线处,避免作环状圆形切口或跨越关节面切口。

(6) 颞部或颈侧手术可选择在发际区。

(7) 面部避免作弧形、半圆形或大的"Z"形、"S"形切口。

(8) 体腔外口周围避免作环形切口。

(9) 如切口必须横过轮廓线、皮纹时,应设计"Z"改形切口。

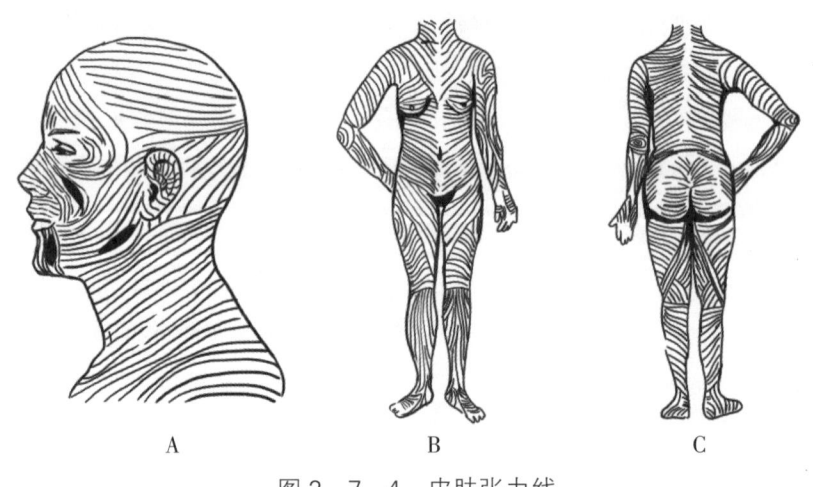

图 2-7-4 皮肤张力线

2. 无菌操作原则。

3. 无创伤操作:刀片垂直于皮肤切开,动作要轻柔,器械要锐利,避免不必要的创伤。

4. 彻底清创、严密止血。

5. 无死腔形成。

6. 无张力缝合,创缘对合准确;缝合时以创缘对拢为准,不可过紧,以避免造成缝线周围组织坏死。

7. 合适的手术时机:一般瘢痕应待瘢痕成熟后手术,挛缩性瘢痕造成组织器官畸形,影响功能和机体发育者,手术时机应适当提前。

二、非治疗因素性瘢痕的预防

非治疗因素性瘢痕主要是指外伤、烧伤引起的瘢痕,这类损伤往往较重且伴有不同程度的感染。所以对这类损伤瘢痕预防的重点是预防和控制感染,给创面愈合创造良好的条件,尽早封闭创面。

瘢痕已经成熟,则属于治疗的范围。瘢痕的治疗方法包括手术、非手术和将两者结合的综合疗法三种,同时应重视心理治疗和动态综合疗法。一般在瘢痕修整术前有一段时间的保守治疗,瘢痕可能会有所改善,偶尔可以避免外科手术。瘢痕常用的非手术治疗方法主要有压迫疗法、硅凝胶外用、激光疗法、冷冻疗法、放射疗法、药物治疗、物理疗法及功能康复综合疗法等。

(一)压迫疗法

以弹性织物对伤口愈合部位持续压迫而达到预防和治疗瘢痕增生的方法,称压迫疗法。自20世纪60年代以来,压迫疗法得到了广泛的认可和应用,但其主要对活动期的瘢痕有效,伤口愈合早期应用有助于减轻增生性瘢痕的形成。一般应用于创面愈合后早期,越早越好,因早期胶原纤维粘连较轻,愈合6个月后疗效降低。有报道认为压迫疗法的有效率可达60%~85%。

压迫疗法的确切机制目前尚不清楚,一般认为:①压力造成局部组织相对缺血,使螺旋状胶原束转变为平行排列,从而更接近皮肤正常弹性;②压力使血管内皮细胞退变,使血管壁损伤加重,造成组织缺血,抑制了瘢痕增生;③缺氧状态下细胞内氧分压降低,线粒体的功能减退甚至停止,同时发生形态学改变,如线粒体肿胀、空泡变性等,导致承担细胞生物氧化作用的线粒体不能在氧化磷酸化过程中释放能量,致使成纤维细胞的增生受到抑制,最后发生变性坏死,使生成胶原纤维和基质的能力降低,从而导致瘢痕变薄、软化;④压力使血流量减少,胶原酶的抑制剂 α-肌球蛋白也随之减少,使胶原酶活性增强,胶原分解加快,使瘢痕软化;⑤压迫可诱导前列腺素E2释放,进而抑制成纤维细胞的增殖和胶原的形成;⑥加压治疗部分复原了增生性瘢痕细胞外基质的组织结构,通过诱导细胞凋亡,使表达 α-平滑肌肌动蛋白的肌成纤维细胞减少。

目前,该法作为一种治疗瘢痕增生的常规方法,已被广泛接受。

1. 适应证

(1)瘢痕面积较大,不适合放疗或局部药物注射的患者,比如大面积烧伤患者创面愈合后的半年到一年之内。

(2)整形手术后的切口瘢痕,拆线后的半年之内。

(3)虽然压迫疗法对活动性瘢痕疙瘩无效,但是,如果在瘢痕疙瘩切除后,施行放疗结合,应用压迫疗法则可以降低瘢痕疙瘩的复发率,减少放疗和药物注射治疗的剂量。

2. 治疗原则　主要为"一早、二紧、三持久"。"一早"即尽早开始压迫治疗,最好在拆除伤口缝线或伤口愈合后就开始。压迫疗法最有效的阶段是在伤口愈合后的半年至一年之内,越早开始,效果越好。"二紧"就是在不影响肢体远端血运及患者能耐受的情况下,越紧越好,压力一般在1.33~3.33kPa为宜。低于此压力效果不明显,高于3.33kPa则有可能造成静脉回流受阻、肢体水肿,甚至发生缺血性肌肉、神经损伤。"三持久"就是持续性、长期压迫,治疗时间每天应为18~24小时,压迫6个月以上,一般6~18个月。

3. 常用方法

（1）海绵加压固定法：将聚丁二烯盐海绵剪成与所压迫的瘢痕一样大小，用黏胶将海绵固定于瘢痕表面，再用弹力绷带或者弹力套压迫，4～7 天更换一次，压迫至瘢痕充血消退、由硬变软、由高变平后再巩固性治疗 1～2 个月。

（2）垫塑料夹板法：热塑夹板为 1,4-异戊二烯塑料制品，具有可塑性，在 80～90℃热水中可软化，在软化时极易被塑形，可塑成所需要的形态，冷却 10 分钟即可变硬、定型。根据这些特性，临床上将裁剪好的热塑料夹板，放入 72℃水中软化后置于患处塑形，用于防止瘢痕挛缩造成的畸形相对效果较好。因其塑形后变硬，无弹性，故应内衬海绵和纱布，防止其直接接触皮肤，压迫皮肤坏死。

（3）弹性绷带压迫法：弹性绷带是一种纤维织物或外包纤维织物的弹力橡皮筋，每层可产生 1.33～2.13kPa 的压力，包扎 2～3 层可获 2.67～5.34kPa 的压力，未愈合的创面或使用夹板时，均可应用弹性绷带包扎。该法简单方便，四肢应从肢体远端的正常皮肤开始（仅露出指、趾末端），作螺旋状呈"人"字形包扎，圈间相互重叠 1/2～2/3。四肢需缠弹力绷带 2～3 层，躯干则需缠 3～4 层。腋部瘢痕挛缩可用半圆形海绵置于腋下，上臂外展 90°及前屈 10°体位（以避免肩关节向前脱位），以弹性绷带作"8"字形包扎。弹性绷带宜每天更换洗涤。下肢深度烧伤愈合且开始下床活动时，虽然此时无明显瘢痕挛缩，但亦应包扎弹力绷带，以防因肢体静脉回流障碍，使已愈合的创面起水疱、溃破而形成新的创面。

（4）弹力衣（套）压迫法：这种衣套可以按照患者瘢痕的部位制成面罩、背心、手套、裤子、袜子等，对于面部、四肢等部位的瘢痕，可以很好地防止瘢痕过度增生（图 2-7-5）。颈、胸、腹、臀部等部位，由于形状和位置特殊，这种衣套所施加的压力很难达到要求，因此应用的效果较差。

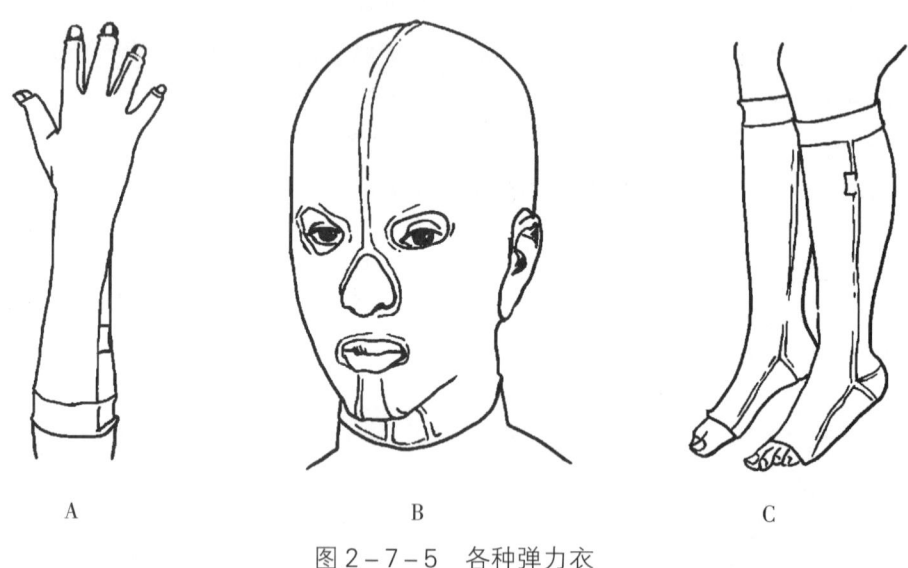

图 2-7-5 各种弹力衣

（5）硅橡胶膜贴敷加压法：具体做法是在瘢痕处先贴敷硅橡胶膜，然后外面再应用弹力绷带进行加压包扎，这种方法经临床证实对增生性瘢痕具有很好的疗效。可能的作用机理是瘢痕在密闭的环境下皮肤水分蒸发减少，角质层含水量增加，或者还与硅橡胶膜释放出低分子的硅油有关。

（6）压力耳环：佩戴压力耳环，主要用于耳垂瘢痕。

4. 注意事项

（1）一旦深度烧伤创面愈合后即可采用加压疗法，但初愈的创面皮肤较嫩，易起水疱，内层应敷两层纱布再戴弹力套，平铺后用尼龙搭扣黏合加压。

（2）在使用压迫疗法时，如果瘢痕的表面存在创面、水疱等情况，就应暂时停止使用，等上述病变愈合后再开始使用。

（3）原则上实行24小时连续加压，睡觉时不要解开。最好能持续使用，一直到瘢痕变平、变软、颜色变淡之后，为了稳定疗效，还应继续使用一段时间，比如1～2个月。

（4）治疗过程中应维持有足够的压力，当弹性变小感到松弛时应及时更换新的弹力套。

（5）治疗时，最好内衬海绵、棉垫、纱布等，以免磨损皮肤。对于凹陷部位需填加毡垫或纱布块作为衬垫，使凹陷部位受力均匀方可压出实效。

（6）在四肢关节部位进行加压疗法时，要十分注重关节的活动，适当进行功能锻炼，杜绝关节僵硬等情况的发生。

（二）硅橡胶治疗

硅橡胶光滑柔软，无刺激性，在早期被用作压力治疗的衬垫。1982年，Perkins等首先将硅橡胶材料应用于烧伤后增生性瘢痕的治疗。之后，用硅橡胶预防和治疗增生性瘢痕的报道相继出现，之后经过大量临床实践证明硅橡胶膜贴敷治疗增生性瘢痕有一定的疗效，可减轻瘢痕局部的瘙痒与疼痛，促使瘢痕软化，甚至缩小瘢痕。

有关硅橡胶的作用机制可能有：①水合作用：硅橡胶对皮肤的封包作用产生水合力，水合作用可以抑制成纤维细胞增殖，降低毛细血管活性，减少胶原生成。②温度：升高温度可以使胶原酶活性增强，因此硅橡胶通过促进胶原分解以减少增生性瘢痕的形成。③氧张力：使用硅橡胶后，水合的皮肤角质层更容易使氧透过，表皮和真皮浅层的氧含量升高。含氧量的升高可抑制组织的"缺氧反应"，改善缺氧导致的创面愈合过程中血管和组织的增生。④肥大细胞：研究表明，经过硅橡胶治疗后瘢痕组织内细胞间质中的肥大细胞减少，加速了组织重塑。

1. 适应证

（1）任何年龄及各个时期的增生性瘢痕预防。

（2）瘢痕疙瘩的治疗及术后复发的预防。

（3）皮片移植后皮片挛缩的防治。

（4）关节部位瘢痕挛缩及组织缺损后软组织挛缩的防治。

（5）包扎烧伤创面及断层皮片供区创面，抑制细菌生长，促进上皮形成，防止瘢痕增生。

2. 产品类型及使用方法 目前，硅酮凝胶制品有3种剂型：

（1）硅凝胶膜：又分为黏性与非黏性两种。黏性硅凝胶膜也称为黏性硅橡胶片，成分均是硅酮凝胶。特点是透明或半透明，具有黏性，有韧性，伸展性与人体相近，能适应体表皮肤活动。使用方法：直接贴于瘢痕表面，必要时可用绷带、低敏黏性胶带、弹性绷带或弹性制服等固定，每天使用8～24小时，可取下清洗，晾干后再次贴敷，疗程3～6个月，使用时间越长，疗效越好。一般常与压迫疗法一起使用。

非黏性硅橡胶膜主要成分为硅酮胶、含铝合金矿物质等，无黏性，坚韧不易破碎，半透明，置于瘢痕表面须用胶带或弹性绷带固定。每天需取下清洗擦干后再贴敷，疗程7～9个月。

（2）硅酮凝胶绷带：将硅酮凝胶直接涂布在弹力绷带上制成。用含硅酮凝胶的张力绷带直接绷在瘢痕区，使用方便，固定可靠，可在弹力加压的同时又获得硅酮的双重治疗效果，更能促进瘢痕软化。

（3）硅酮气雾剂：以硅氧烷树脂为主要成分的硅酮气雾剂直接均匀喷涂患部，每日2～3次，可在瘢痕表面形成薄膜，6～8周为一疗程。该气雾剂操作方便，对瘢痕凹陷皱折处也能覆盖，形成的薄膜具透气、透水性能好，随体性强等优点，能减轻瘢痕充血和痛痒症状，加速瘢痕软化。白天用于面部，基本上不影响美观和工作。可以在白天应用该制剂，而在晚上应用硅凝胶膜，方便患者。临床上常将其与硅凝胶膜配合应用于面颈部等外露部位。

3. 注意事项

（1）硅橡胶膜剪成合适的大小贴在干净的瘢痕上，范围稍超过正常皮肤。

（2）硅橡胶膜与瘢痕之间不要有缝隙，要完全密闭敷贴。

（3）每一张硅橡胶膜可以每天反复贴，尽量一天贴24小时，洗澡时可以取下，将硅橡胶膜片用清水和洗洁精洗干净，晾干。洗好澡再贴上去，实在没有黏性了再更换。

（4）位于四肢的瘢痕，在贴好硅橡胶膜后，可以再套弹力套，既可以固定硅橡胶膜片，又可以因为弹力套的压迫作用而促使瘢痕软化、萎缩。

（5）如果使用的部位出现皮疹、红肿、瘙痒等刺激症状则须暂时停用，待局部皮肤恢复正常后可再次尝试使用。

（6）创面尚未愈合不宜使用。

（三）激光疗法

激光治疗瘢痕的原理是利用激光的烧灼、汽化、切割、凝固及散焦等特有作用，祛除瘢痕组织或损伤瘢痕内血管，抑制胶原合成和细胞增殖及诱导细胞的凋亡，以达到对不同种类及不同部位瘢痕的治疗目的。激光技术治疗瘢痕疗效已经肯定，不良反应较轻，在面部瘢痕的早期美容修复方面具有明显优势。目前应用于临床治疗的主要有：CO_2激光、Er:YAG激光、脉冲染料激光、Nd:YAG激光、强脉冲光、点阵激光等。近年来，应用点阵激光治疗瘢痕取得了较好的效果。

与传统美容激光一样，点阵激光也分为非剥脱性点阵激光和剥脱性点阵激光两大类。其作用机理是点阵式光热作用（fractional photothermolysis）理论，由美国哈佛大学的激光医学专家Dr. Rox Anderson于2004年发表，很快取得了世界各地专家的认同，并迅速应用于临床治疗。该理论是传统的选择性光热作用理论（selective photothermolysis）的拓展和延伸，组织水是点阵激光的靶色基，点阵激光产生阵列样排列的微小光束作用于皮肤，皮肤组织水吸收激光能量后，形成多个柱形结构的微小热损伤区，称微治疗区或微热损伤区（microscopic treatment zones，或 microthermal zones，MTZ），继而引起一连串的皮肤生化反应，达到紧肤、嫩肤及去除色斑的效果，该MTZ直径为50～150μm，深达400～1000μm。根据仪器光束点阵设计的不同，受治疗区每平方厘米皮肤上产生的MTZ亦可能存在不同。与传统激光产生的片状热损伤不同，点阵激光每个MTZ周围形成环形组织凝固带或热损伤带，在外周为未损伤的正常组织，从而使治疗后皮肤能快速恢复，无需休假，无传统剥脱性治疗的风险。这种点阵式热损伤的程度与激光能量、光束的脉宽和同一靶区的扫描次数相关。在恢复过程中，MTZ周围热损伤区环形收紧和胶原重塑，产生多中心的微小收缩，实现明显的即时和长期的皮肤收紧效果。这样既有侵袭性治疗的快速和显著效果，又具有非侵袭性治疗副作用小、恢复时间短的优势,集两者的优点为一体。点阵激光治疗轻到中度增生性及凹陷性瘢痕疗效较为肯定,治疗后恢复期短,不良反应轻,并发症少,符合美容整形科无创和微创的要求,必将有着良好的发展。

应用适当的激光治疗不同类型的瘢痕,不但可以提高疗效,还可以减轻不良反应及并发症。Nd:YAG激光适用于治疗增生性瘢痕;脉冲染料激光和可调脉宽Nd:YAG倍频激光适于治疗增生性瘢痕、瘢痕疙瘩;超脉冲CO_2激光和Er:YAG激光适于治疗浅表性瘢痕及凹陷性瘢痕。强脉冲光对于病理性瘢痕也有很好的治疗效果,既可以独立应用,也可以和其他方法配合使用。点阵激光可去除或减轻痤疮瘢痕和各种外伤瘢痕。各种激光的临床疗效均有局限性,根据瘢痕的类型、瘢痕的不同时期,制定综合治疗方法仍是目前的主要措施。目前,激光还不适合大面积瘢痕的治疗。

(四)冷冻治疗

冷冻疗法是指利用0℃以下的低温,冷冻机体某部位并破坏该部位组织,以达到治疗疾病的目的。目前认为,其对瘢痕的治疗是用冷冻剂来破坏瘢痕组织细胞和血液微循环,使其坏死脱落,同时可以导致瘢痕组织水肿和细胞间隙增大,瘢痕密度减小。冷冻治疗后,胶原结构及胶原合成趋向正常。

对于小面积瘢痕疙瘩与增生性瘢痕,可选用冷冻治疗。对于扁平瘢痕或萎缩性瘢痕则不宜采用。

(五)放射疗法

1906年De Beurman首次报道用放疗治疗瘢痕疙瘩,并取得了一定效果。目前常用的放射线有X线、电子线、核素^{90}Sr和^{32}P的贴敷放疗。β射线是由直线加速器产生的高速电子束,它也可由^{90}Sr和^{32}P在衰变过程中发射电子而产生。但前者经过高压电的作用,穿透深度比放射性核素敷贴器深。β射线不像X线一样逐渐衰减,而是产生一个从皮肤表面开始的高剂量平顶区,然后能量锐减至零,对于仅侵犯皮肤的瘢痕疙瘩来说,应用β射线是最佳选择。

放射性治疗主要是通过电离辐射的直接和间接作用,使伤口及其周围组织细胞,特别是成纤维细胞和血管内皮细胞等受到损伤,导致迁移、增殖和合成分泌功能出现障碍,伤口愈合和胶原合成受到影响,通过杀死成纤维细胞,破坏胶原的合成和降解的平衡,从而抑制瘢痕的增生。放射疗法单独应用效果差,需与手术及其他方法联合应用。主要用于瘢痕疙瘩和增生性瘢痕切除术后的治疗。

(六)药物治疗

目前,瘢痕治疗常用药物可归纳为五大类:①肾上腺皮质激素;②化学类制剂;③生物制剂类;④中药;⑤复合制剂。

1. **肾上腺皮质激素** 局部注射皮质类固醇激素治疗病理性瘢痕始于20世纪60年代,目前应用研究仍较广泛,是最既定的治疗方案,治疗有效率为50%~100%,而复发率在9%~50%。在创伤愈合期,皮质类固醇激素通过影响胶原的重塑和抑制炎症反应来阻止瘢痕形成。可能的作用机制有:①抑制成纤维细胞增殖及胶原合成;②收缩血管使提供给创面的氧和营养物质减少;③激活内源性胶原酶;④减少TGF-β等炎症因子的释放,抑制白细胞和单核细胞的移动和吞噬作用。

(1)适应证:小面积的增生性瘢痕或瘢痕疙瘩。

(2)常用药物

1）曲安奈德：别名为曲安缩松、去炎舒松、去炎松-A、确炎舒松-A，是一种强有力的皮质类固醇激素。

2）康宁克通-A：是丙酮缩去炎舒松无菌混合液，是一种消炎作用极强的合成皮质类固醇。

3）得宝松：通用名为复方倍他米松注射液。

（3）使用方法：传统的糖皮质激素治疗瘢痕多采用皮损内注射的方式。曲安奈德与康宁克通-A，每次用量为80～120mg，每1～4周1次，6～8次为1个疗程。注射前可加入2%的利多卡因，以缓解注射时的疼痛；但也有人认为使用纯激素比使用局麻药稀释过的激素效果要好得多，使用纯激素也未见影响伤口愈合。药物若有疗效，注射后1～2周可见局部变软变薄，症状明显减轻，颜色与周围皮肤接近。复方倍他米松注射液（商品名得保松）每1ml内含二丙酸倍他米松5mg和倍他米松磷酸钠2mg，可局部注射，一般剂量为0.2ml/cm²，一周注射部位用药不超过1ml，3～4周注射一次，总量不超过5ml。可溶性倍他米松磷酸钠在注射后很快被吸收而迅速发挥作用。难溶性的二丙酸倍他米松注射后，成为一个供缓慢释放的贮库，持续产生作用。局部注射复方倍他米松可减少白细胞在炎症部位的聚集，并对激肽、前列腺素有拮抗作用，从而抑制炎症反应。其抗过敏及免疫抑制作用可引起表皮及真皮萎缩，从而达到治疗目的。近年来有文献报道了术中即时注射激素的治疗瘢痕疙瘩的方法，除术中即时注射外，术后需每周1次，连续2～5周；然后每月1次，连续4～6个月，疗程较长。

除注射激素外，局部涂抹也能取得一定效果。氯倍他索软膏或凝胶能够软化瘢痕疙瘩，减少瘙痒、疼痛等伴随症状。氟氢缩松对于治疗瘢痕疙瘩也有一定的疗效，每天使用氟氢缩松膜12～20小时，能够软化瘢痕组织并减少瘙痒。

（4）治疗效果和副作用：Muneuchi等用单一注射皮质类固醇治疗瘢痕疙瘩，主观症状改善率达82%，并取得长期效果。Davison等应用氟尿嘧啶和类固醇联合与单独类固醇注射治疗瘢痕疙瘩做对比研究，联合用药组治疗有效率为81%，单独类固醇组为73%，联合用药加切除术组达92%，联合用药治疗优于单独类固醇治疗。Hamrick等采用手术加康宁克通注射方法治疗16例耳垂瘢痕疙瘩，15例治疗成功，半年后无复发，18个月复发1例。

皮质类固醇治疗的缺点是注射时疼痛剧烈；系统性不良反应包括妇女月经功能障碍、肾上腺皮质功能抑制、加剧白内障和青光眼的发展、多毛症、尿糖、股骨头缺血性坏死、骨质疏松症、蛋白质高代谢、消化道出血、易感性增加和使现有感染加剧、高血压、满月脸、脂肪分布改变（库欣综合征表现）、精神障碍等；局部不良反应包括潮红、粟丘疹、类固醇痤疮、皮肤和皮下组织变薄萎缩、毛细血管扩张和色素减退或沉着；停药后局部发红、水肿、灼热、瘙痒、干燥、脱屑等。由于局部注射且剂量较小，大部分不良反应是可逆的。

（5）注意事项

1）皮质类固醇激素类药物局部注射治疗有局部萎缩、凹陷、色素缺失、月经紊乱等副作用，应注意把药物注射到瘢痕内，并掌握适当的剂量，治疗过程中应注意询问病情，如出现副作用应停药观察。

2）把握注药时机是防止不良反应的关键。激素病损内注射时若病变区与皮面相平，则可暂停注射；若仍有少部分病损尚高起，则只对高起区再行注射，但间隔期要延长至10～15天；对已经变软并与皮面相平者不能再注药，但应继续随诊，一旦病灶出现再增殖趋势，可立即再行注射，间隔期适当延长。

3）曲安奈德与得宝松联合应用,效果会更好。

4）停药后瘢痕可能复发,可再次局部注射治疗,反复发作的瘢痕疙瘩,需联合用药及采用综合治疗。

2. 生物制品类药物　生长因子与创面愈合及瘢痕形成密切相关,其对瘢痕治疗也有重要作用,但是目前用于治疗瘢痕的生长因子大多数还处在实验阶段。目前只有干扰素、透明质酸酶、肉毒素等少数生物制品类药物可以用于临床。

（1）干扰素(IFN):是由白细胞,主要是单核/巨噬细胞、淋巴细胞产生的。有 IFN-α、IFN-β、IFN-γ 三种类型。干扰素在抗纤维化方面的作用研究也主要集中于对成纤维细胞的调控机制,目前的作用机制主要集中于以下几个方面:抑制成纤维细胞增殖、抑制胶原合成、促进胶原降解、拮抗 TGF-β、抑制 α-平滑肌肌动蛋白(α-SMA)的合成。

临床上按干扰素的应用途径分为注射用药和外用药膏;按干扰素的注射方式分为局部封闭和全身注射。其中在增生性瘢痕和瘢痕疙瘩的治疗中以局部注射干扰素为主。IFN-γ 注射至瘢痕局部的剂量、频率和疗程在研究中基本一致,用量每次注射 1000000～3000000U,每周 1～3 次,共 10 次左右。IFN-α2b 的剂量在报道中悬殊太大,因此结论也不确定。

在早期国外学者 Larrabee 等选取 10 例增生性瘢痕及瘢痕疙瘩的患者进行 IFN-γ 局部注射,半数患者的瘢痕直线长度有 50% 或更多的减少,并且所有的瘢痕均有变平、变软及痛痒等症状改善的效果,提示所有的瘢痕均有不同程度的萎缩。国内学者亦有此类的报道,杨勇等选取 48 例患者进行 rhIFN-γ 局部注射,治疗有效者共 26 例,瘢痕软化变平,色素渐淡,经 6 个月随访,瘢痕增生未复发。提示创面愈合后早期局部注射 rhIFN-γ 对防治瘢痕增生有一定疗效。近期,张志刚报道了利用 IFN-γ 和 IFN-α2b 对 31 例病理性瘢痕患者局部或全身注射及外用干扰素药膏进行治疗,其中 26 例有效,患者瘢痕增生不明显,供皮区痛痒感觉明显减轻;瘢痕体积变小,高度变低,长度明显变短,硬度变软,色素沉着变淡;由于瘢痕挛缩牵拉造成的器官移位和功能障碍得以不同程度的减轻。提示局部、全身应用干扰素可治疗体表病理性瘢痕。

Berman 等最早于 1989 年报道了 1 例注射 IFN-α2b 治疗瘢痕疙瘩的病例,2 次注射 IFN-α2b（每次 150 万 U）于瘢痕内,使一个处于发展期的瘢痕疙瘩面积减少了 41%,2 年后该病损未复发。将治疗前及首次注射后 9 天的瘢痕组织成纤维细胞与正常皮肤相比,发现注射后的成纤维细胞完全不同于注射前的表现,其较正常皮肤产生相同或更少的胶原、葡糖胺聚糖等结缔组织基质成分,并且胶原酶的活性也恢复至正常,即成纤维细胞胶原代谢回到正常水平,同时成纤维细胞呈现正常表型。Davison 等选取 13 例瘢痕疙瘩患者进行 IFN-α2b 注射治疗,其中有 7 例复发,复发率高达 54%,由此他得出的结论为干扰素在临床治疗瘢痕疙瘩上没有显现出明显疗效。这可能与 IFN-α2b 注射总剂量、瘢痕疙瘩病程及瘢痕疙瘩部位选取有一定关联。近期 Lee 等报道了利用 IFN-α2b 联合曲安奈德治疗瘢痕疙瘩患者 19 例,每周注射 2 次,结果瘢痕疙瘩明显缩小,高度降低了 81.6%,体积降低了 86.6%,提示 IFN-α2b 是治疗病理性瘢痕的有效药物。

干扰素的不良反应发生率比较低,一般为流感样综合征、皮肤干燥、肌肉酸痛、发热、体重减轻、脱发、情绪激动、轻度贫血等。偶见发生神经系统损伤,影响内分泌系统功能。但对治疗效果并无影响。根据实际情况多采用对症治疗或考虑减量、停药,可缓解不良反应。

IFN 的临床应用,目前还有许多问题亟待解决,如 IFN 的剂量范围、病程长短、对机体免疫系统的影响、长期应用有无不良后果、治疗后停药是否复发以及和其他治疗方法的对比,还需要大量的临床病例验证和经验积累,从而使干扰素治疗病理性瘢痕发挥更大的作用,使不良反应减少至最低。

(2) 透明质酸酶:也称玻璃酸酶,为蛋白分解酶,能分解组织基质中的玻璃酸黏多糖,使氨基葡萄糖的 C1 和葡萄糖醛酸的 C4 间的氨基己糖键断裂,使病变组织中的黏多糖降解,含量降低,局部组织变平、变软,使注入的药液及病变局部的渗出液易于扩散和吸收。

临床上通常采用本品 1500U(1 支),与其他药物联合,局部注射到瘢痕组织内。注意该药现配现用,禁用于感染部位,以防引起扩散,不能静脉注射。

(3) 肉毒素:A 型肉毒素已广泛用于美容和整形,而 A 型肉毒素改善瘢痕疙瘩的原因还不清楚。可能有以下几种原因:A 型肉毒素阻止了瘢痕组织周围肌肉和皮肤的收缩,降低了伤口愈合过程中的张力;一些研究指出,A 型肉毒素可以阻止细胞的分泌功能和营养作用。A 型肉毒素影响细胞的凋亡和增生,很好地调节了细胞的平衡。有学者研究表明,通过抑制神经末梢释放 P 物质(substance P,SP),减少组织内的 SP 含量,A 型肉毒素能明显减轻激素治疗无效的痛痒症状,可作为治疗瘢痕疙瘩顽固性痛痒的有效手段。

由于研究样本量较小且缺乏支持性的分子及基因水平的实验数据,A 型肉毒素在治疗瘢痕疙瘩上的应用,需要进行进一步的观察和实验性研究。

3. 化学类制剂

(1) 抗肿瘤药物:这类药物可干扰细胞核酸合成,破坏 DNA 复制,阻止细胞分裂增殖。

1) 氟尿嘧啶:是一种有抗代谢活性的嘧啶类似物,作为一个核苷酸类似物抑制 DNA 合成,特别在迅速增殖细胞中作用尤其明显。氟尿嘧啶能抑制瘢痕疙瘩成纤维细胞增殖和胶原蛋白合成。研究表明局部注射氟尿嘧啶是一种安全有效的治疗病理性瘢痕的方法,可供临床选择。Kontochristopoulos 等采用局部注射氟尿嘧啶(浓度 50mg/ml)的方法治疗瘢痕疙瘩 20 例,4 周 1 次,共 12 周,随访 12 个月,超过 85% 患者有明显效果。Haurani 等采用瘢痕去除术后局部注射氟尿嘧啶和单独病灶内注射作对比研究发现,切除术后局部注射一年后复发率为 19%,单独病灶内注射一年后 50% 患者的症状改善;同时作者认为病灶内注射氟尿嘧啶是一种安全有效控制复发率和症状的治疗方法,建议每次使用 50mg,500mg 总摄入量。然而 Gupta 等报道,每次使用 150mg,总剂量控制在 1200~2400mg 之间安全有效。但确定适当的剂量需进一步的研究工作。Manuskiatti 等采用瘢痕切除后用含氟尿嘧啶(50mg/ml)的纱布外敷创面 5 分钟,然后缝合切口,疗效确定,无皮肤刺激和血液系统不良反应发生。注射氟尿嘧啶并发症包括了注射疼痛、皮肤刺激性、烧灼感、局部毒性、血小板减少、白细胞减少、愈合后溃疡、色素沉着和皮下组织萎缩。

2) 丝裂霉素 C:是从头状链霉菌培养液中分离提取的一种广谱抗肿瘤抗生素,可使细胞的 DNA 解聚,同时阻碍 DNA 的复制,从而抑制肿瘤细胞分裂。Simman 等应用丝裂霉素 C 对瘢痕疙瘩组织成纤维细胞培养处理表明,丝裂霉素 C 能抑制成纤维细胞增殖。Talmi 等应用丝裂霉素 C 预防瘢痕切除术后复发,术前瘢痕为 5~22mm 大小,治疗 2 个月后瘢痕为 0~8mm。Charles 等对 10 例头颈部瘢痕疙瘩手术切除后应用丝裂毒素,随访 9 例术后无复发,成功率为 90%。许多研究表明局部使用丝裂霉素 C 安全有效,无明显副作用。Banthia 等研究表明外用浓度一般为 0.4mg/ml,高浓度

0.5mg/ml 亦在外耳道手术中应用,然而丝裂霉素 C 治疗瘢痕疙瘩的确切浓度和剂量还需进一步的研究证实。

3）博来霉素:是一种具有细胞毒性的抗肿瘤药物,Naeint 等通过随机对照实验证实博来霉素治疗瘢痕疙瘩有效。刘军等采用平阳霉素注射治疗瘢痕疙瘩 30 例,皮损内注射 2~5ml,每次总量不超过 8mg,2 周一次,3 个月后 28 例痊愈,2 例显效,1 年后 5 例复发。

4）Blazek 等通过动物实验研究发现,秋水仙碱可明显抑制植入于去胸腺小鼠的瘢痕疙瘩组织块的生长。

5）廖立新等研究发现羟基喜树碱对成纤维细胞的增殖有明显抑制作用,能使 S 期细胞增多,并且能诱导人病理性瘢痕成纤维细胞产生凋亡,且随羟基喜树碱药物浓度增加而凋亡增加,抑制成纤维细胞Ⅰ、Ⅲ型前胶原 mRNA 表达,减少胶原蛋白的合成,同时能增加 Smad7 mRNA 及 Smad7 蛋白表达,阻断成纤维细胞内 TGF-β 信号转导,增加胸腺素 β4 mRNA 及胸腺素 β4 蛋白表达,使肌动蛋白的生成增加,细胞排列变得有序。

（2）钙离子通道阻滞剂:钙通道阻滞剂维拉帕米作为瘢痕疙瘩治疗的一种辅助方法,常用于手术切除后病灶内注射方式给药。该药通过防止血小板聚集肥大细胞脱颗粒和降低中性粒细胞的活性来抑制炎症,还可以抑制成纤维细胞合成胶原和细胞外基质蛋白,同时刺激胶原酶的生成来减少瘢痕。Copcu 等采用切除术联合局部注射维拉帕米方法治疗瘢痕疙瘩也取得成功。王丽妮等采用维拉帕米联合强脉冲光进行颜面外伤早期抗瘢痕治疗,并对比研究发现,联合治疗比单一疗法效果好,治愈率高。局部注射维拉帕米没有重大不良事件报告。

（3）抗过敏药物:组胺拮抗剂,尤其是 H1 亚型受体拮抗剂,可以减轻瘢痕疙瘩的烧灼感和瘙痒,减小瘢痕大小。靖亚莎等报道苯海拉明治疗 14 例瘢痕疙瘩,局部注射 20~40mg/次,2 次/周,5 周后瘢痕减小,有效率达 80%。曲尼司特也可减轻增生性瘢痕的症状。Shimizu 等应用曲尼斯特口服治疗瘢痕疙瘩取得成功,研究发现曲尼斯特能抑制基质金属蛋白酶和金属蛋白酶组织抑制剂因子的产生。

（4）维 A 酸类药物:维 A 酸能提高表皮细胞的增殖,抑制成纤维细胞增殖及胶原合成,抑制皮脂产生。Salles 等联合外用维 A 酸和羟基乙酸治疗口周烧伤后瘢痕,3 个月后张口受限明显改善。维 A 酸副作用包括光敏性、皮肤刺激、轻微皮肤萎缩,可能导致维生素 A 过多和畸形,孕妇应避免使用。局部应用维 A 酸类制剂治疗增生性瘢痕和瘢痕疙瘩尚缺乏足够证据支持,且有副作用。不应作为首选用药。

（5）生物与免疫抑制剂:体外研究显示碱性成纤维细胞生长因子(bFGF)能抑制瘢痕疙瘩和正常成纤维细胞的胶原合成,减少胶原蛋白过量沉积。Granstein 等在瘢痕局部注射 bFGF 3 次后,瘢痕块缩小到原瘢痕组织块的 1/3 或 1/2 且变软,HE 染色见有大量成纤维细胞,粗大密集的胶原束结构大部分消失,形成嗜伊红的团状松懈蛋白堆积。这可能与 bFGF 激活了胶原酶而降解胶原有关。

咪喹莫特是一种免疫反应调节剂,通过细胞免疫途径提高身体的自然治愈能力。局部应用能诱导和活化自然杀伤细胞、巨噬细胞和朗格汉斯细胞,诱使细胞因子合成和释放。Kaufman 等应用 5%咪喹莫特加手术治疗瘢痕疙瘩 13 例,外用持续 8 周,半年后随访,11 例无一复发,远远低于单一手术复发率。Patel 等成功应用 5%咪喹莫特预防耳垂瘢痕疙瘩切除术后复发。局部皮肤反应包括轻度湿疹和红斑,没有发现系统性影响。近年研究显示,5%咪喹莫特能抑制瘢痕成纤维细胞增殖,促进细胞凋亡,抑制Ⅰ型、Ⅲ型前胶原的产生,这些可能是其促进皮肤瘢痕组织消退的相关因素。

(6) 其他:洋葱提取物/肝素凝胶同样被用于治疗增生性瘢痕,Ho 等进行的实验证实,术后外用洋葱提取物/肝素凝胶可使瘢痕发生明显少于对照组。洋葱提取物可以抑制多种来源的成纤维细胞,尤其是瘢痕来源的,除了抑制其有丝分裂,还能减少细胞外基质的合成。肝素可能在与胶原分子的相互作用中有重要影响,但肝素也会出现全身效应的副反应。

依那普利是一种血管转换酶抑制剂,Iannello 等用小剂量的依那普利治疗 2 例手术后增生性瘢痕和瘢痕疙瘩的患者,在 1~6 个月内患者的瘢痕有了明显改善,这可能是血管转换酶抑制剂与纤维组织形成有关。

此外,艾蒿素、维生素 E、他克莫司、槲皮素等已应用于治疗病理性瘢痕的实验研究,取得了一定效果,但仍需进一步研究。

4. 中药　传统中药治疗瘢痕已有悠久的历史,主要以中药方剂和中药提取物为主,也取得了一定的疗效。

实验研究发现积雪草苷、粉防己碱、丹参、苦参碱、川芎嗪、当归、五倍子、雷公藤等中药提取物可抑制病理性瘢痕成纤维细胞增殖与胶原合成,促进其凋亡,其中大部分已应用到临床研究。近几年来积雪草或制剂(片剂、软膏)已较广泛用于临床,得了一定的效果。

5. 复合制剂　复合制剂如尿囊素(contractubex)的主要成分为:洋葱提取物 10g、肝素钠 5000IU、尿囊素 1.0g 及凝胶基质 100g。主要用于各类原因引起的增生性瘢痕及瘢痕疙瘩。作用机理:肝素可以促进硬化组织的水合能力,使之膨胀,从而使瘢痕软化;洋葱提取物和尿囊素可以协助这种软化作用;水溶性凝胶基质可以帮助药物的活性成分深入到皮肤内,从而加强治疗效果。供临床上应用的有复方肝素钠尿囊素(康瑞保)软膏、多璜酸黏多糖乳膏(喜辽妥)、肝素钠软膏(海普林)等。

第六节 瘢痕的手术治疗

手术切除是治疗成熟瘢痕或瘢痕疙瘩的主要手段,常用的手术方法有瘢痕切除缝合、皮片移植、皮瓣移植、磨削术、皮肤软组织扩张术、显微外科手术等。以瘢痕切除缝合、皮片移植和皮瓣移植最为常用。磨削术主要适用于痤疮、天花、水痘、带状疱疹、湿疹、外伤、烧伤或手术后遗留的表浅瘢痕。皮肤软组织扩张术尽管有一些缺点,但由于其治疗效果优于传统方法,因此颇受患者及医师的欢迎,成为常用的治疗手段之一。

需强调的是,任何手术方式均不可能把瘢痕完全去除,只是最大限度地改善或矫正瘢痕造成的危害,而且手术刀口愈合后又面临着新的瘢痕发生,其治疗效果的评价需要观察一年以上的时间。

一、手术治疗原则

(一) 手术时机

增生性瘢痕,约在伤后 12 个月至 2 年进入成熟期,此时瘢痕充血消退,外观接近正常皮肤颜色,质地变软,厚度变薄,自觉症状消失,是手术的时机。

发生在机体重要部位的一些挛缩性瘢痕,不但影响功能,而且可以造成组织器官变形,严重者影响患儿身体发育或发生暴露性角膜炎等严重并发症,应尽早手术,不得因等待瘢痕的成熟软化而拖延。如严重的颏颈部瘢痕所致的下唇—颏—颈—胸粘连,瘢痕挛缩后可使颈部极度屈曲,影响饮食,有时引起呼吸困难;会阴部瘢痕挛缩畸形造成排尿、排便、性功能障碍;手背深度烧伤或外伤后爪形手畸形等。

(二) 手术方案制定原则

1. 为获得较好的功能恢复与满意效果,首先应根据患者全身和局部情况,做好详细的治疗计划与方案,注意功能恢复与外形改善的统一。手术前,可先给予适当的物理治疗和体育治疗,如超声波、蜡疗等,以使瘢痕软化。应用理疗和体疗后,往往可以缩小瘢痕切除的范围;对广泛性瘢痕挛缩及皮源不足的患者,应分清主次缓急,早期解决主要矛盾,以解除严重影响患者生存、生活的畸形;应对手术后瘢痕再次形成的程度有足够预见,必要时术后及时采用相应的治疗措施。

2. 伴有功能障碍的各种瘢痕挛缩,都需要进行治疗。有些瘢痕虽然没有产生挛缩症状,但由于它引起持续的痒、痛症状,或经常破溃,也应考虑予以切除修复。深部的瘢痕组织有时也可因收缩而牵拉周围脏器,产生神经性症状。这种症状常不易诊断,但如果一旦确诊,手术治疗的效果还是比较满意的。

3. 对于萎缩性瘢痕的治疗,原则上应尽早进行切除,以解除挛缩状态,使正常组织复位,然后在创面上进行中厚皮片移植。如面积很大,不适宜于全部切除者,可在挛缩最严重的部位进行部分切除及植皮,以促使剩余部分继续收缩而逐渐进入稳定状态。在经常有溃疡存在的部位,一般无需等待创面愈合,应及早进行切除手术。

4. 注重患者心理需求、治疗愿望、精神恢复和心理满足,尤其是头面部的瘢痕和畸形,常严重影响美观和患者社会活动,往往造成患者严重的心理创伤。全身性广泛瘢痕,除医师根据实际情况给患者提供治疗建议外,应充分重视患者的意见。

(三) 手术操作基本原则

瘢痕手术应该遵循整形外科的基本原则,以达到功能与外观的和谐统一。具体包括以下几个方面:严格的无菌技术;严密止血;细致的无创操作;无死腔形成,无异物残留;张力适度的缝合;无创面遗留。

二、不同类型瘢痕手术方法选择

(一) 表浅性瘢痕的治疗

大部分表浅性瘢痕无需治疗,如上所述。但如果发生在面部而有碍外貌完整时,可以慎重考虑手术切除。如面积较小,可以在一次手术中切除和直接缝合;面积较大者,可以应用分期切除和直接缝合。不论一次或多次切除,都应注意将切口及缝合线设计在顺皮纹方向上;如遇与皮纹成直角交错时,应设计"Z"形切口以整复之,否则就会影响最后效果,甚至导致另一种畸形。大面积表浅性瘢痕的处理较为困难,切除后予以游离植皮的结果在色泽上很难令人满意,有时还可能因植皮片的收缩而发生不良后果。磨削术是扁平瘢痕治疗的常用方法。但术后有时会发生色素沉着,特别是年长者,易发生且不易消退。根据患者病情和需求,皮肤软组织扩张术也可选用。

(二) 凹陷性瘢痕的治疗

当瘢痕组织在体表面造成凹陷畸形时,常有皮下组织、肌肉或骨骼组织的缺损。简单的凹陷性瘢痕仅是线状瘢痕及其局部区域的低陷;广泛的凹陷则波及范围较广,深度亦更深。要纠正这种畸形,不但要处理皮肤上的瘢痕,而且还要按照凹陷程度轻重采用不同方法来充填缺损,以恢复正常外形。

处理简单的线条状凹陷性瘢痕时,可先切除瘢痕表面的一层极薄的上皮组织(表皮),而将深部瘢痕组织留下;再在两侧皮下各作切口,潜行分离两侧皮下组织,拉拢创缘,缝合于深层瘢痕组织的上方。一般凹陷不深的瘢痕应用本法后就可以得到整复。如果凹陷较深,此法就难以奏效。可在切口附近皮下组织中设计1~2块带蒂脂肪组织瓣,旋转后充填于缝合线的下方,但应注意切勿因此而造成邻近的另一凹陷畸形。

在处理广泛的凹陷性瘢痕时,除了切除瘢痕组织外,还需要在凹陷处移植或填入某种组织,以达到改善外形的目的。除了考虑充填的移植组织外,还应注意瘢痕切除后皮肤覆盖的组织张力问题。在移植组织上方,如果覆盖的皮肤血供不佳,则移植手术就有失败的可能。这时局部转移皮瓣是一个较好方法,但应注意避免造成另一畸形。仅在邻近皮肤组织来源十分缺少的情况下,才可以考虑远处皮瓣或皮片的移植。充填的组织可依据局部需要而定,自体组织移植如真皮、筋膜、脂肪、软骨、骨骼,有时也可应用真皮带脂肪或筋膜带脂肪等复合组织进行移植;组织代用品如硅橡胶、人造骨、有机玻璃、聚四氟乙烯、透明质酸钠、胶原。

(三) 线状瘢痕的治疗

线状瘢痕常出现于创伤或外科手术切口缝合后。临床上常见到一些缝合后的切口瘢痕,不仅中间有一条宽阔的增生性瘢痕,而且两侧还各有一排显著而突出的点状瘢痕。这种瘢痕有时仅遗留外形缺陷,但有时也由于直线瘢痕而引起挛缩。在瘢痕增生期还有痒、痛难耐的症状。处理方法是将线状瘢痕切除,然后应用Z形手术原则形成一个或几个三角形,这样解除了挛缩,而且也防止了创口愈合后产生新的挛缩瘢痕。如瘢痕两侧伴有凸出的点状瘢痕,可以多个W成形术修复。

(四) 蹼状瘢痕挛缩的治疗

在关节屈面的索条状瘢痕挛缩,如经过较长时间,则挛缩瘢痕两侧的皮肤及皮下组织可以逐渐伸长,成为蹼状的瘢痕挛缩。此种蹼状瘢痕有大有小,大的蹼状瘢痕常见于颈前侧、腋窝、肘窝、腘窝、踝关节前部以及其他部位；小的蹼状瘢痕可出现在内外眦角、鼻唇沟、口角、手指掌面、指蹼等部位。有的蹼状瘢痕也呈环状出现，在体表孔道开口处，如口角、尿道口、阴道外口、气管内、外鼻孔、人工肛门外口等处，其主要症状是造成口径狭窄，影响正常功能。

蹼状瘢痕一般均可应用"Z"形手术原则来解除挛缩。手术操作简单而且效果良好。"Z"形切口的设计系充分利用局部已被拉长的皮肤及皮下脂肪组织交错互换位置，使蹼消失，并同时解除了挛缩。术后创缘缝合线不成直角，从而防止了再度发生挛缩。一般来说，两个三角形皮瓣互换位置后，即可完全消灭创面；但挛缩较重者，易位后仍有部分创面裸露，这时可取中厚皮片移植或局部皮瓣转移修复。

（五）大片瘢痕挛缩的治疗

治疗大面积瘢痕挛缩的原则，是将该部位的瘢痕部分或全部切除，待挛缩解除后，即在创面上进行皮片移植或应用皮瓣转移修复。一般挛缩较轻、瘢痕不深的情况，均以采用游离植皮为宜。但如挛缩严重，瘢痕紧贴深部组织如肌肉、肌腱或骨骼者，则以采用皮瓣为佳。皮瓣可来自邻近组织，或采取远处皮片或直接皮瓣转移。这些必须在事前作好治疗计划，充分准备，然后按计划进行手术。

长时间的瘢痕挛缩，特别是幼年时期造成的挛缩，可以影响到肢体肌肉、肌腱、血管和神经以及骨骼等组织的发育，造成短缩及畸形。在这种情况下，切除瘢痕后，常不可能全部解除挛缩。此时切忌勉强用暴力复位，以避免损伤这些组织，或因此把血管口径拉长变细，阻滞血液循环或拉断神经而造成严重后果。这时应将肢体放置在最大功能的位置上进行植皮，待术后辅以持续牵引及物理治疗等纠正之。必要时，可行肌腱延长、关节囊切开、关节韧带切除等辅助手术，以达到充分松解。

（六）深部瘢痕挛缩的治疗

创伤深及体内，如刺伤或弹片伤，常可能在深部组织中形成大量瘢痕组织，它不仅与周围神经、肌肉等发生粘连，而且还可能由于挛缩牵引周围组织发生反射性疼痛和肌肉障碍。处理这种瘢痕时，应注意两点：

1. 瘢痕的位置、范围及深浅常难在术前确切估计，有时须在手术中方可确定。有的瘢痕与重要器官粘连，难作根治手术，故术前须有充分思想准备。

2. 瘢痕切除后所产生的空腔，应设法利用组织充填消灭之，否则又将形成新的瘢痕挛缩。这类充填组织以采用脂肪组织进行移植较好；游离的脂肪块或带蒂的脂肪组织均可达到治疗目的，而以后者更佳。

（七）增生性瘢痕

因为增生性瘢痕有自行退变、软化可能，若无特殊原因，早期应先行非手术治疗，如弹力压迫疗法、瘢痕内药物注射、物理疗法等。手术治疗只用于有功能障碍或形态改变时。手术原则为切除瘢痕，充分松解，矫正畸形，以皮片或皮瓣覆盖创面。对瘢痕面积大、皮源缺乏的病例，可只切开或部分切除瘢痕，只求彻底松解挛缩，以皮片修复缺损；残余的增生瘢痕，因张力消失，可逐渐自行软化。

（八）瘢痕疙瘩

众所周知，手术切除瘢痕疙瘩极易复发，且复发后常较过去增大。2001年Lee等提出一种治疗瘢痕疙瘩的新手术方法，命名为"瘢痕疙瘩核心切除术"，即切除瘢痕疙瘩的纤维中心，并用瘢痕疙瘩原表皮覆盖缺损。他们用该手术法治疗了21例患者的24处瘢痕疙瘩部位，其中4处发生皮瓣部分缺血坏死，复发3例，包括2例因皮瓣坏死导致者。该手术法未用辅助治疗也取得了良好效果,值得借鉴和进一步观察评价。然而,此法突出的局限是只适合较小的瘢痕疙瘩,病损越大越容易出现表皮坏死。大部分瘢痕疙瘩单纯的手术切除治疗效果不佳,采用手术、放疗、药物、压迫治疗等联合治疗才能收到较好疗效。

1. 手术联合皮质激素治疗　手术治疗合并皮质激素治疗的疗效较理想,尤其是治疗皮肤瘢痕疙瘩。手术切除瘢痕后沿着切口的长轴用皮质激素进行皮内注射。Donker 将头颈部瘢痕疙瘩部分切除后,直接拉拢缝合,术后 10～14 天拆除缝线,并将 40mg 丙酮化氟羟氢化泼尼注射至残留的瘢痕疙瘩内部,以后重复注射 2 次或 2 次以上,注射间隔为 1 个月,随访 2 年未发现瘢痕疙瘩复发的病例。术后联合激素治疗,其激素使用剂量较小,时间较短,一般不出现毒副作用。刘鹤松等采用手术切除瘢痕组织后用得宝松局部注射,有效率达 84.6%。

2. 手术联合压迫治疗　压迫治疗可以使皮肤瘢痕疙瘩中的胶原合成减少,降解加速,调解成纤维细胞的活性,通过创造一个低氧环境导致血管周围细胞变性,使瘢痕体积缩小,达到治疗瘢痕的目的。手术合并压迫治疗皮肤瘢痕疙瘩可以达到良好的疗效,无明显的副作用。压迫疗法作为治疗皮肤瘢痕疙瘩的有效方法已广泛用于耳垂瘢痕疙瘩术后的辅助治疗。19 世纪 40 年代,Nason 发现瘢痕疙瘩切除术后辅助压迫治疗,瘢痕疙瘩的复发率从 67% 下降至 18%。有研究发现耳垂瘢痕疙瘩切除术后联合压迫治疗,有效率达 90% 以上。2005 年 Prasad 等回顾了 307 例耳郭手术患者的治疗方案,认为在使用抗生素的情况下,术后早期局部压力治疗,可以减少术后局部并发症的发生。

3. 手术联合硅酮治疗　20 多年前,硅酮已被用于治疗皮肤瘢痕疙瘩。手术切除皮肤瘢痕疙瘩后联合硅酮治疗,每天用 24 小时,连用 4～6 个月,可使皮肤瘢痕疙瘩的复发率降低 80% 以上。Gold 等对瘢痕体质的患者,手术切除瘢痕疙瘩 2 天后开始用硅酮治疗,连续观察 6 个月,结果术后行硅酮治疗皮肤瘢痕疙瘩效果显著。Tayfun 等在 1995～2001 年期间用联合方法治疗 9 例患者的耳瘢痕疙瘩,首先进行瘢痕疙瘩的切除,术后 1 周用硅酮治疗,持续 4 个月,术后 2 周在伤口边缘注射皮质激素,随访 2 年以上,发现仅 1 例患者的皮肤瘢痕疙瘩复发。

4. 手术联合氟尿嘧啶的治疗　氟尿嘧啶是抗代谢抗肿瘤药,现已广泛用于抗代谢和抗肿瘤的治疗中。氟尿嘧啶促进皮肤瘢痕成纤维细胞的凋亡和抑制胶原的过度增殖从而使皮肤瘢痕疙瘩变小。手术切除皮肤瘢痕疙瘩后用氟尿嘧啶局部注射可以提高瘢痕疙瘩的临床治愈率,术后氟尿嘧啶相对单用氟尿嘧啶的治疗剂量较少,而且对皮肤刺激等副作用也小。Uppal 等对 11 例患者的瘢痕疙瘩行手术切除后用氟尿嘧啶在切口旁注射治疗,达到良好的疗效,证实了手术切除瘢痕疙瘩后注射氟尿嘧啶比单纯手术治疗瘢痕疙瘩的有效率更高。

5. 手术联合放射治疗　射线不仅可以直接破坏瘢痕疙瘩的成纤维细胞和胶原的组织结构,还可以促进皮肤瘢痕疙瘩的成纤维细胞的凋亡,从而使细胞达到平衡。和单纯手术切除瘢痕疙瘩相比,手术联合放射治疗使瘢痕疙瘩的治愈率达 65%～99%,仅有一些很小的并发症,如色素沉着和溃疡等。而且手术合并放射治疗时的放射剂量更少,一般是 10～20Gy。Kal 等认为放射治疗应在手术切除后 2 天内进行,这种联合治疗的治愈率为 65%～99%。Van de Kar 等认为若其他治疗方法无效,则这种联合应用是治疗瘢痕疙瘩的最佳方法。最近,德国和加拿大学者也报道了类似研究,瘢痕疙瘩术后放射治疗局控率可达 85%。

第七节 瘢痕的综合疗法

瘢痕的综合治疗，是将手术治疗与非手术疗法结合在一起应用，是瘢痕治疗的常用方法和总的指导思想，对各种瘢痕的治疗都十分重要。

鉴于对瘢痕的基础研究尚无突破性的进展，临床防治尚无理想的方案，根据目前对瘢痕形成机理和发展过程的认识，蔡景龙等提出瘢痕防治的动态疗法这一新概念，旨在为临床上防治瘢痕提供新的策略和理念，以达到防治瘢痕的目的。

瘢痕防治动态疗法的指导思想是防治结合，把预防措施寓于治疗之中。主要要点是：①减少治疗性因素引起瘢痕增生的风险，控制创面感染，促进创面的早期愈合，做好预防瘢痕发生的第一步；②创面愈合后、瘢痕成熟前，积极采取加压疗法、硅橡胶疗法、药物疗法、放射疗法、物理疗法及功能康复综合疗法等预防措施，这是抑制瘢痕发生的第二步；③瘢痕成熟后可根据不同的情况采用激光疗法、冷冻疗法、放射疗法及瘢痕内药物注射疗法等非手术治疗疗法和瘢痕切除缝合、皮片移植、皮瓣移植、磨削术、皮肤软组织扩张术、显微外科手术等手术方法进行治疗，这是防治瘢痕的第三步；④各种创面的治疗方法，对机体来说都是一次新的创伤，应按此思路进行动态治疗，循环往复，争取每一循环均可使疗效有较大的提高，直到获得满意效果。

（李文鹏　马奇）

第八章

物理因素皮肤病

第一节 鸡眼和胼胝

一、概述

皮肤局部的角质层，如果发生过度增生的改变，就容易形成鸡眼或胼胝。鸡眼和胼胝，其本质是一样的，鸡眼的角质深入皮肤深部，所以患者感受到的疼痛不适要明显于以水平面角化为主的胼胝。鸡眼和胼胝的发生与患者的走路姿势、指（趾）骨的平整或隆起畸形、骨赘、皮肤局部摩擦受压等诸多因素有关，走路频繁、鞋子紧窄、鞋底硬薄、劳动等都是常见的诱因。

（一）鸡眼

鸡眼多数发生在足底，个别发生在手上。皮损好发于足部隆起处，如足趾、小趾外侧及两趾间突出处等易受摩擦压迫部位。典型损害为豌豆大小淡黄或深黄色、局限性圆形或椭圆形角质增生，呈圆锥状，顶端呈锲状嵌入真皮内，外周有一圈透明的淡黄色环，呈鸡眼状。站立或行走时有局部压迫痛。足部鸡眼要与跖疣鉴别。跖疣是发生在足底部的寻常疣，由人乳头瘤病毒引起，因为足部角质层较厚，受到挤压，发生疼痛，有时常误诊为鸡眼。跖疣发生部位不定，而且常出现在非受压摩擦部位，数目可多可少。患者常有赤足走路或打球的历史。跖疣初起为细小发亮丘疹，逐渐增大至绿豆大小，表面粗糙，有灰黄、乌灰角屑，周围境界清楚，绕以增厚的角质环，如用小刀将表面角质削去，可见有出血点。有时疣表面有微量血液外渗，凝固后有小黑点为其特征。

（二）胼胝

胼胝是手、足部位由于长期受压或摩擦等引起的、境界不十分清楚的扁平状或丘状隆起，为呈淡黄色或蜡黄色局限性角质肥厚性增生，俗称老茧。胼胝多位于足底部或体力劳动者手掌掌面、掌指关节和指间关节处。一些特殊患者，如糖尿病、麻风病患者，其末梢血管循环差或关闭，极易形成胼胝，进而发展成溃疡。有一种与遗传有关的掌跖角化病应与胼胝鉴别。它的临床表现为全掌、跖部皮肤角化、肥厚、发硬，呈淡黄色。在跖侧面有比较明确的界限，该处皮肤稍红。患者多伴有多汗症，足部有明显的臭汗症，有的患者不是弥漫性均匀地角化、增厚，而是呈角化瘤、角化结节样。少数患者在两手指关节背面也有角化、肥厚。这些角化斑块的发生与受压和摩擦无关，不属于胼胝。

二、治疗

鸡眼和胼胝的治疗方法有很多,如修脚、激光、冷冻、高频电灼,也有很多外用药物治疗的方法,如鸡眼膏等。对于有指(趾)骨畸形者,需用手术进行矫正。

长在足底或足趾间的鸡眼或胼胝可引起疼痛影响走路时,可以用刀挖除。民间修脚就是一种简便易行的挖除方法。在医院,多利用手术刀挖除,因手术刀片有利于消毒。具体操作如下:

1. 在进行小手术挖除前,患者要洗净患足,最好是浸泡 15 分钟,使角质层吸满水分,变得松软。
2. 患者取卧位,患足放置于手术者膝上,患足下垫消毒巾。要保证手术双方舒适、稳固。
3. 患处酒精消毒。
4. 准备小手术刀和小剪刀各一把。
5. 握刀法如握笔法。刀柄的执握需稳固,不可松垮。刀面要根据鸡眼或胼胝的种类而调整斜度。尽量避免使用刀尖,应用刀刃的有弧度部分,这样可防止刀尖不小心划伤正常组织。执刀手的小指要紧贴患足,这样可以控制用刀力度,防止刀穿入组织。
6. 不握刀的手要尽力固定患处皮肤、固定鸡眼或胼胝。
7. 挖除时,要巧妙利用手指和腕部的力量,不要一下子用力过猛,要逐渐用力,缓缓削除角质。
8. 鸡眼和胼胝组织的角质层与其下的正常组织之间常有一层分界。角化过度的胼胝和鸡眼为淡灰白色,较正常组织明显硬。
9. 挖除角化硬块的组织后,外用消毒凡士林纱布或杀菌软膏覆盖,稍作包扎。
10. 手术时如估计患者会疼痛明显,可先行局部麻醉。
11. 胼胝或鸡眼伴有细菌感染者,应先抗菌消炎数天。

三、鸡眼和胼胝的预防

1. 穿宽松和软底的鞋。
2. 常泡脚促进血液循环。
3. 有足趾或足底畸形的(如趾外翻者),要进行矫正。
4. 有糖尿病等影响末梢血液循环疾病者,要积极治疗原发疾病。

第二节 褥疮

褥疮，又名压疮或压力性溃疡(pressure sore, decubitus)，是由于局部组织长期受压，发生持续缺血、缺氧、营养不良而致组织溃烂坏死形成的。"褥疮"一词来源于拉丁文，意为"躺下"，这就把压疮的发生与长期卧床联系在一起。对于高位截瘫、行动不便或长期卧床的患者来说，它是最常见的并发症之一。虽然目前在褥疮的护理方面取得了长足的进步，但对于医护人员来说，褥疮的治疗仍然是一个严峻的挑战。据世界卫生组织报道，每年约有6万人死于褥疮合并症。对于褥疮，需要在了解其病因和控制全身疾病的基础上，在患者、家属、护士和医师全方位的配合下，才能有效地预防和治疗。

一、常见原因

从褥疮的定义上可以看出，褥疮形成有一个共同的因素——压力，但是也不可忽略其他诱导因素，如感觉功能障碍、大小便失禁、潮湿的环境等，在具有不可缓解的压力因素时，这些诱因导致组织不可逆的损伤，从而形成褥疮。

(一) 压力

压力是褥疮发生、发展过程中最重要的因素，它包括垂直压力、摩擦力和剪切力。

一般而言，皮肤层下的血管可承受的压力为4.26kPa(32mmHg)左右，假若压力超过以上值，局部血管便可能扭曲、变形而影响血流的通过，从而发生缺血的现象。Kosiak在狗身上实验表明，如果局部持续施加9.31kPa(70mmHg)的时间超过2小时就足以引起局部病理性改变。Daniel等人在截瘫猪模型上进行实验，他证实66.5kPa(500mmHg)的压力持续2小时或13.3kPa(100mmHg)的压力持续10小时，会引起肌肉坏死。

我们从褥疮常见的发生部位和人体压力分布图上可以看出压力为褥疮形成过程中的主要因素(图2-8-1)。Lindan对于人体在仰卧和俯卧的压力变化进行了一系列经典实验，其发现仰卧时在足跟、臀部及骶部周围压力最大，为5.32~7.98kPa(40~60mmHg)，这与长期卧床患者的高发部位(坐骨、大转子、骶部、踝部)一致。其他常发生的部位包括：

1. 仰卧位 好发于枕骨粗隆，肩胛部，肘，脊椎体隆突处，骶尾部，足跟。
2. 侧卧位 好发于耳部、肩峰、肘部、肋骨、髋部、膝关节的内外侧及内外踝。
3. 俯卧位 好发于耳、颊部、肩部、女性乳房、男性生殖器、髂嵴、膝部、脚趾。

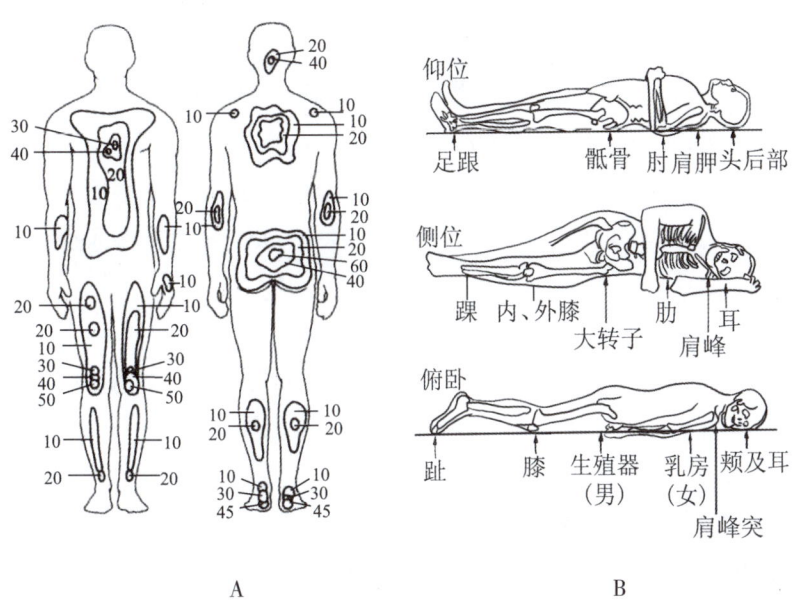

图 2-8-1 褥疮和压力关系示意图
A. 正常人卧位时压力分布图(单位:mmHg)　B. 常见褥疮发生部位

Dinsdale 揭示了切应力(摩擦力和剪切力)和垂直压力形成溃疡的不同点。当陪护者将患者在床上上下拉动或左右推动时易造成切应力损伤。它既可以是表浅的擦伤也可以是明显的深部组织损伤。该过程可造成各层组织间的牵引效应,能引起成角、伸展等力学变化,撕裂血管造成溃疡。浅层溃疡出现后,会引起大量的细菌在伤口繁殖以致感染,此时深层溃疡就不可避免且发展很快。相对而言,单纯的压力性溃疡始发于深部的骨性隆起周围组织,其结果就是形成一个类似锥形的溃疡,尖端指向皮肤表面。该溃疡特点是表面皮肤受损范围小,而深部肌肉组织坏死广泛、严重。

（二）营养

如长期发热及恶病质等患者营养不良,促进伤口愈合的营养成分(如蛋白质、维生素 A、维生素 C 及各种微量元素),不能有效摄入或利用,组织一旦受到损伤,不能有效愈合,就有可能进一步发展成为溃疡。同时全身营养缺乏,出现负氮平衡、皮下脂肪减少、肌肉萎缩,一旦受压,骨隆突处皮肤要承受外界压力和骨隆突处对皮肤的挤压力,受压处缺乏肌肉和脂肪组织的保护,引起血液循环障碍出现褥疮。

（三）皮肤抵抗力降低

皮肤经常受潮湿、摩擦等物理性刺激,如石膏绷带和夹板使用不当、大小便失禁、床单皱折不平、床上有碎屑等,使皮肤抵抗力降低而致褥疮。

（四）年龄

老年人皮肤松弛干燥,缺乏弹性,皮下脂肪萎缩、变薄,皮肤易损性增加。

二、褥疮的临床表现、分期和分级

为了促进交流,目前已提出了多种褥疮分级标准。其中依据褥疮形成过程,我国传统临床上常把褥疮分为三期:红斑期、水疱期和溃疡期。

(一) 红斑期

身体某一部位长期受压后,局部血液供应不足,组织缺氧。小动脉反应性扩张,局部充血,皮肤呈现红斑。压力解除后可以恢复。受压若继续存在,酸性代谢产物组胺增多,血管、神经营养发生障碍,小静脉反应性扩张,局部淤血,皮肤呈现青紫,细胞开始变性,组织呈轻度硬结,此期若能及时处理,短时期内尚能自愈,但不主张局部加热,因加热可使新陈代谢增加,反而使组织缺氧,促使病变加重。

(二) 水疱期

此期毛细血管通透性增加,表皮水疱形成或脱落,真皮及皮下组织肿胀,绀色加深,硬结明显,若及时解除受压,改善血运,清洁创面,仍可防止病变进一步发展。

(三) 溃疡期

1. 浅度溃疡　此期溃疡表浅,仅局限于皮肤全层破坏。如果范围小,创面及时处理得当,通过上皮细胞生长,创面仍能愈合。若继发感染,局部有脓性分泌物及脂肪坏死,组织将继续破坏,并向深部侵犯。溃疡长期存在,边缘可长出瘢痕上皮,形成厚厚发亮的瘢痕组织,阻止了创口的收缩,使得创口无法自愈。有些慢性溃疡,上皮生长不明显,边缘卷曲,形成腔穴。

2. 深度溃疡　感染继续侵入筋膜和肌肉,肌肉内部血栓形成,呈现黑色,坏死组织脱落后形成深度溃疡,如侵犯滑膜、关节、骨组织,可引起滑膜炎、骨髓炎。

由于以上分期不能准确描述褥疮的严重程度和病变范围,目前有人把褥疮分为以下四度:

Ⅰ度:受压部位皮肤发红,表皮糜烂,有少量渗出。
Ⅱ度:皮肤全层破溃,但皮下组织尚未累及。
Ⅲ度:皮肤破溃深达皮下组织,累及筋膜和肌肉,但深层骨组织未受累。
Ⅳ度:皮肤破溃深达骨组织,同时伴有骨坏死和骨感染。

三、褥疮的治疗

(一) 非手术治疗

褥疮最基本的治疗不一定是手术治疗。由于很多患者具有其他严重的全身或局部医疗问题,选择手术一定要谨慎。很多Ⅰ度、Ⅱ度褥疮,在控制好诱发因素,如避免持续压力、控制感染、保持局部干燥、改善营养后可成功治愈或至少稳定病情不再发展。

褥疮的换药要应用刺激性小的消毒药水,避免加重组织损伤。目前很多生长因子,如碱性成纤维细胞生长因子、表皮生长因子,在很多实验和临床应用中显示了可以加速创面愈合。另外我国传统医药对于褥疮的治疗也有一定的经验可以借鉴。去除坏死组织,再采用中药膏涂于褥疮创面进行治疗,伴有空洞可配合使用化腐生肌油纱条,能将化腐溶解物引流排除,促使新生肉芽加速生长。目前,中药膏治疗褥疮的重要性越来越得到认可。

(二) 负压封闭引流技术

负压封闭引流(VSD)自被 Argenta 等首先系统研究应用以来,已被创伤修复专家广泛应用于各种创面的修复,包括慢性创面、骨髓炎、糖尿病足等,极大地加速了患者的康复。虽然目前VSD单位成本比较高,但整体上它减少了治疗费用,而且由于应用方便,将来 VSD 必定是住院患者或社区治疗患者应用最广泛的技术。

应用VSD修复溃疡,目前多主张负压源的压力在16.63～59.85kPa(125～450mmHg)之间,对于坐骨结节区褥疮,我们考虑到坐骨结节周围的软组织量丰富,弹性和可移动性强,在一组病例中采用−700～−600mmHg超强负压治疗。通过周围组织的弹性和牵拉移位作用逐渐缩小创面,创面变小后,可依靠周围的皮肤爬行闭合创面。这样的创面修复方法和其他方法比较,没有牺牲周围组织(如应用臀大肌等肌皮瓣修复),避免了供区并发症的发生,并且不影响患者将来的功能重建。同时术后仅有一小的凹陷瘢痕,局部组织耐磨,特别是在坐骨结节处形成一凹,部分消除了坐骨结节部形成压力性溃疡的因素,可能会使复发率降低,患者术后随访半年至2年,无局部溃疡复发,但长期的效果有待进一步验证。VSD修复溃疡具体实例见图2-8-2。

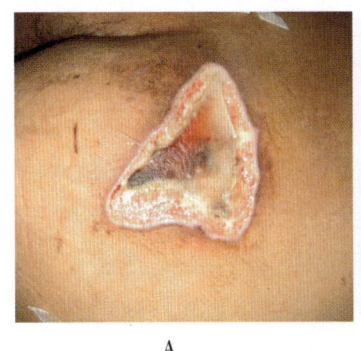 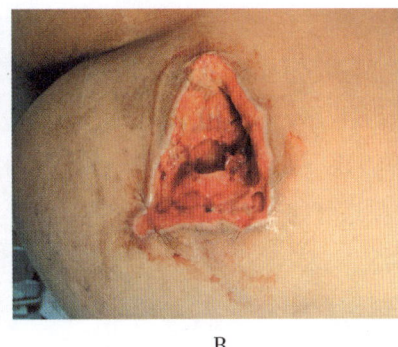 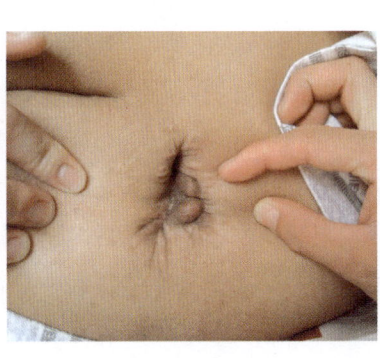

A　　　　　　　　　　　B　　　　　　　　　　　C

图2-8-2　坐骨结节部深度褥疮

A. 骶尾部褥疮15天,此为压力性溃疡,表面看似轻微,但深部坏死严重　B. 清创后可见深部组织严重坏死,已达坐骨结节　C. 高负压VSD治疗3个月后痊愈。此图为术后半年

(三)手术治疗

手术治疗褥疮要遵循以下三个原则:①彻底清创,去除坏死组织、黏液囊和所有异位钙化灶等;②部分或全部骨切除,减少骨突;③用健康组织修复溃疡,保证在骨突部有充分的软组织衬垫。

1. 清创　褥疮外科处理第一步就是清创,清创彻底与否,关系着患者康复的时间长短。一般第一次清创要在手术室处理,这样可以采取最大暴露体位,以便有效了解患者的病情,确定清创程度。同时置于最大暴露部位闭合的创面,术后早期伤口裂开等并发症大大减少。

一般情况下很难判断溃疡的界限,可以在清创前局部滴注亚甲蓝或过氧化氢溶液提供可视的依据。

如果有蜂窝组织炎或周围组织感染时不应急于手术,而应该首先用广谱抗生素控制感染,在细菌培养结果出来后,换用最有效的抗生素。控制感染后,再进行清创。

进行换药时,尽量应用刺激性小的药物,如呋喃西林液。创面包扎最好湿敷,依据感染情况,每日1～2次。

2. 截骨　去除外露及感染的骨组织对于创面的愈合是必需的,同时去除突出的骨组织也是促进局部愈合和避免复发的关键步骤。但是在截骨时要避免基部截骨和过度截骨,以免带来其他并发症,包括大量出血、骨架不稳、压力点易位等。如坐骨区溃疡,单侧截骨会造成对侧复发;双侧截骨,由于压力重新分配,可导致会阴部溃疡,还会由于尿道瘘管形成而使病情复杂化。

3. 创面的闭合　由于褥疮患者常合并其他全身疾患或体质较弱,术式的选择要根据患者的情况与溃疡的情况共同决定。由于褥疮容易复发,当制定手术方案时,不能只想目前的手术,还要为后续的手术治疗和可能出现的并发症考虑。

所有褥疮的修复,一定要在深部条件好转后进行,否则会在皮下形成死腔。对于表浅的褥疮,如Ⅱ度褥疮,可以行植皮治疗,但术后容易复发,效果并不确定。如果条件许可,褥疮的修复通常需要行局部皮瓣、筋膜皮瓣或肌皮瓣等手段进行修复。

对于小的创面,可以行局部旋转皮瓣或菱形皮瓣修复。一般情况下,在臀部,创面小于$5cm\times 5cm$时,供区直接拉拢缝合。皮瓣切取时,尽量保持一定的深度,多要求在深筋膜上剥离。另外供区尽量选择局部受压时承受压力比较小的部位。皮瓣转移后,术后固定很重要,必要时可行石膏托外固定。由于臀部活动度大,如果局部固定不牢,很可能发生切口裂开或皮瓣下不愈合,而致手术失败。

对于大的或感染创面,肌皮瓣通常是第一选择。它具有血供丰富、填塞腔隙充分等优点。其缺点是往往造成供区的损伤,特别是牺牲了机体功能重建的机会或造成一定的功能缺陷。臀部溃疡可用的肌皮瓣,有以臀下动脉为蒂的臀下肌皮瓣、臀上动脉为蒂的臀上肌皮瓣及股二头肌、半膜肌、半腱肌、阔筋膜张肌等肌皮瓣。在修复时,肌皮瓣一定要足够大,多数情况下患者采用屈膝屈髋位,这对于准确判断溃疡大小最有益。同时,肌皮瓣的设计以能覆盖溃疡但又不能妨碍溃疡复发后的二期皮瓣应用为佳。因此总的原则是设计最简单,面积最大,当褥疮复发时可以再次使用旋转皮瓣修复。

为了最大限度地减少供区损伤,目前筋膜皮瓣越来越为人们所关注。筋膜皮瓣除和肌皮瓣一样具有一期闭合创面、改善局部血运、促进组织愈合等优点外,还有解剖层次浅、手术创伤小、切取更为方便、供区损伤小、为以后复发保留了最大的组织块等优点。缺点是修复大的溃疡时筋膜皮瓣体积不够大。目前常用的筋膜皮瓣有腰骶筋膜皮瓣、腰臀筋膜皮瓣、股后筋膜皮瓣、小腿后侧筋膜皮瓣、小腿外侧筋膜皮瓣、外踝上筋膜皮瓣、内踝上筋膜皮瓣、足外侧筋膜皮瓣、足底内侧筋膜皮瓣、足底外侧筋膜皮瓣等。筋膜皮瓣选择应遵循"就近取材"的原则,务必使皮瓣转移后能无张力地覆盖,如果条件许可,首选带感觉神经的筋膜皮瓣。

患有多发褥疮或曾行多次手术的患者,局部无合适的组织利用,在严重感染、全身出现中毒症状等极端条件下或为了提高生存质量,以取得足够的软组织修复溃疡,应考虑行全大腿皮瓣、截肢、半侧骨盆切除术、半体切除术等。

四、褥疮的护理

对于褥疮来说,患者术后护理通常是术前护理的延续,术后仔细的护理是手术成功的关键。应将患者置于正确适当的位置或应用气垫床等特殊褥垫,避免在手术部位形成压力。应控制患者大小便,避免污染创面,保持伤口干燥、清洁。创面的引流是必需的,它有助于皮瓣和伤口的对合,引流物的放置时间应比普通创面要长,通常为14天,直到创口有充分的胶原沉积才可撤销;对于一些感染严重的创面,必要时应定期用生理盐水冲洗,以减少皮瓣和创面之间的细菌含量。为了促进愈合和减少切口张力,应重视髋部、膝部、踝部等特殊部位的固定,以利于皮瓣和创面粘连。

五、并发症

除了与褥疮治疗有关的急性并发症如出血、局部感染、肺炎、深静脉栓塞外,还应特别预防一些长期并发症。

(一)褥疮的复发

与褥疮有关的最常见的并发症是高复发率。Keys 等通过文献回顾发现,在过去 50 年中,应用组织瓣修复坐骨结节溃疡后,褥疮复发率达 3%~82%,其治疗的 31 例患者中,年轻患者坐骨结节溃疡再发率几乎达 100%。据上海市残联对截瘫患者的抽样统计,有 40%的患者反复发生过褥疮。对于褥疮的高复发率,引起的原因很多,其中最主要的是发生褥疮的患者多为年龄大、长期卧床的截瘫或脑血管意外者,护理极难。因此对于褥疮患者来说,进一步改善护理质量,纠正原先一些不良因素(可以通过改变行为、消除痉挛、松解挛缩)是预防复发的关键所在。

(二)低蛋白血症

较大面积的褥疮、全身多发性褥疮或创面深的褥疮,蛋白质丢失量可成倍增加。长期持续不断的蛋白质丧失,如得不到足够的补充,最终将引起低蛋白血症,进而降低机体的抵抗力和创面修复能力,使病情不断恶化,甚至发生恶病质。因此对于褥疮患者要加强营养支持治疗。

第三节 体表慢性溃疡

体表慢性溃疡(chronic ulcer)系指体表软组织的缺损,在期望的时间内不能正常愈合,甚至长期不愈合的伤口的统称。虽然溃疡源于普通伤口,但由于其创伤修复机制受到干扰,使其愈合过程发生障碍,其病理生理和愈合过程更为复杂。

一、慢性溃疡的成因

创面愈合是一个错综复杂的生物学过程,是炎症细胞、修复细胞、细胞外基质及细胞因子等多因素共同参与并以高度协调、相互调控方式进行的复杂机制,任何一个环节的协调不良或功能障碍均可导致创面愈合"失控",在临床上表现为创面愈合延迟或瘢痕过度增生。当发生创面愈合延迟时,如果经久不愈,就成为慢性溃疡。

目前一般按照溃疡形成的原因慢性溃疡分为以下几种:

1. 创伤性溃疡　系指受到过明显外伤后而形成的溃疡,包括深度烧伤后晚期残余创面、外伤后迁延不愈性溃疡、瘢痕性溃疡、慢性骨髓炎性溃疡等。

2. 淤血性溃疡　系指由于静脉回流障碍、血液淤滞而引起的溃疡。常见原因有静脉曲张、深静脉血栓、血栓性脉管炎,以及先天性静脉瓣膜功能不全等。这类溃疡占下肢慢性溃疡的多数,约为55%,溃疡伴有明显的下肢静脉曲张,溃疡浅,基底平坦,周围皮肤萎缩、硬化、脱屑明显,色素沉着严重,并伴肢体远端明显水肿。

3. 缺血性溃疡　指动脉供血不全所引起的溃疡,多继发于闭塞性动脉硬化症和闭塞性脉管炎。此类溃疡常伴有下肢静息痛、间歇性跛行以及肢体远端皮肤粗糙、苍白等。

4. 淋巴阻滞性溃疡　指由于淋巴回流障碍所引起的溃疡,多发生在象皮肿性肢体病变区域。

5. 神经营养性溃疡　因感觉神经缺失,不能正常释放感觉神经肽 P 物质而发生的溃疡,如脊髓或周围神经损伤、脊髓痨等。这类溃疡治疗较困难,应以预防为主,加强护理,避免皮肤软组织损伤。

6. 感染性溃疡　指局部皮肤软组织缺损后,因治疗不当继发耐药菌、真菌等感染而形成的慢性溃疡。

7. 糖尿病性溃疡　指原发于糖尿病性脉管炎的溃疡,多发生于肢体远端。

8. 自身免疫性溃疡　因患者自身处于高免疫状态,对自身正常组织或伤口分泌物过敏,产生细胞或体液免疫,从而使溃疡逐渐扩大、加深,迁延数年乃至几十年。

9. 放射性溃疡　因局部受到过放射线照射,愈合机制发生障碍所致的溃疡。

10. 恶性溃疡　包括癌性溃疡和溃疡癌变两类。

11. 其他　血液病性溃疡、痛风性溃疡、结核性溃疡等。

二、体表慢性溃疡的治疗

由于体表慢性溃疡患者多伴随其他疾患或由其他疾患演变而来,如果不处理发生溃疡的根本原因,即使通过各种方式使溃疡暂时治愈,最终也将复发破溃,因此溃疡的治疗应遵循局部与整体相结合及标本兼治的原则。如糖尿病肢体溃疡,如果不能很好地控制血糖,创面很难治愈,一旦原发病获得有效治疗,溃疡可望自愈。对于静脉淤血性溃疡,要首先了解静脉功能,确定静脉淤滞的原因:如单侧大隐静脉功能不良,可采用大隐静脉剥脱治疗;深静脉栓塞可采用相应的再通处理。只要下肢静脉淤血得到改善,多数静脉淤血性溃疡可以自愈。

在全身治疗的基础上,慢性溃疡的局部治疗包括换药、清创和创面修复三个方面。

(一) 换药

对于慢性体表溃疡来说,局部愈合机制遭到破坏,因此创造适宜组织细胞再生的生理性湿润环境,促进原位再生干细胞复制,对于创面愈合很重要。1962 年 Winter 首先提出的湿润疗法,促进了慢性创面的愈合。湿润疗法强调:不再刺激或损伤创面,不使创面疼痛,保持创面不出血、不干燥、湿润但不浸渍。对于比较清洁的创面,内层可以应用凡士林纱布保持创面的湿度;对于污染严重或坏死组织残留的创面,可用1‰呋喃西林液或5‰醋酸洗必泰液浸泡过但拧干的纱布湿敷。但是纱布不易保存水分,需要频繁更换,周围正常皮肤也容易浸渍。

随着生物工程学的发展,很多供换药的新型敷料不断被开发出来,如以水凝胶、透明性多聚氨甲酸薄膜和泡沫性黏附膜等为基础的各种敷料(图2-8-3)。这些敷料的共同特点是:①能吸收创面过多的渗出物、组织碎片和有害物质;②不造成新刺激;③便于更换,对伤口愈合有促进作用;④舒适;⑤能缓解疼痛。为了进一步促进创面愈合,很多敷料中还加入了各种生长因子或抗菌活性物质,如表皮生长因子、成纤维细胞生长因子等。

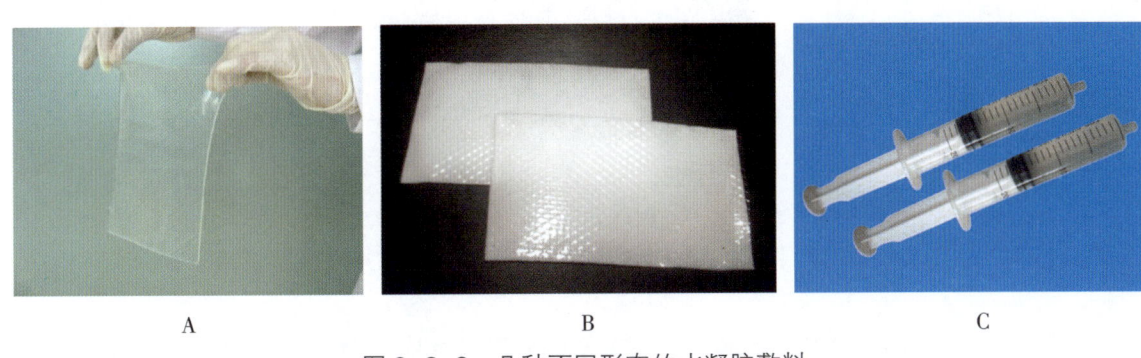

图2-8-3 几种不同形态的水凝胶敷料

换药治疗对慢性创面来说是最基本和最有效的方法,正确的换药治疗,可以促进创面不断缩小;不恰当的换药,对创面愈合没有好处,甚至会加重创面。另外,换药要有耐心和责任心,这样才能促进创面一步步好转,甚至痊愈。

(二)清创

对于难愈性溃疡,由于周围瘢痕化,有时单纯通过换药很难治愈,必须进行一次彻底的清创术。原则上清创应力求彻底,不应限于溃疡创面本身,还须切除其周围的瘢痕,以切到周围健康组织为度。但在切除一些特殊溃疡时应灵活掌握。如烧伤后不稳定瘢痕溃疡,往往溃疡本身范围小,而瘢痕则较广泛,可供修复的供区往往有限,因此在切除溃疡的基础上,周围切除的范围应视供区大小而定。对于慢性骨髓炎,需在切除溃疡及周围瘢痕组织的基础上,凿开死腔,完全取出死骨和异物。对于静脉淤血性溃疡,则要尽可能保留深筋膜的完整性,以利于术后小腿肌肉收缩"泵作用的维持",如果周围组织完全"瘢痕化",切除时要保守点,以切除创缘组织为主。对于恶性溃疡,应依据恶性程度而定,必要时进行截肢,以保全生命。

(三)创面修复

溃疡切除后,如果创面较小,可通过换药进行治疗;但对于慢性溃疡来说,创面大多比较巨大,需要行皮肤组织移植修复,包括皮片移植、皮瓣移植、肌皮瓣或肌瓣移植加植皮等。选择何种方法修复,须视患者全身状况、局部条件等各方面因素而定。

1. 皮片移植 适用于无神经、肌腱等重要组织外露,通过清创换药后,肉芽生长良好者。厚度依创基条件和局部功能而定(详见皮肤移植相关章节)。对于慢性溃疡,皮肤移植后,包扎时间要较普通创面长,且应固定牢靠,以便皮肤与创基有效地结合。一般情况下,由于创基多不良,皮片不宜厚,以刃厚和中厚皮片为主。

2. 组织瓣移植 适用于创面有肌腱、骨骼或较大的血管神经暴露者,或创面呈腔穴状缺损,需要填充死腔者。用于下肢创面修复的组织瓣主要有隐动脉皮瓣、小腿前外侧皮瓣、小腿肌间沟穿支血管皮瓣、外踝上皮瓣、足背皮瓣、腓肠肌肌皮瓣、交腿皮瓣、背阔肌肌皮瓣、腹直肌肌皮瓣、大网膜瓣等(图2-8-4)。在进行皮瓣移植时,要综合考虑受区和供区的条件,选择继发创伤小、成活概率高、对供区功能最小而对受区功能改善最佳者。

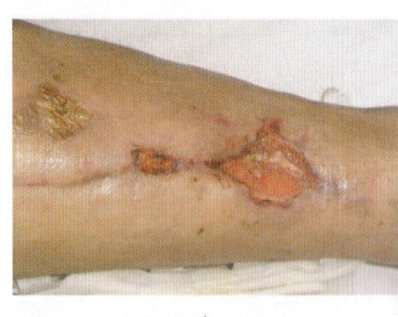 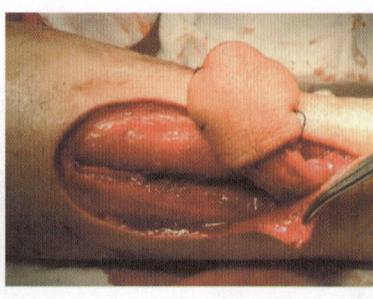 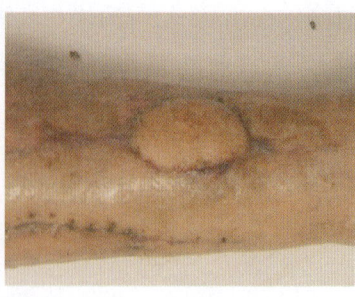

图 2-8-4　胫前区外伤后慢性溃疡的修复

A. 胫前区外伤后溃疡,伴内固定材料外露　B. 切取小腿外侧逆行筋膜皮瓣进行旋转修复　C. 术后半个月,创面痊愈

3. **人工材料的修复**　近20年来随着组织工程学的建立和形成,组织工程皮肤产品也在不断开发,使人工皮肤的研究实现了质的飞跃,虽然还在临床实验研究中,但其展示出的良好功能值得我们期待。人工皮肤是由活性细胞接种在支架材料上形成的组织工程化皮肤,因其有真皮层或同时具有表皮和真皮层,因此是一种活性生物敷料。其不仅具有正常皮肤的部分功能,而且具有良好的修复皮肤创伤的作用,有利于皮肤创面的愈合。这些产品包括:培养的表皮自体移植物、培养的异基因表皮移植物、无生命的异基因脱细胞真皮基质、无生命的含有胶原和E5硫酸软骨素的细胞外基质、活的异体成纤维细胞真皮替代物、培养的复合人工皮肤、无细胞的异种胶原基质等,特别值得一提的是,一种采用患者毛囊外毛根鞘细胞作为种子的自体表皮替代物已开发出来,目前在欧洲已经商品化,称为EpiDexTM。

4. **其他治疗措施**

(1) 高压氧治疗:很多文章报道,应用高压氧治疗,可以加速慢性创面的愈合。高压氧可使创伤组织的缺血、缺氧状态获得有治疗意义的改善,促使成纤维细胞增生和胶原纤维的产生,促进毛细血管再生和侧支循环形成;同时提高局部氧含量,可以提高白细胞杀死金黄色葡萄球菌的功能。Perrins等报告应用0.15～0.3MPa氧压治疗50名动脉硬化性溃疡患者,26例愈合,10例好转。Barr曾用0.2MPa氧压治疗静脉淤血性溃疡19例,其中17例完全愈合。中南大学湘雅医院报告用0.23MPa氧压治疗2例糖尿病性肢体溃疡患者,均获痊愈。

(2) 封闭负压引流(VSD)技术:充分清创、控制感染、增加血流灌注、护理创面和去除压力是治疗慢性溃疡的关键措施。其他治疗方式,如普通换药、高压氧治疗及目前比较常用的湿润疗法,很难同时满足这几个条件,而VSD技术基本上满足了以上几个改善糖尿病溃疡局部环境的要求。在这个高效的引流系统中,创面上的渗出物和坏死组织将被非常及时地清除,被引流区内可达到"零积聚"状态,创面能够很快地获得清洁的环境;即使有较大的腔隙存在时,腔隙也将因高负压的存在而加速缩小。同时,半透性薄膜和泡沫材料组成的复合型敷料,使局部环境更接近生理性湿润状态;高负压同时有利于局部微循环的改善和组织水肿的消退,并刺激肉芽组织生长。负压封闭引流技术极大地提高了创面修复的成功率。

Eneroth 通过对文献回顾和综述,认为负压吸引治疗对糖尿病肢体溃疡是一种安全有效并能降低截肢率的有效方法。Blume 等对比负压吸引技术和目前在美国占优势的水凝胶或藻酸盐湿润治疗技术,发现负压吸引技术 112 天内治愈率明显高于湿润疗法,截肢率也低于后者;但 6 个月时感染率、蜂窝组织炎和骨髓炎等并发症两者没有统计学差异,因此其认为负压吸引治疗总体来说优于后者。该组病例中,按照以往的经验,有 5 例患者在院外初步讨论中拟进行截肢术,应用 VSD 治疗,使患者得以康复,有效地保全了肢体,改善了患者的生活质量(图 2-8-5)。

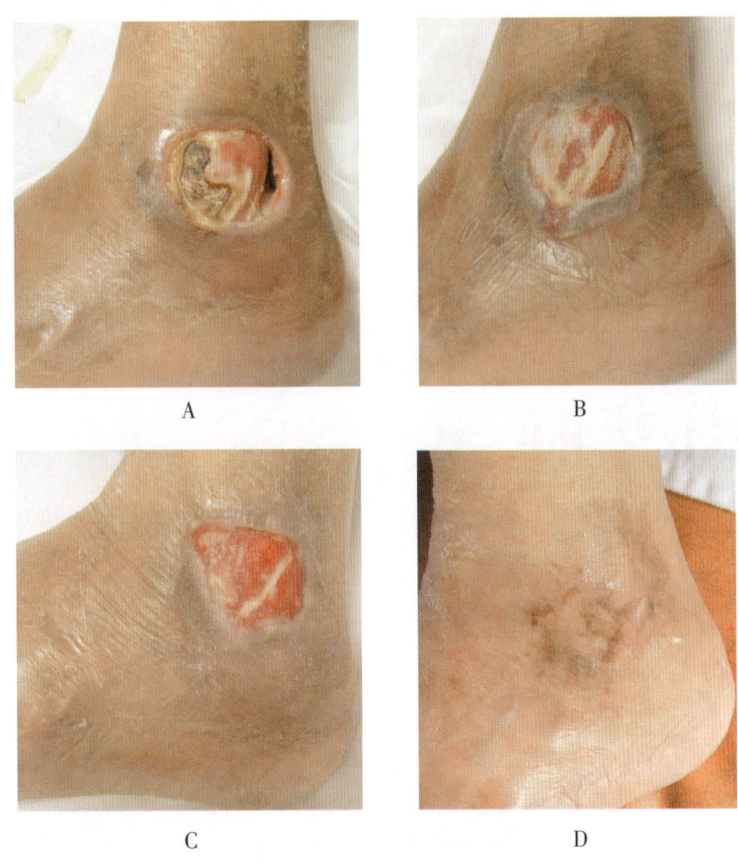

图 2-8-5 糖尿病外踝溃疡 VSD 治疗

A. VSD 治疗前(在院外和其他医院反复换药治疗 2 年,创面不断加重、加深,并向跟腱下形成窦道) B. 应用 VSD 治疗 4 周后,窦道关闭,创面肉芽生长 C. 6 周后,肉芽生长良好,拟行植皮治疗 D. 植皮治疗后 2 年

(3) 基因治疗:近年来基因重组技术迅速发展,大量制备体内含量甚微的蛋白或多肽的技术已成熟。很多研究实验证实,生长因子对治疗慢性难愈性皮肤伤口和大面积烧伤具有良好的效果,有着广阔的前景,如 EGF、FGF、IGF 和 PDGF。联合应用某些因子如 IL24、FGF、M2CSF、bFGF 及 TGF2β2 可加速表皮化动力学过程。通过基因转染的方式,也可以加速创面的愈合。Eming 体外用逆转录病毒技术将 PDGF 转染角质形成细胞后,移植于去胸腺小鼠创面,发现皮下细胞增生,血管含量丰富,纤维粘连和蛋白沉积增加。转染 IGF,角质形成细胞分裂增生,迅速覆盖创面。Sun 等用质粒转染了 FGF 的真核细胞,移植创面后伤口愈合加速,创面抗拉力强度较对照组强。但是目前基

因治疗的危险性(如诱发基因恶性变等)还在研究中,因此应用还比较谨慎。

(4)传统医药:在慢性创面的治疗中,我国传统医药也显示了一定的功效。如刘秀梅等用自研外科解毒生肌散外敷治疗多种慢性溃疡,药理研究证明,自研外科解毒生肌散有抗菌消炎、抑制杀灭病原微生物、减少炎症反应、改进局部微循环、生肌长皮、促进伤口愈合的作用。杨爱华、魏如清等把传统的中医外治法"点刺放血疗法"用于治疗30例下肢慢性溃疡也取得明显疗效。

(5)心理治疗:对于慢性溃疡来说,由于治疗过程比较缓慢,社会和家庭的支持对患者疾病转归的影响有时比应用各种干预性的内外科措施显得更重要。在治疗过程中要高度重视患者的紧张、焦虑心理,为患者营造适合交谈的环境,了解其心理需求,消除患者的不安及担忧,促使其恢复自信心。

第四节 异物肉芽肿

一、概述

有些外源性物质如硅或锆,会引起皮肤组织的肉芽肿反应。其组织学特点是出现异物巨细胞。但是,异物反应也可以由其他方式引起,如外源性物质通过外科手术或注射器直接穿透皮肤或更深的组织。表皮、毛发、指甲虽说是机体自身组织,但是当它们进入了本不是它们存在的部位,也会出现异物反应,譬如当它们被植入真皮或真皮下时。

二、病因和发病机制

机体对于异物的反应,取决于异物的组成成分、进入体内的方式和部位、异物的数量和物理形式。外源性物质进入体内通常都会引发一个短暂的急性炎症反应。而外源性物质持续存在的结果就是单核细胞的聚集。通常将外源性异物反应分为非变应性与变应性两类。非变应性异物反应在异物侵入皮肤后,往往先出现中性粒细胞浸润,然后再出现围绕异物的巨噬细胞和巨细胞,并伴有淋巴细胞与浆细胞,形成肉芽肿,上皮样细胞没有或者很少。变应性异物反应表现为变应性肉芽肿,即显示结核样结构,主要由上皮样细胞组成,并伴有淋巴细胞和浆细胞,有或无巨细胞与干酪样坏死。还有一些物质侵入人体后,先作为异物引起非变应性肉芽肿,以后又引起人体致敏而再引起变应性肉芽肿。穿通性损伤可以引起移植性囊肿和肉芽肿的混合反应。

异物反应的异物来源和材料见表 2-8-1。

表 2-8-1 异物反应的异物来源和材料

来源	材料	来源	材料	来源	材料
创伤性	金属 玻璃 碳纤维 木刺 其他植物 仙人掌刺 海胆刺 节肢动物的口器 爆炸损伤 汞合金文身 人工合成材料、塑料、纤维 表皮、毛发、甲	职业性	铍 硅 毛发 玻璃纤维	外科植入性	缝线 滑石 淀粉 可吸收明胶
		美容性	文身 硅酮 胶原 石蜡 植物油 锆	药物注射性	胰岛素 免疫接种 钙盐 损害内皮质类固醇 聚乙烯吡咯烷酮 维生素 K
		自我摧残	麻醉剂和镇痛剂滥用,如喷他佐辛、度冷丁等		

三、临床表现

异物反应引起的临床表现依异物进入身体的方式和异物的性质,以及组织对它的反应不同而不同。外源性异物进入身体所引起的伴随感染也会带来相应的临床症状,如皮肤真菌感染、软组织蜂窝组织炎、脓肿或窦道等。在某些情况下,可能会出现异物带来的特征性中毒表现、药理学效应或过敏反应。当一个外伤伤口持续疼痛且难以愈合时,提示可能有异物的存在。很多异物会产生肉芽肿反应,在临床上可见到红棕色或紫色丘疹、结节或斑块。由于异物刺激导致的组织肉芽肿反应,最后纤维化,损害就变得越来越硬。

有些植入性材料会引起皮肤颜色的改变(如碳和金属引起一种文身样改变,表现为黑或蓝黑色变化)。含铁丰富的异物可以引起黑色的皮肤损害,有时被误诊为黑色素瘤。

当皮肤受到异物穿通伤时,一些表皮被带入组织深层,就会引起表皮囊肿。有些异物进入的外部特征很轻微,但是却有显著的深部结构的损害,如肌腱、关节和骨骼等的损害。这种情况可在高压注入油脂、油漆、水或某些火器伤中见到。

在临床上,由隆胸材料和文眉、文身引起的皮肤肉芽肿反应,以及心脏起搏器植入、骨科用固定器植入等所引起的组织反应常有报道。其他美容产品如玻尿酸、胶原等用于注射除皱后局部产生异物反应的临床病例也屡见不鲜。

四、诊断

异物反应,特别是异物肉芽肿的诊断,需要特别仔细地询问病史。了解异物进入组织的时间和所涉及材料的类型。当异物进入患者伤口后，患者会感到不适或疼痛。一个撕裂伤的伤口应该仔细检查有无异物，应用器械探查而不要用手指，因为如果伤口中存在锐利的异物，手指就可能被刺伤或割伤。如果怀疑异物已经进入皮下，那么就需要应用影像学技术来查找，包括：

1. X线平片检查 X线平片常常被用来探查异物，但这取决于异物的密度、轮廓、大小和方位。金属、骨骼、牙齿、铅笔石墨、某些塑料、玻璃和沙砾等异物可以被显现出来，但是如果与体内高密度组织重叠，就会看不见。很多有机异物在X线平片中则无法分辨，尤其在进入体内48小时或更长的时间后。

2. 超声波检查 超声波检查有助于查找在X线平片中所见不到的有机异物，但常常会有些陷阱。木刺被肉芽组织包裹后，在超声下会变得比较模糊。另外，一些陈旧性的瘢痕组织、小的骨骼、出血和缝线则会引起假回声反应。

3. 计算机断层扫描（CT） CT扫描能够发现木质材料异物，能够很好地确定异物的位置和与附近组织的结构关系。其缺点是对人体的辐射量要高于X线平片，故不应作为常规筛查。

4. 磁共振（MRI） 磁共振可以检查类似软组织密度的异物材质，如对塑料物质的检查。但其不能被用来探测金属异物。

上述影像技术用来探查进入皮肤、皮下组织或内脏器官内的异物有其局限性。对于那些很小的异物或者在大体影像技术中不显影的异物，就需要用显微镜或超微结构技术来分析。常规的HE染色常能发现吞噬细胞中的特殊异物的存在。而PAS染色则可以显示碎片、云母、淀粉和真菌。暗场照明可以发现某些金属异物。偏振光显微镜能够证实硅、云母、缝线以及木质和植物材料。

五、治疗

对异物肉芽肿的处理，首先强调预防。对一些大的坏死组织，体内残留的异物等须早日清除，彻底清创，保持创伤局部清洁，预防感染发生，争取伤口2期愈合。对有感染的伤口、清创不理想的创面必须充分引流，对已形成的肉芽肿，尤其是伴发周围组织感染、窦道形成者，应手术切除肉芽肿，清除周围坏死组织，充分引流，待创口肉芽新鲜后可行伤口2期缝合。对单纯的异物肉芽肿可考虑手术切除。治疗上的难点是如何判断损害内是否还有异物并需要去除。

异物在组织中引起炎症或感染，或有疼痛不适等自觉症状，就应该设法找到和去除异物。如果那些异物较小，反应不大的就没有必要一定去除了。

是否需要将损害内异物去除可以根据异物的大小、位置、材质以及存在的时间长短作出判断。人工植入产品如果发生严重异物反应，唯有重新取出才能根本解决问题，如隆胸或隆鼻的假体。文身引起的肉芽肿反应，如果局部注射皮质类固醇激素无效，可用选择性激光来去除文身染料，消除反应原。对于一些急性的反应，特别是过敏反应，可以使用皮质类固醇激素来缓解。

第五节 烧伤

一、概述

导致烧伤的原因很多,最常见的大致可分为以下四种:

1. 热力伤 如沸水、火焰(包括电火花、电弧)、炽热金属(液体或固体)、沸液、蒸汽、高温气体等,约占烧伤总数的90%。
2. 化学烧伤 如强酸、强碱、磷、镁等,约占烧伤总数的7%。
3. 电烧伤 是指电流经过人体所致的烧伤,占4%左右。
4. 放射性烧伤 指放射性物质所致的损伤。

烧伤不仅可损伤皮肤,严重的烧伤更会损伤深部组织,如肌肉、骨骼、大血管等。当烧伤导致大面积皮肤损害或深部组织损伤时,会出现水电解质平衡失调、严重感染、多器官衰竭、呼吸抑制以及休克等严重危及生命的情况。

二、烧伤面积、烧伤深度和烧伤严重性的判断

不同程度的烧伤对人体的影响有很大的差异,因此,烧伤严重度的评估甚为重要。伤情判断最基本的要求是烧伤面积和深度,还应兼顾呼吸道的损伤程度。

(一)烧伤面积的判断

1. 手掌法和九分法 目前国内常用的烧伤体表面积(TBSA)估算方法有两种,即手掌法和九分法。手掌法适用于小面积烧伤的估算,九分法适用于大面积烧伤的面积估算。临床上常灵活运用这两种方法进行估算。

(1)手掌法:用患者自身的手掌测量面积,手指并拢时全手掌面积约为身体表面积的1%;五指自然分开时其面积约为1.25%,此方法对于小面积烧伤的估算较为方便(图2-8-6A)。

(2)九分法:将成人体表面积划分为11个9%的区域,会阴部另加1%,构成100%的体表面积,即头颈部=1×9%;躯干=3×9%;双上肢=2×9%;双下肢=5×9%+1%,共为11×9%+1%(图2-8-6B,表2-8-2)。

表 2-8-2　九分法

头颈部			双上肢			躯干			双下肢			
头	面	颈	手	前臂	上臂	前	后	会阴	臀	足	小腿	大腿
3	3	3	5	6	7	13	13	1	5	7	13	21
9%×1			9%×2			9%×3			9%×5+1			

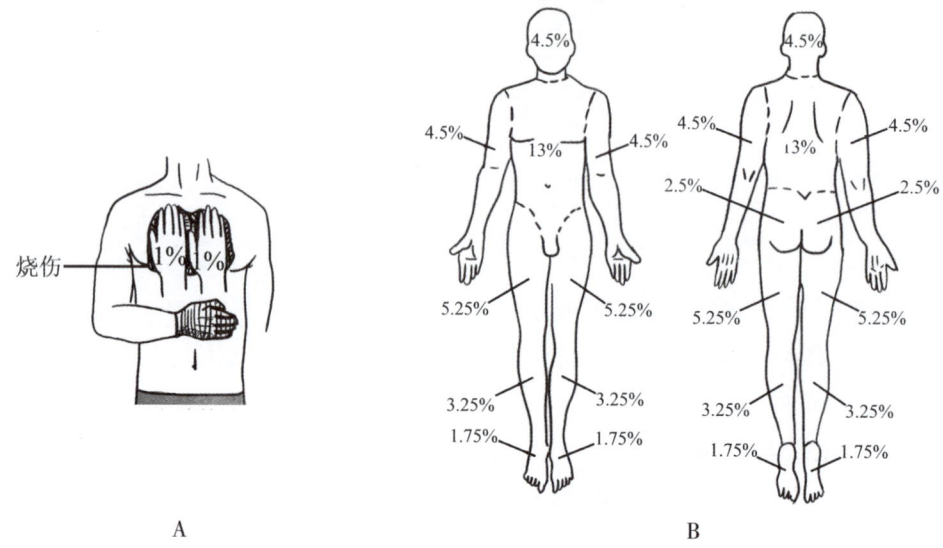

图 2-8-6　烧伤面积估算
A. 手掌法　B. 九分法

2. 儿童烧伤面积的估算　儿童头面部占体表面积的比例较大，而双下肢占的面积相对较小。年龄越小，头面体部面积与双下肢面积相差越明显，所以，目前国内以九分法估算儿童烧伤面积的方法是：

头颈部面积(%)＝9＋(12－年龄)%；

双上肢面积(%)＝9×2%；

躯干、会阴部面积(%)＝9×3%；

双下肢、臀部面积(%)＝9×5＋1－(12－年龄)%。

（二）烧伤深度的判别

目前普遍采用四度五分法，即分为Ⅰ度、浅Ⅱ度、深Ⅱ度、Ⅲ度和Ⅳ度（表2-8-3）。

1. Ⅰ度烧伤　又称红斑性烧伤，仅伤及表皮浅层，生发层健在，再生能力强。局部红斑状、干燥、烧灼感、无水疱，3～7天脱屑痊愈，短期内有色素沉着。

2. 浅Ⅱ度烧伤　伤及表皮的生发层、真皮乳头层。局部红肿明显，有大小不一的水疱形成，内含淡黄色澄清液体，水疱皮剥脱后，可见红润而潮湿的创面，疼痛明显。上皮再生依靠残存的表皮生发层和皮肤附件（汗腺、毛囊），如无感染，1～2周内愈合，一般不留瘢痕，多有色素沉着。

3. 深Ⅱ度烧伤　伤及皮肤的真皮层，深浅不一，也可有水疱，但去除疱皮后，创面微湿，红白相间，痛觉较迟钝，温度降低，并可见粟粒大小红色小点或细小血管网。由于仍有真皮残存，可再生上皮，成为修复创面的上皮小岛，如无感染，可融合修复，愈合时间需3～4周。但常有瘢痕增生。

4. Ⅲ度烧伤 又称焦痂性烧伤，系全层皮肤的损失，表皮、真皮及其附件全部被毁。创面无水疱，呈蜡白色，痛觉消失，局部温度低。质韧似皮革，痂下可见树枝状栓塞的血管网。焦痂的毛发易于拔除，拔除时无疼痛。因为皮肤全层损伤，无上皮再生来源，必须依靠植皮而愈合。只有很局限的小面积Ⅲ度烧伤，才有可能依靠周围健康皮肤的上皮爬行而收缩愈合。

5. Ⅳ度烧伤 是最严重的烧伤，深及肌肉甚至骨骼、内脏器官等。呈黄褐色、焦黄或碳化，丧失知觉，活动受限，须截肢（指）或皮瓣修复。

表 2-8-3 烧伤深度的分类

诊断	同义词	临床表现	治疗	预后
Ⅰ度烧伤	表皮烧伤	疼痛性红斑、水肿	油膏外搽	瘢痕（-）
浅Ⅱ度烧伤	真皮浅部烧伤	疼痛性水疱，疱液清澈，水疱基底红	油膏外搽	2周愈合，瘢痕（-）
深Ⅱ度烧伤	真皮深部烧伤	疼痛不明显的水疱，疱底发白	清创术植皮	3~4周愈合，瘢痕（+）
Ⅲ度烧伤	深度烧伤	灰白或棕色碳化皮损，通常没有疼痛	清创术皮肤移植	瘢痕（+）
Ⅳ度烧伤	极度烧伤	焦痂深达皮下组织、肌肉等	清创、皮肤移植	残疾、需要功能矫正

（三）烧伤严重性的判断

为了对烧伤严重程度有一基本估计，作为设计治疗方案的参考，国内目前仍采用1970年上海烧伤会议制定的分类标准。

1. 成人烧伤严重程度分类

（1）轻度烧伤：总面积在9%以下的Ⅱ度烧伤。

（2）中度烧伤：总面积在10%~29%或Ⅲ度烧伤面积在10%以下的烧伤。

（3）重度烧伤：总面积在30%~49%之间，或Ⅲ度烧伤面积在10%~19%之间，或Ⅱ、Ⅲ度总面积虽不到上述百分比，但有下列情况之一者：全身情况严重或有休克者，有复合伤或合并伤（如严重创伤、化学中毒等），有中、重度吸入性损伤者。

（4）特重度烧伤：总面积在50%以上，或Ⅲ度烧伤面积在20%以上，或已有严重并发症者。

2. 小儿烧伤严重程度分类

（1）轻度烧伤：总面积在5%以下的Ⅱ度烧伤。

（2）中度烧伤：总面积在5%~15%的Ⅱ度烧伤或Ⅲ度烧伤面积在5%以下的烧伤。

（3）重度烧伤：总面积在15%~25%或Ⅲ度烧伤面积在5%~10%之间的烧伤。

（4）特重度烧伤：总面积在25%以上或Ⅲ度烧伤面积在10%以上者。

3. 临床常用分类 由于上述分类标准既不能反映我国救治大面积烧伤的水平，又不能反映烧伤的真正严重程度，故目前临床上多采用"小面积"、"中面积"、"大面积"和"特大面积"来表示烧伤的严重程度。

（1）小面积烧伤：Ⅱ度烧伤面积在10%以内或Ⅲ度烧伤面积在1%以内者，相当于轻度烧伤。

（2）中面积烧伤：Ⅱ度烧伤总面积在11%~30%或Ⅲ度烧伤面积在10%~20%之间的烧伤，相当于中、重度烧伤。

（3）大面积烧伤：总面积在31%~79%或Ⅲ度烧伤面积在21%~49%。

（4）特大面积烧伤：总面积在80%以上或Ⅲ度烧伤面积在50%以上。

4. 吸入性损伤 是较危险的部位烧伤。其致伤因素不单纯为热力,燃烧时的烟雾含有大量的化学物质,可被吸入深达肺泡,这些化学物质有局部腐蚀和引起全身中毒的作用,如 CO 中毒、氰化物等。所以在相对封闭的火灾现场,死于吸入性窒息者多于烧伤,合并严重吸入性损伤者仍然是烧伤救治中的突出难题。

三、治疗方法

(一) 烧伤病理生理和临床分期

烧伤以后的临床病理生理过程一般为三个阶段,各个阶段相互重叠,临床上烧伤治疗的重点也随着三个阶段的变化而有所不同。

1. 急性体液渗出期(休克期) 组织烧伤后的立即反应是体液渗出,一般持续 36~48 小时。大面积烧伤早期大量的体液渗出和血液动力学的变化,可发生急剧水电解质、酸碱平衡失调,甚至休克,且烧伤早期的休克基本属于低血容量性休克。体液的渗出在伤后 2~3 小时最为急剧,8 小时达高峰,随后逐渐减缓,至 48 小时渐趋恢复。综上所述,临床上要迅速根据烧伤面积、烧伤深度和严重性判断并及时补充水分、电解质和营养,烧伤早期的补液速度应掌握"先快后慢"的原则。

2. 感染期 烧伤的特点是广泛的生理屏障被破坏,又有广泛的坏死组织和含有大量蛋白质的渗出液,为微生物提供了良好的培养基;除烧伤创面外,呼吸道、胃肠道也是细菌感染的重要场地;且组织损伤后,局部血液循环受到影响,人体白细胞、抗体和抗感染药物不易到达创伤组织处,更利于细菌感染。因此感染对烧伤患者是另一个严重威胁。一般来说,感染的高峰发生在水肿回收期,为烧伤后的 3~10 天;而伤后 2~3 周,为凝固性坏死组织溶解阶段,该阶段为感染的另一高峰期。大面积的侵入性感染,痂下组织聚积大量细菌并且菌量不断增加,可形成烧伤创面脓毒症,严重威胁患者生命安全。为此,应早期进行切痂或削痂手术,及时进行皮肤移植以消灭创面,以减少并发症的发生。

3. 修复期 修复期包括创面修复和功能修复。促使创面早期愈合,减少瘢痕形成,深度烧伤瘢痕处功能矫正是这个时期的重点。

(二) 烧伤的治疗原则

小面积浅表的烧伤按外科原则清创、保护创面,能自然愈合。大面积深度烧伤的全身反应则需要遵照以下治疗原则:

1. 早期及时地补液,维持呼吸道通畅,纠正低血容量性休克。
2. 深度烧伤组织是全身感染的主要来源,应早期去除,自体和(或)异体皮覆盖创面。
3. 及时纠正休克、控制感染是防治多器官功能障碍的关键。
4. 需重视形态及功能修复。

(三) 创面处理

在整个烧伤患者的治疗过程中,烧伤创面的处理要贯穿始终。烧伤创面的处理目的是尽早闭合伤口,促使完成上皮再生。

1. 浅度烧伤创面 应防止和减轻感染,保护残存的上皮组织,为再上皮化提供一个良好的生长环境。

2. 深度烧伤创面　应正确选择抗菌药物,尽早去除坏死组织并覆盖创面,促使创面尽早封闭。在创面修复过程中,裸露出来的新生肉芽组织应适时覆盖。用手术方法去除坏死组织,削痂手术适合于深Ⅱ度烧伤,切痂手术适合于Ⅲ度烧伤。

创面处理过程中,要考虑修复后功能能否得以恢复。伴有面部、手足、关节部位的深Ⅱ度和Ⅲ度烧伤,总面积若小于50%体表面积且自体皮源充足,应早期实施削痂或将真皮层和皮肤附件一并切除,立即进行自体皮片大张移植。深Ⅱ度烧伤创面经3~4周不愈,应及时手术去除残余上皮或部分愈合的上皮组织,移植大张薄中厚自体皮片。Ⅲ~Ⅳ级烧伤创面已累及深部组织如肌腱、关节、骨面等,则应采用皮瓣修复。

1. 创面植皮方式

(1) 大片刃厚自体皮:如果供皮区足够,还是用刃厚自体皮一次性覆盖为佳。此法愈合好,功能满意,但是颜色略差,皮片稍有挛缩。如果受皮面积大,也可用尖刀将皮戳成筛状,小孔既有利于引流,又可扩大覆盖面积。在功能或外露部位宜选用中厚自体皮片,外观及功能比刃厚皮效果更好。

(2) 大张异体皮加微粒自体皮:将刃厚自体皮剪碎成微粒,用绸布漂浮法或皮浆法将微粒皮均匀粘贴在大张异体皮真皮层,植在受皮区缝合。此法的优点是手术一次即可完成创面覆盖;节约自体皮,自体皮与异体皮的比例为1:10~1:8,供皮区奇缺时可达1:20。但缺点是愈合后瘢痕较重。

(3) 大张异体皮开窗嵌入小块自体皮:将异体皮开出密集小孔,孔径为0.5cm左右,孔间距为0.5~1cm,然后将此异体皮缝合于创面上。3天后去除敷料,将直径为0.3~0.5cm的刃厚自体小皮片嵌入每个小孔内,外加压包扎。此法的优点是节约自体皮,缺点是需要二次手术以及应用自体皮较多,愈合后瘢痕也较重。

(4) 网状自体皮:若深度创面不超过20%,自体供皮区足够,可取偏薄的中厚度皮,用拉网机(也可用尖刀交错戳洞)制成网状缝合于受床。此法节约自体皮,拉网扩大皮源1:1.5~3。成活率比较满意,10~14天即可愈合,愈合后功能不受限制,不需要后期整形。但是愈合后仍有非连续性点状瘢痕,对外观有一定影响,不适合在暴露部位使用。

(5) 自异体皮混植:可将刃厚皮剪成宽1cm左右之条状,与条状异体(种)皮"砌砖式"相间移植。也可以先将直径1cm左右的块状自体皮间隔0.5cm贴于创面,再用大块异体(种)皮覆盖,或将自体皮和异体皮剪成小邮票状相间移植。此法适用于大面积脱痂创面。缺点是创面不易一次愈合,愈合后有条块或片状瘢痕增生。

(6) 天然脱细胞或高分子合成真皮基质作为修复材料:模拟皮肤天然条件,在体外构建人工真皮,用于人体烧伤创面的移植,表面再覆盖刃厚自体皮或体外培养的表皮细胞膜片。由于人工真皮抗原性低,移植后不会被排斥,可永久地存在于宿主体内。有了真皮支架,不仅可以快速血管化,还为上皮细胞的定植与上皮化提供了天然平台,创面愈合后无论是外观还是柔软度以及弹性,都能与中厚自体皮移植效果相媲美。

2. 皮瓣移植　皮瓣移植适用于修复软组织严重缺损,肌腱、神经、血管裸露,创底血液循环差的深度创面,特别是功能部位。可概括为带蒂皮瓣移植和游离皮瓣移植两类:

(1) 带蒂皮瓣:由一带有血液供应的皮肤与皮下组织所形成,可用于修复邻近或较远处的组织缺损。待皮瓣与创底确实建立血液循环后,可予断蒂。皮瓣移植需精心设计,皮瓣的长宽比最好为1:1,不宜超过1.5:1,除非皮瓣含有知名动脉供应血供。

(2)游离皮瓣:是将一块完整的自体皮瓣,通过显微外科手术,将皮瓣的静脉、动脉吻合于缺损区的静脉和动脉,以保证皮瓣的血液供应和静脉回流。

3. 促进创面修复的其他方法

(1)生长因子可促进创面愈合,提高修复质量。当前应用最广泛的是bFGF(碱性成纤维细胞生长因子)、EGF(表皮细胞生长因子)和VEGF(血管内皮细胞生长因子)。它们能促进多种细胞生长活性,加速细胞间质合成,刺激新生血管形成,促进创面愈合。

(2)湿润暴露疗法。对于大面积烧伤患者实行湿润暴露疗法的皮肤再生技术,使患者创面疼痛减轻,减少了传统疗法对一些创面的不必要的手术打击。创面规范用药,早期切开减张,Ⅲ度创面药刀结合,而早期应用皮肤再生技术治疗,使烧伤创面在一个生理的环境下修复,大部分创面达到生理性自愈,从而减少了手术次数和手术面积,降低了愈后致残率,提高了大面积烧伤患者的生活质量。与传统疗法相比较,该技术不仅有效地挽救了患者的生命,而且能减轻患者家庭经济负担和治疗过程中及愈合后瘢痕畸形与功能障碍的痛苦。

第六节 冻疮

一、概述

冻疮指由寒冷所致且比较严重的局限性皮肤炎症损害,多见于严寒季节,并且反复发作。据有关资料统计,我国每年有近两亿人受到冻疮的困扰,其中主要是儿童、妇女及老年人。冻疮一旦发生,在寒冷季节里常较难快速治愈,要等天气转暖后才会逐渐愈合。潮湿和冷风会加速寒冷的传导和流通,促使冻疮形成。易患冻疮也与其遗传背景有关,在温带气候中更为常见,因为那里的冬季有时寒冷且潮湿。相反,在非常寒冷的地区,冻疮反而少见,因为那里有充满暖气的屋子和厚厚的保暖衣物。冻疮多在初冬时节发作,尤其当温度突然下降或寒暖急变时最易发生。手足发绀和冻疮更容易发生在儿童、妇女和身体瘦小的人身上。伴随某些疾病的患者,冻疮的发生率较高。自主神经功能紊乱、末梢循环不良(如糖尿病、高血压的患者及老人)、手足多汗、营养不良、贫血、内分泌障碍、鞋袜过紧等常为冻疮的发病诱因。当春暖花开的时节,冻疮会不治自愈,但是令人遗憾的是在来年冬季来临的时候,这些人又会长出冻疮。另一个有趣的现象是,冻疮并不总是出现在最寒冷的季节,我们常常发现在早春时节冻疮的发生率反而更高。

二、病因和发病机制

寒冷引起冻疮的机制未明,可能与皮肤血管对寒冷过敏有关,也可能与自主神经功能紊乱及遗传因素有关。冻疮发生在冬季或早春气温较低、潮湿的地区,长江流域常见。皮肤长久暴露于寒冷的环境时,可引起皮肤血管收缩,继之血管出现扩张,以维持血流灌注。如持续时间较长,冻疮患者则出现较粗的皮肤小动脉持久性痉挛收缩,较细的表浅血管持久性扩张,血流受阻,组织缺氧,以致组织细胞受损,随后小静脉痉挛,导致该处小动脉、静脉间的毛细血管扩张,通透性增加,组织水肿,血小板聚集,血液黏度升高,形成紫红色水肿性红斑。重者出现水疱、溃疡,患者自觉瘙痒、灼热或疼痛。

中医学认为本病的发生是由于患者阳气不足,外感寒湿之邪,使气血运行不畅,瘀血阻滞而发病。

到目前为止还未发现冻疮有特异性组织病理学改变的报道,但组织病理检查有利于鉴别和排除其他一些表现类似冻疮的皮肤疾病,如冻疮样红斑狼疮。

三、临床表现

冻疮最常发生于手足,如手指、足趾、足背、手背、足跟,以及面颊部和耳郭。冻疮发生快,表现为单个或多个红斑或略带紫色的红斑水肿。患者常自觉烧灼感、瘙痒和疼痛。严重的病例还会发生水疱、脓疱和溃疡。损害常在1~3周缓解,但是老年人由于静脉淤滞,容易变成慢性不愈。有外周血管病者穿戴紧身衣物会造成愈合延迟,应尽量避免。冻疮按严重程度有以下分级:

1. 红斑性冻疮(Ⅰ度) 皮肤浅层冻疮。局部皮肤发白,继而红肿,可有局部发痒、刺痛、感觉异常等。

(2)水疱性冻疮(Ⅱ度) 皮肤全层冻疮。损伤达皮肤深层,局部红肿明显,可出现水疱,内有血清样或血性液体,疼痛剧烈,数日内水疱干枯,2~3周内形成黑色干痂,脱落后创面愈合。

(3)坏死性冻疮(Ⅲ度) 皮肤和皮下组织冻疮。其损伤达皮肤深层、皮下组织或肌肉、骨骼,多在伤后3~7天出现水疱,损伤部位呈紫黑色,周围组织水肿,疼痛明显,肢体活动受限;约7天后出现干性坏疽,感觉和功能完全丧失,创面愈合慢;2~3周后,冻伤坏死组织与正常组织分离,常留下瘢痕与功能障碍。

四、诊断

冻疮的诊断并不困难,诊断标准如下:
1. 明确的受冻病史。

2. 好发于寒冷季节。
3. 皮损好发于暴露部位，如四肢末端、面部和耳郭。
4. 特征性皮损为紫红色水肿性斑块，气温升高时自行消退，皮损多伴瘙痒感。

冻疮还需要与其他一些疾病鉴别，如寒冷性多形红斑、红斑狼疮和严重冻伤等。冻伤是由冰点以下低温所造成的损伤，属冻结性冷伤。冻疮属非冻结损伤，是指接触10℃以下、冰点以上低温，加上潮湿环境所造成的损伤。

五、治疗

（一）系统治疗

血管扩张剂如烟酰胺 50~100mg，3 次/日，或硝苯地平 10~20mg，3 次/日，以达到扩张血管、改善局部血液循环的目的。亦可采用丹参 20ml 或脉络宁 20ml＋低分子右旋糖酐 500ml 静脉输注，有扩张血管、增加血流和溶解血栓的作用。此外，维生素 E、维生素 C 等亦可应用。

（二）局部治疗

在气温转凉之前，先在易受冻部位擦凡士林或其他油脂类，起到保护皮肤的作用。若冻疮皮损无破溃，可用促进血液循环的药物，如 10% 樟脑酊或辣椒酊局部揉擦。外用多磺酸黏多糖乳膏（喜疗妥）也有较好的疗效，能达到抗炎、促进水肿和血肿吸收、抑制血栓形成和生长、促进局部血液循环和刺激受损组织再生的作用。已成溃疡时，应用红霉素软膏、百多邦软膏防治感染。外用湿润烧伤膏是一种不错的选择。另外，市售冻疮膏、貂油防冻治裂膏都有一定疗效。

（三）物理治疗

红外线（包括远红外线）、氦氖激光、频谱仪等进行局部照射，都有加速皮损局部血液循环、促进皮肤组织修复的功效。

（潘卫利　陈丽梅　张旭东）

第九章

皮肤放射性损伤

人体皮肤接触到各种电离辐射(α、β、γ、X射线,电子,质子等)的照射后引起的皮肤、黏膜的一系列炎症性损伤表现,称为皮肤放射性损伤,临床上多称之为放射性皮炎。本病常见于治疗、事故或职业接触,临床多发生于防护措施不严密的从事放射工作的人员以及接受放射治疗的肿瘤患者。自1895年Roentgenn发现X射线后,人们认识到X射线是一种能,它具有微粒辐射和电磁辐射两种表现形式,X射线对生物体照射时能产生生物效应。根据X射线照射时间的长短和量的大小、多少,生物体能产生的生物效应可分为五个阶段,即物理阶段、物理化学阶段、化学阶段、生物化学阶段、生物学阶段。利用X射线对生物体照射所产生的不同生物效应,我们可以将其用于不同领域。随后100多年来,更多的电离辐射不断被人类发现,并且在工业、农业、医疗卫生等多种行业得到了很大的发展和应用,其在医疗卫生行业应用最早,使用面最广。在医学领域,X射线首先应用于拍摄、透视骨像,然后从外科领域逐步过渡到内科领域,应用范围扩展到那些自然对比度较差(吸收差较小)的组织、器官(胃、肠道、支气管、血管以及脑室等),X射线诊断技术日益成熟。随后人们发现利用肿瘤对放射线的敏感性,可以在临床上将放射线用于肿瘤的单独治疗或术后辅助治疗。但是各种电离辐射对人体的照射,一方面能对人体进行疾病的诊断和治疗,另一方面对人体也产生一定程度的损害。因为在利用电离辐射对生物细胞的杀伤作用进行治疗时,放射线在杀灭肿瘤细胞的同时也不可避免地损伤部分正常的组织和器官。皮肤是人体最表面的组织,能被肉眼直接观察,在接受放射治疗时也最容易受到放射线的损伤,是最早被认识到的受放射损伤的组织。

第一节 发病机制

任何一个器官和组织在接受辐射后,随着照射剂量的增加,器官实质细胞和间质细胞的损伤都将从可逆性的亚致死损伤(通常称放射反应)渐进地向不可逆性的致死损伤发展。损伤的程度和速度亦随细胞对射线的敏感性不同而异。

若器官实质细胞为快更新组织,则其对射线的敏感性高,就容易出现放射反应和损伤,同时产生器官功能性的改变。如小肠上皮细胞、造血系统的前体细胞、睾丸的精原细胞和卵巢的颗粒细胞等都很容易发生放射性受损从而导致消化功能紊乱、造血功能抑制、不育症和不孕症等。

若器官实质细胞为缓慢更新组织或非更新组织,则其损伤改变是缓慢的。其中血管内皮细胞、结缔组织细胞的损伤尤其应受到重视,常常可因血管内皮细胞的损伤导致部分毛细血管闭塞、小血管血栓形成、部分血管变性硬化或纤维化等,最终造成局部血循环障碍。纤维结缔组织的过度增生,可形成器官广泛的纤维化,进一步加重器官实质细胞的损伤而出现继发性或迟发性的器官功能降低或丧失,如慢性放射性脑坏死、慢性放射性脊髓病、慢性放射性肾炎、慢性放射性肝炎、放射性肺组织纤维化等。

各种类型的电离辐射均可直接或间接使皮肤产生不同程度的损伤反应,特别是 α 射线、β 射线、γ 射线和 X 射线,以及电子、核子和质子的放射。首先,电离辐射可直接损伤皮肤黏膜组织,同时使细胞 DNA 发生可逆或不可逆性损伤,影响细胞基因信息的表达与变更,在此基础上可诱发肿瘤的发生。其次,电离辐射可电离组织内分子,释放氧自由基及氧活性物,使组织产生继发性损伤,其中主要是上皮的生发层细胞和皮下血管的变化。在照射部位毛细血管反射性扩张,局部形成充血性反应,出现红斑,并在皮肤溃疡形成之前,就可发生血管损伤和微循环障碍。而引起伤口愈合不良的原因是进行性的微血管阻塞,上皮细胞以及成纤维细胞增生不良。通过电镜观察到:放射性皮肤损伤初期,组织细胞变性坏死,广泛纤维化。内皮细胞增生肿胀,管壁增厚,管腔变窄、闭塞,甚至细胞变性,胞浆中大量空泡形成,细胞间隙增宽,基底膜局部断裂。受照后短期内出现皮肤不同程度的坏死,形成急性放射性皮肤损伤,表现为可逆性的毛发脱落、皮炎、色素沉着及不可逆的皮肤萎缩,皮脂腺、汗腺的破坏和永久性的毛发缺失,以致放射性坏死,继之形成溃疡。慢性放射性皮肤溃疡电镜下显示:真皮内层纤维、细胞核轻度固缩,胶原纤维变性,部分细胞核溶解,透明角质颗粒破碎,电子密度增大,间质内出现大量空泡,表皮棘状细胞部分细胞桥粒断裂,间隙扩大。线粒体轻度肿胀,嵴断裂,有的形成空泡,胞浆内可见密集的黑色素颗粒。上述变化可以导致受照部位组织供血不足,使物质交换受限。

临床上引起放射性皮肤损伤的主要射线是 X、β 及 γ 射线。其中 X、γ 射线穿透能力强,除皮肤、皮下组织受损外甚至骨骼也会受损,有时产生溃疡长期不愈。β 射线损伤浅,在外照射时主要作用于皮肤,因此皮肤损伤是其主要表现。此外,不同射线产生相同皮肤损伤所需的吸收剂量不同。γ 射线损伤皮肤吸收剂量较大,β 射线则较小。因为 γ 射线的穿透能力强,电离作用小,传给皮肤的能量也小,部分能量消耗在深层组织。X 射线作用与 γ 射线类似。而 β 射线的电离作用强,皮肤吸收的能量也多。有相当一部分 X 或 γ 射线皮肤损伤合并有放射病,使观察和治疗更为困难。

第二节 临床表现

根据电离辐射所致皮肤损伤的临床表现不同,可分为急性放射性皮炎、慢性放射性皮炎及晚期放射性皮肤损伤继发的并发症,如放射性坏死、放射性溃疡甚至恶变等。

一、急性放射性皮炎

往往由于一次或多次大剂量放射线照射引起,但敏感者即使剂量不是很大也可以发病。该情况见于恶性肿瘤放射治疗及发生放射意外事故后。其早期反应与热灼伤相似,常称为放射性烧伤。潜伏期因放射线的剂量和个人的耐受性不同而长短不定,大致在8~20天。可分成三度。其中Ⅱ、Ⅲ度放射性皮炎可伴全身症状,如乏力、头痛、头晕、精神萎靡、食欲不振、恶心、呕吐、腹痛、腹泻、出血及白细胞减少等,严重者可危及生命。

(一)Ⅰ度

常于暴露后2~7天出现,如剂量过大可在24小时内发生,12天左右达到高峰,3~4周后消退。早期照射部位出现红斑,初为鲜红,可伴有轻度水肿,以后呈暗红色斑,可有灼热与瘙痒。3~6周后出现脱屑及色素沉着,也可出现暂时性或永久性毛发脱落(图2-9-1)。

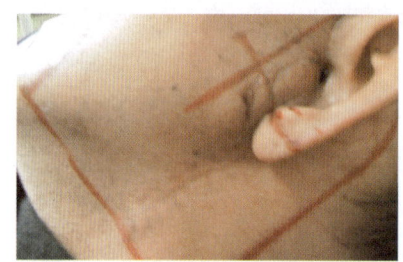

图2-9-1 Ⅰ度放射性皮炎

(二)Ⅱ度

显著急性炎症水肿性红斑,表面紧张有光泽,有水疱形成,破溃后出现糜烂和结痂,可遗留色素沉着、色素脱失、毛细血管扩张、皮肤萎缩及永久性毛发脱落。自觉明显灼热及疼痛。病期长短不一,一般为1~3个月(图2-9-2)。

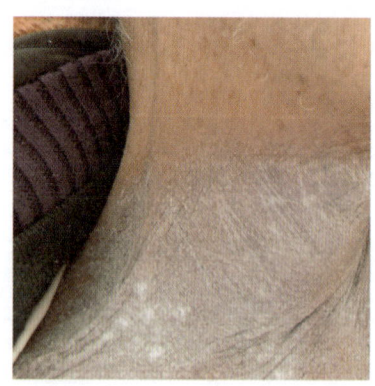

图2-9-2 Ⅱ度放射性皮炎

(三)Ⅲ度

损害累及真皮深部、皮下组织甚至深部肌肉、骨骼,表现为显著红肿后迅速组织坏死,自觉剧痛,以后形成顽固性溃疡。溃疡深度不定,一般可穿通皮肤及肌肉,甚至骨组织。溃疡具有潜行边缘,底面有污秽的黄白色坏死组织块。溃疡常持续多年不愈,愈后留下萎缩性瘢痕、色素沉着、色素脱失和毛细血管扩张。损害严重者大血管闭塞,肢体发生干性坏疽。有些可谓永久性溃疡,溃疡和瘢痕部位易发生癌变(图2-9-3)。

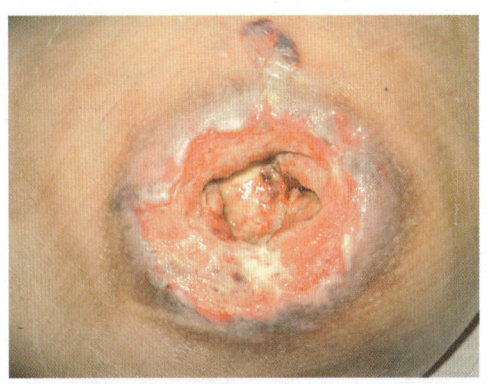

图 2-9-3　Ⅲ度放射性皮炎

二、慢性放射性皮炎

慢性放射性皮炎多为长期、反复小剂量放射线照射引起,或由急性放射性皮炎转变而来。最常见于长期接触电离辐射的放射工作人员及长期反复进行放射治疗的患者。潜伏期数月至数十年不等。慢性放射性皮炎的临床表现具有特征性,但皮肤损害炎症表现不显著。因为放射线可以破坏皮脂腺、汗腺、毛囊以及甲床生发层细胞而致皮肤逐渐干燥、粗糙、皲裂、萎缩,汗腺、皮脂腺分泌减少,毛发脱落,甲色晦暗,出现纵嵴、色素沉着及增厚,甚至脱落。皮肤损害久后可继发鳞癌(图2-9-4)。

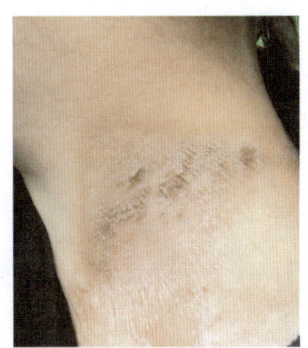

图 2-9-4　慢性放射性皮炎

三、晚期放射性皮肤损伤继发的并发症

(一)放射性坏死和放射性溃疡

皮肤对大剂量辐射的耐受性很差,接触后可发生严重急性反应。首先发生早期红斑,继之大疱形成,之后形成放射性坏死,大约2周后坏死会被溃疡所取代,但也可能在照射之后数年发生;早期溃疡一般起源于表皮坏死,可以愈合,但临床上更常见的是晚期溃疡,多为持久性或复发性溃

疡。此类损伤不同于一般溃疡。放射线不仅可造成皮肤的伤害,而且可透过皮肤引起深部组织的损伤。射线直接作用于皮肤及其深部组织细胞,使之发生渐进性退变和坏死,而且因迁延时间长,最终会形成广泛纤维化。同时射线还可以造成微血管和小血管内皮细胞的损害,产生血管内膜炎,引起内膜增厚、管腔狭窄、闭塞或血栓形成,使局部组织缺血缺氧,加重组织损伤。这类病变呈进行性加重、不可逆性发展,一旦溃疡形成,则很难自行愈合。溃疡的特点是：边缘鲜明,当痂皮脱落后基底较清洁,也可以表现为灰白色坏死组织间少量肉芽组织或覆有脓苔的肉芽组织间少量苍白的坏死组织；极度疼痛,有时呈持续性痛,随溃疡大小、深度及其周围组织纤维化的程度不同,自发性痊愈常需数周到数月或更久,且所产生的瘢痕组织常易再次崩溃,严重者溃疡顽固而持久,难以愈合。晚期放射性皮炎还可因为暴露于剧冷环境、过度日晒、感染、长期摩擦和压迫等原因造成深在性溃疡。图 2-9-5 为一例放射性溃疡病例。

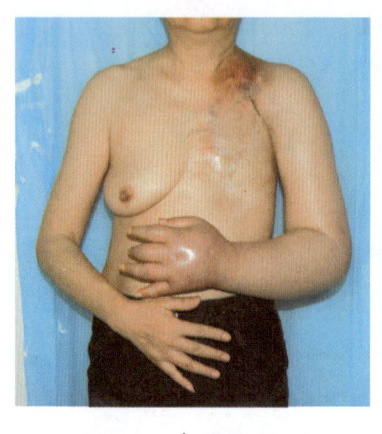
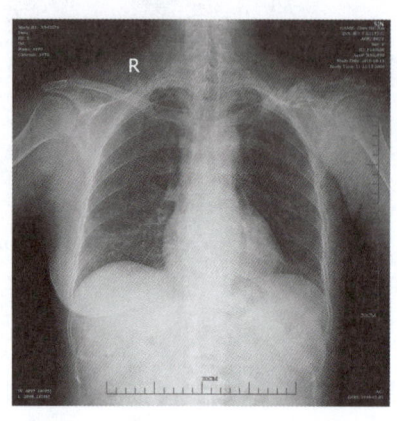

A   B

图 2-9-5　放射性溃疡

女,62 岁,乳腺癌术后 24 年,曾经正规放疗,左锁骨处皮肤溃疡 3 年伴锁骨病理性骨折。局部活检提示炎症性改变,未发现肿瘤细胞

(二) 恶变

晚期放射性皮炎最严重的后果为继发肿瘤,可在照射后 4～40 年任一时间发生,其发生率随时间延长而有所增加。据统计,其发生率为 10%～29% 不等。通常是在反复小剂量 X 射线照射之后由体细胞的非致死性突变所引起的。癌呈多发性,一般发生于放射性皮炎处,尤其是慢性增厚的放射性角化病或慢性溃疡处。放射性皮肤癌的大体和组织病理表现与自然发生的皮肤癌并无本质的区别。面颈部的基底细胞癌的发生率比鳞癌多 10～20 倍,但在其他部位则以鳞癌相对比较多；纤维肉瘤、黑色素瘤和圆柱瘤极为罕见。提高照射剂量和增加照射皮肤区可提高急性肿瘤的发病率,但用量尚未证实；增加分次照射数和每次小量照射可降低皮肤肿瘤的发生。辐射损伤皮肤处的鳞癌比长期日光暴露区处的鳞癌更常发生转移。临床研究表明,以前有电离辐射史者,照射部位进一步暴露于 UVB 或做 PUVA 治疗,可使这些部位的皮肤癌发生率增加。图 2-9-6 为一例晚期放射性皮炎继发肿瘤的病例。

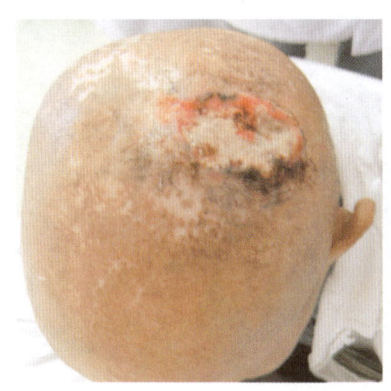
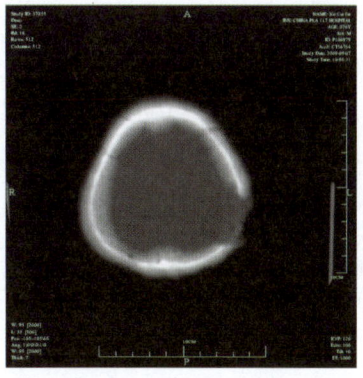

图 2-9-6　晚期放射性皮炎继发肿瘤

患者,男,77 岁,脑部放疗后引起头皮鳞状细胞癌伴有颅骨骨质破坏

(三) 其他

皮肤照射后可增加脑、甲状腺、腮腺、基底软组织和骨的良性和恶性肿瘤形成,这些非皮肤肿瘤的潜伏期为 5~50 年。其他还有在皮肤癌放射治疗后出现的良性、自愈性假上皮瘤性肉芽肿性损害以及在眼睑癌放射治疗后引起的眼睑结膜白斑等。

第三节　防护与治疗

一、防护

(一) 照射前

局部皮肤宜清洗并拭干,保持干燥,若有细菌或真菌感染应事先治疗。

(二) 放疗时

①严格掌握适应证和总剂量,避免过大剂量。充分考虑受照射组织的体积、种类、部位及敏感性等问题。②详细观察放疗后的皮肤改变,如已发生皮炎,应停照,并定期随访观察。③从事放射线工作的人员应严格遵守操作规程,并加强操作环境及个人安全防护措施。④定期体检,发现有病变倾向者应及时休息,对病情较重者应考虑调换工作。若发现从事 X 射线工作的人员手部出现赘生

物,应密切随访观察,以防癌变。

(三) 接受放疗后

日常护理中,患者外出应做好防护措施,如用帽子、伞等防照射;穿柔软的全棉内衣;淋浴时要用温水和柔软毛巾轻轻蘸洗,禁用肥皂擦洗或热水浸浴;避免冷热刺激如热敷、用冰袋等。更不要用化妆品外涂及外贴胶布。放疗期间要多饮水,饮食以高蛋白、高维生素为佳。

二、治疗

一旦出现了皮肤放射性损伤,我们就得积极治疗,并应做到早发现、早治疗。

(一) 全身治疗

全身治疗主要依据病情轻重和病程发展采取综合治疗措施,主要是加强支持疗法,给予高蛋白、高维生素饮食,必要时给予输液、能量合剂及氨基酸等,并补充维生素 A、维生素 D、B 族维生素、维生素 C、维生素 E 等。其他可用丹参片及低分子右旋糖酐以改善局部或全身微循环。有剧烈疼痛者可服用镇静止痛药。炎症剧烈者可使用糖皮质激素内服。如伴有细菌感染者可用抗生素。如白细胞下降明显且伴出血者可予输血、清蛋白或其他内科治疗。

(二) 创面处理

1. 急性放射性皮炎　治疗原则为保护皮肤,避免外界刺激,以局部治疗为主。红斑水肿明显、无渗出时可外用炉甘石洗剂或单纯扑粉,有渗出糜烂时可用3%硼酸溶液或复方维生素 B_{12} 溶液湿敷。如果产生水疱,对损伤范围小、完整的散在小水疱,只要张力不大,可尽量保留疱皮,让其自行吸收、干瘪,但吸收较缓慢;对于大水疱或张力大的水疱应在无菌操作下作低位穿刺排液,如果水疱周围有明显炎症反应,疱液混浊或呈黄色、有异味,则估计损伤较深,应及时剪除疱皮,以防止局部感染加重损伤。无水肿渗出时可外用糖皮质激素霜剂或软膏,也可用湿润烧伤膏局部外涂。

2. 慢性放射性皮炎　慢性放射性炎症的干燥萎缩性皮损应避免破损,可用尿素酸涂敷,使皮肤保持柔软,防止皲裂。亦可采用温和的局部理疗,减轻疼痛与不适。

3. 早期溃疡损害　对早期溃疡性损害可用抗生素软膏如莫匹罗星等,亦可用10%鱼肝油软膏,也可用重组人表皮生长因子敷于溃疡处,促进创面愈合。但局部皮肤组织弹性差、质地硬、各层组织纤维瘢痕化严重、形成板块硬化的瘢痕组织者往往难以自愈,对这种顽固性溃疡及癌前期或癌变早期损害需行外科手术治疗。

(三) 手术治疗

1. 术前准备

(1) 检查患者全身情况,纠正患者的贫血和低蛋白血症,使其全身情况改善。该类患者大部分年龄较大,病程长,加上经济困难,多数患者体质较差,常伴有营养不良、贫血和低蛋白血症等。

(2) 合并的其他疾病应得到控制,如糖尿病患者术前应控制好血糖,否则影响术后切口愈合。有报道严重糖尿病、肝硬化、低蛋白血症的放射性溃疡患者,术后因多器官功能衰竭而死亡。

(3) 创面感染的控制是术前准备的另一个重要方面。溃疡灶要加强换药清洁创面,行细菌培养,选用敏感抗生素,控制或减轻局部炎症,提高手术的成功率。

(4) 病理检查应作为常规进行,了解是否有肿瘤复发或溃疡恶变。病理可在术前取小块组织先行活检定性，也可在术中申请冷冻切片定性以及明确切缘及基底的情况。保证切缘及基底阴性是减少肿瘤复发的最有效手段。对恶性肿瘤患者术前必须做必要检查，明确有无全身重要脏器转移或淋巴转移。

2. 麻醉方式的选择　如果选择植中厚皮修复，一般手术时间不长，可用静脉复合麻醉或分离麻醉；如果选择皮瓣修复，则应气管插管全麻。经鼻插管要慎重，需要检查鼻咽部黏膜有无炎症改变，有无溃疡，有无瘢痕粘连、狭窄等，否则易引起较多的出血甚至窒息。经口插管要检查张口度及头能否后仰，如果不能满足要求，就要准备气管切开插管全麻。麻醉的选择应在术前与麻醉师协商，以确定麻醉方式及做相应准备。

3. 手术原则

（1）对溃疡较表浅、基底有丰富软组织或新鲜肉芽创面者，可予皮片移植覆盖创面。

（2）对溃疡面积较小、周围组织活动度良好者应首选切除缝合。

（3）对放射性溃疡较严重、创面较深者，应遵循以下原则：

1）明确诊断。手术前应做病理检查，排除原发肿瘤复发和放疗引起癌变可能。

2）受照射的溃疡及周围病损组织必须尽可能广泛切除。最好能扩大切除至正常组织，否则伤口愈合不良，拆线后易发生皮瓣与创缘裂开等并发症。

3）清创要点。对于严重放射性溃疡，如果累及骨质应将死骨清除至有活跃渗血为止；如果损伤范围涉及大血管、神经甚至脏器，则可采用姑息性清创，只将表面的坏死组织刮除即可，然后以肌瓣、肌皮瓣填充。

4）创面用血运丰富的组织瓣修复。这样可提供良好的血液循环、酶和抗体，以达到所谓"生物切除"，增强修复能力，也能使溃疡完全愈合。

5）尽早手术。X射线照射可诱发癌变（机制尚不完全清楚），因此对于皮肤放射性溃疡应尽早手术治疗，并且应术后定期随诊，以使癌变能被及时发现和处理。

4. 手术创面的清创处理　放射损伤与一般创伤不同，其溃疡深，纤维化严重，坏死组织多，创面分泌物不多，亦无恶臭，类似干性坏死。有些浅表的创面虽然不大，但深层却有较大范围的组织坏死，且有些放射性溃疡可深达重要器官及组织，不可能彻底切除。但明显的坏死组织及死骨则应尽可能清除。涉及重要的肌腱、神经、大血管处变性纤维化组织的清创不一定要求彻底，以免引起损伤。目前，如创面受照射的范围不大，溃疡切除的范围应尽可能把所有照射的部位包括边缘色素沉着区域连同中心的溃疡组织一并切除。若放射性皮炎损伤区范围广、完全切除后修复困难，可考虑切除部分距中心溃疡区近的放射损伤区。

5. 手术方法的选择　修复方法要依据创面的性质、切除的范围和深度以及创面基底情况和所在部位、患者情况（包括年龄、性别、体质等方面）而选用不同方法。

（1）植皮修复：对于病程较长、病灶肉芽组织生长较好或溃疡灶清创后创基渗血较活跃者，采用中厚皮片移植可取得较好疗效。此方法手术时间短、创伤小、效果好，特别是年龄大、体质差的患者应首先考虑。但考虑到创面部位的小血管内膜可能有病变而血供不良，皮片宜选用薄中厚皮片而不用厚中厚皮片。

（2）局部皮瓣：如果病程较长，溃疡灶边缘皮肤放射性损伤恢复较好，也就是无潮红，皮肤、皮下组织较软，而溃疡灶血运较差，坏死组织不干净，特别是基底部血运差，有一些腱膜组织或颅骨外露,这样的患者不适宜植皮修复,应选用局部皮瓣修复。这样其皮瓣血运可以保证,操作相对简单,手术时间短,患者创伤小且术后便于护理。具体实例见图2-9-7。

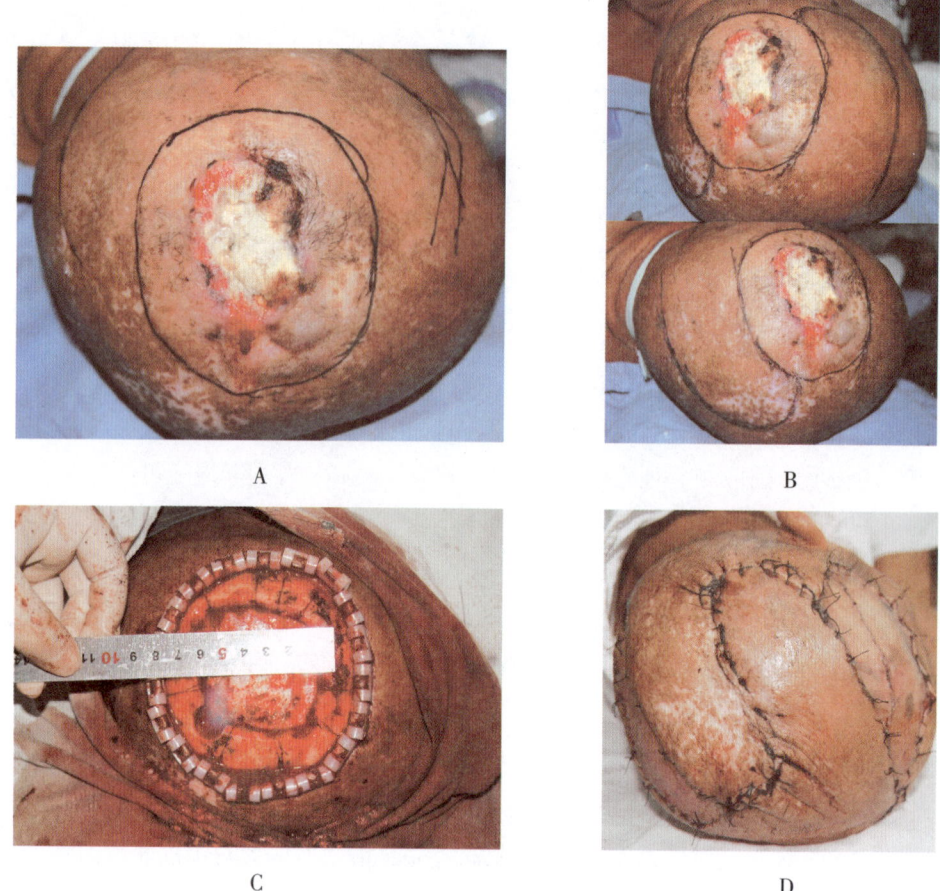

图 2-9-7　局部皮瓣联合植皮修复颅顶部放射性溃疡
用头皮双侧旋转皮瓣转移覆盖溃疡区,皮瓣转移后形成的创面用薄中厚皮片覆盖
A. 颅顶部放射性溃疡术前　B. 双侧旋转皮瓣的设计　C. 术中软组织及颅骨缺损创面　D. 术后一周,皮瓣及植皮存活

（3）肌皮瓣:肌皮瓣是含有肌肉和皮瓣的复合组织瓣,适应于溃疡范围较大、坏死组织多、部位深以及清创后深部重要血管神经裸露患者或局部皮瓣不适宜切取或不能满足需要的患者。其优点是血运良好、组织丰厚、抗感染能力强,既可改善局部血运,促进组织新陈代谢,利于创面愈合,又可充填修复清创后的大块组织缺损,也为坏死组织的"生物性清除"提供了有利条件,而且一次手术即能完成。对于累及深部组织如神经、血管、骨骼等的严重放射性溃疡,肌皮瓣应属首选方法。但应注意不宜选用曾受过放射线损伤的肌肉。肌皮瓣在放射性皮肤损伤领域已有较多的应用,且获得了良好的效果,修复了许多过去认为难以修复的巨大溃疡。如应用背阔肌皮瓣可以修复肩部、腋下和胸部的放射性溃疡,腓肠肌皮瓣是修复小腿、膝关节周围的良好材料。阔筋膜张肌皮瓣、胸大肌皮瓣、斜方肌皮瓣、股薄肌皮瓣等的临床应用也较广泛。

（4）游离皮瓣:不适合用上述方法者可考虑用游离皮瓣。采用游离皮瓣修复创面时,受区血管最好选用放射性损伤区域以外的正常血管供吻合,这就要注意吻合的血管有无内膜炎、管壁增厚等放射性损伤的表现,操作上使游离皮瓣血管蒂尽量长些,血管吻合尽量远离溃疡灶,可提高成功率。虽然吻合血管的游离皮瓣移植成功率在不断提高,但毕竟还是有失败的可能,一旦失败,可能会给患者造成更大的伤害,因此必须严格掌握其手术适应证。

（5）大网膜移植：大网膜具有丰富的血管网和淋巴组织,其抗感染能力强,裁剪后血管蒂较长,带蒂移植可修复头、颈、胸部等处放射性损伤创面；如果采用吻合血管游离移植,则可应用于身体各处。大网膜移植后表面需植皮修复创面。但因为大网膜移植需要开腹切取（也可利用腹腔镜切取）,可能会引起腹腔粘连,且破坏了其正常生理功能,因此不可作为首选,仅仅在局部条件差、溃疡大、局部皮瓣或远位皮瓣因故无法使用时应用。

（6）关于截肢（趾或指）的问题：肢体远端的严重放射性损伤或发生癌变时,可以考虑作截肢（趾或指）的手术处理,但应十分慎重,可以自远端向近端逐段截除。有人主张局部照射剂量大于100Gy时,以早期作截肢术为妥,可以减少感染机会,缩短剧烈疼痛的时间,使局部恢复较早,住院时间短。

6. 术后观察　除外科常规护理措施外,还应特别注意以下方面。

（1）局部制动及受区固定：保持正确体位,避免皮瓣尤其是蒂部受压和牵拉。无论何种体位,对患者来说都是被动或强迫体位,所以应安慰患者,耐心指导,帮助患者习惯并能处于较舒适的体位。游离皮瓣移植术后一般要求绝对卧床休息10~14天。四肢创面的皮瓣修复后受区保持固定位置,高于心脏水平10~15cm。受区位于胸腹、头部者采用绷带宽松包扎,位于关节或关节附近者用石膏托固定。腋部组织缺损修复术后,患侧上臂应置于外展位。

（2）观察皮瓣的颜色：正常血供的皮瓣皮色红润略带微黄。若皮瓣苍白、局部温度正常或稍下降,应考虑为动脉供血不足,常为暂时性血管痉挛所致,经补足血容量、保温、止痛等措施后不久即可恢复。静脉回流障碍则表现为皮瓣呈发绀,轻者皮色为淡紫红色或青紫斑点,重者可出现水疱,更重者皮色呈紫黑色,多发生在皮瓣的远端。一般在术后2~3天内出现,逐渐加重且范围扩大,5天后逐渐不再发展。发现皮瓣颜色异常时,应报告医师及时处理。

（3）用皮温计测量皮瓣的温度：术后皮瓣温度与健侧皮肤相比一般相差在2℃以内。手术结束时,移植的皮瓣温度一般较低,经保暖,通常在2~3小时内可恢复正常。若低于健侧皮温2~3℃,提示有血循环障碍,应采取解救措施。

（4）观察肿胀程度：一般皮瓣术后仅有轻微肿胀,术后48~72小时达高峰,以后逐渐消退。动脉供血不足表现为皮瓣塌陷,皮纹增多；静脉回流受阻表现为皮瓣张力增大、皮纹消失、表面光亮、有水疱或皮缘出血；先出现静脉回流障碍后影响动脉血供,则肿胀存在,皮温低于正常。

（5）观察毛细血管再充盈反应：以空心注射器或玻璃棒轻压皮瓣,松开后皮瓣在2~3秒内颜色恢复者为正常。毛细血管再充盈反应小于1秒常提示静脉回流障碍；毛细血管再充盈反应大于4秒,皮瓣苍白、皮温正常或低于健侧,应警惕有可能发生动脉痉挛、动脉危象,需及时给予积极对症处理。

（6）观察伤口渗液、渗血情况：放射性溃疡常累及深层的皮下组织、筋膜、肌腱、肌肉、骨骼和关节,引起组织的炎症、水肿、纤维化变性甚至坏死。在清创过程中,在重要血管、神经和胸壁及盆腔表面病变组织仅能作姑息性清创,术后尤其应注意观察术区有无出血、渗液、感染征象并适当延长局部固定的时间。

总之,手术方式的选择应根据各种情况综合考虑,因放射性溃疡周边血运差,创基往往很深,故采用皮瓣修复创面是目前治疗放射性溃疡的最好方法,而且也可消除癌变的基础。但在临床实践中,由于病变范围广泛、部位特殊或累及深部重要器官组织等原因,常不能做到完全彻底切除病变组织,因此应定期随访,警惕癌变。

(何冬梅　彭亚广)

［1］汪良能,高学书.整形外科学[M].北京:人民卫生出版社,1996:315-316.

［2］方方,张国成.协和皮肤外科学[M].北京:中国协和医科大学出版社,2007:97-101.

［3］王侠生,廖康煌,杨国亮.皮肤病学[M].上海:上海科学技术文献出版社,2005.

［4］Akoglu G, Karaduman A, Ergin S, et al. Clinical and histopathological response to acitretin therapy in lipoid proteinosis[J]. J Dermatolog Treat, 2011, 22(3): 178-183.

［5］Roque Diamantino Fde E, Lopes João A M, Clemente Fidalgo A I, et al. Treatment of scleromyxedema with intravenous immunoglobulin[J]. Eur J Dermatol, 2010, 20(6):861-862.

［6］Goldgar C, Keahey D J, Houchins J. Treatment Options for Acne Rosacea[J]. Am Fam Physician, 2009, 80(5):461-468.

［7］李航.皮肤外科系列讲座(十)——腋臭的皮肤外科治疗[J].中国美容医学,2009,18(6):864-866.

［8］Odderson.肉毒毒素注射指南[M].李铁山,译.北京:北京大学医学出版社,2009:106-119.

［9］Rutten I, Bolle S, Kaschten B, et al. Recurrent intracranial melanocytoma associated with a nevus of Ota[J]. Acta Neurochir(Wien),2005,147(3):313-315.

［10］Sehgal V N, Srivastava G. Vitiligo: Compendium of clinico-epidemilological features[J]. Indian J Dermatol Venereol Leprol, 2007,73:149-156.

［11］Sravani P V, Babu N K, Gopal K, et al. Determination of oxidative stress in vitiligo by measuring superoxide dismutase and catalase levels in vitiliginous and non-vitiliginous skin[J]. Indian J Dermtol Venereol Leprol, 2009,75(3):268-271.

［12］Schwartz R, Sepulveda J E, Quintana T. Possible role of psychological and environmental factors in the genesis of childhood vitiligo[J]. Rev Med Chil,2009,137(1):53-62.

［13］麦基,卡隆赫,格兰特尔.皮肤病理学与临床的联系[M].第3版.朱学骏,孙建方,译.北京:北京大学医学出版社,2006:1268-1275.

［14］赵辨.临床皮肤病学[M].南京:江苏科学技术出版社,2001:1041.

［15］Smith J A, Kauffman C A. Blastomycosis[J]. Proc Am Thorac Soc, 2010, 7(3):173-180.

［16］Hoffner M V, Camacho F M. Surgical treatment of epidermodysplasia verruciformis[J]. Dermatol Surg, 2010, 36(3):363-367.

［17］Worobec S M. Treatment of leprosy/Hansen's disease in the early 21st century[J]. Dermatol Ther, 2009, 22(6):518-537.

［18］Shockman S, Paghdal K V, Cohen G. Medical and surgical management of keloids: a review [J]. J Drugs Dermatol, 2010, 9(10):1249-1257.

［19］Fearmonti R, Bond J, Erdmann D, et al. A review of scar scales and scar measuring devices [J]. Eplasty, 2010, 10:43.

［20］Juckett G, Hartman-Adams H. Management of keloids and hypertrophic scars [J]. Am Fam Physician, 2009, 80(3):253-260.

[21] Butler P D, Longaker M T, Yang G P. Current progress in keloid research and treatment [J]. J Am Coll Surg, 2008, 206(4):731-741.

[22] Cheon Y W, Lee W J, Rah D K. Objective and quantitative evaluation of scar color using the lab color coordinates [J]. J Craniofac Surg, 2010,21(3):679-684.

[23] 王炜. 整形外科学[M]. 杭州：浙江科学技术出版社, 1999.

[24] 中华医学会. 临床诊疗指南烧伤外科分册[M]. 北京：人民卫生出版社,2007.

[25] Keys K A, Daniali L N, Warner K J, et al. Multivariate predictors of failure after flap coverage of pressure ulcers [J]. Plast Reconstr Surg, 2010,6:1725-1734.

[26] Jaul E. Assessment and management of pressure ulcers in the elderly: current strategies [J].Drugs Aging, 2010, 27(4):311-325.

[27] Bell D P Jr. Diabetic foot ulcers: current treatment options and new developments [J]. Surg Technol Int, 2010, 20(1):97-105.

[28] 裘华德, 宋九宏. 负压封闭引流技术[M]. 北京:人民卫生出版社, 2008:128-129.

[29] Stechmiller J K. Understanding the role of nutrition and wound healing [J]. Nutr Clin Pract, 2010, 25(1):61-68.

[30] Doley J. Nutrition management of pressure ulcers [J]. Nutr Clin Pract, 2010, 25(1):50-60.

[31] McInnes E, Jammali-Blasi A, Bell-Syer S E, et al. Support surfaces for pressure ulcer prevention [J]. Cochrane Database Syst Rev, 2011, 13(4):1735.

[32] Bergquist-Beringer S, Daley C M. Adapting pressure ulcer prevention for use in home health care [J]. J Wound Ostomy Continence Nurs, 2011, 38(2):145-154.

[33] 黎鳌. 黎鳌烧伤学[M]. 上海：上海科学技术出版社, 2001:233-234.

[34] 张学军. 皮肤性病学[M]. 第六版. 北京：人民卫生出版社, 2005: 121-122.

[35] Klaus W, Richard A J, Dick S. Fitzpatrick's color atlas and synopsis of clinical dermatology. fifth edition.2008.

第三篇
美容皮肤外科

第一章

美容皮肤外科概述

第一节
美容皮肤外科简史

美容皮肤外科 1950 年始于法国,随后在美国、日本等国兴起。20 世纪 50 年代以前,皮肤科医师从事的外科操作以治疗为主,如用刮匙治疗各种疣类疾病等。随着各种整形美容技术的进步,皮肤科医师逐渐开始开展化学剥脱术、皮肤磨削术、毛发移植术、软组织填充术、激光外科等多种手术,并开展了睑成形术、除皱术和肿胀吸脂术等以美容为目的的外科操作。目前风靡全世界的肉毒素注射术也始于皮肤外科医师 Carruthers 夫妇。在过去的 30 年中,皮肤外科医师对面部除皱术做出了极大的贡献。Chrisman、Collins、Field 首创在面部除皱术中运用吸脂术;Weinstein 领导了提眉及内镜下额部除皱的研究。

我国的美容皮肤外科起步较晚,1985 年,湖南郭定久教授等倡导和筹备的"皮肤美容学术研讨会"开创了我国皮肤美容的先河。20 世纪 80 年代中末期,在上海、湖南、承德、桂林分别召开了四届全国皮肤美容学术研讨会。应广大从事皮肤外科专业人士的要求,1988 年我国著名皮肤外科教授王高嵩和王成义等专家发起了成立"中华医学会皮肤外科美容分会"的倡导,同时成立了由王高嵩、王成义、张其亮等组成的筹委会,经与中华医学会协商,终于在 1990 年"中华医学会医学美学与美容分会"成立时,建立了"皮肤美容专业学组"。

皮肤美容专业学组的成立,逐渐把美容皮肤外科推向了更高的层次,各种新技术不断地得以开展,一些代表性著作也相继发表,如 2003 年赵启明、邬成霖主编的《皮肤美容外科学》,2004 年郑荃主编的《美容皮肤外科学》,2008 年方方、张国成主编的《协和皮肤外科学》等。这些著作的发表为美容皮肤外科的形成和发展奠定了扎实的基础。目前在我国一些省市美容皮肤外科已作为一个独立的学组出现,这将进一步推动美容皮肤外科的发展。

第二节 美容皮肤外科的概念

美容皮肤外科是以皮肤病学为基础,利用皮肤外科、整形外科和医学美学等技术和手段,研究影响人体皮肤形态结构的生理、病理因素和美感发生、发展及其规律的一门学科。其主要利用手术方法、物理、化学等常规医学手段治疗某些有碍美容的瑕疵、皮肤疾病、先天或皮肤疾病后遗畸形,改善皮肤软组织的生理功能和形态,以修复人体体表的缺陷,达到维护、修复和塑造人体皮肤的健美状态,增进人的身心健康,提高生命质量、生活质量的目的。

第三节 美容皮肤外科的实施范围

美容皮肤外科(卫生部规定)开展的主要项目如下。

（一）无创治疗项目

包括内服、外用药物美容治疗,光疗(如红光、蓝光、紫外线等)治疗痤疮、色素性疾病及调节肤质,红外线治疗,倒膜及面部护理治疗痤疮、色斑及调节肤质,冷喷治疗敏感性皮肤,药物导入调节肤质,药浴(含熏蒸)治疗敏感性皮肤及调节肤质,以及其他针对皮损或缺陷的无创治疗。

（二）有创治疗项目

1. 微创治疗项目

（1）物理治疗：包括电外科(如高频电治疗、电解、电灼治疗等)、微波治疗、粉刺挤压、微针(microneedle)治疗以及其他针对皮肤病损或缺陷的物理治疗。

（2）抽吸、注射及填充：包括局封(相关药物)、硬化剂注射、肉毒素注射、填充物注射、吸脂与脂肪移植以及其他针对皮损或缺陷的注射治疗。

(3) 化学剥脱。

(4) 激光和其他光(电磁波)治疗：①激光治疗：包括除皱、消除皮肤松弛、脱毛、磨削、去瘢痕、去文身和文眉、去除色素性皮损、治疗血管性疾病所致皮肤异常、治疗皮肤增生物。②强脉冲光(IPL)治疗：包括除皱、消除皮肤松弛、脱毛以及针对色素皮损和血管性疾病所致皮肤异常的IPL治疗、皮肤瘢痕IPL治疗。③其他光(电磁波)治疗：射频治疗、超声治疗、光动力治疗。④其他针对皮损或缺陷的光疗或激光治疗。

2. 手术治疗项目　包括皮肤肿物切除(美容目的)、拔甲术、刮除术、腋臭手术、足病修治术、酒渣鼻切除术、自体表皮移植术、毛发移植术、酒窝成形术、多汗症治疗、皮肤磨削、白癜风治疗术(吸疱移植、相关细胞移植)等。

第四节　皮肤外科学与美学

一、概述

美是客观物质所具有的能够愉悦人的感官和心理的特性。

人是自然界的一部分，也体现着美的规律和内涵。人体美是人体的形态结构、生理功能、心理过程和社会适应等方面都处于健康状态下的协调匀称、和谐统一。人体美按层次的不同，分为内在美、外在美等；按欣赏角度的不同，分为形态美、气质美等。医学美容工作者是人体美的维护再造者，需掌握其内涵，并将其应用于临床实践。

(一) 人体的形式美

任何美的东西都以一定的形式存在。人体美是各种形式美内容的有机统一。皮肤美容外科医师只有掌握了人体形式美的内涵，才能把握皮肤疾病的诊断、治疗及手术效果的评价。

1. 对称与均衡　对称是指事物左右、前后、上下等两者形状上相似。均衡是指重量上相等。人体多数器官为左右对称，如双眼、双耳、双乳等，若不对称，则需要整形。

2. 对比　指不同的色、形、声等在质、量、空间、时间等方面的比较。人体不同部位的皮肤颜色、不同器官的大小形状等都存在对比关系。

3. 节奏　有规律的反复形成节奏。节奏是人体生命美的重要特征。如呼吸节奏通过胸廓有规律的起伏,给人以动态美感。

4. 主次　指一个事物各个方面或一类事物的排列组合顺序。如面部五官中,眼、鼻、口是人们的审美重点,处于主要地位,而眉毛、耳朵则处于次要地位。

5. 多样统一与和谐　多样是指各部分在形式上的区别和差异性。统一是指各部分在形式上的某些共同特性及之间的关联、呼应、衬托关系。和谐是多样统一的具体体现。美容手术的原则就是为了使修复后的器官与周围器官更协调。

6. 黄金分割率　指一个物品的长短之比为 1.618:1,或短长之比为 0.618:1。一个物品越符合黄金分割率,就越具有直觉美感。在人体,这种黄金分割率同样得到了体现(图 3-1-1)。

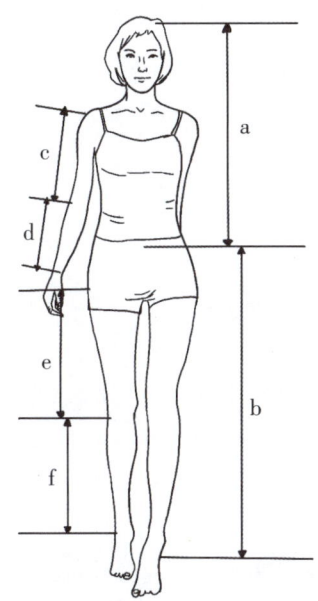

图 3-1-1　理想女性身体比例(a:b = d:c = f:e = 0.618:1)
a. 头顶—脐　b. 脐—足底　c. 上臂　d. 前臂　e. 大腿　f. 小腿

(二) 美学分析时需考虑的因素

1. 年龄　年龄是美学分析时重要的参考指标。婴儿和儿童的面部有大量皮下脂肪,与高弹性的皮肤、发育不完全的骨骼一起,形成了圆润的脸型。青少年时期面部骨骼的发育则出现成年人面部的轮廓。25 岁以后,面部逐渐出现皱纹、松弛、色斑等衰老表象(图 3-1-2)。

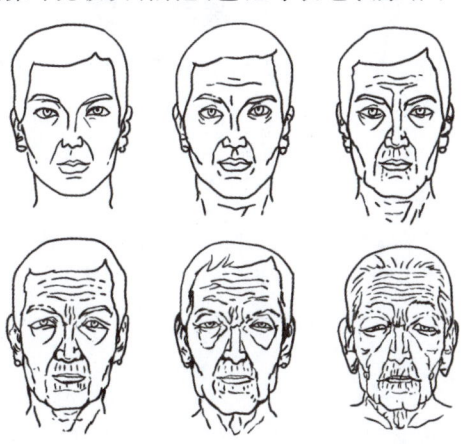

图 3-1-2　进行性面部衰老的过程

2. 性别　一般男性面部强悍、棱角分明，女性面部圆润、曲线柔和。男性的下颌角明显且突出，颏部突出，前额、颧部均明显。眉毛粗而直，位于眶上缘。女性眉毛一般细而弯曲。男性鼻子较宽厚，鼻背直，略凸，女性的鼻子有漂亮的弧线，较窄，鼻尖微翘。

3. 体型　面部各部分需与身体结合进行美容分析。不同的脸型适合不同的体型。如高而苗条的人，脸部长而窄；矮壮的人，脸部圆而宽。狭长的鼻子不适合矮壮体型的人。总之，面部各美学部位之间、面部与身体均需协调。

4. 种族　美学观念与种族、文化、社会背景密不可分。面部结构、皮肤类型、瘢痕形成、体型等与种族、遗传均有关。将东方人欧式化是不可取的，保留自身形象的外在特征和文化特性很重要。

5. 容貌　容貌并非静态，而是处于动态变化中。面部肌肉运动使面部呈现丰富的表情。外向乐观的人适合向上翘起的双唇。而严肃忧郁的人则不适合这样的双唇。

6. 头发　发型可以修饰面部轮廓，勾勒悦目的面容。较窄或高耸的额头，宽大的下颌角、招风耳等，均可通过发型掩饰。

二、面容美

（一）面部正面美学特征

1. 根据中国人面部脸型分类法，面型分8种：①圆脸；②椭圆脸；③正方脸；④长方脸；⑤菱形脸；⑥正三角脸；⑦倒三角脸（瓜子脸）；⑧下坠脸（图3-1-3）。男性以方脸、长方脸为美，女性以椭圆形脸、倒三角脸（瓜子脸）为美。

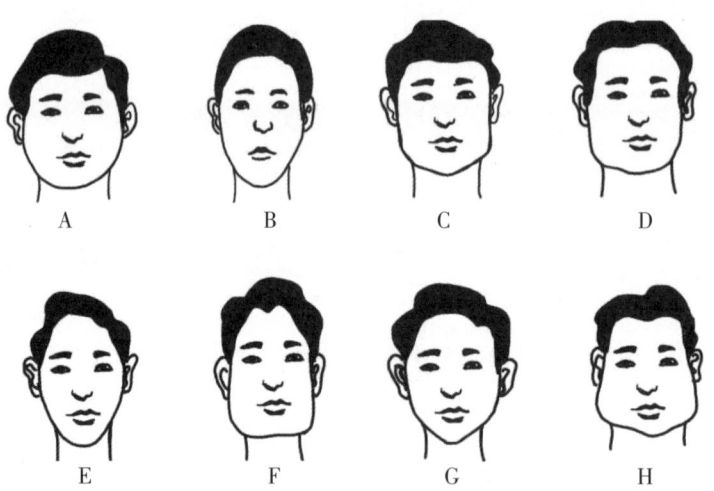

图3-1-3　中国人面部脸型分类
A. 圆脸　B. 椭圆脸　C. 正方脸　D. 长方脸　E. 菱形脸　F. 正三角脸　G. 倒三角脸（瓜子脸）　H. 下坠脸

2. 面部轮廓属中面型，符合"三庭五眼"标准（图3-1-4，图3-1-5）。

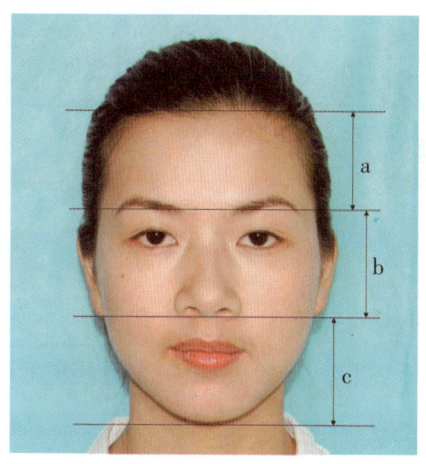

图 3-1-4 "三庭"(a=b=c)
a. 额发际缘—眉间　b. 眉间—鼻基底
c. 鼻基底—颏下点

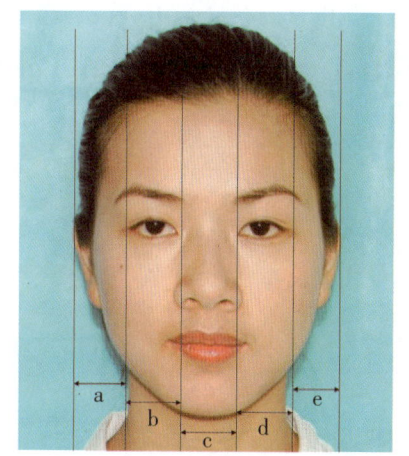

图 3-1-5　面宽经睑裂水平分 5 等份
a. 右耳—右外眦　b. 右外眦—右内眦
c. 右内眦—左内眦　d. 左内眦—左外眦
e. 左外眦—左耳

3. 上睑缘水平线将头面部(颅顶点至颏下点)分两等份(图 3-1-6)。

4. 睑裂略向上倾斜,外眦较内眦高 2～3mm(图 3-1-7)。

5. 鼻宽(鼻翼两侧间距)略大于内眦间距,为面宽的 1/4(图 3-1-7)。

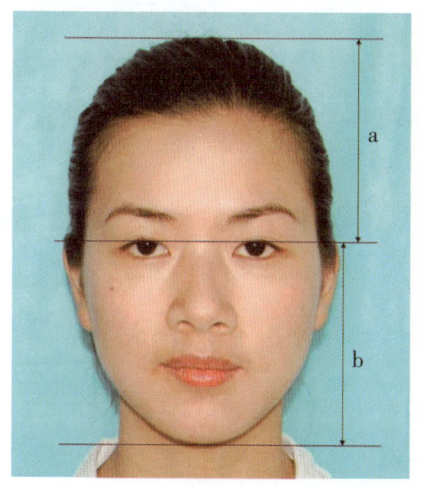

图 3-1-6　上睑水平线将头面部分
成两等份(a=b)
a. 颅顶点—上睑缘　b. 上睑缘-颏下点

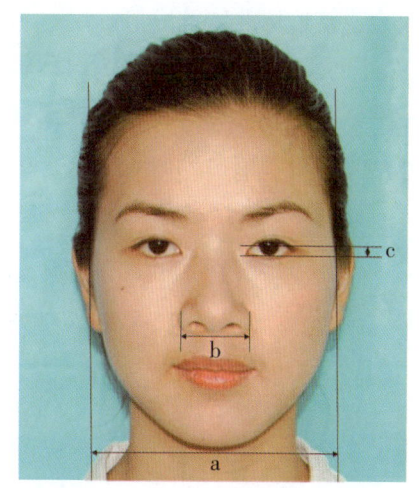

图 3-1-7　鼻宽、口裂宽、面宽三者关系
a. 面宽　b. 鼻宽　c. 内外眦高度差

6. 面部是以中线为轴高度对称的结构。常以鼻根点作为眼耳平面的垂线确定标准中线。各中线与标准中线的距离为中线结构偏差。正常人群中线结构偏差平均小于 2mm。通常,两侧结构相差程度小于 6%,可视为对称。但是,对称不是绝对的,单侧酒窝成形术、单侧鼻环的流行就是不对称美的体现。

(二)面部侧面美学特征

1. 符合"三庭"标准(图 3-1-8)。

2. 鼻额角为 115°～135°,鼻面角为 25°～30°,鼻尖角为 85°～90°,鼻唇角为 90°～105°(图 3-1-9)。

3. 符合 Ricketts 美学平面,即下唇缘位于鼻尖与颏连线上(图 3-1-10)。

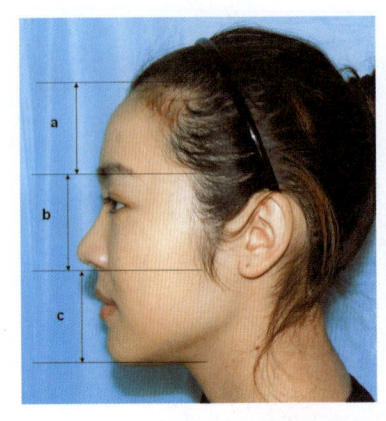 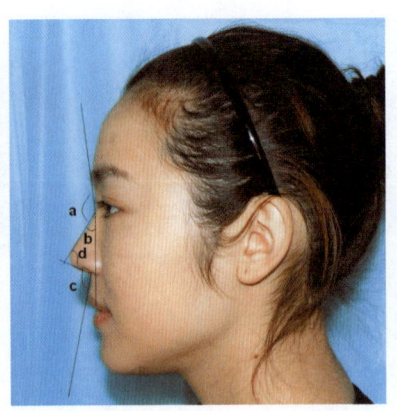 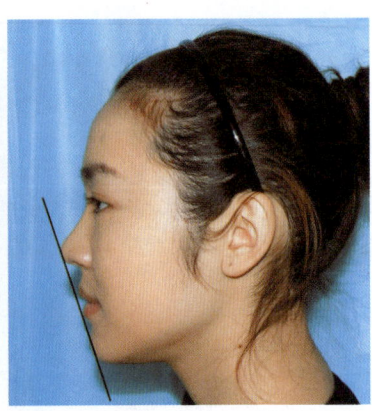

图 3-1-8 "三庭"侧面观(a=b=c)　　图 3-1-9 鼻部角度测量　　图 3-1-10 Ricketts 美学平面
a. 额发际缘—眉间　b 眉间—鼻基底　　a. 鼻额角　b. 鼻面角　c. 鼻唇角
c. 鼻基底—颏下点　　　　　　　　　　d. 鼻尖角

三、体型美

(一) 一般美学标准

1. 头长是身高的 1/8,肩宽是身高的 1/4,大腿正面宽等于脸宽(图 3-1-11)。
2. 体重符合或接近标准体重。
3. 站立时,正面观,身体以正中线为对称轴两边对称,两膝和两足可自然靠拢。侧面观,头顶、耳屏、肩峰、大转子、腓骨小头和外踝点均在通过中轴线的冠状面上。
4. 躯体各部分均符合黄金分割率。

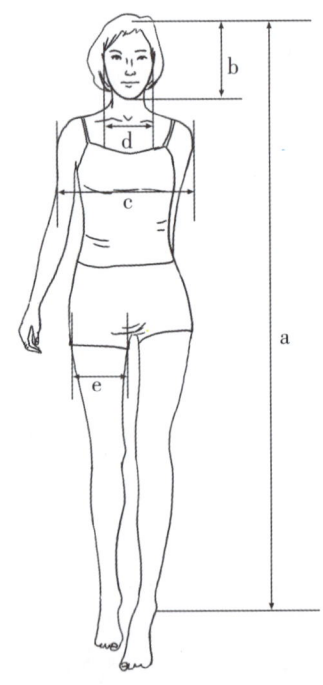

图 3-1-11 体型一般美学标准(a=8b=4c, d=e)
a. 身高　b. 头长　c. 肩宽　d. 面宽　e. 大腿正面宽

（二）性感标准

1. 皮肤柔润有光泽。男性肌肉发达，皮下脂肪少，可清晰看见肌肉的轮廓，显示男性的强健之美；女性皮下脂肪厚，肌肉轮廓模糊，整个躯体曲线柔和，显示女性阴柔之美。

2. 男性躯干呈倒三角形，隆起的胸大肌、分节的腹直肌、圆突的三角肌、富有轮廓的斜方肌和背阔肌等，充分体现男性的阳刚之气。女性躯干呈哑铃形，挺拔半球状的乳房、丰满微翘的臀部、柔滑的双肩、收缩的腰构成了女性特有的曲线（图3-1-12）。国际审美委员会推荐的选美标准，对"三围"的要求是胸围90cm，腰围60cm，臀围90cm。

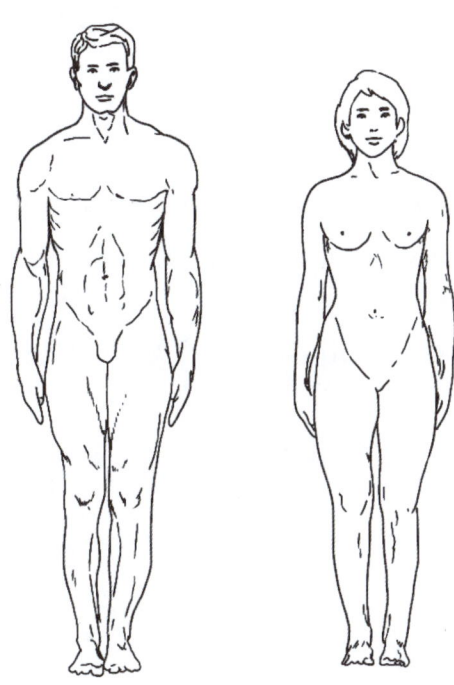

图 3-1-12　男、女正面观

四、人体皮肤的美学要素

（一）肤色

肤色是视觉审美的重要特征，其变化可引起视觉审美的强烈反映。正常肤色主要由3个因素决定：①皮肤中黑色素颗粒的含量；②皮肤微血管的疏密及其血流量；③角质层、颗粒层的厚薄及胡萝卜素等色素的含量等。皮肤的色泽往往随着民族、性别、年龄、职业等的差异而不同。例如，黄种人认为微红稍黄的肤色最美；非洲美女以深色皮肤为美；白种人肤色白皙但毛孔较粗，他们更倾向于晒出小麦色的皮肤。

（二）光泽

皮肤光泽是具有生命活力的体现。皮肤容光焕发给人精神饱满而自信的感觉；皮肤晦暗无泽，则可能是受情绪、精神、心理等因素的影响。

（三）滋润

滋润是皮肤代谢，也是性激素代谢良好的反映。性激素代谢除与年龄、遗传、健康有关外，更与心理状态、情绪、生活密切相关。

(四) 细腻

细腻的皮肤从视觉、触觉上给人以美感,传递着青春、美丽、生命美感的信息。

(五) 弹性

弹性的皮肤表明含水量适中、血液循环良好、新陈代谢旺盛,展示的是质感与动感。

(六) 体味

可分为生理性、病理性、情感性三类。生理性体味是健康的反映,如女性在月经期、妊娠期时顶泌汗腺分泌活跃,分泌物的气味也最浓。病理性体味是疾病的反映,如糖尿病患者释放的"烂苹果"气味。情感性体味是情感的体现,如人在情绪高昂时,分泌物会更多更浓烈,恋人正是因此而互相吸引。

(七) 表情

因面部表情肌位置浅,大部分属随意肌,当其运动时可牵拉皮肤,使面部呈现各种表情。如疼痛时,眉间肌收缩可看到"紧锁眉头"的"川"字纹;欢乐时,颧肌上提可看到嘴角上翘的"喜悦"。

(八) 结构与功能

人体皮肤结构与功能的完美,是最高阶段的人体之美,是人体皮肤所具有的自然属性。

(周蓉蓉　赵启明)

第二章

文饰技术

文饰美容技术简称文饰术,是在古代文身的基础上发展起来的一种美容整形技术。文身也称做刺青,英语为tattoo。文身的历史非常久远,现在留存最早的文身组织样本来自公元前2000年的古埃及第十一王朝的木乃伊;最早有关文身的文字记录出现在《圣经》的旧约中,利未记和申命记都有禁止文身的记载。中国古代也有关于刺青的记载,先秦时代以来的黥刑就是在犯人脸上刺字,但后来刺青已慢慢演变成个人装饰的一种,例如在《水浒传》中,就有至少三个满身刺青的重要角色:花和尚鲁智深、九纹龙史进与浪子燕青。随着我国医学美容事业的飞速发展,人们对美的需求逐渐增加,医疗文饰美容技术这项源于远古时期的文身之术,与现代医学科学技术、美容医学、美容心理、容貌美学、艺术造型创作等融为一体,集中实施于头面部的眉、眼、唇或身体的某些局部部位,从而形成一种新的完整的美容技术——医疗文饰美容技术。目前,文饰美容技术已被越来越多的人所接受,并逐渐从民间转入专业,从社会步入医院,从简单操作升至技术艺术,从混乱局面变成规范化管理,成为医疗美容行业中一个不可缺少的独特项目。

文饰术实质上是一种创伤性的皮肤着色术,其原理是在皮肤原有的形态基础上,用专业文饰器械如电动文饰机、手工柔绣排针(针片)笔等,将所需的各色色料文刺于表皮下,从而在表皮上形成一定的色块,即长期不易褪色的颜色标记或各种图形。它是一项侵入性小、创伤程度轻的医疗技术操作,亦是以皮代纸、以针代笔、以药代墨对人的容貌和人体各部位形态进行修复与再塑的技术。其中最常见的文饰术有文眉术、文眼线术和文唇术,简称"三文"术。

第一节 文饰手术制剂与工具

一、文饰制剂

文饰制剂是一种经过特制的含有营养素的蛋白质色素。这是一种不溶性色素,主要成分是碳素,其次是铁、铜等元素的混合物,其性质比较稳定,并经过严格的无菌处理,符合卫生条件,本身对皮肤无毒、无刺激性。常见的文饰制剂如下。

(一)文眉液与文眼线液

1. **咖啡色** 分浅咖啡色和深咖啡色两种,主要用于文眉。特别适用于肤色较白、头发偏黄的受术者。

2. 自然灰色　主要用于文眉和文眼线。

3. 帝王黑　色黑亮,一般与咖啡色调配后用于文眼线,也可单用。

(二) 文唇液

文唇液多为红色系列,一般采用两种或两种以上的颜色调配后使用。唇线的颜色略深,全唇的颜色略艳丽、鲜亮。

1. 深红　为红中带黑,适用于文唇线或与其他浅红色系列调配后文全唇。

2. 玫瑰红　为红带蓝,一般与其他红色系颜色调配后再文唇线与全唇。

3. 朱红　为红中偏黄,主要用于文全唇。

另外常用的文唇液还有桃红、浅红、橙红、胭脂红等红色系色料,其颜色有浅淡,需经调配后,用于文全唇或文眉失败后遮盖眉色发蓝的部位。

(三) 修补液

修补液常为自然肤色(肉粉色)。此色系与皮肤颜色接近,用于遮盖文饰后不理想的部位。

文饰制剂的品牌很多,由于生产的厂家不同,品牌不同,造成的颜色也不一。换句话说,同样一种颜色,如桃红,由于品牌不同,其颜色也会有差异。这主要依靠美容医师根据当时购进的色料颜色酌情调配,以达到最佳的文饰色彩效果。

文饰制剂一般使用前应用力摇匀,以利于均匀着色。

二、文饰工具

文饰工具有很多种。按操作方式不同,分为手工和机械两种;按文刺针的多少分为单针和多针。临床上常用的主要为以下几种。

(一) 文饰机

文饰机即电动文眉机,其质量与性能直接影响操作者技术水平的发挥。它是一种小型电动机器,其外形如同较粗大的圆珠笔,并配有稳压电源。机身内有一微型电动机,其转轴上的连杆与卡针具相连,并带动其运动(图3-2-1)。使用时,把文眉针插入卡针具的十字孔内,套上针帽,并调整针露出部分的长短,从而控制刺入皮肤的深浅,电路接通后,调到所需要的转速,按下开关,在电动机带动下,文眉针开始做垂直运动,将特定的药液带入真皮内,留下持久的颜色。

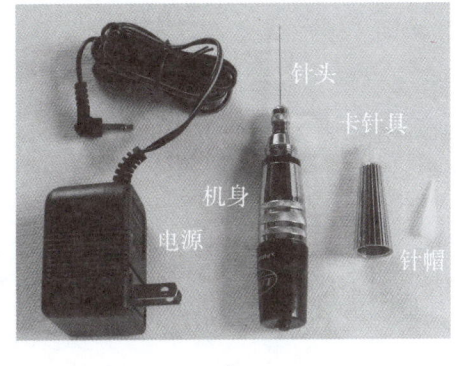
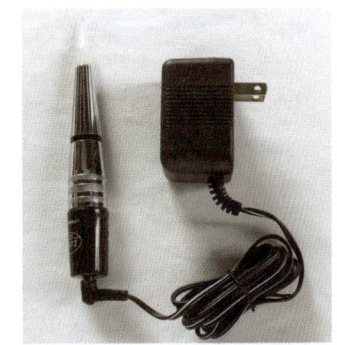

图 3-2-1　文眉机
A. 组装前　B. 组装后

(二)针刀

针刀是近几年内普遍采用的一种文刺器械,属于多针文刺器,由多根针排成一排。目前临床上常用的针刀为柔贴绣眉针,由9或12根针组成,其优点是可以控制文刺的深度。操作时,由于不同的针文刺深度不同,文出的线条虚实相间,给人以立体美感。

第二节 文饰技术常用的手法和操作原则

一、文饰技术的手法

文饰手法是指美容医师在文饰操作时的手法技巧、手法特点以及我们常说的"手感"。所谓手感是术者的手对文饰工具接触皮肤后感觉到的震动程度以及刺入皮肤中的深浅程度。常见的手法有以下几种(表3-2-1)。

表 3-2-1 常见文饰手法

手法名称	手法走势	手法特点	适用范围
点刺法		采用自制手针,针尖与皮肤呈90°,其速度较慢,文刺深浅不一,着色慢	小面积文刺,如修补唇部胡须的缺损及文鬓角、文美人尖等
点刮法		采用自制手针,针尖与皮肤呈45°,操作时,快速刺入,快速点刮提起	文眉头、头发、鬓角及因瘢痕造成不易上色的部位,如眉部因瘢痕缺损
连续交叉法		文刺线路呈斜的"M"或"W"形,其形状相互交叉连续不断	文眉、文全唇等
连续点状法		文刺手法快速漂浮,线路是由无数小点组成的	原眉基础较差、眉毛稀少色淡者

续表

手法名称	手法走势	手法特点	适用范围
线条续断法		文刺手法实而准,文刺出的线条连接成长线条	文眼线、文唇线、文身等
线条质感法		文刺线路有一定方向性,为上斜线形、下斜线形或原眉生长方向一致	文眉或仿真立体文眉
旋转法		在局部打圈,线路呈一连串圈状,圈大文刺颜色浅,圈小文刺颜色深,手动速度快文色浅,手动速度慢文色深	文全唇、文身等大面积部位的填空

二、文饰技术的基本原则

文饰手术是美容整形医师将绘画艺术应用于人体的一种美容技术,它要求医师具有较高的审美能力和艺术功底,在手术前设计、色彩搭配和具体的文刺操作方面都要做到精益求精,才能文出漂亮的作品。操作中应遵循以下几个原则:①调和的色彩宁暖勿冷;②文刺的深度宁浅勿深;③文刺的范围宁窄勿宽;④文刺的长度宁短勿长。

第三节 文眼线术

眼睛是心灵的窗户,眼线是一种修饰,它可以让眼睛看上去显得大而有神,让双眼更具立体感。但眼线的勾画比较麻烦、困难,所以文眼线术就起到了一劳永逸的效果(图3-2-2)。文眼线术最早在1984年由Angres描述。

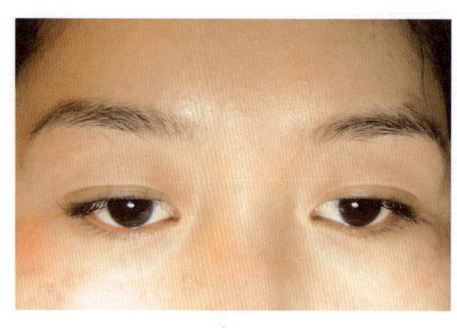 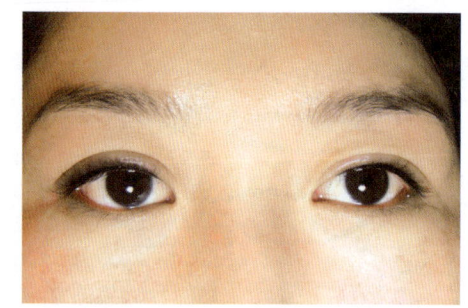

图 3-2-2 文眼线术
A. 术前　B. 术后

一、适应证和禁忌证

（一）适应证

1. 睫毛稀少,睑缘苍白,眼睛暗淡无神者。
2. 双眼皮者(大眼、小眼均可)。
3. 眼型不佳者。
4. 重睑术过宽,长期不能恢复者。
5. 眼袋术后,下睑过宽者。
6. 长期戴隐形眼镜者。
7. 求美者的个人爱好与职业要求。

（二）禁忌证

1. 患有眼部疾患者,如患睑缘炎、睑腺炎、结膜炎者或眼球外突者。
2. 单眼皮或上眼睑松垂者不宜文上眼线,但可在行重睑术后施术。
3. 眼袋术后,下睑缘严重外翻者。
4. 过敏体质及瘢痕体质者。
5. 某些原因引起的眼球外突者。

二、眼线设计

（一）标准眼线的确立(表3-2-2)

表 3-2-2　标准眼线的确立

	下眼线	上眼线
标准位置	在下睑睫毛根部与灰线之间	在上睑睫毛根部及外侧,一般不超过最后一排睫毛
粗细比例	前细后略宽,内一外三,下眼线比例占 3/10	前细后宽,内三外七,上眼线比例占 7/10
基本形态	从内眦角到外眦角前细后宽,后宽部分即下眼角线,向外稍加宽,向后略加长	从内眦角向外眦角逐渐加宽,尾部微微上翘,外眦角上翘部分有锐角、钝角之分
起角规律	似有非有	尾端留 3~4 根睫毛时向外上方起角,形成钝角,加宽线条与外延部分形成锐角
文饰色彩	前浅后稍重	色彩略浓厚

(二) 眼线的对称

双侧眼线的位置、形态、色泽深浅的设计和文刺必须对称、和谐、一致，才能体现出整体的美感。

(三) 文眼线的原则

1. 在眼线设计上，前细后宽，前浅后重；形随眼变，不离睫毛。
2. 在眼线运笔上，稳而不抖，准而不偏；线条流畅，着色均匀。

三、文眼线的操作程序

1. 右手垂直持机，蘸少许眼线药液，左手牵开皮肤显露睑缘，沿上下眼线的标准位置进行反复多次的文刺，手要稳，边文边擦，先文出细线条，再根据标准逐渐加宽，致使眼线成形。操作时手要保持稳定，文眉针的方向稍偏向睑缘，既可防止眼线文刺过深，又可防止损伤睑缘血管网，引起出血。
2. 一般先文两侧下眼线，再文两侧上眼线，便于受术者观察对称情况。

四、手术后处理

1. 术后24小时内间断冷敷，便于局部消除肿胀，禁止热敷。
2. 术后24小时内可用凉水洗脸，但不可沾热水，以防脱色。
3. 如局部因注射麻醉药造成淤血时，在术后2天可做热敷消除淤血。
4. 术后勿用手揉、搓眼部，3~7天后自然脱痂。
5. 术后1~6个月内补色一次。

五、手术后并发症的防治

(一) 皮下淤血

由于注射器注射麻药刺破血管，造成皮下出血，皮肤表现为青紫色。处理、治疗方法：术后第2天热敷，利于吸收，7~10天不需治疗，即可自行吸收。

(二) 眼睑肿胀

主要由于注射麻药和文刺后组织损伤，发生反应性组织水肿，1~2天可恢复正常。

(三) 眼线洇色

指黑色药液在文刺后至皮内向四周扩散、渗透。主要原因如下。

1. 动作粗暴，文刺太深，色料饱和，色料过多地进入组织间隙或细胞内，有部分色料不能被组织吸附，随组织流动扩散，到达网状层次下。
2. 眼皮本身组织疏松，组织间液过多，不利于色料的吸附，色料容易扩散。
3. 刺破真皮下血管，色料随血液扩散。
4. 注射麻药针头粗，色料随针眼进入组织中，向眼线外组织扩散。
5. 使用了劣质眼线液，易流动，吸附力差，易扩散。

6. 术后当天热敷,造成血管扩张、血液流动加快、血管通透性增强,性质不稳定的色料即可随血流扩散。

防治方法:一旦出现眼线洇色,可采用激光去除的方法,此法可去除干净,不留瘢痕。

(四)局部感染

文眼线过程中或术后不注意卫生,或机体免疫力下降都会造成眼局部感染,轻者可通过眼局部点抗生素眼药水或眼药膏治疗,病情较重者,可口服适量消炎药或肌内注射抗生素治疗,3～5天可痊愈。

(五)色料过敏

表现为局部红肿、发痒、脱皮,甚至文眼线区皮肤高出正常皮肤组织,久治不愈。治疗方法包括:①抗过敏治疗,如服用抗过敏药阿司咪唑或氯苯那敏;②激光去除过敏原(文眼线色料)。

(六)变应性肉芽肿性反应

变应性肉芽肿反应治疗需根据具体病情而定,可选择的方法有抗组胺治疗、激光去除眼线及手术切除。

第四节 文唇术

动人的红唇是面部美的重要因素。画唇费时,不易长久保持,而文唇可使唇型变美而达永久。文唇术分为文唇线、文全唇术两种。单纯文嘴唇轮廓线的,称为文唇线术;文出唇周围轮廓线后,又将整个红唇部都着色者,称为文唇术(图3-2-3)。

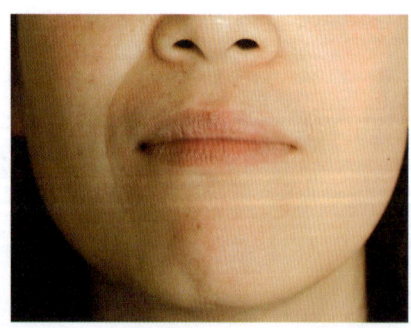
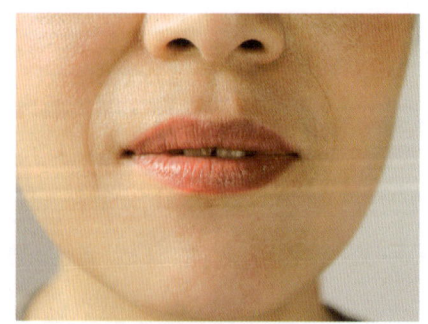

图 3-2-3 文唇术
A. 术前　B. 术后

一、适应证和禁忌证

（一）适应证

1. 唇红线条不规则、不明显或不整齐者。
2. 唇型不理想者。
3. 唇线不完整，轮廓不清晰者。
4. 唇部整形术后瘢痕明显者。

（二）禁忌证

1. 唇部有疾患者。
2. 过敏性体质者及瘢痕体质者。
3. 犹豫不定及精神不正常者。
4. 上下唇过厚或过薄者，应先行手术矫正，再考虑文唇。

二、文唇制剂

见本章第一节文唇液相关内容介绍。

三、文唇术的设计

文唇分为文唇线及唇体上色两部分。唇型设计是文唇线的前提，文好唇线是文全唇的关键，这实质上是一种艺术再创造的过程。嘴唇形状各异，不理想者可通过文唇术进行美化修饰，使其变得美丽动人。

（一）标准唇型

1. 整个嘴型的长度　双眼直视，由瞳孔内侧向下画一条垂直线，两嘴角应该在这垂直线上。
2. 嘴唇的厚度　一般情况下下嘴唇比上嘴唇厚，上唇为 5～8mm，下唇为 10～13mm。
3. 唇峰的位置　应为两鼻孔的正下方。

（二）唇峰定唇法

唇线设计采用唇峰定唇型的方法，即以唇峰的位置变化来决定整个唇线的形态，常见的见表 3-2-3。

表 3-2-3　唇峰定唇型

唇峰位置	唇型特点	选择范围
三分之一唇峰	唇峰的位置在上唇中部到口角这段距离的内 1/3 处，呈山形。唇弓缘曲起伏大，两上唇嘴角的曲线微微向上，下唇较丰满	给人以感情丰富豪爽大方之感。此型适合多数女性。尤其在微笑时，口型最佳

唇峰位置	唇型特点	选择范围
二分之一唇峰	唇峰的位置在上唇中部到口角的1/2处。唇峰处上唇厚度与下唇厚度基本相同。上下唇线轮廓圆滑匀称	特点是口唇的动静皆相宜。有内向而沉静、典雅而秀美的感觉，适合东方女性
三分之二唇峰	唇峰的位置在上唇中部到口角距离的外2/3处。口角轻微向下，唇部曲线圆滑、平缓、宽广	给人以优美微笑的感觉，显得高傲艳丽。适合于舞台歌唱演员等口部动作较多的人

在唇线的设计中，不论是纠正厚唇、薄唇或一般的文唇线，都应在原基础上进行，即紧贴于唇红线，向外或向内文饰，以此来达到加宽或缩小唇型的目的。向内或向外文饰时，不能离开唇线1mm左右，否则形成二重唇，影响美感。

四、文唇术的操作方法

（一）唇线的文刺

受术者认可所画的唇线，并签订手术协议书。如选用黏膜表面麻醉，此时可用棉片浸入一些麻醉剂敷唇。如选用局部麻醉，最好在唇线固定后采用局部注射法。术者戴手套，蘸少许配好的文全唇药液，左手固定唇部皮肤，右手垂直持机，沿设计好的唇线位置进行文刺。将针垂直均匀刺入皮肤，采用线条续断法，把整个唇线文刺一遍。用棉签蘸少许肾上腺素药液，对文刺后的唇线轻轻擦拭（减少出血），再涂抹1%～2%丁卡因行黏膜表面麻醉。一般是边文边擦，动作应轻，减轻局部肿胀现象，并反复文刺唇线成形，线条走势应流畅。术后常规涂抹抗生素软膏，预防感染。登记填卡，记录文刺的时间及所用色料的颜色。

（二）全唇的文刺

唇线成形后，再行文全唇术，此时可行局部麻醉或表面麻醉均可。文唇时，文刺针应与口唇呈45°角，边文、边擦、边观察上色情况，直至上色均匀、术者与受术者双方满意。最后在文全唇药液中加入一滴文唇线的深色药液，在唇线部位再加走1～2遍。术后常规涂抹抗生素软膏，预防感染。登记填卡，记录文刺的时间及所用色料的颜色。

（三）注意事项

1. 切忌单一使用咖啡色文唇线，以免颜色刺入皮肤后呈黑色。
2. 切忌先局麻再文唇线，以免跑型。
3. 切忌唇线夸张过大，防止造成"血盆大口"。
4. 切忌文饰过深，造成瘢痕。
5. 全唇色料应调配后使用。

(四)文唇术应掌握的原则

1. 唇线设计　曲线优美,厚薄相称;形随峰变,不离原唇。
2. 唇线运笔　用力柔和,减少出血;线条流畅,上色均匀。
3. 着色分布　唇线略深,全唇略艳;先文唇线,再文全唇。
4. 上下呼应　人中长者,上唇略画厚;人中短者,上唇略画薄;下颏比例小者,下唇略画小;下颏比例大者,下唇略画大。
5. 年龄层次　20~35岁女性,文色可略艳;35~45岁女性,文色可略暗。

五、术后护理

1. 24小时内禁食热的食物,间断冷敷,以消除局部肿胀现象。
2. 每晚局部涂抹抗生素软膏滋润唇部,以防干裂、脱皮。
3. 唇部脱痂后,如果口唇着色不均匀,不要急于补色,一般于手术后1个月考虑补色。

六、手术后并发症

(一)唇型不理想

唇型线不美与设计或操作有关,因此术前一定要认真设计,术者与受术者充分协商最后定出理想唇型线。操作要仔细,避免失误。唇型线不圆润、不对称,露出红线、白线区,主要与术者技术熟练程度有关。操作时一定要注意运笔均匀,紧贴唇红线文刺。

(二)唇部表皮下黏液囊肿

文唇术后3~30天出现粟粒至绿豆大小不等的水疱,多密集成片,同时伴有唇部轻度肿胀。在文唇操作过程中,由于针刺深度不在同一平面,损伤了一些唾液腺导管,导致出血或导管受损而粘连,腺体分泌液不易流出而聚集在受阻部位以下。腺体膨胀超出了正常黏膜面,即为能见的黏液性囊肿小泡。在施行文唇术时,应尽量控制刺针在同一平面,切忌过深,以免损伤深部组织内腺体导管。出现囊肿后可用穿刺放液的方法逐步消除,另加局部热敷以利于消除血肿和疏通导管。

(三)创面感染

表现为局部红肿,受术者自感疼痛、热胀。可用生理盐水或新洁尔灭清洗感染部位,外敷消炎药,并全身应用抗生素治疗。注意在平时的操作中应严格采用无菌技术,预防感染。嘱患者文唇后注意局部卫生。

(四)唇线和口唇色彩异常

主要表现为唇线呈黑色或棕色,红唇发暗或发紫。主要与黑色或咖啡色的用量过多有关。预防措施:调色不要用黑色和灰色,少用或慎用咖啡色。如果手术后发现唇色异常,应待唇色稳定后,用其他色彩遮盖。

第五节 文眉术

"没有任何东西比眉毛更能改变一个人的面貌",彩妆艺术大师 Kavyn Avcoin 如是说。确实,一千个人,两千条眉,条条眉毛长短粗细不一。人们常说眼睛是心灵的窗户,眉毛则是眼睛的窗框。眉是有性格的,它能表达个性,突出美感,文眉可以改变天生不够完美的眉型,使眉可以无声地表现出人的个性,可谓"眉语两自笑,忽然随风飘"(图3-2-4)。

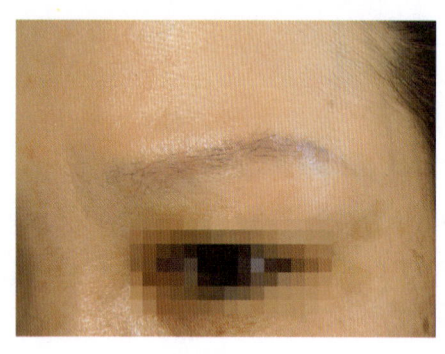 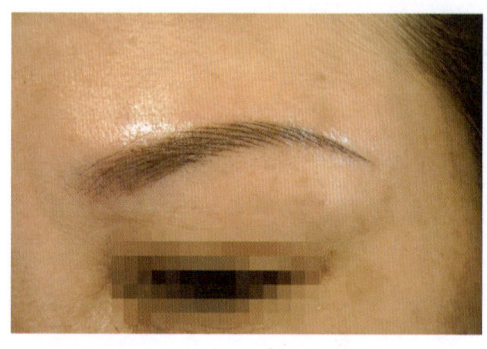

A　　　　　　　　　　　　　B

图 3-2-4　文眉术
A. 术前　B. 术后

一、适应证和禁忌证

(一) 适应证

1. 整个眉毛稀疏、散乱者。
2. 双侧眉毛淡者。
3. 眉毛残缺不全,如断眉、半截眉者。
4. 原眉型不理想者。
5. 双侧眉型不对称者。
6. 外伤引起的眉毛缺损、眉中有瘢痕者。
7. 某些病症引起的眉毛发白、眉毛脱落者。
8. 职业需要及美容爱好者。
9. 不会化妆或没有时间化妆者。

(二)禁忌证

1. 眉部皮肤有炎症、皮疹或过敏者。
2. 眉部有新近外伤者。
3. 患有传染性皮肤病者。
4. 瘢痕体质或过敏体质者。
5. 精神情绪不正常(不配合或期望过高)者。
6. 面神经麻痹者。
7. 对文眉犹豫、亲属不同意也应列为暂时性的禁忌证。

二、眉型设计

眉的审美要求是与不同时代对美女的总体审美要求相一致的。眉型的设计要考虑的因素首先是美容医师熟知的公认眉型美学位置;其二是美容医师具有的审美眼光和艺术功底;其三是研究受术者的五官,即眉型与脸型的关系,眉型与眼鼻唇的比例关系;最后是在原有的自然形状基础上,给予适当的描画。眉型设计的基本原则是高低合适、长短相宜、粗细恰当、和谐自然。

(一)标准眉型

从眉头到眉峰占整道眉毛的 2/3,眉峰至眉尾占 1/3。依照眉毛的形状,眉毛是由眉头、眉峰、眉尾三部分组成。两眉之间的间距为一只眼型的长度,眉头起始于与内眼角相垂直部位。眉峰位于眉毛的 2/3 处,当眼睛平视时在黑眼球外侧。眉尾位于从鼻翼到外眼角测量线上对应的部位,眉尾与眉头的高低基本呈水平线,或者眉尾略高于眉头(图 3-2-5)。让眉型更美的基本技巧在于眉毛的长度和眉峰的位置,这是眉型的基本点。

(二)眉颜色深浅比例

大部分人眉头的眉毛都比较浓密,文绣眉头时颜色力求淡而自然,与原有的眉毛结合上即可,密度只需 20%;眉腰前段,密度为 40%~60%;眉腰中段,此段眉毛开始变得稀疏,文绣时密度需增大至 60%~80%;眉腰后段,此段眉毛已非常稀疏,文绣时密度需要增加至 90%;大部分人眉尾没有眉毛,为塑造完整眉型,绣眉时要 100%密度增加眉的长度(图 3-2-6)。

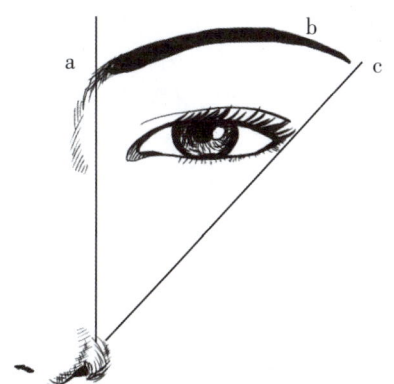

图 3-2-5 标准眉型
a. 眉头 b. 眉峰 c. 眉尾

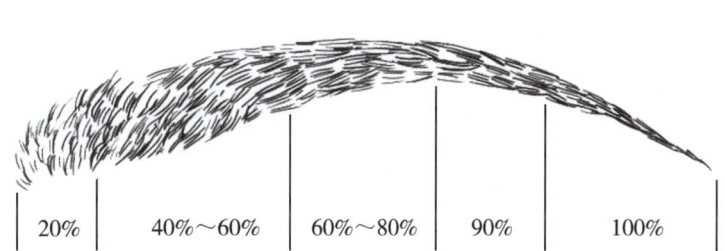

图 3-2-6 文绣密度

三、操作程序

美容医师在其原眉的基础上,经过 2~5 分钟的描画,经过修饰(改)再调整,最后接近标准眉型后,开始文饰操作。

患者取平卧位,头部稍抬高,美容医师坐于患者侧方,右手执文眉工具,在设计的眉型内,按眉毛的生长方向一根一根地进行文刺。在眉边缘区文刺要浅,且不能太整齐;在眉中间部位文刺要适当加深,以使该区着色稍深;在眉头及眉尾文刺要浅。这样手术后眉毛才能浓淡相宜,具有立体感。文刺时要注意以下事项:

1. 切忌画框文眉。
2. 切忌局麻文眉(容易跑形,文后不对称)。
3. 切忌刮光眉毛再文(失去立体效果)。
4. 切忌文刺过深,严禁超过 1mm。
5. 切忌针尖对准患者眼球,以防"飞针"。

四、手术后处理

1. 术后 24 小时内做间断冷敷,以消除局部肿胀现象。
2. 每晚局部涂抹抗生素软膏至表面结痂为止。
3. 术后 3 天内文刺区不要沾水。
4. 术后 3~7 天脱痂,颜色变浅,1 个月后至半年之内补色 2 次。

五、手术后并发症

(一)色料过敏

表现为局部红肿,有血性渗出液。局部皮肤发痒、发白、脱皮,甚至文眉区皮肤高出正常皮肤组织。病程长,经久不愈。

防治方法:用地塞米松 5ml 制成的混合液体把纱布浸湿后,敷在眉区 20 分钟左右,再用庆大霉素 1 支涂抹局部,两者可交替进行,1~2 次/天。口服抗过敏药。待红肿期消退,可行激光去文眉或电针烧灼处理,去除过敏原。

(二)局部感染

表现为眉区部毛囊炎,有小脓点,局部红肿,受术者自感疼痛、热、胀。

防治方法同文唇术。

(三)眉型不理想

表现为眉型不佳、眉的色彩不好等(图 3-2-7)。

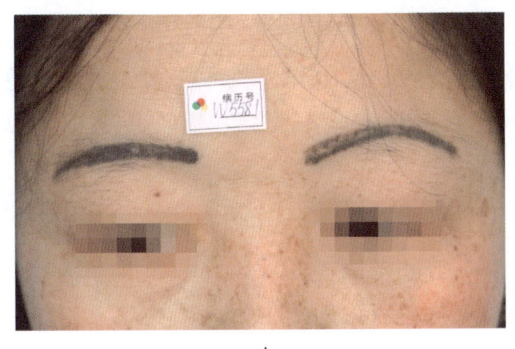
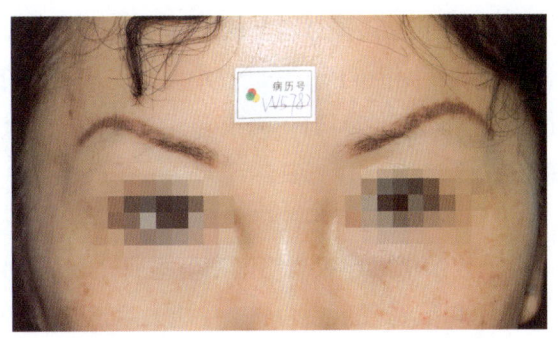

图 3-2-7 不良文眉

A. 药液泅色,文刺后药液向周围扩散、渗透　B. 眉型不佳,表现为"凶恶"面容,不能获得美感

第六节　医疗文饰术

医疗文饰术就是采用医疗文饰美容技术进行形态细微缺损的修复,以掩饰各种原因造成的缺陷,实现对美的梦想与追求。其在原则、手法及注意事项上均同"文眉、文唇、文眼线"技术。

目前临床常见的医疗文饰技术有文头皮秃发区、文乳晕瘢痕、文白癜风、文饰失败修复术以及创伤术后头面部形态细微缺损的文饰修复术,如眉部瘢痕、睫毛缺损、唇峰形态缺损、面颊除皱术后鬓角瘢痕、胡须创伤后瘢痕、鼻部整形术后(鼻孔内阴影大小不一)等。

(一)在面部烧伤、创伤的应用

烧伤、创伤致患者眉毛缺失,形成眉部瘢痕,唇峰形态缺损的,可用文眉、文唇术加以修复(图 3-2-8)。

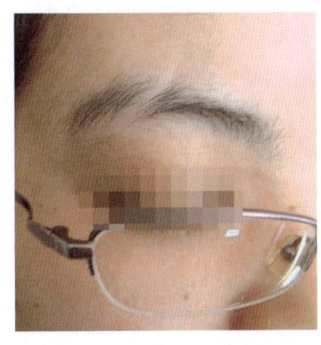
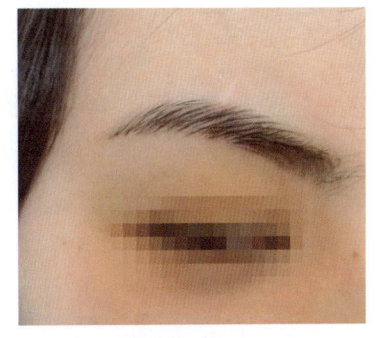

图 3-2-8　通过文眉掩饰眉缺损

A. 术前　B. 术后

（二）在乳晕缺损患者上的应用

导致乳晕缺损的病因很多，常见于疾病（如白癜风、先天性乳房发育不良等）、激光术后脱色、外伤、隆乳术后（乳晕切口）瘢痕等，乳晕缺损严重影响了女性乳房的整体美观，致使患者产生自卑情绪。可用文饰术加以修复。

（三）在医疗美容中的应用

由于年龄增大导致眉毛渐渐下垂成八字眉，或文眉术后导致眉形欠佳、烂眉、坏眉等，使得面部五官不和谐，需要采用切眉术才能去除。切眉术后再次文眉可获得良好的美容效果（图3-2-9）。

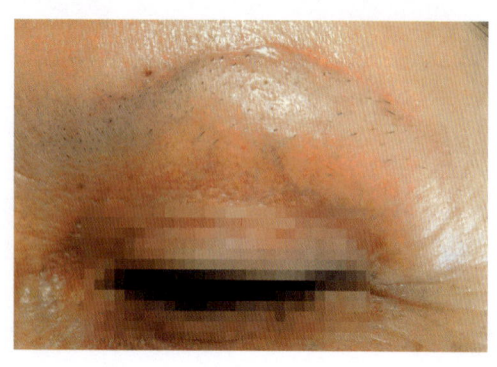 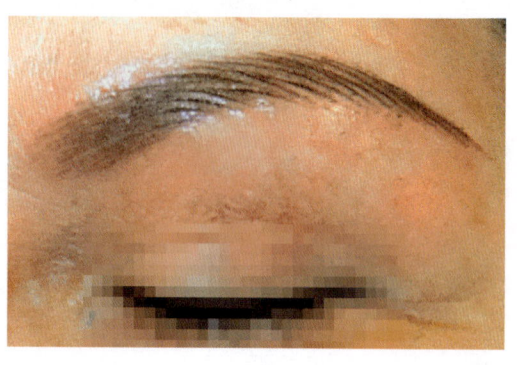

A　　　　　　　　　　　　　　　B

图 3-2-9　切眉术后文眉
A. 切眉术后　B. 文眉术后

第七节 文饰并发症及失败的修复方法

除了上述常见的并发症外，文饰可能会引起多种皮肤反应，包括慢性湿疹、扁平苔藓、假性淋巴瘤、肉芽肿、假性上皮瘤性增生等。目前无统一的治疗方法，但可根据具体病情选用局部或全身用类固醇、病灶内注射类固醇、激光去除文身及手术切除等。

文饰失败的修整，是指在文饰失败的情况下采用完全或部分去除后重新设计出标准的形状。

彻底去除不良文饰的方法有激光褪色法（图3-2-10）、电灼褪色法、空针密文褪色法及遮盖法等，但这些方法对有些病例效果并不理想，比如文刺过深、洗眉后遗留增生性或萎缩性瘢痕者，可采用手术切除加柔绣的方法进行修改。

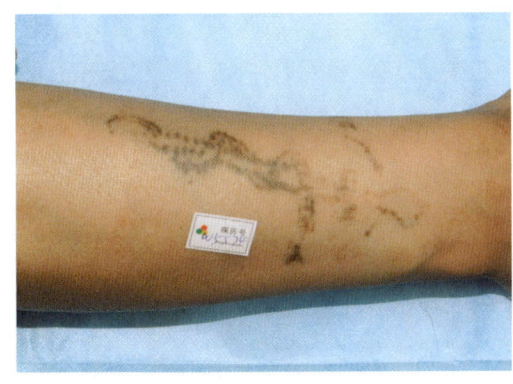
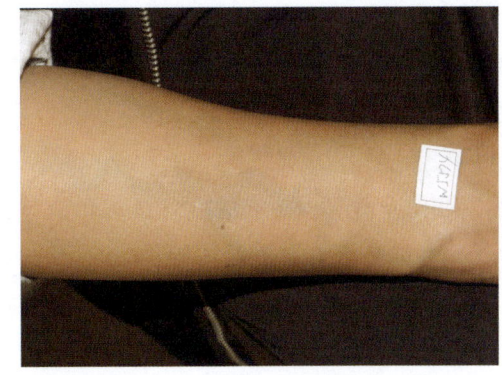

图 3-2-10　激光去除文身
A. 术前　B. 术后

一、激光褪色法

(一) 原理

现代新型激光如 Q 开关红宝石激光、Q 开关翠绿宝石激光、Q 开关 Nd：YAG 激光，通过 Q 开关技术及频率转换(倍频)技术，选择文刺染料吸收最强的波长，通过激光产生的光热效应对靶目标进行选择性破坏，并大大缩短了激光与组织作用的时间，从而减少激光热能对正常组织的热损伤，可以在不影响正常组织结构的情况下，有目的地摧毁病变组织。因此类激光治疗安全、可靠，目前已广泛应用于去除各种不良文饰。

(二) 适应证

1. 各种不良文身，包括形状、颜色不满意者。
2. 颜色尚满意，需局部去除修改者。如双侧文眉、文眼线过粗需修细者。
3. 文饰术后泅色者。
4. 文饰遮盖不满意者。

(三) 术前准备

1. 签订手术协议书。
2. 照相：要求在同一条件下摄治疗前后的对比照片。
3. 麻醉：多数患者可忍受 Q 开关激光治疗，一般不需麻醉。疼痛耐受性较差者可在局部用 1%~2%的利多卡因浸润麻醉，或局部涂抹 5%恩纳(EMLA)。
4. 体位、消毒：患者平卧于手术床上，用 1:1000 苯扎溴铵局部消毒。

(四) 手术操作

1. 去除文眉　根据不同颜色，可采用 1064nm、755nm、694nm 波长治疗。治疗时，先用一些激光脉冲测试患者对治疗的承受能力以及组织反应，调节至合适能量，正常反应为治疗后皮肤即刻变白伴点状出血。治疗一般从眉尾开始并逐渐向眉头方向移动。治疗遮盖色时，应先试治疗几个脉冲，如观察到染料黑变，则应考虑应用其他治疗方法。

2. 去除文眼线　可采用 1064nm、755nm 波长治疗。眼球内置角膜保护器，以防激光损伤角膜。根据文刺颜色深浅及组织反应选择治疗能量，治疗终点为皮肤变白并很快出现点状出血。宜先从外眦处开始治疗,逐渐向内眦处移动。

3. 去除文唇　采用532nm波长,如果文饰颜色发黑、发乌,也可用755nm或1064nm波长治疗。根据颜色深浅调节合适能量,一般治疗时可先从唇外侧开始,逐渐向唇峰方向移动。因唇部血运丰富,治疗速度宜快,治疗完毕立即压迫止血。

4. 去除复杂文身　有些文身包含多种颜色,这时就需用不同波长激光联合应用。

（五）术后处理

1. 术后压迫止血,并用冰袋冷敷患处,以减轻术后疼痛与肿胀。

2. 创面涂抗生素药膏,伤口可暴露或加盖敷料,保持创面清洁、干燥。

3. 去除文唇患者,术后避免辛辣饮食,最好进流食,并保持口腔清洁。

二、电灼褪色法

（一）原理

利用电针使组织的蛋白质碳化、汽化、凝固变性,达到去除不良文饰的目的。同时由于汽化层下面还有一层薄薄的凝固层,因此可以阻止出血,形成保护层,最后表皮脱落,颜色变浅。此法有消炎、止血、不留瘢痕等优点。

（二）适应证

1. 双侧眉型不对称,颜色过重发蓝者。

2. 眉头过粗、过方、生硬者。

3. 眼线形状不佳,文色发蓝者。

4. 上下眼线位置偏离睫毛根部。

5. 眼线过重、夸张、洇色、边缘不整齐者。

6. 唇线形状不佳、文色发黑者。

7. 要求褪色去除各种文身者。

（三）去除标准

1. 部分去除文色　是指原文底色的部分去除,即去除不需要的部分,保留所需部分。

2. 完全去除文色　指原文底色一次性去除,2～6个月可恢复自然,此法用于文饰失败着色较浅者。如原文饰的文色浅,可完全去除；如文色深,则需分次去除。

（四）去除方法

1. 去除文眉

（1）签订手术协议书。

（2）常规皮肤消毒。

（3）2%普鲁卡因肾上腺素2ml,行局部浸润麻醉。

（4）进针深度0.5mm左右,边操作边用棉球擦拭,直到原文眉变浅或消失。

（5）术后用纱布按压10分钟,以减少出血和渗出,涂少许湿润烧伤膏,按烧伤原则处理。

（6）术后理疗3天,1次/天,每次15分钟。

（7）保持创面干燥,不得沾水,术后7～10天痂皮自然翘起,不可硬揭。

(8) 术后 15 天左右局部发红、发痒,有新眉长出。

(9) 实施去眉术 3～6 个月后方可修补。

(10) 如第一次去除效果不佳者,第二次可用点状烧灼法,深度为真皮浅层不损伤毛囊为宜。

2. 去除眼线

(1) 签订手术协议书。

(2) 1:1000 苯扎溴铵棉球消毒。

(3) 2%普鲁卡因肾上腺素局部麻醉。

(4) 创面涂湿润烧伤膏,不予包扎。

3. 去除文唇

(1) 签订手术协议书,消毒麻醉同前。

(2) 电针对准黑色唇线和多余的部位进行碳化,注意深度,其余程序同上。

三、空针密文褪色法

(一) 原理

空针密文,实质是用文眉机不蘸任何色料,在局部皮肤上来回划动,人为地造成表皮机械性损伤,待数日皮肤表面结痂自然脱落后,颜色变淡。

(二) 适应证

1. 眉型尚可,但文饰的颜色过深者。

2. 文饰术中对文眉的某一缘、文眼线的某一点、文唇线的某一边不满意者。

(三) 方法

1. 常规消毒。

2. 文眉机机芯清洁干净,插入一根新针,不蘸色料,在局部皮肤不理想的地方走空针,走针比较致密,刺入的深度为 0.5～0.8mm,出现"滴状"出血即可。

3. 用敷料压住创面 10～20 分钟,减少出血。

4. 在皮肤表面薄薄地涂一层湿润烧伤膏,以保护创面,或者干燥暴露创面。

(四) 护理

创面保持清洁干燥,一般术后 3～7 天结痂,7～10 天自然脱落,颜色变浅变淡。

四、再文饰法

(一) 适应证

1. 原文饰部位的形状较细、较短者。

2. 原文饰部位颜色较浅或颜色不佳者。

3. 实施部分去除术后需再次调整者。

4. 在完全去除术后痕迹的基础上,需再次文饰者。

（二）操作方法

1. 眉的再文饰法　指文眉失败修整后的再文饰。一般在去除术后 2～3 个月进行。皮肤常规消毒，描画好所需形状，注意应既符合现在的要求，也不能与原痕迹差距太大。

2. 眼线的再文饰法　应在标准的位置进行再文饰，这样原文眼线部位不再清晰，以新文的为主线条。

3. 唇的再文饰法　在文饰失败修整的基础上，再进行文饰以遮盖原来不理想的部分。或通过加宽加深唇线来改变原来不理想的唇型。

五、手术切除

主要用于文身术后遗留的瘢痕。范围小的可直接切除缝合，范围大的则要做局部皮瓣修复。

（吴慧玲　吴秀华　郑丽君　徐启飞）

第三章

注射美容技术

第一节
注射美容在国内外的发展现状

一、定义

注射美容是指将药物或制剂注射到人体内而达到美容或整形目的的操作。广义的注射美容包括局部注射、全身注射(肌内注射和静脉注射)用药、微针注射(美塑注射)等所有注射操作,注射的制剂除了肉毒素和充填剂以外,还包括一些和美容及年轻化有关的生长激素类药物、性激素类药物、糖皮质激素类药物、硬化剂、美白剂等。而本章节讨论的是狭义的注射美容,主要是指肉毒素注射和皮肤充填剂注射两大类项目,它们是目前整形美容业使用最广泛的注射操作。

非手术美容操作主要由注射美容、激光美容操作等构成。在注射美容的操作中,主要由肉毒素注射和充填剂注射两大类组成,而目前充填剂的主流制剂就是透明质酸。从图 3-3-1 可以清楚地看到这几类操作近十年的发展趋势,美国整形外科医师学会(ASPS)统计,2010 年美国非手术操作、肉毒素注射、充填剂注射分别达到了 1160 万,540 万,180 万人次。

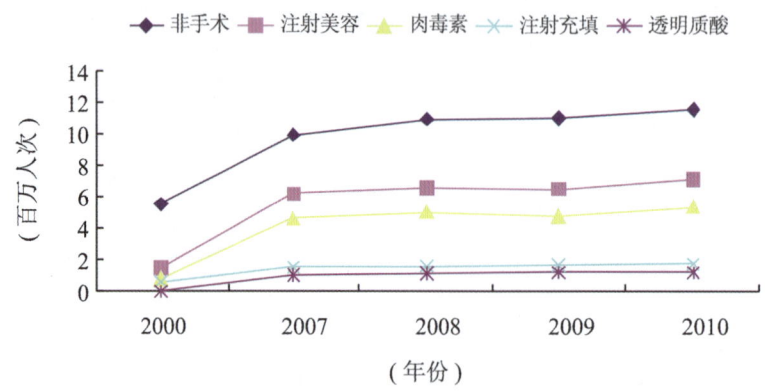

图 3-3-1　非手术治疗各项目的比较(数据来自 ASPS)

二、注射美容的发展

应用注射充填剂的历史基本上和整形外科的历史相同,早期就有使用石蜡油注射面部充填和丰胸的记载,此后有使用硅胶油注射的记录,而后各种可供注射充填的材料不断被开发出来,并且逐渐提纯和细化了充填剂。由于注射美容比手术创伤小、恢复快,目前越来越受到医患双方的欢迎,使用量不断增大。

注射美容是美容外科的重要组成部分,而美容外科是整形外科的一个分支,从治疗例数来看,美容外科已经占整形外科总手术量的80%以上。ASPS统计数据充分显示了美容外科的上升趋势(图3-3-2)。从图3-3-2可以看出,在20世纪,美容手术(含非手术操作)的数量一直少于修复类手术,但从2001年起,美容类操作的数量反超了修复类手术,并持续增长,2005年达到了2∶1的反比,2010年更是达到了3.4∶1,几乎占所有整形美容治疗的80%。

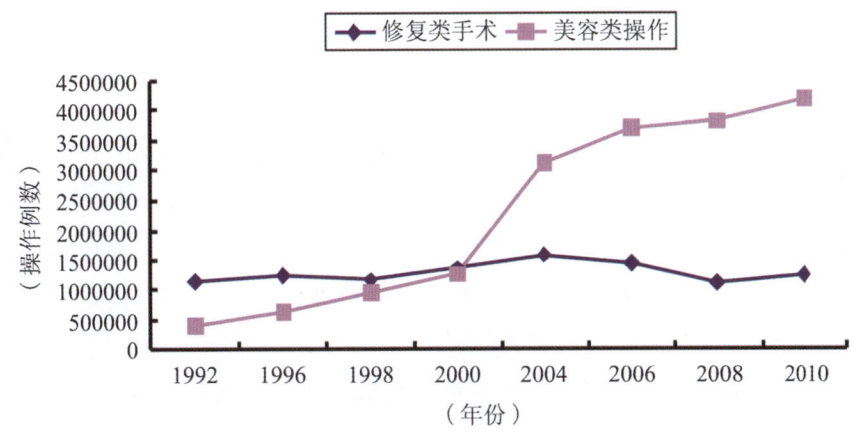

图3-3-2 修复类手术和美容类操作的例数走势(数据来自ASPS)

美容操作例数的快速增长,除了美容手术以外,很大一部分来自于非手术类操作(约占80%),而注射美容是非手术操作的主要组成部分。近年来,注射美容的例数急剧上升,其发展呈现出令人吃惊的势头。据ASPS统计,注射美容2000年只占非手术治疗例数的26%,而最近5年一直保持在60%左右(表3-3-1),成为非手术治疗中最大的一个部分。整形外科的业务内容主要包括修复类手术、美容类手术、注射美容、其他非手术操作四大部分,按上述比例综合分析统计,注射美容占整个整形外科治疗总例数的48%(图3-3-3)。由此可见,注射美容已经成为整形外科的一个新的分支,并且是患者人数最多的一类项目。

表3-3-1 注射美容在非手术治疗中的百分比(数据来自ASPS)

年份	非手术(万例)	注射美容(万例)	百分比(%)
2000	550	144	26.2
2007	996	615	61.7
2008	1090	660	60.6
2009	1097	652	59.4
2010	1156	715	61.9

(一)注射美容的特点

1. 微创性 注射美容对机体造成的创伤非常小或几乎无创,属于非手术治疗。注射美容的微创性和手术相比是显而易见的,有时甚至比激光治疗的创伤还小。注射美容一般仅在皮肤上留下几个细小的针眼,偶尔在注射后会有轻度的疼痛、淤斑或水肿等注射反应,几天后即可消退,对求美者或患者的工作和生活没有太大影响。所以,这种微创性大大激励了人们接受注射的积极性,无论是医师还是患者,都比较乐意选择注射美容。

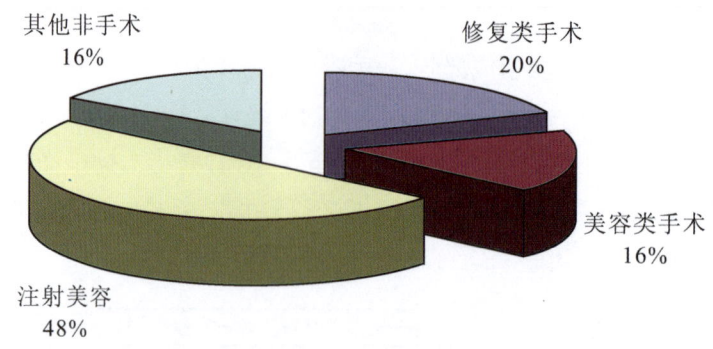

图 3-3-3　近 5 年整形外科治疗例数的分布（数据来自 ASPS）

2. 专业性　和手术相比，注射美容虽然相对简单，但它是属于医疗操作范畴，必须由具备医疗美容资质的医师在医疗机构内操作，如此才能最大限度地确保医疗安全。同时，操作的医师还需要有非常扎实的医学知识和临床经验，使美容效果达到最大化。

3. 美容性　注射美容的服务对象绝大多数是身体健康的求美者，其目的是塑造容貌美和体形美，提高自信心和治疗心理障碍。注射美容的要求通常由求美者提出，医师可给予一定的建议。此外，需要注意的是，注射后效果的评判很大程度上也取决于求美者的主观判断，缺少客观的评判标准。

4. 消费性　绝大多数注射美容属于非必需的消费，尤其是目前国内的各种注射美容材料或制剂都比较昂贵，所以注射美容的需求量和该地区的经济水平也有密切的关系，人们只有在基本需求满足之后，才会出现注射美容方面的需求。

（二）肉毒素类制剂的发展现状

肉毒素（botulinum toxin）是近年来整形美容临床应用人数最多的注射针剂，在所有整形美容操作中占第一位，且增长很快。据 ASPS 统计，肉毒素注射例数 2000 年为 79 万例，而 2010 年已经达到 538 万例，增长了 580%。

最早的肉毒素制剂是美国的 Botox（保妥适）和英国的 Dysport，中国于 1993 年自行生产了衡力（BTX-A），此后还有其他国家的肉毒素制剂，如日本的 CsBot 等。美国食品药品管理局（FDA）于 1989 年批准肉毒素应用于神经肌肉疾病，2002 年批准应用于治疗皱纹。中国国家食品药品监督管理局（SFDA）于 1997 年批准国产肉毒素的临床应用，2010 年批准美国的 Botox 可以应用于临床。目前我国可以使用的肉毒素制剂有国产的"衡力"和美国产的"保妥适"两种，"衡力"的稳定剂是明胶，"保妥适"的稳定剂是人白蛋白，目前还缺少两者之间比较研究的数据。

肉毒素在美容方面的应用也越来越广，除了消除皱纹以外，其还逐渐应用于面部提升、轮廓整形、瘢痕治疗、促进毛发生长等多个方面，我们有理由相信今后肉毒素的应用会更多，会得到更多求美者的认可。

（三）皮肤充填剂的发展现状

皮肤充填剂的应用是非手术整形美容的重要组成部分，在注射美容中，皮肤充填剂的注射例数仅次于肉毒素，大约是肉毒素的 1/3。据 ASPS 统计，2010 年美国皮肤充填剂注射总数达到 177 万人次，其中使用透明质酸类制剂的数量达到 120 万人次。皮肤充填剂的使用历史要远远长于肉毒素，且注射材料也随着科技的发展而出现很大的变化。图 3-3-4 显示了近些年常用注射材料的使用趋势,从中可以看出,2004年前最常用的注射材料是胶原类制剂,而其目前已经被透明质酸类制剂所取代。不难预测,如果今后出现更好的充填剂,透明质酸类制剂也将被替代。

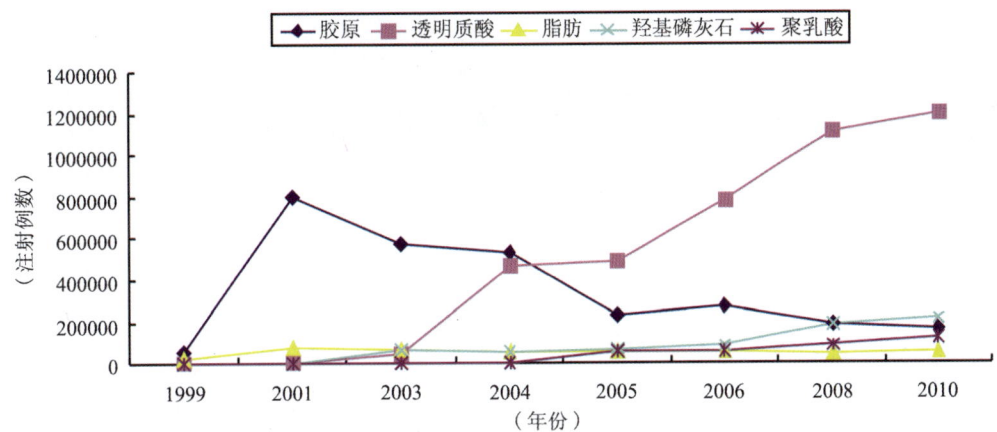

图 3-3-4　常用注射充填剂的使用趋势(数据来自 ASPS)

和国外相比,我国的皮肤充填剂应用时间较短,胶原类制剂基本没有被允许在国内使用,美国 FDA 于 2003 年批准使用的透明质酸制剂,在我国一直到 2009 年才有一个剂型获得批准。国外允许使用的皮肤充填剂有几十种之多,而我国获准使用的充填剂产品却只有"瑞蓝 2 号"(透明质酸)、"爱贝芙"(牛胶原＋PMMA)、"双美胶原蛋白"(猪胶原)、"EME 逸美"(羟丙基甲基纤维素＋透明质酸)等为数不多的几个。所以临床医师和求美者可以选择的余地非常之小,充填剂的临床使用和临床研究受到了很大的限制。

(四)注射医师及注射场所的要求

1. 医师的资质要求　注射医师要具备中华人民共和国医师执业证和中华人民共和国医师资格证,部分省市还规定要同时具备"美容主诊医师证"。

2. 医师的素质要求　要具有美学修养、解剖学知识、整形美容外科学知识、急救知识、处理并发症的能力、与患者沟通的能力等各方面的知识及技巧。

3. 注射地点要求　必须而且只能在医疗机构(诊所、门诊部、医院)内进行。

第二节 常用的注射制剂及其应用

一、肉毒素

（一）肉毒素简介

1. 发展历史　1895 年首次分离出肉毒杆菌，1920 年提取了粗制的肉毒素，1946 年提纯了结晶状的肉毒素，1978 年首次应用于临床，用于治疗斜视，此后还被应用于治疗面部痉挛和睑痉挛。1987 年开始应用于美容领域，用于治疗面部皱纹。

2. 生物学特性　肉毒素是最强的生物毒素之一，是肉毒杆菌产生的外毒素，有 A、B、C1、C2、D、E、F、G 等 8 种抗原型，C2 型是细胞毒素，其余均为神经毒素，其中以 A 型毒力最强，目前用于临床治疗的主要是 A 型肉毒素。

3. 衡量单位　肉毒素的剂量以"单位（U）"表示，1 个单位的肉毒素是指体重 20 克的小鼠腹腔用药后的半数致死剂量，按体重计算，成年人的半数致死量大约是 3000U，所以临床应用时，单次注射量一般不超过 200U。

（二）肉毒素对人体组织的作用

1. 松弛骨骼肌　肉毒素可阻断骨骼肌的神经传导，使骨骼肌产生松弛或麻痹。肉毒素与运动神经末梢有特异性亲和力，作用在神经肌肉的接头处，阻断神经介质的传递，抑制乙酰胆碱的释放，导致骨骼肌发生失神经性松弛或麻痹。如作用于面部表情肌，则面部皮肤的皱纹可变浅或消失；如作用于成团的肌肉如咬肌或小腿肌肉，则肌肉团会缩小，可改变体表轮廓。

2. 抑制各种腺体　肉毒素对各种腺体都可产生抑制作用，如汗腺、涎腺等。

3. 抑制疼痛　作用于感觉神经产生止痛作用；还可缓解肌肉紧张性疼痛、带状疱疹性疼痛等；还可治疗偏头痛。

4. 对血管的作用　抑制扩张血管的神经，治疗血管扩张性疾病。

5. 作用时间　肉毒素注射后 2～3 天肌肉开始出现松弛，在 7～14 天作用明显，此后可以维持 3～6 个月。

6. 肉毒素对组织的作用逐渐消失的原因　①肉毒素是一种蛋白质，会随着时间而逐渐代谢和失活；②机体可产生新生的神经末梢突触，恢复神经和肌肉的连接；③机体可能产生抗体，从而影响再次注射的疗效时间。

7. 肉毒素阻断神经的机制　①和运动神经或交感神经末梢表面的受体结合；②进入神经末梢内

与酶复合物结合;③分裂 SNAP-25 蛋白,抑制神经递质乙酰胆碱的释放;④最终阻断神经信号的传递。

(三) 肉毒素在整形美容方面的应用

1. 减轻面颈部皱纹　肉毒素注射可以减轻由肌肉收缩引起的动态皱纹,常用的有额纹、眉间纹和鱼尾纹等。值得一提的是,由于某种未知的原因,注射肉毒素的部位,皮肤会变得光泽细腻,更加提高了美容效果。

2. 缩小肌肉　通过注射肉毒素后,肌肉的局部失去神经支配,产生失用性的萎缩而体积缩小。常用于注射咬肌和小腿肌肉群,起到缩小面下部宽度和小腿宽度的作用。

3. 改变面部容貌　通过精确注射面部的一些特定肌肉,改变肌肉的动态平衡,调整口角和眉毛等面部特征的位置,使面容年轻及美化。对于一些面部有缺陷的患者,比如由于肌肉过度牵拉引起的露龈笑、鼻头低垂等,注射肉毒素后可以改善容貌。

4. 治疗多汗症及腋臭　注射肉毒素后可以抑制汗腺的分泌,达到治疗的效果。

5. 缓解肌肉痉挛　眼睑痉挛和面肌痉挛的患者,通过注射肉毒素可以马上起到缓解的作用。

6. 抑制瘢痕　有实验显示肉毒素可以抑制瘢痕的形成,软化增生的瘢痕。

(四) 肉毒素使用的注意事项

1.《药典》标明的适应证是"肌肉痉挛"或"眉间纹",其他应用均属于"标签外用药"。

2. 注射前要给患者充分的告知而且患者应在知情同意书上签字。

3. 男性患者肌肉较强壮粗大,用量偏大,维持时间较短。

4. 注射场所内必须配备氧气和肾上腺素等急救设备及药品。

5. 目前国家规定肉毒素必须开具纸质处方,患者须实名制并标明身份证号码。

6. 肉毒素注射的危险区域有:面中部(可引起面部表情异常)、上睑及眉区(可引起上睑下垂或眉形异常)、颈前部(可引起发音及吞咽困难)、口唇(可引起言语不清晰)。

(五) 肉毒素使用的禁忌证

1. 具有精神心理疾病等情况,不适合美容治疗的患者。

2. 严重的全身性疾病患者。

3. 孕妇及哺乳期妇女、12岁以下的儿童。

4. 对肉毒素以及所有其他成分(比如白蛋白、明胶等)有过敏史的患者。

5. 肌肉性疾病如重症肌无力及上睑下垂者。

6. 近期在使用氨基糖苷类抗生素者。

7. 某些特定人员需慎用,如依靠面部表情或发声工作的人。

(六) 肉毒素制剂的保存和配制

肉毒素是一种蛋白质,其制剂是冻干粉剂,应冷藏或冷冻保存,2~8℃可保存 2 年,-20~-5℃可保存 3 年。每瓶剂量为 50U 或 100U,按临床需要使用生理盐水溶解稀释,达到 40~100U/ml 的浓度用于注射。溶解肉毒素时应缓慢、温和操作,避免出现大量的气泡。因为肉毒素在空气和液体的交界面上有可能出现结构的改变,从而导致效力的降低。肉毒素溶解后应尽量一次用完,剩余部分可置于冷藏箱内,尽快使用。一般不主张使用利多卡因溶液稀释肉毒素。

(七) 肉毒素的注射方法

1. 定点设计　在面部平静和表情两种状态下对需要注射的部位仔细观察,并使用记号笔对注射点进行精确的标记,由于肉毒素的作用半径大约为 5mm,所以相邻两个注射点之间的间距一般在 10mm 左右。此外还需注意在面部或肢体两侧的定点要保持对称。

2. 麻醉　肉毒素注射一般不需麻醉,对于敏感患者,可以使用 5% 利多卡因软膏涂抹或神经阻滞麻醉,注射前冷敷也有助于减轻注射疼痛。

3. 器械　可选用胰岛素注射用带针注射器,或使用 1ml 的注射器配 30G 或 4.5 号针头。

4. 制剂浓度　肉毒素的常用浓度为 40~100U/ml,即 100U 一瓶的肉毒素可以溶解在 1~2.5ml 的生理盐水中。同样的注射剂量,如果使用不同浓度的肉毒素,注射的容量是不同的(表 3-3-2)。

表 3-3-2　两种不同浓度的肉毒素配制法剂量和容量的关系

浓度	2U	4U
100U/ml	0.02ml	0.04ml
40U/ml	0.05ml	0.1ml

5. 注射剂量　除皱注射常用的单点注射剂量是 2~4U,肌肉缩小注射的单点剂量是 10~20U,单人单次的注射总量一般控制在 100U 以内(表 3-3-3)。注射剂量需要精确控制,更重要的是左右两侧相同注射点的剂量应该相等,以避免出现效果不对称。需要注意的是,由于男性肌肉通常比女性强壮粗大,所以对男性的注射剂量应该比女性患者高 50% 甚至 100%。一般认为,相同剂量条件下,小容量多点注射比大容量单点注射效果更均匀;相同剂量条件下,高浓度低容量比低浓度高容量作用范围更精准。

表 3-3-3　常用的注射剂量、容量及点间距

用途	注射层次	点间距	单点剂量	单点容量
减轻皱纹、多汗	皮内/皮下	5~10mm	2~5U	0.02~0.05ml
减轻肌肉肥大	肌肉内	>10mm	<20U	<0.3ml

6. 注射深度　注射深度的控制非常重要,对于动力性皱纹,理论上讲应该注射在肌肉内,但是面部许多部位的肌肉菲薄,针头难以准确到达肌肉内。往往采用皮内或皮下注射,待药液自行扩散至肌层内,如眼轮匝肌。有时为了避免注射后作用过深过泛,也可采用皮内注射,以期肉毒素自然扩散后其作用范围恰到好处,如皱眉肌的尾部。对于以缩小肌肉为目的的注射就比较简单,由于此类肌肉一般都比较粗大(如咬肌),直接注入肌肉即可。

7. 注射后处理　注射之后应在医院观察 15~30 分钟,一旦出现不良反应可以及时处理。注射后不要揉搓或用力按摩注射部位,以免将药物扩散到周围肌肉,造成不需要的效果。

8. 再次注射　肉毒素的再次注射一般需要在前一次注射后的 3~6 个月,不可短时间内重复多次注射,以免导致机体产生抗体。

(八) 肉毒素的疗效时间

注射后 48 小时左右即可出现肌肉松弛或麻痹的效果,可维持 4~6 个月甚至更长,所以注射后 2 天即可出现动态皱纹减弱的效果。肌肉缩小的效果一般要 1 个月左右开始出现,其原因是肌肉收缩减弱或停止而导致的萎缩,效果可以维持 6~12 个月,更长效果的保持需要注意减少该肌肉的运动及负荷。

(九) 临床常用的注射项目

1. 鱼尾纹　由外眦部眼轮匝肌收缩造成。眼轮匝肌呈环形位于眼裂周围,在眼眶及眼睑的皮

下。可以在外眦部的眼轮匝肌部位注射3~8点,每点2U(图3-3-5)。图中的圆点是必注射点,三角点为辅助注射点,如果患者的皱纹范围较大,可进行注射。注射前嘱患者用力眯眼,观察鱼尾纹的范围,按此范围标记注射点,以保证注射点能作用到整个鱼尾纹的范围。注意:①不要注射到下睑正下方部位或颧骨以下部位,以避免其作用扩散到面中部,使口角或颊部下垂以及笑容僵硬。②内眦部的皱纹如果比较严重,可以在皱纹集中处注射1~2U(参见图3-3-5内眦部的三角点)。③部分鱼尾纹特别严重的患者,注射后由于轮匝肌的外部松弛,中内侧的轮匝肌收缩加强,使得下睑正下方的皱纹会出现异常加重。④少数内外眦均注射的患者,轮匝肌松弛后可引起眼袋的突显。⑤患有干眼症的患者要慎用,防止进一步抑制泪腺的分泌。⑥注射要尽量浅层,30°进针,当针眼刚刚全部进入皮肤即可停止进针,进行注射。

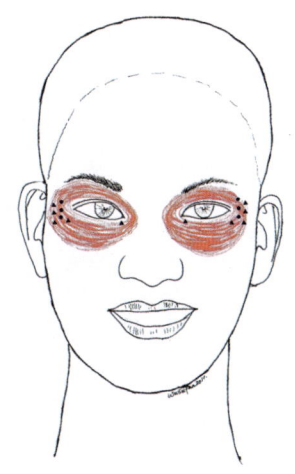

图 3-3-5　鱼尾纹注射示意图

2. 眉间纹　由皱眉肌、降眉肌、降眉间肌收缩造成,这三块肌肉位于前额中间的下部,在额肌的深面,它们收缩可形成眉间和鼻根部的皱纹。皱眉肌是横行的,起自鼻骨根部,斜向外上止于眉中部上缘的皮肤。收缩时可以形成眉间纵向的皱纹,降眉肌和降眉间肌是纵行的,从鼻根部的鼻骨向上到达眉间的皮肤,收缩时可形成眉间下部和鼻根部横行的皱纹。可以在肌肉处注射5~7点,一般每点4U,眉上两点注射2U(图3-3-6)。图中的圆点是必注射点,三角点为辅助注射点,注射前嘱患者用力皱眉,以确定注射的范围,在眉间肌肉最厚处对称注射3~5点,在眶上孔附近的眉上方找到用力皱眉时出现的"酒窝"(图中的×点位置),在此处注射2U。注意:①在眉间部可垂直进针,当感觉针头碰到阻力(颅骨)时停止,开始注射。②眉上方×点处需斜行进针,做皮内注射。

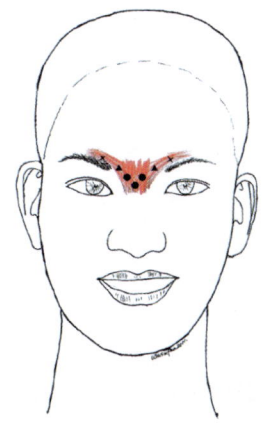

图 3-3-6　眉间纹注射示意图

3. 抬头纹　又叫额纹,由额肌收缩造成。额肌的上缘和帽状腱膜相延续,下缘止于眉上方,和眼轮匝肌在同一平面,分左右两片,均匀分布在额部的前方。去除额纹可在额肌的肌肉内注射4～8点,每点4U(图3-3-7)。图中的圆点为必注射点,如果皱纹较重或前额较高,则可追加注射2点(图中的三角点);如果额部较宽,则可追加注射4点(图中的×点)。注射前嘱患者用力上抬眉毛,观察额纹的范围和深度。注意:①注射点要高于眉上缘1.5cm以上(图中的虚线),以免药液下渗而影响到上睑提肌,造成上睑下垂。②部分患者有上睑下垂症状,长年累月的额肌收缩造成额纹的加深,这类患者如注射肉毒素后可能会引起上睑下垂的症状突显。③注射点和注射量要左右对等,以免出现眉毛外形左右不对称。④注射时容易出现额部正中多于两侧,眉毛的外侧会出现上挑。⑤需深部肌肉内注射,垂直进针碰到阻力(颅骨)时停止,开始注射。⑥对于二次修整的患者,如果做微细调节,可以做低剂量的皮内注射,以减缓药力作用。

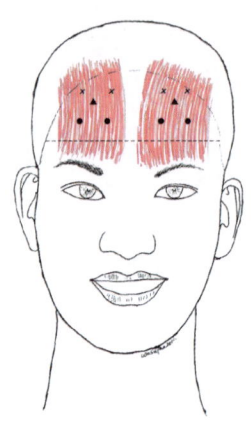

图3-3-7　抬头纹注射示意图

4. 口周纹　中老年人的口周会出现放射状的细小皱纹,是由于口轮匝肌的收缩造成的。口轮匝肌呈环形围绕口周,可以在口轮匝肌内注射少量的肉毒素(图3-3-8),舒缓皱纹。一般注射2点或4点或6点,单点剂量1～2U,注射在唇缘5mm以内。注意:①从小剂量开始尝试,必须注意左右两侧的绝对对称。②上唇正中不要注射,会造成唇峰平坦。③口角处不要注射,容易造成口角下垂及流口水。④下唇慎用,容易影响口唇功能。⑤应该告知患者注射后短期内可能会影响爆破音的发声,因此不要给声音工作者(如歌手和老师等)做口唇部的注射。

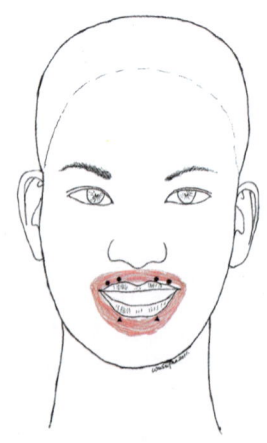

图3-3-8　口周纹注射示意图

5. 面部其他注射　①口角上调：年龄增大后口角会下垂，肉毒素注射降口角肌可以使口角上提。一般每侧1点，每点2U，注意尽量注射至肌肉的下部（图3-3-9中的三角点）。如果注射至口角附近，作用过于强烈，两侧不易对称，此外，还容易引起口轮匝肌的松弛，影响口角闭合。②颏部皱坑：许多中年人在用力抿嘴时颏部会出现皱坑，显示出老年人的外观，这是由于肥厚的颏肌收缩所致。在颏肌的下部注射肉毒素，可以明显改善这种情况（图3-3-9中的圆点）。一般注射2～3点，每点4～5U。注意左右对称，深部注射至肌肉层。③眉尾上调：中年人的眉毛外侧容易下垂，可以在眉尾深部的眼轮匝肌上注射少量的肉毒素，松解轮匝肌对眉毛的下拉力，使眉梢上移。一般注射1～2点，每点2U。可先注射圆点处，如需加强效果，可追加注射三角点处（图3-3-10）。④鼻背鼻根纹：在极度皱眉或耸鼻子的时候，鼻背部会出现斜行的皱纹，可以在皱纹处左右对称注射2点，每点2U，皮内注射。

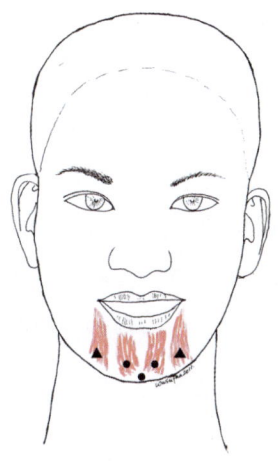

图3-3-9　口角下垂颏部皱坑注射示意图

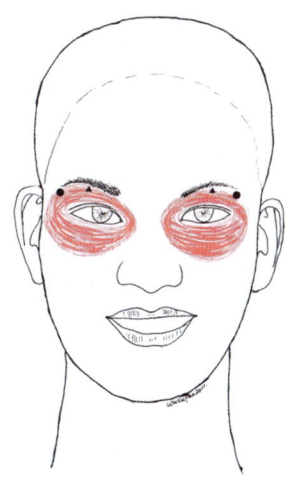

图3-3-10　眉尾上调注射示意图

6. 颈部皱纹　颈部纵行的皱纹是由于颈阔肌长期收缩所致，可以使用肉毒素注射松解。一般在条索深部的肌肉内多点注射，间隔10mm，每点2U（图3-3-11）。注意不可注射过深，避开声带附近，以免引起发声异常。

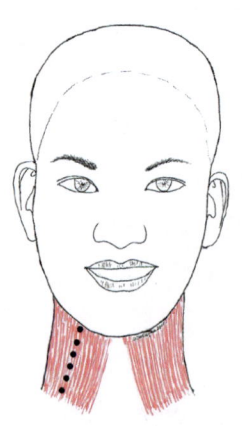

图 3-3-11 颈阔肌注射示意图

7. 咬肌肥大 咬肌参与构成了面下部的宽度,咬肌位于下颌骨的外侧,起自颧弓,止于下颌支和下颌角的外缘。对于一些面下部过宽的求美者,可以进行肉毒素的注射,以缩小咬肌,减小面下部的宽度。一般每侧注射 25~50U,分 3 点注射(图 3-3-12),两侧合计不超过 100U。注意:①注射点要在耳垂和口角连线的下方,并且需要注射在肌肉深部,如果注射过浅或过高,容易影响到表情肌,造成面部表情不对称,最常见的是口角歪斜。②注射后大约 1 个月起开始出现咬肌缩小,效果会持续半年以上。③注射后应该减少咀嚼运动及咬合过硬的食物,以免抵消肉毒素的缩小作用。④注射后咬合力量会下降大约一半以上,对于一些坚硬的食物难以咀嚼,部分患者会出现颞肌代偿性肥大。

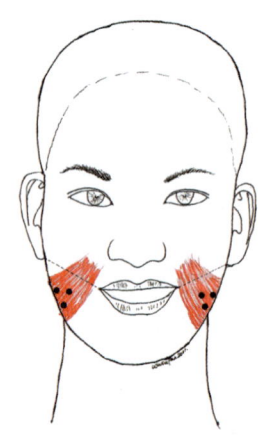

图 3-3-12 咬肌缩小注射示意图

8. 小腿粗大 对于小腿比较粗大的女性,可以注射肉毒素缩小小腿肌肉。主要注射在浅层肌肉即小腿三头肌的腓肠肌内,可以缩小该肌肉,使小腿外形轮廓减小。腓肠肌的两头分别起自股骨内、外上髁,下行合并成跟腱,止于跟骨。肉毒素注射于肌肉最厚的区域,在注射前站位标记注射点,注意两侧对称。一般每侧注射 6~12 点,每点 6~8U,双侧合计 100~200U,注射深度 1.5cm 左右。

9. 多汗症 常见的是腋下多汗症,对于轻中度的腋臭效果也很好。在腋下有腋毛的区域进行多点皮内注射,点间隔 10mm,每点 2U,每侧腋下注射不超过 50U,双侧注射 100U 以内。此注射法也适用于手掌多汗症,但手掌注射必须要浅,注射在皮内,注射过深会影响到手部的肌肉活动和精细功能。

二、皮肤充填剂

皮肤充填剂(dermal filler)是一类可用于皮肤或皮下注射的凝胶状物质,主要用于修复面部或体表的静态皱纹和凹陷。充填剂注入后可使皱纹和凹陷恢复平整,甚至可以调整面部和身体的轮廓,从而达到整形及美容的效果。按照 2010 年使用例数的排名,前五位的皮肤充填剂分别是透明质酸、羟基磷灰石、胶原、聚乳酸、自体脂肪,不同充填剂的成分、降解时间、适应证、注射层次都有所不同,常用的皮肤充填剂见表 3-3-4。

表 3-3-4　各种充填剂一览表

成分	制剂	降解时间	适应证	优点	缺点
透明质酸	Restylane Hylaform Captique Juvéderm	6~12 个月	深浅皱纹、鼻唇沟、组织凹陷、唇	无需皮试 无需冷藏 可酶降解	注射疼痛(含麻醉剂产品除外)
羟基磷灰石	Radiance	2~5 年	深沟、唇	无需皮试	疼痛
牛胶原	Zyderm Zyplast	3~5 个月	小皱纹、深皱纹、沟、唇	无痛	时间短 需皮试、冷藏
猪胶原	双美	数月	皱纹	疼痛轻	需皮试、冷藏
牛胶原+PMMA	爱贝芙 Artecoll/Artefill	永久	深皱纹及凹陷、鼻唇沟	疗效长	需皮试、冷藏 肉芽肿
人胶原	Cosmoderm Cosmoplast	3~5 个月	小皱纹、深皱纹、沟、唇	无痛	时间短 需冷藏
聚乳酸 PLA	Sculptra	1~2 年	凹陷、深皱纹	无需皮试	分次校正
自体脂肪	医师抽取	永久存活	组织凹陷	完全相容	颗粒粗,吸收
异体真皮粉	Cymetra	5~7 个月	唇、瘢痕、沟	无需皮试	疼痛
异体筋膜粉	Fascian	3~6 个月	唇、深部缺损	无需皮试	结果不稳定
自体血浆蛋白	自制	3~5 个月	皱纹及凹陷		需抽血
羟丙基甲基纤维素/透明质酸	EME 逸美	数月	额纹、鼻唇沟等	无需皮试	疼痛
硅胶油	Silikon-1000 Silikon-5000	永久	深凹陷、皱纹、瘢痕	无需皮试 便宜	并发症多
HA/HEMA	Dermalive Dermadeep	永久	鼻唇沟、唇	无需皮试	结节
自体脂肪干细胞	实验室制备	永久存活	凹陷、皱纹	自体细胞	操作复杂
自体成纤维细胞	实验室制备	永久存活	皱纹	自体细胞	操作复杂

(一)皮肤充填剂的种类

1. 动物胶原类

(1)牛胶原:代表产品为美国 McGhan 公司 1976 年生产的胶原制剂,1981 年获得美国 FDA 批准。制剂内 95%~98%为Ⅰ型胶原,其余为Ⅲ型胶原,疗效持续时间一般为 3~5 个月。产品主要有 3 种剂型:Zyderm Ⅰ:重量浓度为 3.5%,用于真皮及真皮浅层的注射;Zyderm Ⅱ:重量浓度为

6.5%，用于真皮深层的注射；Zyplast：3.5%的胶原配以戊二醛，抗原性更小，用于皮下充填注射，无需过度校正。

（2）爱贝芙（含有PMMA微球的牛胶原）：在欧洲的商品名为Artecoll，在美国的商品名为Artefill，2002年5月获得中国SFDA的批准，2006年11月获得美国FDA批准，属于永久充填剂。

（3）猪胶原：代表产品为台湾Sunmax公司生产的"双美胶原蛋白"，2010年获得中国SFDA的批准。

2. 人体组织及细胞制剂

（1）自体胶原蛋白：由Collagenesis公司制造，来源于患者自身的皮肤组织。20cm^{2}皮肤组织可以制备1ml的3.5%的胶原注射液。适应证：浅皱纹，注射于真皮浅层。优点：无需试验，疗效长于牛胶原。缺点：供区损失，制备成胶原液后需立即使用（供区的皮肤组织可以冷冻保存，待使用前制备胶原）。

（2）人类胶原：制造商为INAMED公司。2003年获得美国FDA批准，是唯一被批准使用的人类胶原制剂。来源于新生儿包皮的细胞株扩增培养后获取的胶原。疗效持续时间为2～5月。*Cosmoderm*：含有0.3%利多卡因。要过校。*Cosmoplast*：人体胶原和戊二醛交联，有更长的吸收时间和更高的强度。用于深层充填，无需过校。和牛胶原比较，最大的优点是无需皮试，没有动物源性的致病性。

（3）同种异体皮肤制剂：尸体皮的真皮粉，由LifeCell公司制造。成分为不含活细胞的冻干尸体真皮片（*Alloderm*）或粉（*Cymetra*）。真皮粉掺水后用于注射。优点：无需皮试。缺点：比较黏稠，针头要粗，易过校。适应证：深皱纹。

（4）自体脂肪：来自于患者自身，由医师抽取和制备，离心或去除体液的自体脂肪颗粒。优点：自体组织，无排异，费用低廉。缺点：吸收率高，需要再次注射；颗粒较大，不适合于皮肤浅层的注射。

（5）脂肪干细胞（adipose stem cells）：来自于患者自身，由医师提取和制备，经过胶原酶作用后，从自体脂肪内提取脂肪前体细胞，立即注入体内。成分为脂肪前体细胞。优点：来源可靠，干细胞含量高，是骨髓组织的1000倍，大约每毫升脂肪内含有40万个脂肪前体细胞。无需实验室内的细胞培养传代操作。缺点：缺少足够长时间的临床观察及足够多的病例证实。

（6）自体血浆蛋白：来自患者的血液，通过离心、加热等步骤制备。成分：自体血浆内的纤维蛋白。制作过程：抽取一定量的自体血浆，经过离心、加热后得到凝胶状蛋白。优点：自体成分，没有排斥反应，可吸收。缺点：疗效半年左右，需要重复注射。

（7）自体成纤维细胞：来自于患者的小片皮肤培养增殖，由医师提取，在实验室里培养扩增。某些生物制品公司有代为操作的服务。成分：体外扩增培养的成纤维细胞。制作过程：自体真皮内的成纤维细胞，体外扩增至数千万个，注射至皱纹部位。优点：自体细胞，疗效长达22个月，理论上讲细胞冷冻保存后可无限期使用。缺点：体外培养及扩增后回植的操作还需伦理批准。

3. 人工合成或提取类制剂

（1）硅橡胶：代表产品产自美国Dow-corning公司。成分为人工合成的多聚体，内含硅石（silica），根据聚合方法的不同，可以制作成液态、凝胶状或固态。适应证：高纯度的液态硅橡胶可用于永久除皱，临床多应用于艾滋病晚期患者的组织凹陷充填。缺点：容易滥用，并发症多。美国FDA批准使用的剂型有 Silikon-1000 和 Silikon-5000。

（2）聚乳酸（polyactic acid，PLA）：合成类制剂，制造商为 Biotech 公司。代表产品是 Sculptra 和 NewFiller，冰冻干燥，可溶于水，生物降解，无免疫原性，无需皮试。适合于深浅两层的除皱，需要重复注射。临床多用于艾滋病患者的组织填充，目前的使用量排在第四位。

（3）羟基磷灰石：近年来使用量有所增加，2010 年已经超过胶原排到第二位，仅次于透明质酸的使用量。其代表性的产品为 Franksville 公司制造的 Radiance，其微细的颗粒悬浮在多糖的凝胶内，FDA 已经批准使用多年，主要用于牙齿、骨骼、膀胱、颈部、声带的植入。另一个产品 Radiance FN 为细小的羟基磷灰石颗粒悬浮凝胶，适用于皮肤深部的填充，无需皮试，持续时间达到 2～5 年。优点：持续时间长，被称为半永久充填剂（semi-permanent）。缺点：注射时疼痛较明显。

（4）纤维素类制剂：代表产品有我国爱美客公司生产的"EME 逸美"制剂，由羟丙基甲基纤维素和透明质酸（未交联的）混合而成，属于可降解类充填剂，于 2009 年获得 SFDA 的批准。

（5）透明质酸类（详见第 531 页）

4. 按降解时间分类

（1）非永久性充填剂

①胶原类制剂：包括牛胶原及人胶原，降解时间平均为 3～5 个月。

②人体组织类制剂：真皮粉、筋膜粉、自体血浆蛋白等，降解时间为 3～6 个月。

③透明质酸类制剂：降解时间平均为 6～12 个月。

④聚乳酸：降解时间约 6 个月。

⑤羟基磷灰石：半永久充填剂，降解时间为 2～5 年。

（2）永久性充填剂

①液态硅橡胶，完全不可降解。

②爱贝芙：其内含有的 PMMA 颗粒不可降解，永久停留在体内。

③Dermalive/Dermadeep：由透明质酸和丙烯酸混合而成的水凝胶。

④自体组织及细胞移植：如自体脂肪、自体成纤维细胞、自体脂肪干细胞移植等，组织一旦存活将永久停留在注射部位。

（二）皮肤充填剂的临床应用

1. 皮肤充填剂的作用机制　皮肤充填剂的主要作用是增加组织量，也可称为组织增容剂。其作用机制有两个：一是通过注入充填剂直接增加组织容量；二是通过刺激周围正常组织，产生纤维增生或血管纤维网，达到组织增容的效果。前者是注射后即时产生的效果，后者是通过刺激逐渐形成的，颗粒状的充填剂更容易引起这种组织增生的刺激作用。

2. 皮肤充填剂的临床应用要点

（1）合适的患者：初诊时就应将有关知识和注意事项告知患者，并同时询问病史，排除有可能出现过敏反应和其他不适合注射的危险患者。

（2）合适的充填剂：不同充填剂的颗粒大小及降解时间不同，要根据情况正确选用。对于较大的凹陷或萎缩性瘢痕，可选用高密度的、降解时间长的充填剂；而对于浅表的凹陷和细小的皱纹，应该选用小颗粒的、非永久性的充填剂。最好初次治疗时先使用可吸收性的充填材料，如果患者满意并要求长期疗效，再更换成长效的充填剂，因为这样会更加安全。可吸收的充填剂比较安全，而永久性的充填剂性价比较高。

（3）合适的充填层次：对于深皱纹和组织凹陷,注射层次在真皮深层和皮下（图 3-3-13）；对于浅皱纹或浅凹陷,需要注射至真皮深层内。注射方法也很重要,可以使用线状、点状、扇形、交叉注射等（图 3-3-14）。

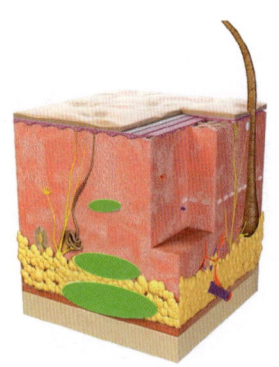

图 3-3-13　注射物填充的不同层次

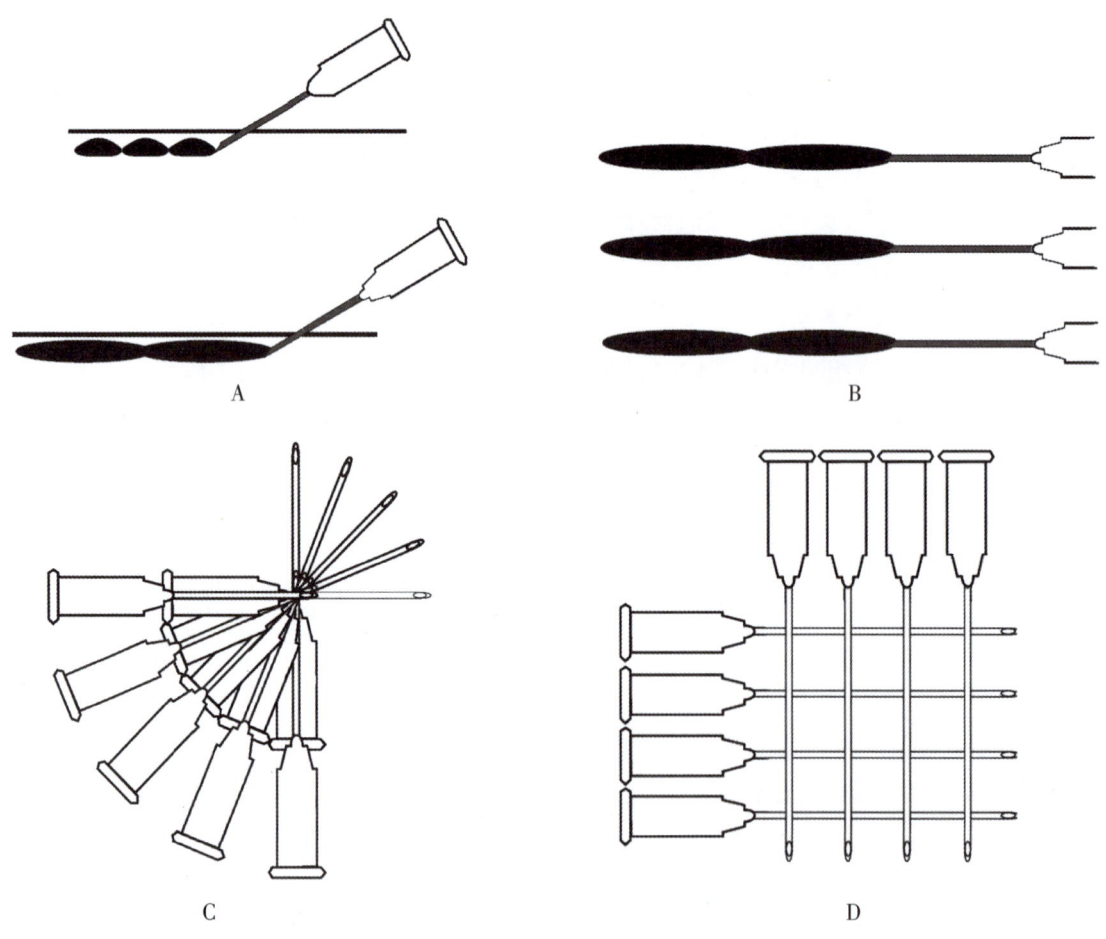

图 3-3-14　不同的注射方法

（4）合适的注射量：有些充填剂注射后吸收较快,需要过度校正（overcorrection）,如胶原制剂；有些充填剂无需过校,如透明质酸。所以在使用前必须充分了解产品的特性,按说明书正确使用。

（5）合适的间隔：不同的充填剂在组织内的降解时间从几个月到几年不等。一般来说再次充填应该在上一次充填物还没有完全吸收之前进行。

三、透明质酸

（一）透明质酸(hyaluronic acid)的基本知识

1. 提取来源　1934年，透明质酸由美国的眼科教授Karl Meyer首先在牛眼的玻璃体内发现。其提取方法主要有：①动物组织提取法。从鸡冠或牛眼玻璃体内提取，通过脱脂、脱水、浸泡、过滤、蛋白消化、纯化后提取，其提取率仅为1%左右。②人工合成法。通过天然酶聚合反应，利用多糖聚合后分解纯化制备，成本低但产品不纯。③细菌发酵法。细菌荚膜中的主要成分就是透明质酸。选取合适菌种，使用葡萄糖发酵，杀灭细菌后过滤除去菌丝和杂质，沉淀后可得到高纯度的产品，目前临床应用的透明质酸大多来自于此法。

2. 理化特性　透明质酸是一种广泛存在于自然界的多糖分子，在人体内多存在于皮肤和结缔组织内，它是一种细胞外基质，除了为组织提供体积和容积以外，还是维持组织稳定、结合和弹性的重要因素。在不同的生物体内，透明质酸的分子结构都是相同的，没有物种间的差异。

3. 生物特性　透明质酸的吸水能力非常强大，可以与相当于自身重量500~1000倍的水相结合，形成有黏弹性的液体。在70kg重的人体内仅含有干重15g的透明质酸。透明质酸的降解速度很快，人体内每天有1/3的透明质酸要更新，所以如果自然状态注入的透明质酸无法在组织内长久存留，其会在酶的作用下降解为水和二氧化碳。为了延长存留时间，使用化学键将这些透明质酸交联成大分子的凝胶，可以延缓其降解。

4. 医学应用　透明质酸在港台地区被称做"玻尿酸"，其临床应用已有几十年的历史，1962年即应用于眼科，用于房水及玻璃体腔内的注射充填，此外还应用于骨科的关节腔内注射，但这些制剂是未交联的单纯透明质酸，只能维持数天的时间。而应用于皮肤充填的透明质酸是交联制剂，其降解时间可达6个月以上，用于皮肤皱纹和凹陷的充填。

5. 特点　和其他种类的充填剂相比，透明质酸制剂有等容降解、动态黏稠度和玻璃酸酶降解3个显著的特点。①等容降解。透明质酸的容积在降解的过程中是基本不变的，并不是随着分子的降解而逐渐缩小的。当一部分透明质酸分子降解后，剩余的透明质酸分子可以吸收更多的水，以保持其体积不变，直到大多数的分子都降解以后，其体积才会缩小及消失。这一特性使其在临床上表现为充填部位的容积一直能够维持在95%以上，直到最后在短时间内完全降解吸收（图3-3-15）。②动态黏稠度。透明质酸的黏稠度与外界压力和温度成反比，即压力越大、温度越高，其黏稠度越低。所以透明质酸在注射器加压注射时，黏稠度会下降，使之容易通过细小的针头顺利到达组织内，到达注射部位之后，可以重新回到原来较大的黏稠度，恢复成凝胶状。③玻璃酸酶降解。透明质酸可以很快被玻璃酸酶降解，对于注射过多的情况，可以在结节处注射玻璃酸酶。

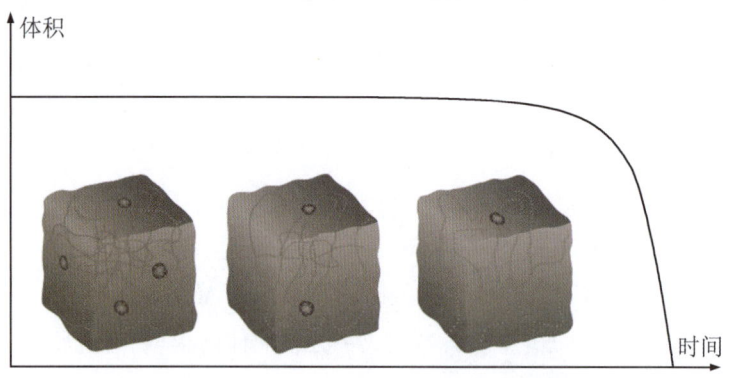

图 3-3-15　透明质酸的等容降解特性

(二) 透明质酸皮肤充填剂

最早允许临床应用的制剂是瑞典产的 Restylane,在欧洲和加拿大从 1997 年开始使用,2003 年 12 月获得美国 FDA 批准。该产品提取自链球菌发酵法,近年来一直是透明质酸类充填剂的代表产品,使用量一直是最大。早期美国生产的制剂是 Hylaform,此产品提取自鸡冠,目前已很少使用,取而代之的是来自于细菌发酵法的 Captique。目前另一个常用的产品是 Juvéderm,其使用量逐年增长。国外可以使用的透明质酸制剂有几十种,而我国 SFDA 仅于 2009 年批准了 Restylane 的第 2 型(即"瑞蓝 2 号")制剂(表 3-3-5)。由于透明质酸制剂的优点和疗效逐渐得到了医患双方的认可,临床需求也会不断增长,可以预见会有更多的透明质酸制剂逐渐被允许在我国使用。

表 3-3-5　常见的几种透明质酸制剂

	Restylane	Hylaform	Captique	Juvéderm
来源	链球菌发酵	鸡冠	链球菌	链球菌
交联物质	环氧化物	联乙烯砜	联乙烯砜	环氧化物
交联率	1%	20%	20%	6%~8%
浓度	20mg/ml	5.5mg/ml	5.5mg/ml	24mg/ml
颗粒大小	250~400U	500U	500U	非颗粒
产品出现	1997 年	1980 年	2004 年	2001 年
FDA 批准	2003 年 12 月	2004 年 4 月	2004 年 12 月	2006 年 6 月
制造商	Q-Med(瑞典)	Genzyme(美国)	Genzyme(美国)	Leaderm(法国)

透明质酸制剂从 2004 年起一直是使用量最大的皮肤充填剂,而之前最常用的产品是胶原。与胶原类制剂比较,透明质酸具有无免疫原性、无需皮试、无需冷藏保存、非动物源性(提取自链球菌)、疗效时间长、无需过校等诸多优点。此外,对于不慎注射过多的情况,还可以使用玻璃酸酶进行降解,起到微调整的作用(表 3-3-6)。

表 3-3-6 透明质酸制剂和胶原类制剂的比较表

	胶原	透明质酸
免疫原性	有	无
材料来源	动物(牛、猪、人等)	基本为非动物
维持时间	3～5 个月	6～12 个月
注射前皮试	要	无需
注射过校程度	150%～200%	无需
过敏反应比例	3%	<0.4%
保存方法	冷藏	常温
注射时疼痛度	较轻	较重

(三)透明质酸制剂的适应证

1. 深浅皱纹　面部的各种深浅皱纹,选用不同颗粒大小的制剂注射。
2. 鼻唇沟　鼻唇沟修整注射。
3. 面部轮廓　颞部凹陷、眶睑沟、上睑凹陷、颧下部凹陷、面颊部凹陷、耳垂过小等。
4. 软组织凹陷　头面部及身体表面的各种外伤性及先天性凹陷、凹陷性瘢痕。
5. 鼻部　鼻根、鼻尖、鼻背的低平及鼻小柱不足等。
6. 口唇部　口角上翘的注射、木偶线的注射、丰唇等。
7. 颏颈部　颏部外翘或下延不足、颈部横纹。
8. 乳房　乳腺下注射大颗粒透明质酸丰胸,国外有使用报道。

(四)透明质酸的注射方法

1. 注射针剂　透明质酸制剂一般每支 0.5ml 或 1.0ml,也有 10ml 装的超大颗粒的制剂,制剂在出厂的时候就已经消毒封装在注射器内,注射前只需取出注射器,安装好针头即可使用。
2. 设计消毒　一般采用坐位进行设计,标记出需要注射的范围和部位,常规消毒。
3. 注射体位　常用仰卧位或半卧位,便于患者平静地接受注射,有些特殊部位如眶睑沟等注射时需采用坐立位,需要患者大胆配合。
4. 疼痛控制　透明质酸制剂内一般不含有麻醉剂,尽管注射针头很细,注射时仍会感到疼痛。可以采取表面麻醉或冰敷的方法减轻疼痛。
5. 注射技巧　注射可以采用点状、线状、扇形、交叉等方法(图 3-3-14),注射时注意动作要轻柔,避开血管,尽量避免产生不必要的损伤。边退针边注射比较容易控制。
6. 注射层次　以真皮中深层为主,根据具体情况可以调整至真皮浅层和真皮深层甚至皮下。透明质酸注射层次应该位于真皮层,如果注射过深,则可能会吸收过快而导致效果缩短;如果注射过浅,则容易形成结节或肤色异常,初学时应遵循"宁深勿浅"的原则。
7. 注射量　透明质酸制剂无需过度校正,所以在注射时只要达到预期效果即可,不要过多注射,一旦注射过多,形成的隆起或结节需要数月才能消退,初学时应遵循"宁少勿多"的原则。
8. 固定塑形　注射后需要在注射部位使用透明胶布固定 1～2 天,以防止注射物移动,尤其是鼻唇沟部位。透明质酸制剂疗效的保持时间和注射部位有关系,活动的部位(比如唇部),疗效持续时间会短一些,一般为 3～6 个月;而不运动的部位如额部,疗效持续时间较长,可达到 12 个月甚至更长。

(五)透明质酸的常用注射部位

1. **面颈部皱纹** 面颈部皱纹的注射设计比较简单,只需注意注射层次的准确即可。注射时沿着皱纹的走向,从皱纹的一端逐针注射,直到到达皱纹的另一端,一般采用线状注射。注射的层次多位于真皮深层,必要的时候可以在真皮浅层做少量补充,但要注意不可在浅层注射过多,容易形成结节。需要提醒的是,有些多年形成的深皱纹非常顽固,即使注射再多的充填剂也不能达到完全消失的效果,这一点也要充分告知患者,以免患者期望值过高和注射后不满意。注射时患者取仰卧位,光线斜打,不要太亮,操作者用左手拇指和食指沿皱纹的垂直方向挤压皱纹,使皱纹显示得更清楚,以便注射。注射后轻轻按压注射部位,将注射物铺平。

2. **鼻唇沟** 鼻唇沟的注射层次比皱纹深,需要注射在真皮深层和皮下层两个层次,一般每侧的注射量为0.5~1.0ml。注射时患者取仰卧位,操作者左手将颊部向鼻翼侧推挤,将鼻唇沟显露得更清楚,从鼻唇沟尾向鼻翼方向逐渐注射推进。如果鼻唇沟的表面同时有浅皱纹,则先做浅皱纹内的真皮浅层注射,再做鼻唇沟的注射。采用扇形注射法,以鼻唇沟尾部为圆心,向鼻翼侧放射(图3-3-16),将大部分充填物注射到鼻唇沟的正中线周围,宁可偏向内侧,也不要偏向外上侧,以免注射物进一步上移。注意不要遗漏鼻翼外侧的局部凹陷(图3-3-16的a点处)。鼻唇沟的注射最好一次就达到充分的剂量,使患者看到良好的效果。重要的是必须做注射后的局部固定,用透明的胶布将鼻唇沟部位粘贴2天以上,以抵抗上唇动作时对充填物的上移作用。目前在我国只能使用瑞蓝2号透明质酸制剂,其颗粒较小,更需要做注射后的固定,否则会发现注射后鼻唇沟并没有明显改善,而其外上方的颧颊部却更突出了。

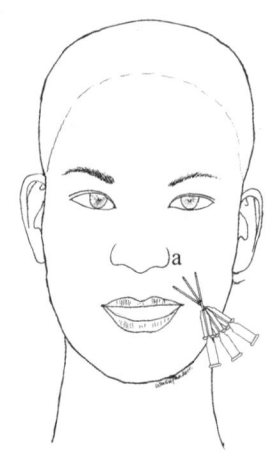

图3-3-16 鼻唇沟注射图

3. **唇部** 唇部的深皱纹使用充填剂效果较好,用短线状的注射法,上唇的浅皱纹可联合使用激光和肉毒素。如果是丰唇,可沿唇线做真皮深层和中层的注射,以突出唇线。对于唇体的增厚注射,上唇可在唇珠和两侧最厚的红唇部位做黏膜和肌肉间的注射,下唇可在两侧最厚的红唇部位做黏膜和肌肉间的注射,一般上下唇可各注射0.5ml。对于人中不显的患者,可以做人中部的真皮深层线条状注射(图3-3-17)。如患者要求显示注射效果,或医师没有把握或无法预判断时,可以使用含少量利多卡因的生理盐水做模拟注射。患者取坐位或者仰卧位均可,可以一边注射一边用镜子和患者交流,这样可以充分满足患者的要求。

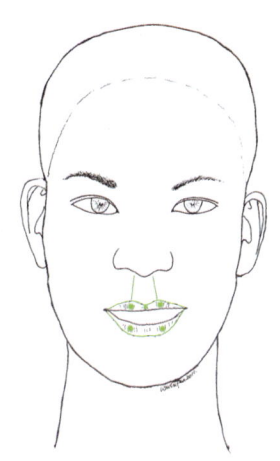

图 3-3-17　丰唇注射图

4. 眉间纹、抬头纹　眉间纹和抬头纹应首选肉毒素治疗,对于那些在没有皱眉和抬眉动作时也表现出来的过深眉间纹和抬头纹,需要使用充填剂进行治疗。眉间纹和抬头纹的注射相对比较简单,做真皮深层及皮下层的注射,眉间部一般需要 0.5ml 的剂量,一条横贯整个额部的抬头纹需要 0.5~1.0ml 的充填剂。可以和肉毒素一起注射,先注射充填剂,冷敷片刻后再注射肉毒素,如此可以避免肉毒素注射引起的肿胀干扰皱纹的判断,且肉毒素注射后不宜做局部的按压和推挤。注射技巧同皱纹注射。比较深的眉间纹和额纹很难通过一次注射达到消失的程度。对于一些伴发有眉间凹陷的患者,可以同时做眉间皮下充填,以丰满眉间的"印堂"部位。

5. 眶睑沟及上睑凹陷注射　这两个部位的注射难度较大,患者的满意率比较低,需要有良好的解剖知识和注射技巧。注射时患者最好采用坐立位,背部和头部靠墙固定,正对光源,最好是漫射的窗户光,可以使双侧的凹陷外观一致。将充填剂做点状注射到眶骨内缘(图 3-3-18),在深层注射可以使皮肤表面的充填效果非常平整。在深层注射后,还会有少部分区域(如内眦部)充填不足,可以做皮下注射微调整,但注射量必须要少,以免出现皮下包块,有时候平视时没有的包块会在仰视时出现。所以可以在注射后嘱患者睁眼做眼球的上下转动,以检查充填物是否有包块出现。单侧眶睑沟的注射量为 0.1~0.3ml。上睑凹陷的注射方法近似于眶睑沟,充填物还可以注入眶隔内。

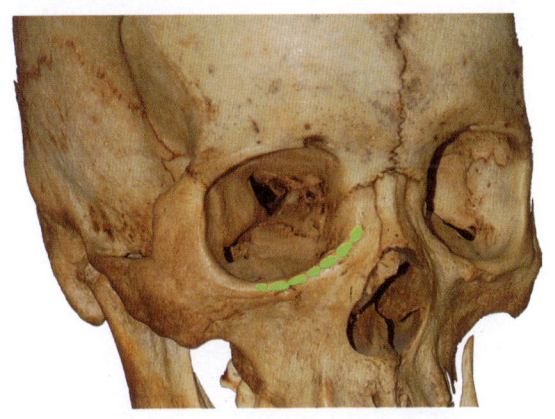

图 3-3-18　眶睑沟充填剂注射

6. 眶颧区(苹果肌)　中老年人变化比较明显的就是眶颧区软组织的萎缩,使眶下方的倒三角区域不丰满甚至凹陷。此三角形的上边是眶睑沟,内侧边是鼻唇沟上方的隆起,外侧边是颧骨隆起,边长为1.5~2cm。目前对此区域的流行叫法是"苹果肌",事实上在人体内并不存在这块肌肉,大概是因为年轻人在笑容时此区域会像苹果一样圆润饱满。此部位的注射层次较深,位于皮下甚至骨膜表面(图3-3-19),注射时可取坐位,便于观察即时的注射效果。左手轻按患者头部,使其后靠在墙壁等固定物上,以充分保持静止。针头垂直或稍斜进入皮肤深层或到达骨膜,在确认针头不在血管内的情况下,在三角区的中部分1~3点进行点状注射,一般每侧0.5~1ml,轻轻按摩以均匀铺开,直至外观平整。注射后该部位胶布固定2天,以免表情过多使充填物移动。注意此三角区的中间部位有眶下孔,注射点在眶下孔的上方,应避免针头刺入此部位而误伤眶下血管神经。

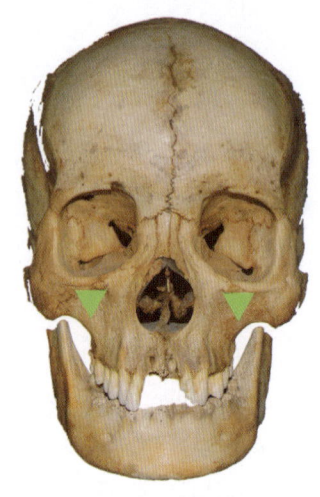

图3-3-19 苹果肌充填剂注射

7. 耳垂 耳垂的注射比较简单,只需在耳垂前后皮肤层的中间注射,左手拇指和食指捏住耳垂,针头从耳垂边缘进入耳垂正中,在中间层缓慢扇形注射,同时要轻轻揉挤耳垂,使充填物散开,直至耳垂丰满,一般每侧耳垂0.25~0.5ml。注意注射速度应缓慢,避免出现皮肤苍白的现象。

8. 乳房 用于乳房注射的透明质酸产品在国内还没有批准,但在国外已经应用了几年。常用的产品是瑞蓝的最大颗粒型Macrolane,颗粒直径可达10mm,产品分装在10ml的注射器内,使用18号长针头注射。患者取仰卧位,操作者左手轻提乳腺,将针头从乳腺边缘插入至腺体深层,缓慢注射。注射层次在乳腺和胸大肌之间,注射在一个区域内,然后按摩塑形。一般每侧注射100ml,据报道可维持2年左右。

总之,不同的注射部位,其注射物颗粒大小、注射层次、注射量、注射方法、体位都有其特殊之处(表3-3-7),需要注射医师熟练掌握。

表3-3-7 常用注射部位的注射特点

注射部位	颗粒大小	注射量	注射层次	注射方法	体位
面部浅皱纹	小颗粒	0.05ml/cm	真皮中层	线状	仰卧
面部深皱纹	中、小颗粒	0.1ml/cm	真皮深层	线状	仰卧
鼻唇沟	中颗粒	0.5~1ml/侧	真皮深层、皮下层	扇形	仰卧
抬头纹	中、小颗粒	0.1ml/cm	真皮深层	线状	仰卧
眉间纹	中、小颗粒	0.1ml/cm	真皮深层	线状	仰卧
丰唇	中颗粒	0.5ml/单唇	黏膜、肌肉间	点状	坐位

续表

注射部位	颗粒大小	注射量	注射层次	注射方法	体位
眶睑沟	中颗粒	0.1~0.3ml/侧	皮下层、骨膜表面	点状	坐位
上睑凹陷	中颗粒	0.1~0.3ml/侧	眶隔、骨膜表面	点状	坐位
眶颧区/苹果肌	中颗粒	0.5~1ml/侧	皮下层、骨膜表面	点状	坐位
耳垂	中、小颗粒	0.25~0.5ml/侧	皮下层	点状	仰卧
乳房	大颗粒	100ml/侧	乳腺、肌肉间	点状	仰卧

四、自体颗粒脂肪

自体脂肪颗粒注射移植术，是指将身体内脂肪颗粒通过抽吸和注射从一个部位移植到另一个部位，从而改变面部或身体轮廓的手术方法。脂肪一般都取自皮下脂肪较厚的部位，如腹部、臀部、大腿或上臂等处。用负压吸脂法将脂肪吸出后，再将经过处理后得到纯净的脂肪颗粒注射移植到组织凹陷的区域内。

（一）历史和背景

应用自体脂肪颗粒移植治疗组织缺损和发育不良已有较长的历史，Neuber 在 1893 年首先报道切取小块的脂肪，移植到组织缺损的部位治疗面部组织缺损。此后 Lexer 在 1910 年报道成功使用自体脂肪移植治疗半侧颜面部萎缩和面部凹陷。1950 年 Peer 发现移植的脂肪颗粒有 50% 以上会被吸收，而未存活的脂肪颗粒有可能出现液化、坏死、感染、结节和囊肿等，这些并发症限制了此技术的发展。

20 世纪 80 年代脂肪抽吸技术及肿胀麻醉技术的出现，使得自体脂肪注射移植成为一个常用的注射美容手段。据 ASPS 统计，脂肪注射在所有注射充填病例中占 3%~10%，在注射充填中排第五位。在我国由于可以使用的充填剂很少，所以脂肪注射充填的比例应该远高于美国。脂肪移植材料获取容易、价格低廉、来源充足且具良好组织相容性，是治疗组织不足性畸形和组织凹陷的常用方法，特别是对于面、体部软组织凹陷及半面萎缩等方面的治疗，取得了良好的效果。

（二）脂肪移植的理论基础

关于脂肪移植后的转归存在着两种认识。一种是 1923 年 Neuhof 提出的宿主细胞代替论，认为移植的脂肪细胞不会存活，而是由宿主间质细胞吞噬降解脂肪细胞所释放的脂质，变成新的脂肪组织；另一种是 1956 年由 Peer 提出的细胞存活理论，认为部分移植的脂肪细胞能够成活，并最终能保留在移植体内。随着研究的深入及前脂肪细胞理论的提出，脂肪细胞存活论受到较多的认可。

目前已经认识到，脂肪移植所提取的脂肪组织中包括 10% 的前脂肪细胞，它是一种具有强大增殖能力的多功能间质干细胞，对游离脂肪细胞的成活起着重要的作用。一般认为移植后无微血管的脂肪组织相对缺血，最初几天的营养来自于宿主组织周围的组织，脂肪干细胞在缺氧条件下可释放血管形成因子，并可分化为血管内皮细胞，表现为成血管特性，促进微血管重塑，直到建立新的微循环，存活的脂肪细胞在凋亡后也会被脂肪干细胞的下一代所取代。

(三)影响脂肪移植存活率的因素

1. 供受区的选择 供区脂肪组织的脂蛋白酶(LPL)高的移植后存活率高。人体不同部位脂肪组织的LPL活性存在差异,大腿及臀部的LPL活性最高,其次为腹部,所以多选用躯干的下半部作为脂肪移植的供区。选择受区时需考虑局部血运的情况,最好选择血运丰富的部位或层次进行移植,以利于脂肪的存活。

2. 取材方法 取材对脂肪细胞的损伤程度是决定脂肪细胞远期成活率的重要因素之一。早期的脂肪移植都是采用脂肪团块,移植后常出现内部的缺血、坏死、钙化等现象。和脂肪团块相比,负压吸引取得的脂肪颗粒更容易存活。脂肪抽吸的负压大小和吸脂针的直径与脂肪存活有关,多数学者主张负压不超过0.05MPa,针管直径应在4mm以下,以控制脂肪颗粒的大小,减少细胞的破坏。

3. 细胞处理方法 脂肪获取后需要做移植的前处理:可使用盐水或林格氏液对抽出脂肪洗涤后沉淀,取上浮的脂肪用于注射;也可用吸水纸吸除抽吸物中的血液后,直接灌入注射器内进行注射;还可使用离心法去除抽取物内的液体,以获取更纯化的脂肪,用于注射。但究竟哪一个方法更好,至今仍没有定论。

4. 注射方法 抽取的脂肪颗粒清洗后应尽快移植,等待时间不应超过1小时,一般单次注射总量<400ml,单个部位注射<100ml,若超过此注射量会明显影响脂肪颗粒的存活率。注射原则是将脂肪颗粒均匀分散在受区组织中,尽量选择多点多渠道分散注射,每个点注入量不超过1ml,应避免将大量的脂肪集中注射在一个部位,注射后应按摩抚平。

5. 适应证 自体脂肪颗粒移植有广泛的适应证,注射层次较一般的皮肤充填剂深,通常注射于皮下层甚至更深层的组织内。主要包括面部凹陷性缺损或畸形、单侧或双侧颜面萎缩、面部软组织发育不良、手术或外伤导致的局部凹陷、抽脂手术后的不平整等;也可用于先天性乳房发育不良、哺乳后乳房萎缩、双侧乳房大小不对称等情况。

(四)禁忌证

1. 受区、供区组织有炎症或感染病灶。
2. 重要脏器有病变或糖尿病不能耐受手术者。
3. 患免疫系统或造血系统疾病者。
4. 月经期、妊娠期或哺乳期妇女。
5. 心理准备不足或有不切合实际的要求者。
6. 精神疾病患者。
7. 未成年人。

(五)操作方法

1. 评估设计 术前仔细测量受区部位的凹陷范围与程度,术者与患者充分沟通以确认填充部位的范围及容量,标记其范围,估计所需脂肪量。

2. 脂肪采集 按0.9%生理盐水500ml+2%利多卡因15ml+0.1%肾上腺素0.3ml配成局部肿胀麻药,在预定的供脂区范围内注射至肿胀,用20ml或10ml注射器连接2～4mm内径单孔抽脂管抽取脂肪至足够量。将抽取的脂肪颗粒用生理盐水反复清洗至纯黄白色颗粒脂肪,注射器直立放置,分层后将下层液体成分及上层液化脂肪弃除,留下浓缩的颗粒脂肪备用;也可用离心机将脂肪和液体分层,提取脂肪注射;还可以将抽取的脂肪用特制的无菌吸水纸吸除血液,直接灌注入注射器,进行注射。

3. 脂肪注射　将准备好的脂肪分装至注射器内,从大注射器分装入小注射器的时候可以使用转换器(图 3-3-20),面部注射时常用 1ml 注射器,躯干部或乳房注射时常用 5ml 注射器(图 3-3-21),因为小注射器推注时压强比较大,容易将脂肪注入受区,此外也容易控制注射速度。将受区的进针点局部浸润麻醉后,采用内径 1~2mm 的钝针头进行注射。针尖端从受区的边缘进针,进行多点多渠道注射,做线形和扇形注射,宜边退针边缓慢注射。将脂肪均匀分散地注射于受区,注射后局部轻压至平整,防止局部凹凸不平,一般可超量注射 30% 左右。

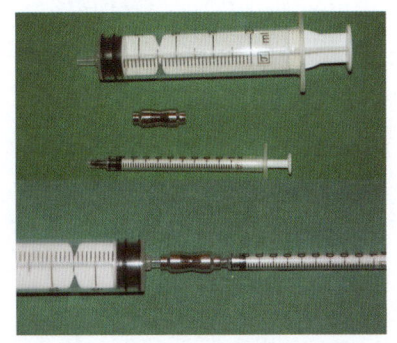
图 3-3-20　注射转换器,两头接上不同大小的注射器

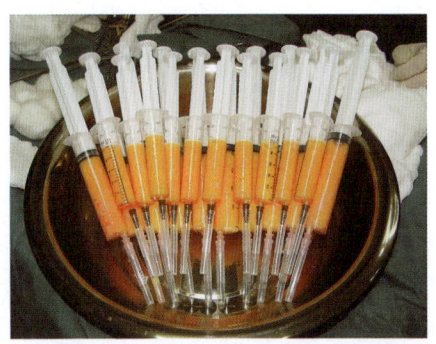
图 3-3-21　大排灌满脂肪的注射器

4. 术后护理　抽吸量小于 20ml 的患者术后供区加压包扎 1 周左右即可,若脂肪抽吸量大,可适当延长加压包扎时间,并穿紧身衣进行塑形,防止供区血肿、血清肿或局部凹陷。

（六）术后注意事项

1. 术后减少供区、受区的活动,以利于恢复及消肿。
2. 术后半个月内尽可能使用弹力绷带加压包扎,避免血肿及血清肿。
3. 常规抗感染治疗预防感染。
4. 术后 1 个月内禁止受区按摩,避免影响局部微循环。

（七）并发症

1. 感染及血肿　在面部血运丰富的区域进行脂肪移植需特别注意出血问题,小血管的损伤可造成持续的出血,并形成血肿。操作过程中脂肪颗粒被污染或移植量过大可造成局部甚至全身性的感染,需要严格遵循无菌操作。

2. 填充不足或过量　许多患者不满意是因为多次移植后充填量仍不能达到患者的要求,移植效果不可预测的问题一直是自体脂肪移植的难点,这可能与局部血运情况只能营养有限的移植脂肪细胞有关。脂肪填充过量表现为手术区域的臃肿,往往是由于移植脂肪存活率大大高于预期所致,常见于血供良好的面颊部或唇部,有些部位移植脂肪继续生长甚至出现脂肪瘤样的隆起性改变。

3. 脂肪液化或形成结节　部分脂肪在移植后可能因慢性缺血导致液化坏死,或形成结节、钙化灶等,如发生在乳腺部位,可与乳腺良、恶性肿瘤混淆,干扰临床诊断。

4. 脂肪栓塞　脂肪栓塞是最严重的并发症,大的脂肪栓塞可造成急性肺梗死,并有生命危险;小的脂肪栓塞可影响到局部的血供,造成不良后果,如局部皮肤缺血坏死、脑梗塞和失明等。所以应在注射时使用钝针头,注射前回吸确认针头不在血管内,缓慢注射,以避免此类严重并发症的发生。

(八) 脂肪移植的发展趋势

1. 脂肪干细胞的应用　脂肪移植的发展趋势主要是脂肪干细胞(脂肪前体细胞)的应用。脂肪内的干细胞含量是骨髓的1000倍,而且来源丰富,这些干细胞具有多向分化的能力,可以分化成脂肪、骨骼、神经等组织,对于整形外科的未来有巨大的意义。

2. 大剂量脂肪移植　单部位超过100ml、单次超过400ml的大剂量脂肪移植对临床医师来说一直是个挑战,如果大剂量脂肪移植能够方便快捷地实施,移植后脂肪能很好地存活,且不会出现局部钙化及结节等不良反应,则今后脂肪移植完全可能替代假体隆胸。

第三节
并发症及其处理

一、肉毒素的并发症及处理

(一) 肉毒素注射的不良反应及并发症

1. 局部注射反应　疼痛、水肿、淤斑等,一般无需处理,数天内即可消退。

2. 肌肉松弛反应　注射部位的肌肉松弛无力,如咀嚼无力等。

3. 邻近的正常部位被误作用　多由于肉毒素向周围扩散,导致不需要作用的部位也产生肌肉松弛。最常见的是影响面部的肌肉,导致表情不自然、上睑下垂、复视、表情不对称、眉毛位置不佳、发音异常等。

4. 过敏反应　由于肉毒素是一种蛋白质,其制剂中的稳定剂是人清蛋白或明胶等,都具有抗原性,有可能引起过敏反应。

5. 免疫抗体反应　机体对肉毒素可能会产生抗体,导致再次注射时效果不佳。据报道,抗体产生的发生率最高可达5%,抗体作用可持续3年以上。

6. 全身严重反应　极少数人由于对肉毒素反应过度敏感或注射量过大,都可能导致全身的严重反应,甚至危及生命。

7. 远隔效应　肉毒素局部注射后,在身体的其他部位可出现轻微的不良反应,如全身乏力、头痛恶心等全身症状。其机制还不清楚,有推测认为可能是肉毒素进入血液循环或是进入神经系统导致的全身反应。

8. 其他副作用　包括注射部位麻木、畏光流泪、头痛、额部紧绷感、邻近部位皱纹加深、轻度下睑外翻、暴露性角膜炎等。

(二) 肉毒素注射不良反应的对策

1. 一般的注射反应　可以在注射时使用最细小的针头,注射后局部压迫片刻,冷敷。

2. 上睑下垂　在注射额纹时,在眉上 1cm 内不要注射,以免作用到上睑提肌。如果出现症状,则需要等待数月让其自行恢复,如果睁眼困难影响工作,可在白天使用含兴奋肾上腺素受体的眼药水滴液,以提高 Müller 氏肌的兴奋性,从而提高眼睑,缓解症状。

3. 复视　在眼周注射时需要离开眼球,应细心准确,避免注射过量,尤其要注意不要注射过深,避免使药液进入眼眶到达眼球周围的眼外肌。出现复视一般只能等待其自然恢复。

4. 表情异常　在注射面部各个注射点时,需要注意不要注射大容量,不要注射到皮下层,以免药力扩散过快。表情异常往往在注射后数天出现,一般 1~2 个月后会逐渐恢复自然。

5. 发音异常　一般都由于喉部注射后作用过深引起,需要等待数月后自然恢复。

6. 作用外延　为了确保注射后作用的局限,需要注意注射剂量、注射容量、注射层次 3 个因素,在可能起效的前提下,使用最小的注射剂量、高浓度低容量、注射到皮内,可以将肉毒素的作用局限到最小的范围内。反之,如果将高剂量、高容量的肉毒素注射到皮下,就很容易引起作用范围的失控。

7. 过敏反应　在注射场所必须配备肾上腺素和氧气等必要的抢救药品及设施,注射后应嘱患者在医院观察 15 分钟以上。对于高敏患者可以在注射前做皮试,以确保安全。

8. 免疫抗体反应　抗体产生还无法预测,应该尽量不要短时间重复大量给药,容易引起抗体产生。对于产生抗体的患者,可以改用其他类型的肉毒素,如 B 型肉毒素。

9. 远隔效应及严重全身反应　在可以起效的前提下,尽量减少给药量,以防止出现不必要的副作用。其发生还无法预防,如果出现危及生命的全身严重反应,需要立即抢救,使用抗毒素及血液透析等全身性的治疗。

二、皮肤充填剂的并发症及处理

任何皮肤充填剂在注射后都会产生注射部位的肿胀、皮肤发红和淤斑等现象,一般都会在 1 周内自然消退,但如果注射后 2 周还没有消退,则应该考虑可能是并发症。比较难以对付的并发症主要有结节和肉芽肿,两者需要进行鉴别诊断,前者是注射后早期就出现的,后者是注射几个月后在所有注射部位同时出现的。前者的处理方法是注射玻璃酸酶(充填剂是透明质酸时)或者是手术去除,后者需要采用局部注射糖皮质激素进行缓解。氟尿嘧啶和激素的混合注射可以阻止异常细胞的聚集,并可预防激素注射引起的组织萎缩。皮肤表浅的肉芽肿可以使用外用激素软膏;对于一些较小的肉芽肿,可以使用激光治疗,以阻止内部血管的形成,外科手术不适合于处理肉芽肿。

透明质酸副作用的出现率仅为 0.06%,注射方法的改进可以大大减少副作用的出现率。尽管透明质酸是相当安全的,一般的并发症也是可逆性的,但也要注意预防严重的并发症,比如慢性肉芽肿、脓肿,甚至由于栓塞血管造成失明或脑梗塞等。有个案报道皮试阴性的患者出现迟发性的过敏反应,在需要大剂量注射的部位可以考虑分次注射。在鱼尾纹部位的皮下结节是比较难以控制的,因为该部位的皮肤菲薄,注射时极易出现结节,只能通过不断提高注射技术来加以改善。

(一)充填剂注射后的不良反应及并发症

1. 注射后的正常反应 如皮肤发红、轻度肿胀、注射部位淤斑、轻度疼痛等。可以采用注射前的麻醉、注射后的按压和冷敷等减轻症状,加快消退。

2. 毛细血管扩张 注射部位的毛细血管可能会扩张而且会导致注射部位的蓝色条印,它们通常出现在真皮内注射充填物的时候,可以用强脉冲光技术(IPL)或激光治疗。

3. 注射不对称 需要在注射时做到等量同层次注射,如果出现不对称,可做二次注射修整,一般在1个月后矫正。

4. 充填不足 充填不足的常见原因是注入层次过深,常见于那些应该做真皮内注射的患者,如果把充填剂注入真皮深层甚至皮下脂肪层,则会造成皮肤表面的凹陷和皱纹充填不足,注入深层的那部分充填剂可以说是浪费了。也有注射层次准确,而注射量确实不够的情况,比如有时候患者出于经济情况考虑要求减少注射量,或仅仅是要求做一个尝试性的注射,这类情况可以在注射1个月以后做补充注射。

5. 充填过多 这种情况较少发生,一般出现在一些需要过度矫正的注射材料,比如胶原类制剂或脂肪颗粒注射,为了预防此类情况发生,可以遵循"宁少勿多"的原则。对于透明质酸注射过多者,采用玻璃酸酶进行局部的注射,可以快速降解。玻璃酸酶的使用浓度是150U/ml,在隆起的结节内注射,大约30分钟即可见到结节或包块的缩小。据报道100U的酶可以降解1ml的透明质酸。

6. 过敏反应 非常少见,有抗原性的充填剂如胶原类制剂在注射前应该做皮试。过敏性休克更为罕见,但有报道。有统计报道1%~3%的患者对胶原过敏,0.1%的患者对透明质酸过敏。这种过敏表现在皮试后的30分钟内在注射部位出现红、肿、热。在面部这种红肿出现在第二天并且延续3~7天,可以使用全身性的激素治疗。

7. 皮肤发白 如果注射层次太浅、注射太快、注射量太大,会阻碍真皮血管网的血流,造成皮肤发白。在注射痤疮瘢痕的时候这是正确的。但这种发白在5~10分钟后会消失,皮肤恢复血供。发现注射部位皮肤发白应立即停止注射,按摩皮肤,待色泽恢复后再做缓慢的注射。

8. 注射部痤疮 如果充填物注射到真皮乳头层甚至更浅层,那么可能会刺激皮脂腺形成痤疮一样的变化,这种堆积的充填物必须要排出体外。另外,慢性的肿胀和红斑也是一个早期的反应。

9. 口腔疱疹 多见于丰唇注射以后,大约有1/3的患者嘴唇内带有口腔单纯疱疹病毒,病毒可能会被注射充填物所激活。最好的治疗方法是刺破水疱,并使用抗病毒药物软膏涂抹。

10. 充填物迁移 小颗粒的充填物注射在面部表情丰富的部位(如鼻唇沟)容易发生迁移,应该在注射后使用胶布粘贴注射部位1~2天,以减少注射部位的表情,而且要提醒患者在注射后不要大笑和大口咀嚼。

11. 结节或隆起 往往由于注射过浅或注射过多引起,也可由于注射部位(如口唇及鼻唇沟)的长期运动挤压造成。在注射后早期嘴唇部的肌肉运动可以将注射物堆挤成隆起,线状的注射物可以被挤压成串珠状。充填剂注入了口轮匝肌可造成口角部位的结节。这些部位应该使用多点及微量的注射法,并且在注射后使用胶布外固定数日。处理方法是外科手段(抽吸、摘除、磨削等)去除,如果是透明质酸引起的可以使用玻璃酸酶注射降解充填物。

12. 皮肤坏死　通常见于将注射物注射于真皮下的同一点,充填物被注入了真皮下的动脉内。使用颗粒状的充填物时不要在同一点上大量注射,不要用力过大地注射,针头必须一边移动一边注射。如果已经出现皮肤色泽加深或发黑,则需要及时做热敷、按摩、理疗等积极治疗,最大限度地减少皮肤坏死的范围。

13. 注射后失明　任何注射充填剂注入眼动脉都会引起失明,这种情况极其罕见。其发生的原因是滑车动脉和眼动脉是相通的,在注射充填物时不慎进入了眼动脉。这种情况只有当针头停留在血管内大量注射才会造成,应该在确定针头不在血管内再注射,或不断地移动针头同时注入皮肤充填剂。

14. 增生性瘢痕　那些有瘢痕体质的人,比如非洲人和亚洲人可能会对真皮内的注射产生瘢痕反应。对于这种情况可以使用瘢痕内注射激素进行治疗,大约几个星期后就会平整。

15. 结节性肉芽肿　原因不明,发生率很低,在0.01%～1%之间。并不是注射之后立刻出现,往往是在注射后期(6月至数年)在所有的注射部位同时出现。治疗方法是立即进行结节内的激素注射,不要使用全身性的激素治疗,一般不使用外科手术切除。结节性肉芽肿并不是一种过敏反应,而是对肥大细胞记忆的突然刺激造成的,所以有人认为出现肉芽肿的患者治愈后可以再次接受同一种充填剂的注射。

16. 迟发性炎症反应　任何充填剂在注射后几年之后可能会出现注射区域的红、肿、感觉异常,特别是那些在痤疮瘢痕和唇缘注射的患者,其原因可能是局部的刺激作用导致的,因为并不是在所有的注射部位同时产生的,对于这种情况可以使用光子治疗或者在病变区域使用去炎松。

17. 脂肪萎缩　原因不明,有人曾经报道过5例患者出现了面部脂肪萎缩,其症状很像艾滋病患者的面部表现。患者在鼻唇沟内注射了可吸收充填剂(透明质酸、new-fill、frofill、水凝胶、二次透明质酸)后9个月出现了两侧颊部萎缩。

从时间上分类,注射充填剂的并发症可以分为早期和晚期,表3-3-8详细罗列了这些并发症。

表3-3-8　注射充填剂的早期和晚期并发症

早期并发症(数日)	红斑、水肿、敏感、淤斑、瘙痒、丘疹、急性过敏、疼痛、色泽异常、过矫结节、矫正不足、皮肤坏死、感染、失明、疱疹
晚期并发症(数周至数年)	慢性炎症、迟发性过敏反应、结节、不对称、歪斜、移位、增生性瘢痕、毛细血管扩张、炎性肉芽肿、无菌性脓肿、脂肪萎缩、色泽改变

(二)皮肤充填剂并发症的应对措施

1. 术前充分告知　注射前要和患者充分沟通,讲明充填剂的优缺点,告知可能出现的并发症,使患者了解该充填剂的优缺点。

2. 详细了解病史　包括有无抗凝血药物服用、有无疱疹史、有无过敏史、有无其他充填剂注射史等。

3. 选择合适制剂　绝大多数情况下,首先应该选用可降解的充填剂,这样即使患者不满意也不会造成永久性的问题。甚至可以先注射一些生理盐水或利多卡因,预先演示一些注射后的效果,这一方法特别适合于那种面部小缺陷的纠正,或者是用于将鼻背部轻度抬高以增加鼻额角。

4. **熟悉解剖结构** 熟悉解剖才能达到良好的注射效果，尤其是一些深解剖层次的注射，比如眶睑沟等，可以避免误伤和误注射。

5. **掌握注射技术** 绝大部分并发症都和注射技术不良有关，尤其是在使用那些长效充填剂和永久性充填剂时，更需要强调注射技术的重要性。初学者应该牢记"宁少勿多"和"宁深勿浅"的原则，以规避风险。

6. **及时进行处理** 需要和患者保持顺畅的沟通，一旦出现了不良反应或并发症，就可以果断和及时地面对和处理，早期处理可最大限度地避免不良反应的扩大和恶化。

（三）肉芽肿的分类

根据皮肤注射充填剂后不良反应的报道，异物肉芽肿的发生率为1/100~1/25000。异物性肉芽肿是异物引起的一种过敏反应，多见于对异物过敏体质者。其主要临床表现为皮肤注射充填剂后，注射部位出现结节或斑块，并可伴随色素沉着和炎症反应。根据异物肉芽肿的临床表现，可分为以下三类：

1. **囊腔型肉芽肿** 多发生在凝胶类充填剂如胶原蛋白、透明质酸等注射后，临床表现为无菌性脓肿，色红及结节较硬。脓肿范围小且位置表浅。肉芽肿常在注射后1年出现，并在1年内自动消失，其周围存在大量巨细胞。

2. **水肿型肉芽肿** 因注射液体类充填物所致，如硅橡胶、聚丙烯酰胺等。注射后某一时间肉芽肿突然出现，肿胀范围广泛，其周围有单核细胞和炎症细胞浸润。

3. **硬化型肉芽肿** 由微粒性充填物如聚甲基丙烯酸甲酯、聚乳酸微粒等引起。硬化型肉芽肿一般出现在注射6个月至3年后，病灶部位局限且呈现淡蓝色。组织学显示植入体被巨噬细胞和巨细胞浸润，肉芽肿周围有较多成纤维细胞和胶原纤维，少有炎性细胞。

（四）肉芽肿的诊断与鉴别

要认真鉴别普通结节和肉芽肿的不同，因为它们的临床表现和病理表现都是不一样的（表3-3-9）。激素对于细胞聚集的炎性肉芽肿有效，但对于充填物颗粒聚集而成的结节是无效的。

表3-3-9 肉芽肿和结节的区别

	肉芽肿	结节
发生时间	注射后6个月至数年突然发生	注射后1~2个月水肿消失后慢慢出现
位置	在所有的注射部位同时出现	单发，位于面部肌肉附近，特别是在嘴唇部
大小	逐渐长大到豆子大小，皮肤颜色有变化，水肿	持续地保持小豆子大小
边界	边缘像手指一样长入周围组织，边界不清	有纤维包膜边界清楚
持续时间	如果不治疗1~5年后会消失	直至注射材料被吸收，永久性注射材料除外
组织学	异物性肉芽肿，可见注入材料的颗粒或微球	异物性反应，颗粒和微球聚集
治疗	尽早使用病灶内或全身性激素治疗	激素治疗无效，必须等待自行吸收或手术切除
原因	不明	注射技术错误

（五）肉芽肿的治疗

1. **类固醇** 局部注射类固醇可治疗细胞增殖导致的肉芽肿，可减少细胞的增生和浸润，抑制成纤维细胞产生胶原。地塞米松可干扰Ⅰ型和Ⅲ型胶原的合成和分解，减少胶原纤维的数量。临床实验证实1:1的利多卡因与曲安西龙混合物40mg，或甲泼尼龙（最大剂量40mg）、倍他米松（最大剂量 5mg)进行局部注射,可以取得良好的效果。如效果不佳,可增加曲安西龙或倍他米松的剂量,每周需进行 1 次治疗,也可使用曲安西龙联合干扰素注射。

在注射过程中感到明显的阻力,则表示注射在肉芽肿内部,当阻力变小时就应停止注射。局部激素治疗可造成 20%～30%的患者皮肤萎缩。

2. 抗有丝分裂剂　每 3 周 1 次,在肉芽肿部位注射氟尿嘧啶、倍他米松、利多卡因(不含肾上腺素)的混合物,可减轻肉芽肿引起的疼痛和红肿,并可在注射几周内缩小肉芽肿的大小。浓度为 50mg/10ml 的氟尿嘧啶 1.6ml 与 7mg/ml 的倍他米松 0.4 ml 混合,不仅可抑制肉芽组织增殖,减少细胞损伤,而且可激活胶原酶的活性。

3. 糖皮质激素　在肉芽肿形成的 3～6 个月内,注射 3～6 次糖皮质激素可达到一定疗效。如症状复发,可单独使用曲安西龙或倍他米松治疗。全身使用的药物剂量应高于局部注射的剂量。其中,泼尼松的初始剂量为 30mg/ 天,复发时可用至 60mg/ 天。疗效满意后,每日加用布洛芬 1800mg,连续服用 16 周。

由硅橡胶填充剂引起的全身多发性肉芽肿的患者,可用米诺环素 100mg,每日服用 2 次。相关研究显示,24 周持续使用赛洛克 200～600mg/ 天可治疗前额的肉芽肿。此外,秋水仙碱、异维 A 酸和多西环素也具有同样疗效。激素和环孢霉素 A 可治疗牛胶原引起的急性过敏反应。他克莫司软膏可治疗环状肉芽肿,缓解过敏反应的局部症状。他克莫司与环孢霉素 A 都可在抑制 T 细胞激活的同时释放肥大细胞和嗜碱粒细胞的成形介质。

4. 联合应用　笔者常用的联合应用方法是使用氟尿嘧啶(2.5mg/0.1ml)、得保松(7mg/1ml)、利多卡因(25mg/1ml)进行肉芽肿内注射,3～4 周重复注射,疗效比较明显。

5. 激光治疗　使用治疗血管扩张的激光,可阻断肉芽肿表面和深部的新生血管、软化结节、缩小深层肉芽肿的体积。较小的非炎症性肉芽肿可使用波长为 532nm 的激光进行治疗。而对于较大的炎症性肉芽肿,1064nm 激光的疗效较好。

6. 外科手术　一般不使用手术治疗肉芽肿,有人甚至说手术是禁忌。手术无法减轻肉芽肿的症状,贸然切除容易形成皮肤瘘管、瘢痕甚至导致畸形。

(吴溯帆　吴华)

第四章

皮肤老化及外科治疗

第一节 面部皮肤的生理性老化、临床解剖及诊疗

一、面部皮肤的老化

面部老化是人体老化最为明显的局部表现之一，它是一种渐进的过程，老化的程度与年龄、遗传、生活及工作环境、营养状况和疾病有密切的关系。面部老化不但皮肤外表发生变化，深层的各种组织也发生位置和结构的变化，从而出现各种不同的老化征象。皱纹是最为典型的皮肤老化征象，上下睑皮肤的松弛、眉的下垂及面部（包括颞部、颊部及鼻唇沟）局部凹陷都是面部老化的重要表现。

（一）面部皱纹

面部皱纹可以分为三类（图3-4-1）。

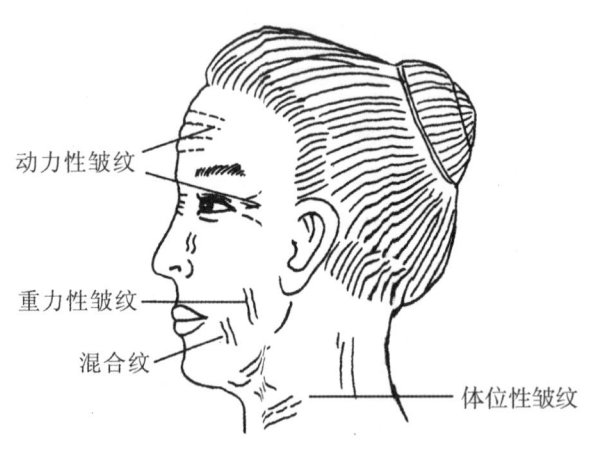

图3-4-1 面部皱纹

1. **体位性皱纹（自然性皱纹）** 此皱纹主要位于颈部，呈横弧形，这种皱纹的存在使得颈部有了充足的皮肤，从而使颈部能自由地进行前俯后仰和左右旋转运动。体位性皱纹一般出生时即存在，所以并不一定代表老化。然而随着年龄的增加、颈部长期的运动、颈阔肌的长期收缩，体位性皱纹会变得很深，皱纹间皮肤松弛隆起，加之皮下脂肪的堆积，给人以松散衰老的感觉，这时就认为出现了老化的征象，可以通过美容手术来改善外观。

2. 动力性皱纹　由于表情肌附着于皮肤,肌肉反复收缩,使得皮肤出现皱纹。动力性皱纹就是表情肌长期反复收缩所致,所以表情肌丰富的地方皮肤皱纹也较多。早期只在表情肌收缩时出现,称之为动态皱纹;当皮肤发生老化改变,即使表情肌没有运动,皱纹也不消失而长期存在,称之为静态皱纹。每一个人的表情动作习惯不一样,皱纹出现的部位、严重程度和时间均不一样。动力性皱纹的方向和表情肌的收缩方向垂直,如额肌收缩形成额横纹;眼轮匝肌收缩形成放射状的鱼尾纹;皱眉肌收缩导致眉间皱纹方向垂直;颊肌、上唇方肌收缩导致颊部皱纹呈斜向分布。口轮匝肌的面积较大,与表面的皮肤紧密结合,口轮匝肌收缩导致的上、下唇皱纹数目甚多,深浅不一,在两口角呈放射状,在上、下唇呈垂直方向排列。

3. 重力性皱纹　重力性皱纹是由于皮肤弹性下降,逐渐松弛,深层组织老化,支持力下降,骨骼萎缩,加之重力的作用而逐渐出现的皱纹,一般在40岁以后不知不觉中渐渐出现。重力性皱纹多出现在有骨性隆起的部位,如眶缘、颧骨、下颌骨等部位。举例来说,上睑皮肤和肌肉渐松弛,逐渐下垂,以上睑外1/3部位最为严重,可出现典型的三角眼。下睑由于皮肤肌肉松弛,眼轮匝肌向外下方向下垂,形成典型的颧部半月形隆起老化征象。在颊部和下颌缘处,由于软组织的松垂,形成典型的下颌垂肉畸形,如同木偶状。在颈前部,由于颈阔肌内侧缘松弛和皮肤下垂形成两条下垂的膜状皮肤褶皱,即所谓典型的"火鸡颈"老化特征。由于颈部皮肤弹性下降,颌下脂肪堆积,加之重力的作用,形成典型的双颌畸形。

（二）眼睑皮肤松弛

眼睑皮肤松弛临床上多见,一般见于中老年人。严重的病例不但影响容貌,而且影响眼睑功能。眼睑松弛的临床特征主要有:

1. 眼睑皮肤变薄、松弛、缺乏弹性、皮肤表面沟纹加深、皱纹增多。松弛的皮肤向下悬垂,严重者甚至超过睑缘,使睑裂缩小变形,呈"三角形"睑裂,甚至遮挡部分视野。更严重者睑缘被推移内翻,导致倒睫溢泪。

2. 眼轮匝肌变性、松弛。

3. 眶隔松弛萎缩变薄,导致眶脂肪突出,在上睑表现为"肿眼泡",在下睑则形成悬垂袋状结构——眼袋。

4. 眼周皮肤皱纹增多,尤其是外侧鱼尾纹明显加深、增多。

还有一种疾病叫眼睑皮肤松弛症,以双上睑皮肤松弛、变薄、弹性减弱,伴泪腺脱垂为特征,多见于年轻女性。患者有反复上睑皮肤红肿病史,持续数周后,红肿消退。反复多次发作,皮肤逐渐变薄、松弛、表面褶皱明显。其病因目前尚不十分明确,可能与屡发性神经性水肿致使眼睑皮肤弹力消失有关,也有人认为与内分泌、遗传等因素有关。

（三）眉下垂

中老年患者由于眉脂肪垫与其下的额肌联系松弛导致的眉下垂大多出现在眉的外侧部分,眉下垂后整个眉低于正常位置,常伴有面部皮肤老化松弛,尤其是上睑皮肤。松弛的上睑皮肤向下移位而将睑缘部分遮盖,造成所谓的"三角眼"与"八字眉"。

（四）面部局部凹陷

面部局部凹陷是面部老化的重要表现之一,这些凹陷最明显地表现在颞部、颊部的凹陷及鼻唇沟的加深。

1. 颞部及颊部凹陷　健康年轻的脸庞都呈圆润或平滑状态,颞部饱满、颊部圆润是年轻人的面部轮廓特征,随着年龄的增长,颞部及颊部的凹陷逐渐出现,在 50 岁以后会更为明显。颞部凹陷使脸型呈"菱形";颊部凹陷表现为"瘪腮",使下颌角、颧部尤显高凸,不但欠美观,而且给人以不健康的老态感觉。

2. 鼻唇沟　鼻唇沟是每一个人均存在的正常解剖标志,面部老化在鼻唇沟的表现是鼻唇皱襞更加隆起,沟加深。鼻唇沟加深的因素是多方面的,机制较复杂,主要有两方面的原因:组织移位和组织结构差异。组织移位是指随年龄增加,骨质脱钙,骨性隆起降低或消失,颧大肌、颧小肌、提上唇肌等表情肌上端附着点下移,而这些肌肉的下端又止于鼻唇沟和口角附近的皮肤,面中部的组织随肌肉下移而堆积于鼻唇沟外侧,使鼻唇皱襞隆起加重,沟加深;组织结构差异是指面部脂肪分布差异较大,鼻唇沟外侧、下颌下部、颌下脂肪较厚,易于形成脂肪堆积,同时鼻唇沟外上有颧脂肪垫,深面又有颊脂肪垫,而鼻唇沟内侧口轮匝肌表面几乎无皮下脂肪,肥胖时鼻唇沟外侧皮下脂肪堆积增厚,形成明显隆起的鼻唇皱襞。

二、临床解剖

(一) 眼睑的解剖

眼睑(eyelids)是附着于眶口周缘的片状软组织结构。分为上睑(upper eyelid)和下睑(lower eyelid),上睑的上界是眉的下缘,下睑的下缘在眶缘(图 3-4-2)。眼睑的层次结构由外向内分为皮肤、皮下组织、眼轮匝肌、睑板或眶隔、提上睑肌、Müller 氏肌和睑结膜(图 3-4-3)。

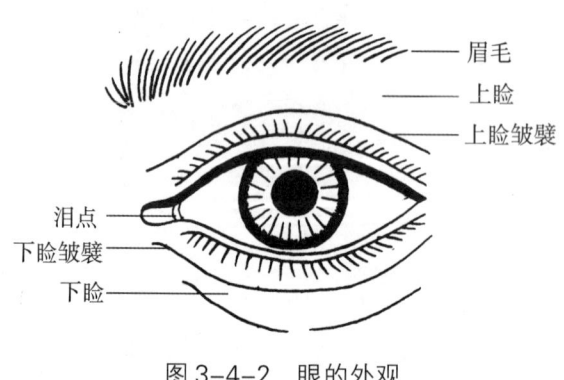

图 3-4-2　眼的外观

1. 皮肤　眼睑皮肤是人体各部分皮肤中最薄的,厚 0.25~0.3mm。皮肤柔软、富有弹性,皮下疏松结缔组织丰富,有利于眼睑的活动。在距上睑缘 3~8mm 处常有一内窄外宽的皮肤皱襞,即上睑沟,也即俗称的"双眼皮"。

2. 皮下组织　皮下组织是疏松的结缔组织,内含少量脂肪,容易积血、积水形成血肿或水肿。

3. 眼轮匝肌　是位于眼眶周缘的前部到睑缘之间并环绕睑裂呈同心圆排列的宽扁的环形肌。有闭合睑裂,压迫泪囊将泪液排入鼻泪管,参与眼部表情动作的作用。可分为睑板前部、眶隔前部、眶部三部分。睑板前眼轮匝肌在内侧分深、浅两部分。浅头与睑板形成内眦韧带,止于泪前嵴、深头达泪囊后,止于泪后嵴,称为 Horner 泪肌。眶隔前肌对睑板前肌起协助作用。眶部眼轮匝肌收缩时挤压睑裂使之紧闭。

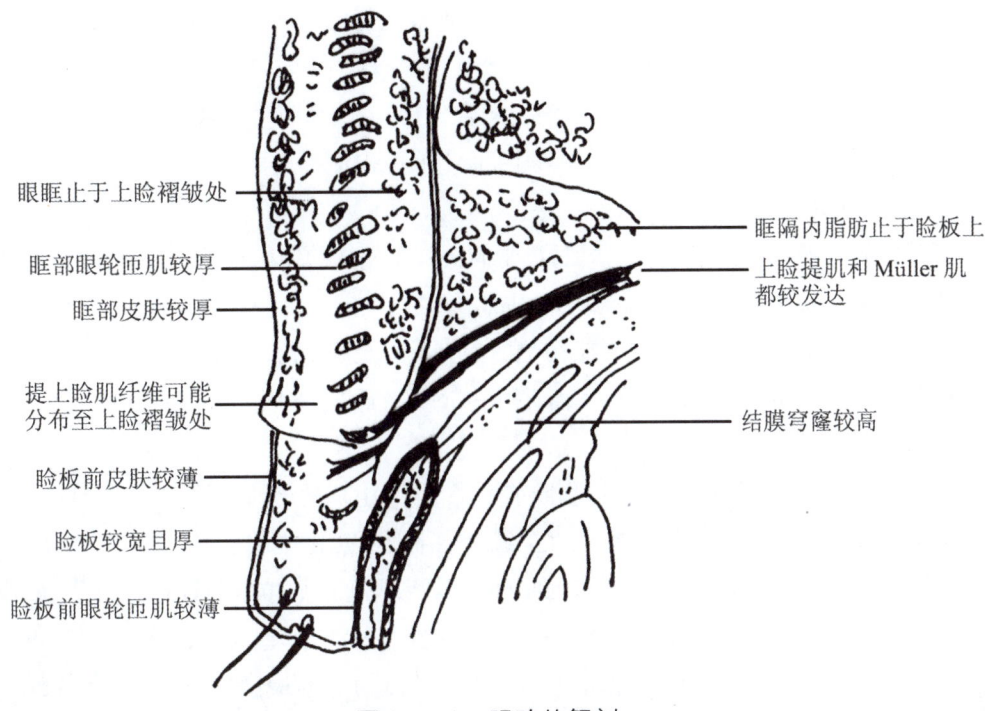

图 3-4-3　眼睑的解剖

4. 睑板（tarsus）　是软骨状致密结缔组织薄板，是眼睑的支架结构。有睑板腺开口于睑缘。上睑板呈 D 形，厚约 1mm，中部宽 8～10mm，距内、外眦 5mm 处宽 3～4mm。下睑板较小，呈椭圆形，中部宽 5mm。睑板长约 29mm，厚 1mm。

5. 眶隔（orbital septum）　是连于睑板外周缘与眶缘之间的环形致密结缔组织薄膜，有固定睑板的作用，与睑板一起封闭眶口。眶内脂肪球共 5 个，上睑 2 个，下睑 3 个，如眶隔松弛，脂肪球就会从眶内疝出。

6. 提上睑肌（levator palpebrae superioris）　是菲薄的横纹肌，起于视神经管上方的蝶骨小翼，末端形成宽阔的腱膜附着于上睑板前方及上缘。部分纤维通过眼轮匝肌与上睑皮下组织发生联系，睁眼时形成上睑皱襞，即重睑。提上睑肌由动眼神经支配，有提上睑作用。

7. Müller 氏肌　上、下睑各一块，是由一些散在的肌纤维构成的扁平肌。上睑 Müller 氏肌起于提上睑肌深部的肌纤维，止于上睑板上缘，有抬上睑作用；下睑 Müller 氏肌起于下斜肌和下直肌鞘相交处，止于下睑板下缘，有牵拉下睑板作用。Müller 氏肌由交感神经支配，在极度兴奋或紧张时，可使睑裂比平常情况再增大 2mm。

8. 睑结膜（palpebral conjunctiva）　是衬于眼睑表面的透明薄膜，分为睑缘部、睑板部、眶部三部分。

（二）眉的解剖

眉区软组织由浅到深包括皮肤、浅筋膜、肌层、腱膜层、眉脂肪垫、帽状腱膜下间隙和骨膜。

1. 皮肤　眉区皮肤沿眉的走行形成嵴状隆起，较眼睑皮肤厚，眉体更为肥厚，其上有眉毛生长，移动度大。

2. 浅筋膜　眉区浅筋膜是含少量脂肪组织的疏松结缔组织。

3. 肌层　由垂直、斜行和环形 3 种走向的 5 对表情肌组成。

(1) 额肌：起自额上、中部帽状腱膜，自上向下垂直走行。大部分止于眉区皮肤和皮下，少部分止于眼轮匝肌。收缩时眉上提，睑裂开大。

(2) 眼轮匝肌：环绕睑裂走行，收缩时睑裂闭合，眉区皮肤和眉毛下移。

(3) 皱眉肌：起自额骨鼻部下端，斜向外上，止于眉区内侧半皮肤。收缩时牵引眉向内下，鼻根上方眉间皮肤出现纵行皱纹。

(4) 降眉肌：在皱眉肌内侧，起于鼻根，止于眉头部及相邻的眉区皮肤，收缩时下降眉。

(5) 降眉间肌：位于鼻根两侧，收缩时鼻根部出现横纹。

4. 腱膜层　是额肌鞘的后层，经眉脂肪垫的前方下降至眶上缘，向下构成眶隔的前层。

5. 眉脂肪垫（superciliary fat pad）　位于眉区中外2/3，长度平均为3.2cm，在眉中点平均宽1.1cm，厚1.8mm。

6. 帽状腱膜下隙　是颅顶部帽状腱膜向前下的延续，由疏松结缔组织构成，直到眶上缘。

7. 骨膜　覆盖于额骨表面的骨膜，在眶上缘处向下延续为眶隔的后层。

8. 眉的美学位置　眉位于眶上缘，自内向外呈弧形，理想的眉位置可以通过眉头、眉最高点与眉梢三个点来确定。如图3-4-4所示A线为眉头与鼻翼的连线，垂直向下；B线为两眼正视前方时鼻翼、瞳孔外缘（两眼正视前方）的连线，其与眉相交的点为眉的最高位置；C线为鼻翼与外眼角的连线，与眉相交点即为眉梢。

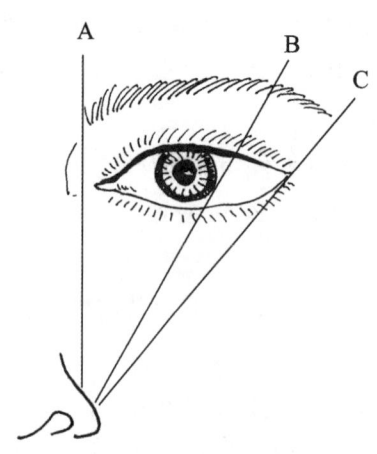

图 3-4-4　眉的位置

（三）头面部解剖

1. 头皮解剖　头皮由皮肤、皮下组织和帽状腱膜（侧面为颞筋膜）组成；头皮的皮肤厚而致密，含毛囊、皮脂腺和汗腺。毛囊穿经真皮深入皮下组织内斜行走向，故除皱的头皮切口应与毛发生长方向平行才会减少脱发。头皮的皮下组织由坚韧而致密的结缔组织及脂肪构成，结缔组织将皮肤及其下的帽状腱膜紧密地连在一起，形成无数小隔障，并与血管壁粘连。因此断裂的血管不易收缩和止血，也不易用止血钳直接夹住断裂的血管。若需止血，必须连皮肤一起钳夹或用头皮血管夹止血，而钳夹易损伤毛囊。

帽状腱膜坚韧而富有张力，前达额肌，后连枕肌。两侧变薄与颞筋膜相连续。颞筋膜又分为颞浅筋膜层、颞深筋膜浅层和颞深筋膜深层。颞浅筋膜层紧贴皮下层向上与帽状腱膜层相连续，向后与枕肌相连续，向面部与表浅肌肉腱膜系统相连续。这层的深面为面神经的前额支和眼轮匝肌支以及颈浅动、静脉。

2. 面部解剖　面部由外到内依次为皮肤、皮下组织,再往深层在腮腺区和颊区为表浅肌肉腱膜系统,眼部围绕睑裂是眼轮匝肌,在颈部为颈阔肌。

(1) 表浅肌肉腱膜系统:1976 年首先由 Mitz 和 Pegronie 描述,在面部皮下脂肪层深面,存在一个明确的连续的解剖结构,主要由肌肉、腱膜组织排列组成,称为表浅肌肉腱膜系统(superficial musculoaponeurotic system, SMAS,图 3-4-5)。

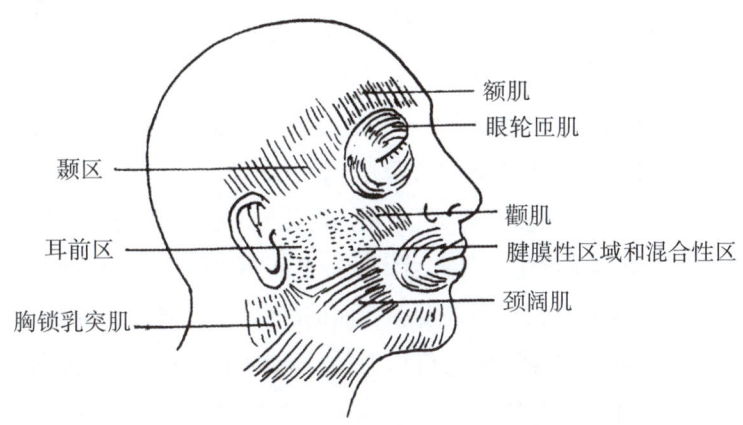

图 3-4-5　SMAS 的延伸范围

1) SMAS 有以下几个特点:①SMAS 内有肌肉纤维与颈阔肌相连续;②SMAS 与颞浅筋膜帽状腱膜相连续;③SMAS 与腮腺包膜及咬肌筋膜为两层筋膜组织,耳屏前 2cm 处,SMAS 较容易从腮腺包膜上分离下来;④SMAS 厚度不同,腮腺区较厚,颊区较薄。青年人厚,老年人薄。

2) SMAS 与其浅深面的组织结构关系:在其浅面是厚度不均的皮下脂肪层。在其深面则因部位不同而存在不同的组织结构,但在深面无连续的脂肪层。

3) 各部位 SMAS 的特点:

①腮腺区:SMAS 和腮腺区筋膜联结紧密,耳屏前的腮腺筋膜与 SMAS 即在腮腺包膜上层,面神经是在腮腺浅深两叶之间穿过,因此在该区形成的 SMAS 瓣是安全的。

②咬肌区:在咬肌筋膜浅面有薄层脂肪,咬肌区的 SMAS 容易被钝性分离,往往可见隔着半透明的咬肌筋膜深面的面神经颧颊支。

③颊脂垫区:此区的 SMAS 有两种情况:一是耳前腱膜性部分在此区上半浅面与颧肌外缘相接,二是此区下半浅面恰是 SMAS 的混合性区域。这易使分离平面错误而误入颊脂垫,损伤面神经和面血管,同时此区的 SMAS 薄弱不耐牵拉。故在此区应按阶梯状除皱技术,在此区的后半部转向浅层的皮下分离。

④颧弓区:SMAS 与颧弓浅面骨膜疏松愈着,而面神经的分支——颞支行走在 SMAS 的深面,此区分离应在 SMAS 与皮肤之间进行。

⑤颞区:颞区的层次由浅入深为皮下脂肪层、颞浅筋膜、颞深筋膜浅层、脂肪垫、颞深筋膜深层、颞肌、颞骨。SMAS 在颞区与颞浅筋膜相延续,面神经颞支由腮腺上端发出跨过颧弓,向上走行于颞区,位于颞浅筋膜和颞深筋膜浅层之间,再向内上方到达额肌的深层,并由此穿入额肌内。

⑥胸锁乳突肌区:此区 SMAS 与肌纤维鞘紧密愈着,需锐性分离,耳大神经行于两者之间。

⑦下颌颌(颏)下区:在下颌角点前 3.9cm 处,SMAS-颧颊部韧带最下束的下方,下颌缘支及其

分支通过该愈着点之间走向前方。如需矫治颌(颏)下松垂、皱纹,则应在剪断下颌骨韧带的同时,分离该愈着点,并保护下颌缘支。

(2) 面神经的解剖位置:面神经为第七对脑神经,它的颅外段在乳突前、耳垂上方距皮肤表面2~3cm处出茎乳孔,主干进入腮腺约1cm,分为额面支和颈面支两大干。额面支较粗,分为颞支、颧支和上颊支。颈面支较细,分为下颊支、下颌缘支和颈支。出腮腺后各支呈扇形分布,支配面部诸表情肌。

颞支从腮腺上缘越过颧弓斜向上前分布于耳郭肌、额肌、上睑的眼轮匝肌,损伤后额纹消失;颧支在颧弓下方斜向前上经颧骨表面,支配上下睑的眼轮匝肌、颧肌和上唇方肌,损伤后可致下睑外翻,不能闭眼,口角歪向健侧;颊支可分为3~5支,走行于嚼肌筋膜的浅面、腮腺导管上下0.5cm处或在导管深面前行,上颊支支配上唇诸肌和鼻肌,下颊支位于口角平面或稍上方前行支配颊肌和笑肌,损伤后鼻唇沟消失,口唇不能开启,口角歪向健侧,不能"鼓腮";下颌缘支可分为1~3支,在腮腺前下方下颌角与下颌体下缘上下1cm范围内,于颈阔肌的深面前行或呈弓形弯向前上(其最低平面在下颌体下缘1~2cm处),在颌外动脉和面前静脉的浅面越过,支配下唇方肌、三角肌和颏肌,损伤后同侧下唇运动障碍,口唇外翻,口角歪斜,不能闭口。颈支在下颌角附近下降至颈部支配颈阔肌。各分支在腮腺内外均有吻合。

面神经各支的体表投影线如下:

①前额肌支:耳轮前脚和外眦连线的中点到眉外端上1.5cm内的连线为前额支所处位置。

②眼轮匝肌支:出腮腺上前缘到外眦连线为该支的位置线。

③颧肌支:距耳屏前3cm处为颧支腮腺浅出点,平行颧弓前行。

④颊肌支:距耳垂沟5.5~6cm处为该支从腮腺浅出点前行。

⑤下颌缘支:由耳垂沟向下4.5~5cm处浅出下颌角,沿下颌骨体下缘上前行。根据上述解剖结构,可将面部除皱术分为安全区和危险区(图3-4-6)。

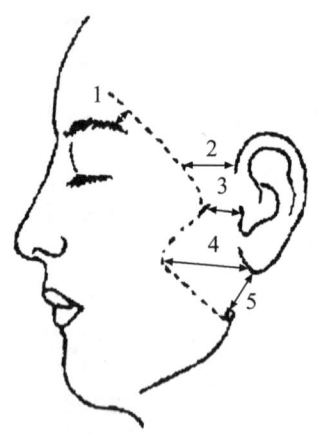

图3-4-6 面部除皱术安全区与危险区图示
线外(靠耳颞部)为安全区,线内(靠眼鼻嘴部)为危险区
1. 1~1.5cm 2. 3.5cm 3. 3cm 4. 5.5~6cm 5. 4.5~5cm

(3) 面部皮肤支持韧带:面部皮肤有4个支持韧带,即颧弓韧带、下颌骨韧带、颈阔肌耳韧带、颈阔肌皮肤前韧带。颧弓韧带起于颧弓下前缘,在颧小肌起点后面走行到真皮,伴有一小动脉和感觉神经支到皮肤。下颌骨韧带位于下颌骨下缘上10mm,在下颌前1/3处呈条状分布。颈阔肌耳韧

带位于颈阔肌后缘走行到皮肤的致密筋膜组织,耳大神经皮肤支常在韧带上走行或与其交织在一起。颈阔肌前韧带走行于该肌前缘,是致密的纤维组织斜行到皮肤(图3-4-7)。

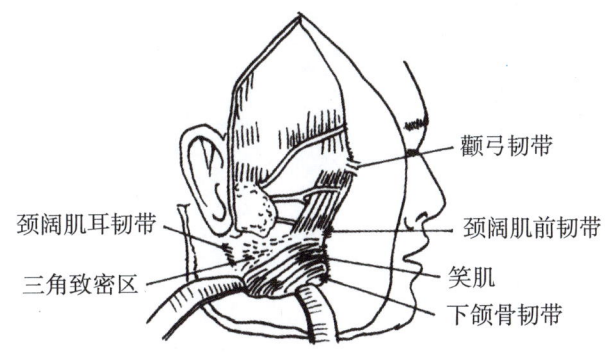

图 3-4-7　面部皮肤支持韧带

（4）面部表情肌

1）额肌居额部皮下,起自帽状腱膜,前缘附着于额部皮肤,参与形成额纹。除皱术中去除或破坏额肌方可防止复发。由于含有眶上血管神经束的那部分额肌予以保留,术后不会影响睑裂开大与扬眉。

2）皱眉肌和降眉间肌:皱眉肌位于眼轮匝肌眶部和额肌的深面,两侧眉弓之间,起自额骨鼻部,肌纤维斜向上外,终于眉部皮肤。皱眉时,使鼻根部皮肤产生纵沟。降眉间肌是额肌的延续部分,起自鼻根部,向上终于眉间皮肤。收缩时牵引眉间部皮肤向下,使鼻根部皮肤产生横纹。除皱术中,此两肌皆可切断或部分去除。

3）眼轮匝肌:位于眼周皮下,为椭圆形扁肌,深面紧贴于眶周骨膜和睑筋膜的浅面,起自睑内侧韧带及其周围的骨性部分,至外眦部止于皮肤并移行于邻近诸肌,是形成鱼尾纹及下睑放射纹的肌肉。该肌松弛可参与"睑袋"形成。除皱术中可通过该肌拉紧或在眦部劈开悬吊等方式,去除鱼尾纹,上提外眼角。

4）笑肌与颧肌:均位于面颊部表情肌浅层。两肌收缩形成,加深鼻唇沟纹。由于两肌具有重要的生理及表情功能,除皱术中距耳前切口最远,难以解剖与部分去除,故手术效果不理想。

5）口周围肌:口周围肌是一组复杂的肌群,其中只有口轮匝肌是环行分布,余肌皆呈放射状排列。由于此肌被覆的皮肤较厚,形成的皱纹细线手术难以去除。

6）颈阔肌:位于颈部皮下,薄而宽厚。起自胸大肌和三角肌筋膜,向上至口角皮肤,是颈部横纹形成的肌肉。颈部除皱时,可行折叠或上提时将此肌切断(图3-4-8)。

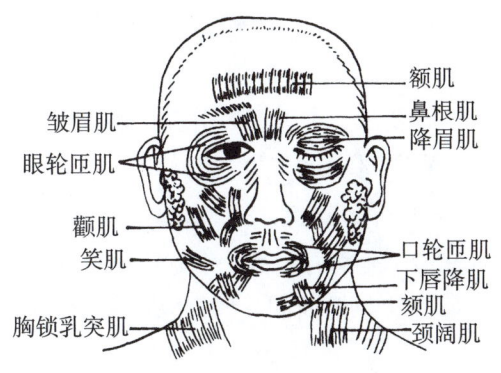

图 3-4-8　面部表情肌

第二节
面部除皱术

患者前来就诊要求做面部除皱术时，必须先进行仔细的检查，确定患者是否适合做面部除皱手术，做出正确的判断后才能做出正确的诊断及治疗方案，同时预测手术效果。

面部除皱术施行时间较早的患者往往对手术效果更为满意，并且手术效果也维持得较长。因为较为年轻的患者皮肤弹性好，深层软组织退行性改变及解剖移位较轻，老化征象以组织松垂为主，通过手术能较好地完成解剖复位，术后恢复快。较为年轻者，比如40岁左右的患者，由于其面部老化征象较轻，尽管术后外表改变不是很显著，但他们对术后效果容易满意。年龄较大的患者需要做比较彻底的手术，剥离较广泛，加之组织退行性改变较重，术后恢复慢，虽然术后面部老化征象得到了较为明显的改善，但不易与整体的老化协调，术后效果维持时间也较短，患者较少会十分满意。

老化征象可分位置性和内在性的改变：位置性改变包括上睑皮肤下垂、眉下垂、鼻唇沟加深、颈部松垂等，原先的组织结构由于重力等因素的长期作用离开了原来的位置；内在性的改变包括皮肤弹性下降、色素斑、表皮细小皱纹、皮下脂肪萎缩等。面部年轻化手术是一个再造手术，再造恢复面部年轻时各层软组织的解剖位置关系。但对内在的改变并不能通过手术来改善。术前必须充分认识存在哪些畸形，哪些畸形是可以通过手术来纠正的，尤其对一些特殊的老化解剖特征要特殊处理。

根据患者面部的老化特征和要求，按照不同的除皱部位，面部除皱手术方式基本上有如下几种：

1. 额部除皱术　额部除皱术的目的是矫正眉下垂、额部和眉间皱纹；
2. 颞部除皱术　颞部除皱术的主要目的是去除鱼尾纹，同时可对上睑皮肤松弛及眉下垂也有治疗作用；
3. 额颞部除皱术　同时矫正额颞部的老化征象，矫正眉下垂和上睑皮肤松弛；
4. 中面部除皱术　改良的 Faivre 技术，可单独施行，或结合下睑及颞部除皱术的下部分离，补充矫正下睑内侧、鼻唇沟上部、面部及上唇皮肤的松垂；
5. 面中下部除皱术　主要上提复位面中下部的组织，达到矫正鼻唇沟过深和提升下颌下垂的软组织，恢复圆滑自然的下颌线，消除"木偶线"的目的；
6. 颈部除皱术　矫正颈下颌角圆钝甚至消失，下颌软组织下垂，如"火鸡颈"的老化畸形；
7. 全面部除皱术　全颜面除皱术是将各局部手术方式合并一次完成。其优点是手术效果比较协调，但是手术时间长，创伤较大，术后恢复时间长，需严格掌握适应证并向患者解释清楚。

一、额部除皱术

按照手术的层次,额部除皱术可以分为三种方式。

(一)额肌下除皱术

由于额肌与皮肤层连接较为紧密,而额肌与骨膜间的连接较为疏松,额肌下除皱有着广泛的应用。

1. 切口设计根据前额的高度,设计头皮内或沿前额发际缘的冠状切口。一般可将切口设计在发际内 5~6cm,相当于两侧耳轮脚的冠状连线上,前额发际高者可设计在前额发际线,术后可避免发际线过高(图 3-4-9)。

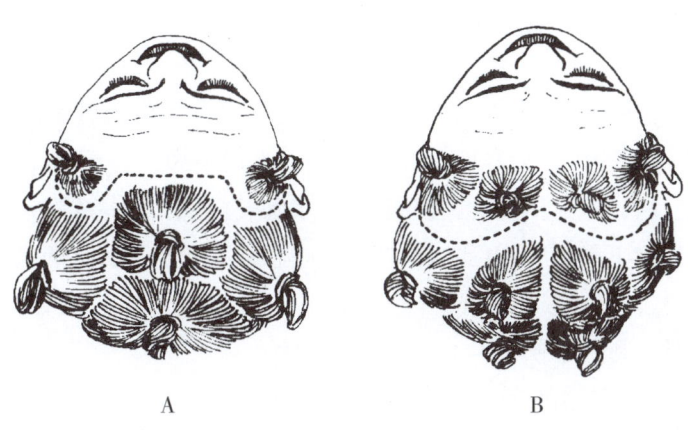

图 3-4-9　额部除皱术切口示意图
A. 额发际切口　B. 发际后切口

2. 沿切口线逐层切开头皮、皮下组织和帽状腱膜,在骨膜和帽状腱膜之间的疏松结缔组织层进行锐剥离。头皮创口采用头皮止血夹止血,切开时方向应顺头发生长方向以减少对毛囊的损伤。

3. 剥离时,额中间部分离至鼻根部,两侧可至眶上缘,注意保护眶上血管神经束。额部与颞部的分界线位于外眦的垂线上,颞侧部分应在颞浅筋膜浅层或颞深筋膜深层剥离,以避免损伤面神经颞支(图 3-4-10)。翻转额部皮瓣,眉间皱纹过深时,可将皱眉肌、降眉肌做部分切除或切断肌纤维。额纹过深时可在眶上 2cm 处横形切除部分额肌或做多处横行切断额肌(图 3-4-11),目的在于:①减少额肌的活动性以减轻额部横向皱纹。②利于头皮瓣最大限度地向上提紧。③使头皮瓣有裸露的创面,利于牢固地附在颅骨表面,使头皮瓣长久保持在被提高后的位置。根据皱纹酌情决定切除额肌的数量;如果额部仅有细小皱纹,则仅切除帽状腱膜和额肌筋膜,保持额肌的连续性,可以减少局部凹陷的可能。如额部皱纹深大,可切除部分额肌;额部皱纹越重,切除额肌的范围应越大,更好地减少额肌收缩力从而使额纹消失,达到理想的除皱效果。但应多处散在切除,以减少感觉分支的破坏,同时减少产生局部凹陷的可能性。

4. 额部皮瓣提紧时,要注意使两侧对称,尤其应使双侧眉的位置位于同一水平线上。两侧去皮时,应反复比较,多余的头皮皮瓣分段剪除,边剪边观察调整,要做到张力适度,额纹明显减轻或消失。头皮间断缝合。可放置引流,24 小时后拔除。术后适当加压包扎,常规应用抗生素 3~5 天,一般 7~10 天拆线。

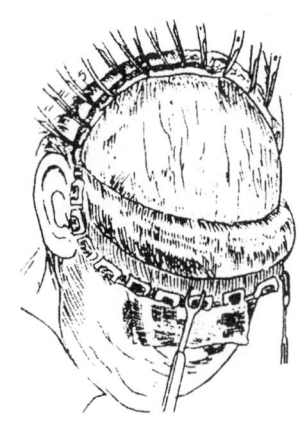
图 3-4-10　额部除皱术剥离范围

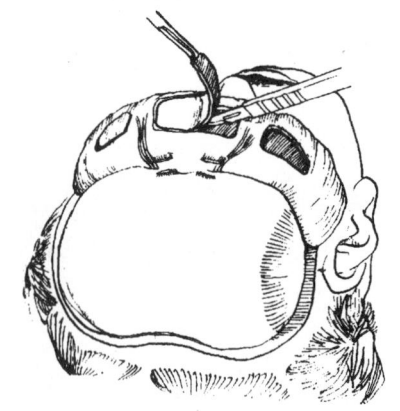
图 3-4-11　额部除皱术中切除部分额肌

（二）皮下除皱术

额部除皱也可以在皮下进行,利用肿胀麻醉技术在额部皮下注入肿胀麻醉液,使原本较薄的额部皮肤从额肌上剥离时变得较为容易。剥离范围可直达眉下缘,创面用双极电凝严密止血。由于眶上神经位于肌肉层,所以不会损伤眶上神经血管,手术安全。皮下剥离除皱往往同肌下剥离结合在一起,其中上1/2作皮下剥离后,再通过原切口作帽状腱膜下及额肌下的剥离,直到眶上缘及鼻根部,这样可以通过提紧额肌,减少皮肤切口张力。

（三）骨膜下多层次剥离除皱术

1. 切口设计　切口仍采用传统的冠状切口。

2. 剥离　额部切口深达骨膜下,颞部切口深达颞深筋膜深层。在此层次向下剥离额部达眉弓水平,颞部达颧弓。也有学者额部先在帽状腱膜下剥离,到达前额中部后再转向骨膜下剥离。如果眉下垂较严重,骨膜下剥离超过眉弓缘下方,同时在骨膜下剥离眶外侧缘和眉间、鼻根、鼻背部。

3. 表情肌的处理　在眉间和鼻根切开骨膜,分离骨膜显露皱眉肌、降眉肌,在直视下切除部分肌肉(图3-4-12),电凝止血。如果皱纹较轻,在避开感觉神经分支的情况下,呈长方形散在切除骨膜、帽状腱膜、额肌肌膜,保留裸露的额肌肌纤维,以便保证额肌的连续性。如果额部横行皱纹较重,沿额部发际缘横向切开骨膜、额肌达皮下层,在皮下层与额肌间锐性剥离达眉下缘。皮下剥离一定要轻柔仔细,保持额肌的连续性,这样一方面剥离松解皮肤与额肌间的粘连,去除额部水平纹,另一方面也保证头皮瓣有足够的厚度。将剥离松解的额肌瓣和皮肤瓣分层向上提紧,与切口后缘的帽状腱膜重叠缝合,保证额肌的完整性,恢复其张力,矫正眉下垂。

4. 切口缝合　在适度张力下分段切除多余的头皮,切口间断缝合。

额部骨膜下多层次剥离除皱术能更好地达到额部除皱的目的,主要在于:①皮下和额肌间剥离能去除额部水平皱纹。②向上提紧完整的额肌瓣能矫正眉下垂和上睑皮肤松垂(额肌向前下止于眉部皮肤并和眼轮匝肌相互交错)。③坚韧的骨膜和额肌结合在一起增加了额肌向上提紧的力量,骨膜与裸露的颅骨易于黏附固定,使眉保持在上提后新的较高位置,既保持了额肌的连续性,又可防止术后眉和上睑皮肤再次松垂老化。

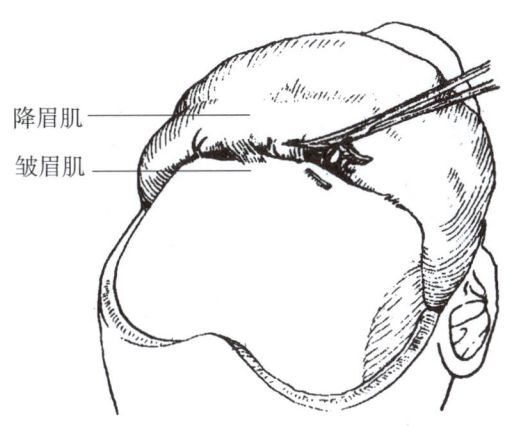

图 3-4-12　额颞部除皱术时切除降眉肌和皱眉肌

二、颞部除皱术

颞部除皱的目的是改善眶外侧部的鱼尾纹和部分改善眉下垂，对外侧下垂的眼形也有改善。眶外侧鱼尾纹是最为常见的动力性皱纹，是眼轮匝肌与皮肤之间相互交织、相互作用的结果，表情丰富如笑时，鱼尾纹会明显加深。随着年龄的增大，皮肤进一步松弛，即使不笑也会有明显的鱼尾纹出现，表现为静态皱纹。去除眶外侧部皱纹的理想手术方法是既提紧皮肤，同时又分离眼轮匝肌与皮肤真皮的粘连，向不同方向提紧，舒平眼轮匝肌。

1. 术前设计　在颞部设计凸向后方的弧形切口。

2. 剥离　沿毛囊平行的方向切开头皮达颞浅筋膜层，在皮下和颞浅筋膜、眼轮匝肌之间锐性或结合钝性分离。分离达眶外侧缘，松解眼轮匝肌与皮肤之间的粘连，创面仔细止血。掀起颞部皮肤瓣，识别眼轮匝肌的外缘（一般在眶外侧 3~5cm），在眼轮匝肌外缘 1~1.5cm 处，沿眼轮匝肌外缘弧形切开颞浅筋膜达颞深筋膜浅层。在颞浅筋膜、眼轮匝肌与颞深筋膜浅层间钝性分离，此层是一疏松组织间隙，极易钝性分离。分离的范围视眶外侧鱼尾纹的严重程度，越严重分离范围越广泛。此层次分离是安全的，向前分离可达眶外侧缘。

3. 筋膜悬吊　将游离松解出来的颞浅筋膜眼轮匝肌瓣舒展平整，向头向、尾向、侧向适当提紧，与外侧缘的颞浅筋膜重叠缝合固定，并切除多余的部分（图 3-4-13）。

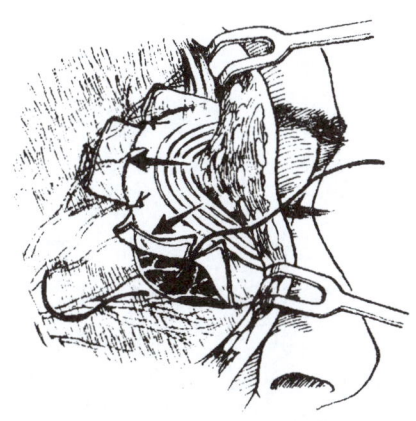

图 3-4-13　颞部除皱，颞浅筋膜眼轮匝肌瓣舒展平整，向头向、尾向、侧向提紧

4. 缝合　向外上方提紧颞部皮肤,分段切除多余的皮肤,切口间断缝合。

鱼尾纹的处理一直是一个难题,除皱手术很难取得满意的效果。2003年巴西医师Fausto报道了一种新的方法,16个月内对20例年龄在41～74岁之间的女性进行了治疗,明显减轻了鱼尾纹,其方法的要点是切除眼轮匝肌外侧(2～4)cm×(0.5～1)cm肌肉条,留下的缺损用耳前或颞部的脂肪组织填补、缝合;2008年巴西医师Francisco报道了类似的方法,对105例45～73岁的患者采用这种方法治疗后,鱼尾纹得到了明显的改善,其中2/3的患者随访了5年,疗效稳定。

三、额颞部除皱术

额颞部除皱术主要用于矫正额部、眉间、鼻根、眶外侧部的老化征象,也称为面上1/3除皱术,是将颞部和额部除皱术联合应用一次完成。额颞部除皱术是临床实践中较常见的一种除皱术,术后恢复快,受术者易于接受。

1. 剥离　切口设计组合了前述的额部及颞部除皱术切口(图3-4-14)。沿切口设计线切开头皮至骨膜上,颞部至颞深筋膜深层,然后在该层进行钝性和锐性剥离,一直剥离至眉及眶缘的水平,处理额肌和皱眉肌(方法同额部除皱术)。

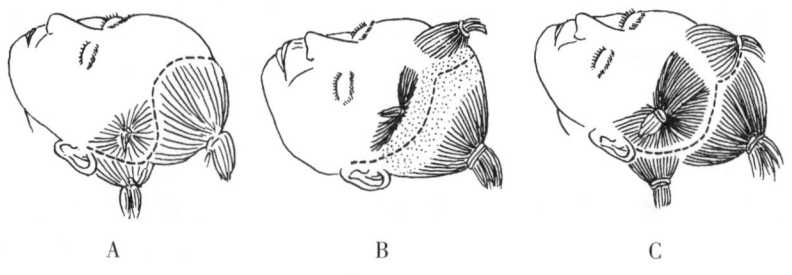

图3-4-14　额颞部除皱术切口设计

2. 缝合　仔细止血。在颞部,将每侧帽状腱膜深面与颞肌筋膜之间用7～10号丝线做3针埋藏悬吊缝合固定。然后向上提紧额、颞部头皮瓣,在额部正中和两端"花尖"处向前剪开额侧多余头皮,各缝后固定一针,再将3针之间及双侧颞部多余头皮分段切除,帽状腱膜减张缝合数针再缝合皮肤。

3. 术后处理　两侧颞部切口下方放置两条橡皮片引流,24～36小时后拔除,如果止血彻底一般免放橡皮片引流。术后加压包扎,常规应用抗生素3～5天,一般10～12天拆线。术后可能出现头皮麻木,通常3～6个月内逐渐恢复。

四、中面部除皱术

中面部除皱术即改良Faivre技术,沿下睑睫毛下2mm横形切开皮肤,通过眼轮匝肌达眶下缘,切开眶缘骨膜,在骨膜下分离上颌骨与部分颧骨体的表面,向下可达4cm处,注意勿损伤眶下血管神经束。分离后向上提紧骨膜及软组织,将分离的骨膜提紧重叠缝合,眼轮匝肌瓣固定缝合在眶外侧骨膜上,皮肤提紧缝合。改良Faivre技术可单独施行,或结合下睑及颞部除皱术的下部分离,补充矫正下睑内侧、鼻唇沟上部、面部及上唇皮肤的松垂。

五、面中下 2/3 部除皱术

面中下 2/3 部除皱术主要是指眼睛以下、颈部以上的面部除皱美容术。该手术主要适用于额部皮肤松弛和皱纹不十分明显、面下部皮肤松弛较明显者,以及额部虽有明显皱纹而自认为可通过刘海遮挡的患者。

(一) 单纯皮下剥离除皱术

1. 切口设计　于耳屏前向上至发际处,向下至耳垂,然后绕过耳垂向后上方延伸。

2. 剥离　沿切口设计线切开皮肤组织,于皮下进行钝性和锐性剥离,在剥离时要注意保持剥离层次的一致,避免剥离过深损伤面神经或剥离过浅影响皮瓣的血运。剥离的范围向上至下眼睑,向内至鼻唇沟,向下至颏部。术中应彻底止血。

3. 固定、切除、缝合　将皮瓣掀起后向上外侧方向牵拉至合适位置,先固定数针,然后将多余的松弛皮肤切除,分层缝合皮下和皮肤。缝合完毕放置引流。术区适当加压包扎。

(二) 皮瓣和 SMAS 瓣剥离除皱术

1. 切口设计　同"单纯皮下剥离除皱术"。

2. 切开　切开及剥离范围同"单纯皮下剥离除皱术"。在上述基础上将 SMAS 剥离,然后将 SMAS 向外上方牵拉提紧,进行折叠后固定缝合,或者切开形成筋膜瓣,将多余的筋膜切除后缝合固定(图 3-4-15)。

其余步骤均同"单纯皮下剥离除皱术"。

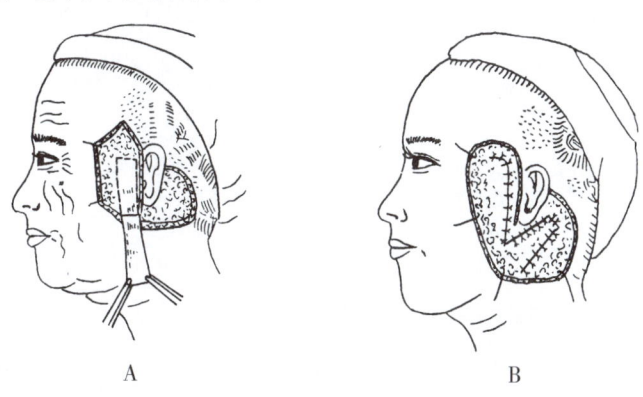

图 3-4-15　SMAS 瓣的制作与转移
A. SMAS 瓣制作　B. SMAS 瓣转移

(三) MACS(minimal access cranial suspension lift)

2002 年,Tonnard 在 PRS 杂志上提出了一种新型的中下面部除皱术,称为 MACS,手术可以在门诊进行。经过几年实践,证明这种创伤相对较小的手术方法可以取得同 SMAS 瓣剥离术相同的效果,其持久性也同样可靠。笔者用这种方法治疗了 30 例患者,效果明显。

MACS 可以分为两类,一为简化的 MACS,二为扩展的 MACS。手术在局麻下进行,术前可加用少量镇静药,如肌注咪达唑仑 2.5mg。局麻药的配方为 0.3% 利多卡因、1:650000 肾上腺素和 2MEq 碳酸氢钠。每侧皮下注射 30ml 上述局麻药即可。

1. 简化的 MACS 手术切口及悬吊方法概要(图 3-4-16)　如图耳前设计"L"形切口,从耳垂开始,向上经耳屏前、耳轮到发际转向前,经过鬓发下端为止。切开到皮下后,沿皮下平面进行剥离。局部应用肿胀麻醉后,只需将除皱剪撑开就很容易进行剥离。剥离范围:向下到达下颌角,向前剥离5cm。在耳轮前1cm、颧弓上1cm再注射适量局麻药,深达颞骨表面,用虹膜剪撑开的方式暴露颞深筋膜0.5cm,特别要注意不要损伤颞部的血管。用2-0单股Plolene线作两个荷包缝合。第一针以头向尾方向在暴露的颞深筋膜扎入,直达骨面以确实保证颞深筋膜包含在内。然后荷包缝合继续进行,做成狭窄的"U"形,开始以头向尾方向沿耳前下降,直达下颌角后急转向上,沿尾向头方向缝合直达出发点。确保每一针在头部包含腮腺筋膜,尾部包含颈阔肌。然后用最大的张力打结,造成颈阔肌向上牵拉,使得整个颈部得到强力提升。需要打7个结以确保结的牢固性。然后将结埋入深部软组织以免从皮肤面看到或摸到。第二个荷包缝合从第一个荷包缝合的同一个出发点开始,与第一个成30°角,做一个更为宽大的椭圆形荷包,以提紧去除面颊部的皱纹和木偶线老化畸形。从与第一个荷包缝合开始处相同点开始,沿剥离的边界逐点进针,然后再回到起点。同样以最大的张力打结,可以看到面颊部被非常有效地提紧了。这时在剥离边界处可以看到一些牵拉造成的皮肤褶皱,用剪刀松解一下这些牵拉点就可以消除褶皱。将皮肤展平,多余的皮肤标记后切除。4-0可吸收线皮下缝合,强力提紧垂直方向,而水平方向作无张力缝合。耳垂可被牵拉向头侧,通过作小的转位皮瓣来放回原来的位置。耳垂后可能出现猫耳,但2个月内会自行消失而无须处理。皮下可再用5-0可吸收线缝合后,6-0尼龙线间断缝合皮肤。低垂部位可放置引流。术区适当加压包扎一天。第二天拔除引流,去除包扎。随后患者可洗脸、洗头及洗澡。术后可给予口服抗生素及止痛药。24小时内进软食,4天后开始轻轻按摩术区以加速淋巴回流至术后7天。术后7天拆线。

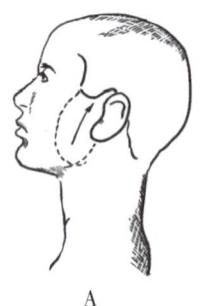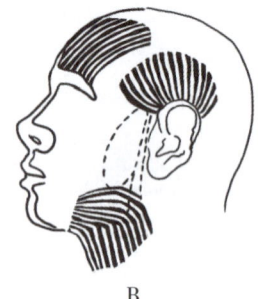

图3-4-16 切口及分离范围,悬吊方法

2. 扩展的MACS 为了加强对鼻唇沟过深的治疗作用及提升颧脂肪垫,加强中面部的除皱作用,需要作扩展的MACS。将简化的MACS切口继续沿颞部发际线延伸(图3-4-17)。剥离范围扩展至颧脂肪垫表面。在颞深筋膜前界与颧脂肪垫间作第三个荷包缝合。提紧荷包打结后,可以看到过深的鼻唇沟被抚平,颧脂肪垫上提了。

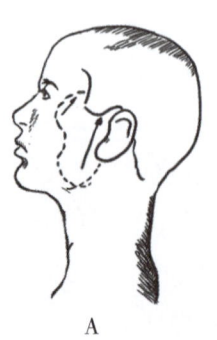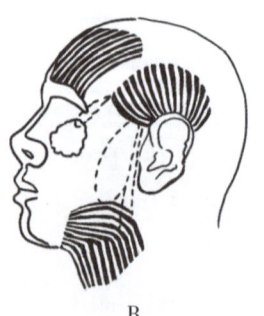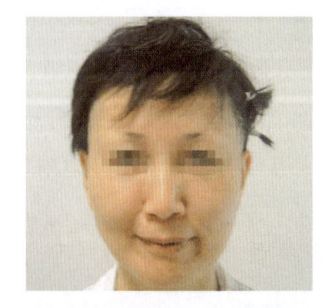

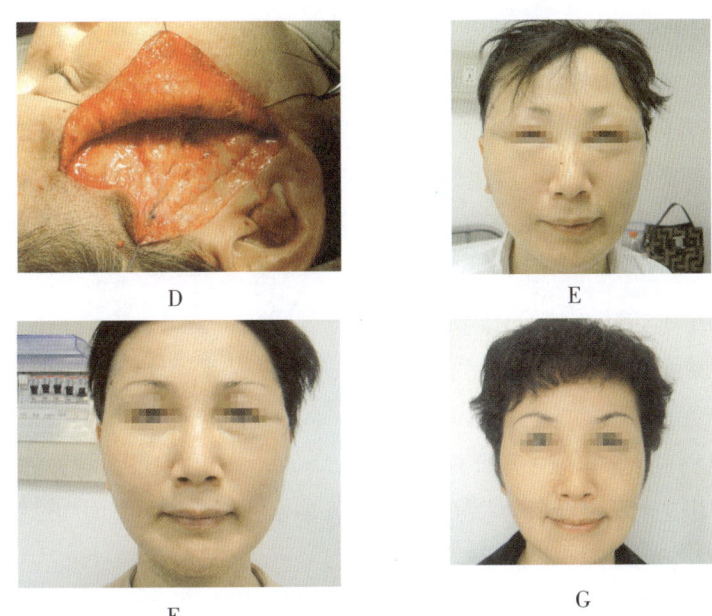

图 3-4-17 扩展的 MACS
A、B. 切口及分离范围、悬吊方法 C. 行 MACS 手术前 D. MACS 术中 E. 术后 2 天 F. 术后 1 周 G. 术后 1 年

六、全面部除皱术

全面部除皱术可矫正全颜面的老化征象,实现面部年轻化。此手术的重点在于改善面中部的老化征象、颧部畸形、鼻唇沟加深、颊部松垂、下颌垂肉。

1. 手术适应证　中年以上,一般指 45 岁以上者,面部皱纹多而明显,或皮肤比较松弛。患者必须全身情况良好,无重要脏器疾病及凝血功能障碍。

2. 麻醉　手术范围广,时间长,所以应选择全身麻醉。

3. 手术方法

(1) 切口设计:联合上述额颞部及面中下部除皱术切口。

(2) 剥离与悬吊

1) 皮下剥离:皮下剥离的目的:①矫正面部皮肤松垂,使得皮肤能在最大范围内提紧。②当皮肤和深层组织老化程度不一致时,必须充分剥离皮下与深层组织间的粘连,这样才能更充分有效地向上提紧复位深层组织。

皮下剥离应考虑以下因素:①患者的年龄:患者较年轻,皮肤与深部组织老化程度轻、弹性好,皮肤和深部 SMAS 间的纤维纵隔联系较紧密,皮下剥离范围应小一些,只要提紧深层组织,则可使皮肤一起向上提紧。反之,皮下剥离的范围应大一些。②面部皮肤相对深层组织老化变性的情况:如果患者老化征象严重,必须游离松解深层支持组织(如颧弓韧带)至真皮的附着,才能使松弛下垂的皮肤向上提紧。③吸烟的历史:如吸烟历史长、吸烟量大,皮下剥离范围应小一些,以防术后皮肤坏死。

皮下剥离技术:额部皮下剥离是在皮下和额肌间剥离;颞部皮下剥离是在皮肤与颞浅筋膜眼轮匝肌间剥离;面颊部的皮下剥离在皮肤与 SMAS 之间进行。面中部皮下剥离的最大范围达颧大肌外缘、鼻唇沟外侧，甚至超过鼻唇沟。皮下剥离创面应仔细止血，特别是深层支持组织（颧弓韧带）与真皮附着处，剥离剪断后含小血管的断端，应严密止血。

2）SMAS 的剥离与悬吊：在面部老化过程中，皮肤弹性下降和松垂与深层组织松垂是并存的。皮下和 SMAS 分别剥离松解上提的优点主要是能根据它们松垂的情况，向不同方向上提固定，以取得更加和谐理想的效果。临床上遇到的除皱术后形成僵硬、不自然的外表就是出于过分单纯向上提紧皮肤，而未向上提紧 SMAS 的缘故。所以术前必须仔细检查每一个患者老化征象的特点，根据不同的老化特点进行手术。熟练掌握面部软组织间的解剖关系，是进行安全剥离 SMAS 的前提，只要充分利用 SMAS 与腮腺筋膜和笑肌之间的关系，SMAS 下广泛剥离也是安全的。因为面神经的分支均走行于表情肌的深面；可沿颧弓下约 1cm 横向、耳屏前纵向切开 SMAS。SMAS 与腮腺间存在一层膜状平面，在 SMAS 下剥离时，一定要保持在腮腺实质表面，防止进入腮腺体内，以免术后形成腮腺瘘。腮腺表面可用锐性剥离。到达腮腺前缘后，腮腺导管出腮腺的地方，SMAS 与腮腺粘连较紧，剥离时应注意防止进入腮腺实质。

SMAS 下剥离越过腮腺前缘后，与覆盖咬肌表面的深筋膜间存在一层疏松网状平面，此平面易于剥离。此时可清晰看到 SMAS 下脂肪层。脂肪组织下是面神经分支，尤其是下颌缘支，剥离可达咬肌前缘。如果鼻唇沟深，可采取扩大的 SMAS 下剥离，扩大的范围主要在颧弓，SMAS 切口向内延伸。使颧部的 SMAS 与颊部的 SMAS 同时剥离掀起，颧部 SMAS 下可见颧大肌、颧小肌的起点，不要损伤肌纤维，以免损伤走行于肌内的面神经分支。掀起 SMAS 提紧后深层软组织才能有效上提复位，从而有效地矫正鼻唇沟加深。剥离过程中发现解剖关系不清楚时，可单行 SMAS 的折叠缝合，而不要冒损伤面神经的风险进行剥离。

影响 SMAS 长期固定的因素有：咀嚼及喜、怒、哀、乐等表情肌运动产生的张力导致 SMAS 过早松垂；每一个人 SMAS 层的厚度变化较大，较薄的 SMAS 层更容易过早松垂。可以采取以下一些措施来减少 SMAS 过早松垂的可能性。

①用不可吸收线提紧缝合固定 SMAS。可吸收线在一定时间后就会逐渐失去其抗张力，尽管此时缝合的 SMAS 已经愈合而具有一定的抗张力，但仍容易松散，不可吸收线可提供持久可靠的抗张力，有利于疗效的长久维持。

②较厚的 SMAS 具有较强的抗张力，为了增加 SMAS 的厚度，不将提紧后多余的 SMAS 切除，而是折叠后缝合固定于颧骨表面。

③将缝合固定于颧弓表面的 SMAS 瓣上缘再次缝合固定于颞浅筋膜表面，以保持 SMAS 与颞浅筋膜的连续性。

（3）皮瓣上提、缝合固定及切口缝合包扎

SMAS 瓣向后上方上提固定后，皮瓣也向上提紧，适度张力下将皮瓣向后上方行两点上提缝合固定，第一点在耳上约 1cm 的颞部头皮内，第二点在耳后乳突上方。其余切口应当在切除多余皮肤后无张力情况下缝合。无菌敷料适当加压包扎。注意耳前后应填塞纱布，防止耳部受压力过大引起疼痛。

七、内镜除皱术

内镜除皱术是 1992 年以来美容外科的一项新技术，该技术较常规除皱术切口小，失血少，损伤轻，瘢痕少，可以预防神经、血管损伤，故易被美容手术者接受。

1. 手术原理　在内镜下分离切断鼻根部锥形肌、皱眉肌和降眉肌的肌肉附着点，然后通过枕额肌的肌力提升额眉部和鼻根部皮肤或同时悬吊枕额肌以加强肌肉张力，增强除皱术效果。

2. 仪器设备与手术器械

（1）仪器设备

1）内镜：一般选用直径 4mm 的内镜施行面部美容手术，镜头镜面向下倾斜 30°角。

2）内镜配套装置：内镜配套装置包括光电转换系统、录像显像、光导纤维、冷光源等。

（2）手术器械　包括探头撑开器，不同规格弯度的骨膜剥离器，专用手术剪（左、右），持针器，拉钩，血管钳，缝针导引器和深部活检钳，电刀电凝头等，随各部位手术需要而略有差异。这些是专供内镜下进行手术操作的工具，美容外科医师还可根据原有的器械，加上自己的实践经验予以改进和创造。

3. 适应证　适用于各种年龄中等程度的皮肤松弛，对于松弛较严重者，术后效果受到一定影响。

4. 麻醉　局部浸润或气管内插管麻醉。

5. 切口设计　取前正中及旁开 4～5cm 处发际缘内 3 个纵行切口，长 7～10mm。行全颜面部除皱者需要辅加颞部至耳前略呈"S"状的切口。用亚甲蓝标出骨膜下或颞深筋膜层剥离范围以及额肌、皱眉肌、降眉肌切除的范围（图 3-4-18）。

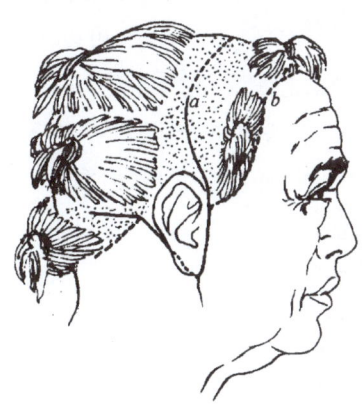

图 3-4-18　全面部除皱术

6. 手术方法　切开皮肤、皮下组织，颞部切口深达颞肌筋膜表面，并沿表面上下潜行分离至发际和颞肌顶部，其余切口均深达骨膜下，并用骨膜剥离子充分分离前后内外，前方至枕顶部。双侧剥离至同侧颞肌内止点。两侧用弯剥离器沿外侧壁向颧弓剥离。而后将调好焦距的 30°角内镜自一个小切口插入已剥离好的腔隙内，打开套管上的冲洗开关，边冲洗边吸引出冲洗液，洗至液体清澈、视野清楚止。在距眶上缘 2cm 处平行将骨膜自深面向浅层切开，切开时注意保护眶上及滑车上血管神经。在眉间及鼻根部解剖出皱眉肌、降眉肌，用电刀将其部分切除。对额部皱纹明显者，可用微型组织剪剪破骨膜，分离出部分额肌并用电刀切断取出。也可用活检钳取除眉间诸肌和部分额肌。

上述操作在内镜指导下完成后即解除内镜系统。在盲视下，将从额部发际内小切口插入的剥离器在帽状腱膜下广泛剥离达顶枕部及双侧耳上部，手推移头皮时可向后滑动 2cm 左右。

头顶皮瓣固定：将皮瓣充分上推，于正中切口处估计出钛钉置入头顶部的位置。先用手摇钻打通颅骨外板,注意不要刺破硬脑膜及矢状窦,置入颅面外科用 2mm 钛钉。用 2-0 可吸收线皮下缝合切口两侧,将缝线绕过钛钉,助手推头皮,术者打结,通过缝线把皮瓣悬挂在钛钉上。左右侧切口分别依同法操作,注意两侧对称。头皮切口用钉式缝合器缝合。

附加手术:对于下面部皮肤松弛显著、皱纹深者,另加耳前切口,行皮下及 SMAS 下广泛剥离悬吊,去除耳前皮肤。有颌下、鼻唇沟、腮腺区脂肪沉积者,用 2mm 吸管抽吸。术后加压包扎额、顶、颞、颊、颌下部。

八、面部除皱术的并发症

面部除皱手术与其他外科手术一样都有相应并发症。随着手术难度的增加及手术范围的扩大,发生并发症的机会也随之增加。不同的患者由于其自身身体状况、年龄等的不同,发生并发症的机会也不同。所以,我们必须了解可能导致并发症的原因,及早识别已发生的并发症,洞悉不同的并发症可能导致的危害,掌握预防及治疗不同的并发症的方法。

(一)血肿

血肿是面部除皱手术后最常见的并发症。小的血肿随肿胀消退会逐渐自动吸收,较小的血肿可以经反复穿刺引流而治愈。大的血肿可能会导致皮瓣张力增加,影响皮瓣的血液循环,同时皮瓣与皮下组织间有大血肿间隔时也会妨碍新生血管长入皮瓣,导致皮瓣的坏死。所以,对可能发生的血肿应及时处理。正确判断血肿形成的原因及其大小,可以用药物镇静,减轻患者的忧虑,必要时拆除缝线,减轻皮瓣的张力,及时清除血肿,创面严密止血后重新缝合切口,并适当加压包扎。血肿的发生率报道的差异很大,与手术操作、病例的选择有关。严重的血肿通常在术后 10~12 小时内发生。常见的临床症状为局部剧烈疼痛,外观饱满,张力明显增高,肿胀和淤血,特别是结膜淤血,上唇肿胀,患者烦躁不安。如果上述症状持续存在,一定要及时去除包扎敷料明确诊断。诊断未明确之前不要用止痛药,以免延误诊断。

术后出现血肿的原因如下。

1. 血压增高 经回顾调查分析,除皱术形成血肿的主要原因是血压增高。引起血压增高的原因是术中患者疼痛紧张,术后剧烈咳嗽、呕吐、剧烈运动等。应设法避免引起血压增高的因素,如术前合理应用镇静剂,术前发现患者有明显的咳嗽等能引起血压增高的情况时可暂停手术,告诫患者术后数天避免剧烈运动等。术前必须仔细检查患者的血压,如存在高血压,应先控制稳定血压后再进行手术。

2. 药物 维生素 E、阿司匹林、包含有阿司匹林的药物能干扰血小板的聚集功能,应在术前 12~14 天和术后 7~8 天内停用。其他具有抗凝特性的药物,应在术前停用充足的时间以使药效全部消退。

3. 术中止血不彻底 术中药物使血管收缩,可能导致止血不彻底。术后药物作用消失,肾上腺素的后释放作用使得血管反跳性扩张,导致小血管出血形成血肿。术后包扎过松,加压不均匀,导致术后创面渗血形成血肿等。熟悉解剖、手术操作细致轻柔是避免组织损伤、减少出血造成血肿形成的重要环节。

(二)皮肤坏死

耳后和乳突区是皮肤最容易坏死的区域,因为这里的皮肤较薄,同时又是皮瓣的最远端。

皮肤坏死的原因：①较大范围的血肿未及时正确处理。②皮瓣剥离得太薄，或剥离时损伤了皮瓣的血管。③皮瓣远端或边缘反复牵拉，皮瓣挫伤。④缝合张力过大。⑤吸烟者、重复手术者发生皮肤坏死的比例也相对较高。⑥包扎时压力过大，术区没有用棉垫保护等。如果发生皮肤坏死，应避免感染，范围不大的经认真处理后一般会愈合。皮肤坏死往往以表皮及真皮浅层的坏死多见，经换药等处理后一般不会留下明显的瘢痕。全层皮肤坏死少见，愈后会有明显的瘢痕。避免这些造成皮肤坏死的原因可在很大程度上杜绝皮肤坏死的发生。

(三) 神经损伤

耳前、颊部、耳垂下术后 2～6 周内出现暂时性麻木和感觉迟钝往往是不可避免的，主要是由于剥离皮瓣时损伤了感觉神经的小分支。

除皱术中最易损伤的感觉神经是耳大神经。如果损伤耳大神经会导致术后耳前、耳下、耳后区域永久性感觉消失或感觉异常。损伤耳大神经最主要的原因是剥离太深，剥离时穿透了胸锁乳突肌中部的筋膜，而耳大神经在胸锁乳突肌的中部跨过。预防耳大神经损伤主要是剥离保持在皮下与胸锁乳突肌筋膜之间，严禁穿入筋膜。如果术中发现耳大神经损伤，一定要立即仔细吻合修复。

行额部上提时，易引起眶上神经损伤。眶上神经经眶上孔出颅进额部，支配额部、颅顶部、上睑筋膜的感觉，一旦损伤则出现支配区域麻木或感觉下降。预防损伤的措施有：掀起额部皮瓣，在距眉弓 2～3cm 时，剥离平面由帽状腱膜下转入骨膜下，在骨膜下分离眉弓缘，可以防止眶上神经受损。

行面中部骨膜下剥离时易损伤眶下神经。眶下神经经眶下孔出颅后分支支配下睑、颊部、鼻外侧及口唇皮肤。避免眶下神经受损的要点有：一是骨膜下剥离时经门内入路进骨膜下；二是行面中部骨膜下剥离时用食指压住眶下孔，可防止误伤神经根部。

行面部年轻化手术时最易损伤的运动神经是面神经。面神经永久性损伤是最严重的，也是极少见的并发症。根据面部软组织层的吸收特点和面神经分支走行相互吻合和支配表情肌的特点，面神经损伤引起严重并发症是可以避免的。面神经各分支出腮腺走行于 SMAS 深层的深筋膜内，从表情肌的深层进入表情肌完成支配功能，具有极强的代偿作用。所以，只要术者掌握面神经的解剖知识，正确掌握除皱术的基本技术，手术时小心谨慎，就能避免面神经永久性损伤。面神经永久性损伤多数是面神经分支受损，发生率为 0.4%～2.6%。面神经分支受损后患者的运动功能几乎均能在几周到 1 年内完全恢复。术中麻醉浸润和电凝热灼导致的面神经分支损伤恢复最快，一般在几小时至几周之间，是暂时的。

面神经分支中最容易损伤的是额支及下颌缘支，也有人认为是颊支。额支损伤后不能闭眼，下颌缘支损伤后下唇外翻、流涎，都是比较严重的并发症。而颊支由于其有多重分支相互联系成网，局部损伤临床症状轻微。

(四) 脱发

除皱术后不同程度的脱发发生率为 1%～3%。发生脱发的常见原因有缝合切口时皮瓣张力过大，致切口缘毛囊缺血脱发，切口张力大时可形成宽阔的瘢痕，也会形成明显的无发带；皮瓣剥离太浅，损伤了毛囊；术中电刀剥离或电凝止血的电热灼伤毛囊。避免方法：切除多余的头皮要适量，缝合时分层缝合，帽状腱膜层缝合可大大减少头皮张力和减少头皮缺血的发生。电凝止血时操作精细，减少对毛囊的破坏。

(五)切口瘢痕

除皱术后大部分患者切口瘢痕不明显。造成切口瘢痕明显的主要原因是:切口张力过大;皮肤切口血管受损;夹持牵拉皮瓣造成皮瓣的挫伤。应注意的部位是耳前和耳垂周围。耳前切口即使中度张力也能引起切口瘢痕较宽,故有学者特别提到耳前切口一定要在无张力下缝合。耳垂周围切口张力过大则可导致耳垂异位。这些部位的切口无张力缝合具有特别重要的意义。耳后切口最易发生瘢痕增生,一旦形成增生性瘢痕,可以注射皮质激素制剂如曲安奈德使瘢痕萎缩。

(六)色素沉着

色素沉着是由于血铁黄素沉积所致。色素沉着绝大多数情况下在6~8周就会逐渐消退。色素沉着没有特殊的治疗方法,重点在于预防。术中止血彻底及术后的适当加压包扎是防止出血导致血铁黄素沉积的最好方法。

(七)疼痛

除皱术后很少会发生明显的疼痛。术后早期术区明显疼痛往往是血肿形成的征象。敷料包扎过紧可引起额部、下颌缘部疼痛。耳郭周围敷料放置不适,加压包扎后可造成耳郭的疼痛,需要重新适当包扎来缓解。SMAS筋膜缝线牵拉提紧时,可能造成暂时的张口疼痛,术后可逐渐缓解。

(八)感染

面部除皱术后发生感染的情况极少见,严重的感染则更为少见。良好的手术环境、手术条件和严格的无菌操作能最大限度地减少感染的发生。

(九)水肿

一般情况下术后都会有水肿现象,只要没有特别严重的水肿,就可以不给予特殊的处理。术后包扎过紧会导致血液、淋巴回流不畅,加重水肿,所以应适当加压包扎而不是包扎得越紧越好。术后应将头稍抬高,以利于静脉回流。术后24小时内冷敷会减轻水肿。

(十)呕吐

除皱术后发生呕吐比较常见,尤其是行额部、额颞部除皱术的患者。原因主要有:①颅内压波动。正常情况下,颅内矢状静脉窦部分静脉血经颅骨导血管和板障静脉向颅外静脉系统回流,具有维持颅内压平衡的作用。由于手术行额颞部及顶部头皮剥离,突然离断了颅骨导静脉与颅外静脉间的回流交通,致使颅内静脉血淤滞,颅内压发生一定程度的暂时增高,后者刺激位于延脑的呕吐中枢发生呕吐等症。经过4~6小时静脉血交通调整适应颅内压逐渐恢复正常稳定,症状随之消失。另外术毕时不安放引流,创区组织肿胀相对明显,并因顾虑创面渗血而又往往包扎过紧,也会阻碍颅内向颅外的静脉回流。②与注射度冷丁等局麻强化药物有关。受术者于术前或术中注射盐酸度冷丁,用以强化止痛。该药能直接兴奋"CTZ"(延脑催吐化学感受区),并能增加前庭器官的敏感性,易致呕吐、头晕等症。防治方法有:①术中注意保护颅内外静脉交通,尽量减少颞浅静脉和眶上静脉所属血管损伤。术毕尽量安放引流,术区包扎松紧适度。②术时注射度冷丁一般以50mg为宜。因用度冷丁为主要致吐原因者,于术后注射不引起地西泮作用的小剂量氯丙嗪,即可有效防治。③术后暂禁食水6小时,并于输液中适当补充维生素B_6。④症状重者,可用50%高浓度葡萄糖80ml静注,或20%甘露醇250ml静滴防治。

第三节 上下睑皮肤松弛

眼睛不仅是人体重要的感觉器官,同时也是一个美的器官,是"心灵的窗户"。一双美的眼睛,首先要有正常的解剖结构,同时还要与面部结构匹配,符合美学标准。

眼睛的美学在不同的时代、不同的文化背景下有不同的标准。古代美学者有"三庭五眼"之说,对面部各部分在比例上作了粗略的划分。现代医学对面部器官作了测量后,运用统计学方法,得到一系列标准值。下列为东方民族的眼的美学标准:

睑裂长度:30～34mm;

两眼内眦间距:30～36mm;

睑裂高度:10～12.5mm;

上睑缘与眉毛间距:15～20mm;

内眦睑裂角:45°～55°;

外眦睑裂角:60°～70°;

内外眦连线与水平线夹角:10°;

角膜露出率:75%～80%;

双眼平视前方时,上睑覆盖角膜2mm,下睑与角膜下缘接触,角膜径为12～13.6mm;

上睑缘最高处位于上睑中、内1/3交界处;

下睑缘最低处位于下睑中、外1/3交界处。

一、上睑皮肤松弛

上睑皮肤松弛可导致上睑皮肤下垂,多遮盖上睑缘外1/3或更多,使睑裂变小、变形,甚至影响视力。重睑成形术(double eyelid plasty)是通过手术的方法使上睑形成一条褶皱,从而使眼部更美,更能表达情感。重睑成形术已成为最为常见的眼部美容手术。上睑皮肤松弛的治疗很大程度上取决于重睑术的正确施行。矫正上睑皮肤松弛需切除一部分松弛的上睑皮肤,相应的重睑术需行切开法重睑术。

(一)切开法重睑术

此法的优点在于适应范围广,可以同时纠正上睑皮肤松弛及去除上睑臃肿者过多的上睑眶脂,重睑线可以稳定长久地保持。但术后肿胀较明显,切口瘢痕线短期内较明显,一般术后3个月后瘢痕线逐渐消退。

操作方法:①按所需要的重睑类型用亚甲蓝画出重睑线。注意两侧重睑线的高低、长短一致。②用含肾上腺素的2%利多卡因1~1.5ml作局麻。我们常用的肾上腺素浓度是8:200000,明显高于1:200000。理由是积累2万余例重睑术的经验,我们感到这个浓度的肾上腺素能确切地减少术中出血,方便操作,患者也无心悸不适。要注意的是,最好在麻醉后8分钟开始手术,此时肾上腺素的缩血管效应达到最大,术中出血减至最少,术野清晰,手术更为便利。③按画线切开上睑皮肤,在切口线的下方将眼睑皮肤行皮下分离到睑缘。不要损伤睑缘部的毛囊和睫毛肌,以免睫毛脱落、生长错乱。剪除一条覆盖在睑板上的眼轮匝肌,暴露睑板。剪除眼轮匝肌时要注意保留近睑缘的眼轮匝肌,宽至少2mm,以免损伤睑缘动脉;另外还要注意切口线以下的内眦部的眼轮匝肌切除量要大一些,以更好地形成切口线上下的组织厚度差,使内眦形成明显、自然的重睑线。也可以省去分离切口线下眼睑皮肤而直接用小弯剪剪除部分切口线以下眼轮匝肌。如上睑臃肿,可以打开眶隔,去除眶隔中、内部的部分脂肪,以脂肪组织不再从眶隔切口自然溢出为度。切除脂肪时,一般无需止血,如在先前的手术操作过程中发现此患者出血较多时,可于疝出的脂肪团根部置一止血钳,切除脂肪团后,松开止血钳即可,眶隔无需缝合。④缝合。用5-0丝线进行缝合。首先缝合对准瞳孔的一针。从近睑缘侧皮肤进针,在睑板前疏松组织扣住一针,从创缘另一侧皮肤出针。缝合时皮肤带得尽量少一些,可使切口瘢痕不明显,一般缝合5~7针即可。术后用条状无菌敷料覆盖切口线,胶布固定。1天后除去胶布,切口给予暴露。每日用棉签蘸75%酒精清洁切口一次,1周后拆线。

(二)上睑皮肤松弛的矫正

1. 上睑皮肤松弛的原因及表现 上睑皮肤松弛可由多种原因造成,如遗传、局部变态反应、月经周期的影响、酗酒、睡眠问题等,但最多见的还是中年以后由于衰老而致。表现为:眼睑皮肤失去弹性,眶脂下垂,外眦出现皱纹,皮肤松弛下垂甚至影响视野,睑缘被推移内翻,可出现倒睫。

2. 手术方法 手术主要是按切开法重睑术的原则进行,术前要进行细致的设计(图3-4-19)。

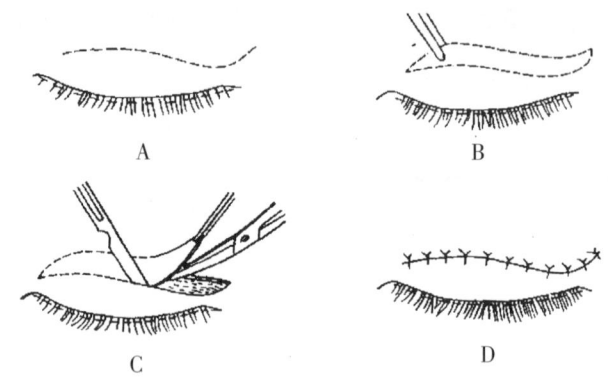

图 3-4-19 上睑松弛手术示意图
A、B. 切口设计 C. 切除多余皮肤 D. 按重睑术缝合切口

(1)设计:患者取仰卧位,将上睑皮肤向上拉紧至睑缘略可拉动止,按前述重睑设计原则画出重睑线,外眦部可斜向颞上方,顺鱼尾纹的方向,用无齿镊夹持上睑皮肤至睑缘略可拉动,这段皮肤为手术切除之皮肤量(实际手术时,可先切除3/4量以便再行调整),将此线标记。也可采用另一种方法标记第二条线。患者睁眼,第一条标记线与松弛的皮肤上部重叠,标记下垂的上睑皮肤最下缘转折处,此即第二条线,两线之间即为要切除的皮肤量。

(2)按重睑术作切口,切除多余皮肤。如有眶脂脱垂,可切除脱垂的眶脂;如眶脂萎缩、上睑沟凹陷,可同时将自体脂肪颗粒充填于眼轮匝肌与眶隔间;如有泪腺脱垂,将泪腺复位到眶外上方泪腺窝内,并将泪腺包膜与眶骨骨膜固定1~2针。按重睑术完成手术。

(3) 术后处理同"切开法重睑术"。

(4) 如患者有重度的上睑皮肤松弛,要注意有无眉下垂,如有,则要先矫正眉下垂,再行重睑术,可加强手术效果。眉下垂的矫正见本章第四节。

二、下睑皮肤松弛

下睑皮肤的松弛可造成下睑袋状畸形即眼袋的形成,以及下睑的皱纹等老化现象。手术治疗主要是要去除眼袋及最大程度地提紧下睑皮肤。眼袋通常是指下睑皮肤松弛、眶隔筋膜退行性变,眶隔内脂肪膨隆而呈现的下睑皮肤下垂、臃肿的征象。通常发生于40岁以上的中老年人。由于下睑皮肤松弛造成的眼袋,必须通过皮肤径路的手术方式来进行校正。通常的手术步骤如图3-4-20所示。

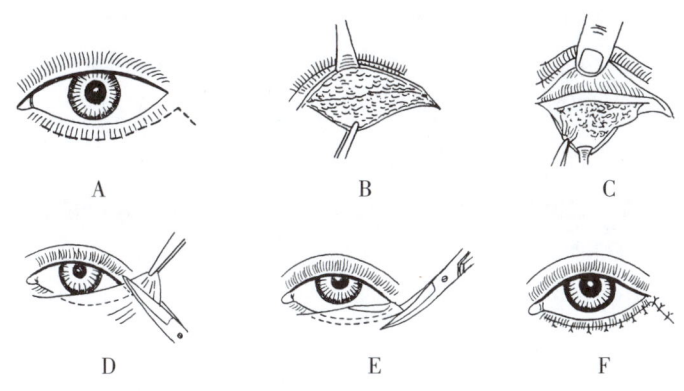

图 3-4-20　下睑皮肤松弛手术示意图
A. 切口设计　B. 切开并在皮下分离　C. 去除多余眶脂
D. 测试皮肤多余量　E. 切除多余皮肤　F. 缝合切口

1. 切口设计　患者平卧,两眼注视患者头顶方向,此时下睑皮肤位于紧张状态。从下睑缘下3mm处,由下泪点下开始,用亚甲蓝标记平行于睑缘的线条直达外眦角,然后顺鱼尾纹方向向外眦角下外侧延伸4~5mm。皮肤越松弛,此延线越长,但一般不超过8mm,否则易留下明显的瘢痕。再令患者下视足部方向,这时下睑皮肤处于最松弛状态,观察下睑皮肤松弛的情况。嘱患者轻轻闭目,用眼科镊夹第一条画线以下的皮肤,观察有无睑球分离。反复测试,画出第二条线,两线之间即为多余的皮肤,要在手术中修除之。但习惯上第二条线仅作参考,一般要在手术中确定究竟需去除多少皮肤。

2. 麻醉　手术在局麻下进行。每侧用2%利多卡因2ml(内含8:200000肾上腺素)浸润切口及眶下区。

3. 切开和分离　常用两种方法作切口。一种是由内眦到外眦,全程用手术刀切开,此法速度快、省力,但初学者易切偏,造成两侧切口线不对称。二是先在外眦部标记的延线处作切口,再用眼科弯剪经此切口在下睑皮下稍作分离,随后用剪刀沿标记线剪开切口,此法操作简单,适用于初学者。随后沿皮下潜行锐性分离直达下眶缘。电凝止血。用小拉钩将创缘拉向下方,暴露眶下区。在眼袋最突出的部位,用眼科弯剪顺肌纤维剪开眼轮匝肌,见菲薄的眶隔从肌肉的缺口中鼓出,锐性分开此层眶隔,脂肪球自动脱出,分开脂肪球包膜,电刀切除其脱出部分。不要过度提拉脂肪球,以免切除过多的脂肪,造成睑下区凹陷畸形。内侧脂肪球必须将其包膜分离后才易提出。取内侧脂肪球时不要在深部锐性分离,以免损伤下斜肌纤维及腱膜。内侧脂肪球血供丰富,应用电刀切除,必要时残端需结扎。外侧脂肪球在眼球前方底部,位置较深,切除量较小。

4. 眼轮匝肌、眶隔的处理　由于肌肉、眶隔的老化程度不同,处理时也要有所不同。对坐位时睑下皮肤、眼轮匝肌略显松弛,眶脂稍膨隆,但不超越眶下缘者,一般不修补眶隔切口以利眶内渗血引流。眼轮匝肌瓣无需向外上提紧,眼轮匝肌切口用 5-0 丝线缝合 3 针;对坐位时下睑皮肤和眼轮匝肌有明显松弛,但尚无堆积,眶脂向眶下缘膨出者,需将眼轮匝肌向外上方提紧并固定于眶骨骨膜上;对坐位时下睑皮肤、眼轮匝肌明显松弛且有堆积,眶脂膨出明显者,眶隔切口需修补并折叠缝合以加强之。眶部松弛的眼轮匝肌要修除,并将眼轮匝肌瓣向外上提紧,固定于眶骨骨膜上。

5. 切除松弛的皮肤及缝合　一般情况下,眶隔和眼轮匝肌无需缝合。通常习惯于手术最后阶段作松弛皮肤切除。嘱患者睁眼并向头顶看,必要时张口,此时下睑处皮肤张力最大,可模仿患者站立时下睑受重力下移的情况。将下睑皮瓣展平覆盖于创面,在睑下切口与外眦切口交界处剪开皮肤,到达创缘,再分别向内眦及外眦角外方向剪除多余皮肤。切口用 5-0 丝线间断缝合。

6. 术后处理　切口涂以眼膏,避免切口与敷料粘连。条状无菌敷料包扎切口 24 小时。24 小时后切口暴露,每日用棉签蘸 75% 酒精清洁切口一次,术后 4 天拆线。术后可服用泼尼松 15mg,利于消肿,抗生素的使用并非必需。

7. 其他　对眼袋以皮肤、肌肉松弛为主而眶下区有凹陷者,可于眶隔底部打开眶隔,脱出的眶脂不切除,而将其充填于眶下凹陷并固定于骨膜上。皮肤、肌肉可根据情况按前述方法处理。

上下睑皮肤松弛矫正病例见图 3-4-21。

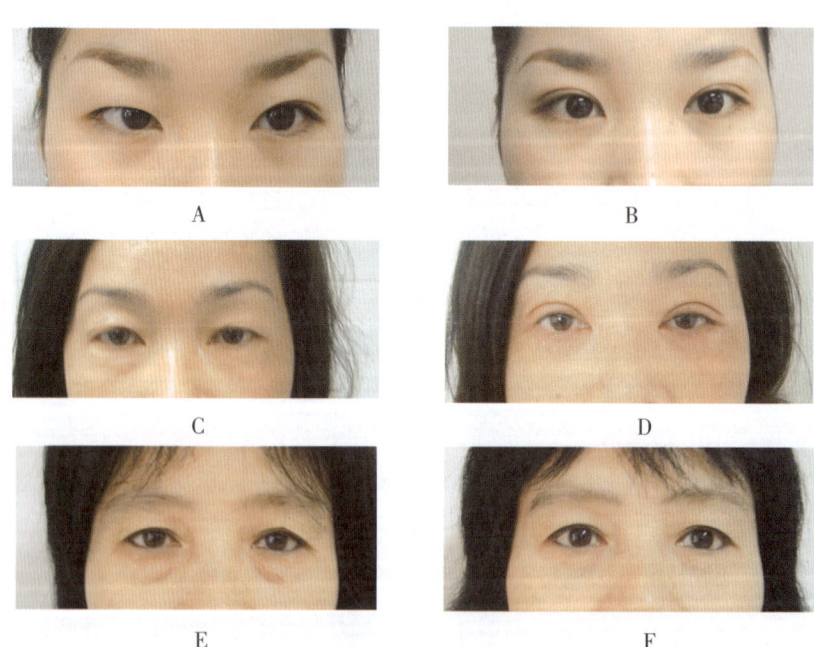

图 3-4-21　上睑及下睑皮肤松弛矫正病例
A. 上睑皮肤松弛术前　B. 上睑皮肤松弛术后 2 个月　C. 上下睑松弛术前　D. 上下睑松弛术后　E. 下睑皮肤松弛(眼袋)术前　F. 下睑皮肤松弛矫正后近 1 年

第四节 眉下垂

眉部皮肤松弛，使眉低于正常位置，常伴有面部皮肤的老化，严重的伴上睑皮肤松垂，睑裂呈"三角眼"，给人以哀伤衰老的感觉，严重影响美观，甚至影响视力。

常用的眉下垂矫正术有下述几种：

（一）眉弓上缘皮肤弧形切除术

1. 适应证　全眉下垂或眉头、眉梢下垂。

2. 手术方法　①按眉下垂的程度部位用亚甲蓝在眉上缘画出需切除的范围；②局麻后，按画线作切口，刀刃要略向额面倾斜以免损伤毛囊，切除这部分皮肤、皮下组织。间断缝合皮下及皮肤，皮下缝合时必须要与额骨骨膜固定，否则矫正效果极差；③术后7天拆线。

（二）无眉弓上缘皮肤切口的眉上提术

由于顾虑眉上缘皮肤切口会残留明显的瘢痕，故而经常有患者拒绝这种手术，无眉弓上缘皮肤切口的眉上提术可解决这个问题。

手术方法：①局麻后按重睑术在上睑皮肤作切口；②在眼轮匝肌深面向上分离，到达眶上缘上方1～1.5cm时见眉脂肪垫；③将眉脂肪垫从眶上缘中1/3到额颧缝整块切除（勿损伤骨膜）；④用尼龙线将眉悬吊到眶上缘上方的骨膜上；⑤皮肤切口按重睑术缝合。

（三）眉下缘切口的眉下垂矫正术

眉上缘切口的眉上提手术能够非常直接地提升眉并改善上睑皮肤的松弛，但需要注意的情况有：①眉上切口相对眉下切口愈后瘢痕会明显，这与眉的走行方向有关，眉下切口很容易被眉覆盖而几乎没有可见的瘢痕；②眉上切口对眉眼距离较大的患者不适用，术后会使眉眼距离扩大而不自然。通过眉下切口，可以很好地隐藏瘢痕，不明显加大眉眼距离而起到上提眉并改善上睑皮肤松弛的作用。手术成功的关键在于可靠地将眉固定于合适的位置，通过分离眉部皮下后，将眉切实缝合固定于骨膜层可以达到这个目的。这种方法操作简便。作者用这种方法做了大量手术，效果良好（图3-4-22）。

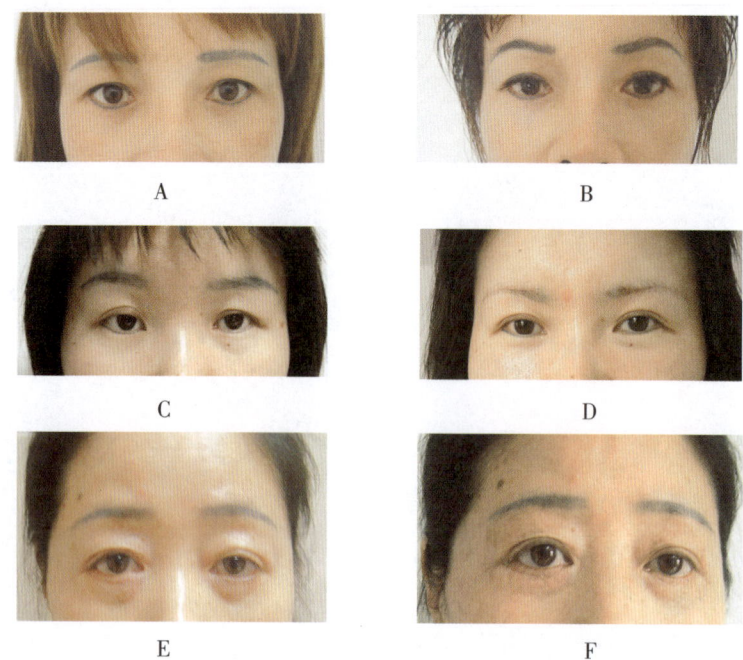

图 3-4-22　眉及眼睑皮肤松弛矫正病例
A. 上睑皮肤松弛,眉形欠佳术前　B. 行眉上切口提眉术后 5 个月
C. 上睑松弛术前　D. 上睑皮肤松弛矫正后 14 个月,切眉术后 1 个月
E. 上睑皮肤松弛术前　F. 眉下切口提眉术后半年

第五节
面部局部凹陷

年轻的面部轮廓是圆润的。面部的凹陷尤其是颞部、颊部及鼻唇沟的凹陷给人以老化、忧伤的感觉,严重时甚至有骷髅化的表现,严重影响个体的外观。面部的凹陷原因多种多样,疾病、外伤以及衰老都可以造成面部的凹陷。本节仅就由于年龄增大、面部软组织萎缩造成的面部局部凹陷的治疗问题进行讨论。

治疗因为衰老造成的面部凹陷主要是恢复凹陷处软组织的丰满度。软组织整复最基本的两个要求是:①快速达到修复缺损的组织容积。②多脂肪组织的持续存在并不随时间延长而减少。

目前对软组织凹陷整复的手段主要有以下几个方面:

1. 脂肪组织或含脂肪细胞丰富的组织移植　利用吸脂技术取得脂肪进行皮下注射已普遍开

展,但由于抽吸时损伤了脂肪细胞,降低了它的活性,脂肪细胞对缺血的耐受差,移植后组织的再血管化速度慢等原因,移植后的脂肪容积会缩小。所以脂肪移植的操作技术与治疗效果是息息相关的。

2. 合成的液性聚合物的注射　其中液体硅橡胶因其毒性问题已弃用,胶原及透明质酸则由于降解和吸收造成容积的减少而使其疗效不能永久保持,效果也无法令人完全满意。

3. 一些垫片的植入　如颏部垫片等,材料有硅橡胶、膨体聚四氟乙烯等,对于颏部等有骨性支撑的部位可以使用,对于脸颊等柔软部位则不适用,同时需要作较大的切口通过手术植入,术后有植入物移位、排异、边界阶梯状等可能。

4. 应用组织工程技术将前脂肪细胞聚合物移植于皮下,但由于缓慢的血管化,组织容积增加十分缓慢。面部软组织凹陷(缺损)还可以利用肌瓣、肌皮瓣等进行修复,方法可靠,操作也不困难,常用的有胸大肌、背阔肌等肌瓣、肌皮瓣。然而,供区的毁形却十分明显。同时,这些传统的肌瓣、肌皮瓣修复后外形臃肿,很难塑形成理想的头面部轮廓。大网膜组织十分柔顺,与头面部骨面不规则的边界可以良好地贴合,被誉为"血管化的水泥"(vascular putty),应用于面部软组织凹陷(缺损)的修复应当是比较理想的材料。但剖腹取大网膜带来的损伤使利用大网膜的价值大为减小,尽管腹腔镜的应用给大网膜用于面部凹陷的治疗带来更大的价值,但它主要还是用于治疗严重的面部凹陷,比如 Parry-Romberg 综合征(半侧颜面萎缩)。对于面部老化造成的局部凹陷临床上应用最多的还是自体脂肪移植以及充填材料的局部注射(图 3-4-23)。

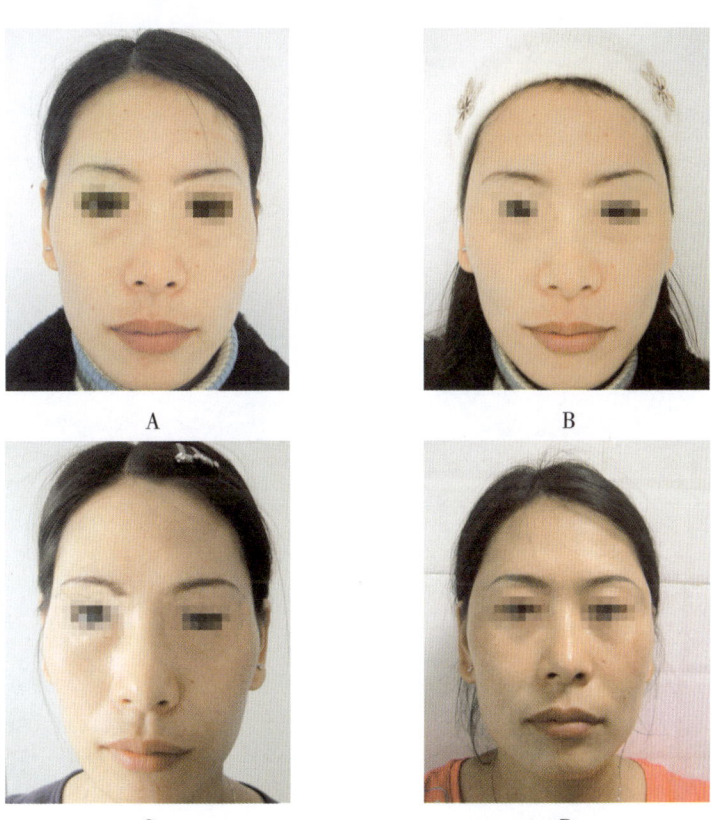

图 3-4-23　自体脂肪移植治疗颞部凹陷病例
A. 颞部凹陷自体脂肪充填术前　B. 自体脂肪充填术后 1 周　C. 自体脂肪移植后 7 个月,已基本吸收,行第二次自体脂肪移植术前　D. 第二次自体脂肪移植后近 4 年,脂肪组织存活良好,左侧甚至稍有过度饱满

(陆新)

第五章

会阴部美容技术

第一节 应用解剖

一、男性生殖器系统

(一) 阴茎

阴茎为男性外生殖器,是完成排尿和射精的主要器官和通道,分为头、体、根三部分。正常成人阴茎长度(活动部分)常态下为 4.5～11.0cm,平均长度为 7.1±1.5cm;周径为 5.5～11.0cm,平均周径为 7.8±0.7cm。勃起时长度为 10.7～16.5cm,平均为 13.0±1.3cm;周径为 8.5～13.5cm,平均为 12.2±1.2cm。阴茎根借阴茎脚及尿道球分别固定在耻骨弓及尿生殖膈下筋膜上。阴茎中部为阴茎体,借阴茎悬韧带悬于耻骨联合的前下方,为可动部。阴茎前端膨大为阴茎头,又称龟头,头前端中央有矢状位的尿道外口,头后稍变细的部分为阴茎颈。

阴茎由两个阴茎海绵体和一个尿道海绵体构成,外面包以筋膜和皮肤。阴茎海绵体为两端尖细的圆柱体,左右各一,位于阴茎的背侧,其前端嵌入阴茎头底面的凹陷内,其后端分离叫阴茎脚,分别附于两侧的耻骨下支和坐骨支。尿道海绵体位于阴茎海绵体的腹侧;其前端膨大为阴茎头,后端膨大为尿道球,固定于尿生殖膈下筋膜上,尿道贯穿其全长(图 3-5-1)。

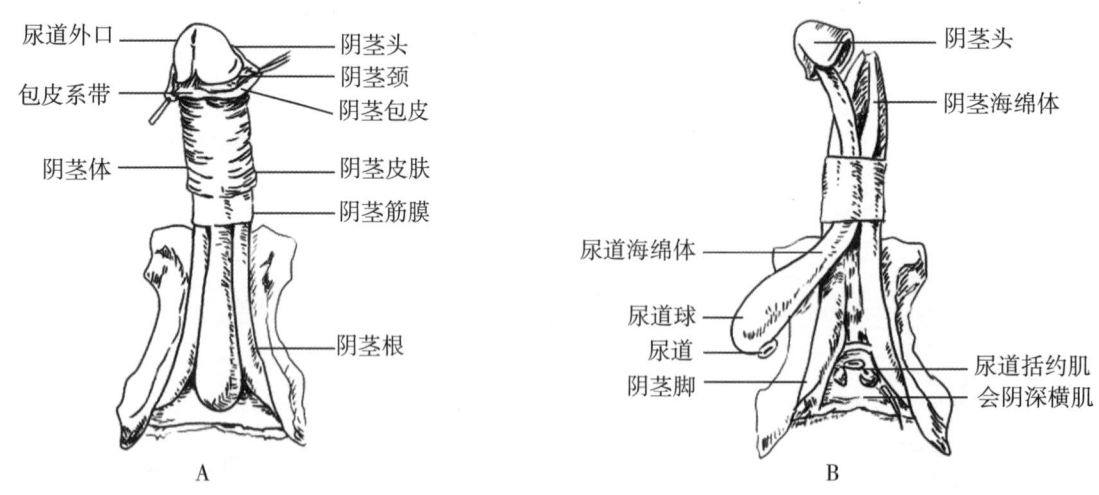

图 3-5-1 阴茎构造
A. 阴茎的腹侧面 B. 阴茎的构造

（二）阴茎的层次

由浅入深依次为皮肤、浅阴茎筋膜、深阴茎筋膜及海绵体白膜等。神经和血管穿行于各层次之间（图3-5-2）。

1. 阴茎的皮肤薄而柔软，富伸展性。在阴茎颈处向前，皮肤形成包绕阴茎头的环形双层皱襞，称阴茎包皮。包皮内、外两层反折的游离缘围成包皮口，包皮与阴茎头之间称为包皮腔。在阴茎头腹侧中线上有一皮肤皱襞称为包皮系带，连接尿道外口与包皮。作包皮环切手术时应注意勿伤及此系带。

幼儿时包皮较长，包绕整个阴茎头，包皮口也小。随年龄增长，包皮逐渐退缩，包皮口变大。如若包皮盖住尿道外口，但能翻转向上露出阴茎头及尿道外口，称包皮过长。若包皮过长和狭窄包着阴茎头而不能向上翻转至露出阴茎头时称为包茎。

2. 浅阴茎筋膜为皮下疏松结缔组织，缺少脂肪，易于滑动，与浅会阴筋膜（Colles筋膜）相续。
3. 深阴茎筋膜又称 Buck 筋膜，包绕3条海绵体，其后端附于耻骨联合前面，称阴茎悬韧带。
4. 白膜分别包绕3条海绵体，并于两阴茎海绵体之间形成阴茎中隔。

（三）阴茎的血管、神经和淋巴

阴茎血管特别丰富，主要有阴茎背动脉和阴茎深动脉（图3-5-2），两者均为阴部内动脉在会阴深隙内分成的终支。阴茎背动脉在阴茎脚和耻骨联合之间穿尿生殖膈下筋膜后，经阴茎悬韧带至背侧的深阴茎筋膜与白膜之间，前行至阴茎头，分支供应阴茎皮肤及被膜。阴茎深动脉发出后穿尿生殖膈下筋膜，进入阴茎脚及阴茎海绵体。静脉有阴茎背浅静脉及阴茎背深静脉各一条，分别走在阴茎背侧的深阴茎筋膜的浅面及深面。阴茎背浅静脉汇入阴部外静脉；阴茎背深静脉进入盆腔后注入前列腺静脉丛。

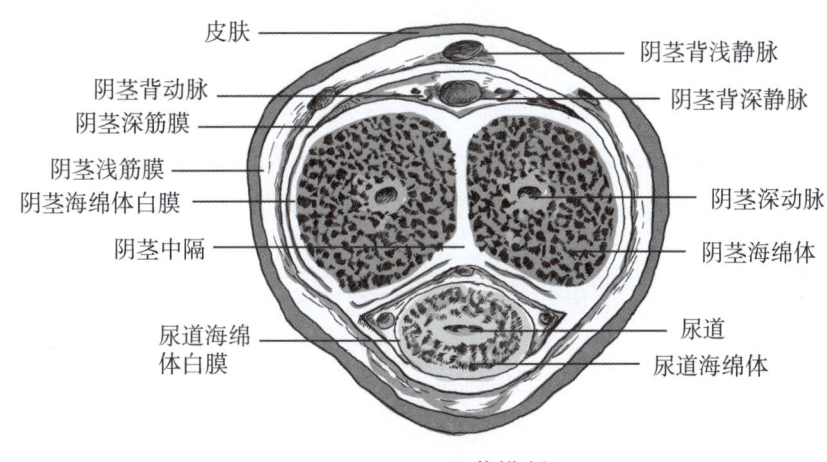

图3-5-2 阴茎横断面

阴茎血管神经排列在阴茎背侧正中，深阴茎筋膜深面有阴茎背深静脉，其两侧有阴茎背动脉，动脉外侧为阴茎背神经。阴茎深动脉位于阴茎海绵体中。行包皮或阴茎手术时，可于阴茎背面两侧的深筋膜深面进行阻滞麻醉。

阴茎的神经来自阴部神经，与阴茎动脉伴行分布。阴茎的勃起神经来自盆丛的副交感神经，随血管分支分布至阴茎。

阴茎的淋巴经皮肤及浅阴茎筋膜淋巴管注入腹股沟浅淋巴结。海绵体的淋巴管注入腹股沟深淋巴结。还有部分淋巴管注入髂内淋巴结。

（四）阴囊

是一个由皮肤和肉膜所形成的囊袋。阴囊皮肤薄而柔软，色素较深，表面有少量阴毛，肉膜是一层含有大量平滑肌的浅筋膜，可以收缩和舒张，使阴囊缩小或舒展，以调节睾丸的温度。肉膜在阴囊的中线处向深部伸入，形成阴囊隔。由其将阴囊分为左右两个腔隙，腔隙内容纳精索下段、附睾、睾丸等。

阴囊血供主要来自阴部外动脉。

阴囊感觉神经支配主要为起自腰丛的髂腹股沟神经、生殖股神经以及骶丛的阴部神经。

二、女性生殖器系统

女性生殖系统分为内外生殖器两部分。内生殖器主要为卵巢、输卵管、子宫、阴道等。外生殖器亦称女阴或外阴，包括阴阜、大阴唇、小阴唇、阴蒂、阴道、阴道前庭、处女膜、前庭球及前庭大腺（图3-5-3）。

女性外生殖器又称女阴，包括下列结构：

1. 阴阜　为位于耻骨联合前面的皮肤隆起，生有阴毛，含有皮脂腺，皮下有丰富的脂肪组织。

2. 大阴唇　为一对纵长隆起的皮肤皱襞。其前端联合成阴唇前联合，向上移行于阴阜，其后端联合成阴唇后联合，与会阴（狭义）相连。大阴唇之间的裂隙称阴裂。

3. 小阴唇　位于大阴唇内侧，是一对较薄的皮肤皱襞，表面光滑无毛。小阴唇的前端形成两个皱襞，两外侧者会合形成阴蒂包皮，两内侧者会合向上连于阴蒂，形成阴蒂系带。两小阴唇的后端彼此会合形成阴唇系带。

4. 阴道前庭　是位于两侧小阴唇之间的裂隙。前端至阴蒂，后端至阴唇系带。阴道前庭前部有尿道口，后部有阴道口。

5. 处女膜　位于阴道口周围，由含微细血管的薄层结缔组织与黏膜构成，并含神经末梢。处女膜中间有孔，但孔的形状、大小及膜的厚薄因人而异。处女膜一般为半月形或环状形，也有呈筛状、伞状或其他形状者。一般厚约2mm。如膜厚而坚实，封闭阴道口者称处女膜闭锁或无孔处女膜，需手术治疗。

6. 前庭球与前庭大腺　前庭球相当于男性的尿道海绵体，位于阴道口和尿道口两侧，在球海绵体肌（阴道括约肌）深面，呈蹄铁形，分中间部和两个外侧部。外侧部较大，前端细小，后端钝圆，位于大阴唇皮下，中间部细小与对侧相连，位于尿道外口与阴蒂体之间的皮下（图3-5-4）。

前庭大腺又称Bartholin腺，与男性的尿道球腺相当，约黄豆大小，位于阴道口两侧，阴道括约肌深方，前庭球外侧部的后方。腺管开口于阴道口的两侧（图3-5-4），分泌少量液体，有润滑阴道的作用。

7. 阴蒂　相当于男性的阴茎，但甚小。阴蒂由两个阴蒂海绵体（相当于男性的阴茎海绵体）组成，也能勃起。左、右两侧阴蒂海绵体向前合成阴蒂体，表面盖以阴蒂包皮，露出阴蒂包皮外面的部分，称阴蒂头，富有感觉神经末梢，感觉敏感。

8. 阴道　是连接外生殖器的肌性管道，前后扁平，富有扩张性。前壁较短，为6～7cm，后壁较长，为7～9cm。位于盆腔内，前邻尿道，后靠直肠，上端包绕子宫颈并在其周围形成一环形间隙，称为阴道穹隆。下端开口于阴道前庭。阴道具有较强的收缩性，是性交、排经和分娩的通道（图3-5-5）。

外阴的血供主要起源于股动脉的阴部外动脉及阴部内动脉的分支（阴唇动脉）。阴道的血供主要来自子宫动脉的阴道支以及起自髂内动脉的膀胱动脉的分支。

阴部的神经支配有两部分,一为交感神经,二为脊神经。

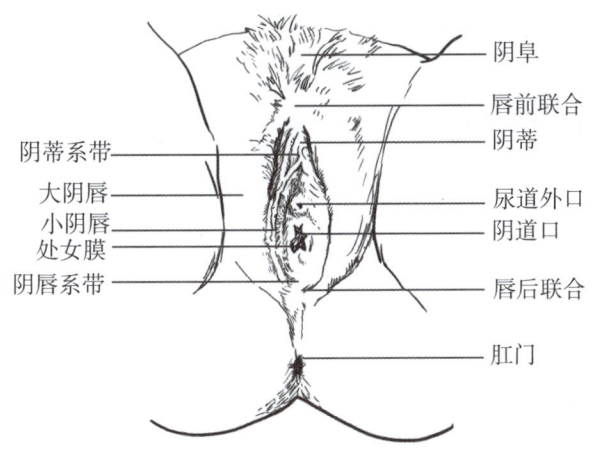

图 3-5-3　女性外生殖器

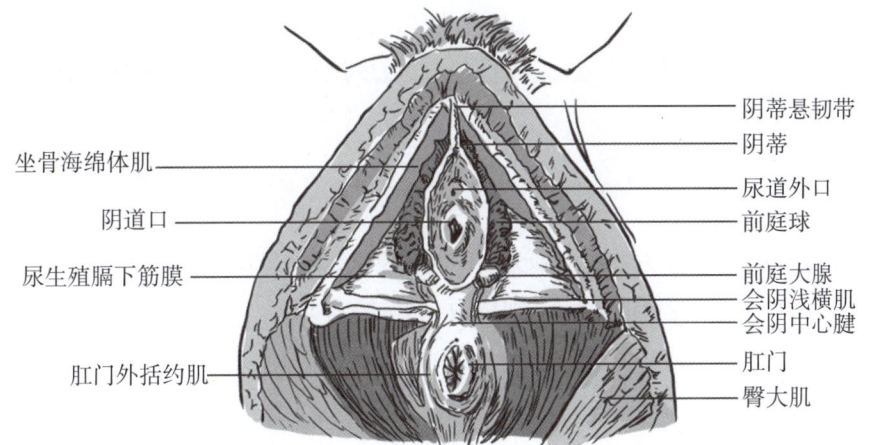

图 3-5-4　阴蒂、前庭球及前庭大腺

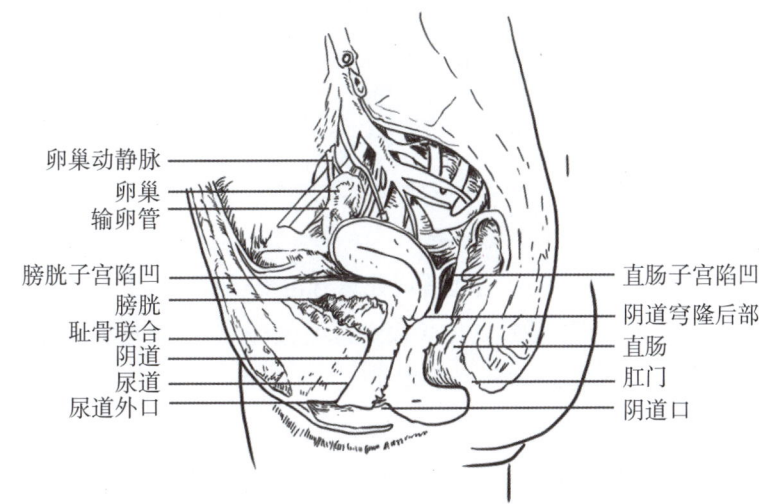

图 3-5-5　阴道与邻近器官剖面图

第二节 包皮环切术

一、概述

包皮过长和包茎是一种常见疾病,可妨碍排尿,导致反复发作的包皮阴茎头炎、粘连及逆行性泌尿道感染,同时可引起包皮狭窄,易积包皮垢,增加阴茎癌的发生率。包皮环切术是指将多余包皮进行切除,使阴茎头外露的手术方法,是治疗包茎、包皮过长及防止其并发症的有效治疗手段。

二、诊断

包皮口狭窄或包皮与阴茎头粘连,致包皮不能翻转以露出尿道外口和阴茎头,称为包茎。包皮过长遮盖尿道外口,但能翻转露出阴茎头,则称为包皮过长。

三、症状和临床特征

反复包皮阴茎头炎,局部刺痒,有灼热感甚至疼痛,因肿胀而阻碍排尿。

四、治疗

(一)适应证

1. 包茎病儿因包皮囊口狭窄而妨碍排尿或反复感染者。
2. 成年人患包茎或患包皮过长反复感染者。

儿童期的包皮过长是正常的,婴儿有包茎或儿童有包皮过长,如无并发症,不应施行包皮环切术。因为3岁以下小儿的包茎多随年龄的增长而自行消失;另一部分儿童只要反复将包皮向上退缩,扩大包皮囊口,就会露出阴茎头,也不必手术切除。

(二)手术方法

1. 麻醉　先在阴茎根部背侧做一皮丘,继之向耻骨联合下方垂直刺入约1.5cm,注射1%利多卡因1～2ml,阻滞阴茎背神经。然后将针头退至皮下,在阴茎根部皮下作环行浸润麻醉。最后翻转包皮,将针头直接刺入阴茎系带,注射0.5ml。轻轻按摩注射部位后,即可手术。

2. 方法

（1）常规手术方法：检查包皮与阴茎头之间有无粘连，如有粘连，可用蚊式止血钳进行分离。清除包皮内的包皮垢，再用乙醇溶液消毒。用两把血管钳平行夹住背侧包皮正中的两边，在两钳间纵行剪开，直至距冠状沟0.5cm处为止，缝合1针，打结固定，再用两把直血管钳平行夹住腹侧包皮正中的两边，在两钳间纵行剪开。系带处包皮保留的长度应较背侧长些。剪开时注意不要损伤包皮系带。在背、腹侧包皮剪开后，即可显露阴茎头和冠状沟，然后将右侧两把止血钳连同包皮向外牵拉，用剪刀自腹侧距冠状沟0.5~0.8cm处平行剪除过长的包皮，再用同法剪除左侧的包皮。在包皮环切后，将阴茎皮肤推开，显露创面，彻底止血。在包皮的背、腹及左右两侧的中心点用细丝线缝合1针，结扎后作牵引用。然后在两牵引线间加缝1~2针，结扎后剪短缝线，将4根牵引线分开，结扎固定环绕在切口的油纱布条（图3-5-6）。

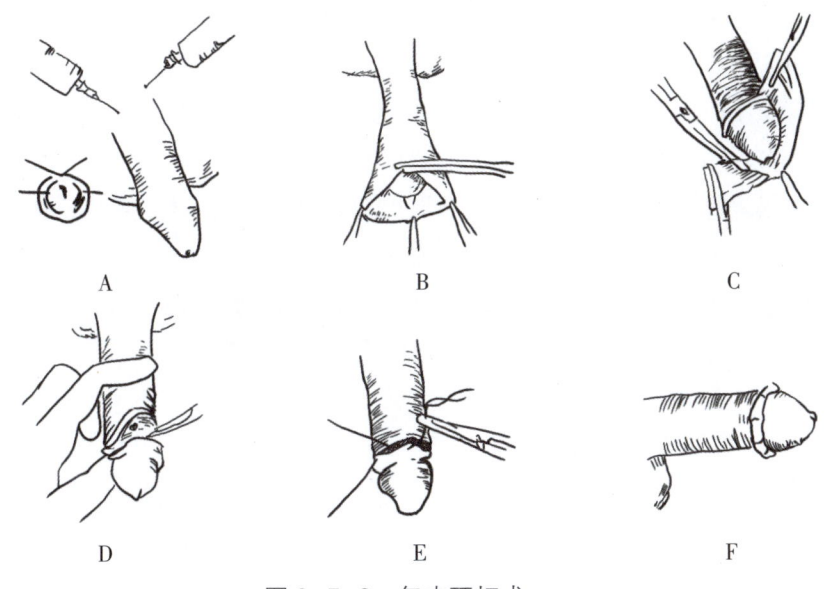

图3-5-6 包皮环切术
A. 阴茎根部皮下及两侧海绵体麻醉 B. 离冠状沟0.5cm环切包皮 C. 系带处包皮应多保留 D. 结扎阴茎背浅静脉止血 E. 缝合内外板 F. 用缝线固定凡士林纱布

（2）阴茎根部皮肤切除术：术前清洗会阴、备皮。取平卧位，局部浸润麻醉。于阴茎根部做切口，将包皮向阴茎根部推拉翻转，使阴茎头露出。如有包茎，包皮不能向阴茎根部推拉翻转者，可于包皮远端环缩狭窄处做纵切横缝，以松解缩窄，使远端包皮能够后推。切除多余皮肤，缝合切口。术中应注意保护阴茎背浅静脉不受损伤；阴茎根部切口应对合准确，缝合后应无阴茎扭转。适用于包皮过长及不完全包茎患者。

（3）袖状包皮环切术（双切口包皮环切术）：在包皮覆盖阴茎头的自然状态下，沿冠状沟用小圆刀环切包皮皮肤层。翻转包皮，包茎者则先沿包皮背侧切一小口至包皮能顺利翻转。距冠状沟0.4~0.5cm处环切包皮内板，注意系带处切口应呈"V"形。再于12点处纵切包皮皮肤，使内外板两切口相连，然后用小蚊钳或眼科小剪刀在肉膜及皮下血管浅侧钝、锐性分离包皮内外板，完整切除切线内包皮内外板皮肤，内外板外缘用5-0Dexon间断缝合。此方法因仅切除包皮皮肤不损伤皮下血管及其他组织，最大限度地保留了阴茎Colles筋膜、背浅静脉和淋巴回流系统的完整性，术中、术后切口出血少，远端包皮无明显水肿，术后切口整齐美观且左右对称，包皮切除长短易于掌握。

3. 术后处理　排尿时不要让尿液污染敷料。术后除应用镇静剂外，必要时可服乙烯酚 1mg，3 次/天，连续用 3～4 天，以减少阴茎勃起。术后发生的阴茎水肿，一般在 4～6 天后自行消退，不需特殊处理。如有感染，可用 1:5000 高锰酸钾溶液浸泡，再更换敷料。

（三）注意事项

包皮环切术虽是临床常见的小手术，但手术效果不满意的现象常有发生。如术后严重水肿，血肿形成，线头过大引起线结反应和痛性结节，切口感染、裂开，切口不整齐，两侧切除的包皮不对称，包皮粘连分离后包扎不当再次形成粘连等。少数包茎因环切不规范形成"小包茎"，有的外板切除过多，或对隐匿型阴茎进行包皮切除后影响勃起等。为保证手术成功，应做好下述几个方面的工作。

1. 重视术前准备，术前一定要检查受术者，了解有无手术禁忌证。特别应鉴别隐匿型阴茎。隐匿型阴茎者的阴茎体发育基本正常，但受纤维索带的牵拉而埋藏在耻骨部位的皮下，外观上阴茎貌似短小。矫正隐匿型阴茎的方法不是按阴茎的长度来修剪包皮，而是通过切除无弹性的肉膜层纤维使阴茎伸长，并与包皮的长度相适应。阴茎体松解后，就会发现它的足够长度需所有的包皮来覆盖，因此不应做任何包皮切除，否则会造成局部皮肤缺损影响阴茎发育。隐匿型阴茎是由于肉膜发育异常引起的，可通过牵拉试验来证实，即牵拉阴茎头后放开，观察阴茎回缩情况，虽然阴茎可伸出包皮外，但很快回缩进去，出现这一现象即可诊断。此外，还需与小阴茎相鉴别，小阴茎是因为阴茎发育不良，往往伴有内分泌异常或染色体异常。

2. 麻醉要可靠，用肿胀麻醉法，在麻醉液中加碳酸氢钠，碱化的局部麻醉药能增强局麻药的穿透性，用量少，起效快，作用时间长。有条件者最好于骶麻下手术，不仅麻醉效果好，而且可减轻术后包皮水肿。

3. 有技术保证和条件好者，可简化手术操作。如使用环扎器械等。

4. 止血要彻底，以免手术后形成血肿。

5. 包皮内外板的剪切要整齐。术前可用亚甲蓝标出预定切除线，并用血管钳夹紧拟切除的包皮，防止两侧内外板切除不对称。

6. 如包皮和龟头有粘连，应在画线前即进行分离。

7. 应讲究缝合技巧。缝线要细，并尽量少缝皮肤以减少线结反应。也可用 ZT 胶代替缝合。

（四）手术效果评价标准

阴茎头在阴茎疲软时处于半露状态，勃起时刚好完全暴露，接近正常的生理状态。

第三节 小阴唇肥大缩小术

一、应用解剖

小阴唇为暴露于会阴部的片状黏膜组织,具有保持阴道口湿润、防止外来污染、维持阴道自洁等作用。我国女性小阴唇正常范围：膀胱截石位,左侧宽度为 0.991±0.295cm,右侧为 1.020±0.296cm;左侧长度为 3.005±0.675cm,右侧为 2.967±0.679cm。立位时两侧小阴唇贴拢于大阴唇之间,微露。若小阴唇肥厚或肥大(宽度大于 1.5～2.0cm),或宽度超出大阴唇 1.0cm 以上,称小阴唇肥大。

二、适应证

1. 小阴唇过度发育肥大,行走时摩擦引起不适,影响尿流方向,甚至影响性生活者。
2. 两侧小阴唇明显不对称者。
3. 因产伤或外伤引起的畸形及因炎症引起的小阴唇粘连等。

三、手术方法

手术设计时,要尽量使其形态、大小、色泽与周围组织协调一致,且保持其柔软性,瘢痕不明显。

(一) 直线切除缝合法

直线切除小阴唇肥大的突出部分,然后直接缝合切口。缺点是留有直线瘢痕,且切除了小阴唇边缘有色素沉着的部分,术后外观不自然(图 3-5-7)。后有人改为锯齿形切口线,即在小阴唇内侧和外侧面分别做连续的"W"形切开,切除多条组织后对拢缝合,但外观仍然不好。

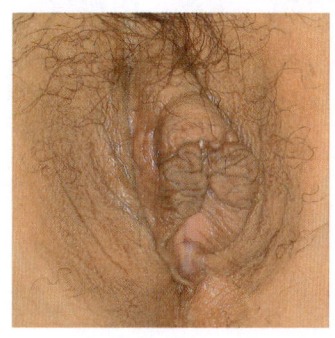
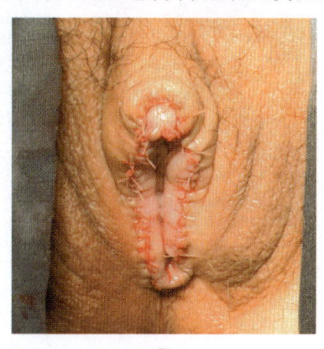

A　　　　　　　　B
图 3-5-7　直线切除缝合
A. 术前　B. 术后

（二）楔形切除法

将肥大部分做"V"形切除，垂直直线缝合。此方法虽保留了小阴唇边缘正常的颜色、质地和轮廓，但遗留从小阴唇基底到边缘的直线瘢痕。何成君等建议在小阴唇下部做"V"形切除，形成以小阴唇上部为蒂的镰状瓣，使瘢痕位于小阴唇基底而不影响外形（图3-5-8）。亦有改良成锯齿形切除（图3-5-9），愈合后切线不易形成凹痕，小阴唇的形态自然美观。为确保切除部分组织后，两锯齿形瓣的成活，需注意蒂宽一般不应小于0.5cm，瓣的长宽比例不应大于4:1，以保证黏膜尖端的血运。具体实例见图3-5-10。

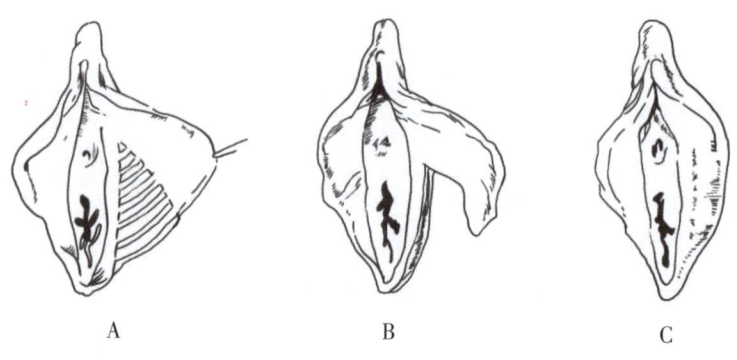

图 3-5-8　小阴唇楔形切除，镰状瓣成形

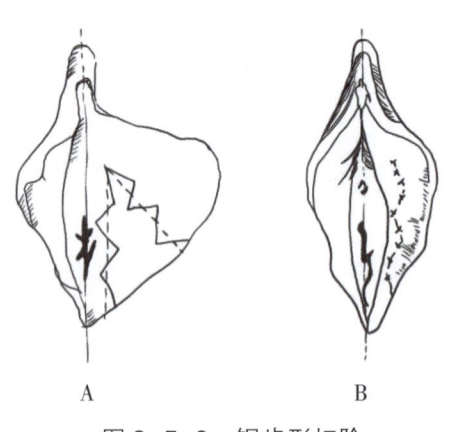

图 3-5-9　锯齿形切除
A. 术前　B. 术后

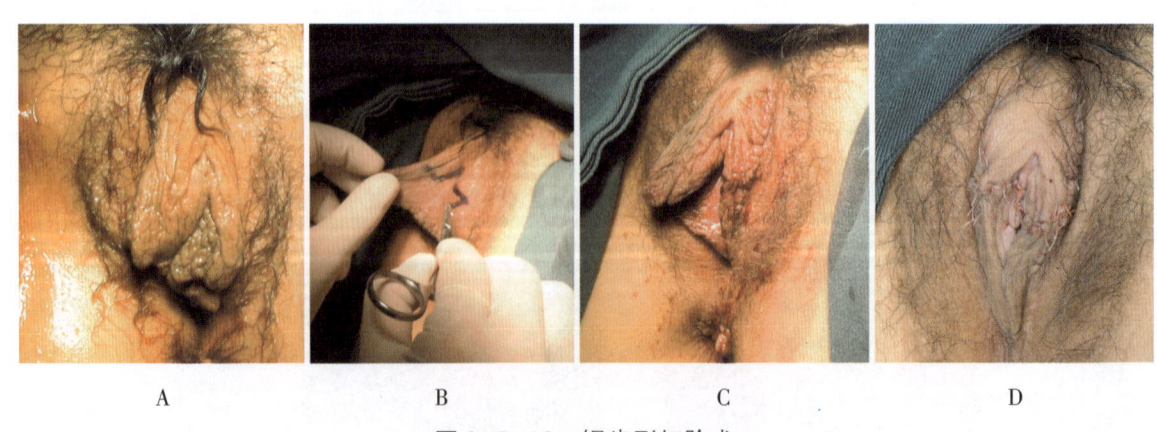

图 3-5-10　锯齿形切除术

(三)小阴唇侧面皮瓣法

按小阴唇的正常宽度10mm为准,在小阴唇外侧面上设计一个蒂在上的小阴唇皮瓣,绘出应切除的多余部分。局部浸润麻醉。切除小阴唇多余的部分。将软组织向内后推移暴露创面,彻底止血。将单蒂小阴唇皮瓣与基底部分切口对合整齐,分3层作间断缝合,中间组织用5-0可吸收线缝合,两侧皮肤及黏膜切口用1-0丝线缝合。仔细检查无渗血后,在切口处涂以抗生素软膏,或用无菌纱布覆盖伤口,丁字带加压包扎(图3-5-11)。

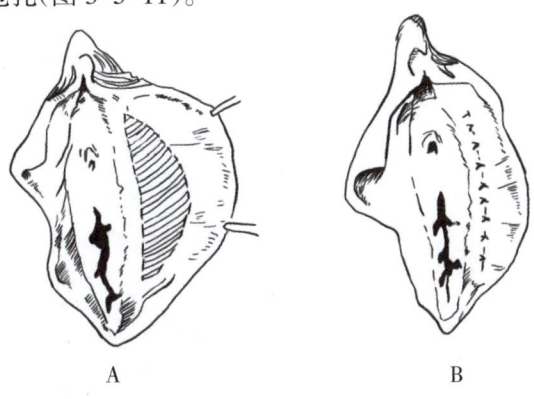

图3-5-11 小阴唇中央去表皮缝合术

设计小阴唇皮瓣时,要尽量注意使手术后两侧小阴唇的大小和形态一致。止血时应保护好单蒂皮瓣,勿损伤其血管、神经。缝合切口时,皮瓣与基底部各相应部位的对合应整齐,以免影响手术后小阴唇的形态美观。缝线不宜结扎过紧,以免术后创面凹凸不平。

第四节 处女膜修补术

一、应用解剖

处女膜是阴道外口一环形黏膜皱襞,此皱襞黏膜间为结缔组织,其中含有少量微血管。处女膜的形态及厚薄因人而异,常见的有半月状或环状,少数人呈筛状、隔膜状。婚后或有过性生活史者及有过外伤等,处女膜则破裂,破裂后的残迹称处女膜痕,主要有裂隙形、分块形、菊花瓣形3种(图3-5-12)。处女膜修补就是对这些缺少感觉和血运的瘢痕裂隙进行修复,所以不论采取怎样的缝合技巧,其愈合能力都是有限的。此外,处女膜对于成年女性来讲并无生理功能,它的破裂也不会引起任何生理障碍,只是一个心理和文化问题。对这些求术者应先进行心理指导,并如实告知手术效果,以利其选择。

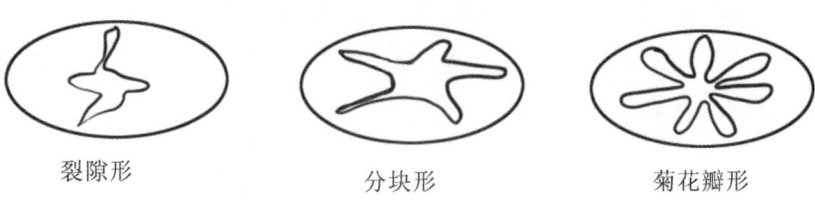

图 3-5-12 处女膜破裂后的形态

二、手术设计

(一)手术时机

最佳手术时间为月经干净后 3~10 天,此期内阴道分泌物相对较少,伤口可在下次月经来潮前得以充分愈合。

(二)修复原则

一般而言,性交引起且未生育者的处女膜破裂,多位于 4 点和 8 点处,外伤导致的处女膜破裂多不规则。对处女膜较宽大肥厚及裂口较整齐者,只需剪除裂缘瘢痕,形成足够的新鲜创面后缝合;对处女膜较薄较窄且裂口处有缺损者,其处女膜修补的重点不在修补裂口,而是重建阴道口的狭窄。因此,应尽量保留可利用的处女膜,切口适当向阴道黏膜延伸并向两侧剥离,从而尽量减轻缝合后伤口的张力;若处女膜多处破裂者,应视情况确定先修补或不修补的裂口,否则一次修补所有裂口会使处女膜创面过多,张力过大,从而导致手术失败。缝合时,针距及边距视处女膜厚薄而定,但伤口的创缘对合非常重要。

处女膜修补缝合可选用 5-0 或 7-0 丝线,以 5-0 或 6-0 可吸收线为首选,术后可不用拆线;亦有用自身阴毛制备(5‰冰醋酸浸泡 20 分钟)后作缝线。重建的处女膜口以可容小指通过为度,创口外涂眼药膏,预防感染,5~7 天拆线。处女膜修补后,应注意经血排除情况是否通畅,若有不畅则需根据情况扩大处女膜口。

(三)注意有无妇科合并症和预防感染

手术前要对就医者的外阴及阴道做仔细检查。并嘱其术前 3 天用阴道灌洗器冲洗阴道,1 次/天,灌洗液可选用 1%苯扎溴铵或洁尔阴等阴道清洁剂。术前 1 周禁止性生活。术后适当应用抗生素,可选用甲硝唑,0.2g/次,3 次/天口服;或用青霉素,每次 80 万单位,肌注,2 次/天。

(四)术后护理

手术后保持大便通畅对于处女膜 5 点、7 点钟处裂口修补尤为重要。粗硬的粪便在排除时使直肠肛门过度膨胀并压向阴道后壁及处女膜。由于处女膜的解剖位置正处于坐位时的着力点上,故手术后 1 周内应避免久坐、骑自行车、下蹲、过度分腿等使会阴部受力的活动。术后不需坐浴,仅在便后用洁尔阴棉球轻轻擦干净即可;平时还要求保持会阴部干燥,穿宽松、棉质内裤,禁用卫生巾。如再次破裂,需待伤愈后 2~3 个月方可再次行修复术。

三、手术方法

截石位,局部麻醉。

(一)处女膜裂口边缘中央切口法

适用于裂口边缘整齐、无明显瘢痕增生、处女膜厚度大于 2mm 者。手术在裂口缘内、外侧中央纵形剖开,适当向两侧分离,两侧切口在基底部相连,形成创面,然后将处女膜内、外层分别对缘缝合。

(二)去除裂口缘组织对位缝合法

适用于处女膜较厚、裂口边缘不整齐、瘢痕增生明显和再次破裂者。用刀或小剪平行去除部分破裂缘的处女膜组织和增生性瘢痕组织,形成新的裂口缘创面,适当分离阴道内、外层黏膜后分别对缘缝合。为增加创面的接触面积,防止内、外层缝线在处女膜破裂处重叠,在去除处女膜边缘组织时可考虑作斜行或梯形切除,但两侧缘形成的新鲜创面应相互对应。

(三)瓦合法

适用于各种处女膜破裂者,尤其是处女膜较薄、多个破损和处女膜组织缺损较多者。术中应梭形切除部分阴道及后联合处黏膜,再对拢缝合以缩小阴道口。而后将切口两侧处女膜剖开,一侧剪除内侧黏膜,相对侧剪除外侧黏膜,再将两侧处女膜创面对创面瓦合在一起,用 5-0 可吸收线缝合。处女膜破裂程度较重者,尚需剥离两侧部分阴道黏膜,以便将处女膜向阴道口中心拉拢缝合(图 3-5-13,图 3-5-14)。

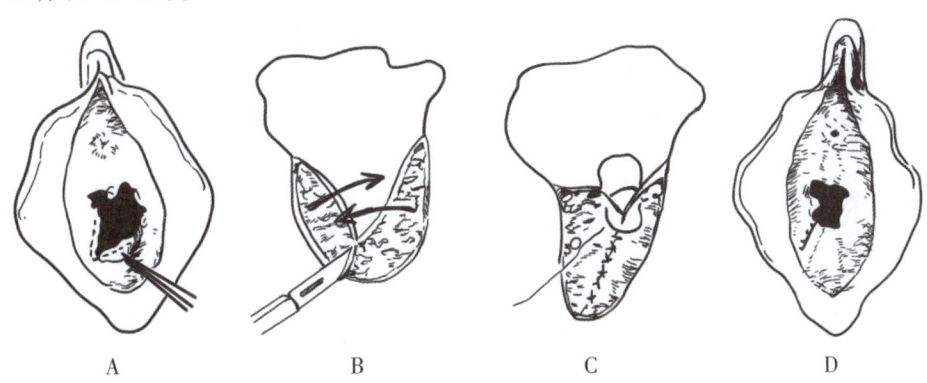

图 3-5-13 瓦合法处女膜修补术
A. 切口设计 B. 切开形成黏膜瓣 C. 翻转缝合内层黏膜 D. 缝合后

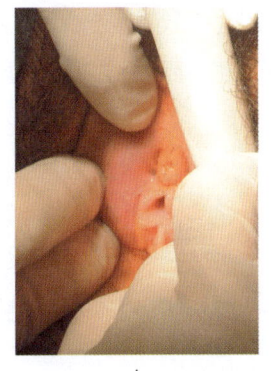 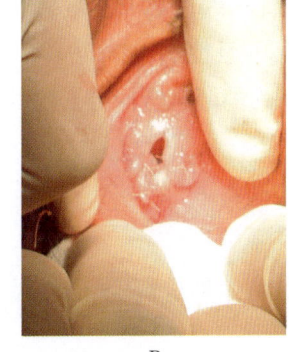

图 3-5-14 处女膜修补术
A. 术前 B. 术后

第五节 阴蒂肥大

一、发育异常分型及解剖特点

外生殖器发育异常最常见于先天性肾上腺皮质增生、真两性畸形等患者,常表现为阴蒂增大,无小阴唇结构,生殖隆起融合。Prader 按男性化程度将女性外生殖器发育异常分为 5 型：Ⅰ型阴蒂稍大；Ⅱ型阴蒂较大；Ⅲ型阴蒂明显增大,阴道口与尿道口开口于一个共同的尿生殖窦；Ⅳ型阴蒂增大似阴茎,阴茎基底部为尿生殖窦开口,类似尿道下裂,生殖隆起大部分融合；Ⅴ型为完全男性外阴的表现。阴蒂明显增大时,其内部结构类似于男性的阴茎,两个阴茎海绵体在耻骨弓后方向两侧分开,各自依附于左、右耻骨坐骨支的前内侧。增大的阴蒂血液供应、淋巴和神经组织均相当丰富。血管的分布分为浅、深两组,浅组主要为位于阴蒂体背部的阴蒂背动、静脉,深组来自阴道动、静脉。而主要的传入神经为阴蒂背部的阴蒂背神经,似扇形分布于整个阴蒂体,但以头部和背部最密集,有利于性刺激的传导。性敏感区位于阴蒂的头部。

二、手术适应证

阴蒂肥大在确诊前必须与男性假两性畸形(有睾丸组织,性染色体为 XY,性染色质为阴性；阴茎女性化似肥大之阴蒂,大阴唇皮肤有褶皱如阴囊,阴道深浅不一、有盲端,无女性内生殖器官)及女性假两性畸形(有卵巢组织,性染色体为 XX,性染色质为阳性；阴道狭小,有男性体征,如阴蒂肥大、肌肉发达、有喉结、皮肤粗糙、男性面容、上唇有须、无月经等)相鉴别。阴蒂肥大常与遗传基因有关,由胚胎发育期在遗传基因控制下生殖结节发育异常所致；后天获得性则常与内分泌紊乱有关,即雄性激素相对增高。一旦性别确诊为属女性或男性性腺和性器官发育不良且长期以女性生活者,可按女性治疗。对肥大的阴蒂宜行部分阴蒂切除术。

三、术前准备

手术不应在月经期或妊娠期进行。术前 3 天每晚清洗外阴,手术前日剃除阴蒂周围阴毛并服用甲硝唑(灭滴灵)片。

四、手术方法与步骤

（一）阴蒂切除术

于局麻下将阴蒂牵引，切开阴蒂包皮并分离阴蒂海绵体，从阴蒂根部切断，创面直接缝合。由于阴蒂的神经、血管及大部分海绵体均已切除，术后阴蒂的性刺激反应敏感度明显降低，影响性快感。虽然手术简单，但会给患者造成终身痛苦。

（二）阴蒂阴唇成形术

取截石位，行局部麻醉，于阴蒂背侧皮肤作"工"字形切口。将皮瓣向两侧剥离，显露阴蒂背神经和血管，分离阴蒂背侧神经血管束。切除肥大的阴蒂海绵体，并楔形切除肥大的阴蒂头部，以缩小阴蒂。缝合阴蒂头楔形创面，并将阴蒂头缝合固定于阴蒂根部，阴蒂皮肤自身折叠，缝合形成部分小阴唇。这样不仅形成了正常形态的女性外生殖器，同时还保留了阴蒂头性的敏感度（图3-5-15）。

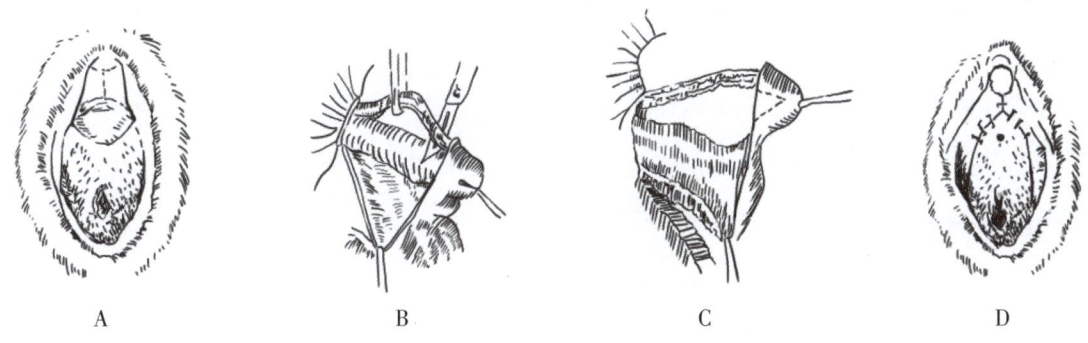

图3-5-15　阴蒂阴唇成形术（阴蒂肥大缩小术）
A. 阴蒂背侧作"工"字形皮肤切口　B. 剥离出神经血管束，拟切除阴蒂海绵体　C. 缩小阴蒂　D. 阴蒂阴唇成形

第六节 阴道紧缩术

一、应用解剖

阴道是连接内、外生殖器的肌性管道，前后扁平，富有扩张性，前壁较短，为6～7cm，后壁较长，

为 7～9cm，直径 2.5cm。位于盆腔内，前邻尿道，后靠直肠，上端包绕子宫颈，并在其周围形成间隙，称为阴道穹隆。下端开口于阴道前庭。阴道具有较强的收缩性，是性交、排经和分娩的通道。阴道与肛门由肛门括约肌、肛提肌和球海绵体肌呈"8"字形环绕，这些肌肉可维持肛门及阴道的收缩作用。因此，阴道松弛主要通过缩紧肌肉来治疗。

阴道的血供主要来自子宫动脉的阴道支以及起自髂内动脉的膀胱动脉的分支。

外阴部的神经支配有两部分：一为交感神经，二为脊神经。阴道外 1/3 段及阴道口周围黏膜有丰富的感觉神经末梢，阴道外 1/3 段的肌肉对阴茎围裹作用较强，所以阴道紧缩术应侧重阴道外 1/3 肌肉的修复，并尽量保留外 1/3 段黏膜。

二、适应证及术前准备

由于分娩或外伤使肛门括约肌、肛提肌撕裂或变薄，肌力减弱，阴道与肛门张力降低，阴道收缩力下降，性快感减弱，且经妇科检查确认阴道松弛，但无感染存在，本人有要求者，即可进行阴道紧缩术。

手术应在非月经期及非妊娠期施行。术前 3 天开始冲洗阴道，并按肠道手术准备。麻醉可选用硬膜外麻醉、鞍麻或局部麻醉。

三、手术方法

（一）单纯阴道黏膜菱形切除缩紧术

1. 设计　在阴道口的 3 点和 9 点处由外向内在阴道两侧壁各做梭形切口。

2. 手术方法　取截石位，按梭形切口，切除阴道黏膜和部分会阴皮肤，之后予以缝合；也可先进行一侧切除，然后根据阴道松弛程度再考虑是否行另一侧切除。

亦有报道同时将松弛的肌肉拉紧在局部形成隆突使阴道缩紧效果更好。其方法是：术前先测量阴道松弛度，确定切除阴道黏膜的范围，以术后能容纳 2 指略紧为度。可用缝线先将阴道黏膜两点拉拢缝合 1 针，然后用手指检查测试阴道松紧度，根据测试结果适当调整。手术取截石位，用阴道深部拉钩由助手将阴道壁向上提起，1% 利多卡因做阴道两侧即 3 点、9 点处黏膜浸润麻醉，麻药注射量为 20ml，先注射一侧。在距阴道口 0.5cm 处向内在阴道侧壁上做长约 5cm 的梭形切口，宽度按预先测量结果而定，一般为 2～2.5cm。切开黏膜，用弯剪剪除切口区的阴道黏膜，暴露阴道侧壁肌层。切口向两侧稍做分离，用 1 号丝线在肌层做 4～5 个环形荷包缝合，将松弛的侧壁肌肉拉紧并形成隆突，最后用可吸收缝线缝合黏膜。另一侧方法相同。再在阴道外口 6 点处切除一三角形黏膜，然后横形将肌肉拉紧折叠缝合，以缩小阴道口，有侧切瘢痕及缝合错位者同时给予修整。术后用预先制备的碘仿油纱卷成条状，填塞于阴道内，用丁字带固定，填塞物 3 天后取出，3 个月内避免性生活(图 3-5-16)。

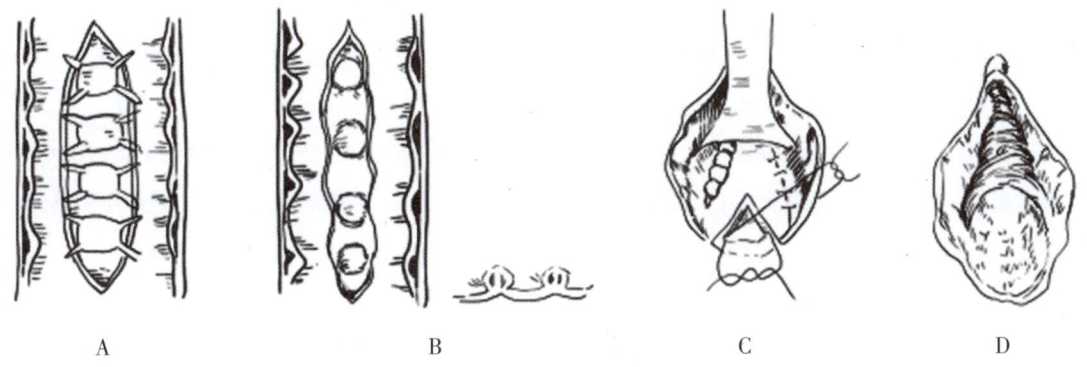

图 3-5-16　单纯阴道黏膜菱形切除阴道缩紧术
A. 侧壁肌肉环形缝合　B. 侧壁肌肉隆突形成　C. 两侧壁拉紧缝合及阴道外口三角形黏膜切除
D. 切口缝合

（二）阴道后壁缩紧术

取截石位，在阴道口的 4 点与 8 点位置，先用 2 把组织钳分别夹于阴道口，用亚甲蓝在两钳间标出切口线，此切口线作为等腰三角形的底长，三角形的顶角视阴道长度和松弛度定在阴道后壁全长的 1/3～1/2 处。用直角拉钩将阴道前壁拉起，将 2 把组织钳提起向外牵拉。手指探查阴道后穹隆，在阴道后壁中线距后穹隆顶 3～3.5cm 处再夹 1 把组织钳。三点成为一个等腰三角形，即为拟切除的部分。用钝头剥离剪紧贴阴道后壁黏膜下分离，钝性分离直肠与阴道后壁两侧疏松结缔组织达阴道旁侧沟。用手指伸入切口内，探查分离腔隙，并将直肠推向后方，用组织钳夹持欲切除组织的 2 个下角。再剪除已被分离的三角形阴道后壁，在剥离面深部两侧，用手指摸到条索状肛提肌肌束后，用 2 号肠线自左侧肛提肌外缘进针，自内侧缘出针。再用左手示指将直肠压向后方，再将缝针自右侧肛提肌内侧缘进针，自外侧缘出针，缝合后暂不打结。以同样方法自上向下缝合 3～4 针，之后收紧缝线打结。黏膜下用 1 号肠线褥式缝合。将阴道后壁黏膜与皮肤做 Z 成形或切除部分皮肤后用可吸收线缝合黏膜及皮肤。

阴道外口紧缩的圆周长等于等腰三角形的底长，紧缩的阴道根据配偶情况一般以通过 2 指为度，阴道内填油纱卷以保护创面并压迫止血。术后 24～48 小时取出（图 3-5-17）。

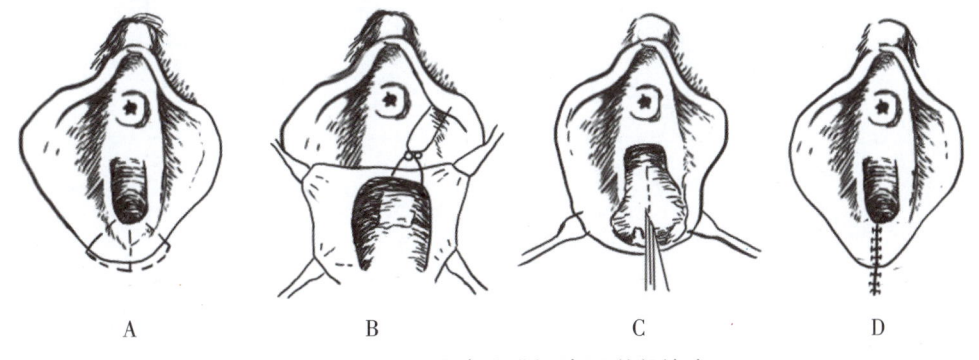

图 3-5-17　后壁黏膜切除阴道紧缩术

（三）黏膜下阴道紧缩术

取截石位。在阴道口的后方距皮肤黏膜交界处约 0.3cm 皮肤侧做长弧形切口，切口长度据阴道松弛程度做适当调整，一般为 3～4cm。沿切口线切开皮肤，术者左手示指伸入受术者直肠，右手持弯止血钳,钳头向上在阴道后壁与肌层间,沿阴道直肠间隙(阴道后壁黏膜下)潜行分离,形成一长 5～7cm、宽 3～4cm 的倒"V"形腔隙(视阴道宽松程度调整),分离时勿损伤阴道黏膜和直肠前壁。

此时可采用阴道后壁肌肉缝合紧缩法,进行阴道紧缩。

前者在充分止血后,在剥离腔内用 4 号丝线将阴道后壁肌肉进行左右对合的紧缩缝合。注意勿穿透直肠;再纵行间断缝合会阴皮肤切口,将新形成的纵行阴道皱襞的阴道口部做 30°～45°斜形剪除后缝合切口。

也可采用阴道内埋线紧缩法进行阴道紧缩,在窥阴器充分暴露阴道后壁后,将肠钳放入已分离好的"V"形腔内将阴道后壁黏膜顶起,再在下面用一把肠钳钳住黏膜,取出上面一把肠钳。用 2-0 或 3-0 可吸收线在肠钳下对阴道后壁肌肉进行左右相对缝合,注意勿穿透直肠;也可用 4-0 可吸收线在阴道内作横褥式缝合 4～5 针,在阴道内由内向外做间断褥式缝合,即从一侧黏膜进针穿透组织全层横行至内侧出黏膜,再从该处黏膜进针沿黏膜下从最初进针处出针,拉紧缝线,两端线头打 3 个结后,剪去多余线头,线结自行缩入黏膜。如此可将阴道后壁肌肉对合而紧缩,而阴道后壁黏膜则形成阴道内一新的皱襞。切口稍做修整,用 3-0 丝线间断缝合,形成新的外口平台。阴道内放置直径约 3～4cm 纱布卷压迫止血,24 小时后去除。术后注意抗感染,每日用 0.05‰的高锰酸钾溶液坐浴,清洗局部。2～3 个月内避免剧烈运动和性生活(图 3-5-18)。

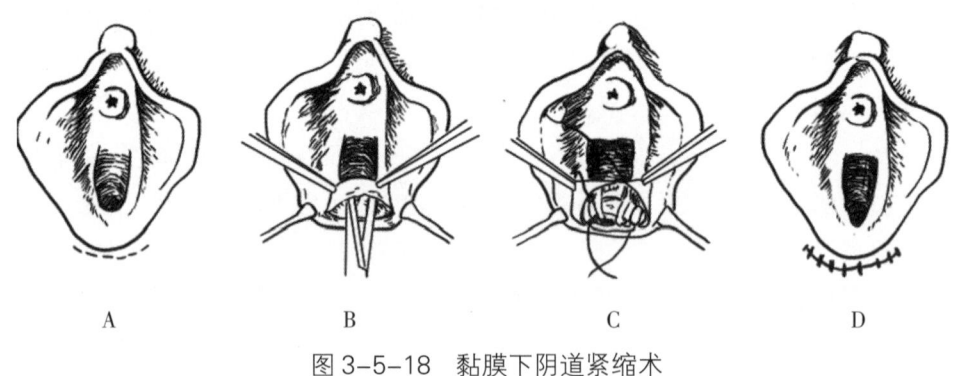

A　　　　　B　　　　　C　　　　　D

图 3-5-18　黏膜下阴道紧缩术

(茅东升　赵启明)

第六章

脂肪抽吸术与体形塑造

第一节
脂肪抽吸术的起源及发展

脂肪抽吸术是通过使用负压抽吸器械，单独或辅助其他手段，抽吸去除多余的局部皮下脂肪组织，以达到特定部位体形塑造目的的美容整形手术。脂肪抽吸术主要用于改善因局部皮下脂肪堆积所致的体形不良，而非全身减肥的主要方法。全身肥胖包括生理性肥胖和病理性肥胖，前者常与遗传和生活方式有关，而后者则多由疾病和服用药物导致。

在脂肪抽吸术广泛应用之前，改善局部脂肪堆积的方法是脂肪切除。最早的脂肪切除手术出现在1890年，当时法国的Demars和Marx报道了腹壁皮肤脂肪切除术的病例。之后皮肤脂肪切除术通过改良，演变成各种切口的手术方法，主要是在腹肌鞘上方广泛切除皮肤和皮下脂肪后，采用整形外科缝合。这些方法更适用于赘皮较多、皮肤回缩差的病例，主要的缺点为：①难以隐藏的较长、较明显的瘢痕，以美容为目的的患者不容易接受；②切口瘢痕两侧脂肪堆积和隆起而引起的形态不良；③手术风险、组织损伤相对较大，往往需要住院全身麻醉下手术，术后恢复时间较长。

通过负压吸引去除脂肪的概念是体形塑造手术上的一个进步。钝头脂肪抽吸管的使用和肿胀麻醉技术的出现，使脂肪抽吸术的安全性大大增加。与皮肤脂肪切除术相比，脂肪抽吸术切口瘢痕明显减小，损伤较小，恢复时间相对较短，因此目前被广泛应用。

在早期对皮肤脂肪切除术改良的探索中，一类被称为锐性(sharp)吸脂术的方法首先被尝试。该方法主要通过刮除或皮下分离后抽吸的办法去除脂肪。这些方法由于局部巨大损伤引起严重的并发症而被弃用。

Illouz发明了钝头侧缘抽吸孔的钝头抽吸管(blunt-tip cannula)。该发明使脂肪抽吸术的安全性大大增加，因而钝性吸脂术得到了广泛的应用。钝性抽脂术的概念经历了干性吸脂法(dry technique)、湿性吸脂法(wet technique)和肿胀吸脂法(tumescent technique)三个阶段。

干性吸脂法通过负压引起的刮、吸作用和吸头的往复运动来破坏脂肪组织。由于局部不注射盐水或麻药，该方法只能在全身麻醉下进行。它最大的缺点是失血较多，手术同时需要输血。抽吸1.5L的脂肪需要输血1U，如果抽吸更多的脂肪则还需额外增加输血，抽吸2~2.5L脂肪需输血2U，抽脂3L需要输血3U。最多一次抽吸不能超过4L脂肪。

鉴于干性抽吸会大量丢失血液，Illouz使用含肾上腺素的低渗盐溶液注入抽吸部位，使血液丢失明显减少。由于这种湿性脂肪抽吸技术失血少，之后的改良开始不断增加注入的盐水体积，出现了所谓的超湿性(super wet technique)吸脂法。

1987年，Klein将稀释的超大剂量含肾上腺素的利多卡因盐溶液注入吸脂部位，使该部位明显肿胀后进行脂肪抽吸。这种技术使脂肪抽吸的失血量降至6~7ml/L，不但明显减少了失血，而且大大增加了局麻药物使用的限量,使麻药作用时间延长,麻醉效果好,使患者可以在肿胀麻醉下直接进行脂肪抽吸术,大大提高了手术的安全性。同时大量液体的注入使组织肿胀变硬,位置固定,更利于抽吸。

肿胀麻醉是目前各种脂肪抽吸手术中最常用的基本技术,它的应用使脂肪抽吸术被美容外科医师广泛使用于临床实践当中。随着医疗技术的进一步发展,在20世纪末,各种辅助手段不断出现,如超声乳化、机械共振等技术。这些手段减少了术者的体力消耗,对于某些特定的脂肪抽吸具有更好的塑形效果。

随着脂肪抽吸技术与肿胀麻醉技术的发展,从最初改善局部小范围的脂肪堆积到现在全身大范围的应用,抽脂术已成为改善体形轮廓的一种重要手段和方法。但是这并不意味着它可以替代健康的生活方式。手术吸脂仅能改变特定部位的脂肪堆积,稳定的体形仍然需要健康的生活方式来维持。遗传倾向和非健康生活方式仍然会导致抽吸部位以及其他部位的脂肪沉积。

第二节 脂肪抽吸机的种类

吸脂设备的不断改进使吸脂术更为安全、高效。但无论技术怎样进步,决定吸脂手术效果的,最终仍然是手术医师的技术和经验。

一、负压吸引系统

通常通过机器制造真空负压进行脂肪抽吸,这既可以形成完整的吸脂系统,也是任何脂肪抽吸机的基础部分(图3-6-1,图3-6-2)。

也可以利用注射器代替产生负压的机器,用其回抽产生的负压来吸出脂肪。这样可省去专门的负压源和连接管,简单安全,经常用于小范围、少量或特定部位(如面颈部)、特殊用途(脂肪移植)的吸脂。

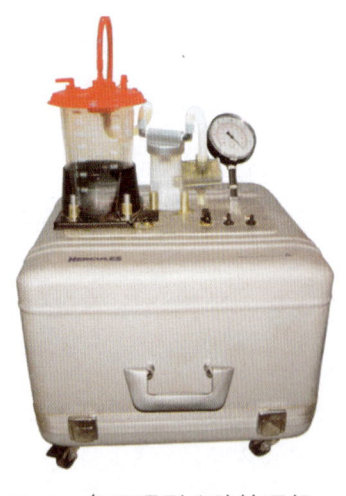
图 3-6-1　负压吸引脂肪抽吸机

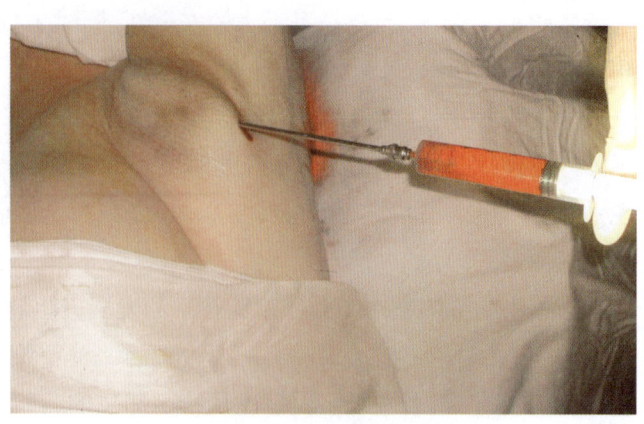
图 3-6-2　注射器负压脂肪抽吸

二、辅助吸脂系统

（一）动力辅助吸脂系统

动力辅助吸脂系统借助机械振动，引起吸头迅速短距离来回移动，从而减少手术者的体力消耗，减少手术时间。动力辅助系统有电动和气动两种，移动距离为 2～12mm。对于大量脂肪组织、纤维结缔组织丰富部位的脂肪抽吸，有一定优势。

共振脂肪抽吸是从 20 世纪 90 年代开始流行的一种脂肪抽吸方法，其原理是脂肪抽吸管在共振发生器的控制下，使脂肪抽吸管的机械振动频率实时控制在脂肪组织的固有频率范围内，即振动的脂肪抽吸管与脂肪组织发生共振，从而选择性地将脂肪组织破碎并同时利用负压系统将其吸出。脂肪组织呈柔软的团块状，血管及神经组织呈稍韧的条索状，脂肪组织与血管、神经组织相比生物理化性状差别较大，两者的固有频率相差较大，所以与脂肪组织发生共振的脂肪抽吸管可准确地选择靶目标（脂肪组织团块），只破碎脂肪组织，可有效避免误伤皮肤、血管及神经组织，减小了手术创伤。

振动吸脂术通过动力装置使抽吸管作前后往复运动，使抽吸管在皮下抽吸更省力。振动吸脂术中患者痛苦小、术者劳动强度低。同时，振动吸脂的脂肪移除效率高、术后疼痛时间短、淤斑及水肿发生率较低（图 3-6-3）。

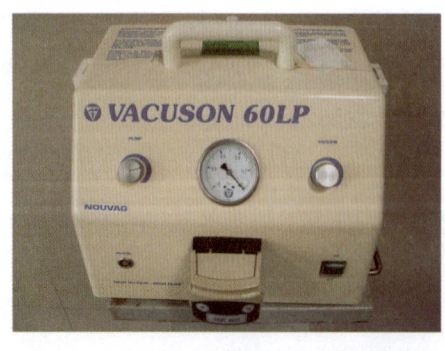
A

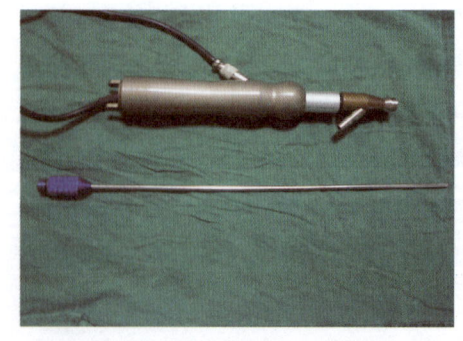
B

图 3-6-3　共振辅助吸脂机和手柄
A. 共振辅助吸脂机　B. 手柄

(二) 超声辅助吸脂系统

1987年Scuderi等提出超声可以乳化脂肪组织的观点。1992年意大利的Zocchi将其应用于临床,采用内源式的超声发生器,通过其探棒在脂肪组织内产生"空穴效应",使脂肪乳化后,再以负压吸出。因该方法速度慢,效率低,容易产生血肿,目前已被外源式超声辅助吸脂系统取代。

1998年Silberg采用了外源式超声辅助吸脂系统,以5cm或10cm的超声探头在皮肤表面将声能透入皮下10cm的组织中。体外超声探头所产生的"空穴效应"、"热效应"和"微机械效应"可选择性乳化皮下的脂肪组织,方便其被负压吸去。

与单纯负压吸脂术比较,超声辅助吸脂可能具备以下优点:①选择性地破坏脂肪细胞,去除占脂肪体积90%的液体部分(脂肪酸),保留周围正常结构如神经、血管、淋巴管及纤维结缔组织,代替了传统的破坏性地去除区域内所有组织结构的吸脂方式;②去除脂肪组织中的液体部分(脂肪酸)而将实含胶原成分密度较大的细胞膜、细胞间结构保留于原位,因此有利于局部的塑形及获得光滑平整的皮肤,改善了抽脂术后的皮肤凹凸不平的现象;③对皮肤松弛者,超声刺激皮肤表面,可使松弛的皮肤收缩。缺点在于:超声去脂较机械性抽脂费时,同等部位多花费1/3～2/3时间。另外,皮肤坏死和脂肪液化的情况可能会增加。

近几年临床应用表明,超声吸脂促进脂肪吸出作用并不明显,对皮肤的紧缩作用也不显著,而术后局部透皮使用超声波却可以减轻水肿、硬结。

(三) 激光辅助吸脂系统

肿胀麻醉浸润后脂肪组织对激光照射反应与正常脂肪组织不同。据此有人提出,肿胀液可能改变了组织的光学特性,皮肤在肿胀后透光性更好,能使更多的光透射到组织内。低强度的激光有生物学激活效应,能够促进创面愈合,可能具有使脂肪组织液化和脂肪细胞破裂的作用,但目前尚没有研究可以证实。

在20世纪90年代中期,Apfelberg报道了激光辅助的吸脂技术,该技术可以减少淤斑、水肿、疼痛、不适等症状,但在当时并未受到足够的重视。2002年美国Neria Radrigo首先报道低能量激光溶脂。低能量激光溶脂是美容整形领域的一项新技术,其作用机制目前还不完全清楚。据有关文献报道,低能量激光的主要作用可能为:①生物刺激和组织增殖作用;②抗炎作用;③止痛作用。其机制为激光的光能在细胞水平转化为化学能,加速ATP、蛋白质、DNA和RNA的形成;在组织水平可增加微循环,加速微小血管和淋巴管的形成以及胶原形成;生物学方面可缓解疼痛,增加内啡肽(endorphins)和乙酰胆碱的分泌,增加神经阻滞,减少缓激肽的合成及组胺的释放,增加微循环,纠正贫血和酸中毒等。如此,一定波长和光能的低能量激光转化为化学能,使脂肪细胞膜穿透,脂肪细胞内物质(主要是甘油三酯和脂肪酸)迅速溢出到细胞间隙,容易抽吸,少量(500ml以下)还可自行吸收,不必抽吸。Neira等报道,低能量激光辅助抽脂可取得非常好的美学效果,包括改进轮廓、光滑表面和增加皮肤弹性。95%的病例效果良好,手术后恢复非常快,并发症少。低能量激光溶脂辅助脂肪抽吸是一项新技术,主要应用于面颈部位,其机制尚不完全清楚,需要在今后的临床工作中进一步验证和研究(图3-6-4,图3-6-5)。

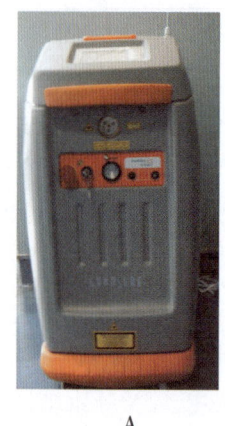 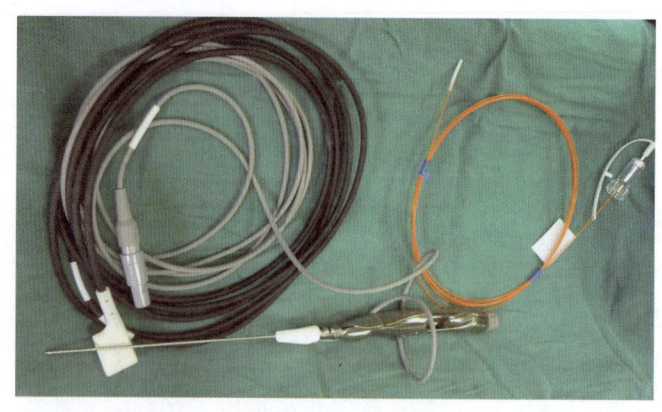

A　　　　　　　　　　　　　　B

图 3-6-4　激光辅助吸脂机、手柄及光纤
A. 激光辅助吸脂机　B. 手柄及光纤

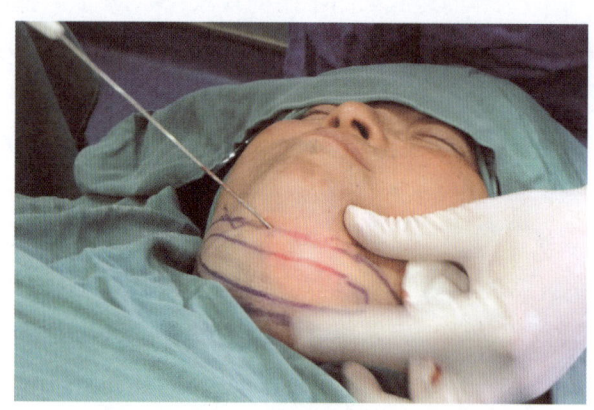

图 3-6-5　肿胀麻醉后激光辅助溶脂

（四）高频电子辅助技术

将正负两个电极分别插入脂肪组织，其间可形成高频电场，通过高频电场的"焦耳效应"和"分子振动"原理，促使脂肪细胞膜破裂，脂肪组织液化，再以直径 1mm 的细管进行抽吸可不损伤神经、血管和淋巴组织的结构。这种液化脂肪的作用可持续至术后数日，促进术中未被吸出的浅表脂肪组织的溶解和吸收。这有助于皮下组织的紧密粘连，减少皮肤松垂、凹凸不平，利于皮肤弹性的恢复。但该辅助系统吸脂效率不高，耗时较长，设备昂贵，临床应用并不普遍。

第三节 脂肪抽吸术的应用

一、皮下脂肪应用解剖

Illouz 认为，人类位于浅筋膜内的组织可分为两层，局部脂肪堆积主要是深层脂肪细胞肥大的结果。

在腹部，脐平面以上和以下稍有不同：脐平面以上只一层，结构单一，并与胸部浅筋膜相延续；脐平面以下分浅、深两层：浅层内有大量脂肪组织，颗粒较大，其他结缔组织较少，故称脂肪层，又称 Camper 筋膜；深层内富含弹性纤维，脂肪颗粒较小，故称膜性层，又称 Scarpa 筋膜。两层之间有浅组血管、神经和淋巴管通过。腹部脂肪抽吸术的目的就是将腹壁浅筋膜内的脂肪吸出，减少脂肪厚度，恢复腹部形态。因腹部脂肪堆积主要是膜性层内脂肪细胞肥大的结果，手术时抽吸的重点在膜性层。但是，膜性层内弹性纤维较多，还有皮肤到深筋膜的垂直结缔组织隔及血管、神经穿支，吸出脂肪较困难。腹部脂肪堆积也与脂肪层脂肪增多有关，所以，在尽量抽吸膜性层内脂肪的同时，也应抽吸脂肪层内的脂肪，而且，其内弹性纤维少、脂肪颗粒大，容易吸出。若不抽吸或少抽吸脂肪层脂肪，则往往抽吸的脂肪量较少，手术效果不理想。在抽吸脂肪层时，应选用较细吸引管，仍保留 2～3cm 的真皮下脂肪，以避免吸引头过浅损伤真皮下血管网，造成失血过多、皮肤坏死及凹凸不平。

在面部和四肢，脂肪基本位于真皮下方，深筋膜上方。深筋膜下无大量脂肪堆积，吸脂时应抽去浅层深部脂肪组织，保留 1～2cm 真皮平面下浅部脂肪层，以避免严重的视觉不平整。同时不可突破深筋膜进行抽吸，以免损伤肌肉组织及其中的神经、血管。

脂肪抽吸术通过负压连接的抽吸管吸出皮下过多的脂肪组织，而不影响深筋膜下的血管神经束与皮肤的联系。抽吸后的皮下脂肪组织会愈合、重建，并且最终由于脂肪体积减小，皮肤将更贴近肌肉组织，从而改变体形轮廓，以达到体形塑造的目的。

二、注射管、抽吸管、导管

注射管用于注入肿胀麻醉液，为直径 1～3mm、长度 10～30cm 的钝头管，两侧有多个小孔以便液体从各个方向喷出。

抽吸管用于进入体内进行脂肪抽吸，不同的部位和层次对抽吸管的选择有不同的要求，抽吸管的抽吸效率与其头部形态、直径和长度有关(图3-6-6,图3-6-7)。

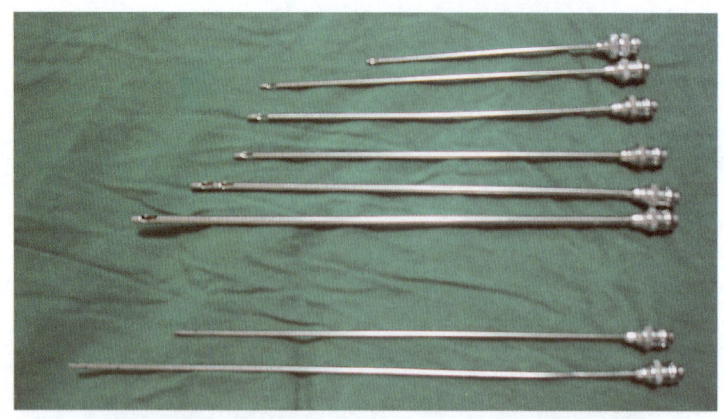

图3-6-6 面、颈部脂肪抽吸管及麻醉注水管

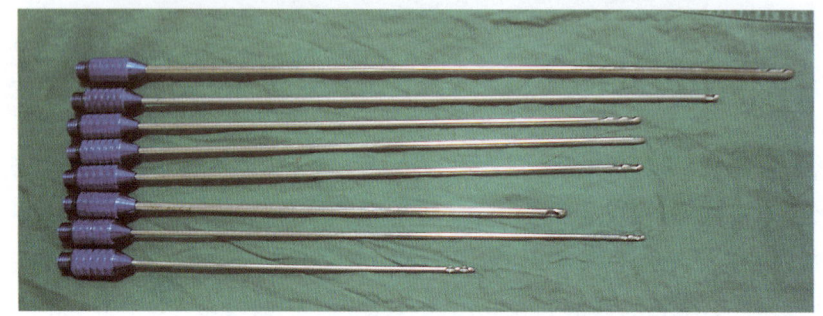

图3-6-7 躯干、四肢脂肪抽吸管

抽吸管头部形态主要是指尖端形状和孔的个数、形状、位置。更为锐性的钝头管容易穿过结缔组织,但同时也有穿透筋膜的危险。而多孔者更有利于有效地剪除脂肪而减小损伤。

抽吸管的直径通常在1.8～5mm之间。细的抽吸管组织阻力小但抽吸脂肪量少,主要用于精确的小范围抽吸。粗的抽吸管抽吸脂肪更为有效迅速,但操作阻力相应会增大。使用粗管抽吸时必须格外注意,确保局部抽吸后光滑平坦连续,防止严重的皮肤表面不平整。在同一区域内,较深的大片脂肪用粗的抽吸管抽吸,较浅的少部分脂肪则用更细的抽吸管(图3-6-8)。

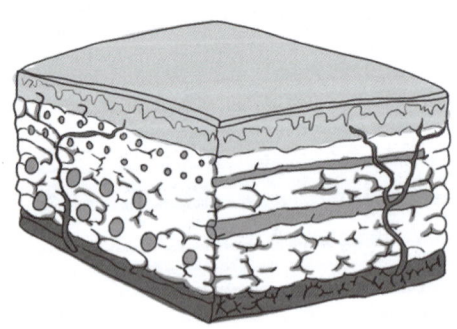

图3-6-8 深部脂肪用粗的抽吸管,浅部脂肪用细的抽吸管

短的抽吸管在操作时更容易控制,而长的有更大的操作范围。常用的抽吸管长度为18～23cm。而10～14cm的短管则主要用于面部。

导管应采用透明的硬质的硅橡胶管,便于观察吸出物的形态,也能适应弯曲的需要。注水导管较细而富有弹性,吸脂导管可以根据需要采用不同口径的硅橡胶管。

以上器械及辅助耗材均有商品化的成品,可在器械供应商处获得。

三、术前评估和检查

正确选择适应证是获得满意效果的先决条件。对要求抽脂的患者需要采集病史,并进行检查。首先需要掌握患者局部皮下脂肪堆积的情况和体形特征,其次应了解患者身高和体重以计算BMI指数。如果患者BMI(体重(kg)/身高(m^2))指数大于30,则该患者属于过度肥胖(in obese rage),脂肪抽吸并非长期有效减少体重的方法。建议这些患者咨询营养学专家和肥胖病学专家。

术前必须与患者进行详细的沟通。首先要详细询问完整的病史,糖尿病、高血压、心血管疾病的患者在术前必须咨询相关的专家以及麻醉师以评估是否适合抽脂手术以及相关术前准备。易饥饿症和畏食症病史并非禁忌证,但如果导致术前饮食不规律,则需要咨询心理医师。然后需要详细了解患者体重史、活动锻炼情况、饮食是否规律健康。在医患交流中,注意了解患者的手术动机和期望,如"请告诉我是什么原因让你选择抽脂手术的"及"你希望通过吸脂达到怎样的效果"。

术前必须进行详尽的体检。无论患者是否要求与医师单独交流,异性患者体检时必须有与患者同性别的助手在场。测量手术部位的周长并记录。术前摄影是必不可少的常规记录手段。体检最重要的部分是对皮下脂肪的详细视诊和触诊。在肌肉放松、皮肤无张力的情况下,手指捏起皮下脂肪评估厚度。在腹部可要求患者绷紧腹肌,收紧小腹,再行评估。突出的腹部如果并非由于脂肪堆积而是由于缺乏腹肌限制和姿势造成的,其会随着收腹而缩小,而捏起的皮下脂肪并不厚(图3-6-9)。

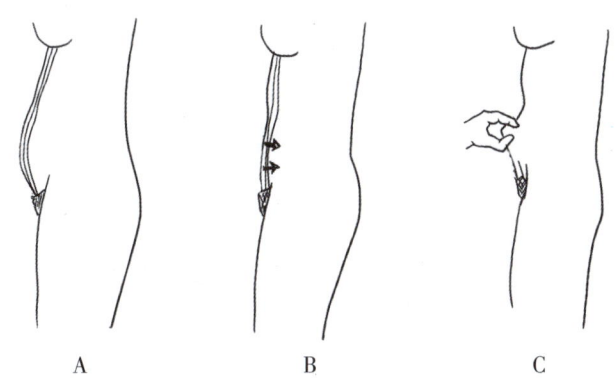

图3-6-9　脂肪堆积和缺乏腹肌限制、姿势造成下腹部膨隆的鉴别

另外必须注意的是,应判断皮肤弹性和回缩力。主要包括皮肤有无妊娠纹或"肥胖纹",有无松垂,以及提起皮肤后回弹是否快速。有些要求抽脂的患者皮肤松弛显著,甚至以皮肤松弛为主要原因。对于腹部皮下脂肪堆积合并皮肤松弛的患者,尽管他们往往拒绝扩大手术和瘢痕,但必须告知脂肪抽吸术只能达到部分效果,脂肪抽吸结合腹壁整形才能有更好的效果。而对于以腹壁皮肤松弛为主,皮下脂肪并不厚的患者,必须告知抽脂手术只会使情况更加严重,腹壁整形才能解决问题。无论患者如何要求,一个具备职业操守的整形外科医师不应该对这种患者进行脂肪抽吸。

四、肿胀麻醉

详见第一篇第一章第七节。

五、负压脂肪抽吸技术

(一) 手术范围标记

脂肪抽吸术前应该标记抽吸范围,通常以局部脂肪堆积较多的部位为中心,向周围画多个同心圆。对于四肢等特殊部位,可以用同心椭圆或多组同心圆标记表示(图3-6-10)。

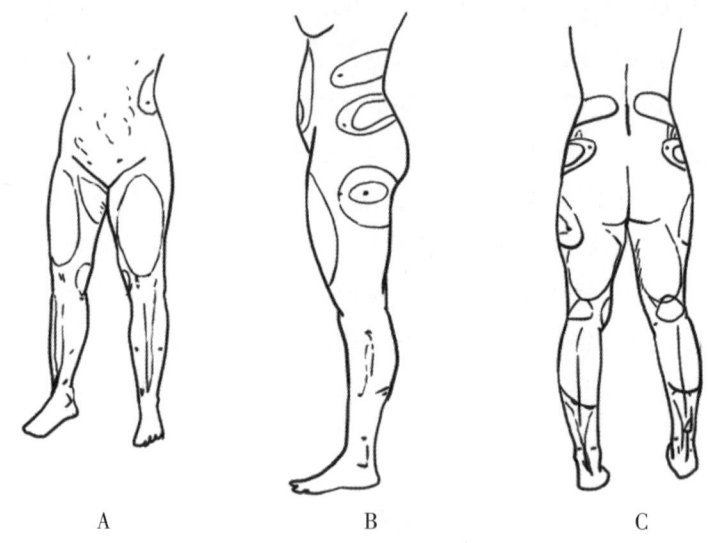

图3-6-10 常见躯干脂肪抽吸的部位

(二) 消毒铺巾

抽吸后脂肪组织易发生感染,所以应严格消毒。选择适当的体位,消毒面积应大于手术区域30%。臀部及大腿的脂肪抽吸应对会阴肛门部消毒铺巾,以预防污染。

(三) 手术切口

脂肪抽吸切口选择应遵循以下原则:①切口隐蔽,避免瘢痕增生。尽可能选择生理褶皱和顺皮纹方向的切口;②切口便于手术操作和引流;③每个局部的抽吸需要两个以上抽吸方向成角度的切口,保证扇形交叉抽吸。

面部抽脂可做双侧耳垂下切口和下颌下横向切口。颈部抽脂可在颈外侧做平行颈纹的横行切口。乳房抽脂可在乳晕边缘,腋前线和乳房下皱襞线作切口。上臂外侧可在靠近腋部和肘部后外侧作切口。腹部一般在脐、两侧腹股沟阴毛边缘做切口。臀部在臀沟做切口。大腿可选用臀沟和腘窝切口。

(四) 压力选择

单纯负压吸脂时,依部位和吸脂管粗细的不同,一般选择负压在0.6~0.9kPa压强。脂肪较多及使用粗管时选择压强较大,反之则较小;注射器能产生0.45~0.7kPa压强,多在精细吸脂时使用。辅助共振吸脂时,一般选择0.5~0.7kPa压强,略小于单纯负压吸脂。

（五）脂肪抽吸

局麻浸润（详见第一篇第一章第七节），切开皮肤后，可以用眼科剪适当分离至皮下脂肪层。如果有条件可以将肿胀液预热到 38～40℃。插入肿胀麻醉注射管，注入预先配制的肿胀液，直到皮肤坚硬发白，呈橘皮样外观。选择适当粗细的钝头抽吸管，连接负压后在皮下脂肪层进行往返抽吸。通常一只手握抽吸手柄来回抽吸，另一只手以抓捏或按压皮下脂肪层来控制和感受抽吸管头部的运动，以便不断调整。通常先用较粗的抽吸管抽吸深层脂肪，而后用较细的抽吸管抽吸浅层脂肪，并对浅层进行修正以减少局部不平整。避免在一个部位来回不停抽吸以求一步到位，这样容易引起局部不平整、局部皮肤过薄甚至皮肤坏死。单切口的来回抽吸会引起局部高低不平，所以需要多切口从不同方向对一个部位抽吸来互相补充。同时术中应密切观察抽出液体的颜色，皮下脂肪为不同程度的黄色（图 3-6-11），因个体原因会有差异，带有少量血可呈粉红色。若抽出为鲜红色液体则说明已经破坏静脉，应停止该部位的抽吸，并根据需要局部压迫 15 分钟左右。

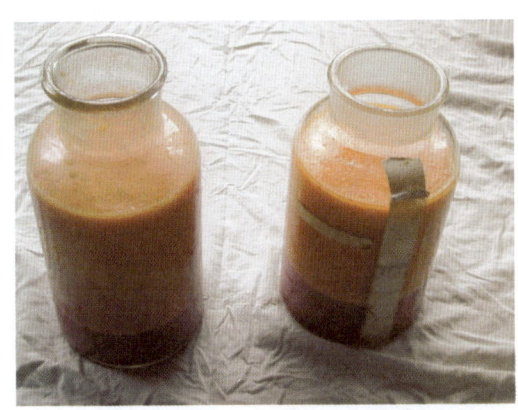

图 3-6-11　抽出液体上层为脂肪，下层为淡血性液和麻药混合物

辅助体外超声时，于肿胀麻醉后用冷凝胶涂抹于皮肤表面，超声探头贴住皮肤不停顿缓慢往返，直至患者感觉微热。切不可用力下压探头或停顿过长而损伤皮肤，超声作用时间基本同于吸脂时间。可分部位进行，尽量避免进行一次性大范围的超声乳化。

共振吸脂时，注意缓慢进退振动抽吸管，速度约为单纯负压吸脂的 1/3。长时间的振动会使手柄过热，影响操作及机器使用。

当手指捏起皮下脂肪达到预期厚度时，不宜再过度抽吸以免发生局部皮肤过薄坏死。最后的修整一般均换用小号抽吸管进行。尽管事先标记了抽脂范围，但不能在边界线上出现断层，手术区和非手术区需要一个自然的过渡，抽吸脂肪的量向边缘逐渐减少。手术结束后，应对抽脂部位进行反复挤压，排出多余的肿胀液，并注意体位引流。大量剩余的液体往往会在术后因体位的变化而流出。

第四节
常见的抽吸部位

一、腹、腰部脂肪抽吸术

(一)局部解剖

在腹、腰部,脂肪存在于皮肤和深筋膜之间。在前腹部,脂肪在腹肌筋膜附近也有分布,但这部分脂肪不能抽吸。

(二)适应证

由于皮下脂肪堆积导致腰、腹部膨隆。通过捏起皮下脂肪评估厚度。在腹部,嘱患者收腹,观察突出的小腹是否缩小,可以排除缺乏腹肌限制和姿势造成的小腹膨隆。其次评估腹壁皮肤松弛程度,必要时建议同时结合或单独进行腹壁整形术。

(三)手术标记

腹部通常脂肪集中堆积在小腹位置,以脐切口和两侧阴毛切口可以达到该范围。部分患者需要进行上腹部的脂肪抽吸,则切口可以设计在乳房下皱襞。腰部脂肪通常集中在两侧,可以在两侧中间设计切口。

(四)手术方法

以设计切口切开,锐性分离至皮下脂肪层,0.25%的利多卡因和1:200000的肾上腺素肿胀麻醉,直到手术区域发白变硬,麻醉范围可以大于手术范围。麻药用量较大,必要时可以结合全身麻醉。腹部和腰部的脂肪堆积较多,通常可以用3~5mm的钝头抽吸管进行抽吸。然后逐渐换用小号抽吸管修整。抽吸的量因个体差异会有巨大的差别,应注意不要一味追求大量去除脂肪而过度抽吸。抽吸后,腰部和腹部应仍然留下适当厚度的皮下脂肪,这样更为安全且术后效果更好。术中可以通过捏起术区皮肤观察厚度评估是否达到手术效果。在腰部和腹部,较深的抽吸容易破坏静脉,如发现抽出液体变为暗红色,应停止在该部位继续抽吸。另外,这些部位抽脂量大,必要时注意补液。术后应将多余液体从切口挤出。

(五)术后护理

腹带局部加压包扎6~8周。术后当天切口会有较多液体流出,可垫棉垫吸水。腹部、腰部抽脂容易发生血肿,少量血肿无需处理,1~2周自行吸收。术后如发现皮下淤血、重力低垂部位皮下积液较多(大于20ml)可用注射器抽吸局部积液。术后会有一定程度的局部不平整,一般3~6个月内会逐渐平复。

腹、腰部脂肪抽吸术实例见图 3-6-12～图 3-6-14。

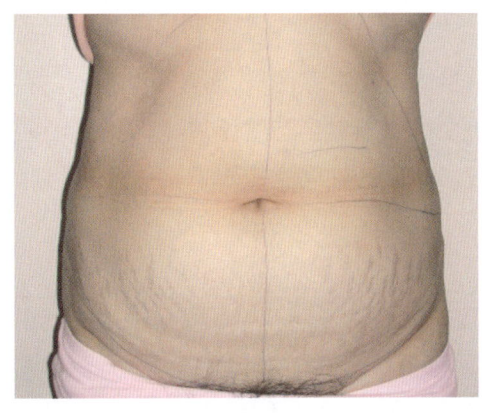
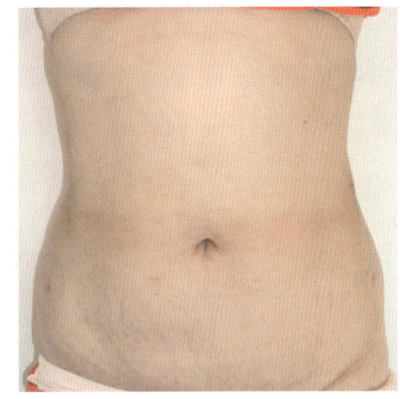

图 3-6-12　腰腹部吸脂术前、术后（前位）
A. 术前　B. 术后

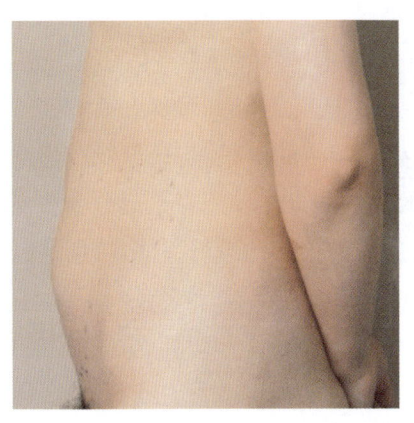
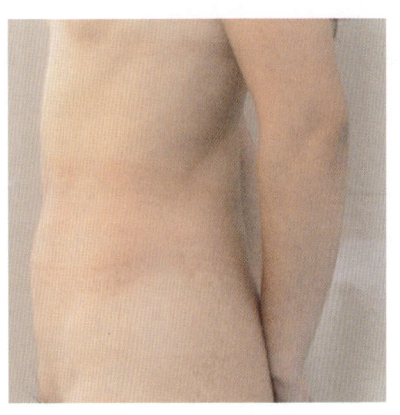

图 3-6-13　腰腹部吸脂术前、术后（侧位）
A. 术前　B. 术后

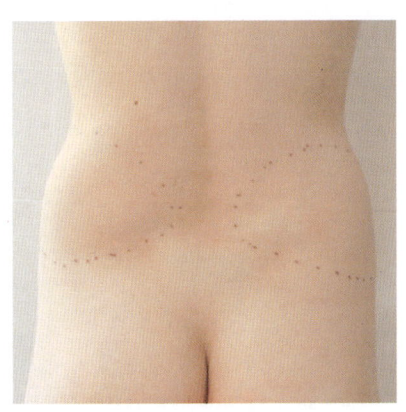
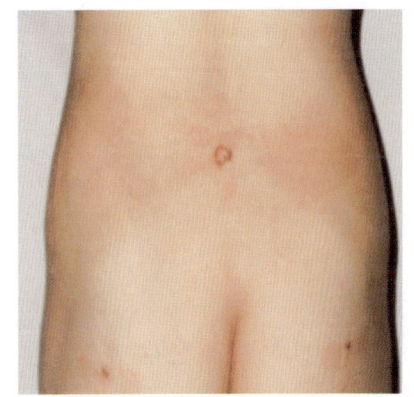

图 3-6-14　后腰部吸脂术前、术后（后位）
A. 术前　B. 术后

二、臀部、大腿脂肪抽吸术

除了过度肥胖的患者,很多情况下脂肪抽吸的目的不是减轻体重,而是重塑形态。臀部和大腿的脂肪抽吸更是如此(脂肪抽吸量常小于1500ml)。所以术前对形态的评估和对手术范围的把握往往比手术本身更重要,手术当中需要不断观察调整形态以达到满意的效果。否则,无论抽出多少脂肪,患者都很难满意。

(一) 局部解剖

要求臀部抽脂的患者往往不仅要求改善过度肥胖的臀部,更有改善臀部外形曲线的要求。在大转子以上,向两侧突出的皮下脂肪堆积形成所谓"马裤畸形"。而臀下部的脂肪堆积使臀部轮廓平坦,所谓提臀脂肪抽吸并非使臀上部更丰满,而是减少臀下部过多的皮下脂肪,重塑臀部的轮廓。大腿的脂肪堆积以后侧、内侧最多,过度肥胖的患者由于难以忍受大腿内侧皮肤过度摩擦而要求抽脂。虽然大腿前部以肌肉为主,但在有充分准备的条件下也可以进行抽吸。

(二) 适应证

除了排除各种系统性疾病外,必须对患者进行仔细的体检。部分患者以肌肉发达和骨骼形态造成体形不满意为主,对其进行脂肪抽吸效果不佳。而对于多数患者,臀部和大腿部的脂肪抽吸可以得到良好的效果,因为这些区域的皮下脂肪往往会有较多的堆积。将局部脂肪捏起(pinch test)可以检测局部可以进行抽吸的脂肪的厚度(图3-6-15),并以此告知患者这部分脂肪是可以通过抽吸改善的,而其他问题则无法改善。此外还要对局部皮肤的柔韧性进行评估,特别是肥胖明显和年龄45岁以上的患者,脂肪抽吸后,需要靠皮肤弹性回缩来调节皮肤松弛。

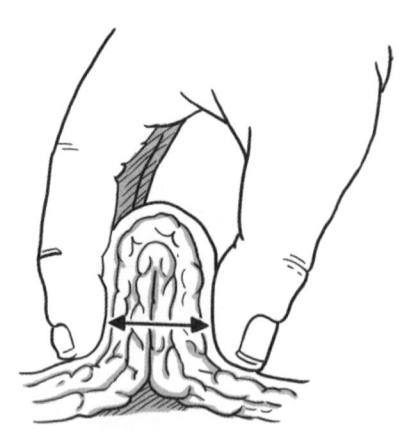

图3-6-15 指捏试验

(三) 手术切口

术前应在患者身体上标记抽脂范围和手术切口,以便告知患者手术范围及可能出现瘢痕的部位。膝部切口可以对膝部上下和大腿内侧和前侧进行抽吸。阴毛两侧切口可以对大腿内侧和前侧进行抽吸,且能将瘢痕隐藏在阴毛内。大转子切口对全臀、马裤畸形和臀下部抽脂较适用,而臀下皱襞切口用于对大腿后内侧、后下侧抽吸以及臀部抽吸。

(四)体表标记

对体表标记的强调不仅仅是因为这是和患者互动交流的一种方式,更重要的是,一旦肿胀麻醉注射后,原先的体表标记和形态特征都会改变或消失,精确的标记会成为手术医师准确操作的重要依据。首先在大转子位置标记皮下组织最薄的区域(zone of adherence),即浅筋膜汇聚附着在大转子的位置。以此为界可以区分形成马裤畸形的脂肪和臀部的脂肪。此点可作切口。从此点以上至腰部曲线之间可以标记出形成马裤畸形的向外突出区域。并从此点向下外标出提臀和马裤畸形下外部分的抽吸区域。在臀下皱襞选择切口。然后标记大腿后侧、内侧脂肪抽吸区域。如果大腿前部有脂肪堆积,可以选择抽吸。在膝部周围的抽吸区域标记时注意膝部突出部分不宜进行脂肪抽吸,应主要在膝部内侧及上下设计抽吸区域。注意设计膝周围抽吸范围时患者应处于站立姿势。此部位不准确的评估和过度抽吸可能导致凹陷影响形态。体表标记完成后让患者自己确认并同意抽吸的范围,然后才开始手术。

(五)手术方法

臀部抽吸使用3~4mm抽吸管,更细的吸管用于修整,按设计范围进行抽吸。抽吸脂肪一般在150~400ml。大腿抽脂可使用3~4mm较长的吸管。手术时反复少量抽吸,评估形态,不断调整。不同于腹部、腰部的抽吸,臀部和大腿局部容易因为过度的抽吸引起形态的偏差。臀下皱襞只能进行浅表的抽吸,深部的抽吸会破坏支持结构,使皱襞下臀肌功能减弱,从而导致难以纠正的臀部下垂。大腿的前侧和后侧应该用管径较小的吸管仔细抽吸。大腿内侧的皮肤与深部组织连接较松弛,所以该区域的皮肤松弛在术前应该格外注意。如果用较粗管径的吸管(大于4mm)对伴有大腿内侧皮肤松垂的患者进行抽吸,可能会引起术后皮肤松弛加重,患者往往会不满意(图3-6-16)。

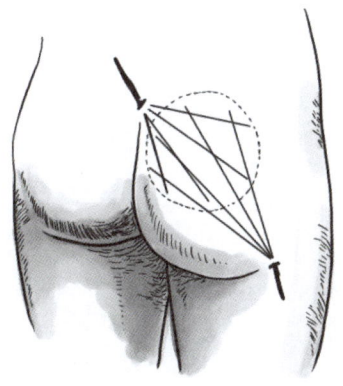

图3-6-16 臀部脂肪抽吸方法

(六)术后护理

穿弹力裤6周以上。术后当天切口会有较多液体流出,可垫棉垫吸水。腿部抽脂可能出现血肿,处理同前。

臀部、大腿脂肪抽吸术具体实例见图3-6-17~图3-6-19。

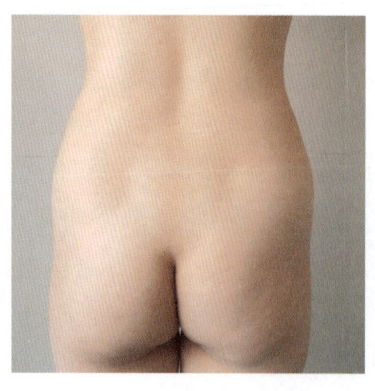

图 3-6-17　臀上部脂肪抽吸术前、术后
A. 术前　B. 术后

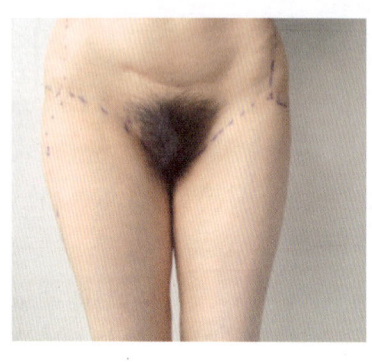 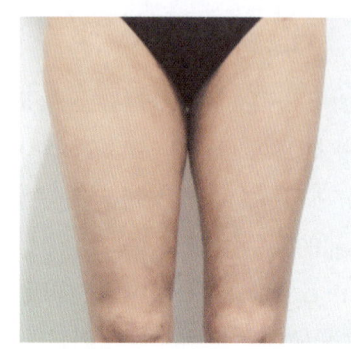

图 3-6-18　大腿脂肪抽吸术前、术后
A. 术前　B. 术后

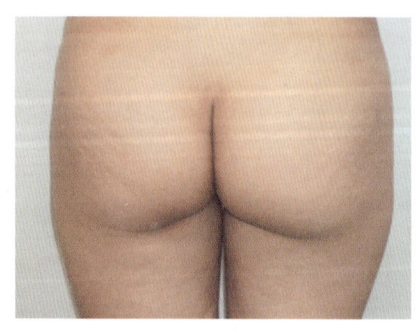 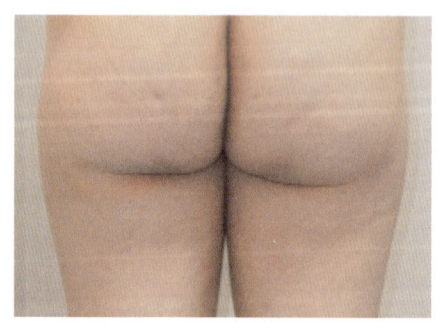

图 3-6-19　臀下部脂肪抽吸术前、术后("马裤畸形"矫正)
A. 术前　B. 术后

三、小腿和踝部脂肪抽吸术

小腿和踝部的皮下脂肪相对较薄,局部形态复杂,这对手术医师提出了更高的要求。不但要对不同的细节选择粗细合适的抽吸管和正确的处理,还要求术者对小腿和踝部的三维结构有精确的把握和预计。

(一)局部解剖

小腿区皮下脂肪很薄,没有浅部和深部脂肪的界限,皮下脂肪厚度有可能小于 1.5cm。对于不同的厚度需要谨慎挑选吸管,否则容易出现术后形态不规则。另外要注意,腓总神经在腓骨颈浅表穿过,在此处抽吸会直接将其压在腓骨表面导致损伤。

(二)适应证

小腿肥大可能是肌肉原因或皮下脂肪堆积。体检时应捏起皮下脂肪检查。如腓肠肌肥大的患者可以建议注射肉毒素或腓肠神经选择性离断术。通常捏起皮下脂肪测量,厚度大于 2cm 的患者手术效果较好。

(三)手术标记

将小腿后侧分为四个分区,即先从膝到踝作中线,区分腓肠肌内外侧头,然后嘱患者踮起以紧张腓肠肌,在内外侧各标记腓肠肌的下界。在两端和横行中线上设计切口。

(四)手术方法

消毒铺巾时注意患者需要空间来经常变换不同的侧卧位以配合手术医师。选择管径在 2~3mm 的抽吸管。根据四个区域分别评估皮下脂肪厚度以挑选不同的抽吸管。每抽吸一个区域捏皮下脂肪评估效果,尽可能每个区域抽吸脂肪的量分开放置,以作为参考(图 3-6-20)。

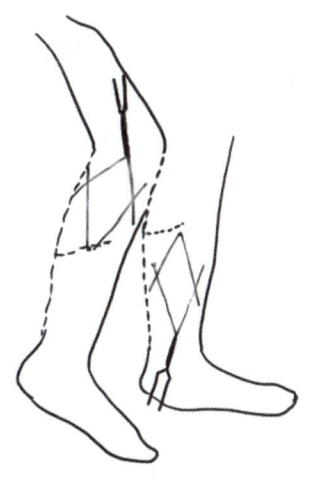

图 3-6-20　小腿脂肪抽吸方法

(五)术后护理

术后弹力袜加压包扎 6 周以上,休息 1 周,睡觉垫高足部。术后踝部会出现一定程度的水肿,坚持穿弹力袜可逐渐恢复。

四、上臂脂肪抽吸术

(一)局部解剖

上臂大部分脂肪堆积在后侧,上臂外展 90°、前臂向上屈曲 90° 时下垂明显。少部分脂肪分布在两侧,其余部位几乎没有可供抽吸的脂肪。

（二）适应证

上臂后侧脂肪堆积影响外观，甚至过度肥胖摩擦胸侧壁。上臂后侧皮肤厚度大于2cm的患者通常有较好的效果。同样需要检查皮肤是否过度松弛。

（三）手术标记

标记时患者上臂外展90°，前臂向上屈曲90°。标记前臂后侧脂肪，必要时两侧也可适当抽吸。切口在标记区域近腋下和肘关节处隐蔽位置或褶皱内（图3-6-21）。

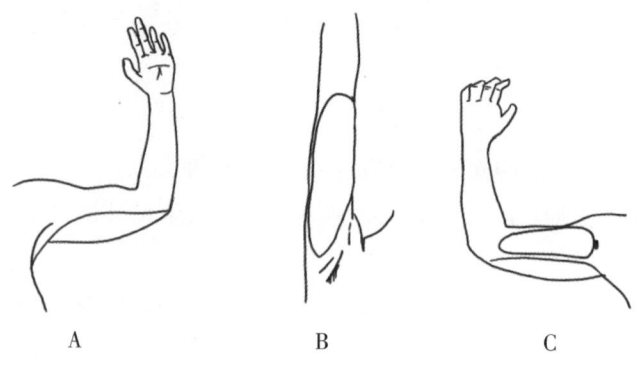

图3-6-21 上臂脂肪抽吸设计

（四）手术方法

患者上臂外展90°消毒铺巾，肿胀麻醉后，以3～4mm抽吸管抽吸，然后以更细的吸管修整。捏起皮肤观察厚度，评估是否达到手术效果。一般按患者肥胖程度不同抽吸脂肪150～450ml。

（五）术后护理

术后弹力套加压包扎，会有液体从切口流出。通常术后3周可见手术效果。局部不平整需要3～6个月逐渐恢复。

五、面部脂肪抽吸术

（一）局部解剖

面部脂肪沉积主要由两部分组成，浅表的脂肪分布在皮肤和SMAS层之间。深部的脂肪主要是颊脂肪垫（图3-6-22）。脂肪抽吸主要对浅表皮下脂肪进行。

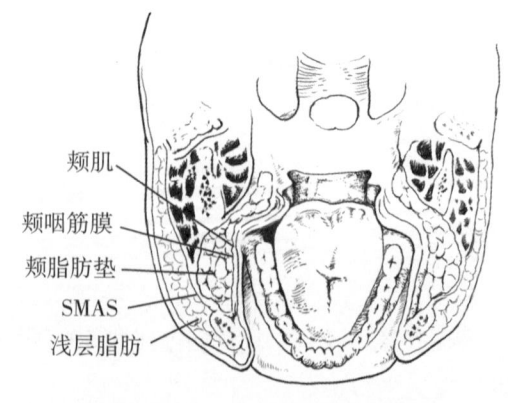

图3-6-22 面部脂肪分布

（二）适应证

面部轮廓一定程度的圆润饱满,颊部一定程度的"婴儿肥"可以给人年轻、健康的感觉。尽管当前的审美认同瘦的颊部和尖的下巴（瓜子脸）使女性更有气质,但是并非每个面部皮下有脂肪堆积的患者都需要抽吸,也不是每个患者都适合较瘦的脸型,有时候手术并不能使患者更漂亮。这需要结合患者年龄、职业、面部骨性轮廓和五官的特征,以及患者自己的要求,通过手术医师的审美判断来综合评估是否需要进行脂肪抽吸及抽吸的范围。另外对于很多颊面部脂肪堆积的患者,往往伴有深部脂肪的堆积。对于这种情况,对浅表脂肪和深部脂肪都适当去除的效果会比大量去除两者之一的效果要好,所以应该告知患者结合颊脂肪垫部分取出术会有更好的效果。另外,很多人的颊部并非完全对称,所以术前应该摄影告知患者手术不能纠正这种不对称。

（三）手术标记

在耳垂下标记切口。在颧大肌和下颌骨之间颊部脂肪堆积明显的突出部位标记抽吸范围。

（四）麻醉

面部抽吸可以在局麻下进行,以 20～30ml 0.25%的利多卡因以及 1:200000 的肾上腺素局部肿胀麻醉。

（五）手术方法

双侧鼻前庭和耳垂下切口进行抽吸（图 3-6-23）。使用 1.8～2.4mm 钝头吸管或 20ml 针筒负压抽吸。一般每侧抽吸小于 3ml。两侧抽吸的脂肪分开放置以作为参考。不同于身体的脂肪抽吸,面部抽脂要求抽吸得格外平整,局部的过度抽吸导致的凹陷、不平整往往会引起患者的不满意。另外,尽管深部脂肪（颊脂肪垫）也可以通过抽吸去除,但笔者认为通过口内切口手术去除更为安全有效。

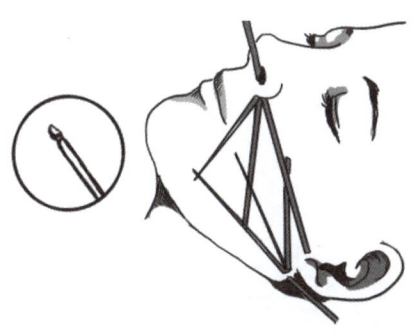

图 3-6-23 面部脂肪抽吸方法

（六）术后护理

术后 3 天半流质饮食,1 周弹力颌面套加压包扎。如果没有出现并发症,一般术后 4～6 周可见手术效果。

面部脂肪抽吸术实例见图 3-6-24 和图 3-6-25。

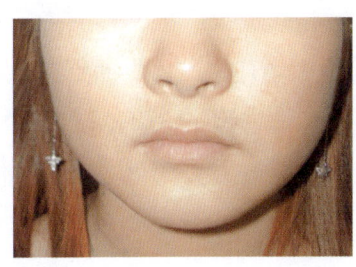 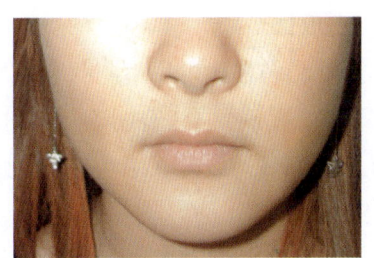

A   B

图 3-6-24 颊部脂肪抽吸术前、术后
A. 术前　B. 术后

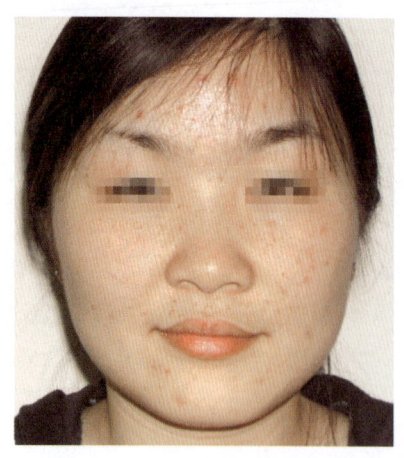
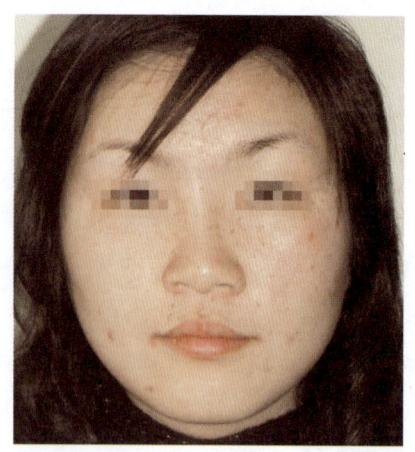

图 3-6-25 颧部脂肪抽吸术前、术后
A. 术前　B. 术后

六、颈部脂肪抽吸术

（一）局部解剖

颈部的浅表脂肪占多数，主要分布在皮肤和颈阔肌之间。深部脂肪主要分布在颈阔肌和深筋膜之间。另外，更深部的左右二腹肌肌纤维之间也有深部脂肪分布（图 3-6-26）。绝大多数患者只需要抽吸浅表脂肪即可。深部脂肪去除术需要开放切口，且往往出现颏下明显的凹陷，通常不进行这种手术。

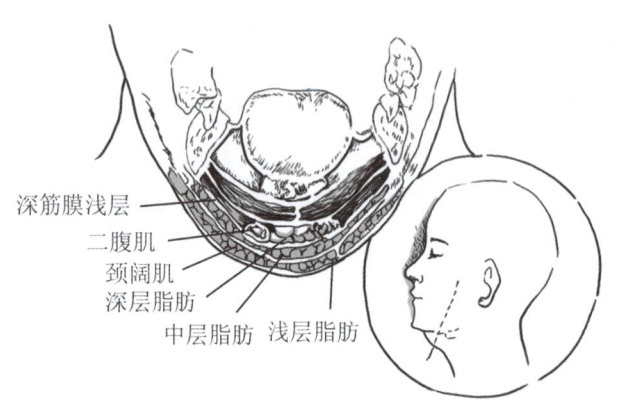

图 3-6-26 颈部脂肪分布

（二）适应证

颈部过度脂肪堆积可以由肥胖和衰老引起。患者往往比面颊部更在意颈部脂肪堆积形成的"双下巴"。虽然颈部抽脂没有明确的年龄限制，但是通常较年轻的患者效果更好。体检时要确认患者皮肤有足够的弹性以确保术后不出现皮肤过度松弛。另外，单纯颈部脂肪抽吸对改善颈纹效果有限，部分患者希望改善颈纹过度明显，这部分患者结合或单独进行颈阔肌折叠术会有更好的效果。

（三）手术标记

在颈部和颏下标记脂肪堆积最明显处为抽吸范围。切口设计在颏下缘和耳垂下（图3-6-27）。

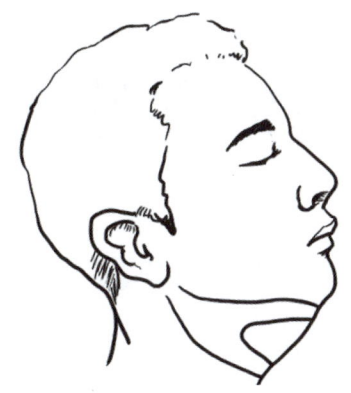

图3-6-27　颈部脂肪抽吸范围

（四）手术方法

从耳垂下方作切口。耳周皮肤与筋膜连接紧密，抽吸管穿行阻力稍大，深部有面神经分支穿过。用剪刀从切口向前下稍作分离至皮下，再将抽吸管插入到颏前皮下脂肪阻力会减小。使用1.8～2.4mm钝头吸管或20ml针筒负压抽吸。注意局部平整（图3-6-28）。

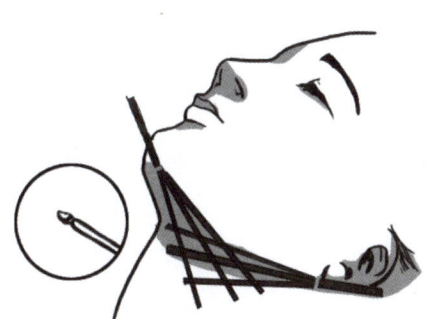

图3-6-28　颈部脂肪抽吸方法

（五）术后护理

术后1周弹力颌面套加压包扎。术后下唇力量减弱可能是面神经分支损伤，一般3～6周恢复。术后血肿不常见，如血肿较大需要切开引流。

第五节 并发症及其预防处理

一、局部淤斑、积血、积液

脂肪抽吸术后，手术区域会出现不同程度的淤斑，身体低垂部位较多较明显。此为毛细血管渗血，通常情况下在 2 周左右逐渐消退。术中破坏小静脉有可能导致局部积血积液，通常无明显不适，局部肿胀明显，低垂部位积液，有波动感。穿刺抽吸见血性液体可明确诊断。穿刺抽吸积血、积液后加压包扎即可。通常患者发现就诊时已经止血，必要时放置引流。

二、局部水肿

术区会出现不同程度的肿胀，主要是局部创伤引流不畅造成的，需要 1~3 个月逐渐消退。无需特殊处理，可口服消脱止加快水肿吸收。注意鉴别血肿和血清肿，必要时局部穿刺抽吸鉴别。

三、局部不平整

一定程度的不平整是不可避免的，需要在术前告知。轻度的不平整会在 3~6 个月内恢复。严重的凹凸不平主要有以下原因：①术中局部抽吸不均匀；②术后没有良好的弹力套包扎。预防措施：①术中采用多点的扇形交叉抽吸；②最后用小号抽吸管进行调整；③术后弹力套包扎。对于严重的凹凸不平，应在手术至少 6 个月后再次进行脂肪抽吸和脂肪皮瓣修整。

四、皮肤松弛

过度肥胖和年龄较大的患者可能在术后出现皮肤松弛，以腹壁松弛最为常见。对于这类患者，应当在术前告知，并建议结合腹壁整形手术。单纯的脂肪抽吸并不能达到满意的效果。术后延长弹力套包扎时间可以一定程度减轻皮肤松弛。采用纵轴方向的隧道抽吸可能对皮肤松弛有所改善。

五、局部感觉减退

术后术区皮肤可能出现感觉减退,为术中破坏浅表神经末梢所致。术前应予告知。一般无需特殊处理,术后 3 个月可逐渐恢复。可予维生素 B_1 口服。

六、药物反应

过量利多卡因可能出现毒性反应,严重者甚至导致死亡,所以应该及时发现早期症状并采取措施。除了严格按照剂量和注射层次使用肿胀麻醉外,需要手术单位具备完善的抢救设施和措施以应对潜在的严重药物反应。

七、局部感染

脂肪抽吸术后发生严重感染的不多见。发生感染后可能出现引流不畅,创口长期不愈,甚至发生皮肤坏死。如发现感染应紧急处理,需要进行搔刮去除纤维囊,庆大霉素冲洗,引流换药,加压包扎,同时使用敏感抗生素抗感染治疗。

八、皮肤坏死

皮肤坏死可能由多种原因引起。手术操作不当是皮肤坏死最大的原因。局部过度抽吸,使皮下脂肪过薄,可能引起局部皮肤缺血坏死。此外,超声的使用有引起坏死的潜在可能。另外包扎的过度压迫也可能引起压力性坏死。需换药清除坏死皮肤,修补缺损。皮肤一旦坏死必然留下严重的影响,所以抽吸时要谨慎预防。

九、过度出血及大量体液丢失

肿胀麻醉的使用大大减少了过度出血和体液丢失。过度肥胖及大范围脂肪抽吸患者可能因大量体液丢失导致水电解质平衡紊乱,严重者可以出现休克。所以应在术前估计体液丢失量,必要时术中输液。如发生休克立即抗休克治疗。

十、深静脉血栓和脂肪栓塞

深静脉血栓和脂肪栓塞虽然极少发生,但是其后果严重。大范围脂肪抽吸术中及术后应严密观察生命体征,特别是有发热的患者。同时术中应尽量避免使用管径很大的抽脂管,负压避免过大。术后如出现急性下肢疼痛水肿、胸痛等应怀疑深静脉血栓,需及时检查排除。

第六节 腹部皮肤松弛

腹壁整形通过切除多余的腹部皮肤和皮下脂肪组织,改善腹部脂肪堆积和皮肤松弛,从而达到体型的改善。在尽可能去除多余的皮肤和皮下脂肪组织的同时,要考虑到腹壁结构的解剖完整、外形的美观和尽可能小的瘢痕。腹壁整形必然伴随较长的瘢痕。不同于高加索人种,中国患者往往更容易留下明显的瘢痕,甚至发展成病理性瘢痕。所以,对该手术适应证的把握应该更加严格。

(一)局部解剖

男性和女性脂肪分布有着不同的特点,理想的女性体形为漏斗形,脂肪主要分布于躯干下部和大腿,在耻骨前方会有脂肪堆积。而理想的男性体形由胸到臀部呈 V 形,前腹部平坦,而脂肪堆积在腹部两侧和周围。

脐和脐周组织直径为 4~6cm,通常脐与深部的筋膜连接很紧密。腹部层次依次为皮肤、皮下组织、肌层和腹膜。皮下脂肪被 Scarpa 筋膜分为两层,浅层致密,深层疏松。

(二)适应证

腹壁整形可以去除过多的皮下脂肪和腹部松弛皮肤,但是无法改变骨性形态不佳和腹腔内部的问题。腹部整形的适应证是皮肤松弛伴或不伴腹肌松弛,所以单纯的腹部脂肪堆积首选脂肪抽吸。

(三)手术方法选择

根据不同的适应证,有不同的方法可供选择。包括对松弛的皮肤进行切除,对松弛的腹肌进行肌肉折叠,对多余脂肪进行抽吸或切除。在手术前必须对手术方式有明确的决定,包括切口选择、去除组织的多少和形状、脐部的处理、肌肉折叠的情况、皮瓣的分离和处理、是否需要辅助脂肪抽吸等(表 3-6-1)。

表 3-6-1 腹壁整形手术方法选择

分类	临床表现	手术方法
正常形态	无腹直肌分离,无皮肤松弛,无多余脂肪	非手术适应证
仅有脂肪过多	脂肪堆积,无皮肤松弛,无腹肌松弛	脂肪抽吸
局限的腹壁整形	脐下皮肤松弛,无腹肌松弛,有或无脂肪堆积	下腹壁皮肤切除,根据需要切除脂肪或辅助脂肪抽吸
局限的腹壁整形	脐下皮肤松弛伴有脐下肌腱膜的松弛,无腹肌松弛,有或无脂肪堆积	下腹壁皮肤切除,从脐到耻骨段缝合腹直肌鞘,根据需要切除脂肪或辅助脂肪抽吸
扩大的局限腹壁整形	脐下可能伴有脐上的皮肤松弛,整个腹壁肌腱膜的松弛,有或无脂肪堆积	下腹壁皮肤切除,脐重建手术,从剑突到耻骨段缝合腹直肌鞘,根据需要切除脂肪或辅助脂肪抽吸

分类	临床表现	手术方法
全腹壁整形	全腹的皮肤松弛，整个腹壁肌腱膜的松弛，有或无脂肪堆积	耻骨至脐的皮肤切除，从剑突到耻骨段缝合腹直肌鞘，根据需要切除脂肪或辅助脂肪抽吸
环状躯干整形和脂肪切除	环状躯干皮肤松弛，通常是过度肥胖患者伴有大量脂肪流失，可能仍有皮下脂肪堆积	环状躯干整形，脐重建，根据需要脂肪切除

（四）手术方法

根据患者皮肤松弛情况进行皮肤切除。方法主要有横向、纵向和纵横结合三类。横向的皮肤切除主要改善下垂的皮肤松弛畸形，纵向的皮肤切除改善两侧的多余皮肤。首先捏起下垂皮肤来估计要横向切除皮肤的量，然后评估是否需要纵向切除，最后还要评估是否需要脐重建。完成后标记切口，并和患者讨论设计并告知术后瘢痕可能的形态。对皮瓣潜行分离，结扎沿途浅表血管。潜行分离应当适度，以免影响皮瓣血供。然后切除多余皮肤组织，注意切除皮肤过程中确保每点可以与对侧无张力缝合（图 3-6-29）。如果有必要应缝合腹直肌腱鞘。对多余的脂肪可以进行切除或辅助脂肪抽吸来达到更好的手术效果。如果需要进行脐部重建，在髂嵴的最高点连线与腹中线的交点设计直径 2cm 的圆形切口，将原脐带蒂移至新脐孔位置，将蒂部埋入固定在两侧对缝的腹直肌鞘之中，而只让脐部从腹直肌鞘中穿出，使脐固定在新位置（图 3-6-30），并在脐孔 3 点、9 点位置将皮肤缝合在腹直肌鞘上使脐孔外翻，其余位置缝合皮肤。最后在逐层缝合皮肤的同时观察调整使腹部尽可能平整、对称。

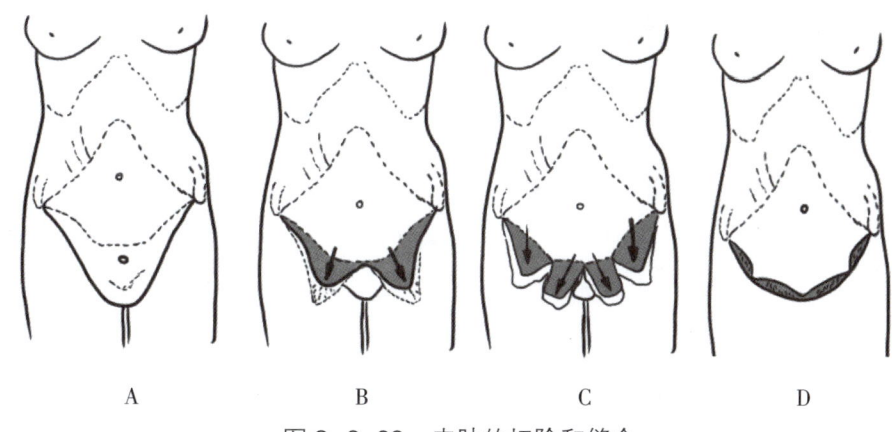

图 3-6-29 皮肤的切除和缝合

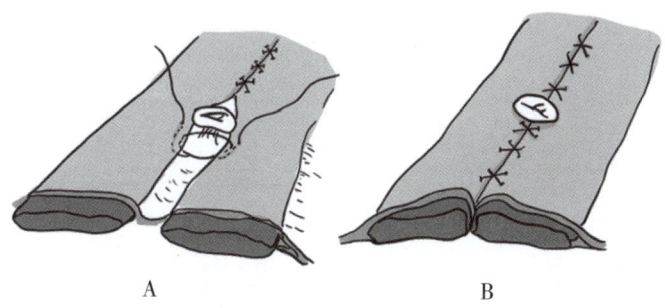

图 3-6-30 脐重建的缝合

(五) 术后护理

术后放置引流,加压包扎。可能出现血肿、血清肿,严重时需要手术清除血肿以免引起感染、坏死。术后瘢痕形成是腹壁整形的最大问题,也限制了该手术的广泛应用,术后应尽可能减小切口张力。

(徐靖宏 沈辉)

第七章

多毛症与脱毛

第一节 毛发的结构与生理

一、毛囊的解剖

毛发是皮肤的附属物,由外胚层分化而来。人体除了掌跖、指(趾)屈面及末节的伸面、口唇、乳头、阴蒂、小阴唇及大阴唇内侧、阴茎龟头和包皮内面等部位无毛外,几乎其他所有的部位都长有毛发。

从组织结构来看,毛发由毛干和毛囊两个不同的部分组成。位于皮肤外面的部分称毛干,里面的部分称毛根,包绕在毛囊内。毛根末端膨大的部分称毛球,毛球下端的凹陷部分称毛乳头,内含有结缔组织、神经末梢和毛细血管,它的作用主要是向毛球提供营养。

毛发是由表皮的角质形成细胞角化而成的特殊组织,呈同心圆排列,从内向外依次为髓质层、皮质层和表皮。表皮层也叫毛小皮,由6～10层鳞片状角质细胞重叠排列而成。毛囊则位于真皮和皮下组织中,从内向外由内毛根鞘、外毛根鞘和结缔组织组成(图3-7-1)。

毛发的形态和色泽因种族的不同而有相应的差异。黄种人头发直而粗,黑种人头发极卷曲,甚至有时形成"胡椒粒"样发结,白种人头发则介乎前两者之间。毛发的颜色是由毛发皮质中黑色素颗粒的种类和数量决定的,有黄色、红色、棕色、黑色或白色等。色素的产生与毛发的生长紧密同步,随着毛发生长的周期性变化,毛球黑色素细胞的活性也相应地周期性激活。此外,头发颜色的深浅也与它所含的微量元素有关。例如黑发中含较多的铜和铁,金黄色头发中含有钛,红棕色的头发中含有铜和钴,含镍过多的头发可呈灰白色。某些病理状态也可引起毛发颜色的改变,铅中毒后引起毛发颜色由黑变白;黄色毛发症与遗传有关。

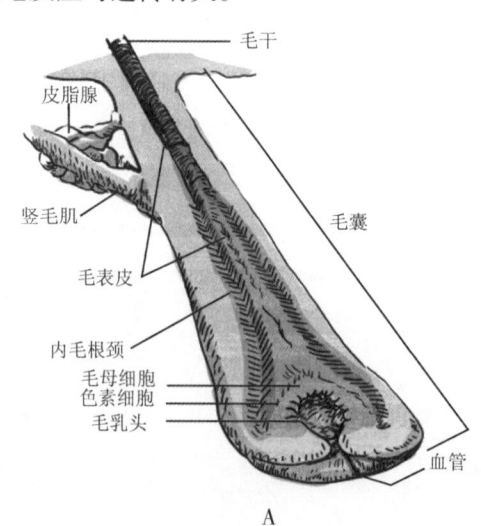

A

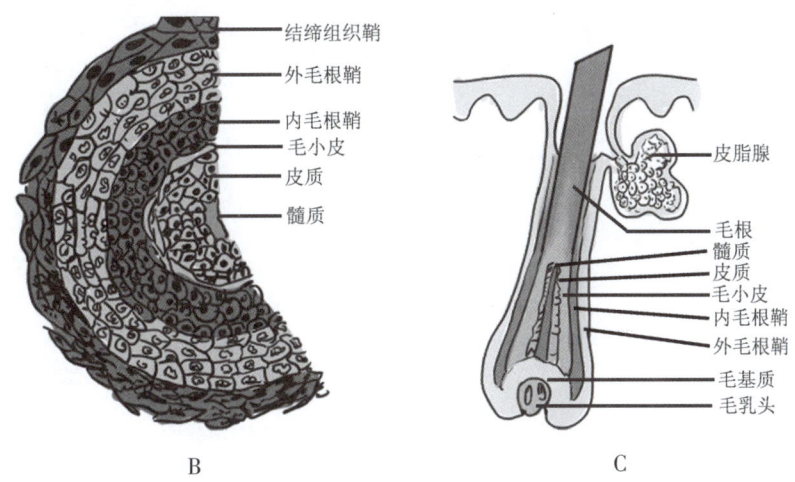

图 3-7-1 毛发结构
A. 毛发结构剖析 B. 毛发横截面示意图 C. 毛囊结构示意图

二、毛发生长周期

毛发的生长呈一定的周期性,主要与毛囊本身生长周期有关。毛发生长周期可分三个阶段:生长期、退行期和静止期(图 3-7-2)。一般来说,毛发的生长期约 3 年,退行期约 3 周,静止期约 3 个月。不同部位的毛囊呈非同步生长,具有各自的周期,即不同时间段分散地脱落和再生(表 3-7-1)。正常人约 85% 的头部毛囊处于生长期,每日脱落 100 根以内都是正常的,且脱落量与再生量基本持平。以头发为例,成人头发在某一时间 85% 的毛囊处在生长期,13% 处于静止期,仅有 2% 处于退行期。反映毛发生长的主要生理性参数包括:①毛发的密度;②毛发的直径;③毛发的线性生长速度;④毛发循环的比例。其中,生长期/静止期毛囊的比例或生长期毛囊的百分比是衡量毛发循环比例的最好指标。

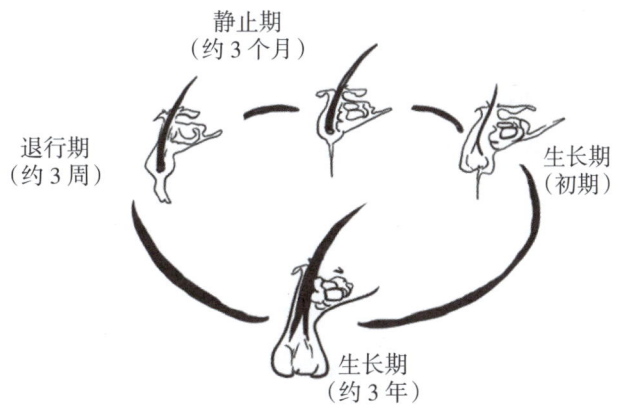

图 3-7-2 毛发生长周期

表 3-7-1 不同部位毛囊生长周期

部位	静止期(%)	生长期(%)	静止期时间(月)	毛囊密度(个/cm²)	毛囊深度(mm)
头皮	15	85	3~4	350	3.0~5.0
胡须	30	70	2~3	500	2.0~4.0
上唇	35	65	1.5	500	1.0~2.5
腋下	70	30	3.0	65	3.5~4.5
躯干	70	30	2.5	70	2.0~4.5
会阴	70	30	2~3	70	3.5~4.5
手臂	80	20	2~4	80	
腿部	80	20	3~6	60	2.5~4.0

激光脱毛的原理是毛囊内的黑色素吸收激光的热量而达到破坏毛囊的作用。毛发的生长要经过生长期、退行期和静止期三个阶段。生长期毛囊内有大量黑色素生成并转运，故激光对生长期毛囊破坏显著，而退行期和静止期的毛囊停止生成黑色素，所以激光对这两期治疗效果较差。因此，依据毛发的生长周期，激光脱毛需要治疗 3~5 次，甚至更多次才能完成整个疗程，达到永久脱毛的目的。

三、多毛症和毛发过多

多毛症指毛发比相同年龄和性别的正常人密度增加、变粗、变长和变多，可分为先天性和获得性两种。一般表现为面部、腹、背、腋下、阴部及四肢体毛明显增多、增长、增粗。

（一）先天性多毛症

1. 先天性全身多毛症　绝大多数为常染色体显性遗传。患者生长发育与正常人无明显差距，智力也大多正常，故又被称为"毛孩"。Sun 等对先天性全身多毛症家系和患者的研究发现染色体 17q24.2~q24.3 区域存在缺陷。国内李啸红等也报道过一家系三代男女皆有多毛症。

2. 先天性局部多毛症

（1）先天性色素性毛痣：这类局限性的多毛症以色素痣基础上长出黑色的毛发多见，临床上有先天性巨痣、先天性小痣、色素性毛表皮痣等。

（2）某些先天性疾病引起局部多毛：先天性脊柱裂伴腰骶部多毛症是先天性局部毛发增多较常见的一种（图 3-7-3）。据报道，约 1/3 先天性脊柱裂患者伴有腰骶部多毛症；其多余毛发沿脊柱正中线脊柱裂表面皮肤分布。此外还见于局部颈前多毛症、多毛肘综合征、多毛耳等，可为常染色体显性或隐性遗传。

（二）获得性多毛症

此类多毛症既包括全身性多毛也包括局部多毛，有多种分型，主要包括以下几种类型。

1. 症状性多毛症　症状性多毛症与全身性的疾病因素关系密切，是系统性疾病或某些综合征的一个表现。常见于以下疾病，如库欣综合征、下丘脑与腺垂体肿瘤、肾上腺皮质腺瘤、多囊卵巢综合征、卟啉病、甲状腺功能亢进或者减退等。

2. 药物源性多毛症　非激素药物中的米诺地尔、苯妥英钠和环孢霉素等，激素类药物如雄激

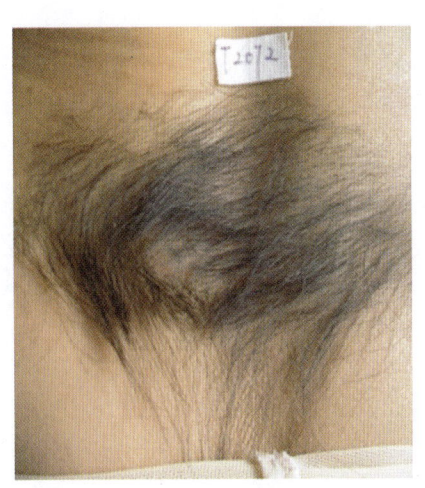

图 3-7-3　先天性腰骶部多毛症

素、甲强龙等长期服用或外用可引起多毛症。

3. 特发性多毛症　患者既无遗传家族史又无器质性病变,也无药物因素,各项检查均正常,此类属于特发性多毛症。

毛发过多指体表毛发增多,大多数有家族性毛发过多史,但是没有男性化的表现,亦无生理异常,故一般不需治疗。毛发过多也是相对而言的,受种族、年龄、性别、营养、气候以及情绪等的影响而有所不同,如欧美人比亚洲人毛发浓密,男性的毛发比女性长、粗、密。

多毛症和毛发过多临床上没有绝对的界限。前者往往是某种病理状态在局部皮肤或者全身的表现,后者仅仅是视觉上的毛发过多,不存在病理状态。

第二节 不同脱毛方法的回顾与评价

一、脱毛方法历史回顾

爱美是人的天性,远古时期人们将糖涂于面部,用来粘除多余的毛发,以达到面容光洁的目的,这是迄今记载的最早的脱毛方法。我国女性关于眉毛的审美意识出现得很早,先秦时期人们就已经开始修眉,《诗经·卫风·硕人》有"螓首蛾眉"的诗句,《离骚》也说"众女嫉余之蛾眉兮"。而当时楚国更有剃眉之后画眉的传统,因为是用黛色描画,故称"黛眉"。《释名》说:"黛,代也。灭眉而去之,以此画代其处也。"追溯到魏晋南北朝时期,当少女出嫁时,会有个"开面"(俗称"绞脸")的成人仪式,就是用两手拉起根细线,用牙咬住中间,在全脸上下来回滚动,将汗毛捻去,而令容颜美丽。随着时代的变迁,人们对美的追求更加广泛。爱美的女性认识到,唇部生长着浓密的汗毛影响了面容美;腋毛、腿毛过重也在穿无袖装或短裙时带来诸多不便。于是各式各样的脱毛法应运而生,如系统性抗雄激素治疗、机械脱毛法、化学脱毛法、物理脱毛法、激光脱毛法等。

二、不同脱毛方法的评价

(一)系统性抗雄激素治疗

因为多毛症是一个雄激素介导的疾病,人们尝试着使用含有抗雄激素功能的药物抑制毛发的生长。多毛严重到需要系统性治疗的女性首选醋酸环丙氯地孕酮和螺内酯作为一线药物。

因为下述的原因,女性在开始治疗前应仔细考虑。首先,毛发生长的治疗效果需要几个月后才会变得明显,仅有部分改善效果可以被预期到。第二,抗雄激素物质可使男性胎儿女性化,治疗中女性不能怀孕。第三,这些药物仅有抑制作用而没有治疗效果,停止治疗后几个月效果逐渐消失,因此一个满意的改善效果出现可能需要无限期治疗。最后,这些药物的长期安全性是未知的。

(二)机械脱毛法

1. 拔除法　某些女性采用镊子拔除多余的眉毛和面部汗毛。这种脱毛方法操作简便,无需费用,但拔除毛发时局部疼痛明显。依据毛发的构造,位于皮肤以外的部分为毛干,位于皮肤以内的部分称毛根,毛根末端膨大部分称毛球。拔除法并不能根本破坏毛发的毛球部分。2~8周后,毛发会重新生长。尽管该法是最简便的脱毛方法,但一般不使用于大面积的脱毛。此外,重复拔毛不仅会导致毛囊过敏性反应,而且对瘢痕体质的人来说,还有留下瘢痕的可能。

2. 刮除法　自行用男用剃须刀或专用刮毛器将体毛剃除。该法简单、快捷,但也仅能去除毛干部分,1~3天后,毛发会再生,而且常有"变本加厉"、"一刮不可收拾"之势。刮除中皮肤易受伤,易致感染也是其缺点之一。因此刮除法尽管一直是男性首要选择的既安全又有效的面部脱毛方法,却很少受到女性青睐。

(三)化学脱毛法

目前用于脱毛的化学脱毛剂包括脱毛膏、脱毛霜、绝毛液等,合成时包含了近百种化学试剂,其中主要成分有硫羟乙酸盐、硫醇以及碱的组合氢氧化钙、氢氧化钠。该法将化学试剂涂抹于局部皮肤,其化学成分可使毛干即刻被腐蚀、溶解,而迅速达到脱去毛发的效果。因为表皮下部毛根也可被化学脱毛剂溶解,因此,与刮除法相比,毛发再生长速度缓慢,效果可持续2周以上。另外,此法在花费方面也是一种相对实惠的选择。但在眼周、黏膜组织周围等区域此法不宜使用,而且脱毛膏、脱毛霜、绝毛液中含腐蚀成分,反复、长期使用对皮肤可能会造成损伤,引起化学性、过敏性皮炎等。所以化学脱毛法也不是一种理想的脱毛方法。

(四)物理脱毛法

1. 蜡脱毛法　蜡脱毛法是美容院用于大面积暂时性脱毛的常用方法之一。操作虽较为麻烦,但脱毛快速又经济。脱毛蜡分为冻蜡和热蜡两种。冻蜡成本高于热蜡。冻蜡的主要成分为多种树脂,具有较强的黏附性,多适用于敏感部位皮肤脱毛。热蜡多为蜂蜡与树脂混合而成,使用前需加热熔化。先使待处理毛发留有约3mm长毛干,将蜡顺毛发生长方向涂于皮肤上,再平贴一层布,稍后逆毛发生长方向将布揭去,以达到脱毛目的。此法可认为是拔除法的改进,因此毛发在2~6周后重新生长。但在治疗过程中,此法可造成皮肤内毛根、毛囊的扭曲,致毛发内生,容易加重和继发毛囊炎(热蜡的使用)或其他类型的皮肤感染。糖尿病、静脉曲张、皮肤破溃及炎症等患者不宜使用该法。

2. 电解脱毛法　将细小的金属针刺入每个毛囊周围,通电流导致组织发生电解反应,破坏毛囊与毛球,以达到脱毛的目的。该法属于永久性脱毛法。经过多次的电解治疗破坏毛发"生长中心"的毛囊与毛球,能够达到绝毛的效果。此方法适用于较粗、坚硬的毛发,但对操作者的要求较高,细针只有恰好刺入到毛囊,尤其是毛球的周围,才有较好的疗效。其最大的缺点是操作繁琐、费时,存在效率低、疗效低、痛感明显及可能遗留瘢痕等缺点;瘢痕体质的患者有可能在接受治疗后局部形成瘢痕疙瘩;此外,安装有心脏起搏器的患者不适用此法。因此,电解脱毛法仅被少数患者所选择。

3. 激光脱毛法　国际美容界认为激光脱毛是具有革命性意义的高科技美容医疗技术。是目前最先进的永久性脱毛方法(详见本章第三节)。

三、脱毛方法展望

尽管脱毛方法及手段层出不穷,各有其可被选择的优点,也存在着不理想的方面,但到目前为止,尚缺乏经济、简便、无痛苦、效果持久的理想脱毛方法。值得欣慰的是国内外美容专家正不断努力开发新的脱毛手段。不久前,美国专业生产化妆品的布里斯托尔公司生产的油脂脱毛剂通过了临床实验,取得FDA认可后,很快将会投放市场。此产品作用原理是化学性地阻止面部毛发生长所需的关键酶,具有无刺激性、方便、快速、高效的特点。随着社会的进步和时代的发展,我们期待更加高效、完善的脱毛方法的出现,并使之服务于社会。

第三节 激光脱毛原理

激光脱毛的理论基础为选择性光热作用,而其作用的靶点则为毛囊内的黑色素。毛囊和毛干中有大量的黑色素,这就为激光的作用提供了靶点。这样,当选择了合适的波长、脉冲宽度和足够的能量密度,就能将光热局限在黑色素靶点造成热损伤,使脱毛的疗效最大化。

一、波长

激光脱毛只有当发出的激光束穿透足够深度,破坏毛囊,才能达到永久去除毛发的目的。如果波长太短,穿透表浅,则毛囊中黑色素吸收的激光能量未必能造成充分损伤,最终出现脱毛不彻底。更为重要的是,表皮中的黑色素会竞争性吸收激光能量,从而引起皮肤的灼伤。因此,需要选用特定波长的激光,其能量可到达靶目标,从而选择性地破坏毛囊,达到去除毛发的目的。

激光波长的选择至关重要。考虑到皮肤组织对光的吸收和散射特点,对波长的基本要求是必须穿透足够深度达到组织内毛囊的膨大部和球部。在可见光到近红外光波段(694nm 红宝石激光、755nm 翠绿宝石激光、800nm 半导体激光以及 1064nm Nd: YAG 激光),黑色素是毛囊的天然靶色基,如此,600～1100nm 波长光可被黑色素选择性地吸收,并且可穿透至真皮深层(图 3-7-4)。

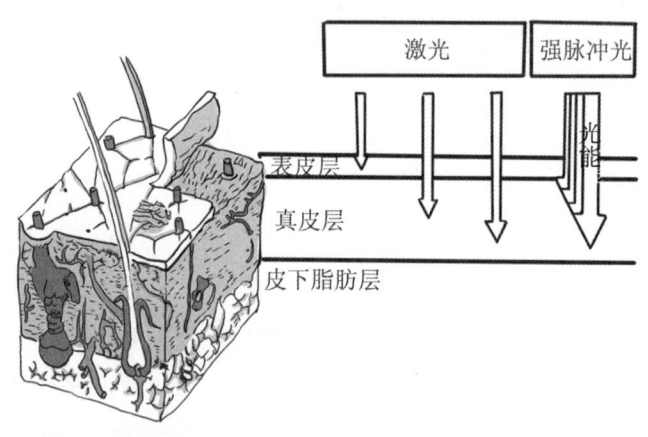

图 3-7-4　激光和强脉冲光穿透深度比较

二、脉冲宽度

组织的靶目标吸收激光能量后,温度一定会升高,也必定会向周围邻近组织发生热的传导。靶目标的热能向周围组织发生的这种热传导过程就是热弛豫,而衡量热弛豫速度快慢的依据就是热弛豫时间。当脉冲宽度等于或少于该组织的热弛豫时间时,激光所产生的热效应仅限于靶组织,而不引起周围组织的热损伤,因此会出现最大的热限制,这就需要对脉冲宽度进行调节。

毛囊的平均直径是 200～300μm,其热弛豫时间为 40～100ms,表皮的热弛豫时间是 9ms 左右。为尽量减少表皮的损伤,激光脱毛最理想的脉冲宽度应大于表皮的热弛豫时间而小于毛囊的热弛豫时间,即在十几毫秒到 100ms 之间。理论上,脉宽应短于或等于毛囊的热弛豫时间,然而,有时实际的靶目标却不含有色素,甚至离色素结构有一定距离,如毛囊干细胞,而这些细胞是永久脱毛的重要靶点。这时,可以通过长脉宽(长于毛干的热弛豫时间)产生的热弥散作用损伤毛囊干细胞,进而破坏毛囊。

三、能量密度

激光脱毛中,能量的选择也是很重要的一环。应根据患者毛发密度、肤色深浅和脱毛部位选择能量密度,同时密切观察皮肤及毛发的反应情况,适时调整激光能量密度。一般合适的脱毛能量作用时,可嗅到毛发焦糊味,听到皮内有微爆破声,手触皮肤表面可感觉到爆破所引起的局部振动感,毛囊口有黑色物溢出以及毛囊一致的风团,此为最佳能量密度的反应,其脱毛效果最好。

激光脱毛过程中,表皮黑色素会竞争性吸收激光能量,如果激光能量大,一方面会使脱毛效果下降,另一方面会损伤表皮。故深肤色激光脱毛比较困难,易导致表皮受损出现水疱、色素异常、瘢痕形成等不良反应。亚洲黄种人的皮肤以 Fitzpatrick Ⅲ～Ⅳ 型为主,治疗的初始能量与 Ⅰ～Ⅱ 型比稍低。

不同的能量密度需与相应的脉宽配合才能达到脱毛的目的。以目前激光脱毛的主打设备 800nm 半导体激光为例,Bouzari 等用该激光治疗 24 例皮肤 Ⅱ～Ⅳ 型面颈部多毛妇女,选择能量密度 25～40J/cm^2,配合脉宽为 15～30ms;Lloyd 等用相同激光治疗 11 例皮肤 Ⅰ～Ⅲ 型患者比基尼部位多毛,能量密度 20J/cm^2,脉宽 20ms;Eremia 等比较翠绿宝石和半导体激光治疗 15 例皮肤 Ⅰ～Ⅴ 型腋窝部多毛,后者选择能量密度为 30～40J/cm^2,可调脉宽为能量密度值的一半。所有这些都取得了良好的临床效果,并且从中还可以看出:不同脱毛部位、不同肤色类型,能量和脉宽是需要调整的。

四、光斑

激光脱毛光斑调节的最重要原则是:光斑应大于光的穿透深度 5～10mm。增大光斑可以增加激光的穿透深度。小光斑治疗时,光束被表皮、真皮中的各组织散射一部分,到达靶组织的绝对量不足以破坏毛囊;而大光斑在散射一部分光束的同时,仍能穿透到组织深层,加热毛囊,去除毛发(参见图 1-9-4)。此外,光斑的大小还影响治疗速度。

脱毛时应沿某一方向逐个光斑进行治疗,每个光斑稍有重叠,尽量保持光的发射方向与毛发生长方向一致,以保证每个光斑的能量被充分吸收。

五、外源性色基和光敏剂的应用

目前各种激光脱毛设备主要是以内源性色基(黑色素)为作用靶点,所以对黑色毛发者效果理想。对于金发、白发等人群缺乏有效、永久的脱毛手段。外源性色基则可以解决这个问题。将外源性的色基(碳粉、meladine 等)导入毛囊,然后选用与该色基吸收峰值一致波长的光照射,就能达到永久脱毛的目的。此外,利用光敏剂如 5-氯基乙酰丙酸(5-ALA),先在多毛处使用蜡脱,再浸入 5-ALA,然后用激光照射,可激活光敏剂产生单态氧,从而引起细胞膜的损伤。这种应用光敏剂的治疗方法也称为光动力学疗法。

常用的脱毛设备名称及参数见表 3-7-2。

表 3-7-2　常用的脱毛设备名称及参数

光源	波长（nm）	系统名称（公司）	脉宽（ms）	能量密度（J/cm²）	光斑（mm）	频率（Hz）	其他特性
长脉冲红宝石激光	694	Ruby Star（麦特瑞）	4	24	8,10,12,14	1	双模（可转换成Q开关模式）
长脉冲翠绿宝石激光	755	Gentlelase（美中互利）	3	最高100	6,8,10,12,15,18	1.5	动态冷却装置（冷却剂喷射）
		Apogee-6200（赛诺秀）	5,10,20,40	0~50	10,12.5,15,50×50	最高3	Smartcool冷却扫描系统（选配）
		Apogee Elite（赛诺秀）	0.5~300	100	3,5,7,10,12,15	最高3	冷气冷却
半导体激光	800	LightsheerXC400（Lumenis）	5~400	10~100	12×12	2	ClillTip 接触式冷却
		LightsheerET400/Lumenis one（Lumenis）	5~400	10~100	9×9		
	810	飞顿半导体（飞顿）	400	120	12×10	3	白宝石接触式冷却
		丽晶（康奥）	10~1000	1~200	24×24,24×8,8×8	0.3~100	蓝宝石接触冷却（0~20℃）
		MeDioStar（麦特瑞）	最长100	最高64	8,10,12,14	最高4	整合接触冷却
长脉冲Nd:YAG激光	1064	GentleYAG HR（美中互利）	0.25~300	最高600	12,15,18	最高10	动态冷却装置（冷却剂喷射）
		Cutera XO（酷蓝）（康奥）	10~100	10~100	10	最高2	接触式冷却低至4℃
		Profile 超级平台（奇致）	0.3~200	20~350	3,6,30×30	1~20	蓝宝石窗口冷却系统，-5~30℃可调
		Cooltouch VARIA（捍马）	0.3~500	最高500	3~10可调		DCD动态冷却
		Apogee Elite（赛诺秀）	0.4~300	300	3,5,7,10,12,15	最高5	冷气冷却
强脉冲光	650~950	飞顿一号（飞顿）	30,40,50	5~20	16×40	1,3	多脉冲
	650~1200	StarLux/Lux R（捍马）	5~500	28	16×46	2	专利柔脉冲技术（Smooth Pulse），蓝宝石冷却
		StarLux/Lux R（捍马）	5~500	50	12×28		
	695~1200	Lumenis one（Lumenis）	3~100	10~40	8×15,15×35	1	接触冷却，多脉冲
		Quantum HR（Lumenis）	6~18	20~45	8×34	0.5	
	695~1200	Profile 超级平台（奇致）	5~200	2~35	15×45	2	蓝宝石接触式冷却,0~30℃可调2~3脉冲,内冷却光导晶状体直接耦合
		Queen（奇致）	2~8	10~48	8×34	0.5	

续表

光源	波长(nm)	系统名称(公司)	脉宽(ms)	能量密度(J/cm²)	光斑(mm)	频率(Hz)	其他特性
强脉冲光	695～950	Ellipse Flec（丹麦 DDD）	15～40	18	10×48		直接耦合式蓝宝石接触式冷却系统
	695～950	PHOTOSILK PLUS	3～25	4～32	46×10	1	1～3脉冲，集成制冷
	590～1200	Beauty Flah		14～30	35×25，20×10		
光电结合技术	强光680～980＋射频	Aurora(奇致)		强光10～45 射频5～25J/cm³	12×25		皮肤表面冷却（5～20℃，结合皮肤阻抗调控）
	激光810＋射频	Comet(奇致)	20～300	激光10～50 射频30～100J/cm³	12×25		
	激光900＋射频	Polaris(奇致)		强光10～50 射频30～100 J/cm³	8×12		皮肤表面5℃

第四节 激光脱毛的临床应用

一、患者的选择

激光脱毛几乎适用于儿童、成人所有部位先天性或者后天性、深色和浅色的毛发，任何希望永久去除毛发者均可作为脱毛的候选对象。激光脱毛的禁忌证和相对禁忌证有：

1. 在6周内曾使用过蜡脱、电解法等脱毛方法的患者。

2. 某些药物可能刺激毛发的生长而影响激光脱毛的效果，故在6个月内有使用13-顺维A酸史、3个月内使用光敏剂史者应排除。

3. 应排除存在激素失调情况的患者，主要表现为体重增加、痤疮及胸部毛发增加。发现这种情况时应建议患者到内分泌科进行激素水平检测，如证实为内分泌方面疾病导致的毛发增多，应积极进行针对病因的治疗。

4. 对深肤色或最近有日晒史的患者，由于治疗过程中表皮黑色素细胞会竞争性吸收一部分激光光源从而引起皮肤色素减退，故可外用退色剂，如3%氢醌、0.025%维A酸、2%氢化醋酸可的松等，应在晒黑的皮肤褪色以后再进行治疗，不可盲目进行治疗。

5. 在众多治疗多毛症方法中，虽然激光是最安全无损伤的方式，但为了减少对视力的损伤，应避免在眶缘进行治疗。

6. 肛周和外阴部位脱毛极易导致感染，故操作时应谨慎。

7. 若患者治疗区有感染病灶，应将感染治愈后方可进行脱毛。如有水疱形成时，应注意保持创面清洁，防止创面感染，必要时口服抗生素。

8. 瘢痕疙瘩和肥厚性瘢痕史应为激光脱毛的禁忌。

9. 孕妇、哺乳期妇女以及有单纯疱疹病史、出血倾向、压力性荨麻疹、糖尿病、高血压、严重心脏病、恶性肿瘤、文身、接受过皮肤移植手术、对光过敏以及精神异常者均禁忌使用激光脱毛。

二、治疗操作

脱毛的程序同治疗其他色素性疾病、血管性疾病以及文身设备的操作相似。

（一）术前准备

将治疗室温度和湿度调到适宜的程度，以确保治疗仪器的正常运转。一般室温以18~24℃、相对湿度以40%~60%为宜。检查仪器治疗头，确保其清洁、无污染物。术前让患者了解整个治疗过程，告知需要多次重复治疗和注意事项，让患者签署知情同意书，治疗部位常规照相以便进行疗效对比。一般不需要麻醉，个别对疼痛敏感者可于治疗前30分钟至1小时使用复方利多卡因乳膏涂抹治疗部位，达到表面麻醉的目的。术前首先清洁治疗部位，除去油脂、污垢、麻醉剂、化妆品或润肤霜，常规消毒，并使用一次性剃毛刀剃除该处毛发至毛发长为1~2mm，以免较长毛发吸收过多激光能量，减弱深层毛囊吸收的能量，影响疗效；同时，可见的毛发会因激光的烧灼引起高热从而损伤表皮，容易引起水疱、色素沉着及瘢痕，还可导致激光治疗头的不可逆性损坏。

若脱毛仪器没有配备冷却装置，可在激光治疗前涂适量的冷凝胶，以防止表皮温度过高而被灼伤。由于光学脱毛设备均是针对黑色素的强吸收和深的组织穿透力而设计研制的，因而这些设备能引起视网膜损伤，故患者和操作人员应佩戴合适的眼睛保护设备。不建议对眼球附近或眼皮区域治疗，身体其他部位的治疗均很安全。此外，毛干汽化产生的烟雾有明显的硫黄味，产生的烟雾可被吸进呼吸道，因而应配备排烟设备。

（二）治疗操作

理想的治疗参数因人而异，根据治疗部位、毛发颜色、直径、浓密程度及肤色选择治疗参数，必要时在治疗前可选择几个区域进行试验性治疗，以确定合适的能量密度和脉宽，在测试取得最佳效果后方可进行全面治疗。通常对偏黑肤色者初始应选择低能量，可以防止表皮黑色素细胞竞争性地吸收能量而致色素异常和水疱等副作用发生；毛发直径与能量呈反比关系，毛发直径越大，其靶色基越多，能量吸收较多，易致副作用的产生。在初始能量选定之后，根据患者皮表的反应来适当增加能量密度，以治疗后患者有轻度烧灼感，局部皮肤出现微红等充血反应，数分钟后部分毛囊周围出现水肿性小丘疹，形似"橘皮样"外观为治疗终点。如果观察到皮肤暗红肿胀，出现大片红斑、水疱或伴有紫癜等表皮损伤的征象，患者疼痛感明显，则表示能量密度过大，应降低能量密度。

为了获得最佳的疗效,通常推荐使用最大的光斑和可耐受的终点能量密度,光斑重叠一般为10%。

治疗时根据冷却方式来决定治疗头与皮肤的距离,如 Lightsheer 800nm 半导体激光和 SmoothTouch 长脉宽 Nd:YAG 激光采用接触式冷却,治疗时应将治疗手柄压紧皮肤,一方面可减少毛囊与表皮的距离,另一方面可更好地发挥带冷却装置手具的制冷作用;而 Gentlelase 翠绿宝石 755nm 激光机采用喷射制冷剂的方式冷却,治疗手柄不应与皮肤接触。使用间断模式时,按顺序逐个光斑进行治疗,相邻光斑可有一定的重叠,一般不超过30%;使用连续模式时,手具紧压皮面使用低能量在毛发区域内反复滑动。配备有蓝宝石接触冷却头的仪器在每5~10个脉冲后应擦拭干净,以除去碎屑。在治疗过程中应时刻保持治疗头的清洁,因外部灰尘会增加光的吸收而产热,增加表皮的损伤及疼痛。光斑重叠不能过多,否则重复照射会加重表皮损伤,光斑间距过宽则影响治疗效果。

术中可边治疗边冷敷,对刚治疗过的区域采用0~4℃的袋装液体(如盐水)或凝胶贴敷冷却,术毕继续对治疗区冷却20~30分钟,以保护皮肤,减轻疼痛,改善治疗效果,减少治疗区的热损伤和术后不良反应的发生。

治疗所需时间根据部位和毛发密度而不同,需实行个体化原则。以激光照射后局部皮肤变红,数分钟后出现轻度水肿为度。唇部胡须、比基尼线一般5~10分钟,双上肢、双小腿需30~50分钟,双下肢及大面积的胸腹部可能要60~90分钟。

（三）术后注意事项

正常情况下术后治疗部位可有轻度烧灼感,一般2~3小时可消退,部分患者局部出现毛发变白、变焦以及毛囊周围轻微红斑和水肿,此为治疗后的正常反应,常为暂时的,一般2~3天即可恢复。为了减轻红斑和水肿反应可使用冰袋冷敷10~20分钟,并告知患者应保持治疗部位清洁,在治疗当天不要使用肥皂及热水清洗治疗部位。手术48小时后若无水疱或结痂即可使用化妆品(有水疱和表皮损伤者除外),且应每日2次外用抗生素软膏,避免任何挖伤和抓伤。如发生持久性红斑(持续时间1周)或色素沉着可口服维生素C,外用左旋维生素C及3%氢醌霜。唇毛及暴露部位激光脱毛后应避免日晒1个月,防止毛囊口处出现色素沉着。术后4周内避免食用光敏性食物及药物。激光脱毛治疗后1~2周内破坏的毛干才能被排出、脱落,应告知患者这并非毛发新生的征象。

（四）后续治疗

有研究表明,激光脱毛后毛发有三种结果:①毛囊非致命性损伤,导致毛发进入退行期和静止期,包括静止期延长。②毛囊隆突受到不同程度的损伤,导致毛囊长期或永久萎缩,毛囊小型化,形成细小的毳毛。③足够能量的激光照射选择性永久破坏毛囊。也就是说,激光脱毛后,一部分毛囊被彻底破坏,另一部分变成细小的毳毛,其余的转入延长的静止期。相对而言,较长波长和较宽脉宽的激光在破坏毛囊时更有效。

因激光脱毛需要有色素化的毛干存在,因此,一旦毛发再生即可进行再次治疗。毛发再生依赖于毛发自然的生长周期,随不同部位而异,治疗的间隔应有差异。如头部毛发有相对较短的静止期,故间隔1个月治疗;躯干和四肢毛发的静止期相对较长,治疗间隔以2个月为宜。临床上脱毛周期判断以毛发开始再生,长出新毛发2~3mm时即可进行治疗。随着疗程的进行,毛囊静止期延长,治疗间隔可能随之逐渐延长,如在第一次治疗后6~8周进行第二次治疗,可能再需3~6个月进行第3次治疗等,治疗间隔时间视新生毛发的生长情况而定。激光脱毛术具体实例见图3-7-5。

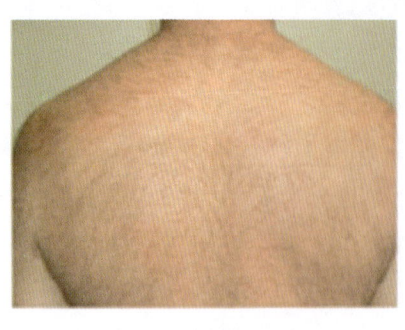 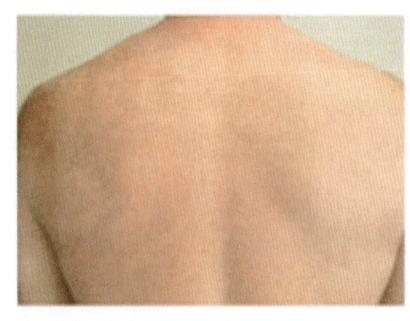

A B

图3-7-5 激光脱毛术前术后图
A. 治疗前 B. 2次治疗后

(五)疗效影响因素

激光脱毛疗效好坏受许多因素的影响,取决于所用的激光系统、术者的技术操作和对受术者的选择。当选择了合适的波长、脉冲宽度和足够的能量密度,就能将光热局限在黑色素靶点造成热损伤,使脱毛的疗效最大化。激光对处于生长期、含有较多黑色素的毛发具有脱除的作用,因此治疗时合适的治疗次数和间隔时间在不同部位也是不同的。一般来说,治疗次数的多少与疗效成正比,治疗间隔以1~2个月为宜。随着疗程的进行,治疗间隔应随之逐渐延长,如果治疗时间间隔过长,则会导致治疗次数增加。

有研究探讨了肤色类型与疗效的关系,发现Fitzpatrick肤色Ⅰ～Ⅳ型患者疗效(58%)优于Fitzpatrick Ⅴ型患者(41%),两者差异有统计学意义。患者肤色越黑,表皮竞争吸收的能量也越多,并发症如色素沉着、瘢痕等相对也越多。较粗较黑的毛发效果好,较细的浅色毛发效果较差。此外,身体不同部位脱毛效果亦有不同,胸部、腋部、会阴部脱毛效果较好,一般3~6次治疗即可达到目的。其次为四肢、面颈部,头发和胡须的治疗效果较差,女性上唇毛效果最差,一般需5~12次的治疗。这可能与毛囊代谢旺盛程度有一定的关系(表3-7-3)。

表3-7-3 不同部位治疗的能量密度、间隔时间及治疗次数

治疗部位	能量密度(J/cm²)	间隔时间(天)	治疗次数(次)
发际线	20~25	28~35	6~7
唇毛	10~20	28~35	7~9
腋毛	30~35	42~56	3~4
前臂	32~38	49~56	4~5
小腿	33~38	49~56	5~6

三、不良反应和并发症

在治疗过程中选择适当的患者和激光治疗参数以及注意皮肤冷却方法可以有效地降低不良反应的发生。出现不良反应主要是由于表皮的热损伤引起的。此外,还与皮肤中的黑色素量、治疗部位、治疗所用仪器类型、能量密度、有无冷却措施、季节变化和阳光照射等有关。

（一）疼痛

激光脱毛最多见的不良反应是治疗时的疼痛,皮肤 Fitzpatrick 分型为Ⅳ、Ⅴ型且毛发较粗壮的部位治疗时痛感较明显,但均能耐受。对不能耐受疼痛的患者可在治疗前采用表面麻醉剂或者涂适当的表面冷却剂。

（二）红斑、水肿

当使用有效激光能量治疗时多数患者在激光照射区会出现暂时性皮肤发红、术后治疗区毛囊周围红斑,其程度和持续时间依赖于毛发颜色和密度,通常持续数小时,少数患者可持续数十日,可能与体质有关,无需特殊处理(图 3-7-6)。

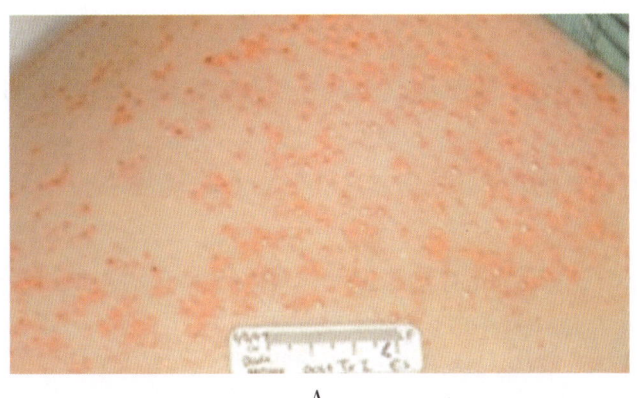
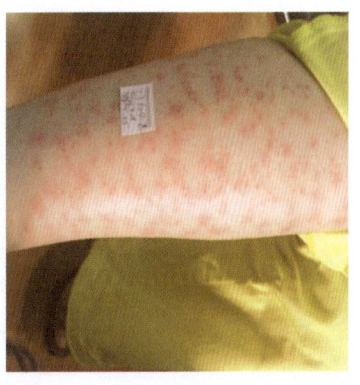

图 3-7-6　激光脱毛术后

（三）灼伤

当使用过高激光能量时表皮会损伤,但对黑色皮肤的患者即使使用最低的能量仍然会出现表皮损伤。水疱形成是常见的不良反应,可能是由于表皮黑色素细胞竞争性地吸收一部分激光能量所致。因此治疗这类患者时应选择较低的能量密度,并且在术前及术后适当地涂用防晒霜和氢醌类药物,还应避免阳光直射,以防止发生色素改变和水疱等。此外,应用冷却措施也可减少表皮的损伤。蔡梅等发现唇部及胫前脱毛时较其他部位易出现热损害,可能是由于此部位皮下脂肪薄,组织散热率低,光对组织的刺激和损伤较大。故在治疗这些部位时应适当降低能量密度。

（四）色素沉着

激光脱毛术后治疗部位色素沉着多发生于深色皮肤患者,多为暂时性的色素沉着,可在数月内消退,一般不会发生永久性色素异常。Galadari 利用不同的激光设备治疗 100 例皮肤类型为Ⅳ～Ⅵ型的女性多毛症患者,使用 Nd: YAG 激光、翠绿宝石激光和半导体激光发生色素沉着的概率分别为 2.2%、40%和 31%。可能是由于激光穿过表皮作用于毛囊时,表皮基底细胞层中的黑色素也会吸收激光的能量,这些黑色素受到激光能量的刺激产生炎症反应,引起术后皮肤色素沉着。此外,激光能量密度过大、治疗过量,造成局部热损伤过重甚至形成水疱等浅二度烧伤以及治疗后未及时冷敷和避光等均可引起色素沉着。

（五）色素减退

色素脱失极少见,最常见于深肤色患者或最近有日光浴的患者。Galadari 利用不同的激光设备治疗 100 例皮肤类型为Ⅳ～Ⅵ型的女性多毛症患者,使用 Nd: YAG 激光、翠绿宝石激光和半导体激光发生色素减退的概率分别为0、8.4%和5.3%。

因术后感染以及瘢痕形成,可导致脱色现象。红宝石激光易造成黄种人表皮损伤,可导致不同程度的色素减退,可用补骨脂素等药物治疗,3~6个月可恢复。如为完全性脱失,则可行自体表皮移植。

(六) 毛囊炎

Toosi等利用翠绿宝石激光、半导体激光及强脉冲光治疗232例伊朗多毛症患者,结果毛囊炎的发生率分别为6%、3.9%、9.7%。

毛囊炎可发生于出汗过多或过度锻炼后的治疗区域,若在治疗期间游泳或泡热水澡,则此风险可大大提高。此外,在全身抵抗力下降,如月经期治疗、患者有全身性疾病如糖尿病等情况下进行激光治疗,术后毛孔闭塞、内容物滞留也可引发毛囊炎。

(七) 痤疮样变

激光脱毛后痤疮样变比较常见,发生率为6%,但大部分痤疮样变较轻,持续时间较短。出现痤疮样变的具体机制还不清楚,可能是皮肤毛囊皮脂腺单位破裂,继发感染造成毛囊阻塞形成脓疱引发此病。可局部涂搽四环素、克林霉素软膏或采用过氧化苯酰及维A酸联合治疗。

(八) 瘢痕

激光脱毛发生瘢痕形成者十分罕见,多是因为治疗剂量过大导致皮肤热损伤过重或治疗区继发感染所致。此外,瘢痕体质和患有糖尿病等疾病的患者也易引起瘢痕。

(九) 其他

近年来眼部周围脱毛出现副反应的报道越来越多,可发生葡萄膜炎、视野缺损、虹膜萎缩及粘连、白内障等。此外,使用激光脱毛时在治疗区域可引起雀斑减少或文身、色素性疾病淡化、暂时性或者永久性白发、反常性的毛发增多,也可引起面部光感性皮炎。应告知患者这些可能发生的症状,以免引起不必要的纠纷。

此外,罕见的不良反应有单纯疱疹感染,术后网状青斑、剧烈瘙痒、荨麻疹、静脉闭塞以及变应性接触性皮炎等,其病理生理机制还不清楚。患有寻常型银屑病、白癜风、扁平苔藓、Darier病者易发生同形反应等。

(陈志勇 宋为民)

第八章

毛发移植

第一节 毛发移植概念和发展历史

一、毛发移植概念及原理

毛发移植是将毛发从个体的某一部位通过手术的途径移植到自体的另一部位的方法,属于游离移植。现代毛发移植的理论基础建立在1957年美国医师Norman Orentreich提出的"供区优势理论"之上:从后枕部安全供区获取毛发,再移植到受区,移植后的毛发仍保持其在供区的生长特性,并能在受区长期存在,受区微环境不能改变供体雄激素水平。

按照提取毛发的方法不同,毛发移植可以分为两种:毛囊单位头皮条切取技术(FUT)和毛囊单位提取技术(FUE)。毛囊单位头皮条切取技术起源于1988年Limer发展起来的显微切割技术,而FUT技术这一名称,在1998年出版的《皮肤外科杂志》中被毛发移植医师正式确立并精确定义,FUT技术包括两个基本的外科要点:①供区条状头皮的获取;②显微切割毛囊单位。强调手术过程必须包括这两个部分。如果毛囊单位直接从头皮供区获得,而不需要切取条状头皮的方法称为毛囊单位提取技术(FUE)。

二、毛发移植的发展历史

美国医师Norman Orentreich"供区优势理论"的提出对外科治疗男性脱发和其他类型的脱发具有划时代的意义。但Orentreich医师并不是第一个提出毛发移植理念的人,早在公元1804年,Baromio就成功地在动物身上进行了自体毛发移植。第一次在临床上用自体毛发移植治疗秃发并获得成功的先锋是Dieffenbach。他在1882年发表的博士论文中提到:用鹅毛羽茎作为打孔器,将供区的毛囊成功地移植到无毛区。

然而,Dieffenbach将这个成绩归功于他的老师Karl Unger。随后他们进行了一系列的尝试,用毛发移植治疗瘢痕性秃发。1893年Durham,1911年Davis,1931年Passot的工作为Okuda的成就做了很好的铺垫。1939年Okuda发明了一种直径2~4mm的圆形手术刀,并用它从供区获取毛囊种植到受区。然而Okuda并没有把这种方法应用于治疗男性脱发。1959年,Orentreich医师创立了"供区优势理论"。1970~1989年,毛发移植中引进了环钻取毛囊技术,但该技术的缺陷是移植后的前发际线呈"洋葱样"外观,而在供区留下许多圆形的瘢痕。1990~1999年,Bobby Limer教授发明了现代毛发移植技术。2000年起,对毛囊干细胞的研究、毛发的再生与构建也成为该领域新的热点。

第二节 毛发移植技术

一、毛发移植特殊器械及团队培训

(一)供区头皮条切取器械

门诊小手术包1个,包括:刀柄、剪刀、镊子、血管钳、持针器;进口10号大圆刀片;不锈钢直尺;单齿皮肤拉钩;电凝器;布巾钳等。3-0可吸收线;4-0不可吸收线,也可以用皮肤缝合钉缝合创口。

(二)毛囊单位移植体分离器械

首先必需的是带大屏幕的MANTIS或者其他的立体显微镜3~5台(图3-8-1),放大倍数为6~8倍。其他包括:分离毛囊单位移植体刀片,此刀片要求锋利,硬质耐用,刃薄,刀片不锋利要马上更换,绝不能吝啬;分离移植体镊子,要求头部尖、质地硬;分离移植体压舌板6~8片,耐磨、平整、不易滑动;培养皿数十个,用于放置分离后的移植体;与培养皿数量一致的冰盘,用于放置培养皿,使毛发始终保持在低温状态;安置放大镜的桌子与椅子,要求其高度适合,椅子舒适,减少长时间在同一个体位的疲劳感。

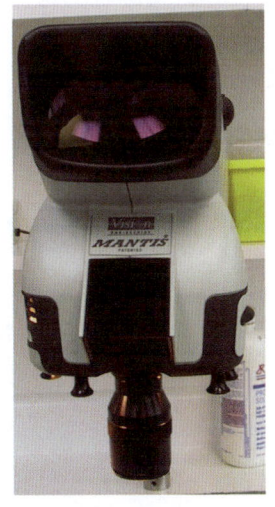

图3-8-1 高倍立体显微镜

（三）受区打孔及种植器械

1. **头戴式放大镜**　至少3~5个，放大倍数为2.5~4倍(图3-8-2)。

2. **不同规格的刀具**　尺寸分为0.7、0.8、0.9、1.0、1.1、1.2、1.25、1.3mm等多种，长扁形斜面锐利耐磨。也可用不同规格的宝石刀或不同规格的注射器针头，还可用韩国医师喜欢用的KUN毛发移植针。根据个人习惯采用，但要保证打孔器械锋利，效果肯定。

3. **种植戒指**　前端接一微小碟子，将戒指套在食指上，碟子内一次性可以放置200个毛囊单位用于移植，此工具既可以防止毛囊单位干燥又便于操作(图3-8-3)。

4. **移植镊子**　两把，头部尖直，硬质耐磨，便于夹持毛囊周围组织又不损伤毛球。也有人一只手用注射器针头帮助拉开种植孔，另一只手持移植镊子将移植物顺利植入。

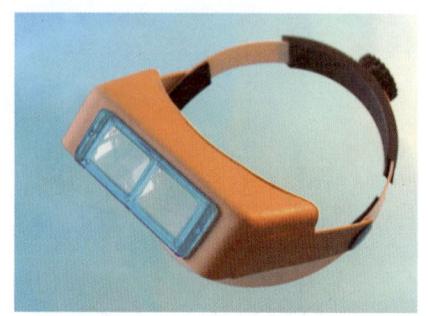

图3-8-2　头戴式放大镜

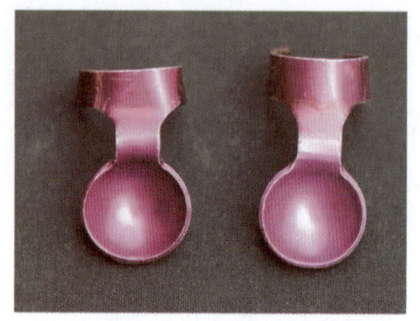

图3-8-3　种植戒指

（四）植发人员培训及分工

由于毛发移植手术是一项特别精细的手术，不仅耗时耗体力，同时还需要医务人员有高度的责任感，所有医务人员在进行毛发移植之前都必须经过规范培训。培训内容包括：

1. **毛发和头皮基础知识理论培训**　熟悉毛发生长特点和解剖，掌握头皮解剖结构，包括主要支配的神经和血管走行。

2. **责任心培养**　关心理解爱护植发患者，视患者的每一根头发如黄金一样珍贵，绝不浪费。

3. **技术操作训练**　首先要能非常熟练地在放大镜下操作，将黑猪毛放在放大镜下练习分离毛囊单位，也可以利用山羊的毛发，训练到每分离100个毛囊单位毛发损耗控制在3个毛囊单位之内，而且每小时分离速度达到至少100个毛囊单位；熟悉放大镜下操作后在真人的头皮上练习，头皮来源有新鲜尸体头皮、脑外科肿块切除后带毛发头皮等。

4. **团队及分工**　植发手术需要一个团队，不是某一位医师能够独立完成的。一个植发小组至少要配备1位医师和3~5位分离毛囊单位移植体的人员。按工作性质不同可以将人员分为两组，一组为取头皮和种植组，此组人员始终围绕在患者周围，包括切取头皮、打孔和种植；另一组为分离毛发组，将取下的头皮条在立体放大镜下分离。此过程中两组人员的密切配合非常重要，手术过程中可以根据分离及种植速度适当调整人员分工，有效提高手术效率，减少移植时间。

5. **课程培训**　随着毛发移植外科的发展，国际毛发修复外科协会对毛发修复外科医师制定了一系列核心的课程培训，这些课程对于毛发移植医师更好、更专业地从事毛发移植外科是非常重要和必要的。

二、脱发分级与植发原则

（一）脱发的分级

Hamilton 在 1941 年首先介绍了男性型脱发患者毛发分布的标准化描述,他利用一系列简单的图示将男性型脱发划分为几种类型。1975 年,Norwood 通过增加另外 5 种类型对这一系统进行了进一步完善。虽然 Norwood 分级在文献中作为男性型脱发的标准系统,但是它对实际中存在毛发分布和密度的广泛变异并没有作出描述(图 3-8-4)。

女性型脱发最流行也最标准的分型是在 1977 年由 Ludwig 首先介绍的(图 3-8-5A),秃发部位主要集中在头顶正中线及两侧,但发际线不受影响。另一种是 Oslen 圣诞树型秃发(图 3-8-5B),发际线不受影响,秃发呈前阔后窄的三角形。这种分型也是通过一系列简单的图示来描述,这种图示方法在其他各种不同的分型方法中也被采用。尽管这些分型与其他分型存在差异,但是必须强调的是男性或者女性型脱发是一种连续状态,任何分型充其量只描述了一种临时的解剖观察。

Norwood 分级的具体描述如下：

Ⅰ型：正常发育的发际线,轻度的颞部退缩。

Ⅱ型：双侧对称的轻度颞部退缩伴前额毛发稀疏。

Ⅲ型：少量毛发脱失,仅存少量毛发甚至无毛发的深度额部退缩。

Ⅲ型顶型：顶部的毛发脱失及深度额部退缩(未超过Ⅲ型的额部退缩深度)。

Ⅳ型：明显的额颞部退缩,额部毛发稀疏及顶部毛发稀疏甚至无毛,但是额区与顶部之间的发桥仍然存在。

Ⅴ型：比Ⅳ型范围更大的额颞部及顶部脱发,且两区之间仅存一条窄而毛发稀疏的桥状连接。

Ⅵ型：分隔额、顶区的桥状连接缺失,且秃发区向侧方及后方延伸。

Ⅶ型：秃发的最严重形式,仅在头皮下区存在马蹄状毛发区。它起源于耳前,向两侧及向后延伸到枕部一个较低点,耳前毛发向后、向下方退缩。剩余的毛发带经常出现密度降低和明显的小型化。项部的毛发稀疏且在一定情况下枕下边缘带明显提高。

Norwood 分级中 α 型变异与正常分级相比出现两种明显变化。

第一,退缩区涉及整个额部边缘,没有前额中区。第二,没有同时发生的顶秃,顶秃是早期退缩连续向后进展造成的。

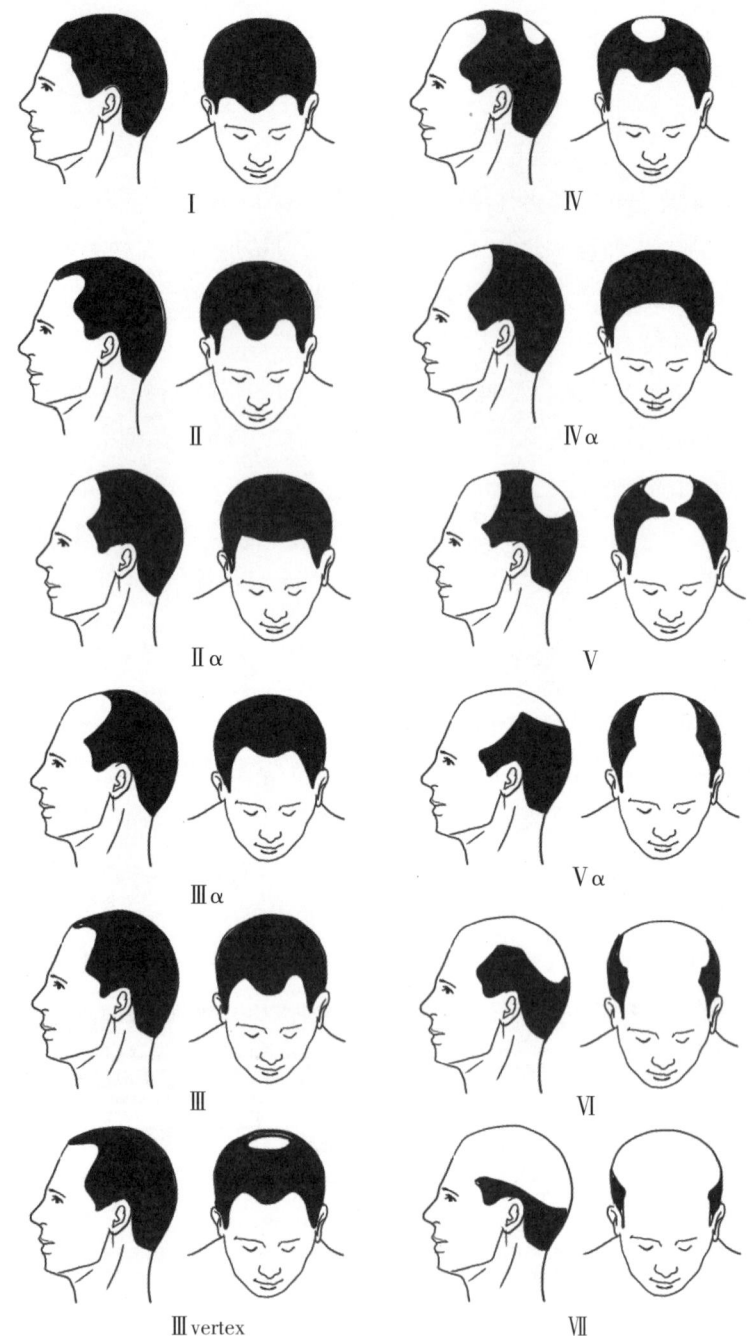

图 3-8-4 男性型脱发分级图(Hamilton-Norwood)

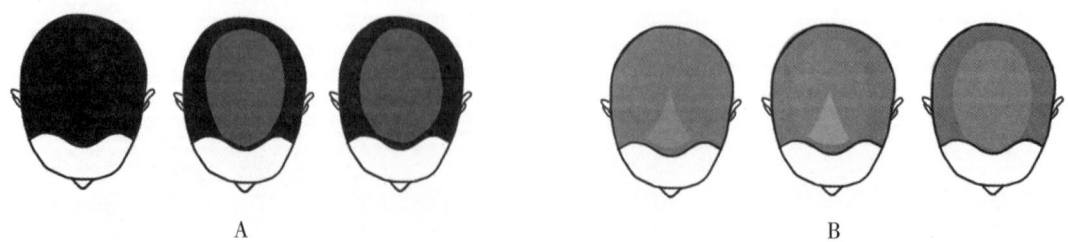

图 3-8-5 女性型脱发分级图
A. Ludwig 分型　B. Oslen 分型

（二）毛发移植手术原则

1. 男性雄激素性脱发在Ⅰ～Ⅱ型脱发一般不考虑植发，Ⅲ～Ⅵ型脱发是较好的适应证，Ⅶ型脱发需要佩戴假发一起矫正可以获得比较满意的效果。

2. 女性型脱发根据程度不同可以考虑毛发移植，但效果没有男性脱发明显。

3. 对较大面积烧伤、烫伤或外伤、肿瘤切除后瘢痕，残余毛发和头皮数量及弹性良好者，尽量通过扩张器埋置来进行修复。而较小面积的瘢痕性秃发，可以用直接切除各种皮瓣修复缝合。如果已经进行头皮扩张器埋置手术或者切除瘢痕且进行各种皮瓣转移后仍然遗留明显瘢痕，或者面部除皱手术后的瘢痕性秃发，头皮放疗导致的秃发，伴有头皮张力过大，此时可以通过毛发移植来治疗。

4. 对其他原因引起的脱发，首先要对原发病因进行治疗，如当盘状红斑狼疮、毛发扁平苔藓、结节病和毛囊炎性等炎症性脱发转化为瘢痕性秃发时才可以考虑植发。

5. 体像障碍者不宜手术。

三、术前准备及麻醉

（一）术前准备

植发患者均需要经过详细的术前准备和检查。包括血常规，性传播疾病实验室检查，HIV 和乙型肝炎病毒、丙型肝炎病毒抗原检查。术前 4 周开始头皮按摩，术前 3 周开始停用维生素 E 及其他活血的制剂。术前 1 周开始停服阿司匹林及含酒精饮料。在患者常规长期服用的药物中，如有可能抗凝血的，也需要在术前适当的一段时间内暂停使用。为了减少术中出血和术后水肿，建议术前 3 天开始口服氨甲环酸片。术前 1 天头皮准备及拍照片，术前告知谈话签字。术前晚及手术当天早上需用洗发剂清洗头发。手术当天不能空腹，以防止低血糖反应。

（二）麻醉

术前 30 分钟给予 20mg 的地西泮针（valium）肌注，有助于减轻紧张情绪，同时对降低麻醉毒性也有帮助。还可以使用可待因和对乙酰氨基酚类药物，能减少麻醉起始注射产生的不适感。

1. 供区麻醉　在供区下缘先使用含 1:100000 肾上腺素的 2% 利多卡因 5ml 做环形麻醉，然后再对供区部位头皮进行肿胀浸润麻醉。麻药在手术当天的早晨准备好，可以减轻由于肾上腺素加入原始麻药溶液时产生的更酸性 pH 带给患者的刺痛感。

2. 受区麻醉　用含 1:100000 肾上腺素的 2% 利多卡因 2ml 分两点行眶上孔注射，稍等几分钟后，在设计好的发际线区，同样用含 1:100000 肾上腺素的 2% 利多卡因 5ml 做环形麻醉。如果这个注射过程足够慢，患者只会感觉到初始的 1～2 个点的疼痛。然后再进行受区部位的肿胀浸润麻醉，患者几乎没有痛觉。

区域阻滞麻醉大约间隔 3 小时或者在必要时补加，用 2% 的利多卡因加 1:50000 肾上腺素，或者 0.05% 布比卡因和 1:200000 肾上腺素溶液。手术结束后，在供区再追加一次麻醉，一般用布比卡因，能消除患者术后 3～5 小时的疼痛，使其在当天晚上能睡好。

四、毛发移植术前设计

(一)供区设计与评估

1. 供区范围及头皮弹性测量　头皮弹性测量需要考虑到两方面因素:首先要估计出能够安全切除的最大组织范围,其次要估计出在毛发移植过程中能够安全切除的最大的头皮条宽度。1995年 Unger 报道了经过他研究的 328 例年龄在 65 岁以上患者所得出的毛发安全供区理论。其供区的前界在耳屏前约 28mm 并平行于耳颞发际线。上界在外耳耳颅沟上 20mm 的水平线与头枕部正中线的交点至外耳耳颅沟上方 70mm,在颞部宽约 50mm,在枕部宽约 80mm,下界要根据家族遗传史来决定(图 3-8-6)。

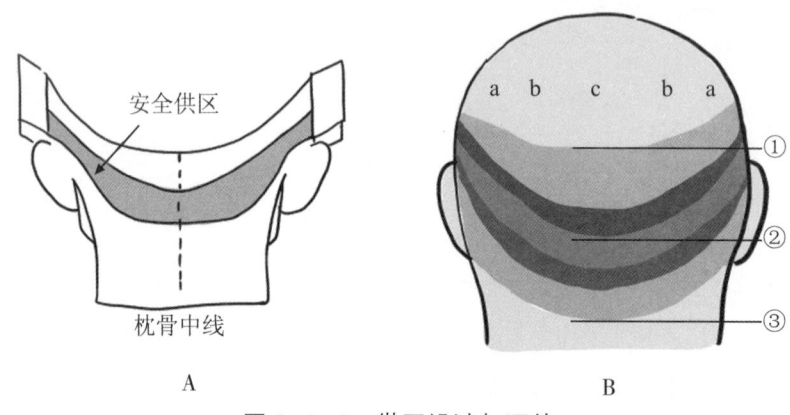

图 3-8-6　供区设计与评估
A. 安全供区范围　B. 图中②为首选切取范围

Mayer 和 Paul 提出用百分位数来代表被挤压的头皮弹性。此方法能够安全估计需切取的头皮条大小,而且适用于头皮的所有区域。将标尺放置在 5cm 长头皮的两端,做好标记,然后用食指和拇指向内侧挤压头皮,测量被挤压后的头皮长度,两者之差除以原长度得出的百分比即代表头皮的弹性(图 3-8-7)。例如:头皮在被挤压后的长度从 60mm 缩短为 48mm,(60mm−48mm)/60mm×100%=20%,头皮弹性即为 20%。

Mayer 和 Paul 建议在第一次毛发移植手术时安全的供区切取宽度在中间与旁边的大小一般为:

10%弹性:中间 10mm,旁边 8mm;

15%弹性:中间 15mm,旁边 10mm;

20%弹性:中间 20mm,旁边 15mm;

25%弹性:中间 22mm,旁边 15mm;

30%弹性:中间 22mm,旁边 15mm。

Mayer 和 Paul 还建议,在随后每次的手术中所切取的头皮条宽度,要比所测得的头皮大小减少 20%,可以获得比较好的供区瘢痕。

已经测出最安全的头皮切取宽度(W),将切取面积(S)除以宽度就是需要切取的长度(L)。

L=S/W

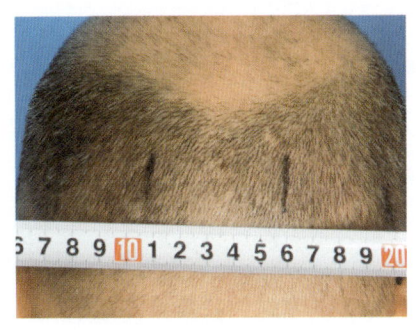
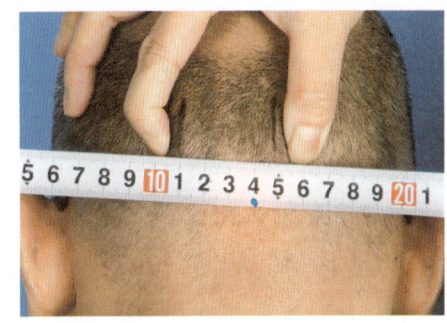

图 3-8-7　头皮弹性测量

2. 切取头皮条大小计算　所需毛囊单位总数(T)除以供区毛发密度(D),得出的面积即为需要切除的头皮条大小(S)。

如:需要移植毛囊单位数(T)为 2000 束(FU),供区毛发密度(D)为每平方厘米 76 个毛囊单位,则 T/D 即是需要切取的供区面积(S)。

S 除以头皮条宽度即为头皮条长度。

另外,在切除头皮条大小时还要考虑到头皮的弹性,如果弹性差,则不能切除太宽,否则供区张力过大,难以缝合,术后易留瘢痕。

(二)受区设计

1. 脱发的分区　为了更好地描述脱发程度,将脱发分为以下几个主要区域(图 3-8-8)。

(1) 发际线区(frontal hairline zone):于发际线前缘的位置设计一条由前向后毛发密度逐渐增加的移行区过渡区,宽 6～10mm。

(2) 前额区(frontal region):前额区是毛发移植术中最普遍被设计并移植毛发的区域,有时甚至是唯一被设计移植毛发的区域;额区的移植可塑造脸型,并对患者面部外观形成最直接的影响。它向两侧延伸并结束于与颞区、顶骨区边缘的连接。

(3) 头皮中区(midscalp):这是在头上部相对水平的区域。它的边界在两侧位于颞部和顶部头发的边缘,前方边界是连接两侧额颞角的连线,后方位于顶区边界线的前缘。

(4) 顶区(vertex,又叫冠区):此区是雄性激素依赖性脱发患者最靠后的区域。具有近乎圆形或者椭圆形轮廓,以头发生长方向不同形成的涡旋为标志。它的后边界是枕缘头发的最上边缘。为了形成完整的镜像,这条曲线向前突出,它的范围可以从早期很小的中央稀疏区到 Norwood Ⅶ 型患者超大的顶部无发区不等。

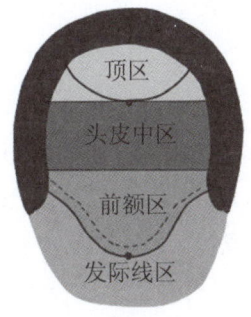

图 3-8-8　发际线设计中的分区

2. 受区设计基本要点

男性脱发是一个渐进性的疾病,因此在设计毛发移植时,不仅应该考虑现在的秃发区,而且将来可能的脱发区也应该在考虑范围之内,所以一个完美的植发手术设计非常重要,也避免患者今后因为脱发的进一步发展带来的尴尬。设计前必须要考虑的一些基本要素包括:

(1) 年龄:因为脱发患者的发际线不可能是静止不变的,而是在其一生中都处在一个逐渐后退、毛发逐渐变细的过程之中。患者的年龄越大,他最终的毛发脱失情况将相对越易于预测。对于年轻的脱发患者,一般建议推迟手术时间至明确他们的头部毛发脱失的最终图景。对于年轻患者,一般移植的前额发际线需要设计得相对更高一些(≥8cm),同时颞部及顶部的移植应当相对避免,或者处理得非常谨慎。

(2) 面部轮廓:发际线设计要配合患者的自然面部轮廓,这对于取得最终的效果十分重要,例如对于拥有宽而圆的脸型的患者,发际线需要设计得更高、更平;而一个拥有较窄脸型的患者则需要一个相对收紧(不向外展开)的发际线。

(3) 毛发特征:毛发密度(FU/cm^2)、浓度(由毛发直径和每个毛囊单位的平均毛发根数共同决定)、颜色、弯曲度都对发际线的设计有影响。简单地说,毛发密度越高,在相同面积内就可以取得更多的毛囊单位;使用较为粗糙的毛发,术后外观显得更浓密。

(4) 发色:特别是它与患者皮肤的匹配度,可以明显影响设计,两者越相近(匹配),将越容易取得自然效果;深色毛发在外观上可以给人一种更加浓密的感觉;而如果皮肤与毛发之间颜色差别很大,譬如黑色毛发配白色皮肤,那么在外观上毛发将会显得较为稀疏。

(5) 意愿及期望:医师和患者之间必须有足够的交流,使患者的期望与医师的治疗计划可以基本达成一致,术前不切实际的期望往往是患者术后不满意的主要原因。

(6) 性别:后退的男性发际线经常伴有在前额、颞交界位置的一个增大的三角形回缩部(增大的额颞三角)。而对于女性,一般正常发际线前额和颞侧的连接是不存在三角形后退部的,所以无需设计前额凹槽形态。

(7) 种族:种族因素将明显地影响发际线设计,例如黑色人种、亚洲人种多数时候需要设计一个较宽而平的发际线。与患者种族背景特征不符的发际线设计可能造成一种明显的"移植手术"后的印象。

3. 发际线特点及各区密度设计

(1) 自然发际线有下面一些特点:①不规则的前缘,呈锯齿状分布,具有2~3个"美人尖";②不规则的头发密度,一般采用前稀后密分布,自然过渡。可以用单根毛囊单位移植在最前缘,后面用双根移植;③柔软的头发位于发际线的最前面,越到后面头发越粗;④按毛发自然的方向和角度移植。

(2) 各区密度设计:一般来说,高密度移植指每平方厘米移植多于30~35个毛囊单位。但许多医师并不采用高密度移植技术,而是将移植密度维持在每平方厘米15~25个毛囊单位,简单而快捷。各部位密度可以均匀分布,也可以呈现阶梯状分布,根据个人脱发情况与要求而定。一般在"前额中心区"密度最高,其次是额部脱发区。顶部过渡区不能成为高密度移植区,否则晚期会造成"孤岛样"外观,与周围毛发极不协调。本身有毛发但密度不高的区域可进行低密度移植。

4. 受区打孔方向和角度　达到最终自然效果的一个最重要因素是移植头发的角度和方向。如果受植位置制作得太深,就会导致头发直立或者不能顺从原来头发的方向,使移植看起来很人工化。确保受植位置正确的角度和方向也能够避免可能发生对原有头发的致命性损伤。原有头发越多,角度和方向的准确性就越重要。

如图3-8-9所示,头顶部漩涡中心处毛发生长方向改变迅速,而远离漩涡的区域趋于缓和。横向打孔是垂直于毛发流动的方向进行打孔。因此孔隙倾向于弧形或半圆形排列,在毛发生长方向改变迅速的区域,弧形的直径较小。横向打孔根据所在头皮毛发生长方向、角度的变化而发生改变。打孔的时候,必须非常关注毛发的生长方向和角度,如果我们正确地掌握和应用了这些参数,一定会产生最美观的术后效果。

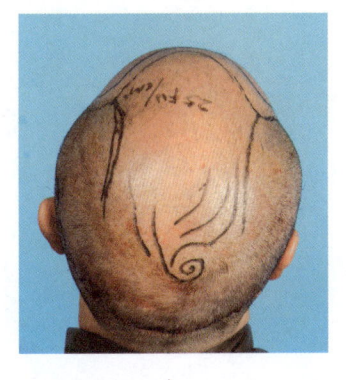 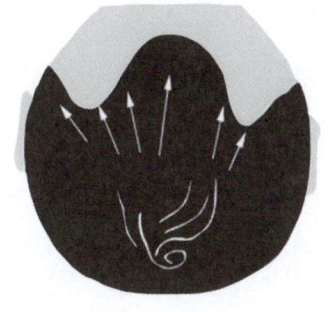

图3-8-9　打孔方向顺着毛发生长方向进行

5. 受区打孔密度与深度　受区打孔的密度主要取决于打孔刀片的尺寸,在特定的面积越小的刀刃会打出更多的孔径。随着显微切割技术的发展,移植物的尺寸也逐渐变小,小的移植物需要的植入孔径也更小。一般单根毛囊单位移植,使用0.85mm孔径的刀片,打孔深度达4.5mm是比较安全的。因此对于大多数医师来说,合理的种植密度应该从25～28Fu/cm^{2}开始。如果毛发的生长没有问题,密度可以逐渐提高。对于初学者或者刚组建的外科团队,不要急于进行高密度移植,先从能承受的密度开始,直到技术提高。医师、团队之间的技术差异性是很大的,因此选择一个安全的种植密度至关重要。

当刀刃打孔的深度达到5mm时,受区孔隙之间的距离要适当增大。偶尔有毛囊长度超过5mm时,通常打孔深度也不要超过5mm,在较浅的孔径内长的毛囊也能生长得很好。在打孔之前,受区皮肤的肿胀非常重要。于皮下注射肿胀液,将头皮抬高,分离头皮及深层血管,使在打孔过程中对深层血管的损伤降到最低,同时避免一些严重并发症的发生,如血管坏死等。有些医师在术后给患者口服或肌注类固醇,以预防颜面部水肿。

五、移植物准备和植入

(一)毛囊单位移植体准备

头发从头皮中生长出来,可能是单根的,但大多是双根或三根一株,也有少数为四根或五根紧密连接在一起。这种"毛囊组"或者是"毛囊单位"成为现代毛发移植术的最基本组成结构。

1. 头皮条分片　首先用相当锋利的刀片将头皮条仔细地分割成"薄片"或者"细片",需在放大

6～10倍的显微镜下操作,以确保毛囊单位的完整性。这是最重要、最具有技术含量的一步。因此有一个非常仔细能干的助手是很有必要的,一个出色的助手在这个"大分小"的过程中可以保证少于1%的毛囊单位损耗率。助手在拿到头皮后,用湿纱布擦净头皮上的血凝块,使视野干净、清洁。再将头皮条一边游离缘向上,用两个5号针头纵向固定于压舌板上,在6倍显微镜下进行分片,整个操作过程注意保持头皮的湿润。一个头皮片中可以包括1～2排毛囊单位,这样的头皮片厚薄合适,如果太薄,在切割过程中会增加对毛球部的损伤,如若太厚则失去了显微切割的优势。根据我们的经验,这种"以大分小"的头皮分片技术会使毛囊的横断降到最低(图3-8-10)。

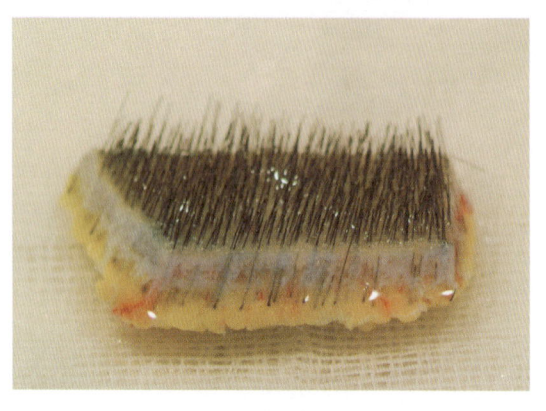
A

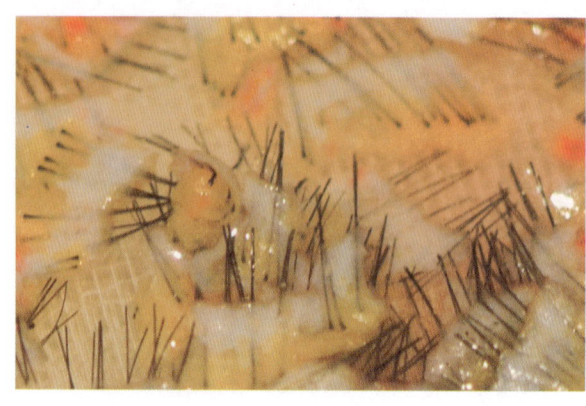
B

图3-8-10　头皮条分片

2. 毛囊单位移植体获取　接着用刀片和精细镊子继续分离"薄片",得到保留完整结构的毛囊单位移植体。毛乳头根部需带少量的皮下组织。理想的移植物在植入受区时,必须有可供夹持的皮下"附属组织"。剩余的皮肤和皮下组织都要被去除,这相当于对移植物的一个"清洁"过程。分离后的移植物呈梨形,表皮的组织很少,而在球状根部近端有较多的组织做保护垫。

分离好的移植物要放置在装有盐水纱布的无菌培养皿中,并按1,2,3及以上根数毛发的毛囊单位排列,便于计数和分类提取(图3-8-11)。

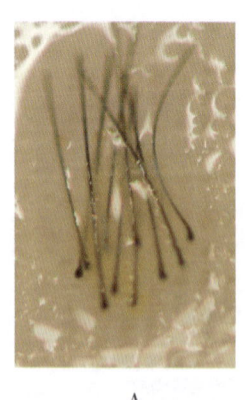
A

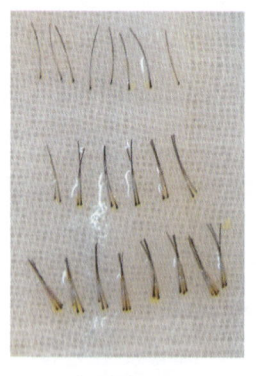
B

图3-8-11　含1,2,3根毛发的移植体

(二)毛囊单位移植体的植入

1. 植入要点　包括:①确保移植物一直保持湿润,或者完全浸入一个保温的溶液中。②每一次

手术都不要超过2500个毛囊单位,这是为了限制切口的数量及受植区域血供遭到损伤。③受植的地方接近30~35FU/cm²就不能再被分隔开,对于移植物来说,这也是为了保护血供的完整。

2. 常见植入方法　近几年尽管出现了各种各样的植入设备,但是没有一种可以比得上医务人员用镊子植入移植体,因此这也成为临床上使用的唯一方法。横向打孔的孔隙相对较紧密,移植物比较难植入。值得推荐的一个技巧就是用一个皮钩(30号针头尖端弄弯,自备)或者一个尖头镊将这个孔隙打开,然后用镊子将毛囊单位植入孔内。这些镊子非常精细,手术操作和清洗时尖端容易被损坏,如果手术植入过程不顺利,可以考虑换镊子,因为失灵的镊子往往会增加手术难度。

3. 其他植入方法　还有一种植入方法就是"边打孔边植入"。手术者用刀片或自制植发针在受区头皮打孔,当刀片或针头取出时,移植物也同步被植入新形成的孔隙内。这种移植方法一般使用22G普通针头或者直径在0.7mm的刀具,在距针尖1cm处弯曲成120°角,打孔时刺入皮肤的1cm长针头尽可能平行于皮肤表面。这种方法比较适合鬓角及眉毛的植入,术后效果自然美观。

4. 医务人员所需具备的耐心和技巧,是头发移植团队中的最重要的部分　如果助理十分有经验且十分投入,结果就会很好。反过来,如果他们不具备合适的手眼协调能力或者很粗心,那么结果就会变得糟糕。一个优秀的医师可以用非常轻的手势夹持待植入的毛发,对于切口的角度和方向有很好的感觉,并且用一个动作就能完成植入。此外,医师需要控制术中出血,并尽量减少对附近已经植入的毛囊的压力,从而防止"爆裂"。同时必须集中精力,要看清楚不错过任何一个孔径,或是避免重复移植。移植还必须防止过深或者过浅。如果手术需要,可以增加人员来切割移植物,但植者最多只有2~3个人同时进行。两个能快速植入的成员组成一个好团队的核心,而数个技巧娴熟的植入者会使整个团队非常优秀,足以在合理的时间完成较大的移植手术。能否完成高密度的毛发移植术往往取决于能轻柔操作又能快速植入移植体的有技巧的医师。植入者的技巧是决定手术速度最重要的因素。

六、术后包扎和护理

几乎所有患者都用一种绷带覆盖在最初的移植区域上,并且要戴过夜。它能使植入的头发保持原位并且吸收在术后可能出现的少量渗血。更重要的是,如果伤口能在最初的12~24小时内愈合,那它将好得更快。为了舒适,建议患者睡前在绷带上面绕上几圈纱布放在下巴下面,以防止夜里的意外滑落。在手术后的第一天早晨将它移出,然后认真清洗头发和头皮。此外,检查植入的头发是否移位,如果移位则要原位植入。在手术后的第一周,建议患者不要进行大强度体育锻炼和任何会出汗或者高强度的活动,还要避免暴露在可能包含尘埃的空气中。

临床上提倡植发后在被植发部位外用3%的米诺地尔(minoxidil)溶液,一天2次,5周为一个周期。对于女性患者应用minoxidil显得更加重要,因为她们似乎更容易发生植发部位附近的原有头发的暂时性掉发。

第三节 毛发移植术后并发症及其防治

一、早期并发症和防治

1. 出血和血肿　术后出血较少见,长期服用阿司匹林和维生素 E 的患者,建议术前 2~3 周就应停用。嗜酒者及高血压患者,术中较容易出血。如供区出血明显,术后用弹性绷带加压包扎能有效止血。如受区渗血明显,术后可适当加压包扎。

2. 晕厥　术后晕厥不常发生,多数在患者长时间平躺后瞬间站立时发生。预防措施有术中运动腿部,经常性地变化体位,短暂的休息,能量补充也是必要的。一旦患者发生晕厥,应立即平躺,给予相应的对症支持治疗。

3. 感染　头皮血供丰富,感染发生可能性很小。血糖控制不佳、肝硬化患者,发生感染的概率比正常人要高。如果术中供区缝合张力过大,愈合差,也可导致感染。术前头皮的清洁能有效地降低感染发生率。术后常规口服抗生素 3 天,可预防感染。当疑有感染时,需对局部清创处理,并使用抗生素。

4. 水肿和淤斑　一般在术后 1~3 天会出现肿胀、淤斑,主要分布在眼周、眉间,甚至顺延至脸颊。可以服用一些消肿的药物或者激素,48 小时内尽量抬高头部,可在前额部局部冰敷,常规使用头部绷带 2~3 天,基本能缓解肿胀。一般在术后 7~10 天,肿胀会自行消退。

5. 移植体蹦出　一般在极高密度移植情况下可能发生,数量不多。在第二天洗头时如果发现有移植体蹦出,则可以用小镊子将其原位植入。

6. 结痂、囊肿、毛囊炎　结痂如果在术后一个月内未消除,甚至粘住移植的毛发,可能会导致移植体过早脱落,所以术后头部清洗很重要。囊肿和毛囊炎一般发生在术后 1 个月至半年内。主要原因是移植孔太深,种植的毛发深陷入孔中,而无法长出于表皮。种植时带入表皮或者是分离毛囊单位时所带表皮太多,分离毛囊单位时切断了毛囊,植入时带了毛发碎尖等原因,也可以引发炎症。小的毛囊炎可以挑破,类似于痤疮的治疗。大的囊肿或者较深的囊肿,需要手术治疗。此外,保持头皮的清洁、局部使用抗生素和激素药物,也有一定的疗效。

二、晚期并发症和防治

1. 疼痛、麻木、感觉迟钝或过敏　很多患者在术后抱怨供区或者受区有麻木感或者感觉迟钝,也有些表现为感觉过敏。原因是手术可能会导致表浅的表皮神经损伤,由此而引发麻木等感觉。一般无需治疗,多数患者会在3~6个月后恢复,极少数的可能会持续18个月之久。为了减低术后感觉异常的发生率,术中应注意几点:①减少或避免使用电凝;②解剖层次应在脂肪层浅层,以免层次过深伤及神经束;③供区缝合张力适中。

2. 术后继续脱发　术后2~3周,供区和受区都可出现暂时的脱发。毛发的新生和移植后的毛发生长基本是同步的。在供区,因为缝合处的血供较差尤其是缝合张力较大时,缝合线周边处于生长初期的毛发会脱落。这种脱发只有极少数才会发展到比较严重的程度。在受区,由于打孔时损伤到头皮的毛细血管,影响了血液循环,毛发也会脱落。这种现象是必然的,是一个自然的过程。如果患者受区原本的毛发较多或者是要求种植密度大,那么这种脱发会更明显、更严重。特别是年轻的男性患者,移植的毛发在旺盛生长,而自然的头发却仍在脱落。因此,要保持术后效果,不继续脱发,很多男性脱发患者需要坚持服用非那雄胺片(保发止)6个月至1年,同时使用米诺地尔以改善症状。

3. 瘢痕　亚洲人瘢痕的发生率要明显高于高加索人。为了避免缝合时张力过大,切取的头皮条宽度应尽量在1.5cm以内。如果患者本身的头部皮肤较紧,切取的宽度则要控制在0.8cm以内。另外,双层可吸收线缝合,供区头皮边缘毛发的修剪,这些都可以让术后瘢痕得到很好的恢复。

年轻患者因为皮肤弹性较大,有时候即使缝合时张力不明显,也有可能发生较宽的瘢痕。所以对于30岁以内的年轻患者,手术时应当保守一些。对瘢痕增生或者瘢痕疙瘩,局部的激素注射可以有效地控制症状。

需要二次或多次手术的患者,在第二次手术中,供区的选择最好离第一次的瘢痕5~10mm远,而且要确保第一次的瘢痕不受到明显的牵拉。因为两个单独的细瘢痕要比一个宽瘢痕好得多。如果瘢痕需要手术修改,可以做W改形或者是瘢痕上的毛发移植。

4. 毛发生长方向不一致、发际线不美观　移植后的毛发长出后,呈现出与该区域正常毛发不同的生长方向,或者移植的毛发生长方向凌乱。这个现象在头顶毛发形成漩涡处最为明显。最关键的操作是手术中打孔的方向要与原毛发生长方向一致,千万不能垂直或者过度偏离自然毛发生长方向。

术前的设计对术后发际线的外形起到至关重要的作用,精致完美的发际线设计是决定良好手术效果的关键。发际线设计有其基本原则,而不是做光滑的弧线设计。设计发际线可以采取锯齿形,有数个发尖、单根不规则等。

5. 毛发卷曲　术后3~6个月毛发开始长出时,会发现有些长出的毛发是卷曲的,这可能是因为在植入毛囊单位的过程中,毛囊乳头未被放置在底部,而是被折叠于孔内。术中注意放置位置和方向对改善术后毛发卷曲有帮助,有些毛发在经过1~2年的生长后会逐渐好转。

6. 凸起和凹陷性斑点　由于毛囊植入太深引起的凹陷性现象或者皮肤过多、植入过浅引起的凸起斑点,在光线下十分明显。常见原因为所制作的裂隙太深或者比移植体大,多见于一般的微小移植或迷你型移植。预防方法:①制作的裂隙与移植体大小匹配;②避免使用PUNCH工具;③避免埋藏移植体;④避免过多皮肤残留。一旦发生,可以使用FUT方法单根毛发进行修复,或者使用激光脱发方法去除后再进行移植。

三、FUE 技术优缺点

近年来,在取供区组织上,采用单个毛囊单位的提取(FUE)技术是一项新的挑战。用很细内径的环钻,直径一般为 1mm 甚至更小,对单个毛囊单位进行环切,深度大约在真皮中层,然后用较钝的 27-G 穿刺针,联合牵拉切断纤维连接,轻柔地将毛囊单位取出。在一些特殊情况下,这项技术很有利,例如患者提出要避免直线瘢痕,还可针对某些易于形成瘢痕或已有过毛发移植手术的患者,以及头皮较紧和没有剩余头皮可以作为供区的患者。但不足之处是,这种方法也伴随有很多问题,如速度较慢,提取的毛囊单位数量有限,不适宜做大面积的植发,提取过程中容易横断毛囊组织等。所以笔者目前不将此作为常规方式推荐。

第四节 毛发移植临床应用和随访

一、毛发移植在男性雄激素性脱发中的应用

心理健康,自身对毛发移植有需要者,除Ⅰ～Ⅱ级脱发外均可以进行毛发移植(图 3-8-12)。

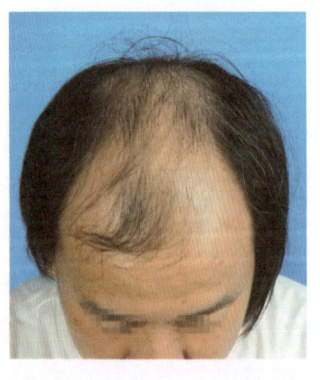
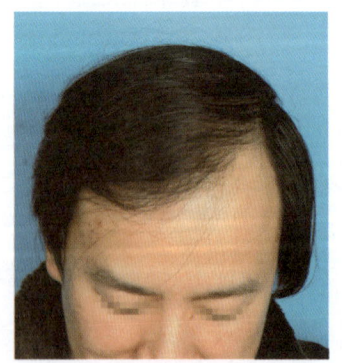

A　　　　　　　　　　B

图 3-8-12　毛发移植在男性雄激素性脱发中的应用
男性雄激素性脱发Ⅴ级,第一次移植了 2880 个毛囊单位,术后 13 个月,效果良好
　　A. 术前　B. 术后

二、毛发移植在瘢痕性秃发中的应用

适应证为：

1. 各种烧伤、烫伤、外伤、肿瘤切除手术后遗留的瘢痕（图3-8-13）。
2. 各种非瘢痕性脱发经保守治疗无效，毛囊全部萎缩，毛囊口消失转变成瘢痕性脱发。
3. 面部除皱手术后引起的瘢痕性脱发、头皮外露。

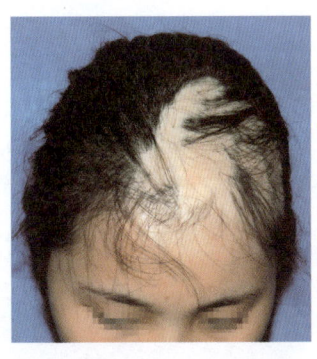 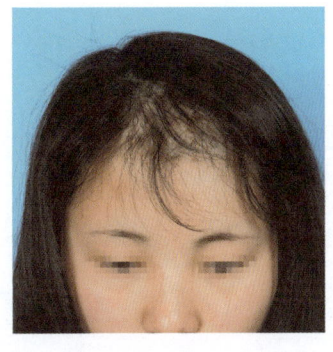

A　　　　　　　　　　B

图 3-8-13　毛发移植在瘢痕性秃发中的应用
头皮烫伤后瘢痕，移植了2570个毛囊单位后12个月，生长毛发基本能覆盖头皮瘢痕

A. 术前　B. 术后

三、毛发移植在眉毛稀少中的应用

适应证为：

1. 先天性眉毛缺失。
2. 不活动的自身免疫性疾病，如斑秃。
3. 感染引起的秃发症，如结核或麻风。
4. 使用激光或者酸性物质去除文身所引起的缺陷或者创伤，例如灼伤、裂伤，直线瘢痕所引起的缺失。
5. 通过加密来增强正常的眉毛。
6. 缺乏外侧1/3或内侧部分的不均匀的眉毛。

具体实例见图3-8-14。

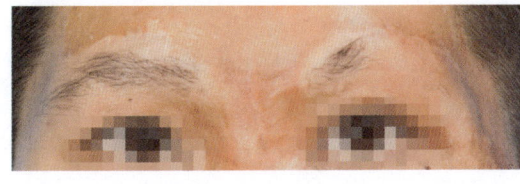 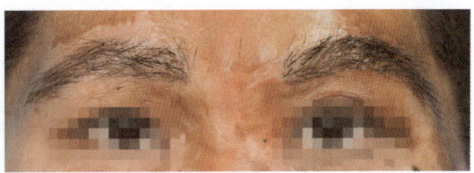

A　　　　　　　　　　B

图 3-8-14　毛发移植在眉毛稀少中的应用
烫伤后两侧眉毛稀少，共移植了378个毛囊单位（左260FU，右侧1180FU），术后9个月，眉毛外形自然

A. 术前　B. 术后

四、毛发移植在阴毛稀少中的应用

稀毛症或无毛症是疾病中异样的一种，它们多数是特发性的。这些疾病在蒙古族的妇女中很常见，但在白人妇女中很罕见。这些疾病往往导致患者的心理问题，例如自卑和由此产生的社会歧视。外科手术治疗可以帮助患者恢复他们的心理健康。

五、毛发移植在胡须稀少中的应用

适应证为：

1. 在没有任何胡须和胡子的区域进行填补以创造一个新的外貌。
2. 在现有的胡子和胡须区域增加密度。
3. 为了遮盖因为意外或者医源性损伤如脱发、唇裂修复或者唇部肿瘤切除造成的瘢痕化无毛症。

（张菊芳）

[1] 魏奉才,公茂来.美容整形外科[M].北京:人民卫生出版社,2002:109-118.

[2] de Assis Montenegro Cido Carvalho F, Vieira da Silva V Jr, Moreira A A, et al. Definitive treatment for crow's feet wrinkles by total myectomy of thelateral Orbicularis Oculi [J]. Aesthetic Plast Surg, 2008, 32(5):779-782.

[3] 王炜.整形外科学[M].杭州：浙江科学技术出版社,1999: 1601-1607.

[4] Munhoz A M,Fihassi I R, Ricci M D, et a1.Aesthetic labia minora reduction with inferior wedgeresection and superior pedicle flap reconstruction.Plast Reconstr Surg, 2006,118(5):1237-1247.

[5] Mathes S J. Plastic Surgery [M]. 2nd ed. Philadelpha: Saunders Elsevier, 2006: 87-388.

[6] Apfelberg D. Result of multicentric study of laser-assisted liposuction[J]. Clin Plast Surg,1996,23(4):713-719.

[7] Jeffrey S D. 脂肪抽吸-实用整形外科技术[M].刑新,译.北京:人民军医出版社,2008.

[8] Van Neste D, Tobin D J. Hair cycle and hair pigmentation: dynamic interactions and changes associated with aging[J].Micron, 2004, 35(3):193-200.

[9] 杨国亮,王侠生.现代皮肤病学[M].上海:上海医科大学出版社,2000.

[10] Chamberlain A J, Dawber R P. Methods of evaluating hair growth [J]. Australas J Dermatol, 2003, 44(1):10-18.

[11] Sun M, Li N, Dong W, et al. Copy-number mutations on chromosome 17q24.2-q24.3 in congenital generalized hypertrichosis terminalis with or without gingival hyperplasia [J]. Am J Hum Genet, 2009, 84(6):807-813.

[12] Rogachefsky A S, Silapunt S, Goldberg D J. Evaluation of a new super-long-pulsed 810nm diode laser for the removal of unwanted hair: the concept of thermal damage time [J]. Dermatol Surg, 2002, 28(5):410-414.

[13] Bouzari N, Tabatabai H, Abbasi Z, et al. Hair removal using an 800-nm diode laser: comparison at different treatment intervals of 45, 60, and 90 days [J]. Int J Dermatol, 2005, 44(1):50-53.

[14] Eremia S, Li C, Newman N. Laser hair removal with alexandrite versus diode laser using four treatment sessions: 1-year results [J]. Dermatol Surg, 2001, 27(11):925-929.

[15] Galadari I. Comparative evaluation of different hair removal lasers in skin types IV, V, and VI [J]. Int J Dermatol, 2003, 42(1):68-70.

[16] 周展超.皮肤美容激光与光子治疗[M].北京:人民卫生出版社,2009:227-228.

[17] Battle E, Hobbs L M. Laser-assisted hair removal for darker skin types [J]. Dermatol Ther, 2004, 17(2):177-83.

[18] Toosi P, Sadighha A, Sharifian A, et al. A comparison study of the efficacy and side effects of different light sources in hair removal [J]. Lasers Med Sci, 2006, 21(1):1-4.

[19] 赵启明.皮肤美容外科学[M].杭州：浙江科学技术出版社, 2011.

[20] 高景恒.美容外科学[M].北京：北京科学技术出版社,2003.

第四篇

皮肤外科围手术期的处置和护理

第一章

手术室的准备和护理

手术室是为患者提供手术和抢救的场所,是医院的重要技术部门。合理的建筑结构与布局、完善的设施、严格的消毒灭菌及一套严格合理的规章制度和无菌技术操作规范,是手术成功的重要因素。随着现代医学及外科技术的飞速发展,手术室工作日趋现代化,对手术室护理工作的要求也不断提高。

第一节 手术室的基本要求

一、手术室的布局

手术室的环境要求安静、清洁、干燥、交通便捷,便于获取较好的大气环境,并便于接送患者和手术中进行抢救和各种检查。因此,手术室应设在医院建筑的较高层或顶层,并与外科病房、病理科、化验室、中心血库、影像诊断科等相关科室相邻近,便于工作联系。

手术室以手术间为中心,配以其他附属房间。手术间的物品需固定放置,不得随意搬动,各手术间的布局应按要求统一规范。手术室的室内空气需保持洁净,室温维持在22~25℃,相对湿度为45%~50%。

二、手术间按洁净程度分级标准

分为标准、一般和准洁净手术间。

1. 标准洁净手术间　洁净度1000级,常进行洁净度要求高的皮肤美容整形手术,如重睑成形、眼袋整形、隆鼻、面部除皱、吸脂隆胸等美容手术。

2. 一般洁净手术间　洁净度10000级,进行一般手术,如瘢痕磨削、肿瘤切除等手术。

3. 准洁净手术间　洁净度<10万级,进行污染类手术,如尖锐湿疣削除术、真菌感染、梅毒感染等污染手术。

三、手术室区域划分

手术室根据功能区域和消毒要求划分为无菌区(具有空气净化设施的又称为洁净区)、清洁区和污染区。区与区之间有明显的标志并设置隔断门。通往外部的门应采用弹簧门或自动启闭门,手术间的门设置感应门。

无菌区:指位于二道门以内的区域,包括手术间、外科手术消毒区、无菌敷料间、贵重仪器间、洁净走廊等。无菌物品必须走无菌走廊。

清洁区:包括储存和准备各种未消毒物品的场所,包括护理站、敷料室、器械室、药品间及库房、更衣室、生活区等。

污染区:包括家属等候区、换鞋前区、器械清洗区、污洗区等。

四、手术室的建筑结构

手术室的建筑结构,要求材料易清洁与耐腐蚀,内部结构符合功能流程、洁污分开的原则。有洁污分开的通道及患者专用通道、传送污物的专用电梯等。

1. 手术室的地面、墙及天棚　地面应采用耐磨、耐腐蚀、防滑、易清洗,不易起尘、不开裂的材料,以浅色为宜。墙面应采用不易开裂、不助燃、易清洗和耐碰撞的材料,墙面必须平整,防潮防霉,如不锈钢板、铝合金薄板喷涂、塑料板等。墙面、地面与墙面等连接处应为弧形连接,以利于清洗,防止尘埃堆积。天棚上安装手术室的固定用物,如日光灯、无影灯等。

墙上可安装壁中央监控面板,面板上有各种气体监测报警系统、紧急呼叫系统(包括紧急情况呼叫、中央监护仪、计算机终端接口)、空调系统(包括温湿度的设置、监测、调节)、漏电断路器监视、层流系统的高效过滤器阻塞情况监视、消防警报监测、14bar 压缩空气调节、普通照明灯和无影灯开关及亮度调节、闭路电视、时钟、计时器、读片灯等。

中心供气装置可悬吊于手术间天棚下,俗称"吊塔",集供 O_2、N_2O、负压吸引、4bar 和 10bar 压缩空气、废气排放及电源插座接头为一体。所有供气管道经天花板集中连接于"吊塔"上,能上下伸缩与侧面转动,可同时提供多种功能服务。

2. 手术室门窗要求　洁净手术室不设外窗。Ⅲ、Ⅳ级洁净手术间和普通手术间可设窗,窗户应为密封性能好的双层窗户,窗户的玻璃可采用较坚固的强化或合成玻璃。

3. 手术室内部通道要求　设有双走廊,即内走廊和外走廊。

内走廊:为手术室的内部通道,二道门以内为无菌区。

外走廊:为手术室的外围通道,位于手术室外周,通向污物专用电梯。

4. 空气洁净设施　通过设置净化空调系统,对空气中的非生物粒子和生物粒子均加以控制,以达到一定的洁净标准。

5. 消防设施　有报警系统及自动喷洒装置。

第二节 手术室常用消毒方法

一、手术用品的灭菌

手术用品的严格灭菌是手术室空气洁净的保障,是控制术后感染的重要手段。应严格按照国家消毒技术的要求进行检测,所有灭菌仪每月至少做一次生物检测,并同时送对照检测菌管一只,高压灭菌,每日使用前做 BD 测试,并做好记录。

1. **高压蒸汽灭菌** 耐高温、耐湿的手术用品,如手术器械、敷料等,均首选高压蒸汽灭菌法进行灭菌处理。

灭菌过程中,通过化学和生物学检测,可判断灭菌效果。临床常用包内放置化学灭菌指示卡和包布外粘贴 3M 化学灭菌指示胶带来监测灭菌效果。灭菌后的物品,其化学指示卡和 3M 化学指示胶带,必须同时达到规定的变色标准,否则灭菌无效。

2. **环氧乙烷气体灭菌** 适用于不耐热、不耐湿(或不耐化学消毒剂腐蚀)的手术用品的灭菌,如吸脂针、电凝头、植毛的手柄、各种导管等。

选用环氧乙烷气体灭菌的物品,其包装材料必须易于环氧乙烷气体穿透并密封。灭菌过程必须进行工艺监测和化学监测,每月须进行 1 次生物学监测。

3. **低温蒸汽甲醛汽体灭菌** 甲醛自然挥发法灭菌,因达不到灭菌效果已被淘汰。新型的甲醛灭菌箱内配有良好的甲醛定量加入和汽化装置,故灭菌效果可靠,对物品无损害。

4. **化学消毒剂灭菌** 一般不推荐使用化学消毒剂做灭菌处理。特殊情况下,手术室可用 2% 戊二醛高效灭菌剂,但要定期检测灭菌剂的浓度,浓度达标才可使用,保证灭菌效果。按照卫生部《医院消毒技术规范》(2002 版)规定,将洗净、晾干的待灭菌物品打开关节后,在灭菌剂液面下必须浸泡 10 小时,方能达到灭菌效果。由于戊二醛刺激性较大,使用前必须用无菌生理盐水将戊二醛残留液冲洗干净,以免损伤组织。

5. **小型快速灭菌器** 温度为 132~134℃,持续 3~4 分钟。有不同类型的设备,仅限于急需时的紧急处理。快速灭菌的器械不可裸露传送。

二、手术室的空气净化

手术中人员和物品的流动,容易产生空气中的浮游菌,使室内的空气质量下降。为了保障手术室的动态空气质量,目前常采用以下几种方法来控制手术室空气中的细菌含量。

(一)洁净技术

洁净手术室按气流分型有层流型和乱流型两种。

1. 层流型　通过高效过滤净化与控制气流方向,使净化气流从洁净度高的手术区域流向洁净度低的区域,并带走和排出气流中的尘埃颗粒和细菌,保持手术室内空气洁净。

2. 乱流型　通过初、中效过滤后的空气从送风口送入室内,气流迅速向四周扩散、混合,同时,相应体积的气流从回风口被排出。室内原有的空气不断被送入的干净气流所稀释,含尘浓度因而降低,空气得以净化。但乱流型洁净技术的洁净度不如层流型。

空气洁净技术是通过滤过空气中的尘埃粒子来控制空气中的浮游菌,对空气和物体表面的微生物无杀灭作用,故应严格控制外界尘埃粒子的带入和室内人员与物品的流动。感染手术禁止在正压通气的洁净手术间进行,以免感染扩散。

(二)循环风紫外线空气消毒器

由高强度紫外线灯和过滤系统组成,可以有效地过滤空气中的尘埃,并将进入消毒器中的微生物杀死。消毒器采用低臭氧紫外线灯制备,可在有人的情况下进行消毒(要求消毒环境中臭氧浓度必须<$0.2m/m^3$),开机30分钟后即可达到消毒要求,之后每隔15分钟消毒15分钟,如此循环往复直至预定时间。

(三)静电吸附式空气净化机

采用静电吸附原理,加以过滤系统,过滤和吸附空气中带菌的尘埃及微生物,对人体无损害,可用于手术室空气的净化。在一个20~30m^2的手术间内,1台大型静电式空气净化器开机30分钟后可达卫生部规定的卫生标准。

第三节 术后手术用品的处理

一、手术器械的处理

1. 清洁去污根据器械的性能进行分类,如精密器械、锐利器械、钝性器械等,分别用加酶洗涤剂进行清洗,清洗后用流水冲洗干净,再用热水烫洗,擦干或晾干。也可选用洗净消毒装置或超声清洗装置清洁去污,有条件者可直接送中心供应室进行清洗处理。

2. 打开器械所有关节,上器械油,尤其应注意给关节处上油,以防生锈。

3. 备用器械送器械间保存,常用器械立即打成器械包后送高压蒸汽灭菌。

二、仪器的处理

1. 仪器表面用 1:100"84"消毒液擦拭干净。

2. 电刀、电凝头等不耐湿、不耐热的配件,用 1:100"84"消毒液擦拭干净后,送低温灭菌后备用;导管类物品,用含酶洗涤剂将管腔内的血渍冲洗干净,再用流水冲洗干净,用热水烫洗并晾干,低温灭菌后备用。

3. 备用仪器送器械间保存,注意配件齐全。

4. 常用仪器擦净后送回原处。

三、手术巾单的处理

1. 装入专用垃圾袋内,在规定时间段内及时送供应室清洗处理。

2. 术后医用废弃物的处理:将医用废弃物按非锐利废弃物、锐利废弃物、玻璃类废弃物等进行分类放置,装入专用垃圾袋内,在规定时间段内及时送医院感染中心进行无害化处理。

四、手术器械及敷料的灭菌与管理

1. 器械的灭菌与管理　打成器械包(锐利器械用纱布包裹后装入专用容器后再打包)后,送高压蒸汽灭菌。器械包体积不宜过大,下排气压力蒸汽灭菌器灭菌的器械包体积应小于 30cm×30cm×25cm,重量不超过 5kg;预真空压力蒸汽灭菌器灭菌的器械包体积应小于 30cm×30cm×50cm,重量不超过 7kg。

灭菌后的手术器械包,按有效期的近远,按序排放于无菌敷料间内器械柜的固定位置备用。

不同的包装材料,保持灭菌包的无菌状态的期限不同。用双层包布包装的器械包,高压蒸汽灭菌后,有效期为夏季 1 周,冬季 2 周;由聚酯-聚丙烯层压透明塑料薄膜与特制纸张经热合处理制成的医用纸袋,直接包装的器械,高压蒸汽灭菌后,有效期为 4 周。双层包布包装的器械包、敷料包,经高压蒸汽灭菌、干燥、彻底冷却,在无菌室内用医用纸袋封装后,有效期为 4 周;用塑胶袋抽真空封装后,有效期为 6 个月。

改进包装延长无菌有效期,可以减轻因反复灭菌对物品的损害,延长器械的使用寿命。

特殊情况下可选用 2% 戊二醛高效消毒浸泡灭菌。锐利器械不可长时间浸泡,以免影响刀刃的锋利程度。

2. 敷料的灭菌与管理　一般敷料如纱布、棉球、棉垫、手术巾单,打成敷料包或装入敷料罐内打包后,送高压蒸汽灭菌。包装材料及其有效期同器械灭菌。

凡士林油纱布(或纱条)因其蒸汽不易穿透,适宜于干热灭菌。方法:将准备好的凡士林纱布块或纱布条装入带侧孔的容器(侧孔打开,油纱的厚度＜1.3cm),再用双层包布包装(包装体积＜10cm×10cm×20cm),置于机械对流型烤箱内,温度为160℃,时间为2小时。有效期为7天。

灭菌后的敷料,按有效期的近远,按序排放于无菌敷料间内敷料柜的固定位置备用。

3. 手术缝线的灭菌与管理　密封式一次性手术缝线,应在产品包装上所规定的有效期内使用。非一次性手术缝线,可在使用前选用低温灭菌,张力较高的非吸收型手术缝线如1号丝线等也可选用快速压力蒸汽灭菌。采用快速压力蒸汽灭菌的手术缝线无有效期,必须尽快使用。

4. 不耐热手术用品的灭菌与管理　不耐热的手术用品,可先用1:100"84"消毒液擦洗,再用清水擦净后,选用环氧乙烷气体或低温蒸汽甲醛气体低温灭菌。环氧乙烷气体灭菌后的手术用品,按有效期的远近,按序归类排放于无菌敷料间内器械柜的固定位置备用。低温蒸汽甲醛气体灭菌的手术用品可于用前即取。

第四节 特殊患者手术室的准备及护理

一、特殊患者手术的处理规则

特殊患者指特殊感染患者(破伤风、绿脓杆菌感染)、乙型肝炎患者及性病患者。此类患者手术的处理规则为:

1. 必须在负压通气的准洁净手术间内施行,禁止参观,以防交叉感染。
2. 术前将手术间内不需要的物品移走,物品准备力求简单,以够用为度,尽量使用一次性用品。
3. 室内、外各安排1位巡回护士配合手术。
4. 手术后手术间必须进行终末处理。

二、特殊患者的手术用品处理

1. 术中使用的纱布、棉球,以及一次性敷料、手套、注射器等,分类装入专用双层垃圾袋内,用2000～3000mg/L含氯消毒剂湿润,密闭并标明"感染"字样,及时送医院感染中心进行集中处理。

2. 术中使用的器械、巾单等，送医院感染中心进行高压蒸汽灭菌，或用1:50"84"消毒液浸泡30分钟后，再进行清洁和灭菌处理。

3. 术中使用的不耐湿热的器械如双极电凝头等，用2000mg/L"84"消毒液擦净后，装入专用包装内选用环氧乙烷气体灭菌。

4. 术中使用的吸引瓶、污物桶等，用1000mg/L"84"消毒液浸泡30分钟后，流水洗净晾干待用。

三、手术室的处理

（一）普通手术间的处理

1. 手术间的仪器表面、地面及墙面用1000mg/L"84"消毒液擦洗干净。

2. 紫外线可以杀灭各种微生物，包括细菌繁殖体、芽孢、分枝杆菌、病毒、真菌、立克次体和支原体等；过氧乙酸属灭菌剂，具有广谱、高效、低毒等特点。可选用循环风紫外线空气消毒器和过氧乙酸进行空气消毒，按循环风紫外线空气消毒器使用说明书规定的操作规范进行操作，消毒时间可延长至2小时。

3. 按相对湿度60%～80%、室温下1g/m^{3}的用量，将0.5%～1%过氧乙酸溶液加热蒸发，熏蒸2小时；也可用过氧乙酸溶胶喷雾（20ml/m^3），密闭30分钟。

（二）层流净化系统手术间的术后处理

清理手术间的用物，彻底打扫卫生，手术间的墙面、地板和接患者的手术床、桌、及室内固定物品，用1000mg/L"84"消毒液擦拭消毒。关闭层流负压装置开关，开启正压层流开关净化30分钟，密闭房间用甲醛或乳酸熏蒸24小时并设有醒目标志。桌面、推车、无影灯、手术床、麻醉车等用物用2000mg/L"84"消毒液擦拭，并用2000mg/L"84"消毒液清洗层流手术间过滤网，连续3天做空气、物品表面培养，监测结果均合格方可使用。

（柳传霞　张玲妹）

第二章

术前准备和护理

第一节 皮肤准备

皮肤准备是去除手术区毛发和污垢,便于手术时皮肤消毒,以达到预防切口感染的目的,是手术前皮肤无菌准备的重要措施。

一、皮肤准备的方法

(一)用品准备

大治疗方盘1个,内盛下列物品:治疗巾、橡皮布、一次性手套、剃毛刀架及刀片、毛刷、20%肥皂水、换药碗2个、眼科剪、镊子、指甲刀、弯盘、毛巾、纱布、滑石粉、石蜡油、棉签,必要时备屏风。

(二)术区准备的方法

1. 向患者讲解皮肤准备的意义,以取得患者的合作。
2. 一般患者可在处置室内进行,不能下床的患者在病床上进行,并用屏风遮挡,保护患者隐私。
3. 暴露手术备皮部位,备皮部位的下方铺治疗巾和橡胶中单。
4. 先用毛刷蘸肥皂水刷洗局部皮肤,然后一手绷紧皮肤,另一手持刀分区剃净毛发,先剃体毛,后剃较硬的毛发,如阴毛、腋毛。细软的体毛可用滑石粉润滑后再剃除,长发可先用剪刀剪短后再剃净。
5. 瘢痕凹陷部位,应用棉签蘸上石蜡油,反复擦洗或用小镊子将污垢夹出。
6. 皮肤准备前应嘱咐患者先洗澡,对生活不能自理者,护士应协助其沐浴,然后备皮,毛发剃净后用清水将备皮区擦洗干净,或嘱咐患者再次沐浴。
7. 嘱咐患者手术前避免使用化妆品,用亚甲蓝作手术设计标记者,应用2%的碘酊固定。

(三)注意事项

1. 发现局部皮肤感染或病变者应及时报告医师,决定是否手术。
2. 备皮时要仔细、耐心,以免损伤皮肤。
3. 剃毛方向,对细软体毛应逆向剃除,对于较硬的毛发应顺其生长方向剃除。
4. 操作过程中要注意保暖,防止感冒。
5. 禁止在手术区域内进行任何有损皮肤完整性的治疗和护理操作。

二、特殊病灶的处理

（一）感染创面

用 1∶8000 高锰酸钾溶液或 3% 硼酸溶液,湿敷创面后外用抗生素软膏,每日 2 次。如特殊感染患者,应进行床边隔离,如尖锐湿疣、深部真菌感染等,使用后的物品应先消毒,后处理。无菌物品实行先消毒,再清洗,最后再消毒灭菌。

（二）手足部位瘢痕、手足疣

术前 3 日,用 1∶8000 高锰酸钾溶液泡洗,每次 5～10 分钟,每日 1～2 次。清除指趾间的污垢,防止术后发生继发感染。

（三）污垢较重的患者

术前 3 日可用盐酸金霉素软膏局部皮损封包 6～8 小时,次日晨清洁皮损,连续 3 天。

第二节 常见皮肤手术患者的术前护理

一、皮肤扩张器埋置术

1. **评估患者** 评估健康史及相关因素,评估各系统状况和高危因素,评估心理及社会支持系统,从而估计患者对手术的耐受力。

2. **有效沟通** 要与患者做好充分的沟通,了解其真实需求,在达成共识的基础上,签订手术协议书。

3. **心理护理** 根据患者的心理情况,及时做好心理疏导,消除负性情绪。

4. **术前指导** 向患者讲解手术的目的、方法及术后可能发生的暂时性外貌形象的改变、注液后可能发生的不适感等情况,交代术后注意事项,包括保护扩张器,防止其破裂,扩张器注水的间隔时间等。指导患者做好适应术中、术后体位的术前训练,如枕突处、背部放置扩张器的患者,应进行俯卧位的术前训练,使患者能耐受较长时间的手术治疗。

5. **术前检查** 术前行常规检查。

6. 皮肤准备　根据手术部位，按医嘱进行术前皮肤准备，备皮时避免损伤皮肤，以免发生术后并发症。

二、颜面部整形美容手术

1. 评估患者　评估健康史及相关因素，评估各系统状况和高危因素，评估心理及社会支持系统，从而估计患者对手术的耐受力。尤其要详细询问病史，如有无过敏、高血压，是否瘢痕体质等，有无出血性疾病，女性患者是否在月经期，避免为有禁忌证的患者手术。

2. 有效沟通　因就医者大部分为健康人群，美容诉求高，做好术前有效的沟通尤为重要。了解患者真实的动机和需求，正确引导患者，使其正确认识整形美容手术及其治疗效果，告知患者术后效果与期望值之间可能存在差距。同时告知勉强手术可能产生的不良后果，如过度隆鼻或过度除皱等都会产生不自然的副作用，严重者可发生面部器官变形等。在达成医患共识的基础上，签订手术协议书。

3. 心理护理　根据患者心理情况，及时做好心理疏导工作。告知患者术后恢复所需的大致时间，可能遇到的问题及相应的措施，消除负性情绪。

4. 术前指导　颜面部整形美容手术患者，术前2周须停用激素类、扩血管类、抗凝类药物，防止术后血肿的发生。瘢痕体质者不能手术，女性患者手术应避开月经期，因月经期凝血机制差，易引起术中术后出血。

（1）重睑术：①手术前2~3天用生理盐水冲洗结膜腔，或用氯霉素滴眼液滴眼，每日3次。有眼部疾病患者应等疾患治愈后方可进行手术。②告诉患者术前排空膀胱，不要空腹手术，以防术中因疼痛、饥饿等因素引起一时性大脑中枢缺血而晕厥。③告知患者术中不可咳嗽、头部摆动等。

（2）隆鼻术：①术前2~3天用滴鼻净滴鼻，术前1天剪短鼻毛，手术当日用1:1000新洁尔灭擦洗。②选择合适长度、宽度、高度、形状和柔韧度的硅橡胶假体。

（3）面部除皱术：①术前3天开始洗头，先用肥皂清洗后再用清水冲洗，冲洗后用1:1000新洁尔灭溶液泡10分钟，再用清水冲洗干净，每天2次。新洁尔灭溶液要用热水配制，防止新洁尔灭在冷水中凝集，使浓度降低，达不到消毒目的。②术前1日备皮，根据发际高低、皮肤松弛度、皱纹分布的多少决定行发际内切口或发际缘切口，剃除切口周围2.0~3.0cm范围的头发，再次洗头，并用1:1000新洁尔灭溶液洗头，将周围头发用橡皮筋扎成前后两排小辫固定，充分暴露手术野，然后用无菌巾包好头发并固定于头部。③检查术区及周围皮肤，有皮疹或感染灶者待感染控制后再手术。

5. 术前检查　术前常规行心电图、X线胸透及血常规、出凝血时间、肝肾功能检查，重点检查有无凝血功能障碍。凝血功能障碍为手术禁忌证。

6. 常规照相　①重睑术行常规照相。②隆鼻术术前拍照正位、侧位、斜位、仰位。③除皱术面部照片，包括正位像、侧位像、45°斜位像，以便进行手术前后对比。

7. 其他　全颜面除皱术者为了配合麻醉术前禁食12小时，禁水8小时。

三、脂肪抽吸术

1. 评估患者　评估健康史及相关因素,评估各系统状况和高危因素,评估心理及社会支持系统,从而估计患者对手术的耐受力。

2. 有效沟通　介绍目前的主要吸脂方法及各自的优缺点、可能的并发症。同时要与患者做好充分的沟通,了解其真实想法,告知吸脂并不等同于减肥,了解他们的真实需求,为他们提供合适的方法,在达成医患共识的基础上,签订手术协议书。

3. 心理护理　根据就医者心理情况,及时做好心理疏导工作。如对疼痛问题比较关注的患者,可介绍手术中疼痛的程度、持续时间及能否忍受等,帮助患者消除对手术的恐惧感。

4. 术前指导　①向患者概要介绍麻醉及手术方法、术中体位配合及手术后注意事项等。②做好术前咨询工作,指导术后选择能起到局部压迫止血、塑身作用的高弹力衣裤及弹力约束带。③告之患者术前半月停用雌激素、阿司匹林类药物,以免引起术后出血,同时避开月经期。④术前一日沐浴,局部隐蔽处,如脐部要彻底清洗,必要时备皮。

5. 术前检查　手术前对受术者进行检查,以排除心血管、内分泌及血液系统疾病。检查血常规和出凝血时间,X线摄片及常规心电图检查。

6. 常规照相协助标记　手术前测量拟吸脂部位的周径并作记录,并进行医学照相,妥善归档,以利术后效果对照。协助医师在受术者站立位时用甲紫标出拟抽吸范围,重点标出局部组织最高膨出点的范围,并用碘酒固定。

四、腋臭剥离术

1. 评估患者　评估健康史及相关因素,评估各系统状况和高危因素,评估心理及社会支持系统,从而估计患者对手术的耐受力。

2. 有效沟通　腋臭剥离术的原理为去除腋部皮下组织中的大汗腺,达到去除异味的目的。18岁以下的患者,因其发育尚未完全,会影响治疗效果。因此,一般主张18岁以后再接受手术治疗,如果患者发育已完全,也可适当提前手术时间。在达成医患共识的基础上,签订手术协议书。

3. 心理护理　根据患者心理情况,做好心理疏导,消除负性情绪。

4. 术前指导　①术前应告知患者手术原理,手术效果,手术时间,术中、术后的注意事项,排除瘢痕体质。②1周内停服血管扩张药、抗凝药物及活血化淤药物,女性患者应避开月经期。③模拟术中体位配合,进行术前训练。讲解手术后上肢制动的要求及其重要性,使患者了解手术后局部制动的意义和必要性,自觉配合治疗。手术后上肢应内收,避免外展和上举动作,避免出汗。拆线前禁止沐浴,以防伤口术后出血和感染。④患者术前1日按皮肤准备要求剃除腋毛、沐浴,清洁双侧腋窝。检查手术区皮肤有无破损、感染等。如有毛囊炎或皮炎等,应择期手术。并穿着纯棉宽松对开的襟衫。⑤向家属传授协助手术后患者穿脱衣的方法:患者两上肢内收、下垂、后伸,使手臂与腋中线成45°角,家属协助将衣服自双肩向后向下轻轻滑下即可。穿衣时保持同样姿势,家属抓衣服两肩,露出两袖洞,将两袖洞同时穿于双手沿臂慢慢向上拉至肩部即可。穿脱衣服时避免手臂摆动范围过大。

5. 术前检查　术前行常规检查。

五、皮肤移植手术

1. 评估患者　评估健康史及相关因素,评估各系统状况和高危因素,评估心理及社会支持系统,从而估计患者对手术的耐受力。

2. 心理护理　接受皮肤移植术的患者,或多或少都会由于皮肤损伤而影响到正常生活和劳动能力,大多会有负性情绪。因此,护士应尊重患者,耐心倾听,提供安全、便捷的就医环境。向其讲解手术方式、手术效果,增强其战胜疾病的信心。

3. 术前指导　①检查供皮区皮肤有无炎症、瘢痕。②术前1周,指导患者每日早晚用温水泡洗供区皮肤,泡洗后行局部皮肤按摩,使皮肤松弛、柔软、浅静脉扩张,可改善患者皮肤、血管条件,提高抗感染能力。

4. 术前检查　术前行常规检查。

5. 术区准备　按皮肤准备方法常规备皮。

六、白癜风自体表皮移植术

1. 评估患者　评估健康史及相关因素,评估各系统状况和高危因素,评估心理及社会支持系统,从而估计患者对手术的耐受力。

2. 有效沟通　白癜风好发于颜面等暴露部位,病程缓慢,严重影响容貌,给患者带来一定的心理压力,造成社交障碍。本病的病因尚不明确,目前还缺乏有针对性的特效疗法。手术治疗有时也需多次才能见效。因此应告知患者要善于自我心理调节,不可急于求成,以积极乐观的心态配合医师治疗。同时告知患者,手术适应证为皮损稳定3个月以上或药物控制后。达成医患共识,签订手术协议书。

3. 心理护理　对于求治心切或自卑心理较严重的患者,可概要介绍白癜风自体表皮移植术的手术方法、手术效果,以减轻患者的负性情绪。方法为通过吸疱机获取含有正常色素细胞的表皮、磨削机去除病灶区表皮后,将表皮移植至病灶区。

4. 术前指导　①根据术中体位配合进行术前体位训练,使其能耐受手术时的被动体位。②介绍日常生活中的注意事项:防止日光曝晒、避免接触脱色剂、少吃含维生素C的食物等。③术前一日沐浴、更衣、剪指甲。④告知手术后注意事项,如术后植皮区制动、避免出汗、拆线前禁止沐浴等;口周手术者术后应限制讲话,借助吸管进流质饮食;活动部位应制动。颈部手术者,术后应限制头部转动等。

5. 皮肤准备　按皮肤准备要求准备皮肤。

6. 术前检查　术前行常规检查。

7. 常规照相　术前常规照相,妥善归档。

七、巨大尖锐湿疣患者的术前护理

1. 评估患者　评估健康史及相关因素,评估各系统状况和高危因素,评估心理及社会支持系统,从而估计患者对手术的耐受力。

2. 心理护理　保护隐私,尊重人格,进行积极的心理疏导。

患者主要是通过性接触感染此病,也可通过间接接触传播及其他形式感染。一旦得知感染此病,患者一般会产生羞愧心理,同时由于疣体可在短期内迅速增生,患者会产生恐惧、焦虑的心理。由于床边隔离以及担忧隐私被暴露等原因,部分患者容易产生自卑感或孤独感,甚至产生自残或自杀倾向。护士应尊重患者的人格,保护好患者的隐私,建立良好的护患关系。对患者和家属采取个别谈话的方式,进行健康教育。同时,讲解相关知识,如尖锐湿疣具有传染性、生长速度快,必须及时治疗;尖锐湿疣并不是一种可怕的病,积极配合治疗是可以治好的等。鼓励并安慰患者,帮助他们消除顾虑,正确对待疾病,积极配合治疗。

3. 严格消毒隔离制度,防止交叉感染　尖锐湿疣不仅通过性接触传播,同时还可通过污染的衣裤、被褥、便盆、毛巾等间接感染。①患者安排单间病室,卫生间专用。②患者的分泌物及使用后的污染物品,用1:200"84"消毒液浸泡消毒30分钟后再处理。③每日用1:200"84"消毒液擦拭床、桌、椅及地面,每日2次。④患者用过的敷料、一次性用品集中放置,及时焚烧;如有被渗出液污染的床单、被套、换下的衣裤等应严格规范处理,与其他被服分开,先浸泡消毒,再送洗。送洗时需标明传染标志,由洗衣房统一消毒处理。⑤患者换药时,尽量使用一次性器械。患者使用过的无菌物品按先消毒再清洁再消毒的原则进行处理。

4. 术前准备　部分巨大尖锐湿疣患者术前可行皮损内注射干扰素10~15天,使疣体萎缩变小,然后再使用高频电刀电灼治疗,以减少术中出血,减轻患者痛苦。

5. 术前指导　①会阴护理:患者术前用1:8000的高锰酸钾或10%~15%聚维酮碘溶液(艾利克)坐浴清洁会阴,每天2~3次,每次10~20分钟,以预防感染,为手术做好准备。②根据不同的麻醉方式,进行术前的饮食管理及术前用药。同时,由于手术部位比较特殊,为了减少术后排便的次数,减少伤口污染的机会,术前可据患者的实际情况给予流食或半流食。③根据患者术中的体位进行术前体位训练,交代手术后注意事项,如注意创面清洁干燥、创面愈合前避免洗澡等。

6. 术前检查　术前行常规检查。

7. 术前备血　术前抽血,做交叉配血试验,对于皮损较大的患者应备血200~400ml,以便术中或术后输注。

8. 皮肤准备　按皮肤准备要求准备皮肤。

(范晓莉　姚建军)

第三章

术后治疗和护理

第一节 术后的一般治疗原则和护理

一、评估术后患者

（一）手术类型和麻醉方式

了解手术和麻醉情况，手术过程及术中出血和补液情况，判断手术创伤大小及对机体的影响。

（二）身体状况

1. 生命体征　监测患者到病室时的神志、血压、脉搏、呼吸、体温。

2. 切口状况　了解切口部位及敷料包扎情况。

3. 引流管及引流物　了解所置引流管的种类、数目、引流部位和引流液性状。皮肤外科负压引流管使用比较多，注意负压引流管中引流液的量和性状、导尿管引流尿液的量和色泽。

4. 疼痛等不适　了解有无切口疼痛、恶心呕吐、尿潴留等术后不适。

5. 肢体功能　了解感觉、知觉恢复情况和四肢活动度、皮肤的温度和色泽。

（三）并发症

评估有无术后出血、术后感染、切口裂开、深静脉血栓形成等并发症的发生及其相关因素。

（四）心理和社会支持状况

随着术后原发病的消除、麻醉及手术的完成，患者和家属在一定程度上会有暂时的解脱。随之而来的是对手术的效果、预后、病理检查结果及外观的改变，甚至对住院费用和是否继续治疗有所疑虑。故需询问术后患者和家属对手术的认识和看法，了解患者术后的心理感受，有无紧张、悲观、猜疑等心理反应。进一步评估引起术后心理变化的原因。

（五）判断预后

了解术后患者的治疗原则和治疗措施的落实情况。评估其机体修复情况，包括切口愈合、休息和睡眠状况、食欲及饮食种类等。根据手术情况、术后病理检查结果和患者术后康复情况，判断其预后。

二、护理措施

（一）术后患者回病室接待

与麻醉师和手术室护士做好床边交接。搬动患者时动作轻稳，注意保护头部及各引流管和输液管道。检查负压引流管内是否有足够负压,各引流管是否在位通畅,检查静脉输液是否通畅。注意保暖,必要时,遵医嘱给予吸氧。

(二)安置患者合适的体位

根据麻醉方式、术式安置患者的卧位。

1. 全身麻醉　尚未清醒的患者应去枕平卧,头偏向一侧,使口腔分泌物或呕吐物易于流出,避免误吸入气管;全身麻醉清醒后根据需要调整卧位。

2. 椎管内麻醉　一般去枕平卧 6 小时。随后可根据手术部位安置成需要的卧位。

3. 腿部供皮区应尽量保持功能位制动,卧床休息 2 周,其他部位的供皮区应适当控制活动量。

(三)监测生命体征

中、小型手术的患者,手术当日每小时测量脉搏、呼吸、血压,监测 6～8 小时或至生命体征平稳。大手术或可能发生出血者,必须密切观察,每 15～30 分钟监测生命体征,至病情稳定后改为 1～2 小时测 1 次,并做好观察和记录。必要时使用心电监护仪连续监测。

(四)观察病情

1. 观察尿液的颜色和量　必要时记录 24 小时液体出入量。

2. 加强巡视和观察　注意呼吸的频率和深度,有无呼吸道梗阻,有无切口出血和休克的早期表现。若患者出现脉搏变快、变弱,脉压变小,血压下降,呼吸急促,每小时尿量小于 50ml,应立即报告医师及时处理。

3. 静脉补液和药物治疗　根据手术大小、病情变化,遵医嘱调整输液成分、量和输注速度,以补充水、电解质和营养物质,必要时遵医嘱输全血或血浆等,维持有效循环血量。

(五)切口疼痛的护理

皮肤外科手术后,伤口疼痛一般不明显,患者大多能忍受。术后局部疼痛剧烈者应及时检查手术伤口情况。如疼痛剧烈伴有局部肿胀、皮下淤血或淤斑、伤口有鲜红色渗血,则可能有继发性出血或血肿形成,应及时通知医师行止血处理,并继续密切观察伤口情况。对疼痛敏感者,可遵医嘱适当给予镇静、镇痛剂。

(六)恶心、呕吐的护理

术后早期的恶心、呕吐常常是麻醉反应所致,待麻醉作用消失后,即可自然停止。患者呕吐时,将其头偏向一侧,并及时清除呕吐物。部分患者需给予镇静、止吐药物以减轻症状。持续性的呕吐要查明原因并作针对性治疗。

(七)尿潴留的护理

术后尿潴留较常见,尤其是老年患者。原因有全身麻醉后排尿反射受抑制、切口疼痛以及患者不习惯于床上使用便器等。对术后 6～8 小时尚未排尿或虽排尿但尿量少、次数频繁者,应在耻骨上区叩诊检查,发现明显浊音区、明确有尿潴留时,先稳定患者情绪,采用下腹部热敷、轻柔按摩膀胱区及听流水声等多种方法诱导排尿,若无禁忌,可协助患者坐位或立起排尿。亦可根据医嘱使用药物促使膀胱壁肌肉收缩,以使患者自行排尿。上述措施无效时则应考虑在严格无菌技术下导尿,一次放尿液不超过 1000ml。尿潴留时间过长,导尿时尿液量超过 500ml 者,应留置导尿管 1～2 天。

(八)发热的护理

如果术后患者的体温升高,但变化幅度在 0.5~1℃,不超过 38℃,于术后 1~2 日逐渐恢复正常,称之为外科手术热,可不予处理。如果术后持续 3~6 天的发热或体温降至正常后再度发热,则要警惕继发感染的可能。对于发热患者,除了应用退热药物或物理降温对症处理外,更应结合病史进行如血常规、尿常规、X 线胸片、B 超、创口分泌液涂片和培养、血培养等检查,以寻找原因并作针对性治疗。

(九)管道护理

对不同的引流管做好标记,妥善固定。经常巡视,检查管道有无堵塞或扭曲,保持引流通畅。负压引流管保持良好的负压状态。换药时,协助医师将暴露在体外的管道稳妥固定,以防脱出。每天观察并记录引流液的量和性状,根据引流量和病情决定拔除时间。如发现异常,及时通知医师处理。

(十)观察伤口

观察伤口敷料外观渗血、渗液情况,保持切口敷料清洁干燥。并注意观察术后包扎是否限制了胸、腹部呼吸运动或肢端血液循环。对烦躁及不合作患儿,可适当使用约束带防止敷料脱落。伤口包扎如有过紧、过松、移位等情况,应及时处理。对皮瓣转移的患者,要注意观察皮瓣血液供应情况,如局部皮肤颜色、感觉、肿胀等,如有异常,应及时通知医师。

(十一)饮食护理

皮肤外科手术一般不影响进食功能,局麻术后可常规进普食,全麻患者清醒后无恶心呕吐者可先进流食,然后逐步进普食。受手术区域限制咀嚼和吞咽动作的患者,如口角、下颌部手术的患者可用吸管进流质饮食,以避免污染手术区域,同时应注意清洁口腔。颜面部手术患者术后限制面部及口周活动,不可大声说笑;饮食宜进半流或软食至伤口愈合,禁止咀嚼过硬过大的食物,以免颜面部肌肉过度运动,影响伤口愈合。

(十二)休息和活动

保持病室安静,保证患者安静休息。除非有治疗方面的禁忌,病情稳定后应鼓励患者早期床上活动。早期活动有助于增加肺活量、改善全身血液循环、预防深静脉血栓形成、促进肠功能恢复和减少尿潴留的发生。患者活动时固定好各种导管,并给予协助。

(十三)心理护理

指导患者正确面对疾病和预后,告知有关继续治疗和随访等方面的知识,提高患者对疾病的认识,从而逐步接受术后躯体的变化,调整好心态,配合治疗。

第二节 常见并发症的防治和护理

皮肤外科手术患者一般预后都较好,也有少数患者会出现一些并发症。并发症的出现,轻者延长康复时间,增加心理压力与医疗费用,重者可导致手术失败,给患者带来不可弥补的损失,故在整个围手术期要时刻预防并发症的出现。

一、术后出血

出血原因一般分为两种:一种为早期出血,即手术后数小时内出血,又称为原发性出血,多因术中止血不够彻底,如血管结扎不牢、滑脱、电凝凝痂擦落或因麻醉药中肾上腺素作用消失,使血管扩张导致渗血。其次是继发性出血,常因手术部位感染或坏死,较大血管破裂而致,多在手术后5~6天至2周内发生。

术后出血的临床表现:术后伤口出血常伴有疼痛加剧。若覆盖切口的敷料出现渗血,护士应在外层敷料标识出血范围并通知医师;当渗血范围继续扩大或全层敷料被血液渗湿时,应立即采取局部压迫等紧急措施止血并及时通知医师,打开敷料检查以明确原因,行止血处理。当负压引流管短时间内引流出鲜红色血性液体,应考虑活动性出血。同时,评估有无低血容量性休克的早期表现,如烦躁、面色苍白、脉速和脉压减小以及尿量少等。

处理:少量出血时,一般更换切口敷料、加压包扎或全身使用止血剂即可止血;出血量大时,应加快输液,同时可输血或血浆,扩充血容量,并做好再次手术止血的准备。为了预防术后出血,术中止血要彻底,包扎时压力要适度。

二、切口并发症

(一)切口感染

1. 原因 引起切口感染的可能原因有创口内留有无效腔、血肿、异物或局部组织血供不良,合并有贫血、糖尿病、营养不良或肥胖等。感染可使伤口延期愈合,严重者切口愈合形成瘢痕,达不到预期手术效果,加重患者的思想负担与经济负担,容易产生医疗纠纷,故须引起重视。

2. 切口感染的局部和全身表现 常发生于术后3~5日,患者自述切口处出现肿胀、跳痛、刺痛等,疼痛加重或减轻后又加重,局部出现红、肿、压痛或有波动感;伤口敷料有异味及分泌物,伴体温升高、脉率加快及白细胞计数增高等全身表现。

3. 处理 感染早期予以局部热敷或理疗,使用有效的抗菌药,促使炎症消散吸收。明显感染或脓肿形成时,应拆除局部缝线,用血管钳撑开并充分敞开切口,清理切口后,放置凡士林油纱条以引流分泌物,定期更换敷料,争取二期愈合。必要时取分泌物作细菌培养和药物敏感试验。

4. 预防 认真做好术前手术野皮肤的准备,根据患者全身或局部情况,必要时术前给予抗生素;术中严格执行无菌技术操作,尽量缩短手术时间,以减少伤口暴露时间;伤口缝合要严密、平整,松紧适当,防止残留无效腔、血肿或异物等。术后加强营养支持,增强患者抗感染的能力,合理使用抗菌药。

(二) 切口裂开

1. 原因 可能原因有营养不良、组织愈合能力低下、切口张力大、缝合不当、切口感染、拆线过早、小儿切口保护不良及切口部位组织张力突然增高,如剧烈咳嗽、呕吐、用力排便或颜面部手术术后进食大块的坚硬食物等。

2. 切口裂开患者的临床表现 常发生于术后 1 周左右或拆除皮肤缝线后 24 小时内。切口裂开分为全层裂开和部分裂开两种。往往发生在患者突然腹部用力或有切口的关节伸屈幅度较大或术后进食大块的坚硬食物时,通常自觉切口疼痛和突然松开,随即有淡红色液体自切口溢出,浸湿敷料。

3. 处理 立即嘱咐患者平卧位休息,并安慰和稳定其情绪,避免惊慌,告之勿咳嗽,局部制动。用无菌生理盐水纱布覆盖切口,立即通知医师,将患者送手术室重新缝合处理。

4. 预防

(1) 缝合伤口时要认真细致,做到分层缝合,当切口缝合有张力时,应采取局部皮瓣或皮片移植等措施。

(2) 拆线时间应根据伤口部位、张力大小、局部血液供应情况而定,不宜过早,必要时可间断分次拆除。

(3) 拆线后伤口有可能裂开者以蝶形宽胶布对合粘连以减低张力。

(4) 胸腹部手术者术后可用胸带或腹带加压包扎,保护伤口,拆线后继续使用,以防止裂开;腹部手术者手术时加用全层腹壁减张缝线,术后用腹带适当加压包扎伤口,减轻局部张力,延迟拆线时间。

(5) 指导患者学会保护伤口,避免剧烈运动、阵咳、用力排便等因素造成切口裂开;颜面部手术的患者,术后禁止食用大块的坚硬食物;切口位于肢体或关节活动部位者,拆线后应避免大幅度动作。

(6) 对年老体弱、营养状况差、估计切口愈合不良的患者,术前加强营养支持。

三、皮瓣血循环障碍和皮瓣坏死

皮瓣出现血循环障碍,导致皮瓣部分或者全部坏死是比较严重的并发症。皮瓣血供丰富,静脉回流良好,皮瓣就能成活;反之,如果皮瓣血供不足或静脉回流障碍,皮瓣就会出现血循环障碍。皮瓣移植术后皮瓣发生部分或者全部坏死的最主要原因是微循环障碍。及早发现微循环障碍,及早补救,有利于降低皮瓣坏死的发生率。

(一) 原因

1. 皮瓣设计不合理,血液供应不充足。

2. 手术操作不当,损伤血管,影响局部动脉供血或静脉回流;或手术中止血不彻底,皮瓣下出现血肿,局部张力增大,压迫局部血管而影响血液供应。

3. 皮瓣转移后,固定不妥,或术后皮瓣创面引流不通畅,体位不当,皮瓣长期受压,不利于静脉回流。

(二) 临床表现

观察移植皮肤颜色、皮温、肿胀程度、毛细血管回流时间及皮瓣生长情况。

1. 皮肤颜色　观察移植皮肤颜色是红润、苍白还是红紫。因人体各部位肤色不同,观察时既要与供皮区周围肤色相比,又要与受皮区肤色相比。若皮肤颜色变浅或苍白,提示动脉供血不足,有栓塞或痉挛的发生;若颜色变深,应考虑静脉回流受阻。

2. 皮温　一般术后 2~3 小时后比健侧皮温及邻近皮温高 1~2℃。若低于 1℃,提示有血液循环障碍。若皮温突然升高超过正常范围,且局部有刺痛或疼痛加重,提示感染的可能。

3. 肿胀程度　根据肿胀程度可出现皮纹存在、消失、水疱。若动脉供血不足,皮纹增多;若静脉回流受阻,皮纹消失、张力增大,表面光亮。

4. 毛细血管回流时间　正常为 2 秒左右,若缓慢或消失,可能是血液循环中断,应立即报告医师。

(三) 处理

1. 动脉痉挛可予以镇静止痛、保温、补充血容量、应用扩容抗凝等方法来改善微循环。缺血再灌注损伤时可应用类固醇类药物和自由基清除剂。有条件可以行高压氧治疗。

2. 静脉回流障碍,血液淤滞及皮瓣发绀可采用适当压力包扎,抬高肢体或皮瓣远端,采用体位引流的方法。经过早期积极对应处理,基本上皮瓣血循环都可以改善。

3. 一旦皮瓣出现血管危象,如皮瓣变苍白或肿胀呈暗紫色,或同时毛细血管血流不明显,可加急应用抗血管痉挛药一次。若无效,应急诊探查,争取在 6~8 小时内重建血供,否则皮瓣可发生不可逆性坏死。

4. 如果发生皮瓣坏死,可以先行换药处理,必要时行二期手术修复。

(四) 预防

1. 对手术皮瓣设计要合理、全面,这是皮瓣成活的保证。

2. 术中严格遵循无菌技术操作原则,动作轻柔细致,避免损伤主要的血管、神经,彻底止血。

3. 术后固定,适度加压包扎。

4. 患者术后 24~72 小时内应每小时观察 1 次转移皮瓣的情况,72 小时后改为每 2 小时观察记录 1 次,术后 5~7 天每 4 小时观察记录 1 次,以后改为每个班次观察记录。

5. 术后保温较为重要,温度过低或突然降低会引起血管痉挛,一般室温应保持在 23~25℃,湿度 55%~75%。

6. 体位护理　术后给予正确体位是保证皮瓣的血供和静脉回流、促进皮瓣成活的重要措施。正确的体位能有效防止皮瓣蒂部的扭转、受压、牵拉,避免皮瓣痉挛导致皮瓣缺血坏死。术后要求患者绝对卧床休息 7~10 天,禁止患侧卧位。静脉回流障碍者,抬高患肢,采用瓣高于蒂的体位;动脉供血不足者,放低患肢,采用蒂高于瓣的体位。因此护士要经常巡视,特别要重视夜间巡视,保证熟睡患者保持正确体位,杜绝过早下床活动。

7. 绝对禁烟　烟草中的尼古丁能造成外周血管强烈收缩,引起术后血管痉挛。在患者本人绝对禁烟的同时也要保证病房为绝对无烟区。加强护理人员的控烟意识,并在病区内贴上醒目标识,严禁在禁烟区内吸烟。

8. 如果皮瓣苍白,皮温下降,应给予保温、扩容、扩血管药物等措施。有条件可予高压氧治疗;若皮瓣部位呈紫色、淡红色或有青紫斑点,应抬高患侧肢体,检查引流是否通畅,加压是否适度。

四、深静脉血栓形成或血栓性静脉炎

1. 造成的原因　深静脉血栓形成多见于下肢深静脉。可能原因有术后卧床过久、活动少而引起下肢血流缓慢;血细胞凝集性增高,处于高凝状态;因手术、外伤、反复穿刺置管或输注高渗性液体、刺激性药物等致血管壁和血管内膜损伤。

2. 临床表现　深静脉血栓形成和血栓性静脉炎,前者常发生于术后长期卧床、活动减少的老年患者或肥胖者。开始时患者自感腓肠肌疼痛和紧束,继之下肢出现凹陷性水肿,沿静脉走行有触痛,可扪及索状变硬的静脉。后者常表现为浅静脉发红、变硬、明显触痛,常伴有体温升高。

3. 处理　仅为血栓性静脉炎者,立即停止经患肢静脉输液,抬高患肢、制动,局部50%硫酸镁湿敷。深静脉血栓形成者,遵医嘱静脉输入低分子右旋糖酐和复方丹参溶液,以降低血液滞度,改善微循环。局部严禁按摩,以防血栓脱落引起栓塞,同时监测凝血功能。发病3天以内者,溶栓治疗可用尿激酶每次8万单位,溶于低分子右旋糖酐500ml中,静脉滴注,每日2次,连续应用1周。

4. 预防　术后患者应早期下床活动,卧床期间多作双下肢的屈伸活动,促进静脉回流。对于血液处于高凝状态的患者,可预防性口服小剂量阿司匹林或复方丹参片。

第三节 特殊患者的术后治疗和护理

一、脂肪抽吸术

(一)术后护理

(1) 密切观察术后生命体征。

(2) 体位护理:术后应减少坐位,尽量下床,适度活动。术后采取的体位应使穿刺孔在下,以利于引流。

(3) 伤口的护理:①可在抽吸部位最低点放置皮片引流,嘱咐患者适度活动,促进残留肿胀液排出。②穿刺孔未愈合前勿沾水,保持干燥。③术后第2天换药,第7天拆线。④换药时严格无菌操作,注意观察术区皮肤颜色、平整度及引流情况,做好加压包扎。⑤手术当天用弹力绷带或穿弹力紧身衣裤,持续穿3~6个月。

(4) 饮食护理:术后1个月避免进食海鲜类食物,进食低脂肪、低盐、高蛋白、高维生素及富含膳食纤维的食物。

(二)并发症的预防和护理

1. 脂肪栓塞综合征　脂肪抽吸术后所致的脂肪栓塞并不多见。脂肪栓塞综合征是指脂肪被抽吸后,脂肪滴顺着被破坏的小静脉进入血液,造成脏器栓塞,导致生命危险。脂肪栓塞综合征临床表现为患者少尿或无尿、心悸、胸闷、呼吸困难、全身淤斑,甚至心跳、呼吸停止。在抽脂过程中要密切观察患者生命体征以及有无出血等情况,同时还要控制抽脂量和抽脂范围,警惕发生脂肪栓塞。

2. 抽吸部位水肿　抽吸部位水肿多为组织损伤及皮下残留肿胀液所致。可在抽吸部位最低点放置皮片引流,嘱咐患者适度活动,促进残留肿胀液排出。组织损伤所致者一般术后1个月可自行消退。

3. 皮肤淤斑、凹凸不平、皮下硬结　行脂肪抽吸术的患者,皮肤淤斑的发生率近100%。皮肤淤斑多于术后当天或次日出现,3~4周后可自行消退。凹凸不平为抽吸平面、抽吸量不一致以及皮下脂肪预留过少所致,早期较为常见,局部给予加压塑型,半年后可有明显改观。皮下硬结是由于脂肪抽吸时损伤皮下组织,皮下纤维组织增生,愈合时形成炎性浸润块或结节所致,一般在2~6个月可吸收软化。预防措施:术后使用大于抽脂范围的成块敷料加压包扎伤口;术后穿戴弹力服,可减少皮肤表面凹凸不平,减少出血和淤斑。同时,要求操作者术前了解患者的体型,把握好注射肿胀液的量与抽吸液的量,以避免发生术后两侧不对称。

4. 暂时性感觉减退　术后手术区会出现皮肤麻木,是手术损伤皮下末梢神经所致,一般不需处理。随着皮下神经的新生,一般3~6个月后感觉会逐渐恢复。

5. 瘢痕　抽吸针眼处可有很小的瘢痕,一般不需特殊处理。若有增生可采取抑制瘢痕的措施。

二、皮肤扩张器埋置术

(一)常见术后并发症的原因

1. 局部皮肤坏死　覆盖皮肤的血运不良,剥离腔隙过小,或注射壶压迫表面皮肤,造成坏死;注水量过多,致皮肤张力过大;由于重力的作用,扩张区的下缘皮肤过分扩张,超出了皮肤承受能力,导致局部皮肤缺血坏死。

2. 扩张器外露　一次注射量过多致使切口胀裂、继发感染、外伤、扩张器的埋置部位被摩擦、碰撞、儿童不善自我保护等原因均可导致本并发症的发生。

3. 局部感染　多由于局部污染,偶尔继发于身体其他部位的感染。此外,快速超量扩张时,易造成局部皮肤持续缺血,防护能力降低,从而导致感染。也可因注入时未注意无菌操作所致。

4. 皮肤扩张不充分　每次注入量过少,或因患者不能耐受皮肤张力而拒绝注入规定量,或因扩张时间过短。

5. 迟发型变态反应　临床上较少见。有一些患者在扩张器埋入体内后,会出现无明显诱因的局部皮肤潮红、瘙痒、皲裂,血常规检查正常,用糖皮质激素治疗有效。其临床症状符合接触性皮炎的表现,属迟发型变态反应。

(二)预防及护理

1. 预防

(1)应根据不同的部位及不同的病症,设计合适的手术方式,选用质量可靠的产品。

(2)手术医师应掌握正确的扩张器埋置方法,注意埋置深度、埋置腔隙的大小、注射阀门的方向等。

(3)术中应彻底止血,必要时放置引流条,防止出现血肿。

2. 护理

(1)正确地向扩张器内注水,严格无菌操作,注水量不可过多或过少,速度不宜过快,并保持合适的注射间隔时间。

(2)密切观察引流液的色、质、量,认真记录,保持引流通畅。

(3)一旦发生血肿,可用手指推开扩张囊,经切口小心穿刺,以防刺破囊壁。

(4)注意局部的保护,避免碰撞、挤压、摩擦,同时注意更换体位,防止皮肤完整性受损或囊壁机械性破裂。

(5)加强心理护理。体表部位埋入扩张器后,外形会出现明显突出畸形,患者往往有自卑、焦虑、恐惧等负性情绪,护理人员应鼓励患者克服病态心理,以良好的心境度过扩张期。

(6)详尽周到的出院指导。详细说明术后必须配合的注意事项,特别是儿童,要反复向家属强调局部保护的重要性,学生在可能的情况下可考虑休学。如局部出现红热疼痛等不适时,应立即来医院就诊。

三、腋臭皮下大汗腺清除术

(一)术后护理

1. 生活护理

(1) 在夏天最好用空调或电扇降温,减少出汗,防止感染。

(2) 饮食以高热量、高蛋白、高维生素为宜,少吃辛辣食物。

(3) 要求术后患者穿宽松柔软的开襟纯棉内衣至少 2 周,禁止穿紧身的套头衫,以减少对切口的摩擦和刺激,有利于切口愈合。

(4) 指导患者正确的穿脱衣服方法。脱衣时两臂轻慢地向外向后伸直,使手臂与腋中线成 45°角,家属协助将衣服自双肩向后向下轻轻滑下即可。穿衣时保持同样姿势,家属抓住衣服两肩,露出两袖洞,将两袖洞同时穿于双手沿臂慢慢向上拉至肩部即可。穿脱衣服时避免手臂摆动范围过大,避免换衣服时引起切口疼痛及出血。

(5) 按医嘱服用抗生素。

2. 肢体护理

(1) 术后嘱患者休息,避免剧烈活动,避免双臂上举,尤其要避免上肢过多活动,当上肢有不当活动如打字、洗衣服、跑步等时,可并发皮下积血、积液。

(2) 术后双上臂保持轻度内收,两周内避免上臂上举、外展和前后摆动,1 个月内避免肩关节的剧烈运动及重体力劳动,以减少术后出血,防止皮瓣松动、错位。

3. 切口护理

(1) 一般术后第 2 天更换敷料、解除绷带固定,以后每 2~3 天换药 1 次。如有敷料潮湿及时更换,保持切口干燥。

(2) 术后腋窝部敷料用弹力绷带"8"字固定,使上肢轻度外展,尽量保持双上肢下垂紧贴腋下。弹力绷带加压包扎松紧要适度,预防血肿及血栓形成。

(3) 切口处的血痂对愈合会造成一定的影响,甚至也是造成切口裂开的因素之一,换药时用双氧水浸泡血痂,酒精棉球彻底消毒,使切口保持清洁状态。术后 8~10 天拆线,换药后常规包扎。

4. 健康宣教　做好患者家属的健康宣教工作,指导其对切口出血、红、肿等现象的观察,发现问题及时就诊。术后定期随访。

(二)术后并发症的护理

1. 血肿　患者术后应避免上肢活动,以免局部松动、摩擦致结扎线结或焦痂脱落等原因引起出血。发现有血肿形成,应及时报告医师,在无菌条件下拆除全部或部分缝线,清除积血、血凝块,彻底止血,缝合切口后加压包扎,适当延长拆线时间,可达到一期愈合。

2. 切口感染　患者术后避免出汗,夏季应待在空调房间。术中严格无菌操作,腋部皮肤消毒彻底。切口有感染者,应及时拆除部分缝线,清创引流,加强换药。

四、切开法重睑成形术

(一)术后护理

1. 术后处理

(1) 术后立即用外包有四层纱布的医用冰袋置于包扎有无菌纱布的双眼上,冷敷20~30分钟。可使血管收缩,减少外周血流量,从而减轻水肿、淤血或血肿的发生,对缩短恢复时间效果显著。

(2) 24小时后去除敷料,暴露伤口,清洁术区,结膜囊内点药。

(3) 早期活动上睑,加强睁闭眼锻炼,避免过多睡眠,以利于尽快恢复到自然状态。

2. 生活护理

(1) 术后注意休息,体位最好为头高位,以减轻伤口肿胀。尽量减少头部活动。

(2) 遵医嘱口服抗生素及止血药。

(3) 术后3天内避免用眼疲劳,禁止化妆;避免伤口的碰撞;保持伤口的干燥,禁止用水清洗上睑及用手指接触切口,以防污染切口,引起感染。

(4) 禁止用力揉搓上睑,以免引起切口裂开和出血,影响愈合。

(5) 术后1周内避免食用辛辣等刺激性食物,同时不要饮酒。多食含维生素及粗纤维的食物,促进肠蠕动,预防便秘,避免用力使伤口裂开。

(6) 室外活动时,应戴墨镜。

(7) 伤口疼痛、有分泌物时,应及时到医院就诊。

3. 盲目期护理 因重睑术后24小时包扎双眼,患者处于"盲目"状态,行动不便,生活不能自理。因此要指导家属在感情上多给予安慰,在生活上给予照顾,使患者安全地度过盲目期。

4. 心理护理 对于术后的新外观,患者都会有一个心理适应期。告知患者,美容重睑术不应只看短期效果,更应看到恢复后的长期稳定效果,帮助患者及时调整心态,平稳度过术后心理适应期。

(二)术后并发症的护理

切开法重睑成形术因需切除部分睑板前轮匝肌及多余的眶脂,血管极易受到损伤,故术后出血是较多见的并发症。所以术后加压包扎就更为重要,嘱患者如果绷带松弛或脱落,应及时到医院重新包扎。同时,避免对眼睑的揉擦和挤压。

五、硅橡胶假体隆鼻术

(一)术后护理

1. 伤口处理 术后伤口涂抗生素药膏,不用包扎,暴露伤口。伤口有少量渗血时,可用消毒棉签轻轻擦去,不可用不洁净的东西接触伤口,以免感染。术后3小时伤口就会停止渗血。如有血痂可于24小时后用无菌生理盐水轻轻洗去,涂少量抗生素药膏或撒消炎粉让伤口保持干燥,5~7天拆线。

2. 术后体位及一般情况　告知患者,术后取半卧位休息,第1天不要低头,1周内避免剧烈运动,以防出血。术后1~2小时开始肿胀,24小时左右达高峰,48小时后停止,72小时开始消退,逐渐恢复完美鼻型。术后有可能出现鼻两侧、面颊皮下淤血,一般1~2周消退。

3. 术后注意事项　遵医嘱服用抗生素3天,可进流食,不要进辛辣饮食。

4. 术后异常情况处理　若出现较明显的术区疼痛、头痛、发热应及时就诊;术后半月以后出现局部红肿、切口间断流出黄色液体,要考虑患者对假体有排斥反应,应劝其及早取出鼻假体。

5. 健康教育　1~2周内不准戴眼镜;洗脸时不要用力横擦鼻部;鼻部避免碰撞压迫,不要用手指挖鼻孔;若发现"鼻梁偏斜、下垂"等异常情况时应及时与医护人员联系。

（二）并发症的护理

1. 假体歪斜、移动　这是隆鼻术后最常见的并发症。多是由于术中剥离腔穴小而不正、厚薄不均、不完好,硅橡胶假体雕塑不好等。术后2周内轻度歪斜、移动,可在医师指导下手法复位,用小纱布垫在鼻根部加压外固定。重者只能再次手术矫正。

2. 疼痛　术后鼻部可有触痛感,一般1个月后自行消失。

3. 肿胀、淤血　一般肿胀、淤血的持续时间在1周左右。所以在接受隆鼻手术前,应先安排好休息时间,以免影响正常的工作。另外,术后冷敷、5天后热敷有益于肿胀、淤血的消退。

4. 假体外露　隆鼻术后皮肤或黏膜有出现穿孔及假体外漏的可能。术后早期局部发亮,有紧张感,逐步发红并变薄乃至穿孔,假体穿出,常伴有少量分泌物。一旦发生上述症状,应及早到医院就诊以免引起感染,或形成更大的穿孔及皮肤溃烂,形成瘢痕。

5. 排异反应　极少发生。术后鼻部持续出现无疼痛性红肿,切口处有浆液性液体流出,应及时将假体取出。

六、面部除皱术

（一）术后护理

监测生命体征,注意出血倾向,重点观察面部水肿淤血情况和包扎敷料有无渗血、松脱。

1. 严密监测生命体征,注意出血倾向　全颜面除皱手术,手术范围广,创面大,加之头面部血运丰富,手术创面渗血多,术后需严密监测生命体征,注意局部有无出血倾向。术后监测体温、心率、血压、呼吸、血氧饱和度及心电。全麻患者去枕平卧6小时,头偏向一侧;6小时后取半卧位,垫软枕,以利静脉回流,减轻局部充血及肿胀。术后48小时内制动,控制面部表情肌,嘱咐患者少说话。保持呼吸道通畅,发现异常及时报告医师进行处理。

2. 手术切口的护理

（1）常规使用抗生素,预防切口感染。

（2）切口以消毒纱布、棉垫及绷带加压包扎。

（3）术后当天和术后1~3天可以局部冷敷,以使毛细血管收缩,缩短水肿时间,减少局部充血、出血及疼痛,促进切口早期愈合。

（4）密切观察敷料有无脱落或移动,切口有无渗血及血肿,术区有无异常疼痛。

（5）观察患者面部的肿胀情况:术后24小时内为血肿易发期,若发现面部饱满,眼睑、口唇肿胀,颊黏膜出现淤斑,局部有波动感,考虑有血肿的可能,应立即报告医师,由切口处穿刺抽吸。

3. 术后包扎情况　术后应加压包扎48~72小时,以压迫止血。包扎过紧可致疼痛,影响血液循环,甚至出现坏死;若包扎松动、脱落则易形成局部血肿而影响术后除皱效果。耳屏前缝线5~7天拆线,头皮内缝线10天拆线。如头皮伤口张力较大,缝线可分2次拆除。切口处可采用预防瘢痕增生的措施,以减少瘢痕性脱发。

4. 观察局部皮肤血运　局部血运不良易引起感染和皮肤坏死,故要密切观察,早发现、早处理。

5. 观察神经运动情况　观察面部肌肉的运动情况及表情是否对称等,以判断有无面神经损伤。

6. 眼睑水肿的处理　除皱术大面积剥离额部皮肤及软组织,且眼周组织疏松,因此,眼周局部组织容易出现不同程度的水肿。患者白天可点抗生素眼药水每4小时一次;晚上涂红霉素眼药膏1次,可保护内眼功能,促进眼睑水肿消退,避免眼区并发症的发生。

7. 饮食护理　患者进食高维生素、高蛋白、无刺激、易吸收的流质饮食,保持创面清洁干燥,使咀嚼肌在最低范围内活动,以减少术区切口的牵拉。3天后可正常进食。

8. 出院健康教育

(1) 告知患者切口部位会有麻木感,头皮感觉迟钝可于术后6~12个月自行恢复,也可配合理疗等方法进行改善。

(2) 切口处的痂皮处涂抹抗生素软膏,软化后让其自行脱落,避免伤口感染、裂开。

(3) 拆线1周内不可自行洗头,术后2周内不可做面部皮肤护理,1个月内不可染发,3个月内不可烫发,以防造成新的头皮损伤及面部水肿。

(4) 术后面部感觉不敏感,应注意预防烫伤和冻伤。

(5) 术后3个月内禁止食用刺激性食物和海鲜类食物,禁止饮酒。

(6) 保证充足的睡眠,定期复诊,术后随访2~6个月。

(7) 手术除皱效果可维持5~10年。

(二) 术后并发症护理

1. 血肿　最常见。颜面部血管丰富,如果止血不够彻底,容易发生血肿。局部有疼痛感加剧、肿胀、淤血等现象。应及时清除、重新止血。

2. 淤斑　少量皮下出血会在局部形成淤斑。局部热敷,口服活血化淤药物,促进局部肿胀及皮下水分的吸收,一般在半个月左右可消退。

3. 神经损伤　主要是面神经损伤,一般为暂时性神经麻痹,多因麻醉药物残余作用或在术中分离过程牵拉神经引起鞘内水肿所致,一般能自行恢复。严重损伤者也可出现永久性损伤,故要求手术操作者要熟练掌握面颈部神经的解剖层次。

4. 瘢痕　除皱切口瘢痕很少出现增殖性瘢痕,一般3个月内自行消退。

5. 头皮麻木　切口后区的头皮可有感觉迟钝或麻木感,一般6~12个月可逐渐恢复。

七、自体表皮移植治疗白癜风

(一) 术后护理

1. 术后常规处理　表皮移植后,必须加压妥善固定,术后3~4天即可以拆除缝线或外层敷料暴露创面，显露内层凡士林油纱，10～15天待其自行脱落。供区皮肤覆盖凡士林油纱，伤口纱布保持干燥，不能强行揭除粘连的纱布，应待其自行脱落。

2. 注意事项

（1）表皮移植术后10～14天内供皮区、受皮区不要沾水，尽量避免出汗，保持伤口清洁干燥，预防继发细菌感染。

（2）术后10～14天，受皮区应尽量制动，避免剧烈运动。尤其是关节部位应尽量减少活动，不做剧烈运动；颜面部尤其是面颊部、口周、耳下前方及颈部等活动部位，要少说话，进半流或软食，以免皮片脱落或移位。

（3）眼睑眶周、口周术后周边缝合打包固定的或眼裂及上、下唇部分粘连缝合的，应加强外露部分眼及口腔的保护与护理，每日用生理盐水棉签擦拭眼裂、口腔，清除分泌物以防止继发感染，通过补液及吸管保证营养。

3. 特殊部位创面的处理　对于面积过大、范围过于散在、难以缝合打包、难以固定的部位，如颈部、手指、腕部等采用石膏或夹板固定，术后3～4天即可以拆除石膏及缝线包堆，显露内层凡士林油纱，待其自行脱落。

4. 健康教育　嘱咐患者术后保持愉快心情；防止日光长久暴晒；尽量避免直接接触酚类化学剂和脱色剂，防止黑色素细胞被破坏；平时少食含维生素C较多食物；尽量避免外伤；不要吸烟饮酒、进食鱼虾等海味和辛辣刺激性食物；表皮移植术后创面的色素可以在2个月左右恢复，患者应定期门诊随访，遵医嘱继续服用有效药物及外用制剂治疗，以控制病情并恢复正常肤色。

（二）治疗前后临床治疗

所有患者手术当天早晨开始口服泼尼松10mg/天，服用30～45天，同时口服相应治疗白癜风的中成药，如白蚀丸、白癜风胶囊等2～3个月。术后所有患者常规给予抗生素预防感染，待创面上内层凡士林油纱自行脱落后，外用糖皮质激素、钙离子调节剂及促进创面愈合预防瘢痕的外用药约3个月。

（三）影响正常表皮细胞成活的因素及预防措施

1. 表皮移植后固定不可靠　对于活动性器官周围和不易固定的部位，容易发生皮片脱落或移位。预防措施：对于特殊部位可采用受区术后留长线打包、石膏固定等方法。同时，术后尽量制动。

2. 创面感染化脓　主要是治疗过程中消毒不严格，术后创面进水、出汗等因素。预防措施：治疗中严格无菌操作，术后患者常规给予抗生素预防感染。术后创面包扎后少活动，做到不出汗、不沾水。

3. 正常表皮反贴　主要是在移植中没有遵照常规程序，表皮起皱卷条，误将正面贴反。预防措施：供皮剖面覆盖于受皮创面上，摊平贴等。

4. 受皮创面磨削太浅　因受皮创面磨削太浅，局部血液循环差，新陈代谢慢，新生细胞得不到足够营养，影响皮片成活。预防措施：在制作受皮区创面时，磨削区应见到点状渗血，达到真皮乳头层，此层血液循环好，营养成分供给充足，有利于新生细胞成活。

5. 正常表皮剥离过早　由于正常表皮剥离过早、过分干燥，降低了新生细胞代谢，影响皮片成活。预防措施：正常表皮不要过早取下或者将取下的正常表皮放置在湿性(盐水浸过的纱布)纱布内，最好能做到随取随移植。

八、巨大尖锐湿疣电灼术后护理

1. 麻醉恢复期　严密观察患者的生命体征及伤口情况。

2. 卧位的护理　待患者生命体征平稳,下肢活动正常,麻醉恢复后,可采用仰卧位、双腿屈曲外展,两腿外侧给予支持物,以便充分暴露创面。同时,减少下床活动,以减少创面摩擦,卧床1周。

3. 创面护理

(1) 预防会阴活动性出血:当患者会阴部的疣状物融合成片,手术创面较大时,由于会阴血管丰富,术后6小时以内宜取仰卧位,双腿屈曲外展,暴露会阴部;外阴创面用敷料加压包扎,协助患者穿着弹力紧身内裤,局部加压24小时,并密切观察外阴敷料有无渗血。

(2) 术后创面渗出较多时,需及时更换潮湿敷料,以保持伤口周围清洁、干燥,预防继发感染。每次大小便后,用1:5000高锰酸钾溶液清洗,以保持外阴清洁干燥。再涂抗生素软膏,动作要轻柔,勿擦掉痂皮。

(3) 创面出血较多时,可能是由于术中止血不彻底或痂下有出血灶。清洗创面过程中痂皮脱落,血凝块流失,亦会引起出血。告诫患者注意休息,因为较为剧烈的活动可使内裤反复摩擦创面,引起渗血或出血。处理:少量的渗血或出血,一般给予双氧水清洗并适当压迫数分钟即可止血。清洗创面以浸泡为主,动作宜轻柔,创面渗血或出血较严重者应及时向医师汇报及时处理。

(4) 术后妥善固定留置导尿管,防止脱落后尿液污染创面,增加感染的机会。每日使用0.1%新洁尔灭溶液消毒尿道口2次,去除尿道口分泌物,消毒时应以尿道口为中心向四周消毒,臀下垫以干燥棉垫或中单,保持局部清洁干燥。

(5) 必要时可予以红光照射治疗。术后伤口每日用红光照射2次,每次20分钟。其主要作用是通过物理因素改善局部血供,同时具有一定的杀菌、消炎、收敛、促进局部组织再生的作用,可促进创面愈合。

4. 饮食护理　由于手术部位特殊,术后饮食护理对伤口愈合有一定的影响。术后48小时内给予半流质或流质饮食,减少膳食纤维的摄入,减少排便次数,以免引起出血、伤口污染,增加感染机会。正常饮食后,应保持大便通畅,必要时使用麻仁丸等,防止便秘,避免影响伤口愈合。便后用1:8000的高锰酸钾坐浴20~30分钟。

5. 注意事项　在治疗期间和治疗后一个月内绝对禁止性生活。

6. 健康教育　当伤口敷料撤除后,嘱患者穿宽松、柔软、透气性好的内裤,避免过多的活动,以免引起感染和继发性出血。对患者进行健康教育,让其了解尖锐湿疣的特点,使之认识到这类疾病的危害性。告诫患者不要有不洁性行为。患者用过的衣物需与其他人分开清洗、消毒。治疗后10天、30天及3个月,各复查一次。动员患者配偶和性伴侣到医院配合检查治疗。

(范晓莉)

第四章

理化治疗的护理

第一节
理化治疗前的护理和准备

随着社会的不断进步,经济的日益发展,科学技术日新月异,现代皮肤外科学也在不断地发展并被新的内容充实。尤其是无损伤/微损性治疗技术的应用,使皮肤外科的理化治疗方法和手段更加丰富。本节将近年来一些新的和常用的皮肤美容外科治疗技术,如激光与光子美容治疗技术、冷冻美容治疗技术、化学剥脱术和注射美容术的护理方法介绍如下。

一、脉冲染料激光及 Q 开关激光

(一) 适应证

1. 色素性疾病 如雀斑、咖啡斑、老年斑、太田痣、文刺等。
2. 血管性疾病 如鲜红斑痣、毛细血管扩张、蜘蛛痣、血管瘤、血管角化瘤等。

(二) 准备和护理

1. 治疗间及仪器的准备 治疗间布置简单明快,物品整洁有序。除湿机、空气消毒器性能良好。激光治疗仪功能正常,治疗头清洁,仪器处于备用状态。

2. 用物准备 治疗车上层治疗盘内备敷料罐、镊子筒、0.5%碘伏、生理盐水、复方泼尼松软膏、棉签、胶布等。下层备护目镜、眼罩、剃毛刀等。

3. 皮肤准备 皮损位于面部者需用洁面乳清洁面部。四肢、躯干部位皮损则用生理盐水清洁,必要时剃除毛发。对于皮损面积较大及对疼痛敏感者可采用表面麻醉,如外涂5%复方利多卡因软膏,再外敷保鲜膜封包1~2小时后治疗。也有部分患者可采用局部浸润麻醉或神经阻滞麻醉来解除治疗时的疼痛。

4. 护理 从接诊开始态度要和蔼,配合医师向患者认真详细地介绍激光治疗原理及适应证,展示以前病例的照片,让患者了解激光治疗只是方法之一,有优点,也有一定的缺陷,疗效个体间也有差异,术后有可能出现并发症,使患者对治疗有一个较客观的认识。通过细心观察、耐心交流分析患者的心理状态,根据其需要和心理特征,针对性地做好个性化护理,消除其对激光治疗的恐惧。对年龄较大的患者,应询问有无高血压、心脏病等病史,便于医护人员在治疗前采取一定的措施加以控制,防止意外发生。老年及年幼患者可以安排一名亲属陪同,增加其安全感,也便于医患交流。治疗前确认患者已签署知情同意书,并为其建立档案。

5. 拍照 治疗前对患者进行认真详细的拍照非常重要,这样便于疗效的对比与评判,也有利于增加患者的满意度和信任感。另外,治疗前的照片也是法律依据,能减少日后很多不必要的纠纷,保证医患双方的利益。

二、超脉冲 CO_2 激光

(一)适应证
色素痣、汗管瘤、睑黄瘤、疣、皮赘、痤疮瘢痕、光老化、皱纹、酒渣鼻、疣状痣等。

(二)准备和护理
1. 治疗间及仪器准备　治疗间布置简单明快,物品整洁有序。空气消毒器、排烟机性能良好。激光治疗仪功能正常,治疗头清洁,仪器处于备用状态。

2. 用物准备　治疗车上层治疗盘内备敷料罐、镊子筒、0.5%碘伏、75%酒精、生理盐水、金霉素软膏、棉签、胶布。下层备护目镜、眼罩、医用手套、剃毛工具等。

3. 皮肤准备　皮损位于面部者用洁面乳清洁,使用过定型发胶或含酒精喷雾剂的患者近发际处一定要洗净。皮损位于躯干、四肢且面积较大者要先做清洁处理,必要时剃除毛发。

4. 护理　注意与患者的交流与沟通。态度和蔼,语言温和,配合医师向患者介绍超脉冲 CO_2 激光的治疗原理,它与普通 CO_2 激光比较的优点,治疗中配合的要点,治疗后有可能出现水肿、红斑、色素沉着、浅瘢痕等副作用,使患者对治疗有一个较客观的认识。根据患者的需求和心理特征,针对性地做好个性化护理,消除患者的恐惧感。对年龄较大的患者,应询问有无高血压、心脏病等病史,便于医护人员在治疗前采取一定的措施加以控制,防止意外发生。另外,告知患者治疗时可能会有不同程度的疼痛,为了减轻疼痛,治疗时一般需要局部注射麻药,让患者有心理准备,减轻紧张情绪。

5. 拍照　每位患者治疗前均需拍照,便于疗效的评判与对比,也有利于纠纷产生时维护医患双方的权益。

三、强脉冲光(光子嫩肤术)

(一)适应证
1. 色素性疾病,如雀斑、咖啡斑、老年斑、黄褐斑等。
2. 血管性疾病,如毛细血管扩张、面部潮红等。
3. 毛孔粗大、细小皱纹、痤疮红斑、痤疮后色素沉着等。

(二)准备和护理
1. 治疗间及仪器准备　治疗间整洁有序,空气新鲜。治疗仪功能正常,治疗头清洁,仪器处于备用状态。

2. 用物准备　冷凝胶、防护眼镜、眼罩、发带、纸巾、胶布、复方泼尼松软膏、木压舌板、剃毛工具等。

3. 皮肤准备　给患者彻底清洁面部唇部、双颊,毛发长者需剃除。对疼痛敏感者可采用表面麻醉,如外涂 5%复方利多卡因软膏,再外覆保鲜膜封包 1~2 小时后治疗。

4. 护理　认真做好对患者的咨询,耐心讲解强脉冲光的治疗原理、适应证、治疗前后的注意事项以及治疗的全过程等。本着严谨科学的态度,实事求是、不夸大疗效的原则对患者疑问逐一解答,消除其疑虑。对于期望值较高的患者,给予正确的引导,使其对治疗效果有一个客观的认识,以积极健康的心态配合治疗,争取达到最好的效果。治疗前确认患者已签署知情同意书,并为其建立档案。

5. 拍照 治疗前和治疗后分别拍照非常重要,照片可以记录治疗效果。强脉冲光(光子嫩肤)治疗往往需3～5次才能达到完美效果,每次治疗前均需拍照,记录好转过程。因为许多患者往往不能客观地评估疗效。每次拍照时要注意使用相同的拍摄条件,使不同时间的照片能进行客观的比较。

四、半导体激光脱毛

(一) 适应证

多毛症及面颊、躯干、四肢毛发过多。

(二) 准备和护理

1. 治疗间及仪器准备 房间整洁有序,温度适宜。治疗仪功能正常,治疗头清洁,仪器处于备用状态。

2. 用物准备 75%酒精、生理盐水、棉签、冷凝胶、卷纸、复方泼尼松软膏、发带、防护眼镜、木压舌板、剃毛工具等。

3. 皮肤准备 清洁局部,去除油脂和污垢,剃除毛发,因为可见的毛发会因激光的烧灼引起高热而损伤表皮,可导致治疗头的不可逆损坏,并引起难闻气味。对于疼痛非常敏感的患者可采用表面麻醉如外涂5%复方利多卡因软膏,再外覆保鲜膜封包1～2小时后治疗。

4. 护理 以亲切的态度、温和的语言与患者交流和沟通,解释治疗原理、方法等。告知患者治疗时可能会有不同程度的疼痛,但疼痛可以忍受。脱毛一般需6～8次(一个疗程)才能获得理想的效果,另外毛发的颜色、粗细和肤色的不同也会影响脱毛的效果,由于存在个体差异,疗效也存在一定的差别。部分患者需进行多个疗程的治疗才能达到效果。让患者对激光脱毛有一个客观的认识,以便更好地配合整个治疗的过程。治疗前确认患者已签署知情同意书,并为其建立档案。

5. 拍照 每次治疗前均须拍照,治疗过程中如有不良反应出现也须及时照相,有利于疗效的对比与评判,一旦出现纠纷,也能分清责任,维护医患双方的权益。

五、射频技术

(一) 适应证

皮肤松弛、光老化、萎缩性瘢痕及皱纹。

(二) 准备和护理

1. 仪器准备 治疗仪功能正常,治疗头清洁,仪器处于备用状态。

2. 用物准备 洁面乳、导电耦合剂、纸巾、木压舌板、棉签、发带、胶布。

3. 皮肤准备 清洁局部,去除油脂和污垢,并干燥治疗区域。一般不需要麻醉,对于疼痛非常敏感的患者可采用表面麻醉如外涂 5%复方利多卡因软膏,再外覆保鲜膜封包 1～2 小时后治疗。

4. 护理　以和蔼的态度、温和的语言与患者交流和沟通,介绍治疗原理、配合的方法等。告知患者治疗时可能会有不同程度的疼痛,但可以忍受,消除其对治疗的恐惧感。另外,告知患者每个疗程需进行 6～8 次的治疗,每隔 2 周治疗 1 次。因射频激活机体自然的损伤修复机制,引起新的胶原形成、增生及重塑需经过一定的时间,大部分患者治疗后 2～6 个月才会看到明显的效果。另外,个体之间的疗效也存在差异,应让患者对治疗有一个客观的认识。治疗前确认患者已签署知情同意书,并为其建立档案。

5. 拍照　每次治疗均需拍照,疗程结束后每隔一个月拍照一次,随访 6 个月,有利于疗效的对比与评判。

六、准分子激光

(一) 适应证

白癜风、斑秃、银屑病等。

(二) 准备和护理

1. 仪器准备　治疗仪功能正常,治疗头清洁,仪器处于备用状态。

2. 用物准备　生理盐水、棉签、护目镜、眼罩、剃毛工具。

3. 皮肤准备　皮损位于面部者需用洁面乳清洁面部,四肢、躯干部位皮损则用生理盐水清洁,必要时剃除毛发。

4. 护理　大部分白癜风患者存在不同程度的焦虑感,须认真倾听患者的倾诉,理解关爱患者,配合医师向其解释准分子激光治疗的原理、方法。因疗程较长,通常需 10～20 次的治疗才能痊愈,让患者有足够的耐心和思想准备,积极配合治疗。同时,针对患者不同的需求与心理特点,针对性地提供个性化的护理,让患者心情愉快地接受治疗。治疗前确认患者已签署知情同意书,并为其建立档案。

5. 拍照　每位患者治疗前均需拍照,记录治疗过程,每次拍照时,要注意使用相同的拍摄条件,有利于疗效对比与评判。

七、光动力疗法治疗寻常痤疮

(一) 适应证

中度及重度痤疮。

(二) 准备及护理

1. 治疗间及仪器准备　治疗间整洁有序,窗帘拉合,避免阳光射入。光源发射仪性能良好,处于备用状态。

2. 用物准备　眼罩、面罩、护目镜、发带、胶布、剃毛工具、软毛刷。

3. 皮肤准备　用洁面乳洗净油脂及污垢,必要时剃毛。将新鲜配制好的 5-氨基酮戊酸的凝胶(浓度为 5%～20%,遵医嘱配制)用注射器抽出,滴在脸部有痤疮处,用软毛刷均匀涂抹,覆保鲜膜封包,后罩面罩或用黑塑料膜包裹,在黑暗环境中避光 1~3 小时。

4. 护理　由于对光动力疗法缺乏了解,患者有不同程度的紧张和恐惧感,应主动向患者介绍光动力的治疗原理、方法、疗效和优势,交代治疗配合的要点、治疗后可能出现的并发症和注意事项,增强其依从性。因等待治疗的时间较长,可适当安排听音乐、广播等,也可以根据患者的需求和不同的心理特点,提供个性化的心理安慰和疏导。治疗前确认患者已签署知情同意书,并为其建立档案。

5. 拍照　每次治疗前均需拍照,一般为正面一张,左右 45°角各一张,治疗后有特殊反应的也需及时拍照。每次拍摄条件相同。拍照能让患者看到好转的过程,对疗效有客观的记录和评判,一旦有纠纷作为凭证也能分清责任。同时照片作为病案的一部分,为临床提供丰富的历史性资料,又为教学提供生动的直观教材。

八、冷冻美容术

(一)适应证

痤疮、雀斑、脂溢性角化、皮赘、软纤维瘤、血管瘤、睑黄瘤等。

(二)准备和护理

1. 治疗间及仪器的准备　治疗间宽敞明亮、整洁有序、空气新鲜流通。冷冻治疗器材清洁消毒,处于备用状态。

2. 用物准备　敷料罐、镊子筒、0.5%碘伏、75%酒精、棉签、胶布、制冷剂、抗生素软膏、局麻药品、抢救药品。

3. 护理　对待患者要热情主动,应态度和蔼地向患者及家属介绍冷冻治疗的过程、目的、要求及注意事项,消除患者的恐惧心理,解除患者的思想顾虑,取得患者的积极配合以利治疗。防止冷冻治疗时因饥饿、疲劳、精神过度紧张、恐惧等发生过敏性休克反应,必要时遵医嘱对有些患者术前适当给予抗过敏剂或麻醉止痛剂后,再行冷冻治疗。对于年老或幼小患者可允许有一名亲属陪同,增加其安全感。治疗前确认患者已签署知情同意书,并为其建立档案。

4. 拍照　每位患者治疗前均需拍照。这样便于疗效的对比与评判,也有利于增加患者的满意度和信任感。另外,治疗前照片也是法律依据,能减少日后不必要的纠纷。

九、化学剥脱术

(一)适应证

细小皱纹、光线性黑子、浅瘢痕、雀斑、黄褐斑、色素沉着等。

(二)准备和护理

1. 治疗室　治疗间整洁有序,治疗器械清洁消毒后处于备用状态。

2. 用物　剥脱药品、洁面乳、棉签、胶布、发带、纸巾、剃毛用具。

3. 护理　态度和蔼地向患者介绍化学剥脱治疗的过程、目的、要求及注意事项,缓解患者的紧张情绪,详细交代术中、术后的配合方法,治疗的优缺点,让患者对疗效有一个比较客观的认识,以正确的心态对待治疗。治疗前用洁面乳为患者清洁面部,必要时剃除毛发,注意勿剃破皮肤。治疗前确认患者已签署知情同意书,并为其建立档案。

4. 拍照　同上。

十、注射美容术

凡通过注射的方法,将注射材料直接注射于人体局部或特定部位,使人体的容貌或形体有所改观,起到增进容貌或同时改善功能者,可统称为注射美容术。目前,常见的有自体脂肪颗粒注射移植技术、肉毒素注射美容术、胶原蛋白注射美容术、药物糖皮质激素注射疗法治疗血管瘤、羊胎素注射除皱术、透明质酸除皱技术等。

（一）适应证

隆乳、丰唇、皱纹、痤疮凹陷性瘢痕、皮肤萎缩、血管瘤、斑秃、腋臭等。

（二）治疗与护理

1. 治疗间　治疗间宽敞明亮,整洁有序,空气新鲜流通。

2. 用物　0.5%碘伏、75%酒精、棉签、胶布、无菌敷料、一次性注射器、生理盐水、局麻药品、抢救药品。

3. 护理　对待患者热情主动,认真详细地向患者介绍注射治疗的过程、目的、要求及注意事项,针对不同患者的需求和心理特点,提供个性化的护理。消除患者对注射治疗的恐惧感,以积极的心态配合治疗,同时要让患者认识到任何治疗都有优点,也有风险,避免期望值过高而引起心理失衡及不必要的纠纷。治疗前用洁面乳为患者清洁面部,必要时剃除毛发,术前需做皮肤试验的,要按要求严格执行,认真观察。对部分疼痛耐受性差、精神过度紧张的患者可遵医嘱适当给予抗过敏剂或麻醉止痛剂后再行治疗。另外,还需做好过敏性休克反应的抢救准备,避免意外事件发生。治疗前确认患者已签署知情同意书,并为其建立档案。

4. 拍照　同上。

第二节 理化治疗后的护理

一、脉冲染料激光及 Q 开关激光的治疗后护理

1. 激光术后,根据皮肤的即刻表现进行冷敷,一般为 15~30 分钟,减轻红斑、水肿、渗出。具体方法为:躯干、四肢皮损治疗后外涂复方泼尼松软膏,用无菌纱布包扎后冰袋冷敷,面部皮损可直接用冷藏(4℃)的胶原或补水面膜敷贴。如红斑、肿胀、渗血明显,可用 3%硼酸溶液湿敷。

2. 为了防止创面感染,治疗区 7~10 天内不能清洗,需外用抗生素软膏,每日 2 次。如治疗面积大,炎症反应重,还需遵医嘱服用泼尼松片 3~5 天,以加强非特异性的抗炎作用。部分患者 7~10 天中创面会结痂,告知患者不能撕剥,让其自然脱落。

3. 注意避免日晒,尤其不能直接日晒,外出需使用防晒霜(如 SPF≥30,PA+++的产品),戴太阳帽、宽大太阳镜,穿棉质长袖上衣及长裤,打防紫外线伞等。

4. 在医师指导下使用一些清洁、安抚、抗炎、保湿的医学护肤品,以促进皮肤的再生和修复。

5. 嘱咐患者多进食富含维生素 C、维生素 E 的食物,少吃辛辣食物,并注意多饮水,以增进皮肤的修复过程。

6. 交代患者激光治疗后可能出现色素沉着、色素减退、皮肤质地改变等副作用,需及时复诊并配合医师做进一步治疗。

7. 定期随访患者,指导术后护理方法,了解创面恢复情况,提示复诊时间,并在档案上做好记录。

二、超脉冲 CO_2 激光的治疗后护理

1. 激光治疗后,单个的小的皮损处直接外涂金霉素软膏或外贴封闭性敷料。大的皮损或大面积治疗,则需外涂金霉素软膏后用无菌纱布包扎,部分患者需冷敷以减轻疼痛。

2. 治疗区至少 1 周不能清洗,也不能使用消毒剂,需外用金霉素软膏每日 2 次,直至创面愈合。如面积大,炎症反应重,还需遵医嘱服用泼尼松片 3~5 天,以加强非特异性的抗炎作用。封闭性敷料一般 48 小时更换 1 次。

3. 注意防晒,最少在两周内避免直接日晒,外出需使用防晒霜(如 SPF≥30,PA+++的产品),戴太阳帽、宽大太阳镜,打防紫外线伞。面部激光磨削术后患者防晒措施应持续 3~6 个月。

4. 在医师指导下可配合使用一些清洁、安抚、抗炎、保湿的医学护肤品,以提高疗效或减少副作用。

5. 嘱患者饮食注意清洁,营养均衡,食用富含维生素 C、维生素 A 的食物。避免食用香菜、韭菜、芹菜、胡萝卜等感光性蔬菜。

6. 交代患者激光治疗后可能出现红斑、色素沉着、色素脱失、瘢痕等并发症,需及时复诊。

7. 定期回访患者,了解患者术后的生理、心理变化,及时解答患者的疑问,指导护理方法,提醒患者治疗复诊时间,并做好回访记录。

三、强脉冲光(光子嫩肤术)的治疗后护理

1. 治疗结束后,用冷水将冷凝胶清除,反应轻者用冷藏(4℃)的胶原或补水膜外敷,20 分钟后去掉。反应较重者贴面膜后再冷敷 20～30 分钟,减轻疼痛和残余热损伤。

2. 治疗后 48 小时内用冷水洁面,勿使用过于刺激的洁面产品或彩妆,不洗热水澡,不使用增白祛斑类化妆品,以免刺激皮肤。

3. 7～10 天内可以用活泉水喷洒,然后小心地用清洁的面巾纸贴干,禁止搓揉皮肤,7～10 天后可以用温和的洗面奶清洁皮肤。

4. 治疗区反应重者可外用抗生素软膏,每日 2 次,连续用 7～10 天,预防感染。部分患者会出现一些薄的结痂,应让其自然脱落,不可撕剥。

5. 治疗 48 小时后,在外出前 30 分钟涂 SPF≥30 的物理防晒剂,另需戴帽子,打抗紫外线伞等。

6. 为皮肤提供一个良好的修复环境,可在医师指导下使用一些合适的保湿补水类、营养类、舒缓类、辅助修复类医学护肤品。

7. 定期电话回访,指导术后护理方法,解答患者疑问,并做好回访记录。

四、半导体激光脱毛后护理

1. 脱毛后可有轻度烧灼感,局部皮肤可出现轻度红斑和毛囊性水肿,通常在数小时内自行消退,无需特殊处理。皮肤反应较重者,可用纱布覆盖后冷敷 20～30 分钟,然后局部涂复方泼尼松软膏。偶有患者有少数水疱形成,小的水疱外用抗生素软膏后包扎,大的水疱则需抽取疱液后包扎。

2. 治疗后可用水清洗,但 24 小时内不可洗热水澡。一周以后部分患者会出现暂时性皮肤干燥,可适当外用润肤霜缓解。少数患者出现毛囊炎和轻微痒感,可不处理或适当用药对症处理。

3. 为了最大程度地减少色素沉着,可在进行户外活动前使用 SPF≥15 的防光剂,并防止日光暴晒。

4. 定期回访患者,指导皮肤护理方法,提醒复诊时间,并做好回访记录。

五、射频除皱术后护理

1. 治疗后大部分患者有轻微和短暂的红斑(持续几个小时),一般不需要特殊护理,如果部分患者面部烧灼感明显,可外敷冷藏(4℃)的补水或胶原膜15~30分钟,也可用冰袋冷敷或做冷喷。
2. 嘱患者术后2天内避免接触热水。皮肤可能出现轻度剥脱或干燥,可用活泉水喷雾或使用温和的保湿剂。
3. 个别病例治疗后会出现明显的红肿,甚至出现散在的水疱,需遵医嘱给予口服及外用药物对症处理。
4. 虽然射频治疗后出现继发性色素沉着的风险很小,但仍需建议患者术后尽量避免日晒并使用广谱的遮光剂。

六、准分子激光治疗白癜风后护理

1. 治疗后大部分患者无不适感觉,也不需要特殊护理。部分患者多次照射后,局部皮肤可出现轻微干燥,可外用润肤霜加以缓解。
2. 少数患者治疗后局部出现不同程度的红斑和水疱,这一反应通常会很快自行消退,一般不需处理,也可外用金霉素软膏。
3. 由于白癜风皮损大多不规则,因此照射后皮损周围可能出现色素沉着,随着时间推移,这种过多的色素会逐渐恢复正常,患者不必担心。
4. 因疗程较长,部分患者治疗起效较慢,治疗期间要多与患者交流沟通,注意做好心理护理,让患者积极配合治疗,争取早日痊愈。

七、光动力疗法治疗痤疮的术后护理

1. 治疗后48小时内必须避光,使用物理性防晒霜、防光帽、头巾或合适的衣服,避免日光和任何明亮的光线。
2. 治疗后1~2天,治疗部位会出现轻微潮红和水肿,属正常反应,一般不需要处理。若皮肤红肿明显,可以冷敷。个别患者反应特别重的,需遵医嘱给予口服泼尼松及外用3%硼酸液湿敷。
3. 治疗后部分患者可能会出现痤疮加重,甚至出现脓疱、脓头等,属正常反应,大部分患者可在7~10天内缓解,切忌自行挤压,若症状加重需及时就医。
4. 治疗后可能出现皮肤干燥、脱屑等,也是正常反应,可在医师指导下使用一些医学护肤品以减轻或缓解皮肤不适感。
5. 嘱患者保持愉悦心情,养成良好的饮食和睡眠习惯,忌辛辣饮食。
6. 因痤疮治疗疗程较长,治疗期间需多与患者交流沟通,让患者遵医嘱完成正规的疗程治疗,提高疗效,减少复发。

八、冷冻美容术后护理

1. 治疗后要向患者及其家属详细交代注意事项(必要时印发)。7～10天内注意局部卫生,保持伤口周围干净干燥,每日涂抗生素软膏2次,暂不吃辛辣刺激性食物,减少感染及遗留瘢痕的机会。
2. 嘱患者及时复诊。局部若出现红肿和水疱,要采取无菌穿刺抽液、常规换药、包扎等处理措施,减轻患者痛苦。水疱结痂7～14天后会自然脱落,禁止提前撕剥,以防出血或感染,致使创面愈合延缓或产生瘢痕。如使用封闭性敷料,一般48小时更换1次。如遇有术后出血,可再行冷冻止血或局部应用止血药物及消毒凡士林纱布敷料加压包扎。
3. 在医师指导下可配合使用一些抗炎、修复类医学护肤品,以提高疗效或减少副作用。
4. 注意防晒,最少在2周内避免直接日晒,预防或减轻色素沉着的产生。

九、化学剥脱术后护理

1. 小范围的剥脱术可外用抗生素软膏每日2次,持续7～10天;大面积的剥脱,如比较浅,方法如前。如比较深,则需外涂抗生素软膏后用无菌敷料覆盖,每日换药一次。
2. 创面的痂皮应让其自然脱落,嘱患者不可提前撕剥,以免损伤新皮。可全身应用抗生素和皮质激素治疗,以防感染和减轻局部水肿。大面积剥脱的患者还可给予输液,以促进苯酚代谢产物的排泄。疼痛明显者,可给予止痛药口服。
3. 嘱患者安静休息,进流质饮食,少说话,少做面部表情运动。为防止术后色素沉着,可给予维生素C和维生素E口服。
4. 术后可在医师指导下应用一些安抚抗炎、保湿类医学护肤品,以促进皮肤的再生和修复,恢复皮肤屏障功能。半年内做好防晒,避免阳光直晒。

十、注射美容术后护理

1. 注射治疗后要严密观察过敏反应出现,发现异常及时汇报医师进行处理。
2. 治疗后2天内注射点保持干净干燥,不使用化妆品。
3. 注射后局部会暂时肿胀,轻微发红,略感不适,一般48小时左右基本消失。若红肿持续不退伴明显疼痛应及时复诊。
4. 注射胶原后短期内不宜做面膜,不吃海鲜,不饮酒。红肿消失后方可恢复正常。
5. 定期做好回访,指导护理方法,提醒复诊时间,并做好回访记录。

(戎惠珍)

第五章

皮肤外科的换药

第一节 各种伤口的换药

一、换药顺序

先换无菌伤口,次换感染伤口,后特殊感染伤口。

一般工作程序:拆线—供皮区换药—未愈合伤口——一般感染伤口—特殊感染伤口。同一患者有数处伤口也按此处理原则。

面积较大、污染较严重的伤口换药,应在伤口下垫橡皮胶布及治疗巾,以免污染床单。

绿脓杆菌、破伤风杆菌、气性坏疽杆菌等感染的伤口,应在感染换药室换药,如在无感染换药室换则安排在最后。感染敷料要焚烧,器械及床单等再生用物应进行双蒸消毒灭菌,严防交叉感染。

二、缝合伤口的换药

缝合伤口换药时间一般为术后 1~2 天。拆线时间应根据部位而决定。一般头面部 4~5 天,躯干部 7~9 天,四肢 12~14 天。有感染者可提前几天,若张力较大可延长拆线时间或分次拆线。

拆线步骤:

1. 先用敷料剪剪开外层包扎敷料,再用无菌止血钳去除内层敷料,观察缝线周围皮肤有无红肿、感染、积血和积液。对已干燥不易揭取的内层敷料应用盐水棉球湿敷后轻轻揭去。

2. 用无菌止血钳夹取酒精棉球,以伤口为中心逐渐向外旋转擦拭消毒,如伤口愈合良好就可拆线。

3. 先用镊子夹住线结,在接近皮肤处用线剪剪断一边缝线,向对侧轻轻抽出,张力大的伤口可间断拆线。拆线后伤口一般包扎 1~2 天即可痊愈。对张力大和有炎症伤口应进行换药处理。

三、清洁伤口的换药

术后未到拆线时间,有以下几种情况可考虑换药:

1. 术中放置引流管或引流条,术后 1~3 天拆开敷料观察皮肤周围有无红肿感染,拔除引流管之前应轻轻按压患者伤口并观察有无积血、积液,如没有则可将引流管拔除。引流物较多时应将引流管稍作旋转或拔出一点,重新包扎,延迟拔除。

2. 局部感觉麻木,肿胀严重,怀疑局部因加压包扎造成血液循环障碍者,可考虑重新换药。

四、肉芽创面的换药

揭开敷料后对不易揭取的内层敷料,应用生理盐水棉球将其湿敷后轻轻揭去,再用无菌止血钳夹取酒精棉球将伤口周围皮肤擦净,然后用生理盐水冲洗创面或用生理盐水棉球蘸去创面的分泌物;肉芽组织增生水肿严重者用剪刀剪平创面,用0.1%雷佛奴尔液湿敷15~20分钟。创面可覆盖凡士林油纱,再加一层抗生素敷料。肉芽创面伤口根据情况每隔2~3天打开敷料换药一次。

第二节 特殊疾病的消毒和换药

一、游离皮肤移植的换药

(一) 供皮区的换药

主要是指切取表层或中厚皮片后的创面换药。供皮区创面在用温热生理盐水纱垫或干纱垫压迫创面止血后,用一层凡士林油纱布覆盖创面,外加数层纱布及棉垫加压包扎。在包扎时敷料应有足够宽的面积,宜超过创缘5~6cm,以防创面外露增加感染的机会。一般情况下,如无感染,供皮区创面可在3周内愈合。

如术后渗出液较多,透过全层敷料或天气炎热时术后24小时内换药。换药用具及步骤同缝合伤口换药,区别是保留直接紧贴创面的凡士林纱布,以保持创面与外界隔离,保证供皮区的愈合。供皮区如有感染,则以无菌剪刀剪去感染区的油纱,用无菌盐水棉球清洁伤口分泌物,其他部位以酒精棉球消毒,创面盖凡士林油纱,用纱布棉垫包扎,根据感染情况定时换药。

(二) 植皮区的换药

植皮区一般不需换药。植皮区在四肢的患者植皮患肢应抬高,注意制动,应观察敷料包扎固定是否松动、是否有异味、是否有分泌物等。如发现异常应根据具体情况处理,必要时打开敷料包扎处理。术后如无异常10~12天拆线。如表皮移植,拆线后紧贴创面的凡士林油纱不能揭去,让其自然脱落。中厚皮植皮区拆线后揭开最内层敷料时,先渗湿后揭下,以防撕脱皮片。如皮片生长良好,允许逐步进行功能锻炼,但需继续保护10~14天。

二、妇科美容整形术的换药

妇科美容整形术主要包括阴道再生术、处女膜修补术、小阴唇肥大整形术等。

术后卧床休息2~3天。每日用3%过氧化氢清洗术区,并涂少量抗生素软膏,一般5~7天拆线。

阴道再生术模具使用注意点:①模具要清洁,每日放置前,模具要用高锰酸钾溶液浸泡或煮沸消毒。②用液体石蜡或灌肠油润滑模具表面,平卧时将模具凹槽向上缓慢插入再造的腔穴,用"丁"字带固定紧。每晚用高锰酸钾溶液坐浴或冲洗阴道,避免污垢在腔中堆积。

三、腋臭皮下修剪术的换药

术后24~48小时内拔除引流条,换药用具同缝合伤口换药用具。拔除引流条时,注意观察是否有皮下出血或血肿的形成,如皮下有血肿时,常表现为皮肤肿胀,皮肤呈紫色或出现淤斑、疼痛。此时如不及时清除血肿则可导致动静脉受压而出现供血不足和回流不畅,应立即报告给医师,拆除几针缝线,清除血肿,止血。术后合适力度加压包扎是预防皮下血肿与皮肤缺血坏死的重要措施。术后要密切观察绷带加压包扎松紧度,如患者因活动或睡眠使绷带松动,则重新加压包扎。要求患者两臂要尽量夹紧腋部。肘部紧贴两侧腰部,以减轻伤口张力,压迫血管,避免手臂上举使伤口张开太大,造成伤口裂开或出血。术后10天拆线,拆线后15天内仍要尽量减少活动,避免大幅度动作。

四、包皮环切术后的换药

术后1~2天换药,注意观察局部有无渗血、血肿或感染,发现异常情况及时报告给医师。用0.1%新洁尔灭清洗伤口及周围皮肤,最后用敷料包扎。嘱患者排尿时注意保持敷料干燥,如敷料浸湿应及时更换。排尿后用生理盐水或新洁尔灭棉球擦拭尿道外口,一般术后7天拆线。如用可吸收线可以免拆线,特别适合儿童。

五、皮肤磨削术的换药

一般术后创面用一层凡士林油纱覆盖,再加一层抗生素纱布,外用无菌纱布(厚1~2cm)包扎,8~10天创面愈合。如渗出液较多,可去除外层敷料,保留紧贴创面的凡士林油纱,创面周围皮肤用75%酒精消毒。3~4天创面渗出停止后,可去除外层敷料,保留内层凡士林油纱,待创面愈合后,其自然脱落。面部皮肤磨削术后,注意口、鼻、眼的清洁护理,3个月内患者应避免日晒,可服用维生素C2~3g/天,减少色素沉着。

(戎惠珍 景玲华)

本篇参考文献

[1] 戚可名. 女性美容外科[M]. 北京：人民军医出版社, 2001: 881-885.

[2] 孟宝珍. 医院护理管理规范及质量考核标准[M]. 北京：化学工业出版社, 2008: 80-81.

[3] Ratz J L. 皮肤外科学[M]. 刘辅仁, 译. 西安：世界图书出版社, 1999: 21-24.

[4] 何黎, 刘玮. 皮肤美容学[M]. 北京：人民卫生出版社, 2008: 257-258.

[5] 戚可名. 整形美容外科手册[M]. 北京：人民卫生出版社, 1997.

[6] 周展超. 皮肤美容激光与光子治疗[M]. 北京：人民卫生出版社, 2009.

[7] 何黎, 刘流. 皮肤保健与美容[M]. 北京：人民卫生出版社, 2007: 113-132.

[8] 向雪岑. 美容皮肤科学[M]. 北京：科学出版社, 1998: 147-163.

[9] Hammes S, Greve B, Raulin C. Electro-optical synergy (ELOS) technology for nonablative skin rejuvenation: a preliminary prospective study [J]. J Eur Acad Dermato-Venereol, 2006, 20(9): 1070-1075.

[10] Lou W W, Quintana A T, Geronewus R G, et al. Prospective study of hair reduction by diode laser (800 nm) with long-tern follow-up [J]. Dermatol Surg, 2000, 26(5): 428-432.